U0225347

成人髋关节置换术

（第3版）
Third Edition
The Adult Hip
Hip Arthroplasty Surgery

下册
Volume 2

（美）约翰·J.卡拉汉（John J. Callaghan）

（美）亚伦·G. 罗森博格（Aaron G. Rosenberg）

（美）哈里·E. 鲁巴什（Harry E. Rubash）

主　编　（美）约翰·C. 克洛西（John C. Clohisy）

（加）保罗·E. 波莱（Paul E. Beaulé）

（美）克雷格·J. 德拉·瓦莱（Craig J. Della Valle）

主　审　胡懿郃　曹力　黄伟

主　译　谢杰　张晓岗　胡宁

柴伟　张国强　马建兵

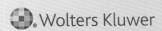

北方联合出版传媒（集团）股份有限公司

辽宁科学技术出版社

沈阳

目录

第5篇

全髋关节表面置换术

Michael Olsen

Emil H. Schemitsch

66

第66章 表面髋置换：历史综述

全髋关节置换术（THR）对于需要关节置换的晚期髋关节疾病患者而言是一种十分常见且可靠的手术。虽然随着时间推移，出现了多种不同设计的THR系统，但在股骨髓腔内插入假体柄的基本原则并未改变。但在THR出现之前，还对仅置换病变关节表面的理念进行过探索。事实上，正是这些假体的早期失败，才使THR得以最终确立。

髋关节表面置换的历史

1923年，Dr. M.N. Smith-Peterson首次进行了为后来髋关节表面置换奠定基础的手术。最初的设计是在股骨头和髋臼之间插入一个单独的、薄的、临时的半球形盖。手术目的并不是重建关节，而是使用临时的圆盖替代磨损、破坏的关节软骨。这种术式也被称为"模具关节置换术"。最早的圆盖由玻璃制成，其在1923年被植入到一例髋关节强直患者体内。后续使用的材料包括赛璐珞、耐热玻璃和人造树胶，但这些材料的效果并不如预期，常由于磨损颗粒在关节内造成严重的炎性反应。因此，Smith-Peterson考察了该时代的各种最新材料，包括一种叫钴铬钼的新型合金。1938年，Smith-Peterson首次用这种材料进行了金属模具的关节置换手术，被称为Smith-Peterson杯（图66.1）。

临时的圆盖设计被证明是失败的，因为退变的关节表面再生往往并不完全，常由纤维软骨，而不是想要的关节软骨所构成。在股骨头和髋臼之间插入"模具"或"杯"置换的概念，激发了进一步的设计，包括1948年出现的LUCK杯。此类设计引起的反响较为有限，也进行了一些报道，但并没有被广泛推广。

在吸取Smith-Peterson的教训，并着力开发新的关节置换材料之后，Drs. Robert和Jean Judet在1946年制造了一种丙烯酸表面髋置换股骨假体。该假体设计包含一个股骨柄，并且是作为一种永久的植入物。该假体的外形成为现代表面髋置换股骨组件的标志性设计。这种假体会在髋关节及其周围诱发严重的骨溶解反应，耐受性很差，很快其丙烯酸材料即被钴铬合金（CoCr）所取代。而钴铬合金最终同样被固定效果更佳的假体所取代。

在20世纪50年代早期，出现了一种双杯关节置换的概念，即股骨和髋臼侧均通过装配关节假体形成关节。John Charnley第一个使用特氟龙（高分子聚四氟乙烯）作为界面材料，制造出了这一形态的全髋关节表面置换系统。特氟龙最早是由于其低摩擦系数和惰性塑料特性而受到青睐，在John Charnley最早有关在关节置换术中使用这种材料的论文里，这

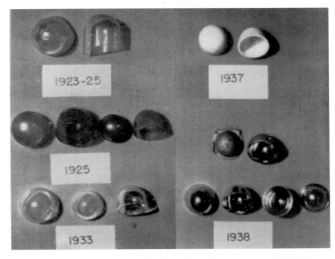

图66.1 Smith-Petersen臼杯材料演变史。1923—玻璃材料；1925—赛璐珞诱导剂；1933年—硼硅酸玻璃；1937年—胶木；1938年—钴铬钼合金

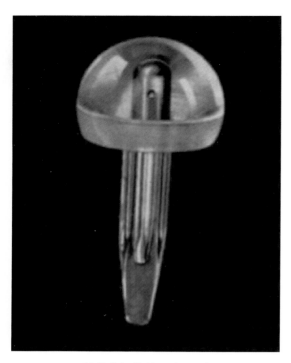

图66.2 Judet & Judet髋关节假体是一种含丙烯酸材料的半人工关节置换系统，是现代髋关节表面置换系统中股骨假体的标志性设计

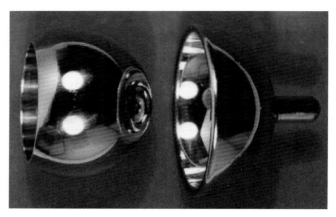

图66.3 Müller设计的金属-金属髋关节置换系统，是由聚四氟乙烯垫片将非骨水泥固定的CoCr合金关节假体固定在髋臼杯的内侧面构成

种材料被他描述为人工合成的关节软骨。特氟龙的这种同心圆杯罩假体是较短的时间内即出现了大量失败。在那个时候，Charnley没有意识到这些界面材料的负面影响，而是将失败归咎于股骨头的缺血性坏死，认为这种设计失败的原因在于它最大限度地保留骨的特性（图66.2）。

Charnley转而使用特氟龙作为他早期低摩擦型全髋关节假体的髋臼磨损材料。但是，尽管这种材料很有潜力，但特氟龙磨损颗粒导致的骨溶解还是导致许多手术失败。随后，Charnley认识特氟龙磨损颗粒是造成这些失败病例的重要原因，并在1962年，随着高密度聚乙烯的出现，将其淘汰。

1964年，在Judet& Judet设计的基础上，Charles Townley设计了一种纤细长条的钴铬合金股骨干假体，与聚胺酯臼杯共同构成关节。聚胺酯臼杯最终被证明抗磨损性较差，最终被长期随访结果极好的钴铬合金臼杯所取代。后来还出现了一种超高分子量聚乙烯（UHMWPE）臼杯，但其远期结果不如同时期的Charnley全髋关节。

1938年，Philip wiles最早使用了金属对金属摩擦界面的髋关节假体。至于髋关节表面置换，Haboush在1951年首次为2例患者植入了使用丙烯酸骨水泥固定的金属对金属假体。但是，直到1968年Müller and Boltzy发表了他们18例髋关节表面置换的随访结果，金属对金属表面置换才真正获得认可。这种最初的设计是钴铬合金与3个固定在臼杯内表面的小垫或滑垫形成关节（图66.3）。滑垫由聚四氟乙烯或聚乙烯构成。尽管早期结果很好，但Müller还是在1968年放弃了金属对金属的关节设计，转向一种弧形股骨柄、金属对聚乙烯的假体设计，但这一决定的合理性在后来受到质疑。

在Smith-Petersen建立的原则上，1970年，Gerard发明了一种类似的钴铬合金髋关节假体。在压配型股骨头的基础上，Gerard的设计中还包含了一个钴铬合金髋臼杯，并将这种假体称为臼杯匹配型关节。事实上，这种设计使LUCK杯与Aufranc臼杯构成了关节。这种设计的目的是为了达到金属界面的活动最大化，使臼杯可以相对髋臼自由活动，理论上可以适应各种极限活动。为了减少杯之间的摩擦，1972年推出了聚乙烯臼杯。但由于聚乙烯杯背部与下方的髋臼之间出现快速磨损并可导致骨吸收，这种设计在1975年被放弃。

虽然当时绝大多数的髋关节表面置换出现在西方国家，但在20世纪70年代早期在日本引起了较

表66.1		第一代和第二代人工髋关节发展简史	
术者/研究者	首次用于临床 时间（年）	设计	材料
Smith Petersen	1923	插入式外壳	玻璃
Smith Petersen	1938	插入式外壳	钴铬钼合金
Judet & Judet	1946	半髋关节置换术	丙烯酸
Luck	1948	插入式外壳	CoCr合金
Charnley	1951	同心型外壳	聚四氟乙烯
Haboush	1951	同心型外壳	钴铬钼合金
Townley(TARA)	1964	柄式股骨假体	CoCr-聚氨酯，CoCr，以及后来的聚乙烯
Müller	1968	压配式双杯	金属-金属（CoCr合金）
Gerard	1971	匹配型臼杯	金属-金属（CoCr合金），以及后来的金属-聚乙烯臼杯
Paltrinieri &Trentani	1971	骨水泥固定的双杯	CoCr合金股骨头，聚乙烯臼杯
Furuya	1971	骨水泥固定的双杯	聚乙烯股骨头，CoCr合金臼杯
Freeman(ICLH)	1972	骨水泥固定的双杯	聚乙烯股骨头，CoCr合金臼杯，以及后来的CoCr合金股骨头，聚乙烯臼杯
Eicher & Capello(ICH)	1973	骨水泥固定的双杯	CoCr合金股骨头，聚乙烯臼杯
Wagner	1974	骨水泥固定的双杯	聚乙烯臼杯，CoCr合金股骨头或陶瓷股骨头
Amstutz(THARIES)	1975	骨水泥固定的双杯	CoCr合金股骨头，聚乙烯臼杯
Salzer	1976	非骨水泥固定臼杯，带螺纹的股骨假体柄	陶瓷-陶瓷
Buechel和Pappas	1989	非骨水泥固定的组配式臼杯、股骨头	聚乙烯臼杯，CoCr合金股骨头或陶瓷股骨头
Amstutz(THARIES)	1975	骨水泥固定的双杯	CoCr合金股骨头，聚乙烯臼杯
Amstutz(THARIES)	1975	骨水泥固定的双杯	Ti-6Al-4V臼杯，聚乙烯内衬，涂有氮化钛陶瓷的Ti-6Al-4V股骨头

多关注。1972年，Kyushu大学的Nishio将一种Urist trident非骨水泥臼杯和一种钴铬钼合金股骨头联合使用。虽然最初设计的是金属对金属的关节，但1975年金属对聚乙烯假体设计的趋势开始越来越明显。1978年报道的早期随访结果尚可，Nishio等建议对于60岁以下患者，将髋关节表面置换作为对Charnley型髋关节置换术的一种补充。随后，Nishio等报道了在短期随访（1～5年，金属对聚乙烯假体）和中期随访（5～9年，金属对金属假体）中，大约10%的假体失败率。

反观早期髋关节表面置换的失败原因在于材料的选择、受限于时代的冶金和制造工艺以及粗糙的手术技术和器械。另外,粗糙的假体设计和骨-假体界面缺少可靠的固定也是第一代假体失败的原因之一。改进假体材料，以及使用更好的固定方式，成为后来髋关节表面置换设计的主要着眼点（表66.1）。

髋关节表面置换的改进

第二代髋关节表面假体出现于20世纪70年代早中期（图66.4）。这是一个全髋关节置换正在兴起，但仍在观察，而对髋关节表面置换兴趣犹存的年代。这一代表面髋假体采用了新的界面材料和更精良的手术技术，为髋关节置换保留骨量的疗法再次注入了生机。使用骨水泥固定假体获得初始坚强固定的观念成为主流，以期解决之前自由固定或非骨水泥设计时所遇到的一些问题。在此期间，许多外科医生设计了由金属或陶瓷与聚乙烯组成的表面髋置换系统。

1971年，意大利的Trentani和日本的Furuya分别进行了首例骨水泥双杯关节置换手术。Trentani和Paltrinieri开发出了一套包含带裙边不锈钢股骨头和高分子量聚乙烯臼杯组成的表面髋系统（图66.5）。1978年，Trentani和Vaccarino首次报道了这种假体的使用经验，经过2～6年的随访，总计70例患者中的12%出现了假体失败。所有失败均出现在股骨侧，包含股骨颈骨折、股骨假体松动等原因，值得注意的是失败的假体并无磨损迹象。

Furuya的设计和发现与Trentani恰恰相反。Furuya设计使用的是不锈钢的臼杯与高分子量聚乙烯股骨头相匹配。在3～6年中，进行了13例此类假体的髋

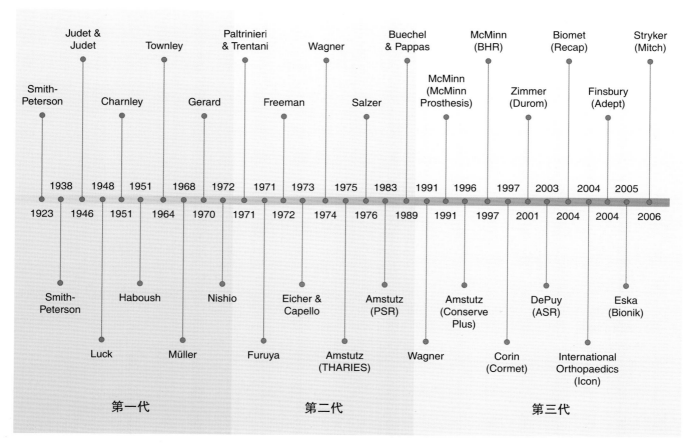

图66.4 人工髋关节发展简史

关节置换后，出现了58%的翻修率。其中有1例是继发于骨坏死造成的股骨颈骨折，其他6例是由于骨水泥固定的臼杯松动。假体失败的主要原因在于患者的选择，假体失败患者都有高度的髋臼发育不良。在那个时候，像Trentani和Furuya等作者及其后来

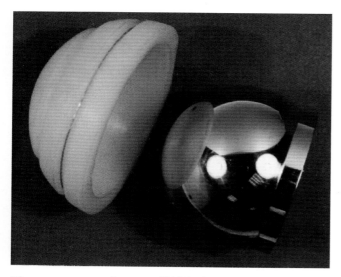

图66.5 Paltrinieri 和Trentani设计的首个骨水泥固定的双杯髋关节置换系统

者，都没有意识到聚乙烯磨损颗粒在假体失败中所起到的不良作用。

1972年，在伦敦医院，Freeman首次植入了一个由帝国理工学院力学机构设计的骨水泥双杯关节假体。这种假体也因此被称为帝国理工大学伦敦医院髋关节表面系统。与Furuya相似，这种假体使用一种钴铬合金臼杯，以及高分子量聚乙烯股骨头。1972年5月~1974年4月之间使用的16例此类假体的初步经验在1974年英国骨科协会年会上进行了汇报。4例需要转换为Charnley全髋关节置换，所有股骨侧的假体失败均由于机械性问题引起。随后该假体在1974年4月进行了改进，使用钴铬合金股骨头与高分子量聚乙烯臼杯，并在1983年对随后的222例髋置换进行了报道。在2~6年随访中，21%（43/204）的关节失败，最主要的原因是无菌性松动。考虑到此结果，Freeman宣称表面髋置换具有理论上的优势，并缓和了他质疑该术式临床优点的论调。

1973年，Eicher发明了印第安纳保守髋（ICH），Capello等在1978年报道了这种假体的初

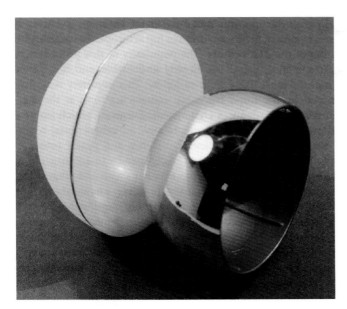

图66.6　1974年Heinz Wagner设计的首款髋关节表面置换系统，同时采用了金属-聚乙烯全髋关节置换(如图所示)和陶瓷-聚乙烯全髋关节置换，并且首次在股骨假体的穹隆顶端设计了中央孔

步随访结果。他们的设计与当时的骨水泥双杯理念一致，采用半球形钴铬合金头和偏心的高分子量聚乙烯臼杯。Eicher在1973年～1975年之间植入了34个第一代ICH假体，6例出现股骨颈骨折，8例因为髋臼侧松动翻修。1975年，在印第安纳州大学开始应用之后，假体设计进行了改进，这些改进包括髋臼杯内侧的保险装置（cutout）和更薄的股骨假体。在1975—1980年的5年间，Capello在96例患者体内植入了116个ICH关节。2～7年随访中，17（14.6%）例因为髋臼侧或股骨侧或是两侧均出现松动（13/17），导致了假体失败需要翻修。

1974年Freeman对他的骨水泥金属对聚乙烯髋关节表面置换初步结果进行报道时，Heinz Wagner开始在德国植入他自己的一种髋关节表面假体。但是，与Freeman相比，Wagner的设计与Eicher的更一致（图66.6）。Wagner不仅使用了钴铬合金股骨头配薄的骨水泥固定高密度聚乙烯杯，还同样引入了陶瓷头的版本。这种设计首次在股骨头假体的最高中心点开了个小圆孔，便于植入假体时，空气、血、多余的骨水泥、富含脂肪的骨髓能从此处挤出。1978年，他报道了使用426例表面髋置换的初步经验，

包含372例金属对聚乙烯假体，40例陶瓷对聚乙烯假体，14例陶瓷半髋置换。在随访6个月到4年的时间后，出现了6例翻修，都是由于股骨头和/或髋臼侧假体的无菌性松动。

20世纪70年代的金属对聚乙烯假体系列的下一个设计来自于加利福尼亚洛杉矶大学的Harlan Amstutz。1973年，他和Ian Clarke一起发明了使用内偏心衬垫的全髋关节置换假体，并在1975年投入商业应用（图66.7）。高分子量聚乙烯臼杯和钴铬合金股骨假体都呈偏心设计，以最小化材料厚度，且两边都使用骨水泥固定。其股骨假体第一个应用了倒棱形设计，已被目前大多数表面髋假体所采用。股骨头采用这种形式设计的理由是，最大化取出病骨，同时尽可能多的保留下方松质骨。Amstutz等对平均随访接近10年的322例髋置换进行了回顾，189例进行了翻修（59%）。翻修最主要的原因在于假体的松动，占所有假体失败病例的97%。有趣的是，Amstutz在那时注意到，股骨头更大的男性骨关节炎患者的假体在位率最好，在现代金属对金属表

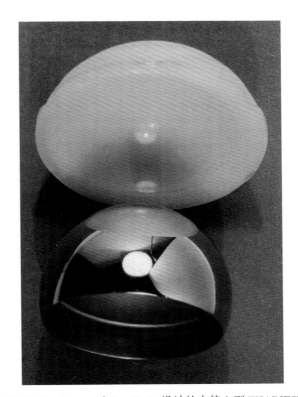

图66.7　Harlan Amstutz和Ian Clarke设计的内偏心型(THARIES)全髋关节置换系统。该系统的聚乙烯臼杯和CoCr股骨假体柄均须骨水泥固定。股骨假体内部采用的倒圆柱形设计后来被大多数其他髋关节表面置换系统所采用

面髋置换假体中，这一影响因素也被发现与更好的假体在位率相关。

由于金属对聚乙烯假体的改良效果进展甚微，Salzer脱出当时的主流关节设计，在1976年发明了一种陶瓷对陶瓷的假体。臼杯使用3个钉子实现初始稳定，股骨侧刻有螺纹，防止假体旋转。在Salzer等报道的初步经验中，许多假体由于无菌性松动出现失败。在最大随访28个月时间里，16例患者中的5例因早期松动而失败。虽然使用陶瓷材料在理论上生物相容性更好，但初始固定欠佳是这种假体替代金属聚乙烯表面髋的主要障碍。

虽然使用金属聚乙烯表面髋置换的热情在消退，且术后结果不及预期，Harlan Amstutz仍然继续对最初的THARIES设计进行改进，以期获得更好的初始稳定。大约在1981年，骨水泥是假体失败最主要原因的观念促使了中空压配式假体的出现。这种中空表面置换假体（PSR）包括一个钛合金网眼的髋臼盖，一个高分子量聚乙烯垫，一个在内表面使用相同网眼的压配式钴铬合金股骨假体。外面呈棱状的髋臼盖随后被改进呈半球形设计，钛网也变成了钴铬合金颗粒。虽然中空压配假体获得了可靠的初始稳定，但当时使用高分子量聚乙烯衬面的表面置换假体的主要不足在于没有认识到聚乙烯磨损颗粒在骨溶解和假体松动中的作用。因此，PSR的高松动率与THARIES相似。

新泽西州的Buechel和Pappas是第二代髋关节表面假体中最后使用聚乙烯衬面的。1989年，他们研究了一款钛合金模块化髋臼假体，与喷涂有氮化钛陶瓷的钛合金股骨头相配对。Pappas等最初使用氮化钛陶瓷与聚乙烯模拟关节的研究结果十分乐观。甚至宣称"氮化钛-聚乙烯具有终身耐磨的潜力"。不幸的是，很少有公开发表的论文具有支持该设计的证据。最近一篇11年随访的文章显示，该假体出现了严重的金属碎屑沉积病，聚乙烯衬垫磨损十分严重。

总之，与第一代髋关节表面假体相类似，不同衬面材料造成关节内的大量磨损颗粒，使第二代假体的临床预后仍然十分令人失望。假体出现多种与早期表面髋置换相同的问题，而聚乙烯磨损颗粒、骨溶解以及随后出现的假体无菌性松动是限制这些假体取得成功的主要原因。因此，在20世纪80年代，髋关节表面置换作为一种关节置换手术很大程度上已被抛弃。由此，几个关键人物付出了重大努力，才得以激励下一代髋关节表面置换的支持者。

现代髋关节表面置换

第三代表面髋置换很大程度上由3个人在推进：Heinz Wagner、Derek McMinn和Harlan Amstutz。20世纪90年代早期，金属对金属假体重新兴起。由于认识到McKeeFarrar、Huggler、Ring和Müller等第一代金属对金属关节假体的成功和长期在位，金属对金属的观念成为一个替代失败的聚乙烯假体的极具吸引力的选项。1988年，Bernhard Weber和瑞士的Sulzer第一个发明并开始植入新的金属对金属全髋关节假体，该假体由高精度加工的高碳、钴铬钼合金构成。Metasul由于解决了聚乙烯内衬带来的灾难性磨损问题，在欧洲得到广泛应用。Weber的早期结果十分乐观，加速了新一代金属对金属假体的研制。现代金属对金属表面髋假体是一种Weber and Sulzer开辟的先进的冶金和制造加工生产出的产品。

受到Metasul假体耐磨损性能的激励，Heinz Wagner1991年发明了Wagner非骨水泥表面髋关节假体。假体使用高碳锻造的钴铬钼合金，以及喷砂处理的钛合金头罩。第一代这种假体在股骨侧使用了

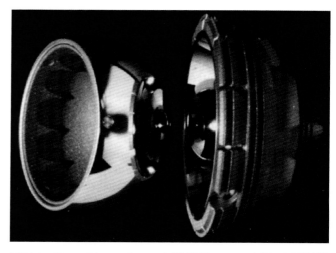

图66.8　Heinz Wagner在1991年设计了Wagner金属-金属髋关节表面置换系统。第一代股骨假体内含螺纹，随后改进为压配式设计

内在的几何学螺纹，但后期由于插入困难改良为压配设计（图66.8）。1996年，Wagner首次报道了他使用Metasul界面进行的70例带柄全髋置换和35例表面髋置换的结果。表面髋置换患者含有31例女性，4例男性，平均年龄36岁。大多数患者诊断为髋关节发育不良，22人早前进行过股骨手术，大部分是截骨术。12人使用了螺旋型股骨设计，23人使用了压配设计。平均随访20个月，5例需要翻修。2例髋臼松动，2例股骨假体松动（都是螺旋型设计），1例股骨颈骨折（压配设计）。虽然在此队列中，患者的再失败率相对较高，但Wagner仍然对在年轻和活动要求高的患者中，使用金属对金属表面髋关节置换替代全髋关节置换术充满了期待。与Wagner的乐观期待相反的是，长期随访显示出Wagner假体预后较差。最近，Costi等回顾性随访了270个Wagner表面髋置换，最长随访时间22年。假体失败率在5年后急剧升高，在16年时间，假体在位率只有17%。一侧或双侧的无菌性松动，是假体失败的主要原因，占87%。

在Wagner努力开创表面髋置换金属对金属界面新时代时，Derek McMinn与Corin (Cirencester, UK)合作也开发了一种新的金属对金属表面髋假体。最初的McMinn假体包括一个浇铸的短柄压配股骨假体，以及一个光滑、压配的髋臼盖，臼杯中间有圆孔和类似于Freeman杯的防旋翼。McMinn在1991年2月~1992年2月试用期间植入了70例该假体。在44~54个月随访后，McMinn等报道了8.6%的无菌翻修率，在更新随访至16年之后，假体的在位率为63.6%。对这些初步结果感到失望之后，McMinn请教了Dr. Michael Freeman和Dr. Michael Wroblewski，对假体进行了改进，包括在假体的骨界面喷涂羟基磷灰石（HA）涂层。在1992年2月~3月期间，试用了6例该型假体。这种假体在初期表现较好，但在15年随访时，假体在位率只有66.7%。

下一代假体设计包括使用骨水泥固定股骨和髋臼两侧假体，保留股骨设计的同时，对髋臼盖进行改良，取出防旋翼和中心孔洞，转而在臼杯外层布满浅凹点，便于骨水泥黏合。在1992年3月~1993年12月之间，共使用了43例该假体，结果得到了当时最

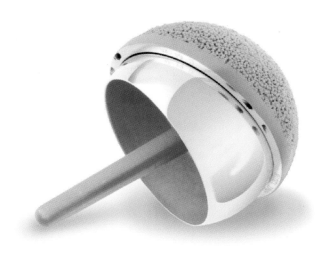

图66.9 McMinn设计的BHR髋关节表面置换系统是19世纪一系列假体设计迭代的经典。最终设计的假体包含CoCr合金铸造、骨水泥固定的股骨假体，和涂有羟基磷灰石的压配式髋臼假体（Smith & Nephew）

差的结果，完全是由于骨水泥髋臼杯的不良表现。

最终版的McMinn假体呈混合形态，股骨假体仍然使用骨水泥固定，而髋臼杯则呈环形扩大，使用HA涂层，并重新启用了中心孔洞，在臼杯外加了几道防旋曲线。在1994年3月~1995年10月之间，使用了116例该型假体。10年随访，在位率是96%，早期版本的各种固定问题在最终版本中似乎得以解决。但1996年，钴铬合金的热处理被改为双重热处理，这些假体的性能变得比之前的假体更差，后者10年在位率为86%。McMinn和Corin假体的最终结果与他们各自处理假体的方式有关。Corin继续制造双重热处理的假体，市场上称为Cormet表面髋系统（Corin Medical Ltd.,Cirencester, UK），而McMinn和Ronan、Treacy组成团队，一起发明了Birmingham表面髋系统（BHR,Smith & Nephew Inc., Memphis, TN, USA）（图66.9）。BHR是现代表面髋置换中使用最多的假体，其10年以上随访的长期在位率不低于92%。

当McMinn和Treacy在英国推广BHR时，Harlan Amstutz在美国开始制造和推广另一种表面髋系统。在早期HARIES假体和后来的PSR假体基础上，Amstutz在1995年和1996年分别推出了Conserve半髋和Conserve Plus (Wright MedicalTechnology Inc., Arlington, TN, USA)表面置换系统。

在2000年，Conserve Plus在FDA获得多项免检，

表66.2		现代髋关节表面置换系统	
术者/ 设计者	首次置入 体内时间	材料	冶金法
Wagner	1991	CoCr合金	锻造法
McMinn (McMinn假体)	1991	CoCr合金	铸造法
Amstutz	1996	CoCr合金	铸造法，二次热处理。股骨假体于2006年改良成锻造法
McMinn (BHR)	1997	CoCr合金	铸造法
Corin (Cormet)	1997	CoCr合金	铸造法，二次热处理
Zimmer (Durom)	2001	CoCr合金	锻造法
Depuy (ASR)	2003	CoCr合金	铸造法，一次热处理
Biomet (Recap)	2004	CoCr合金	铸造法
Int'l Orthopaedics (Icon)	2004	CoCr合金	铸造法
Finsbury (Adept)	2004	CoCr合金	铸造法
Eska (Bionik)	2005	CoCr合金	铸造法
Stryker (Mitch)	2006	CoCr合金	铸造法

但最终仍花了10年才获得批准。在设计者们的报告中，该假体10年以上随访的最低在位率为88.5%。在2009年获得FDA批准时，澳大利亚国家关节注册中心报告的7年假体在位率是90.3%，在此之后，由于该假体使用的减少未再有相关报道。

随着冶金和制造技术的发展，现代表面髋假体比以往假体在减少骨溶解和磨损颗粒方面表现更为可靠，并延长了假体的使用时间。21世纪前几年，随着表面髋假体再次获得青睐，出现了大量追随Wagner、McMinn和Amstutz脚步的混合型表面髋假体。2000年，澳大利亚国家关节注册中心显示只有BHR 和 Conserve Plus两种表面髋假体在使用，总使用量为95个。但到了2006年，同一中心显示23种不同的表面髋假体正在使用，全年总计使用了接近1800例表面髋假体。现代主流应用的表面髋假体系列见表66.2。

表面髋置换的未来

经过过去10年的更好发展，表面髋得到了越来越多的关注，已经成为终末期髋关节疾病年轻患者和高要求患者替代全髋关节置换的一种选择。早期表面髋系统的一些并发症和早期失败原因已经在很大程度上得到解决。对于现代表面髋假体，已有许多文献报告了优秀的短期随访结果。其保留近端股骨骨量、低脱位风险和优异的耐磨特性吸引了越来越多的医生和患者。但最近，对于全身关节离子和局部金属颗粒不良反应以及假体早期失败的风险抑制了这种手术的风潮。

在今天的外科环境下，对表现不佳的髋关节置换假体的容忍度很小。也有越来越多的证据支持表面髋置换需要更严格的手术技术和谨慎的患者选择。大量研究表明，股骨和髋臼假体的精确植入对表面髋假体的使用时间影响最大，再加上合适的患者和假体选择，可能最终决定手术的成功与否。虽然患者和手术因素正在被更深入的理解，但长期的金属暴露的风险尚未被认知，仍然是使用金属对金属关节的一个未知因素。

尽管过去受限于材料和制造工艺的不足，表面髋的概念仍然对于关节置换术者和患者均有较大吸引力。正如McMinn所言，"表面髋的失败更多的是材料的失败，而不是理念的失败"。虽然现代表面髋假体比以往取得了显著进步，但仍然有许多根本性的问题需要克服。最近多种假体被从市场召回，以及随后卫生部门关于使用金属对金属假体的警告都更好地说明了表面髋假体仍然需要面对这些基本性的困难。全金属假体在过去是一个巨大的争议点，随着其背后科技的演变，未来仍可能是争议之一。以往表面髋假体的适应证很窄，但新的患者群正在兴起，虽然在可见的未来中，表面髋可能无法完全替代全髋关节置换成为髋关节置换的黄金标准，但它可以为年轻的髋关节疾病患者提供一种合适的选择。

Andrew A. Shinar

Gregory G. Polkowski

Jeffrey B. Stambough

Ryan M. Nunley

67

第67章　髋关节表面置换术的手术适应证

病例介绍

男性，50岁，职业为校园体育经理，主诉左侧腹股沟区疼痛3年半，严重限制其跑步等运动。Harris评分68分，患者期望能保持适度体育运动。中等身材，高1.83cm，重90.7kg。查体示中度跛行，双下肢基本等长，左髋疼痛伴活动受限。多种方案包括手术及保守治疗提供给患者选择，该患者最终选择6个月后手术治疗。术前X线片（图67.1）提示重度髋关节炎。

引言

对于金对金髋关节表面置换目前分歧很大，对其观点从完全不建议此手术到大部分病例都采用该术式都各有人在。髋关节表面置换需要专门操作训练，因此很多医生没开展过此类手术，该手术学习曲线中的高并发症又进一步制约了其普及。此外，并没有明确的数据支持对于特定人群髋关节表面

换比全髋置换功能恢复较好，使骨科医生更觉得髋表面置换不值得深入学习。

髋关节表面置换（HRA）过去一直被一小部分医生推荐和实施，2006年一款表面髋设计被批准应用后曾经掀起短暂的应用高潮。但是，随着该术式的中长期随访结果不断报道出来后，加剧了骨科医生对其早期高失败率及MoM（金对金）界面可能的金属碎屑相关并发症的担忧，导致其在美国的流行趋势迅速消退。随着时间的推移，各项研究逐渐可以解释该术式早期失败机制，并可确定其在何种人群中失败风险较高。本章我们将通过介绍如何选择表面髋置换的适应证及其手术技巧，以提高其成功率。

概论

髋关节表面置换理论上的优点包括保留骨量、翻修容易，对生理机制影响较小而使其术后步态更佳。目前很多医生因为担心各种文献中报道的HRA高失败率，而停止尝试该术式，使其很难普及。此外，从少部分术者到随访登记中心的大数据临床随访，不同研究的临床结果差异较大，并且一般关节登记中心报道的失败率更高。

因此，有研究建议拥有丰富HRA手术经验的医生开展此类手术。尽管如此，对于其他术者来说，也可能拥有许多HRA的成功病例，并且这些病例术后恢复也比较迅速、活动量也较大。对于表面髋关节置换，高质量的手术技术训练会减少其学习曲线，结合选择合适病例将会进一步提高其术后效果。

此外，选择随访效果优秀的假体也会改善患者

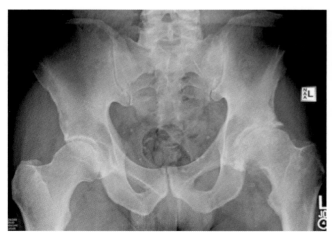

图67.1　骨盆正位片示左髋重度骨关节炎

的术后效果。研究表明对于某些特定人群，表面置换临床效果优于全髋置换。理想情况下，HRA适用于在特定合适人群中而非某些高风险人群。在HRA翻修率较低的研究中，表明该术式若无明显的金属离子反应性炎症，在相当长的时间内髋关节症状可获明显改善。

全髋关节置换随访研究显示MoM髋关节中长期的临床效果不佳与金属假体磨损颗粒及软组织炎性反应有关。MoM表面髋关节置换也存在此类问题，并且在年轻女性的病例中表现尤为突出。对于因金属碎屑反应性炎性假瘤而导致的MoM表面髋关节翻修，在年轻男性中其比例要小于MoM全髋关节置换，同时年轻男性也优于年轻女性。

产生该结果与表面髋关节较低的血清金属离子浓度有关。通常认为表面髋关节的金属磨损要小于金属大直径股骨头（简称大头）的组配全髋关节假体，这可能因为表面髋关节无组配式假体的各种结合界面，及表面髋无头颈结合处的锥度磨损。

选择表面髋还是全髋关节置换，可以基于以下因素。通常包括疾病类别、股骨近端解剖形态及患者的性别和年龄。在小于50岁的患者中，因骨质较差或畸形可使近一半病例不适合表面髋关节置换。此外，不能增加股骨颈偏心距及难以调节下肢长短进一步限制了其应用。

在术后康复、功能、使用年限和手术并发症方面，表面髋关节置换是否拥有和全髋置换同等或者更好的临床结果目前仍然存在争议，对于何种人群表面髋关节表现优于全髋置换目前也无定论。其中，术后并发症包括因金属磨损引起的局部炎性反应、关节脱位、下肢不等长、假体周围骨折及假体松动等。我们此后将在不同人群中讨论上述风险。

表面髋关节置换理想的适应证为年轻男性、术前股骨头直径较大且股骨近端骨量较好。术后活动度高期望值患者通常适合选择此类手术，因为术前股骨颈偏心距较大（图67.2）或者股骨近端存在内植物（图67.3）使得传统全髋置换显露困难或解剖复杂，也可考虑表面髋。

术前股骨头坏死面积较大、股骨巨大囊肿、存

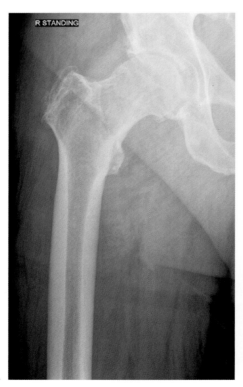
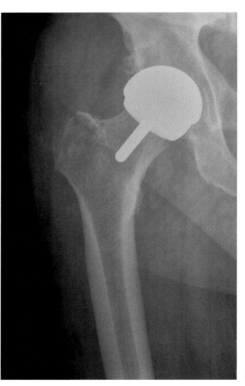

图67.2 术前（A）和术后（B）髋关节X线片，可见右侧股骨颈偏心距偏大，利用传统全髋假体较难重建股骨颈偏心距及获得关节稳定性

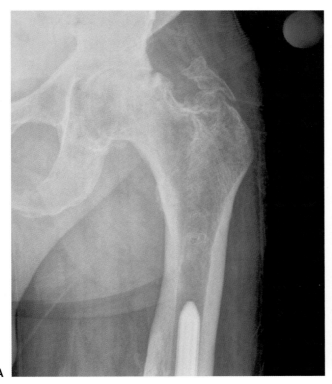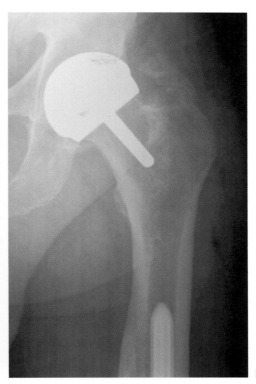

图67.3 图A见术前因膝关节股骨延长杆使得传统全髋假体柄植入困难。图B示表面髋关节置换术后

在髋内翻等股骨头发育畸形或者存在需要调节的下肢长度差异为表面髋置换的相对禁忌证。总的来说，老年患者、活动量较小、女性患者或男性股骨头直径较小者不适合表面髋关节置换。特殊禁忌证包括对金属过敏、肾功能不全、育龄期女性（钴铬离子可透过胎盘屏障，产妇血清中可检测到低浓度该金属离子）。其他全髋关节置换禁忌证如髋关节活动性感染或者较重内科疾病也通常适用于表面髋关节置换。

手术因素
手术训练

选择表面髋还是全髋关节置换必须考虑术者的手术培训。据Shimmin报道澳大利亚关节登记中心的数据显示，医院行表面髋关节置换小于50例/年则术后4年失败率为5.8%，同样如果手术量为50~100例则失败率减少至4.7%，手术量超过100例则失败率进一步减少至2.7%。该研究认为表面髋置换手术量达到50例以上时，术者才能成为一名有经验的高手术成功率的医生，而达到这种医生水平的一半则需要

13例。

同样，Mont报道其最初50例HRA失败11例，随后的50例只有一例失败，而其第100例至今的所有HRA也仅仅只有2例失败。全髋关节置换的学习曲线也与其类似，且学习曲线主要表现在住院医师而非独立主刀资质医生。此外，Katz等研究了澳大利亚关节登记中心关于全髋关节置换的数据，发现相似的手术量学习曲线。

经过规范手术技术培训的医生可以完全胜任65岁以下男性患者的表面髋关节置换，并且目前HRA假体生存率不低于全髋关节置换，甚至长期生存率高于全髋。根据目前的研究资料，很难证明表面髋术后功能要显著优于使用大头的全髋关节置换，但是表面髋的金属离子浓度更低。随机试验显示，表面髋关节置换比较小直径股骨头的全髋关节术后功能更佳，但是无明显差异。传统全髋关节置换术后脱位率较高，在应用传统小直径股骨头时尤为突出，对脱位的担心可导致传统全髋关节术后活动度下降。

此外，现有研究数据表明表面髋可重建相同的

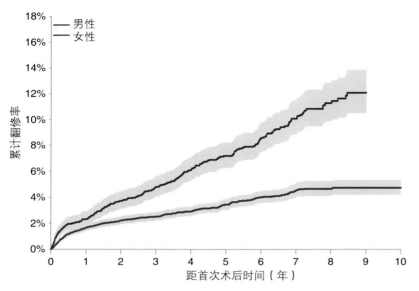

高风险-调整年龄后
女性比男性
0~3个月：HR=2.09（1.44,3.04），P<0.001
3~6个月：HR=1.13（0.65,1.97），P=0.654
6个月~1年：HR=0.81（0.43,1.53），P=0.523
1~2.5年：HR=2.50（1.74,3.59），P<0.001
2.5~3年：HR=5.85（2.63,13.02），P<0.001
3~3.5年：HR=2.04（0.97,4.27），P=0.059
≥3.5年：HR=3.38（2.52,4.54），P<0.001

图67.4 澳大利亚关节登记中心研究性别对髋关节表面转换术后假体翻修率的影响

术前下肢长度及股骨颈偏心距。股骨颈骨折作为表面髋关节置换特有的并发症将在下文讨论，该并发症在经验丰富的术者同时选择年轻男性的病例时其发生率很低。

患者因素
年轻男性

很多统计中心数据证实骨量较好、股骨头较大的年轻男性是表面髋关节置换的理想适应证。英国国家关节登记中心年龄小于60岁的年轻男性术后翻修风险比其他人群要小2倍。澳大利亚关节登记中心的数据也证实了该观点。

术后7年随访数据显示年龄<65岁的男性表面髋关节生存率要高于其他人群，年龄<55岁的男性病例术后7年翻修率表面髋要小于全髋关节置换（4.2%比4.6%）。该组病例术后股骨颈骨折发生率较低且术后活动量更大，需要注意的是术后活动量大可以加速标准全髋关节聚乙烯衬垫的磨损。

对于性别因素，澳大利亚关节登记中心的表面髋术后7年随访数据显示男性生存率要显著优于女性（4.5%比10.1%）（图67.4）。然而，老年男性翻修率要高于年轻男性，年龄超过65岁则翻修为6.5%，更年轻的病例中翻修率则依次降至4.2%及4.3%。Glyn-Jones等研究了性别和年龄对并发症的影

响，结果显示金属磨损相关炎性假瘤发生率在年龄小于40岁的男性病例中为0.5%，在大于40岁的女性中为6%，在小于40岁的女性中发生率则进一步升至13.1%。

老年患者

如前所述，澳大利亚关节登记中心显示年龄大于65岁的老年男性表面髋关节术后7年翻修率为6.5%。全髋关节置换在该部分人群中翻修率显著降低，在65~75岁及大于75岁的男性人群中术后7年翻修率分别为4.4%及4.6%。表面髋关节置换在年轻人群中表现优于年长者，但是其术后7年翻修率在小于55岁及55~65岁的男性人群中相差不大，分别为4.2%及4.3%。表面髋年轻人群的翻修率要显著低于大于65岁的老年男性。

因为老年女性骨质疏松及股骨颈较小，可能增加潜在股骨颈骨折风险，因此不推荐老年女性选择表面髋关节置换手术。

Shimmin及Back发现2005年澳大利亚关节登记中心数据显示男性表面髋术后股骨颈骨折发生率为0.98%，女性骨折发生率则接近翻倍至1.91%。并且，该研究中女性平均年龄仅56岁，与此同时男性平均年龄达62岁。

美国早期研究表明年龄增长会增加表面髋手术

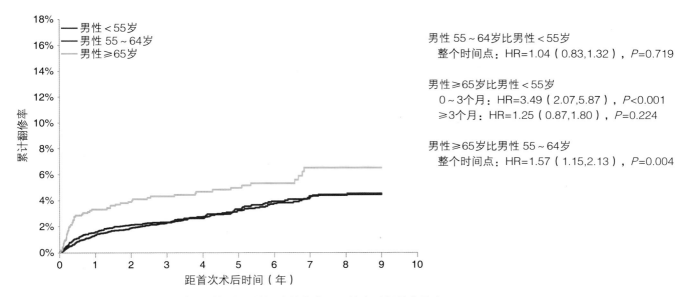

男性 55~64岁比男性 <55岁
　整个时间点：HR=1.04（0.83,1.32），P=0.719

男性≥65岁比男性 <55岁
　0~3个月：HR=3.49（2.07,5.87），P<0.001
　≥3个月：HR=1.25（0.87,1.80），P=0.224

男性≥65岁比男性 55~64岁
　整个时间点：HR=1.57（1.15,2.13），P=0.004

图67.5　澳大利亚关节登记中心研究不同年龄段男性髋关节表面置换术后假体翻修率

并发症的发生率。但是，McGrath等配对研究了关节登记中心年龄大于60岁及小于60岁的患者，发现在翻修率、影像学松动率、功能评分等方面两组无统计学差异。澳大利亚关节登记中心数据提示一旦跨过表面髋初期高翻修率的阶段，之后的表面髋翻修率在65岁以上及年轻患者中并无明显差异（图67.5）。

大直径股骨头女性患者

关于女性表面髋关节置换争议的焦点是股骨头的大小。大部分男性患者股骨头足够大因而适合表面髋关节置换，因此股骨头大小对于男性患者影响较小。Glyn-Jones研究表明70%女性患者股骨头不超

过48mm，而男性同等大小的仅占9%（图67.6）。尽管没有发现确切的股骨头直径临界值，但是他们的研究表明小于该性别平均股骨头尺寸的患者术后局部软组织异物反应的发生率会增加5倍。

鉴于目前软组织包块多发于女性，Pandit等的一项研究引发了关于性别因素是否为造成软组织包块主要原因的争论。该现象可能通过性别相关的免疫差异或者长期佩戴首饰来解释。然而，以下两个混杂变量更不容忽视。首先女性患者的股骨头直径更小，其次女性诊断为髋关节发育不良的比例更高。

股骨头直径越小，越不容易在表面形成液膜，进而可能加速磨损及产生磨损颗粒炎症反应。髋关节发育不良在女性中常见，它同时可以导致臼杯前倾增加及外展角度增加，使得磨损界面边缘负荷增加，因而增加磨损及磨损颗粒相关并发症。研究假体磨损相关的软组织包块时发现磨损区域多与高负荷的边缘关联密切。此外，髋关节发育不良的股骨头直径更小。

回顾分析女性表面髋关节置换病例，澳大利亚关节登记中心发现预测假体生存率时，假体股骨头大小远远比性别因素重要。当股骨头直径<50mm时，男女人群数据均表现不佳，其中男性7年翻修率为9.3%，女性为11.2%。同样，当股骨头直径>50mm时，女性7年翻修率已经非常接近男性，男女分别为3.7%和3.5%（图67.7及表67.1）。但是，仅仅13.7%

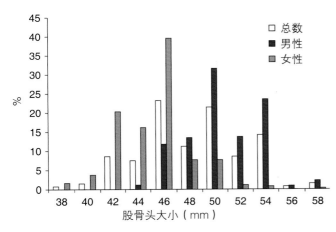

图67.6　性别因素对表面髋关节股骨头直径的影响

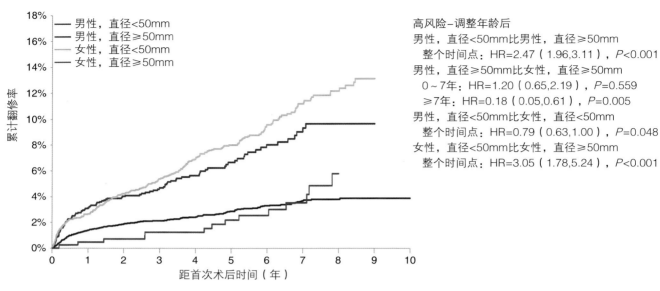

图67.7　澳大利亚关节登记中心研究性别和股骨头直径对髋关节表面置换术后假体翻修率的影响

的女性股骨头假体直径>50mm，形成鲜明对比的是男性在该大小范围的比例超过了83.8%。以上数据支持在某些特定条件下，如果女性患者的股骨头假体>50mm，性别因素也并非髋表面置换的禁忌证。

Glyn-Jones关于Oxford表面髋假体的研究也讨论了上述问题，他同时也提出了年龄对表面髋手术的影响。其纳入1419例表面髋病例，发现性别、年龄小于40岁、股骨头假体直径较小及髋关节发育不良均与金属磨损相关性炎性假瘤有关。但是，只有性别和年龄小于40岁是独立危险因素。术后因炎性假瘤而进行翻修者，男性术后8年翻修率为0.5%，年龄大于40岁的女性为6%。年龄小于40岁的女性术后6年翻修率就已达到13.1%。因此，对于女性患者来说适合表面髋关节置换的年龄窗很窄。大于60岁时，大部分女性患者因为可能导致股骨颈骨折而不适合表面髋关

节置换；小于40岁时，女性又因为炎性假瘤13.1%的高翻修率而不适合。即使年龄较为理想，大于40岁的女性患者因炎性假瘤术后翻修率仍高达6%。

即使如此，本研究中股骨头大小对局部软组织异物反应仍然有重要影响。文中女性患者中有22例发现炎性假瘤，21例股骨头直径小于50mm。且该21例中仅有1例大小为48mm，其余均为46mm直径以下。统计分析中在纳入性别作为校准变量时，股骨头直径大小作为连续变量非常接近有统计学意义（$P=0.052$）。尽管如此，对数据进行多元回归分析，仅仅只有性别和年龄为有统计学意义的独立影响因子。

高活动量

对于大部分术者来说，表面髋关节置换最吸引

表67.1	澳大利亚关节登记中心研究性别和股骨头直径对髋关节表面置换术后假体翻修率的影响				
性别，股骨头直径	**术后1年**	**术后3年**	**术后5年**	**术后7年**	**术后10年**
男性					
<50mm	3.1 (2.4, 4.1)	4.7 (3.7, 5.8)	6.6 (5.4, 8.2)	9.3 (7.5, 11.5)	—
≥50mm	1.4 (1.2, 1.7)	2.1 (1.8, 2.4)	2.9 (2.5, 3.3)	3.7 (3.2, 4.2)	3.9 (3.3, 4.4)
女性					
<50mm	2.6 (2.1, 3.3)	5.3 (4.5, 6.3)	8.0 (7.0, 9.2)	9.3 (7.5, 11.5)	11.2 (9.8, 12.7)
≥50mm	0.5 (0.1, 1.8)	1.2 (0.5, 2.9)	2.9 (2.5, 3.3)	2.2 (1.1.4.3)	3.5 (1.9.6.4)

表67.2		表面髋术后常见体育运动			
跑步	打猎	钓鱼	举重	骑摩托车	瑜伽
跑步机	足球	航海	板球	自行车	壁球
网球	橄榄球	曲棍球	有氧运动	游泳	柔道
高尔夫	划船	滑水	保龄球	攀岩	滑雪
跳舞	爬山	赛车	骑马	综合训练	冲浪

人的地方就是可以保持中度的活动量，但是对于高活动量的表面髋关节患者目前报道较少。Daniel等随访了446例表面髋关节置换，平均术后3.3年，仅仅1例失败，术后28%的患者继续进行重体力活动，术后87%保持运动锻炼（表67.2）。对于表面髋术后高活动量患者报道较少，部分研究还包括了舞蹈工作者及88岁高龄男性。

Fouilleron等报道了一组术前坚持跑步运动的43例表面髋关节置换病例（选自215个连续病例）。不限制这些患者的活动度，术后6周可进行体育运动。91.6%的患者术后继续将跑步作为运动方式，且术前术后无明显差异。其中，22例患者术前为业余跑步爱好者，术后21例继续跑步。

10例患者术前进行10km竞技跑步，术后有7例依然如此。并且，半程马拉松运动人数从术前2人升至术后10人，但是马拉松竞技运动人数从7人降至1人。2人术前术后均可进行竞技水平铁人三项运动。

总体上运动量大于4h/周的人数从18人升至23人。术后随访没有发现骨溶解或假体松动，平均随访时间2.5年。但是作者强调这仅仅是短期随访，不能说明在如此高强度运动量下长期效果依然如此。

Naal等研究了112例术前活动量较大的表面髋关节置换病例，其中105人术前平均运动参与水平为4.8分，术后9～40个月随访110人运动参与水平为4.6分。其中1/4的患者每周运动4次以上，且一半人仍然可进行山地滑雪。术后22%的患者甚至可进行对抗性运动。超过一半的患者术后3个月之内可恢复运动，且老年患者活动量尤胜于年轻患者。最后，文中强调了仍然需要长期随访来研究该程度运动量对假体使用寿命的影响。

特别的是，Lavigne等随机对照研究了表面髋与全髋关节置换的活动量水平。尽管表面髋在总体活动评分上优于全髋置换（17.9 vs 12.4，$P=0.001$），两者在UCLA评分、WOMAC评分、VAS评分的恢复

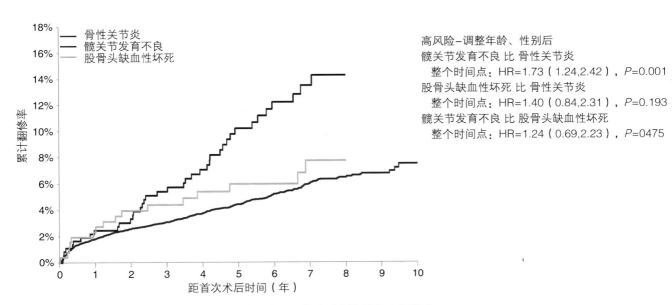

图67.8 澳大利亚关节登记中心研究疾病对髋关节表面置换术后假体翻修率的影响

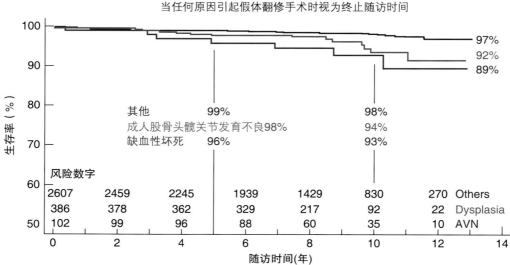

图67.9 疾病对表面髋假体生存率的影响

术前运动功能方面并无显著性差异。文章还提出一个新论点，即表面髋的大直径股骨头可以通过吸力密封作用（suctionseal effect）减少脱位及增加关节稳定性。该研究小组随后利用大头重复了上述实验，但是没有发现有统计学意义的发现。

骨关节炎与其他病种

骨关节炎是表面髋关节置换最常见的病种，构成了澳大利亚关节登记中心2011年94.8%的表面髋病例。（对比之下，同时间段88.3%的全髋置换病例为该病种）。表面髋其他适应证还包括髋关节发育不良（占2.6%），股骨头无菌性坏死（占1.8%）。除了骨关节炎，其他病种进行表面髋关节置换的比例逐年下降，最近一项统计表明，去年髋关节发育不良占比降至1.2%，股骨头坏死降至1.1%。

髋关节发育不良

澳大利亚关节登记中心一个历时7年的研究显示约2.6%的表面髋为髋关节发育不良，该研究中有113例髋关节发育不良及3181例骨关节炎。髋关节发育不良患者采用表面髋关节置换效果较差，翻修率是骨关节炎的1.73倍（$P=0.001$）。表面髋术后7年翻修率在髋关节发育不良人群中为13.5%，在骨关节炎组仅为6.0%（图67.8）。对比之下，髋关节发育不良全

髋关节置换术后7年翻修率仅为5.6%，骨关节炎全髋手术7年翻修率为4.4%。根据股骨近端发育畸形的轻重程度，表面髋置换比较适合Crowe Ⅰ-Ⅱ型髋关节发育不良，也可应用于Crowe Ⅲ型畸形较轻病例。

髋关节发育不良病例采用表面髋关节置换比骨关节炎更具挑战。经验丰富的术者才能取得较好的临床效果。McMinn等报道了110例髋关节发育不良病例术后9年生存率为95.2%。其中94%的病例为Crowe Ⅱ-Ⅲ型，且大部分病例采用了特殊的"髋关节发育不良假体"，该假体外侧包含两个中置的螺钉。术后没有发现臼杯松动，性别因素也无明显差异。术后13年的随访显示髋关节发育不良病例中假体生存率为92%，骨关节炎病例中为98%（图67.9）。其他多项研究也报道了髋关节发育不良（Crowe Ⅰ-Ⅱ型）采用表面髋关良好的术后效果。

尽管如此，部分有经验的术者也发现表面髋置换满意度稍差。Gross和Liu等随访了134例表面髋关节置换病例，发现女性髋关节发育不良病例术后8年翻修率为25%，同等人群中其他病种则为7%。对影响翻修率的多种因素进行多元回归分析，发现仅仅髋关节发育不良是预测术后失败的有统计学意义的独立影响因素（$P=0.05$），其他因素包括股骨头大小（$P=0.09$）及性别（$P=0.76$）等。尽管低于Gross报道的结果，其他研究也报道不太理想的早期翻修

表67.3	股骨头坏死患者行髋关节表面置换手术假体寿命研究总结				
研究人员	研究类型	随访（年）	翻修率（%）	假体寿命率（%）	评论
Mont, 2010	系统综述	7	7.7	92.3	无法检测显著性（38例髋关节表面置换术比3181例全髋关节置换术）
Graves, 2011	前瞻性队列研究	7	5.6	94.4	澳大利亚注册中心数据
Carrothers, 2010	前瞻性队列研究	10	2.3	97.7	Oswestry数据库—95%假体寿命小于10年
Revell, 2006	前瞻性队列研究	6.1	6.8	93.2	无功能结果报告
Akbar, 2008	前瞻性队列研究	4.8	8	92	德国数据
Stulberg, 2009	前瞻性队列研究	2	4.2	95.8	器械临床研究豁免试验
Amstutz, 2010	前瞻性队列研究	2~12	1.3	98.7	相似的功能评分（85例成人股骨头坏死比915例骨性关节炎）
Sayeed, 2011	前瞻性队列研究	5	0	100	尤其是小于25岁患者行THA手术
Woon, 2012	前瞻性队列研究	8	9	91	创伤后OA患者行髋关节表面置换术95%假体正常
Madhu, 2011	前瞻性队列研究	7	9	91	术者因素引起后期手术失败（假体内翻塌陷）
McMinn, 2005	前瞻性队列研究	4.3	6.7	93.3	术后第5年股骨头假体塌陷松动引起失败
McMinn, 2011	前瞻性队列研究	13	11	89	与OA患者行髋关节表面置换后98%假体正常相比较

率，分别为3.3%和6%。

总体上，髋关节发育不良进行表面髋置换的翻修率与术者的经验关联密切。研究建议尽管经验丰富的医生在髋关节发育不良患者中进行表面髋置换时失败率要高于骨关节炎患者，但是如果术后5年假体生存率在97%以上仍可接受。对于大量不同层次手术水平的医生来说，在髋关节发育不良病例中进行表面髋关节置换效果要普遍差于全髋置换。目前医疗保险及费用更加倾向于投入有稳定效果的医疗资源中，髋关节发育不良这种复杂的病例中进行表面髋关节置换将更容易推荐给经验丰富的医生。

股骨头坏死

股骨头无菌性坏死常发生于年轻男性，因此可以作为表面髋关节置换的适应证。因为股骨头坏死的骨组织使得人们担心假体基底骨头质量及可能影响假体的长期生存率。据澳大利亚关节登记中心报道，仅1.8%的表面髋关节置换病例为股骨头无菌性坏死。

股骨头坏死表面髋置换术后7年的翻修率为7.7%，而骨关节炎为6.0%。目前在股骨头坏死的表面髋生存率方面不同研究结果各异，比骨关节炎效果差、效果类似到比骨关节炎效果好均有报道。我们将其列表于表67.3。Beaule等报道了术后5年对56

例股骨头坏死进行表面髋置换，2例股骨头假体松动且另外有6例出现影像学变化。这6例中3例出现杆部周围不对称放射学透亮线，3例股骨颈缩窄10%以上。

这些出现并发症的病例术前表面髋风险指数显著较大，即存在大于1cm的骨囊肿、体重较轻、髋关节手术史及UCLA高活动量水平这些风险因素。与本研究中的28例表面髋部分置换相比较，表面髋股骨侧失败率更低、Harris评分及假体SF-12评分更高。尽管如此，表面髋部分置换则意外无一例影像学松动。

尸体实验及有限元分析显示股骨头坏死比其他疾病更易造成股骨头热损伤及假体植入过程中的机械应力损伤。Hsieh等认为骨囊肿体积从15%增长至50%股骨头面积时，即使在脉冲冲洗的条件下，分别可以产生7.7min至16.9min超过50℃的高温。大面积坏死区域的持续高温，可能足以产生对骨质的热损伤。通过有限元分析，Sakagoshi提出骨水泥界面的大块骨坏死可造成机械性松动，特别在髋关节成角在130°时，而不是在140°。因此作者建议假体植入时避免过度髋内翻或髋外翻。

总之，如表67.3所示，股骨头坏死进行表面髋关节置换的假体生存率不统一。因此股骨头坏死面积大于25%～30%范围时，笔者不建议进行表面髋关

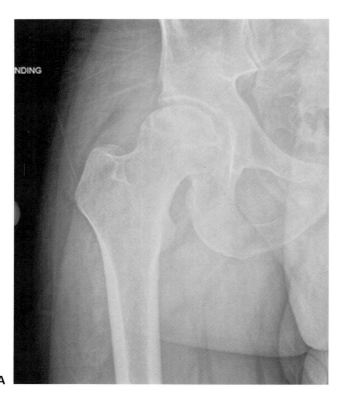
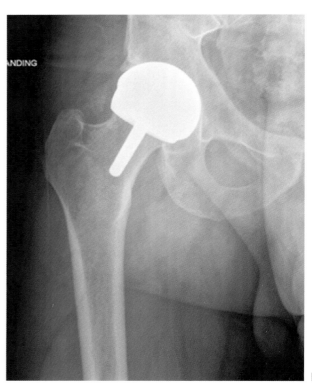

图67.10　A.示35岁男性术前股骨头明显塌陷（Ficat III期）；B. 表面髋术后X线片

节置换，以减少中长期假体周围骨折及假体松动风险。但是目前在股骨头坏死研究中，仅有少量证据支持特定数值大小坏死区域或股骨头塌陷不适合表面髋关节置换。我们推测股骨头坏死行表面髋关节置换生存率欠佳可能与选择病例时股骨头坏死面积较大有关。如果术者选择合适坏死面积的表面髋关节置换，术后成功率会更佳（图67.10）。

股骨头巨大囊肿

　　如前所述，股骨头巨大囊肿不利于假体固定，这即与即时的机械固定不佳也与骨质的热损伤有关。回顾分析119例40岁以下年轻病例，Beaule等提出表面髋置换风险指数，股骨头囊肿大于1cm时计2分，体重小于82kg（通常意为股骨头直径较小）计2分，活动量水平计1分，髋关节手术史计1分。

　　因此，股骨头囊肿意味着手术风险大。他们发现风险指数大于3分时，早期并发症的风险比小于等于3分组高12倍。该作者的另外一篇文章研究了42例表面髋关节置换，发现表面髋股骨侧翻修组与风险指数有关且平均为3.9分，因其他原因翻修组风险指数平均为1.9分。因此，股骨头囊肿为影响表面髋假体使用寿命的危险因素（图67.11）。

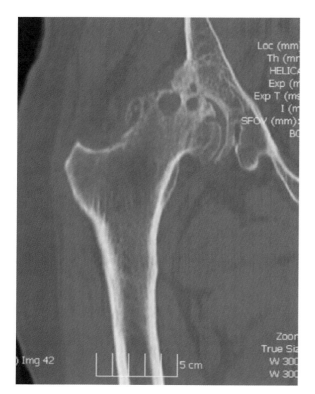

图67.11　术前CT示股骨头负重区多发囊肿

Perthes病

少数文献研究了表面髋在Legg－Calvé－Perthes病中的应用结果及困难。与股骨头无菌性坏死类似，此类患者多数比较年轻、男性多发，使其适合进行表面髋关节置换。但是与股骨头坏死不同的是，坏死骨的处理不是对该病进行表面髋置换的关键。过度发育导致的股骨头畸形使得股骨更易发生撞击，此外发育所致的下肢不等长也会导致手术失败。此外，发育致使该病采取小头的可能性更大，根据澳大利亚关节登记中心的数据显示该病采用表面髋可导致中远期翻修率升高。

作者建议如果术中评估股骨头坏死面积大于25%，则不推荐进行表面髋置换，作者同时建议可进行大转子滑移截骨术以调节表面髋置换下肢长短和术后肌力。Amstutz等25例平均年龄38岁的年轻表面髋置换病例，术后4.7年假体生存率为92%，该研究中包括14例Perthes病，11例股骨头骨骺滑脱。14例Perthes病中2例髋（1人）因假体松动翻修为全髋关节置换。剩下的病例中，UCLA活动量评分平均7.7分，功能评分及髋关节活动度较术前显著增加。Perthes病及股骨头骨骺滑脱的患者平均股骨头直径为48.5mm，其中18个病例术中发现囊肿大于1cm。在Perthes病例组，14个病例中的8个采取骨水泥固定股骨假体杆。

Boyd等随访了19例平均年龄仅33岁的年轻表面髋置换病例，平均术后随访时间为4.3年。其中4例髋采用前外侧入路，15例采用后侧入路合并转子滑移截骨。前入路病例中有一例假体松动，该病例使用10mm厚骨水泥以调节下肢长度。转子截骨病例中术后发生1例骨不连，重新固定截骨块后恢复良好。该组病例下肢长度差异从术前11.3mm降至术后6.7mm。其他病例无松动，功能及活动度改善程度如Amstutz等研究所述。

术前存在内植物及畸形

尽管术前存在内植物、畸形或股骨髓腔狭窄乃至封闭大大增加了手术难度，此类病例更加适合表面髋关节置换（图67.3）。Mont及Schmalzried等报道了17例术前存在畸形或内植物的表面髋置换病例，其中13例为了不影响全髋关节股骨柄假体的植入术前均建议予第二切口。

术前畸形的原因有创伤、复杂股骨头骨骺发育畸形、肾性骨营养不良、股骨近端病灶及5例术前股骨近端存在内植物。通过表面髋关节置换，手术时间平均减少至104min，失血量降至621ml，且术后3年随访仅有一例髋关节失败。Maguire等报道了3例以上伴随内植物的表面髋置换手术。其中2例在术后2.5年、3年随访临床效果均良好，但是失去联络1例。Girard等报道了一例相似的病例，该患者34岁患有骨质硬化病，即所谓的"大理石骨病"，使用传统全髋假体股骨柄植入困难，遂行表面髋关节置换。术后1年临床效果优异，未见明显并发症。

禁忌证

尽管本章前述内容描述了多种表面髋置换的独立危险因素及叠加因素，仍然存在许多表面髋的禁忌证。首先，全身系统性感染或髋关节内感染乃至下肢感染仍然是表面髋关节置换的禁忌证。目前多项研究均证实感染关节进行关节置换会导致不良后果。此外表面髋置换的相对禁忌证包括金属过敏、慢性肾功能疾病、育龄期妇女及疑似肿瘤患者。

Campbell等描述了表面髋术后3～12个月腹股沟区疼痛的成因之一为金属过敏。尽管未来淋巴细胞转化技术可能会广泛应用，目前对于金属颗粒反应仍然

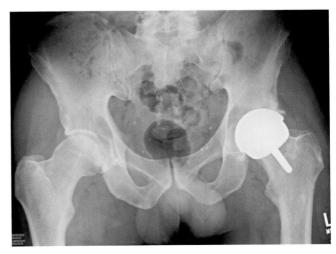

图67.12 表面髋置换术后骨盆正位片，假体位置及角度均比较理想

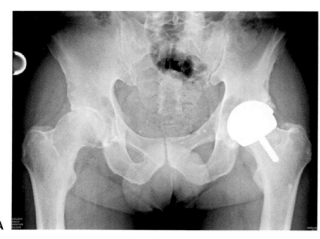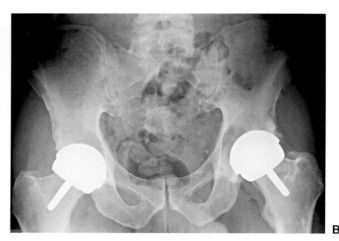

图67.13　A.示左侧表面髋置换术后3.5年右髋进展至重度骨关节炎；B.右侧表面髋置换术后6周

缺乏使用广泛的可靠的术前筛选工具。同时，术后金属磨损颗粒相关性免疫反应可导致此类患者关节重度不稳。在翻修手术中，术者通常可见病髋大量变色反应性炎症组织，且组织学鉴定为"无菌性淋巴细胞性血管炎相关损伤（ALVAL）"。

　　目前仍然不明确该反应是否与个体金属敏感性或金属磨损颗粒反应性有关。但是据Campbell报道翻修术后各种疼痛指数均好转。目前我们知道与假体固定患者相比，松动患者金属敏感比例较高或敏感性较强，术前仍然很难界定何种程度敏感性术后会造成严重的不良反应。

　　进行表面髋关节置换时还需考虑肾脏功能的影响，肾功能不良可能导致金属离子清除率下降进而理论上可导致钴铬离子毒性反应。既往研究表明，术后血清钴离子在6个月时达到峰值，而血清铬离子则需9个月达到高峰。在另外一个关于金对金假体的研究中，Brodner等发现肾功能不全人群中血清钴离子增加程度是正常肌酐清除率患者的100倍。然而，目前对于血清高浓度金属离子是否易导致不良反应仍然存在争议。目前大部分医生认为肾功能疾病是表面髋关节置换的相对禁忌证，但是仍然需要长期随访研究其远期影响。

　　在育龄期妇女中进行表面髋关节置换，必须考虑假体磨损产生的金属离子可能穿过胎盘屏障、然后进入胎儿血液循环系统，以及理论上可产生致畸作用。关于金属离子穿透胎盘屏障最著名的研究非Ziaee莫属。2007年他们抽取了10名女性表面髋置换

患者平均术后4.4年的母体血样和脐带血样，测量其中的钴铬离子含量。该研究发现尽管金属离子可能通过胎盘屏障，胎儿中金属离子浓度仍然显著小于母体，表明胎盘可能屏蔽部分来自母体的有害金属离子。

　　他们根据年龄进行配对研究，发现这些患者中没有发现胎儿发育异常或出现围生期并发症。其他研究也显示年轻女性进行金对金表面髋置换均未发现相关围生期并发症或胎儿发育问题，但是这些研究或意不至此，或结果无统计学意义。尽管目前没有确切研究证明胎儿发育异常或围生期并发症与金对金假体的关系，考虑到金属离子可穿透胎盘屏障进而有理论上的致畸作用，美国FDA仍然采取保守姿态，限制表面髋假体在育龄期妇女中的应用。

病例解决方案

　　前述患者采取了表面髋关节置换，并采用了58mm直径髋臼外杯及52mm直径股骨头假体。术后1年随访时Harris评分为满分100分，已恢复跑步并可进行篮球运动（图67.12）。患者术后活动量较大，直至术后3.5年对侧右髋关节出现进展性腹股沟区疼痛（图67.13A）。右髋持续疼痛1年后，患者右髋也选择了表面髋关节置换（图67.13B）。目前患者可独立行走，且无跛行及关节疼痛。

总结

　　综合目前研究，表面髋关节置换最好应用于男

性年轻、股骨头直径足够大、诊断为骨关节炎的患者，如本章所选病例中的患者。对于同样条件的股骨头无菌性坏死患者，如果股骨头形态较好、骨质较好且坏死区域较小也适用于该术式。年轻女性如果股骨头直径较大、无明显髋关节发育不良也适用于该手术，但是最好无生育意向。

考虑到可能增加股骨颈骨折风险，老年患者尤其是老年女性不适宜采取表面髋关节置换。患者术前存在畸形或活动量特别大选择表面髋关节置换时需要特别考虑，且目前需要进一步的长期临床随访以获得确切的数据支持在此类患者中进行该手术。总体上来说，需要10年乃至20年以上长期随访以比较表面髋与全髋关节置换的假体生存率和术后功能。相信各地区关节登记中心的数据将会给予我们最终的答案。

Edwin P. Su

第68章 手术技术：金-金髋关节表面置换术

髋关节表面置换术，众所周知需要一个学习曲线，因为它在手术技术上与全髋关节置换术上有所不同。区别在于它需要在保留完整股骨头与股骨颈的情况下处理髋臼，并制备股骨头使其适配股骨头表面假体。这些必要的手术操作，即使对一名经验丰富的髋关节外科医生也是大的挑战并且需要专业的培训。

病例介绍

55岁男性患者，左髋进展性疼痛3年。经物理治疗、改变活动方式以及减轻体重后仍有疼痛并限制日常活动。查体：行走时外展肌力弱，左髋疼痛，被动活动范围：屈曲100°，内旋0°，外旋40°，外展35°，内收0°。

其影像学表现为外上关节间隙狭窄，硬化和骨赘形成（图68.1A）。根据皮质指数，其骨质看上去较好。在放大的侧位片上（图68.1B），可见一前上缘突起，α角约为70°（图68.1C）。

适应证

通过关节登记与临床研究发现，表面置换的理想适用人群是年轻男性患者。男性骨头的尺寸大，因此需要大尺寸的假体，大尺寸的金对金假体耐磨性更好。根据澳大利亚关节登记中心统计，表面置换股骨头尺寸的界值应为50mm或者更大。

此外，原发性骨关节炎是主要的适应证，相反的，发育不良或者骨坏死效果均欠佳。骨的质量是重要的，因为需要股骨近端骨来支撑置换的假体。众所周知，髋关节表面置换不像全髋关节置换一样，能改变近端股骨的几何形态，因此不能过多地纠正肢体长短差异。因此，髋关节表面置换术理想的适应证是原发性骨关节炎的男性患者，小于65岁，骨量好且近端股骨几何形态相对正常。

这类患者往往有一个潜在的解剖干扰，以凸轮撞击导致股骨髋臼撞击综合征（FAI）的形式为表现。在这种畸形，股骨头相对于股骨颈向后内侧旋转，使股骨头偏向前上方，偏心距减小。我们案例的显示这种形态，更容易在放大的侧位X线片上看到（图68.1B，C）。术前认识到这种解剖形态是非常重要的，因为它将影响股骨头表面置换假体的位置放置，这将在本章的手术技术部分进行讨论。

禁忌证

髋关节表面置换术的绝对禁忌证与当前应用的所有金对金磨损界面假体有关。良好的肾功能对于把存在于循环以及外周血的钴和铬离子正常排出是必不可少的。因此，肾功能受损是髋关节表面置换术的绝对禁忌证，因为这些患者将无法充分的清除体内的金属离子。这些可能是导致肾功能损害的条件，如糖尿病、系统性红斑狼疮，必须仔细考虑，因为这些患者在肾功能下降时血液循环中的金属离子将上升。对已知的金属成分过敏的患者也是该手术的绝对禁忌。

其他相对禁忌证都与骨结构有关；骨量减少和骨质疏松会导致更大的股骨颈骨折的风险；发育不良时前倾过大也是相对禁忌证，因为股骨头旋转解剖异常可能会导致边缘负荷大和过多的金属碎片生成。

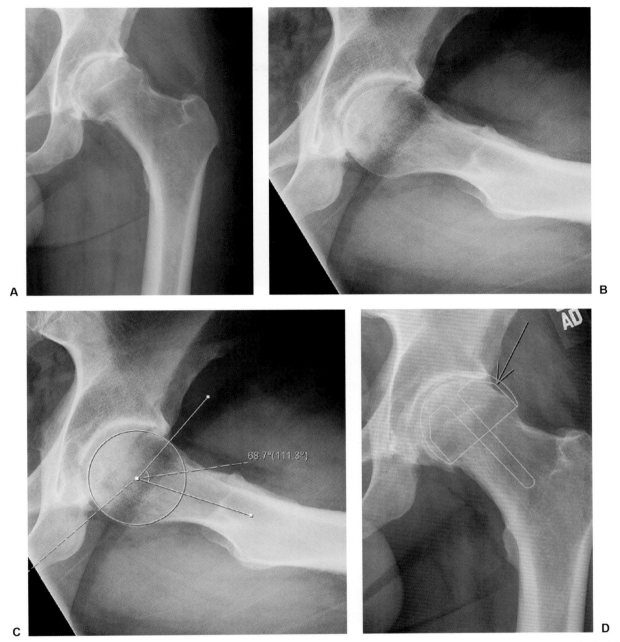

图68.1 A. 55岁男性，左髋关节炎，髋关节正侧位X线片。在放大的股骨颈侧位视图（B），看到相对于与股骨颈后内侧偏移的股骨头。此外，在头颈交界处前上部分有一凸轮样病变，α角70°（C）。股骨头模板叠加在X线片上（D），显示矫正的后内侧偏移，导致在假体的前上部分下有一小间隙（箭头）

手术技术

模板测量

　　术前模板测量是手术技术的一个重要基础，因为髋关节表面置换的股骨头和髋臼假体之间有明确的尺寸关系。大多数表面置换系统髋臼假体的内、

外径之间有6mm的差异；因此，股骨头直径比髋臼直径小6mm。计划髋表面置换假体的安放必须牢记这种关系。尤其是，不应选择太小的股骨假体，因为这样会导致髋臼假体尺寸不够大，从而影响假体固定；反之，太小的髋臼假体将导致股骨头太小，将可能导致撞击股骨颈。

　　关于假体位置，髋臼假体应放置在解剖位置，

并需有足够的覆盖，使其能在不用螺钉固定的情况下保持稳定。外展角应为40°左右，以达到良好的覆盖。股骨假体应放置在股骨颈冠状位和矢状位的中央，股骨假体的圆柱部分应与骨的周缘接触。也就是说，股骨假体的圆柱部分与骨之间不应有任何间隙。外翻的颈干角要优于内翻。不管怎样，想要改善股骨颈上的生物力学，需要增加外翻角以使力量作用于股骨颈的上面。往往，如果患者术前存在凸轮式畸形，将使股骨假体相对于原先的股骨头向前上方偏移（图68.1D）。这是首选的位置，这样，头颈偏距将通过股骨假体置于颈部中央而得以矫正。

显露

髋关节表面置换术所需的显露范围要比全髋关节置换大，因为保留了股骨头和股骨颈。为了能够看清楚髋臼窝，而此时股骨头和颈部仍然完整，需要较大的切口和关节囊暴露。当前，大多数髋关节表面置换是经后侧入路，但是通过直接外侧入路、前入路或者外科脱位的方法也有好的结果。任何入路的关键都是能够移动股骨头和股骨颈以看到头颈交界周缘，并能在准备髋臼时将股骨头和股骨颈牵开。在这一章，我将讨论后入路和获得充分显露的技巧。

患者处于侧卧位，触摸骨性标记，并标记大转子的尖端。标记臀肌粗隆水平处股骨的中点，连接该点至大转子尖端的后外侧形成手术切口（图68.2）。通常切口长度在12.7cm和20.3cm长之间；如果术野不充分，术中可以在不同的点延长。该切口通常比THA更靠后，因为股骨头在股骨制备时将旋转到切口的这个部分。

我通常松解所有患者的部分臀肌止点（图68.3），因为有一些证据表明这样可以保护坐骨神经在髋关节旋转期间避免受到压迫。它还允许股骨更大的平移和旋转范围。在切开短外旋肌群之后，关节囊暴露出来。

应用骨膜剥离器分离臀小肌与关节囊之间隙，且分离范围要比全髋关节置换大，因为在制备髋臼时需要前移股骨，此时需要移动臀小肌。我常规采

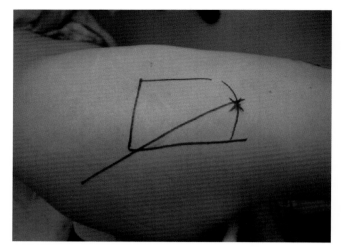

图68.2　髋表面置换后侧入路的切口位置。标记大转子尖和臀肌粗隆，画一条连接臀肌粗隆水平处股骨的中点至转子后角的斜切口

用一种"修正的后侧入路"，沿股骨头锐性切开关节囊而不是用电刀从股骨颈外侧分离（图68.4）。之所以这样暴露的原因是保护绕股骨颈的支持带动脉。在初步的后侧关节囊切开后，需要向上、向前和向下切开关节囊，使关节囊360°松解。这样松解后在制备股骨时才能使股骨头和股骨颈从切口脱出。

在制备髋臼时松解关节囊使股骨充分的向前脱出也是非常必要的。关节囊松解的目标是直接从髋臼附着点处分离。切开关节囊后下部分，我选用弯剪刀在伸髋，强力内旋下肢使关节囊紧张的情况下

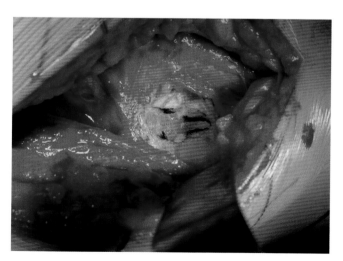

图68.3　松解臀肌止点的近端部分，并用美蓝标记便于之后的重建

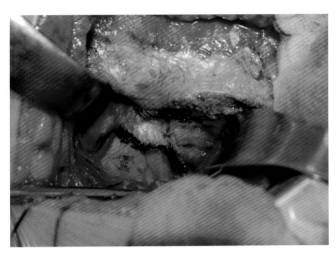

图68.4 关节囊显露出来，修正的后关节囊切开用亚甲蓝标记。注明如何在股骨头上进行关节囊切开，而不是在大转子嵌入点

切开。通常，这可将关节囊向前切开到3点钟或9点钟的位置。松解关节囊的前上部分，需将下肢内收，屈髋90°并内旋。这刚好可以看到关节囊深入臀小肌的那部分，并能够被松解以实现之前描述的关节囊切开的要求。此时，一个360°的松解完成了，髋关节可以在软组织没有过度紧张的情况下最大限度地旋转（图68.5）。应注意避免损伤髋臼周围紧邻的神经血管结构。

模板测量

现在已经完成了股骨的完全活动，可以进行股骨头和颈部的探查。可以使用卡尺来测量股骨头的

外径，以确定股骨头的起始直径。在这一点上，我喜欢去除头颈交界处的骨赘。虽然一些术者不推荐去除骨赘，因为这有可能削弱股骨颈。但我认为避免术后的撞击是很重要的，因为这可能导致术后疼痛。此外，去除骨赘有助于选择适当尺寸的股骨假体和恰当的放置，因为残留的颈部骨赘可能导致术者选择大号的股骨假体以避免出现切迹。

一些术者首先制备股骨，使得髋臼暴露可以更容易。我认为当完成适当的软组织松解后这并不需要。无论股骨或髋臼首先准备，必须获得未准备部分的术中尺寸信息。也就是说，如果首先准备髋臼，必须要知道股骨颈上适合的最小假体尺寸（以避免切割）；相反，如果首先准备股骨，应该测量髋臼。该信息对于确保植入的股骨和髋臼假体的相容性和尺寸匹配是必要的。

在FAI的情况中，经常需要进行前后颈部的骨软骨成形术（图68.6）。这将有助于恢复功能活动范围而不至于在术后发生撞击。一旦完成，我用提供的头颈部模板仪器测量颈部，以评估可以安装而不损伤股骨颈的最小股骨假体尺寸。

髋臼假体植入

通过弧形牵开器将股骨头和颈部移至髋臼向前上方以显露髋臼（图68.7）。股骨头置于臀中肌下面，通常在臀小肌上面。如果此时仍然不足以暴露整个髋臼，可能需要进一步松解。触诊臀肌止点可

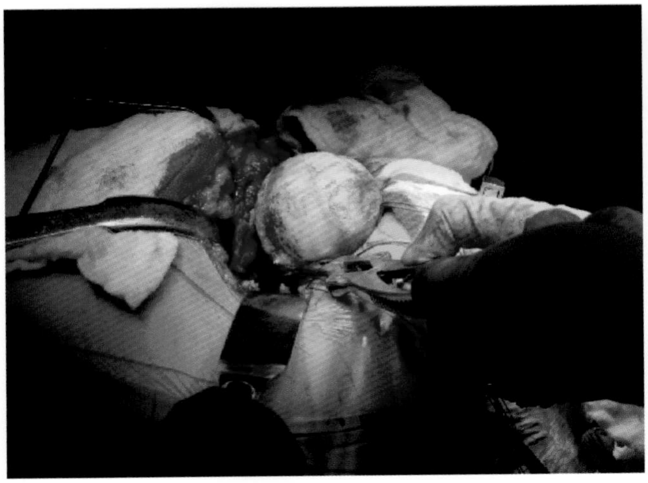

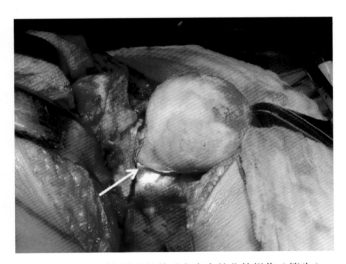

图68.5 周围关节囊切除后，股骨头和股骨颈被很好地显露出来

图68.6 股骨头/颈交界处的前后方有大的凸轮损伤（箭头）

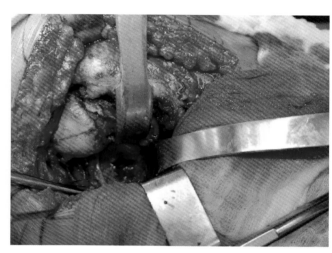

图68.7 股骨头和颈部可以在弯牵开器的帮助下牵到髋臼上方

以告诉术者是否需要切开更多的肌腱止点。 如有必要，可以用电刀将股直肌返头直接从前上髋臼缘处松解。

髋臼的制备与传统全髋关节置换术相似：首先：将盂唇沿髋臼周缘切除；接下来，切除髋臼窝中软组织来识别内侧壁；然后开始磨锉髋臼，目标是将假体放置在内侧壁上并填充髋臼腔。对于大多数髋关节表面置换系统，1 mm的压配足以实现初始稳定性。应该提及的是，髋关节表面置换臼杯不能用传统螺钉加强固定。因此，当髋臼较浅时，有必要锉得比常规更深一些以获得稳定。相反，髋关节表面置换的臼杯是亚半球形的，因此可以不必一直锉到臼底以获得覆盖和固定。插入试模测试以确保实际假体在所需方向上具有良好的稳定性；还可以标记其在髋臼骨上的位置，以使真正的假体能准确安装并同样稳定。

用带偏距的手柄安装真的髋臼假体更容易获得足够小的外展角。虽然，标准的髋关节置换臼杯放置于45°外展，20°前倾位。表面置换臼杯需放置于更水平的位置，外展角大约40°，原因是表面置换臼杯是亚半球形的，其覆盖范围比传统的臼杯低。因为表面置换臼杯是没有任何螺钉孔的单块，所以难以判断假体是否到达底部；这就是在试模检测步骤中在髋臼骨头上做标记的用途所在。在前倾方面，髋关节表面置换的股骨髋臼联合前倾角应不超

过45°～50°，因此臼杯前倾可能需要根据股骨前倾来进行调整。

一旦安装上髋臼假体，则需修整骨赘。 因为表面置换髋关节的头颈部比率比传统的THR低，因为保留了股骨颈的骨量，所以去除髋臼骨赘更为重要。 我通常尝试去除在髋臼假体周缘2 mm以内的骨赘。

制备股骨

股骨制备的目标是将假体放置在股骨颈的中心。 任何股骨头/颈部偏移、对线不良需在股骨制备时通过恰当放置的股骨头中心定位针的引导来纠正。 然而，放置定位导丝需要使股骨假体的大部分被天然骨支撑。 一般来说，即使具有明显的凸轮形态，骨和假体之间可能只有2mm的间隙存在于前上1/4处（图68.8）。

中心导丝的放置是大多数THR术者不熟悉的操作步骤。 已经设计了各种对准夹具以辅助该过程。 我发现帮助股骨定位的一种最有用的方法是在冠状和矢状平面沿着股骨头标记，画出股骨颈的中间位置（图68.9）。 因为头部的形态相对于颈部通常发生变化，所以标记通常不在股骨头的中心。 定位针应在这些标记的交叉点；与术前模板相关的中央凹的术中测量也可以是有帮助的（图68.10A，B）。 必须多次检查定位针，以确保股骨颈不会被适当大小

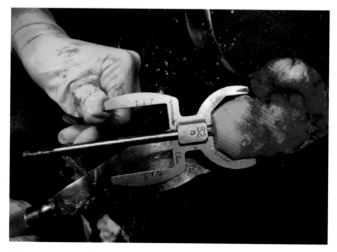

图68.8 股骨制备后，连接一股骨头模板。 这描述了由于头部在颈部上的重新定向后在前上显示出小的间隙

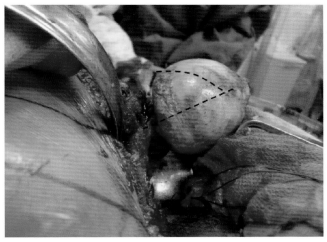

图 68.9 在冠状位与矢状位上沿股骨颈轴线画线，交叉点应为定位导丝进入股骨头的位置

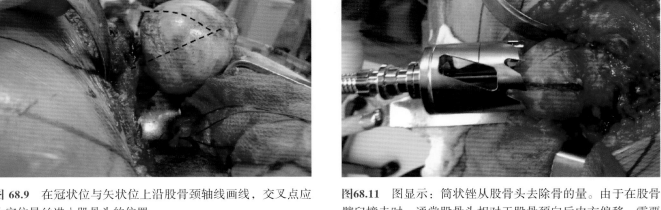

图68.11 图显示：筒状锉从股骨头去除骨的量。由于在股骨髋臼撞击时，通常股骨头相对于股骨颈向后内方偏移，需要将从股骨头的该部分移出更多的骨

的圆柱形锉切割，并确保骨被第一个圆锉去除。然而，因为通常股骨头相对于股骨颈的后内侧偏移，在这一区有很少的骨被去除（图68.11）。再次强调前面讲的要匹配髋臼和臼杯的尺寸，术者应该仔细检查以确保将股骨头制备成兼容的尺寸。 一旦实现中心定位针的准确放置，手术剩余的部分就靠定位针的位置来引导（图68.12）。 股骨头锉刀是插

管式的，所以不必担心在这一点上对位不良。 然而，必须保护股骨颈免受第一个圆柱形锉的影响，如果推得太深，可能会切割股骨颈。 一种器械可以有效地保护股骨颈，避免被圆形锉穿透切割（图68.13A,B）。

大多数髋关节表面置换系统，接下来需用锯或者锉从股骨头顶部去除一些骨量。去除的骨量应该

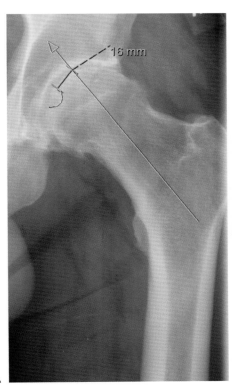

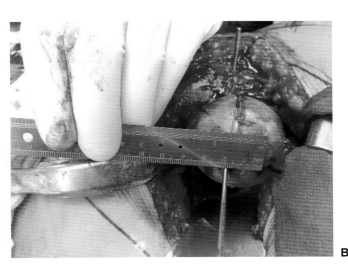

图68.10 A. 显示从中心凹的上面到引导线进针点的距离；B. 术中测量的从中央凹到导丝入口点的距离

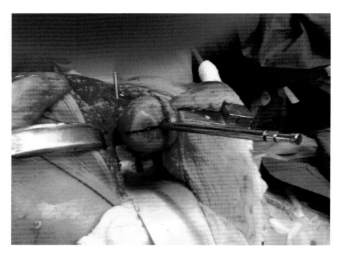

图68.12　一个柱或栓，允许匹配带中控管结构的股骨头制备装置

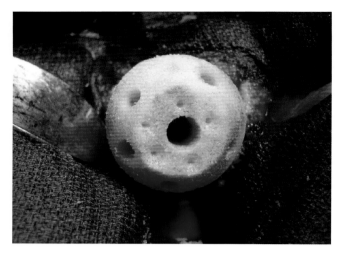

图68.14　制备好的股骨头并带有水泥固定孔

足够，以使实际的假体能够完全覆盖。如果不能实现假体良好的覆盖将导致周围应力集中并增加股骨颈骨折的风险。

通常需另外的斜面制备以匹配股骨假体的内部几何形状。在这一点上，髋关节表面置换股骨假体通常是骨水泥型的，因此可以在准备好的股骨上钻出附加的骨水泥固定孔（图68.14）。

在假体固定前清理、刮除任何囊性或坏死区域是至关重要的。一些术者用来自髋臼锉的自体骨来植入这些区域，而另一些医生更喜欢使用水泥。在骨水泥固定前将吸引器管插入干骺端骨质或小转子。股骨头的抽吸减少了出血并改善了水泥渗透；这还可以减少血栓形成。假体的最后压配应该轻轻地

进行，以避免对股骨颈施加过度的应力。

股骨假体安装好后，需要在头颈连接处进一步对骨进行修整，以实现平滑过渡，这可避免撞击痛。直接触诊股骨头颈连接处可以发现哪里存在残留骨赘。必须小心地清除所有骨水泥碎片，然后将其复位至髋臼假体。活动度实验用以评估撞击和稳定性。虽然在这一点上难以矫正，去除附加的骨赘可以增强运动。

闭合伤口

逐层修复髋关节周围的软组织，类似于THR。关节囊切口可以用连续缝线从一侧到另一侧闭合（图68.15）；如果关节囊的前部未关闭而处于开口

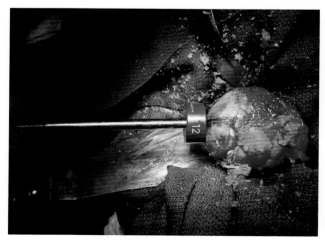
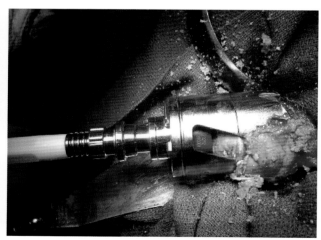

图68.13　一个有不同厚度的限深装置（图中显示为12mm）（A）安装到锉上，避免圆柱形锉过深磨锉（B）

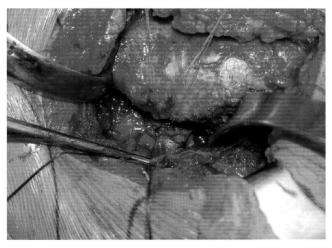

图68.15 关节囊切口可以用可吸收缝线从一侧到另一侧缝合

状态时，可在术后即刻引起"咔哒声"。短外旋肌群通过钻孔重新连接到大转子后方；臀肌止点也同样被修复。

并发症

髋关节表面置换最常见的并发症是股骨颈骨折，多数大样本研究的发生率估计为1%～2%。如前所述，这种并发症通常与较差的骨质量和数量相关，这些可以在体格小的（许多是女性）和年龄大的患者中见到。与股骨颈骨折相关的技术因素包括股骨颈的切割和股骨假体的内翻置放。因此，如果在手术时注意到颈部切割，则应考虑暂时保护性负重。

另一个常见的并发症是髋臼假体植入压配不充分。如果髋臼假体被完全压配，术后影像见一圆柱形间隙，臼杯仍然很稳定而且圆柱形间隙术后2年会被填充。

由于需要保留股骨头部和颈部以及这可能施加在股骨或坐骨神经上的压力，髋关节表面置换后的神经麻痹可能比THR后更常见。这种并发症可能与手术相关的学习曲线有关，如Della Valle等在髋关节表面置换的初始经验中发现了1.4%的神经麻痹的发生率，其中大多数发生在术者的前10例中。幸运的是，大多数这些损伤是临时的，患者在一段时间后可恢复。

由于周围关节囊切开和由此引起的松弛，特别

是如果使用了椎管内麻醉，可在术后即刻出现股骨头半脱位（图68.16）。可以通过保持髋关节轻度屈曲中立位，直到肌张力充分恢复以支撑假体来纠正。

其他失败原因包括髋臼松动，股骨头塌陷/骨坏死和/或股骨假体松动，以及金属离子病；这些可能在早期至中期随访期间出现临床症状和/或影像表现。

术后管理

由于术后早期有股骨颈骨折的风险，我喜欢让患者最初使用两个拐杖。虽然他们可以耐受完全负重，但双拐可以使患者步态稳当，这使我感到放心。挂双拐3周后，我允许患者换用手杖，并根据耐受情况丢弃手杖。我将患者携带的重量限制为9kg 1个月，然后13kg 3个月，22kg 6个月。一般来说，健身自行车可以马上开始骑；高尔夫运动需要2个月后，球拍运动要3个月后。6个月以内不能进行冲撞运动和跑步。股骨颈区域的骨密度检查显示，髋关节表面置换术后6个月的骨密度值比术前增加；因此我认为冲撞运动应该等到这个时间点。

由于髋表面置换术的关节界面足够大而稳定，

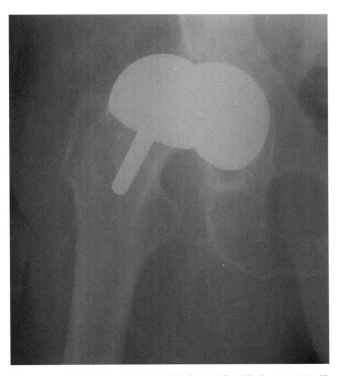

图68.16 在恢复室，髋表面置换术后X线正位片上显示股骨头半脱位

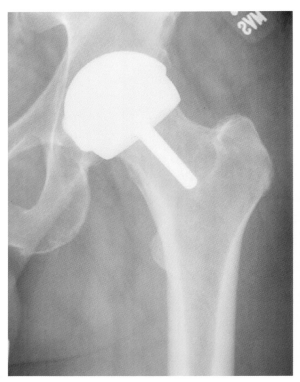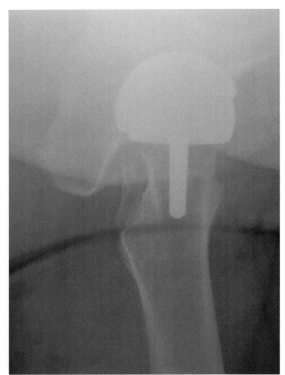

图68.17　该病例术后正侧位与cross-table位X线片

我对这些患者不施加任何的髋关节预防措施。也就是说，他们不必遵循90°的原则，他们被允许可以交叉腿，以及任何他们感觉可以的姿势睡觉。在术后1个月复诊时，我在物理治疗师的指导下，开始伸展髋关节屈肌，前关节囊和髂胫束。最终患者的活动范围将由其假体的大小，骨骼解剖结构和软组织约束来决定。

解决方案

这个病例就是用上述技术进行的髋关节表面置换术，术后2年的X线片显示股骨头在股骨颈的中心定位，具有良好的假体稳定性（图68.17）。患者已恢复到他所需的活动水平，包括撞击运动。

Thomas Parker Vail

69

第69章 表面髋置换术后并发症管理

摘要

在有经验的关节中心，金属对金属表面髋置换（HRA）已经在合适的患者中获得巨大成功。但文献报道中现代金属对金属HRA假体5年随访的翻修率从2%～20%各不相等。最常见的假体失败机制包括股骨颈骨折、股骨假体松动以及髋臼假体固定失败。更少见的一些原因还包括感染、关节外撞击或其他软组织相关原因造成的持续性腹股沟区疼痛、磨损或金属离子暴露等相关并发症。失败假体的取出物分析还发现一些机械性因素，如与失败模式相关的边缘负重等。对翻修术中所得组织的组织学检查可以发现许多假体失败机制，如骨坏死、软组织炎症和坏死、软组织淋巴细胞浸润。对这些不良的力学或生物学过程进行仔细评估可帮助确定是否翻修。表面置换假体失败之后最常见的处理方法是转为全髋关节置换。

病例介绍

患者为59岁男性，左髋骨性关节炎病史。口服药物，症状不缓解。在了解相关治疗选项之后，患者选择了金属对金属表面髋关节置换术。2004年，手术由一名经验丰富的术者主刀进行，术后无并发症发生。患者康复顺利，恢复正常生活包括行走、游泳、骑车。

2012年，患者报告几年前开始出现日常活动后腹股沟区疼痛。据其所诉，虽然术后有一段时间疼痛非常轻微，但手术一直未能完全消除髋部疼痛。在6个月前，疼痛和跛行越来越明显，使其偶尔需要拄拐帮助行走，并且行走少于30分钟。也已无法游泳或骑车。体格检查为稍瘦、外观健康男性，轻微防痛步态，Trendelenburg征（−），无捻发音，软组织无肿胀。髋关节正位片（图69.1）可见表面髋假体臼杯稍直立，髋臼后方放射线不连续征。实验室检查：ESR 1mm/hr（0～10 mm/hr），CRP 1.6mg/L（<1mg/L）。骨扫描提示髋臼假体周围轻度浓聚。

前言

HRA是一种可保留股骨头骨质的全髋关节置换替代手术，适用于股骨头骨质结构足以支撑进行表面髋置换的晚期髋关节炎患者。虽然以往使用过聚乙烯、陶瓷材料和软组织作为间隔材料进行髋关节表面修整，但目前主要使用金属对金属结构。通过分析世界范围内发表的临床经验、国际关节注册和回顾性研究，HRA的最佳适应证得以不断更新。是否适合行HRA目前仍由医生和患者商讨决定，最佳的临床结果来自身材更壮的年轻男性。翻修更常见于身材更小、年龄更大、女性等患者。另外，金属磨屑可能引起的金属离子局部或全身不良反应也引起了更多关注。

表面置换的名称虽然让人感觉简单，但其实需要很高的手术技巧，需植入一整个的钴铬合金臼杯和一个金属的表面股骨假体。术者需了解股骨头的血供，在术中暴露时既要便于假体获得最佳植入位置，又要避免损伤股骨头血供。在世界各地的国家关节置换注册中心里有许多病例报道或更大规模研究获得出色结果的案例。但在相同的文献库中，也充斥着该技术的不足和不同的临床结果。例如，美国多名医生进行的更大病例规模的临床研究，并没有获得早先单中心专家在病例报道中获得的良好效果。

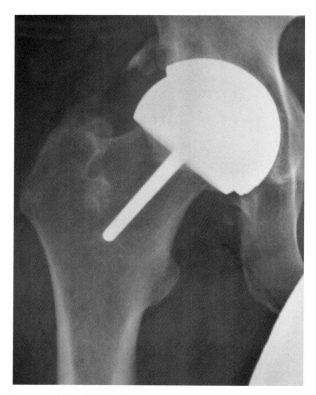

图69.1　一例行髋关节表面置换术后6个月患者出现腹股沟疼痛，X线片显示髋臼位置过于垂直，但没有明显松动征象

HRA的特殊技术难点在于植入髋臼假体、假体的初始稳定性、臼杯位置、植入股骨假体、假体位置以及保护股骨颈皮质和股骨头、颈血供。因此，HRA的技术难点与全髋关节置换在很多方面并不相同。注意表面髋置换的特殊细节，可以增加手术成功的概率。例如Amstutz和其他学者发现骨水泥技术的改变可以减少假体松动和骨质因热损伤造成的坏死。

术后并发症或假体早期失败有时可能与技术问题和患者的挑选相关。表面髋置换并发症的管理需要详细了解可能造成翻修后果的特殊并发症。股骨颈骨折是表面髋置换最常见的早期并发症，还有假体松动、感染、不明原因的疼痛以及不良组织反应。在一项对表面髋假体翻修连续病例的研究中，Morlock等注意到281个取出的假体中有20个翻修的原因是假体界面翻修（包含股骨和髋臼假体）。最常见的翻修原因是起于表面髋假体缘的股骨颈骨折（42.5%），平均出现时间为122天。随后是267天后，起自表面假体内部的骨折（17.6%）。因骨折

进行翻修的病例中股骨颈的急性骨折仅占60%。约2年后（700天）不伴有急性骨折的假体松动造成的翻修占28%，随后是平均460天后出现的臼杯松动（11.9%）。

虽然消灭所有的早期并发症并不现实，但部分造成再手术或翻修的并发症可能可以避免。特别是与手术技术相关的假体失败，可以通过仔细的患者筛选和知识经验的运用降低发生概率。毫无疑问，有些表面髋并发症如骨坏死或金属颗粒导致的不良软组织反应是手术经验与技术无法解决的。部分学者认为保护股骨头血供可以一定程度上防止骨坏死发生。但临床经验显示，股骨头表面置换并不一定会完全破坏股骨头血供。术后PET扫描同样证实了表面髋置换之后股骨头可以维持活性的观点。

本章旨在对表面髋置换患者的常规随访结果、金属离子水平升高或不明原因疼痛的处理方法、松动或骨折造成的股骨假体失败的处理方法、骨长入失败或位置不正造成的髋臼假体失败的处理方法以及相关软组织损伤患者的手术处理方法进行描述。

髋关节表面置换术后常规随访和疼痛评估

髋关节表面置换常规评价与所有的关节置换患者的常规评估和随访是相似的，特别对于固定、感染和负重功能等方面。大多数患者在3个月内可以恢复全部功能，但需要注意的是根据患者本身和特殊情况，康复时间会有所变化。同样，在一年之后仍然会有在运动功能、力量、协调能力和运动能力等方面的细微改进，这种情况并不少见。使用一般描述作为衡量标准，任何低于预期恢复的患者都应评估。股骨近端和骨盆的X线片是结合临床病史及体格检查进行定期评估和随访的首要部分。在顺序随访过程中，护理人员应牢记潜在并发症发生的时间顺序：伤口愈合或急性感染发生在第一周内，股骨颈骨折最常发生在术后3个月内，髋臼假体早期松动或骨长入失败，患者常主诉腹股沟区从一开始就有并从来没有改善的疼痛，股骨假体松动一般发生在术后6个月，与初始愈合过程不相关的慢性软组织疼痛（髂腰肌撞击或关节囊的撞击）在术后6个月是很常见的。与金属离子有关的并发症一般发生在术后6个

表69.1	髋关节表面置换术后出现并发症的时间节点
并发症	**最常见出现并发症时间**
伤口愈合/急性感染	2周内
股骨颈骨折	3个月内
固定失败	6个月内
软组织撞击	6个月后
金属颗粒磨损	6个月后到数年

月，手术后几年内常见（表69.1）。因此，常规随访应评估伤口的愈合情况和初期的康复情况，评价快速恢复期后迁延的疼痛，发现术后后期已知的磨损问题。

当评估髋关节表面置换疼痛时，人们应该牢记最常见的疼痛原因。脊椎或内脏原因引起的髋关节疼痛通过彻底的体格检查和临床病史，包括转诊介绍或额外的其他成像系统来评估。同样的，与感染有关的疼痛可以用血清学指标进行评估，如血沉、c-反应蛋白水平，体格检查和影像学等。当可疑感染时应进行穿刺，特别注意关节液细胞计数。应该强调的是当评价金对金界面病例的感染时，需要手工细胞计数而不是自动化细胞计数。依靠自动计数评估时，作为关节内蛋白质复合体和碎片会被误认为是滑液中的细胞而导致错误的高细胞计数。这种

混淆的后果是错误的将对于局部金属离子反应而形成的积液诊断成了感染。此外，吸出的有碎片的液体被误认为是"脓"。

腹股沟的急性疼痛加上不能行走最常见的原因是股骨颈骨折，而之后出现的类似症状可能是由于臼杯松动（图69.2A，B）和过度的磨损或界面功能不良。股骨头坏死可能导致颈部骨折或股骨假体固定的失败。对这些患者的诊断是通过定期的如前所述的随访结合X线检查完成的。而影像学植入物松动的评估需要识别可能的非常细微的结果，股骨颈骨折既可以是细微的，也可以是很明显的。无移位骨折一般从骨-假体结合部股骨颈的外上方开始向股骨颈内部延伸，通常有一个相当垂直的延伸轨迹。据报道，这些骨折在某些情况下会愈合。在移位前发现并进行处理并承载保护。移位的股骨颈骨折不会愈合，通常需要转为全髋关节置换术。

与假体松动相关的疼痛通常会因为负重或运动而恶化。这可能是早期现象也可能是晚期现象。术后几个月持续腹股沟疼痛的患者，同时X线片显示髋臼假体周围连续的透光线，提示骨长入的失败而不是松动造成的。骨长入的失败归因于假体安放不完善（图69.3），或者因为边缘载荷或颈部撞击引起髋臼假体的移位。

所有这些潜在的原因造成的结果是相同的：假

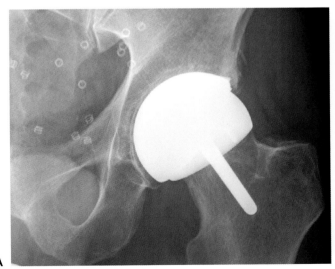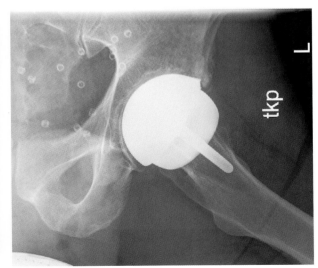

图69.2 A，B：左侧髋关节表面置换术后髋臼假体出现持续透亮线，髋臼假体位置过于垂直

体微动导致骨–假体之间形成有临床疼痛表现的纤维连接界面。在检查髋臼假体松动时是很困难的，因为要观察半球形钴铬合金假体背面的骨–假体界面是具有挑战性的。松动的髋臼假体可以长期处于原位而没有明显移位，即使松动了也会显得固定牢靠。骨扫描可以显示松动的髋臼假体，但也可能由于微量示踪剂摄取很少而导致不确定的结果。

正如此，当其他原因引起的疼痛被排除后，髋臼假体松动有时便成了一种排除性诊断。股骨假体松动虽然通常表现得比髋臼侧晚，但也可以发生，因为现今使用的股骨侧表面假体大多为骨水泥固定的。因此，初始固定股骨侧假体不依赖于骨长入。骨重建或股骨颈骨坏死可导致股骨假体松动。这些可以通过一系列X线片评估来诊断，如股骨颈缩短的X线片或假体移位成角（图69.4A，B）。股骨假体柄在X线片评估上也是一个重要的区域，可提示移位或松动。

金属离子含量

由于HRA几乎完全采用金属对金属关节假体，使用诊断工具评价假体周围的金属离子水平也越来

越多。在特定的患者中的特定金属离子水平需要进行一系列的评估来解释其临床意义。患者间的金属离子含量不尽相同，一些患者表现为相对较低的对金属离子的生物或组织反应，而一些患者在相同情况下没有表现出反应。

同样地，测量金属离子在临床上是有挑战性的，因为需要注意避免标本污染，测量离子水平的水合效应，全血中红细胞或血清中的离子水平的变化。

文献报告中金属离子水平报道存在不一致性，各实验室的测量也不一致。此外，基于环境暴露，基线水平可能因患者而异，地区不同。所有使用金属假体的患者相比未使用的，假体周围的金属离子水平都明显的升高。然而，金属离子水平的升高在患者的外周循环中可作为潜在的筛选试验，评估金属假体的功能相对于其他临床没有可利用的血液检测。

假设假体界面功能与离子水平的关系是基于在实验室仪器的观察，伴有最佳流体的膜界面功能产生低水平的金属离子。而那些界面功能特性较差的，在假体周围显示更高水平的金属离子流体。

同样，许多存在组织反应的患者和假体的松动已被证明具有较高的外周金属离子水平。然而，有些患者显示了较高水平的组织反应但具有较低的金属离子水平，表明每个患者对金属离子的敏感性不同。

金属离子水平的测量可能是有用的，不只是作为衡量界面功能，也是因为金属离子具有局部和全身生物学效应。在髋关节表面置换中，金属对金属的关节产生粒子和离子，来反映金属合金的各种成分（钴、铬、镍、钼、铁）。金属水平在血液、血清和局部取回的组织中会升高。一些作者有关于离子水平与假体植入位置的文章中，注意到髋臼假体有一个外侧高的开启角度或增加的前倾角，金属离子的含量会增加（图69.5）。假体失败和软组织并发症相关的过敏，或高水平的金属离子暴露可能会是去除假体或改为陶瓷或金属对聚乙烯的全髋关节置换的一个原因。

髋关节表面置换失败有3个可能的翻修情况：

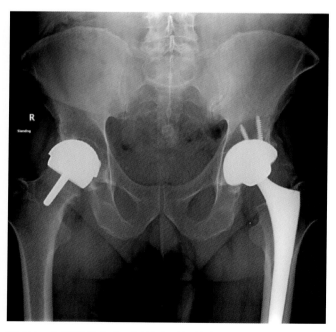

图69.3　右侧髋关节表面置换术后假体位置不良，髋旋转中心靠外侧，Charnley 2区和3区有透亮线形成。髋旋转中心靠外会产生并增加关节的反作用力

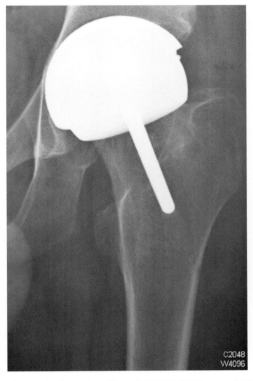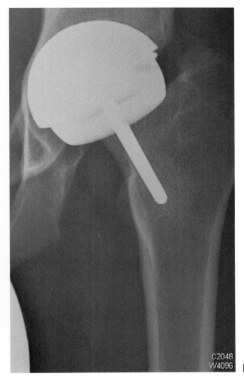

图|69.4 A. 髋关节表面置换术后1年X线显示假体位置可；B. 术后第3年出现疼痛症状，X线显示股骨假体移位，以及柄周围骨硬化和透亮带形成

去除所有假体并将其转换为全髋关节置换术，单独股骨假体的翻修，单独髋臼假体翻修。当感染存在时、两个部件松动时、患者不再适合金属对金属的关节假体或者当关节表面两侧受到损害时，必须进行关节两侧的翻修。

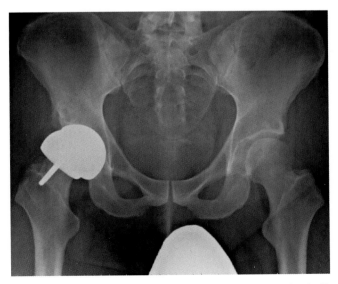

图|69.5 髋关节表面置换术半脱位，导致边缘负重，髋臼假体位置改变，股骨假体内翻，股骨偏心距丢失

髋臼杯松动或者位置不良的处理

牢固的髋臼杯固定和理想的位置对实现理想的假体功能来说是至关重要的。然而，当髋臼杯松动或者位置不良时，可能会考虑进行单纯髋臼侧假体翻修，但要注意的是髋臼假体和股骨假体是相关联的，髋臼杯的内径必须与股骨假体外径匹配。因此，如果计划改变髋臼杯外径尺寸以实现生物固定，那就必须确定现在的股骨假体能否与预计的髋臼假体内外径相匹配。另外需重点注意的是，股骨假体表面是否因髋臼杯机械失败已出现破坏。如果髋臼假体大小可以与股骨假体大小相匹配，而且股骨假体固定良好且没有被破坏，此时可以实施单纯的髋臼侧翻修。这一决定也将取决于患者在局部组织中不会遭受任何金属离子的任何不良影响。

髋臼杯的位置是实现良好假体功能的重要变量，在决定是否保留固定良好的髋臼杯时应考虑到这一点。Morlock等指出边缘负重的假体（通过分析取回假体的磨损情况来判定）显示有明显更高的磨损率以及更大的臼杯外展和前倾。边缘负重髋臼杯假体的年磨损率比相匹配股骨侧假体高86%。观察显示磨损率取决于臼杯的前倾和外展，前倾比外展更重要。他们的研究结果第一次指出，对于过度磨损，臼杯前倾角是比外展角和髋臼侧方悬空更为重要的因素。此外，联合前倾和外展一起只解释了磨损率变化的30%。这一发现强烈地暗示其他因素，例如由于撞击导致的半脱位，涉及极限运动的活动导致假体边缘负重的情况，或者手术本身，可能比臼杯的位置发挥更重要的作用。当表面置换功能如预期时，磨损率非常低。实际上，在表面置换假体位置放置正确的情况下磨损情况与实验室结果十分接近。因此，保留髋臼假体必须限于假体在理想的位置上具有良好随访结果。

总之，当臼杯松动或是撞击导致疼痛或者功能受限时可以单纯翻修臼杯。要保留股骨假体，必须要固定牢靠，位置合适，而且表面没有受损。单纯翻修臼杯的手术难点主要在于暴露，要在不引起不可接受的髋关节力学改变的前提下完成髋臼磨锉和翻修，例如髋关节旋转中心内移或者表面置换的股骨头假体受损。

股骨颈骨折和股骨假体松动的处理

大多数早期表面置换假体翻修是由于股骨假体松动或是股骨颈骨折导致的股骨侧失败（表69.2）。除了比较少见的非移位股骨颈骨折，绝大多数股骨失败需要转换成全髋关节置换，然而少部分可以保留臼杯，只把股骨头切除，安装标准股骨柄或是短柄。起初认为表面置换的股骨假体可以用大头的金对金全髋关节置换代替。在一些选择的病例中，保留臼杯和大头关节这一策略仍然适用。然而，随着对大直径金对金股骨头与股骨颈造成枢轴腐蚀的关注度增加，人们对这一方法的热情显著降低，至少是在这种枢轴磨损或腐蚀被最小化之前持续这样。

表面置换后股骨颈骨折或股骨假体松动导致的股骨侧翻修需要切除股骨颈，安装新的股骨柄。股骨颈骨折和无菌性松动通常会对股骨头和颈部骨量造成十足的损伤，再次行股骨表面置换是不可能的。没有股骨表面置换翻修成另一表面置换的假体。在有些不常见的情况下股骨假体不容易取出，可以用往复锯、Gigli锯或者骨刀围绕表面置换假体的短柄来截骨以取出股骨假体，为股骨柄准备打开髓腔。在周围软组织没有受损的情况下，单纯翻修失败股骨假体的结果经比较优于初次髋关节置换。

金属离子水平升高和/或相关软组织损伤患者的手术处理

髋关节表面置换患者金属过敏或软组织反应的发生率很难确定。使这一分析复杂化的因素是软组织反应在无症状患者中也有发生。对比而言，有些金属离子的软组织反应是相当明显的，有大量积

表69.2		髋关节表面置换术失败原因以及失败率								
文献	病例数（随访时间）（例）（年）	骨折（例）	股骨假体松动（例）	髋臼假体松动（例）	神经损伤（例）	假体脱位（例）	疼痛（例）	金属颗粒磨损（例）	感染（例）	失败率（%）
Amstutz(JBJS-A 2004)	400（2~6年）	3	7			3			1	3.0
Amstutz(J Arth 2007)	582（3~7年）		19							3.3
Della Valle (Clin Orthop 2009)	530（6~52周）	12		2	9	8			1	3.1
Ollivere(JBJS-B 2009)	463（6~90周）	3				2	7	9	1	2.8
Treacy(JBJS-B 2006)	130（2~6年）	1							2	2.3

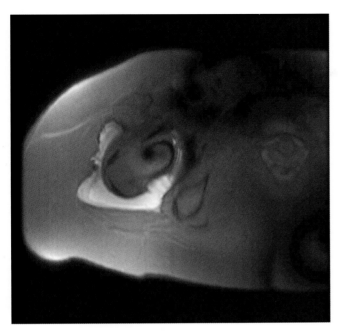

图69.6 金属抑制MRI成像显示固定良好的髋关节表面置换术假体周围包裹性积液

肌肉的状态、肿胀滑囊的出现，或关节囊外的关节液。当在连续的观察中出现滑膜腔的进展性扩大，尤其是大量的积液和软组织积聚导致神经或肌肉受压，出现肌肉和骨损伤的情况，或者出现疼痛，跛行，肿胀和肌肉萎缩等临床症状时，则需要考虑表面关节置换翻修术。

当存在组织损伤时，髋关节表面置换需要翻修为金属-聚乙烯或陶瓷-聚乙烯界面的全髋关节置换术，用以消除金属-金属界面表现出的对组织反应敏感患者的有害影响。由于大量积液导致的滑囊扩大，采取额外的预防措施来避免翻修后的假体脱位也是必要的。这类预防措施包括优化头臼和头颈比例，修复关节囊，在外展机制明显受损的情况下考虑使用限制性衬垫.股骨假体通常可以安装标准股骨柄。如果髋臼骨量受损，手术可能需要多孔表面涂层的臼杯和附加螺钉固定。

案例及解决方案

由于该患者持续的、逐渐加重的症状，需要进一步的研究。全血金属离子测试显示9×10^{-9}的钴含量和13×10^{-9}的铬含量。血清肌酐是正常的。以金属抑制的形式进行高级成像，进行MRI研究以确定关节假体周围是否存在局部组织反应的证据。MRI显示囊

液（图69.6），纤维化，肌肉损伤，神经损伤和骨丢失。Morlock（图69.6）对高度磨损的取出物进行了回顾性研究，结果只有10例出现大量的淋巴细胞浸润。加拿大髋关节表面置换研究小组报道来自9个中心收集的3432例患者中软组织反应发生率只有0.1%。文献中也列出了其他器官系统中高水平的钴和铬的全身作用的病例报告。虽然病例报告相对于今天全球表面置换患者数量来说是罕见的，但仍然不能确定离子效应的全身反应的确切发生率

处理潜在的组织损伤最重要的目标是在早期检测是否存在高金属离子水平和局部组织反应，并在软组织损伤发生前进行干预。尽管有些报道指出局部组织反应和金属离子水平之间缺乏相关性，其他的作者认为大多数有组织反应的患者全身离子水平升高。针对实施翻修手术的准确分水岭，阈值和cut-off值尚未明确（这里引用FDA-安全通信 http://www.fda.gov/MedicalDevices/Safety/AlertsandNotices/ucm335775.htm ）。当存在症状，金属离子水平随着时间升高，越来越多的临床医生应用先进的金属抑制MRI成像来描述局部软组织情况(61~63)。特异性金属抑制可以用来评估假体周围组织，尤其是周围

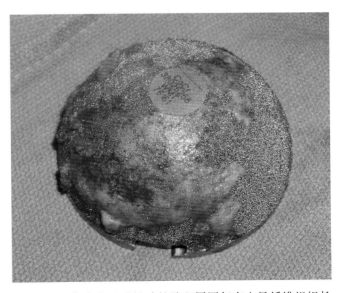

图69.7 翻修术中显示松动的髋臼周围仅有少量纤维组织长入，没有明显的骨长入

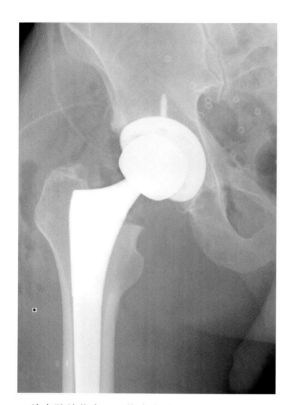

图69.8 首次髋关节表面置换术失败，翻修手术更换为非骨水泥固定的陶瓷–聚乙烯假体

内积液，但没有相关的组织反应或肌肉信号改变。鉴于这些发现，结合功能状态下降和疼痛加剧，建议翻修假体。在翻修时，发现股骨假体固定好，髋臼杯松动，未见骨长入（图69.7）。软组织全金属染色，但没有明显的软组织反应，骨丢失，肌肉损伤或坏死组织。在去除表面置换假体后，使用钛金属臼杯和钴铬金属头进行初次金对聚乙烯全髋置换（图69.8）。腹股沟区疼痛立即完全缓解。最终诊断为髋臼固定失败。

Ryan M. Nunley

Adam Sassoon

Andrew Shinar

Gregory G. Polkowski

70

第70章　金对金髋关节表面置换临床结果

前言

　　髋关节表面置换术（HRA）有一个充满争议的发展历程，其应用经历了明显的起落消长，很多有价值的临床教训反过来又促进了假体及技术的改良。最初，HRA市场定义为年轻、活跃患者的理想解决方案，具有耐磨损硬对硬界面和接近解剖直径的股骨头。这些理论上的优点——消除聚乙烯磨损、增加关节稳定性，致使其应用快速发展。然而不幸的是，随着其用于更多不同类型的人群，HRA出现了相当高的失败率，在女性及骨骼较小的患者中尤为明显。同一时期，大直径股骨头金对金界面人工全髋关节置换术（THA）盛行，随着金属局部组织副反应的发现，虽然其原因可能不仅仅是界面磨损，而组配式头-颈结合部腐蚀更重要，但此并发症的严重性导致了金对金摩擦界面的大量弃用，以致目前最常用的界面重新回到了聚乙烯。HRA最终遭受重创，很多医生不愿意学习表面置换技术，也不愿意让他们的患者冒二次手术的风险。

　　但HRA的支持者声称，目前文献及注册系统仍显示部分特定患者的最佳重建方案是HRA。本章节将展示HRA的临床结果，读者会认识到对于成人髋关节重建医生，如果适应证选择得当，表面置换仍是非常有效的手术方式。

总体结果

　　HRA总体结果的展示应根据文献分类，并根据研究的设计类型衡量其权重，选取的文献均应针对性评估HRA这一技术的有效性。以下列出4种主要的研究类型，每种类型均进行单独分析：（1）髋关节表面置换序列研究并与传统THA历史结果对照。（2）HRA及THA配对队列研究，（3）随机对照研究（RCTS），以及（4）人工关节注册系统研究。我们将对所有资源进行分析，探讨其论证强度及缺点，培训的效果，以及患者因素对结果的影响。

病例序列

　　病例序列的患者多数为年轻、活跃男性患者，结果总的来说是令人鼓舞的。Daniel等报道了55岁以下髋关节骨关节炎患者行表面置换结果良好，随访3.3年，仅1例髋翻修，术后平均Oxford评分为13.5（最佳分值上限12，最差分值上限60）。31%的单侧表面置换患者术后能进行重体力劳动，92%能参加休闲体育锻炼，以翻修为终点的生存率为99.8%。本组患者目前随访已更新至13年，其生存率为98%，CT扫描显示1997年完成的表面置换均未发生骨溶解及炎性假瘤。很明显，与年轻活跃患者行THA的结果相比，本组患者结果明显具有优势。

队列研究

　　尽管病例序列中HRA取得了显著的成功，但需注意患者选择偏倚是存在的，HRA多用于活跃、男性、年轻患者，这类人群术后期望值更高，表面置换患者中很少有股骨头坏死及髋关节发育不良，因此严格按照年龄、活跃水平、诊断及性别进行的配对研究是必须的。配对研究结果也需要在理解HRA学习曲线的基础上进行诠释，因为这可能影响与THA对比的结果，而大多数医生对THA更有经验。

　　总的来说，配对研究中HRA的功能结果较THA更佳。Pollard 等报道髋关节表面置换术5～7年随访时生存率与THA无差异，但UCLA评分及EuroQol生活治疗评分更优。Mont等报道表面置换术髋关节运动学优于全髋置换，更接近于正常髋关节。Nantel等对比了10例表面置换及10例全髋置换，发现完成单足或双足活动时前者更佳。Zywiel等将年龄、性别、体重指数、术前活动水平等进行严格配对，发现表面置换与全髋置换相比，术后髋评分、满意度、疼痛无差异，但活动评分前者平均为10分，后者仅为5分。

与前面提到的文献结果相反，Stulberg等对比了陶对陶全髋关节置换及表面置换，发现前者短期内疼痛及功能优于后者，2年后 Harris无明显差异。需要特别指出的是，本研究中包括了首次完成表面置换的医生，因此结果可能会因术者及所谓的"学习曲线"而不同。尽管如此，表面置换脱位明显少于传统THA。

配对研究也被用于对比HRA、THA的金属离子释放水平。因包含了不同年龄、界面、股骨头直径，其结果也各不相同。Clarke等报道表面置换后体内金属离子水平高于28mm金对金全髋置换，但上述研究在术后平均16个月时进行，此时很多髋正处于"界面磨损"期，另外，尽管根据活动水平进行配对，但表面置换组平均年龄比对照组低7岁。也许目前最让人信服的是Kuzyk等进行的meta分析，里面纳入10篇研究，结果显示金对金全髋置换与表面置换术后金属离子水平无差异。

随机对照研究

随机对照研究证据级别比配对研究更高，最近有很多对比HRA及THA的短期随访报道，大多数能根据摩擦界面、股骨头直径、临床测量指标、假体生存率等再分层，但有些文献关注的是术后运动恢复及骨质量变化，我们接下来依此分别讲述。

HRA对比大直径股骨头金对金THA

在Garbuz等的研究中，73例患者随机分组接受大直径金对金THA或HRA，术后1～2年随访生活质量及UCLA功能评分无统计学差异（6.8 vs. 6.3，$P = 0.2$），但作者也发现金对金THA患者体内铬离子是

HRA的2倍，而钴离子则达到了后者的11倍，由此可以推断股骨头颈组配连接才是金对金界面局部组织副反应频发的始作俑者。Lavigne等进行的另一项研究也得到了类似结果，48例患者术后随访完成了问卷调查及多个步态、功能测试，两组患者结果无统计学差异，但HRA患者的步幅比THA患者平均高4.6cm，而THA患者行走更快。

HRA对比小直径股骨头金对金THA

Smolders等在RCT中对比了28mm直径股骨头与HRA，他们发现HRA术后6个月之后可出现钴离子升高，而铬离子在术后24个月内升高2倍，无论是HRA还是THA，金属离子水平升高均在可接受范围之内，术后功能结果均无明显差异。Vendittoli等的研究结果类似，术后2年28mm股骨头金对金THA与HRA钴铬离子水平无差异。显而易见，小直径股骨头金对金THA术后金属离子水平达不到大直径股骨头那样的数量级别，因此可以考虑小直径股骨头金对金THA不差于HRA，甚至可能略优于后者。这种差异产生的原因可能是大直径股骨头头颈连接部产生了额外的大量的金属离子。

HRA对比金对聚乙烯THA

Jensen等对比了HRA与金对聚乙烯THA，发现HRA术后肌肉力量弱于THA，考虑可能是HRA术中臀大肌剥离所致。Peterson 等发现HRA及THA术后12周与健侧髋关节相比均呈现出异常步态，两组间置换侧步态数据无统计学差异，仅THA组峰值外展力矩优于HRA组。

HRA对比THA（多种界面）

Costa等的研究中以HRA为试验组，对照组THA采用了多种界面组合，最多的是陶瓷对陶瓷、金对金，一小部分采用陶瓷或金属对聚乙烯。术后12个月时表面置换组Oxford及Harris评分优于对照组，但无统计学差异，并发症发生率两组无差异，但需指出，生存率数据仍需更长时间随访才能获得。

特殊问题：最长随访生存率

RCT目前最长随访时间为3～6年，由Vendittoli报道，其中1～2年随访时表面置换患者WOMAC功能评分略高2～3分。3～6年随访时再手术率及生存率无统计学差异。

特殊问题：骨量保留

Smolders等在HRA及THA的RCT研究中对骨矿物质密度进行了测量，HRA组各项指标改善，术后1年时股骨距骨密度超过了基线值，而THA患者仅恢复到基线值的82%。股骨颈部位骨密度术后1年内下降，但无统计学意义，1年后均恢复正常。需要指出的是，此研究THA组采用的是远端固定股骨柄。

髋臼侧，Vendittoli等就表面置换髋臼侧骨量丢失多、而股骨侧骨量保留多这一假说进行了验证，他们发现髋臼杯大小与THA组无统计学差异，分别为54.90 mm及54.74 mm，仅有7%的HRA因为需要匹配股骨假体而增加髋臼侧型号。

特殊问题：偏距减小

Girard等假设HRA术后股骨偏距会较THA减小并影响功能。他们通过随机对照研究发现，THA及HRA术后偏距差异达到7mm，THA术后偏距平均增加4.2mm，而HRA平均减小2.8mm。尽管存在以上情况，功能评分、跛行、Trendelenburg征两组并无统计学差异，THA组跳跃优于HRA。尽管偏距较THA组平均减少7mm，HRA组均无脱位发生，而THA组有3例脱位。

Girard等在随机对照研究中对比了HRA及THA的术后肢体长度。THA组术后较健侧肢体平均延长2.6mm，而HRA组平均缩短1.9mm。更重要的是，仅有60%的THA肢体不等长在4mm以内，而HRA组则达

到了86%。作者指出表面置换较THA可更精确地恢复股骨近端解剖形态，因为大直径股骨头能提供良好的稳定性，因此可避免肢体过度延长。然而需要注意的是，如果术前即存在肢体不等长，HRA很难恢复肢体长度。

特殊问题：恢复体育运动

Lavigne等对HRA及THA术后重返体育运动进行了随机对照研究，HRA患者术后总活动评分优于THA（17.9 vs 12.4（$P = 0.001$）），UCLA评分、WOMAC评分、VAS体育运动满意度评分无统计学差异。他们认为研究结果并非预期的那样显著，并指出表面置换使用的大直径股骨头能增加稳定性，有助于恢复高水平体育运动。作者后来在THA中采用大直径金属股骨头，并重复了上述实验，结果发现HRA及THA组结果并无统计学差异。

关节置换注册中心数据

注册中心数据是针对大量患者进行假体生存率研究的有效工具，其相对不足之处是缺少一些细致的临床结果，如疼痛、活动能力、患者满意度等。另外，注册中心数据还无法甄辨出哪些需要行翻修术，但目前可能还不愿、或暂时未行翻修术的患者。

在分析假体的生存率方面，注册中心数据也仍有一些局限性，它包含了所有厂商的假体，其中便有一些失败率很高的、或已经退市的假体（Graves，2011）。因此这些数据得出的结论仍需合理判断及权衡，如Durom、ASR、Bionik、Cormet 2000 HAP，以及Recap等表面置换假体，注册中心数据分析其失败率风险较大，尽管目前这些假体已不常用，但在2007年这些假体还占所有表面置换的21.7%。到目前为止的生存率数据可能仅代表了这些厂家的早期未完善产品，而随着随访时间延长，一些改良后的假

表70.1	传统的全髋关节置换术后每年的累计翻修率（初次诊断的OA）				
CPR	1年	3年	5年	7年	10年
传统THA	1.5（1.4，1.5）	2.6（2.5，2.7）	3.4（3.3.，3.5）	4.4（4.2，4.5）	6.2（5.9，6.5）

表70.2	初次全髋关节表面置换术后每年的累计翻修率（初次诊断的OA）				
CPR	1年	3年	5年	7年	10年
完全表面置换	1.8（1.6，2.1）	3.1（2.8，3.4）	4.4（4.0，4.8）	6.0（5.5，6.6）	7.5（6.5，8.6）

体的生存率应该会改善。

对于注册中心数据，其他需要考虑的因素还包括患者选择、人口学特征，如年龄、性别等，这些因素对于分析HRA生存率要比THA重要得多，澳大利亚注册中心包含了THA及HRA数据，THA术后7～10年翻修率为4.4%～6.2%（表70-1），HRA为6%～7.5%（表70-2），这段时期髋关节表面置换的指征逐渐发生变化，高龄患者及女性患者已很少应用（图70.1～图70.2）。澳大利亚目前女性及>65岁的患者仅占HRA的10%。未来的注册中心数据可能会显示这一变化带来的收益。

如果仅考虑男性患者，澳大利亚注册中心数据显示55岁以下及55～65岁人群7年随访THA及HRA失败率相近，前组THA失败率4.6%，HRA为4.2%，后组THA失败率4.9%，HRA为4.3%。然而在10年随访时，全髋置换显示出翻修率逐渐增加的趋势，其小于55岁人群中失败率为7.5%（6.1～9.2），55～65岁人群中为8.0%（6.9，9.3）。表面置换目前10年随访病例还少，仍需等待足够的时间，待有足够的HRA10年随访病例时再和THA进行比较才更有意义

及说服力。

其他国家关节注册系统HRA随访时间较澳大利亚短，虽然能发现性别可以影响HRA效果，但无法得出HRA生存率优于THA这一结果，芬兰注册系统显示，4401例HRA平均3.5年，与48409例THA 平均3.9年随访生存率无差异。女性患者HRA失败风险是男性的2倍（P< 0.001），这点和澳大利亚结论相似。男性患者THA、HRA在此随访时间内生存率相同，其中THA大多数为骨水泥型。男性HRA患者中，小于55岁组HRA生存率高于55岁以上组。

北欧关节注册系统（瑞典、挪威、丹麦）显示表面置换结果没那么乐观，其2年随访时失败率为THA的2.7倍，表面置换在这些国家没有芬兰及澳大利亚那么普及，这可能对生存率产生重要影响，甚至在小于50岁男性中，表面置换失败率也是所有全髋的1.9倍，是骨水泥型全髋的2.4倍。女性HRA失败率更高，分别是后两组的4.7及7.4倍。

表面置换自身也存在一定差别，制造商及假体型号都会影响失败率。斯堪的纳维亚注册系统及英国注册系统均发现Birmingham表面髋临床结果最

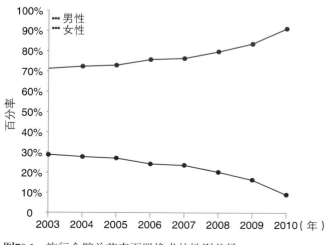

图70.1　施行全髋关节表面置换术的性别差异

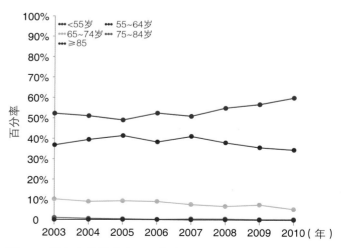

图70.2　施行全髋关节表面置换术的年龄差异

好。女性患者采用42mm直径股骨头时，其失败率预期为8.3%，而采用46mm直径股骨头时失败率预期为6.1%。男性采用46mm以上直径股骨头时失败率预计在4.1%。

英国、澳大利亚注册系统均发现小号股骨头及女性患者失败率较高，因此无法证实HRA生存率优于THA，这与芬兰及北欧注册系统的结果一致。英国关节注册系统预测，不论股骨头直径及性别，55岁患者的HRA5年生存率不及骨水泥型全髋，另外无论任何股骨头直径及性别组合，HRA均高于THA女性1.5%、男性1.9%的5年预期翻修率。HRA最佳生存率的条件为男性、股骨头直径＞54mm，此时预计翻修率为2.6%，但这仅占男性患者HRA的23%。

除了假体及患者因素，HRA的手术量也是影响生存率的重要因素。据Shimmin报道的澳大利亚注册系统数据，如果医院每年HRA手术量小于50例，那么其4年失败率为5.8%，如果在50～100例之间，失败率为4.7%，而如果每年大于100例，其失败率仅为2.7%。报道称医生需要50例手术经验才能保证失败率降至较低水平，13例能达到这个水平的一半。此发现也能部分解释北欧注册系统HRA的糟糕记录，因为那里HRA例数比澳大利亚及英格兰/威尔士要少。

结论

基于以上人工关节注册系统及RCT研究，1名HRA训练有素的医生能很放心地为65岁以下男性患者实施表面置换术，并保证7年生存率与THA相当。目前仍无法判断HRA及大直径股骨头金对金THA的术后功能结果孰优孰劣，但前者术后体内金属离子比后者更低，与小直径股骨头THA相比，HRA术后功能结果比小直径股骨头THA略显优势，而后者还有较高的脱位风险，因为惧怕脱位，常会采取更多的措施限制活动。

特定人群结果

年轻男性

如前面关节注册系统所述，本组患者HRA临床结果最佳，澳大利亚人工关节注册系统证实了这一现象（Graves，2011）。7年随访中，65岁以下男性患者HRA生存率优于其他HRA组，还优于相同特征人群的THA生存率（小于55岁男性HRA、THA翻修率分别为4.2%及4.6%，55～65岁男性分别为4.3%及4.9%）。澳大利亚注册系统显示男性HRA7年生存率持续优于女性（图70.3），翻修率分别为4.5%及10.1%，其可能为女性股骨头直径较小的缘故。女性

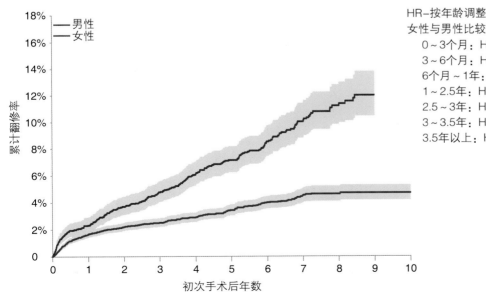

HR-按年龄调整
女性与男性比较
0～3个月：HR=2.09（1.44，3.04），P<0.001
3～6个月：HR=1.13（0.65，1.97），P=0.654
6个月～1年：HR=0.81（0.43，1.53），P=0.523
1～2.5年：HR=2.50（1.74，3.59），P<0.001
2.5～3年：HR=5.85（2.63，13.02），P<0.001
3～3.5年：HR=2.04（0.97，4.27），P=0.059
3.5年以上：HR=3.38（2.52，4.54），P<0.001

图70.3　性别对全髋关节表面置换术后每年的累计翻修率的影响（初次诊断的OA）

患者HRA生存率与年龄无明显相关（55~64、>64、<55岁患者的翻修率在9.7%~10.6%之间），男性患者随着年龄增大，翻修率增加，≥65岁男性HRA翻修率为6.5%，大约是低于这个年龄段男性的1.5倍，此差异产生的部分原因可能为高龄患者更容易发生股骨颈骨折。

英国人工关节注册系统数据也证实了以上结论。27971例髋关节表面置换术翻修率为3.59%，其中女性是男性的1.3倍，分析称翻修还有3个强预测因素：假体性能记录比Birmingham表面髋还差，小直径股骨头，手术医生缺乏HRA经验。当去除带有风险因素的患者，剩余的4873例小于60岁男性HRA5年翻修率估计为1.59%。

男性患者也表现出较少发生炎性假瘤。剑桥的Pandit等报道了20例金对金表面置换的软组织副反应无男性患者。另外回顾炎性假瘤发生的性别及年龄差异时，Glyn-Jones等报道男性发生率为0.5%，>40岁女性发生率为6%，<40岁女性为13.1%。还有2名医生回顾了463例髋关节表面置换术，其5年内因局部组织副反应导致的翻修率为3.1%，8例患者9例髋关节中，仅有一名为男性，这也证实了Pandit等的结果（图70.4）。

高龄患者

如前所述，注册中心数据显示65岁以上男性HRA翻修率较高（7年翻修率6.5%），结果不如THA（7年翻修率4.4%~4.6%）。在美国也发现了高龄人群HRA并发症发生率较高。McGrath等发现，虽然注册系统中高龄患者结果不佳，但他们的配对研究中未发现60岁以上患者翻修率、放射学失败、功能评分与<60岁患者有差异。另外澳大利亚注册系统显示虽然高龄患者早期失败风险高，但其部分原因为早期股骨颈骨折发生率较高，而在随访中期节点时，剩余患者的失败率无年龄差异。

女性

女性HRA失败率高已被多次报道，尤其是源于金属磨削局部组织副反应的失败。这种性别差异由多种因素促成，目前还未能确切证实哪项因素在里面作用最大，比较重要的有股骨头直径较小、髋关节发育不良、免疫系统基因差异。

Glyn-Jones等对炎性假瘤的发生率进行了研究，发现70%的女性HRA股骨头直径不超过48mm，而这在男性仅有9%（图70.5），虽然作者无法确定合适的股骨头直径界值，但作者声称如果股骨头直径小于同性别的平均值，那么发生炎性假瘤的风险要升

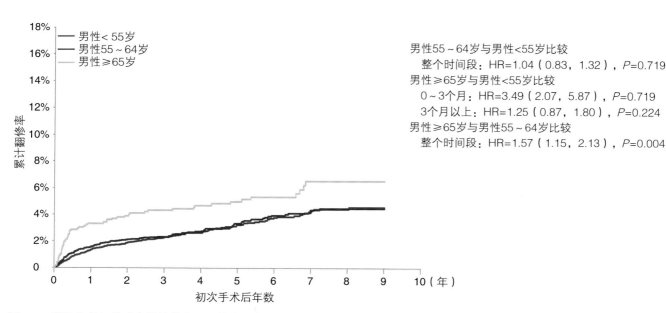

男性55~64岁与男性<55岁比较
　整个时间段：HR=1.04（0.83, 1.32），P=0.719
男性≥65岁与男性<55岁比较
　0~3个月：HR=3.49（2.07, 5.87），P=0.719
　3个月以上：HR=1.25（0.87, 1.80），P=0.224
男性≥65岁与男性55~64岁比较
　整个时间段：HR=1.57（1.15, 2.13），P=0.004

图70.4 男性患者年龄对全髋关节表面置换术后每年的累计翻修率的影响（初次诊断的OA）

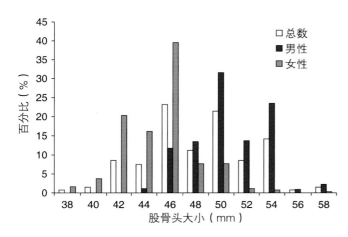

图70.5 在Glyn-Jones等报道的1419例HRA的病例中股骨头大小的柱状图。研究人员发现，70%的女性的股骨头大小为48mm或更小，而男性只有9%。此外，那些股骨头小于其性别平均大小的患者，其假瘤形成的风险增加了5倍

高5倍。小直径股骨头可能会阻止液膜形成，由此增加磨损并产生淋巴细胞介导的免疫反应。

Pandit等进行的另一项研究着眼于炎性假瘤是否与女性性别有关，他们病例中所有出现本并发症的均为女性，性别特异性免疫差别能部分解释此现象。如前所述，可能存在混杂因素包括股骨头直径、女性髋关节发育不良更多，发育不良髋臼手术时安放假体更易前倾、外展过大，由此导致摩擦界面边缘负重，增加金属离子的产生。软组织包块产生

时，确实也发现假体边缘负重特有的磨损斑条，此外发育不良患者股骨头直径通常较小。

仅对女性髋关节表面置换进行回顾，澳大利亚关节注册系统有如下发现，即股骨头直径对失败的影响远胜于女性性别，无论男性还是女性，股骨头小于50mm均结果不良，男性7年翻修率为9.3%，女性为11.2%。同样女性大直径股骨头（不小于50mm）和男性的大直径股骨头7年结果类似，翻修率分别为3.5%及3.7%（图70.6；表70.3），但事实是仅有13.7%接受HRA的女性股骨头直径为50mm或更大，而这在男性达到了83.8%。从以上数据可以看到，如果女性HRA可安装不小于50mm的股骨头，那么这时"女性"不应算作是表面置换的禁忌证。

Glyn-Jones的研究也证实了这些观点，同时还提出了患者手术时年龄也是重要因素之一。419例髋关节表面置换中，性别、年龄<40岁、小直径股骨头、发育不良与炎性假瘤形成有关，男性因炎性假瘤导致的翻修率为8年0.5%，大于40岁女性为6%，而小于40岁女性6年翻修率为13.1%。因此女性髋关节表面置换似乎存在一个时间窗，大于60岁时，HRA股骨颈骨折风险较高，而小于40岁的患者炎性假瘤发生率为13.1%，即便是在大于40岁这个女性HRA最佳年龄段，炎性假瘤发生率仍高达6%。

Glyn-Jones的研究还观察了局部组织反应，发

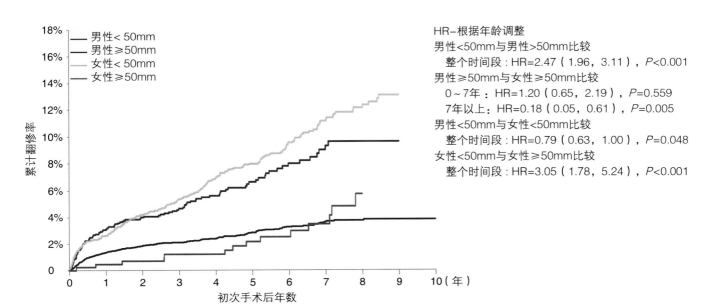

图70.6 性别和股骨头大小对全髋关节表面置换术后每年的累计翻修率的影响

表70.3		性别和股骨头大小对全髋关节表面置换术后每年的累计翻修率的影响（初次诊断的OA）				
性别	头大小	1	3	5	7	10
男	<50mm	3.1(2.4,4.1)	4.7(3.7,5.8)	6.6(5.4,8.2)	9.3(7.5,11.5)	
	≥50mm	1.4(1.2,1.7)	2.1(1.8,2.4)	2.9(2.5,3.3)	3.7(3.2,4.2)	3.9(3.3,4.4)
女	<50mm	2.6(2.1,3.3)	5.3(4.5,6.3)	8.0(7.0,9.2)	11.2(9.8,12.7)	
	≥50mm	0.5(0.1,1.8)	1.2(0.5,2.9)	2.2(1.1,4.3)	3.5(1.9,6.4)	

现股骨头直径非常重要，研究中22例女性出现了炎性假瘤，其中21例股骨头直径小于50mm，1例直径48mm，其余20例直径为46mm或更小。当股骨头直径作为连续变量时，利用性别修正后几乎能达到统计学差异（$P = 0.052$）。但研究发现只有性别、年龄在多元分析中为炎性假瘤的独立影响因素。

女性HRA还需要关注的问题是生育，以及金属离子是否会通过胎盘，既往研究表明胎盘具有调节金属离子进入胎儿的功能。Brodner等发现尽管孕妇血清中可发现钴铬离子，但脐血清中却检测不到。另一个研究来自Ziaee等，他们对比了HRA患者与对照组的母体/脐血清金属离子水平，发现HRA患者组脐血清金属离子浓度为对照组的2倍，母体血清浓度差异更大，由此可判断胎盘确实能过滤部分金属离子，避免其进入胎儿循环。Souza等的研究纳入了3名HRA患者，均在HRA术后怀孕，结果发现脐血清金属离子是母体金属离子水平的1/4，未发现胎儿的致畸效应。

发育不良

髋关节表面置换最常见的适应证是骨关节炎，澳大利亚注册中心显示大约占全部HRA的94.8%，其他疾病包括发育性髋关节发育不良（2.6%）及股骨头缺血性坏死（1.8%）。余下0.8%为一组不常见的疾病。目前这些其他疾病HRA越来越少，近一年HRA中，发育不良已降至1.2%，股骨头缺血性坏死降至1.1%。

澳大利亚人工关节注册系统中，髋关节发育

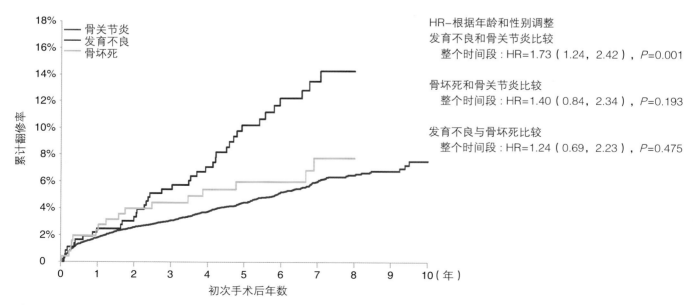

图70.7　初次诊断的OA行初次全髋关节表面置换术后的累计翻修率

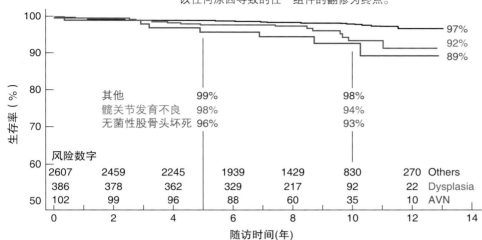

不同的诊断中BHR的Kaplan-Meier生存分析，1997—2009年
以任何原因导致的任一组件的翻修为终点。

图70.8 不同的诊断中BHR的Kaplan-Meier生存分析。包括1997—2009年期间的全部年龄段和诊断。以任何原因导致的任一组件的翻修为终点

不良HRA7年随访时还有113例，尽管数量少，但这些患者与OA患者HRA对比仍有统计学意义，其术后结果更差，翻修风险为OA患者的1.73倍（$P = 0.001$）。前者HRA7年翻修率为13.5%，而OA患者仅为6.0%（图70.7），与之形成对比的是，髋关节发育不良THA7年翻修率仅为5.6%，OA为4.4%。

发育不良髋关节表面置换更具有挑战性，显然如果术者经验丰富那么结果可能会更好。McMinn等报道了110例髋关节发育不良HRA，94%为Crowe Ⅱ或Ⅲ型，其9年生存率为95.2%，所有患者均使用了特殊的"先髋臼杯"，有2颗螺钉增强固定，最终无臼杯松动发生，本组发育不良患者男女比例接近，13年随访时生存率为92%，而OA患者HRA为98%（图70.8）

Amstutz等报道了类似的结果，103例髋关节发育不良HRA5年随访生存率94%。所有股骨假体松动均使用的是第一代骨水泥技术，髋臼假体无松动发生，与McMinn病例不同的是，本组患者94%为Crowe Ⅰ型，6%为Crowe Ⅱ或Ⅲ型，并且77%为女性，McMinn的病例中47%为女性。

然而一些经验丰富的医生发现髋关节发育不良HRA结果差强人意。在一组1216例HRA的病例中，1082例为骨关节炎，134例为髋关节发育不良，平均随访8年，Gross等发现女性患者发育不良的翻修率为25%，而全部病例的总翻修率为7%。多元分析显示仅发育不良是HRA失败的风险因素（$P = 0.05$），

股骨头直径（$P = 0.09$）、性别（$P = 0.76$）均未达到统计学意义。发育不良HRA失败有70%为髋臼假体出现问题。Naal等报道32例Crowe Ⅰ、Ⅱ型发育不良HRA，3.6年失败率为6%，而其余患者均获得了满意的UCLA评分（平均8.6）及Harris评分（平均97.3）。McBryde等的病例对照试验结果与之类似，OA患者HRA5年生存率为100%，发育不良为96.7%，功能评分两组无差异，5例失败的发育不良均为Crowe Ⅰ或Ⅱ型，其中4例为Crowe Ⅰ型，出现了髋臼侧失败。

一项随机对照试验比较了Crowe Ⅰ、Ⅱ型发育不良HRA与THA的结果。患者大多为Crowe Ⅰ型（82%）及女性（81%），均小于60岁，平均5年随访中，两组假体均未出现失败，表面置换髋关节活动度更佳。但HRA组中髋臼侧骨量丢失更多，3例计划行HRA的患者术中不得不转行THA，HRA髋臼假体直径比THA平均大3.4mm，说明术中丢失了更多髋臼侧骨量，两组均出现1例脱位。

基于目前已知的大量信息，对于大多数医生来说，髋关节发育不良可能被认为是HRA的相对禁忌证。

股骨头缺血性坏死

股骨头缺血性坏死较少采用髋关节表面置换，澳大利亚注册系统显示仅占所有HRA的1.8%。股骨头坏死行表面置换术的翻修率较高，其风险比为

1.40，7年随访翻修率为7.7%，而OA患者为6.0%（图70.7）。全髋关节置换也有类似差异，OA患者7年翻修率为4.4%，而股骨头坏死则为5.6%。

近来较多文献肯定了HRA对股骨头坏死的疗效，多个病例系列显示其结果与澳大利亚注册系统接近，仅略差于骨关节炎。Revell等报道了60例股骨头坏死髋关节表面置换术，其6.1年生存率为93.2%。他的另一篇研究中报道了144例HRA 5年生存率为98%，其中87%的患者为骨关节炎，7%为股骨头坏死。Akbar等则报道了60例股骨头坏死患者HRA 4.8年生存率为92%。

McMinn等也发现股骨头坏死HRA失败率较骨关节炎高，在2458例表面置换中，104例（4.2%）为股骨头坏死，其4.3年随访有7例失败，失败率为6.7%。其中4例原因为股骨头进一步塌陷，1例为假体松动。进一步塌陷比例占股骨头坏死患者的4%，占所有HRA病例的0.35%。进一步随访股骨头坏死HRA 13年累积生存率为89%，而年轻患者骨关节炎为98%（图70.8）。McMinn建议在患者年轻、能受益于较保守的关节成形术、但股骨头近侧半骨质量较差时可使用Birmingham Mid Head Resection假体。

Oswestry临床结果中心显示101例股骨头坏死HRA结果优于骨关节炎，最近1次随访股骨头坏死HRA生存率为97.7%，而骨关节炎为95.0%，两组患者功能评分相近。

有些文献结果与Oswestry中心类似。Stulberg等一项器械临床赦免研究中包括了1148例骨关节炎患者，116例股骨头坏死。最终发现股骨头坏死HRA结果与骨关节炎无明显差别，24个月时生存率分别为95.9%、95.8%。

Amstutz及Le Duff在一项研究中发现，85例股骨头坏死HRA与915例骨关节炎患者结果无差异，功能评分相近。作者总结股骨头坏死，即便是股骨头缺损很大时也不是表面置换的禁忌证，Sayeed等配对比较了25岁以下股骨头坏死HRA及THA、以及>25岁股骨头坏死患者HRA，结果显示25岁以下坏死行HRA 5年生存率为100%，其余两组均为93%。Woon等报道创伤性骨关节炎与创伤性股骨头坏死相比，前者HRA 8年生存率为95%，而后者为91%。

表70.4	206例髋关节表面置换术患者术后活动度调查结果	
跑步	气功	快走
钓鱼	骑行	骑马
爬山	打篮球	健身
旱雪	攀岩	滑雪
射箭	骑山地车	九柱球
打猎	滑翔	循环训练
泥鸽飞靶射击运动	击剑	高尔夫
举重训练	橄榄球	赛艇
瑜伽	曲棍球	赛车
摩托车	步行	乒乓球
网球	羽毛球	划水
室内网球	摇滚	希腊舞
壁球	板球	冲浪
转圈舞	健美操	慢跑
跑步机	山地慢走	桌球
足球	游泳	保龄球
帆船	柔道	

有内植物或其他畸形

尽管这组患者较少见，但比一般的表面置换复杂，当有内植物存留、畸形、股骨髓腔闭塞时，通常采用HRA更有优势。Mont等报道了17例畸形或有内植物存留的髋关节表面置换术，其中13例曾被骨科医生建议不要进行传统的全髋关节置换。畸形原因包括创伤、多发性骨骺发育不良、肾性骨萎缩、股骨近端局灶性缺损、内植物存留。平均手术时间104分钟，出血量621ml，随访2年仅1例失败。Maguire等报道了超过3例的带内植物的表面置换术，临床结果良好。Girard等报道了一例34岁骨硬化症患者，传统股骨柄难以插入髓腔，经表面置换术后随访1年结果良好，无并发症。

高水平活动

HRA的另一个优势为术后关节功能优于THA，更适用于高水平运动员及体力劳动者。Daniel等报道了446例髋关节表面置换术，平均随访3.3年，仅1例失败，28%的患者术后能进行重体力劳动，87%能进行体育运动（表70.4）。Fouilleron等报道了43例术前还在进行跑步锻炼的患者（全组病例215例），于髋关节表面置换术后5周后便不再限制任何活动，其中绝大多数（91.6%）术后仍继续从事跑步锻炼。22例患者术前为非竞技性跑步运动员，术后21例仍继续非竞技性跑步，10例术前从事10km长跑竞技，术后为7例，能完成半程马拉松的患者人数术前为2例，术后上升至10例。但从事全马拉松赛事的患者从7例降至术后1例。2例患者术前从事铁人三项比赛，术后仍能继续参加。总体上每周跑步超过4小时的患者数量从术前的18例上升至术后23例，随访2.5年未发现骨溶解及假体松动。但作者也特别指出，本组患者随访时间较短，无法预测此水平运动对HRA长期预后的影响。

Naal等调查了112例HRA患者，发现本组患者均活动水平较高，其中105例术前平均从事4.8种体育锻炼，术后110例患者平均从事4.6种。1/4的患者每周运动时间超过4小时，一半的患者仍进行滑雪运动，甚至22%的患者仍进行接触性竞技运动，和上述文献相同，作者警告应进行更长时间随访，以判断高水平运动是否影响假体的长期寿命。

结论

大多数HRA临床结果出自有丰富经验医生的大宗病例序列或关节注册中心，病例序列结果最好，对其进行报道的医生通常具有大量手术经验。而关节注册中心数据则掺杂了一些临床结果不佳的病例，原因包括部分术者HRA手术量小、假体设计不良退市、以及适应证选择不佳。不考虑出处，大多数临床数据支持手术经验丰富的医生操作、年轻男性、股骨头体积大、骨关节炎患者的HRA效果最好。与THA相比，HRA在上述情况下结果相当、甚至更优。但HRA在女性、发育不良、高龄（>60岁）、股骨头直径小的患者组中结果不如前组。如果患者选择得当，HRA术后能恢复高水平运动，但仍需更长时间随访来判断高水平活动是否对HRA生存率有影响。

第6篇

复杂初次全髋关节置换术

Thomas L. Bernasek

Steven T. Lyons

Brian T. Palumbo

71

第71章 髋关节发育不良的人工全髋关节置换术

简介

髋关节发育不良（DDH）是产生髋关节疼痛的常见病因，会发生不同程度的退行性改变和解剖畸形。继发于DDH的骨关节炎（OA）发病率具有地理和种族差异。例如，通过对日本亚裔人种和美国高加索人进行对比后发现，在接受人工全髋关节置换术的成年患者病因中，DDH导致的关节炎分别为78%和6%。此类患者的髋关节置换需要对DDH的畸形理解以指导假体选择和技术。

髋关节发育不良的程度、半脱位或脱位情况以及股骨前倾所导致的畸形明显不同，需要对成人DDH解剖特点和外科重建技术具有深入了解。轻症患者的髋臼发育不良或较浅，其手术技术与常规的初次THA相似，而极度半脱位或完全脱位的病例处理非常困难和具有挑战性，即使经验丰富的医生也需要进行广泛的软组织松解、选择特殊假体、截骨和髋臼植骨或加强。DDH THA成功的关键是对解剖变异的理解，这也是导致疾病表现和重建方法各不相同的原因。

发育不良的髋关节可分为（a）复位、（b）半脱位和（c）脱位3类。DDH的分型系统很多，包括Crowe等、Hartofilakidis等、Eftekhar和Kerboul所提出的分型系统。被广泛引用参考的Crowe分型基于股骨相对于真性髋臼脱位程度进行描述。Crowe Ⅰ型表示股骨头自髋臼移位低于50%，Ⅱ型表示移位在50%～75%之间，Ⅲ型表示移位在75%～100%之间，而Ⅳ型则表示股骨头完全脱位，常常有假臼形成。Crowe Ⅱ型和Ⅲ型代表了股骨头半脱位的情况，而另一种常用的分型系统则由Hartofilakidis等根据三种不同类型的髋关节发育不良情况提出。Ⅰ型表示股骨头仍然在真性髋臼中，Ⅱ型表示股骨头位于半脱位或脱位，而Ⅲ型则表示股骨头高脱位并在髂骨翼上形成假臼。本章节中，我们以DDH患者病例研究的形式阐述有关DDH OA的各个方面，对手术选择、常见治疗并发症和陷阱以及文献结果进行讨论。

病例展示

复位的髋关节发育不良

*病例1：*女性，49岁，左侧髋关节疼痛5年。患者长年接受非甾体类抗炎药物（NSAIDs）、镇痛药物和物理治疗，使用拐杖缓解疼痛。患者的病史记录表明其在出生后因髋关节问题佩戴髋部支具。既往无手术史。患者在5年前能够完成大多数生活所需活动，近5年疼痛进行性加重。

体格检查提示患者存在防痛步态，需要应用拐杖行走。其髋关节活动度（ROM）为屈曲0°～100°伴疼痛，内收5°，外展5°，内旋（IR）0°，外旋（ER）10°，Stinchfield实验阳性。对侧髋关节屈曲可达120°，内收10°，外展50°，内旋40°，外旋45°，Stinchfield实验阴性。左侧Trendelenburg实验弱阳性。

X线片（图71.1 A，B）显示双侧髋关节发育不良，左侧更为严重，伴有关节炎和外上关节间隙小。骨性接触伴有大的股骨头和髋臼囊肿形成。双侧的中心边缘（CE）角均接近0°。针对疼痛的保守治疗失败，患者有髋关节置换的指征。

*病例2：*男性，60岁，自记事起出现左侧髋关节疼痛和肢体短缩。患者自诉出生时伴有髋关节"先

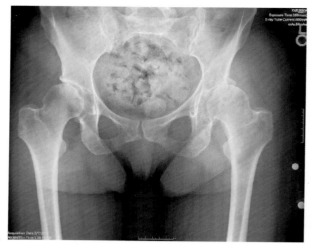

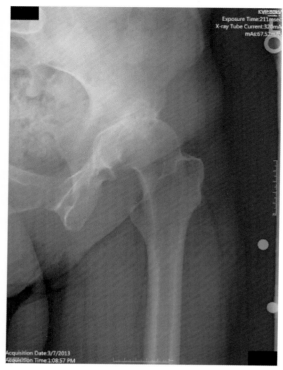

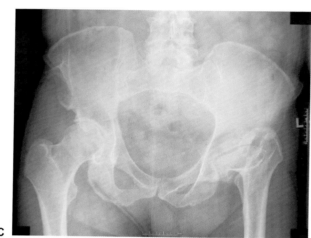

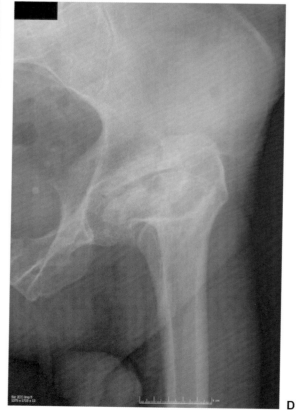

图71.1　A，B. 49岁女性，左髋关节疼痛5年。婴儿时因髋关节发育不良接受背带治疗。分型：Crowe Ⅰ型，Hartofilakidis Ⅰ型。C，D：69岁男性，左髋关节疼痛伴双下肢不等长多年。婴儿时期髋关节闭合治疗导致股骨头缺血坏死以及髋内翻、扁平髋、髋臼膨大以及大粗隆过度生长。分型：Crowe Ⅰ型，Hartofilakidis Ⅰ型

天缺陷"。患者接受闭合治疗，无既往髋部手术病史。近年来常规的保守治疗如NSAIDs和拐杖不能有效缓解症状。有时患者因向膝关节放射的腹股沟疼痛而不能行走。使用增高鞋垫多年。

体格检查示该男性患者身高1.9米，体重90kg。左侧防痛步态与左下肢短缩2.5cm相关。活动范围内疼痛，屈曲60°，内收5°，外展5°，内旋0°，外旋10°。左下肢较右侧短缩1英寸。右髋关节全范围

无痛活动。

X线片（图71.1 C，D）示髋臼发育不良、表浅，后上方形成增生。股骨近端明显畸形，包括髋内翻、扁平髋、髋膨大以及大粗隆过度生长。检查结果提示DDH OA合并长期的股骨头缺血坏死。所有针对疼痛的保守治疗失败后，具有髋关节置换指征。

髋关节发育不良并半脱位

病例3： 女性，68岁，左侧髋关节发育不良多年。患者主诉双侧肢体不等长，左侧使用增高鞋垫。腹股沟和髋关节外侧区域疼痛逐年加重。既往治疗持续多年后，患者准备行人工全髋关节置换术治疗。既往无手术病史，体健。

体格检查提示髋关节活动时疼痛，屈曲85°，内收5°，外展15°，内旋5°，外旋10°，后伸10°。髋关节屈曲90°时的腘窝角为伸展-10°。右侧髋关节活动度为屈曲90°，内收10°，外展35°，外旋30°，内旋10°，后伸10°。左侧下肢短缩1.5英寸。神经血管检查正常。X线片（图71.2）提示右侧髋关节正常，左侧髋关节DDH继发重度骨

关节炎，股骨头向近端及外侧半脱位，髋臼中心性骨赘形成，髋膨大，扁平髋。

髋关节发育不良伴脱位

病例4： 女性，50岁，左髋关节疼痛，加重2年。婴儿时期有髋关节脱位病史，未经治疗。患者成长过程中疼痛或不是主诉，儿时积极参加体育活动。近年出现活动后疼痛加剧，如行走、站立和长时间就座。休息、曲马多、维柯丁、布洛芬和泰诺能够缓解疼痛。除此之外，患者体健，无手术史。

X线片（图71.3）提示左侧髋关节高脱位，假臼形成。患者骨盆倾斜，髋内翻明显，股骨头囊肿形成，同时与对侧相比，股骨头发育不良。

髋关节发育不良的术前评估

髋关节发育不良的解剖学特点具有特定的形态异常，随着发育不良程度的增加而各不相同。仔细评估和充分的知识储备对于髋关节发育不良的手术规划和获得良好结果至关重要。不完整的信息采集和术前准备会导致难以预料的术中事件发生，而这些

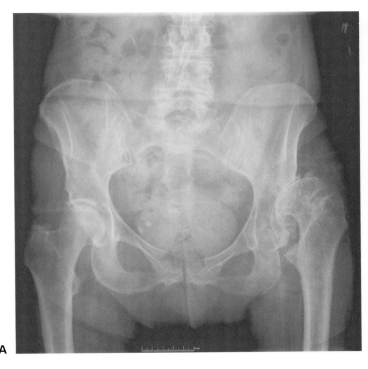
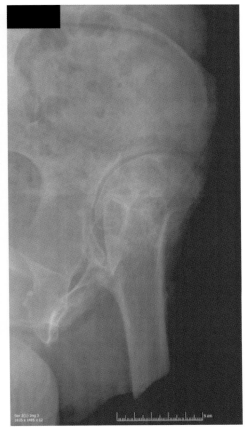

图71.2 A，B. 68岁女性，左髋关节疼痛多年，DDH伴髋关节半脱位继发OA。分型：Crowe Ⅲ型，Hartofilakidis Ⅱ型

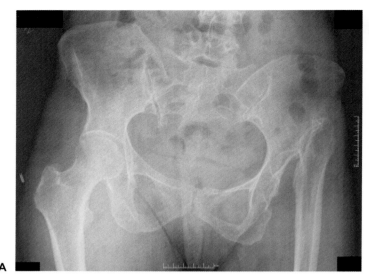

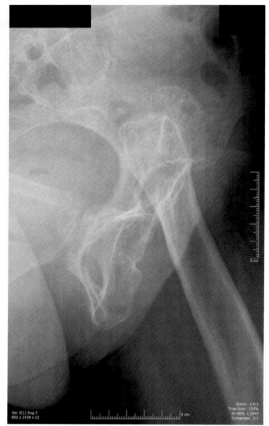

图71.3　A，B. 50岁女性，左髋关节进行性疼痛加重2年。婴儿时期髋关节脱位病史，未治疗，儿童时期正常参加体育活动。髋关节脱位分型：Crowe Ⅳ型，Hartofilakidis Ⅲ型

问题可以通过术前完整评估而得到最大限度地避免。

病史采集

　　患者病史能够提供重要的信息。疼痛评估十分重要，直接指导治疗方式。例如，DDH脱位患者（Crowe Ⅳ）即使下肢不等长、出现Trendelenburg步态和明显的影像学异常，也可能没有任何疼痛感觉，活动几乎不受限制。即使X线片检查结果明显异常，此类患者也不适于接受手术治疗。当代治疗指南要求记录适用于DDH继发OA的保守治疗措施，包括NSAIDs、力量和伸展训练、助行方式、增高鞋使用以及控制体重等适当措施。严重的疼痛和生活质量明显下降，保守治疗无效是手术的适应证。

　　如果患者具有手术指征，重要的信息采集应包括近期和远期治疗史（如果可能应包含报告）。增高鞋的使用或既往手术病史对于手术规划也十分必要。

体格检查

　　ROM、步态、肢体长度、神经状况以及既往瘢痕都应格外注意。观察患者行走能够提供许多患者

步态相关的有用信息，包括其步态有效性和是否疼痛。Trendelenburg步态常见于高度发育不良患者，尤其是Crowe Ⅲ型和Ⅳ型患者，但其步态可能不伴有疼痛。脱位的Crowe Ⅳ型髋关节发育不良可能在出现症状前多年均无疼痛感。下肢不等长通过仰卧位直接测量，功能性不等长则通过站立位在足底添加垫块直至骨盆水平进行测量。仰卧位时，屈髋进行对比获得LLD（图71.4）。仰卧位测量髂前上棘（ASIS）至内踝尖端距离获得肢体长度。

　　ROM是僵直髋手术显露可能遇到问题的重要预测因素。通常，高度发育不良或脱位的髋关节可能需要进行短缩旋转截骨（SDO），而轻度病例可能不需要。腘窝角的测量能提示腘绳肌和软组织挛缩情况，间接提示神经血管结构的弹性。腘窝角在仰卧位测量，髋关节屈曲90°，膝关节伸至极限。测量残留的屈曲角度（图71.5）。

　　髋关节内旋对比提示预计的股骨前倾角（作者习惯：患者作为，膝关节弯曲盘起）。发育不良的髋关节内旋角度明显大于健侧的情况并不罕见，如果双侧髋关节均发育不良，则可能见到双侧内旋角

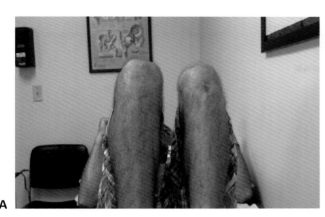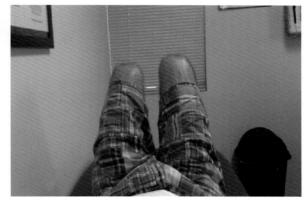

图71.4 A，B. DDH患者由于髋关节半脱位造成的双下肢不等长。临床医生必须明确肢体短缩来自股骨、胫骨或二者皆有，以获得准确的诊断

度过大的情况。这提示股骨前倾角增加，可能影响手术决策，同时能够对畸形进行预测，如股骨头接触应力增加所导致的髋臼前方磨损。这些检查结果能够提示是否需要使用组配式假体抵消过度前倾，或是否需要进行截骨减少前倾角。

神经血管检查能够确保对术前状态有所了解，同时术后其状态未发生改变。由于困难病例需要进行广泛的软组织松解和骨性结构复位，坐骨神经、闭孔神经和股神经以及血管均有可能受到损伤。评估下肢所有大腿和小腿肌群的运动功能以排除现存

的神经缺陷并记录功能。肌电图和神经传导（EMG/NCV）检查结果如果呈阳性可以为手术医生提起警示。血管评估包括足背动脉和胫后动脉搏动情况应当予以记录。

影像学检查

通过X线片进行评估应包括髋关节正位和骨盆正位（骨盆正位包括对侧髋关节）、Lauenstein（蛙式）侧位、穿桌位或髋关节真性侧位，同时包括受累侧的股骨正侧位。另外，还应对既往手术或畸形

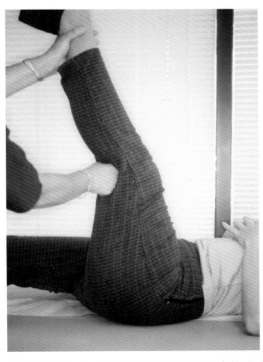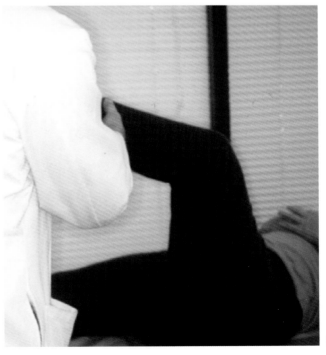

图71.5 腘窝角测量。A. 膝关节完全伸直提示正常的灵活度和神经血管束弹性；B. 膝关节屈曲时存在结构紧张和无弹性，可能需要SDO

情况进行评估，包括骨盆截骨、髂骨取骨后缺损、股骨干成角畸形以及残留内植物或缺损情况。CT扫描有助于复杂畸形的评估，应包含骨盆、髋关节和远端股骨髁的断层扫描，以对股骨近端前倾进行精确评估。髋臼骨量、前倾和骨缺损也可通过这一检查进行精确评估。通常不进行MRI、骨扫描或其他影像学检查，因为这些检查不能进一步提供有用信息。

禁忌证

禁忌证包括活动性感染或危及生命或预后的内科合并症、严重的神经肌肉缺陷或无不适主诉或不能配合术后体位限制和康复治疗的患者（严重精神障碍、阿尔兹海默病等）。

手术计划
假体选择

DDH重建手术最终获得成功很大程度上取决于假体的选择。术中情况可能会改变假体的需求，因此手术医生应同时准备自己最为熟悉的假体和"下台"用假体。最为常用的髋臼假体是带有螺钉固定孔的半球形多孔涂层臼杯。作为备用，翻修髋臼假体可以使用更多螺钉、调整偏心距同时使用垫块。患者体格较小、髋臼发育不良以及解剖形态改变在DDH中十分常见，常常需要选择很小的压配式假体。应当常规准备最小尺寸的假体，而这些假体通常需要专门定做和准备。同时应准备相匹配的最大尺寸股骨头。例如，作者倾向于使用DePuy Bantam系列臼杯，其最小尺寸为38mm。38、40和42mm臼杯需要与22mm股骨头匹配。由于22mm股骨头并不常规准备，应提前预订。其他准备包括金属楔形垫块、加强环和重建臼杯、大块和颗粒植骨材料以及相关的骨锉和固定用螺钉和垫圈。

股骨假体应能够应对常规和复杂病例的需求。即使轻症DDH也常常发生股骨前倾增加，因此选择可以调节旋转的组配式假体更为合理，这也是作者的选择。组配式股骨柄，如DePuy公司的SROM或施乐辉公司的Empirion系列通过使用多孔涂层的假体套袖获得近端固定，经股骨柄上的开槽获得远端固定，适用于股骨过度前倾所带来的挑战。SROM系统的干髓端套袖有两种形态，即有斜领和无斜领的圆柱形。前者适用于圆柱形股骨近端（图71.3），需要专门预定。推荐使用长柄假体，可用于必要时的截骨固定或增加假体稳定性。作者在DDH手术中会准备上述假体。另外，环扎捆绑带、股骨接骨板和螺钉也应当常规进行准备。

手术技术

患者采用侧卧体位，妥善固定；作者常选择体位柱（Montreal）同时对髂前上棘（ASIS）、坐骨和骶骨进行接触固定，可以控制骨盆位置（图71.6）。消毒铺巾后，采用外侧皮肤切口，经过股骨和大腿近端中心。切口在近端轻度弧向后方。以切口长度切开阔筋膜，向前后分离皮瓣。

切开关节囊：轻度畸形，如Crowe Ⅰ型中股骨前倾角轻度增加者，可以根据手术医生对于THA的偏好进行切开。对于更为严重的畸形，我们推荐使用后入路。显露并切断短外旋肌群，切开后关节囊。

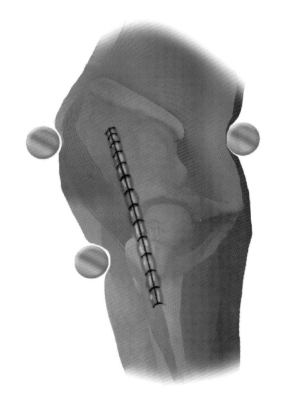

图71.6 固定架牢固固定骨盆的位置（ASIS、坐骨结节、骶骨）

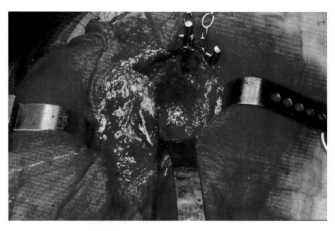

图71.7 显露髋臼

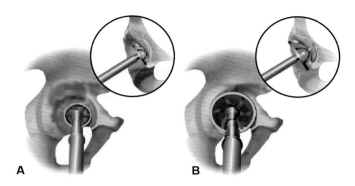

图71.9 A. 使用小号髋臼锉在解剖旋转中心开始向内磨锉；B. 避免由于外上部分缺损而导致近端-远端过度磨锉，避免前后发生骨缺损而无法获得稳定的臼杯固定

脱位髋关节，L形截骨截断股骨颈（适用于SROM组配式髋关节）。部分或完全切除关节囊以活动股骨近端，切除足够的关节囊显露真实髋臼。股骨活动困难常常由于前关节囊的挛缩，必要时将其切除。脱位或高度半脱位病例的关节囊常发生延展并与股骨头在内侧形成关节。这些关节囊应当予以切除。

髋臼：放置于髋臼前下方的眼镜蛇拉钩可以将股骨向前方牵开，完全显露髋臼（图71.7）。髋臼的解剖结构依据DDH的严重程度而各不相同，通常轻度畸形病例发生前倾，而高度半脱位或脱位病例则发生后倾（图71.8）。

髋臼外上方常常发生缺损，且直径很小，手术医生应准备小尺寸假体。辨认马蹄窝是寻找、磨锉并将髋臼假体正确放置于髋臼中心的重要解剖标志（图71.7）。对于髋关节半脱位的病例，髋臼中心骨赘常常阻挡这一结构，需要去除后显露。一旦骨、盂唇、纤维脂肪组织枕和周围软组织完全切除且髋臼窝得到辨认后，即可开始序贯磨锉髋臼。小心扩大髋臼窝，保持髋臼锉位于中心，直到出现同心骨

床。对于骨量减少的髋臼，常常使用反锉或"打压磨锉"技术。通过磨锉至髋臼内壁而使髋臼内移能够增加髋臼覆盖，可用于处理髋臼周缘的缺损。内侧磨锉深度通过内侧壁厚度的测量确定，通常可以经马蹄窝钻0.32cm的钻孔并使用测深尺测量其深度。不要为了使髋臼锉与缺损的外上侧骨质接触而对前壁和后壁过度磨锉（图71.9）。

一旦磨锉到位，就可使用试模评估匹配性。臼杯在外上部分常常缺乏覆盖，但仍可获得满意的稳定固定。作者倾向于使用压配型臼杯并使用螺钉。是否使用金属垫块、大块自体或异体植骨或重建环加强髋臼外上部分应在此时决定。如果臼杯由于骨缺损无法稳定固定，则应进行结构植骨或加强。髋臼假体应采用1~2mm压配固定，外展40°，前倾15°~30°。常规使用螺钉加强固定。

股骨：畸形通常包括股骨近端前倾增加和股骨的形态偏小。如果股骨畸形（如先天性或获得性股骨干成角畸形）没有阻碍同轴扩髓，则应在截骨前进行股骨准备。SROM的股骨准备需要3个基本步骤：（1）股骨干直行扩髓直至股骨柄的最小直径（较SROM最大直径低0.75mm、1.0mm或1.25mm应取决于股骨柄的直径），（2）干骺端锥形磨锉，（3）干骺端三角形磨锉。第2步和第3步是为干骺端固定锥进行骨床准备。调整合适的股骨颈前倾后，安装试模（图71.10）。

对于高度半脱位或脱位病例，局部软组织、挛缩的肌肉和/或血管神经束的张力会阻碍股骨头复位。此时应行SDO对软组织进行减压。取出试模并

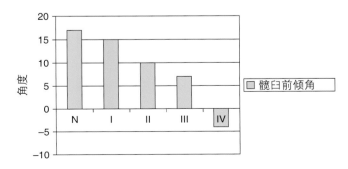

图71.8 不同Crowe分型的髋臼前倾角

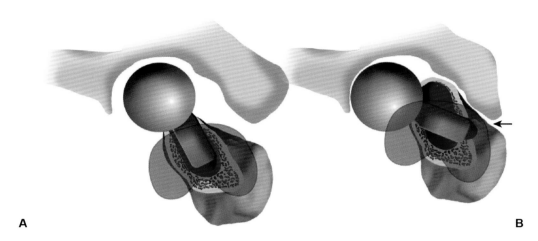

A　　　　　　　　　　　　　　　　　　**B**

图71.10　A. 股骨假体和股骨颈获得解剖对线是能够获得不发生撞击的最佳活动度（如正常股骨或后旋截骨）；B. 箭头所指为大粗隆和坐骨发生撞击，仅发生于使用组配式假体后股骨前倾过大的情况。撞击导致的活动度受限或不稳定是股骨近端粗隆下去旋转截骨的指征

在干骺端三角（通常靠近臀大肌上缘）下方进行粗隆下截骨（图71.11）。

　　截骨后在近端骨块内放置股骨试模，复位股骨头，向远端股骨施加牵引力。在截骨线水平重叠的部分即为需要去除的远端股骨量（图71.12E）。远端股骨的软组织，包括肌肉和臀大肌肌腱，在这种情况下应当剥离以显露需要截除的骨。

　　接下来将股骨试模跨越截骨去再次插入股骨远端。复位髋关节，评估软组织和坐骨神经张力。保守截骨能够避免过度截骨和可能发生的髋关节不稳

定。如果必要可以再次进行截骨（图71.13）。很重要的一点是远端股骨应当扩髓足够深以适应股骨柄全长宽度，包括去除截骨骨段后的深度。获得合适的软组织张力和髋关节稳定性后，植入近端套袖和股骨柄，调整股骨颈解剖前倾角（15°~25°）。一旦假体完全打实，截骨端应获得最大的接触并坚强固定（图71.14）。此时，髋关节应在生理ROM内获得全范围的稳定性，不发生脱位或撞击。

　　有时截骨的部位无法获得旋转稳定性，而直到最终放置假体时才注意到。作者通过纵向复位截骨并使用接骨板和线缆进行固定解决这一问题。线缆加压能够收缩股骨髓腔直径，获得股骨柄固定，并使用接骨板固定截骨端。单皮质锁定螺钉能够加强接骨板固定效果（图71.15）。

发育不良髋臼的重建

　　发育不良髋臼重建的临床结果和假体在位率与发育不良的程度、假体选择以及重建策略直接相关。复位的发育不良性髋关节能够使用生物固定假体进行标准重建，不需要结构植骨或股骨截骨，其临床假体在位率接近骨关节炎的初次置换手术。

　　半脱位和脱位的髋关节会带来一系列挑战，影响中期和远期效果。首先，向上以为的髋关节必须在较高或解剖中心进行重建。我们认为解剖重建更为合理，能够更为有效地恢复正常髋关节的肌肉排列、动力和生物力学。这也能够带来磨损降低、步

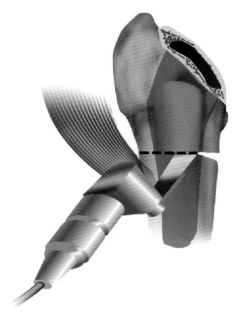

图71.11　股骨截骨部位应低于干骺端三角，并且位于臀大肌肌腱上方

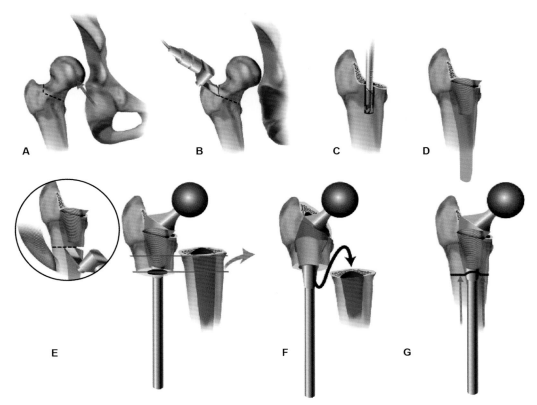

图71.12 DDH股骨假体置换合并SDO的步骤。A. 脱位髋关节；B. 股骨颈截骨；C. 股骨干和干骺端髓腔准备磨锉；D. 放置干骺端组配式假体锥试模，获得合适的压配；E. 假体锥远端进行股骨短缩截骨（通常刚好位于臀大肌肌腱止点近端），在近端放置股骨柄假体袖套试模，复位股骨头至髋臼（远端股骨并未插入股骨柄），牵引远端股骨，评估后去除远端股骨重叠的部分（可以适当增加短缩量）；F. 脱位髋关节，取出假体柄后再次插入，此时应将假体柄同时插入近端和远端股骨，复位髋关节，评估软组织张力；G. 假体的最终组装需要注意股骨前倾角和软组织张力

态改善和更好的髋关节稳定性。Johnston等建立了数学模型，阐述了当髋关节尽可能位于低位、偏内偏前的位置时，关节反应力最低，外展肌功能最为有效。与之相反，高旋转中心导致关节反应力升高、内衬聚乙烯磨损增加和骨-假体界面张力增加。骨水泥套对这一生物力学环境的耐受力很差，高松动率是这一现象的直接证据。一些作者认为多孔半球形臼杯在满意的压配和辅助螺钉固定下植入高旋转中心能够为长期生物骨长入提供即时固定并获得可以接受的结果。Schutzer和Harris报道了56例生物固定型高旋转中心臼杯在翻修和发育不良髋关节应用平均40个月获得的良好功能改善。基于其研究结果，他们推荐将髋臼假体放置于高位，但不可外移。Nawabi等报道了32例Crowe Ⅱ/Ⅲ型髋关节平均12年随访，采用内移高中心生物型臼杯，假体在位率高达97%，未发生髋臼松动。他们的研究中，外移的高中心假体内衬磨损（0.18mm/年）高于内移的高中心假体（0.07mm/年）。虽然上述报道和其他一些研究均表明了高旋转中心的结果可以接受，我们仍然相信将臼杯放置在解剖位置的临床结果可靠性、步态改善以及磨损降低的程度更好（表71.1）。

生物型髋臼重建应当获得最大的臼杯覆盖、最佳的压配并使用辅助螺钉。虽然既往的研究推荐获

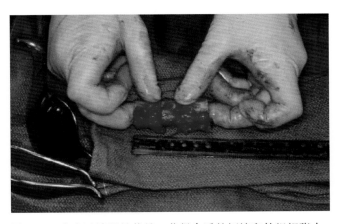

图71.13 多次远端股骨截骨，获得合适的短缩和软组织张力

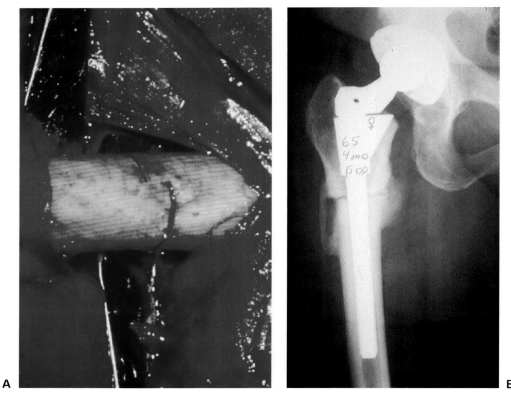

图71.14　A. 短缩截骨，作者倾向于采用横行截骨；B. 术后4个月获得愈合。作者倾向于采用长假体柄以增加截骨端的稳定性

表71.1			髋臼假体重建术治疗髋关节发育不良的疗效观察							
研究人员	年份	期刊	髋数量（例）	平均年龄（岁）	平均随访（年）	Crowe 分型（Hartofilakidis）			髋臼固定	大块骨移植物
						I（发育不良）	II/III（半脱位）	IV（脱位）		
Akiyama等	2010	JOA	147	56	11.8	45%	41%	14%	骨水泥	自体移植骨
Anderson和Harris	1999	JBJS Am	20	52	7	0	50%	50%	非骨水泥	自体移植骨
Bobak等	1990	JBJS Br.	45	46	11	9%	67%	24%	骨水泥	自体移植骨
Busch等	2012	CORR	74	75	10.4	16%	78%	6%	骨水泥	自体移植骨
De Jong等	2006	JBJS Br.	116	64.4	19.5	73%	16%	11%	骨水泥	自体移植骨
Hartofilakidis和Stamos	1996	JBJS Am	86	47	7.5	7%	36%	57%	骨水泥	颗粒状移植骨
Kim等	2010	CORR	83	53	11	12%	77%	11%	非骨水泥	自体移植骨
Lee等	1997	JOA	102(60DDH)		10.2				骨水泥	自体移植骨/同种异体移植骨/颗粒状骨
Mullroy和Harris	1990	JBJS Am	46(41DDH)	46.5	11.8	0	39%	61%	骨水泥	自体移植骨
Shinar和Harris	1997	JBJS Am	70(61DDH)	45	16.5				骨水泥	15同种异体移植骨，10自体移植骨

注：HSS, Harris髋关节评分；OHS, 牛津髋关节评分

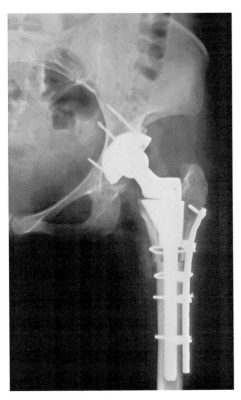

图71.15 使用接骨板和钢缆固定截骨断端；远端股骨进行了短缩截骨。虽然初次置换使用的股骨柄长度能够有效进行固定，作者仍然倾向于使用长柄假体增加截骨端的固定效果

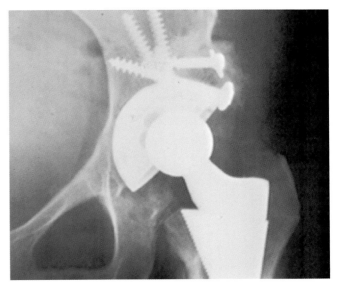

图71.16 Crowe Ⅲ型DDH中使用外上方自体骨移植处理骨缺损

得70%的宿主骨接触面积，但是高度多孔的钛金属和钽金属臼杯在严重缺损的髋臼中仍然能够获得更好的生物固定。结构植骨是一种可靠的方法，能够改善髋臼缺损病例的臼杯覆盖，并为将来的关节假体重建骨量（表71.1）。虽然一定程度的外侧吸收很常见，但大多数研究仍然表明移植骨与宿主髋臼可

髋臼固定方式	大量植骨	功能评分			生存率（年）		骨移植物结果
		HHS	Merle d'Aubigne' and Postel Hip	OHS	杯	柄	
骨水泥型	自体骨		15.2		96%,15年	100%,15年	全部移植骨全部整合
非骨水泥型	自体骨	90			100%,7年	95%,7年	全部移植骨全部整合
骨水泥型	自体骨	NR	NR	NR	100%,10年	100%,10年	全部移植骨全部整合
骨水泥型	自体骨			16.9	96%,10年	100%,10年	全部移植骨全部整合
骨水泥型	自体骨	90.5			78%20年	97%,20年	全部移植骨全部整合
骨水泥型	部分植骨		15.7		98%,7.5年	95%,7.5年	全部颗粒移植骨重塑
非骨水泥型	自体骨		17.2		94%,10年	100%,10年	全部移植骨全部整合
骨水泥型	自体骨/同种异体骨/部分植骨	79			82%,10年	94%,10年	96%移植骨整合
骨水泥型	自体骨				80%,11.8年	87%,11.8年	24%的移植骨严重骨吸收
骨水泥型	15 同种异体骨,10自体骨	75			64%,16.5年	NR	27%移植骨骨吸收导致翻修，同种异体移植翻修率高于自体移植

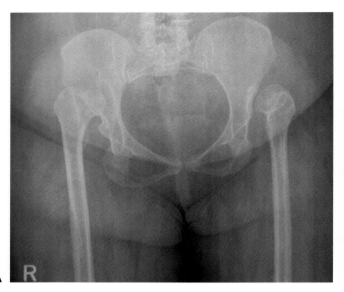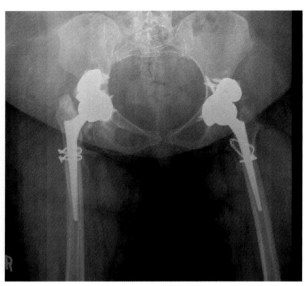

图71.17　A. 44岁女性，双侧Crowe Ⅳ型DDH，术前影像；B. 术后影像显示使用骨小梁金属臼杯和加强块（Zimmer，Warsaw，IN）进行髋臼重建，股骨重建使用Wagner锥形柄（Zimmer，Warsaw，IN）

以获得可靠的愈合（表71.1）。初次置换时，可以使用自体股骨头进行植骨，与异体骨移植相比，这种方法更为经济可靠（图71.16）。

　　高度多孔金属楔形垫块是治疗髋臼缺损的另一种选择（图71.17）。使用多枚螺钉固定垫块并使用骨水泥将臼杯与垫块固定成为共同结构能够比结构植骨提供更强的厨师稳定性。其应用的明显缺点是

不能重建骨量，可能使后续的翻修复杂化。虽然垫块的使用仍不失为一种有趣的治疗方式，但却没有关于使用金属垫块治疗髋臼发育不良的长期研究结果。

　　虽然当前治疗骨缺损的方法多种多样，作者仍然倾向于使用初次半球形臼杯压配并辅助螺钉固定技术，几乎不需要使用辅助垫块。

表71.2		转子粗隆缩短旋后截骨术治疗高脱位的结果					
研究人员	年份	杂志	髋数量（例）	平均年龄（岁）	平均随访时间（年）	柄	柄类型
Baz等	2012	Arch Ort Traum	21	41	5	10 Smith和Nephew Synergy，11 Stryker Securefit	10个近端多孔，11个近端羟基磷灰石涂层
Bernasek等	2007	JOA	23	43	8	DePuy S-ROM	全部模块化，近端多孔和远端凹槽
Bruce等	2000	JOA	9	53	4.7	DePuy S-ROM	全部模块化，近端多孔和远端凹槽
Hasegawa等	2012	JOA	20	58.5	10.2	6 Securefit, 7 Supersecurefit, 2 J-stems, 2 Omniflex, 2 C stems, and 1 normalized stem	13个近涂层，2个干骺端适合的模块化柄，（5a）
Kılıçogblu等	2013	JOA	20	43.3	6.8	Styrker restoration	远端圆柱形涂层
Krych等	2010	JBJS Am	24	4	4.8	9 Solution, 7 Bantam, 4 Prodigy, and 4 AML, 4 S-ROM	24个多孔涂层圆柱体；4个近端多孔，模块化和远端凹槽
Reikera's等	2010	CORR	65	48	13	All Landanger stems (Chaumont, France)	全部经过喷砂处理，并广泛涂覆了羟基磷灰石

股骨发育不良的重建：粗隆下短缩去旋转截骨

SDO是一种有效且可靠的技术，能够重建正常的髋关节中心，对脱位髋关节的软组织套袖（包括坐骨神经）进行减压（表71.2）。我们的经验是，通过对患者的软组织情况、股骨前倾和坐骨神经张力进行谨慎的术前和术中评估从而决定是否进行SDO，而非通过下肢绝对长度进行决策。文献报道的最大延长范围在2~4cm，然而一些研究无法建立肢体延长与神经麻痹之间的关系。我们并未发现不发生神经麻痹的最大安全延长长度，因为我们确信坐骨神经、股神经和闭孔神经损伤的进展是多因素影响下的结果，包括肢体延长、手术技术和患者因素。

文献报道可以使用多种股骨柄设计和不同技术施行SDO。截骨端愈合需要3~6个月，不愈合发生率自0~7%不等（表71.2）。组配式近端涂层、远端开槽假体能够改善愈合率，这与其更高的旋转稳定性相关（表71.2）。也可采用台阶式或斜行截骨，进而提供额外的旋转稳定性，但这些技术更具有挑战性且更花费时间。我们并未发现任一截骨技术具有更好的愈合率，且很小的截骨断端间隙也可以获得愈合（图71.18A~C）。

并发症和陷阱

髋关节发育不良行THA的潜在并发症与骨关节炎行关节置换类似，包括全身麻醉风险、假体周围感染、骨折、持续性疼痛和关节僵直。同时，髋关节发育不良的手术治疗有一些独特的并发症。半脱位或脱位的髋关节造成的解剖异常为手术入路增加了挑战性。坐骨神经可能发生挛缩并包裹在瘢痕组织内，使得其可能在手术剥离中发生直接损伤，或在髋关节复位过程中发生牵拉性损伤。股神经的走行更偏向前外侧，在对髋臼进行前内侧显露和牵引时可能发生损伤。另外，股深动脉的位置更为偏前，在放置下方髋臼板钩时更容易被损伤。如果髋关节重建于继发臼内，大粗隆与髂骨的撞击可能导致脱位（图71.19）。如果在SDO中对外展肌和软组织张力重建不够完全同样可能导致髋关节不稳定。过度延长髋关节导致其过度紧张会引起肢体不等长并增加神经损伤风险。软组织张力的评估是多因素的，然而坐骨神经张力是其中一项可靠的指标，应在生理（如正常）活动度和牵拉状态下维持其张力。髋关节发育不良半脱位的过度前倾可能需要截骨，其目的不是短缩，而是纠正前倾。这些病例中，如果单纯通过对组配式股骨柄进行旋转解决过

失败模式					愈合时间	功能评分		生存	备注
聚乙烯磨损	臼杯松动	头松动	脱位	骨折不愈合	均值（范围）	HSS	Merle d'Aubigne' and Postel Hip	全部原因	
0	0	0	10	0	NR	90.8		86%,5年	用钢板和螺钉固定截骨术
75%	4%	0	0	0	NR	82		75%,14年	
0	0	0	11%	0	3个月	81		89%, 4.7年	
15%	0	20	0	0	2.7个月（2~6个月）	85		75%,10年	
0	5%	0	15%	5%	4个月（3~6个月）	83	16.3	NR	
0	4%	4%	17%	7%	NR	89		75%, 4.8年	
5%	15%	2%	2%	2%	NR	87		70%, 15年	

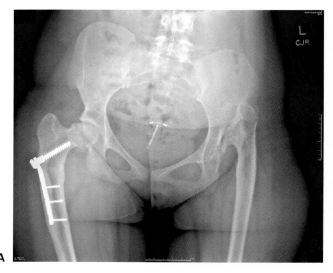

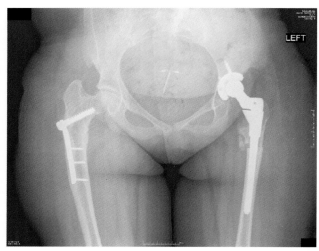

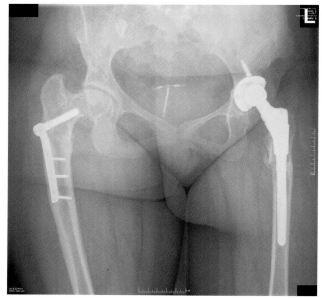

图71.18　A. 47岁女性，左髋Crowe Ⅳ型DDH，术前影像。注意术后即时影像中截骨断端的间隙（B）在术后3年获得愈合（C）

度前倾的问题，大粗隆可能会过度后旋，导致其与髂骨产生撞击从而诱发疼痛、限制ROM且出现前方不稳定。在这种情况下，术中谨慎的ROM和后方撞击评估能知道是否进行去旋转截骨。截骨不愈合虽然不常见，但可以通过使用长柄组配式远端开槽股骨柄和精确的肢体长度重建避免（图71.20）。

SDO的股骨侧准备需要增加远端扩髓深度以适应远端骨段的截除距离。扩髓深度不足会导致股骨骨折或远端股骨柄完全坐实受阻。一旦发生，取出股骨柄十分困难，需要进行纵行截骨，重新扩髓至合适深度，在最终植入股骨柄后使用线缆和接骨板进行固定。

半脱位或脱位的DDH发生解剖扭转，使得精确定位髋臼切迹发生困难，导致髋臼臼杯上移。这可能使得臼杯不稳定，未被髋臼的前后壁所包容。如果不能确定，手术医生可以使用放射标尺进行术中透视定位。耐心和谨慎的标记定位是术中透视的标准要求。使用小号髋臼锉开始磨锉，小心避免对前壁和后壁过度暴力磨锉。适当内移至髋臼内壁以增加包容。建议使用多孔臼杯辅助螺钉固定。

术后X像病例

见图71.21～图71.24。

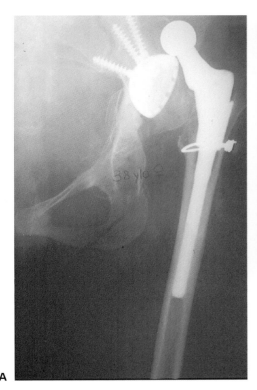

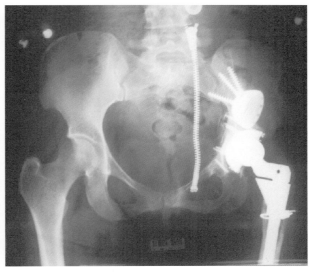

图71.19 A. 在假性髋臼进行重建——明显前倾的大粗隆与外露的髂骨发生撞击，导致脱位。B. 在解剖中心重建髋臼，取出股骨柄，行SDO，矫正前倾。初次手术使用的髋臼假体予以保留作为外上方加强

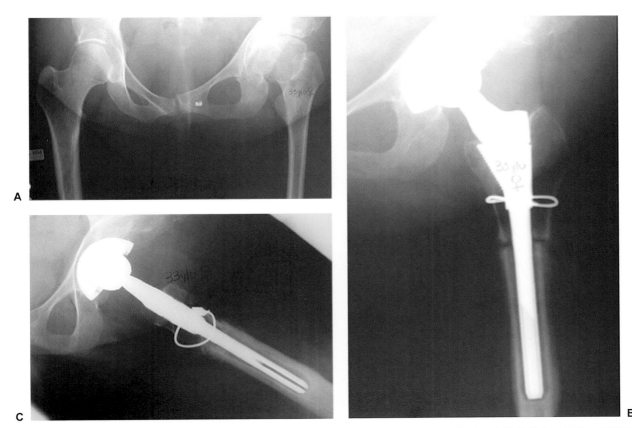

图71.20 A. 33岁女性，肥胖，左侧髋关节发育不良，儿时行手术治疗；B. C. THA和SDO术后12个月髋关节正侧位。下肢不等长（2.5cm）和明显的大腿肥胖产生环形步态，导致骨不连

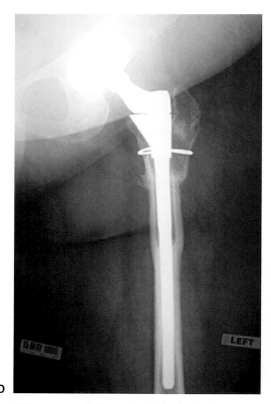

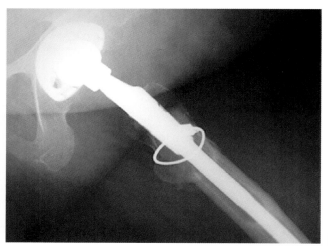

图71.20（续）　D，E.翻修THA术后6个月正侧位，骨不连处行2.5cm短缩。保留近端套袖，更换更长的假体柄，改善固定效果

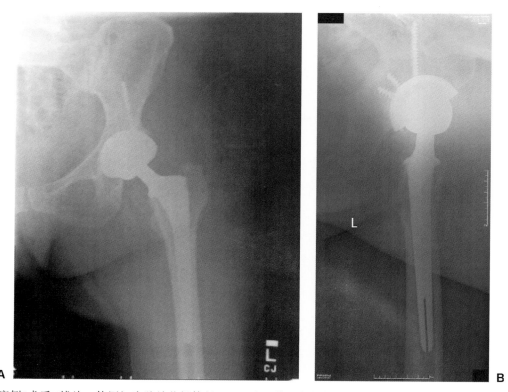

图71.21　A，B.病例1术后X线片。使用初次髋关节假体行THA。由于外上方缺损和囊性变，推荐使用螺钉辅助固定

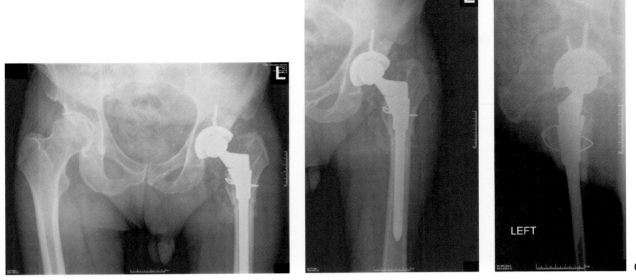

图71.22 A，B，C. 病例2术后X线片：使用组配式股骨假体（SROM）穿过SDO部位。髋关节旋转中心和大粗隆位置得到改善，恢复了正常的股骨前倾

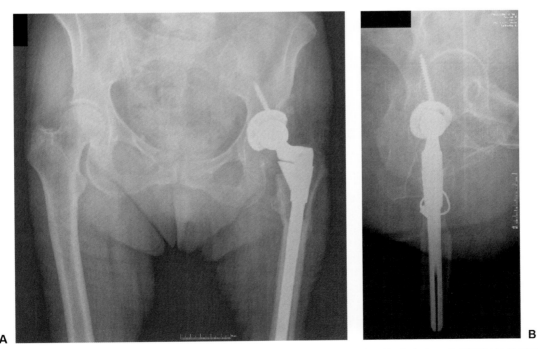

图71.23 A，B. 病例3术后X线片：Crowe Ⅲ型DDH行THA合并SDO。注意髋臼放置水平轻度太高，获得更好的骨质覆盖。使用内陷型衬垫将髋关节旋转中心下移

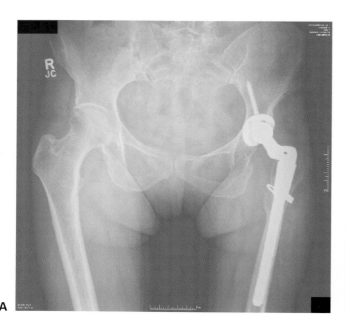
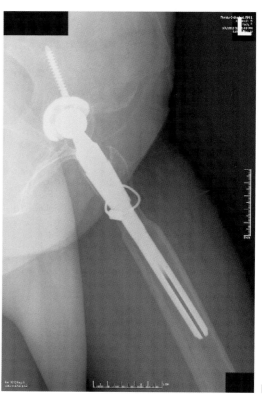

图71.24 A，B. 病例4术后X线片：脱位的Crowe Ⅳ型DDH合并SDO。注意股骨近端干骺端呈圆柱形，需要使用圆柱形（SROM：SPA套袖）假体匹配其解剖特点

结论

　　DDH表现为一系列的病例解剖学改变，对大多数经验丰富的重建外科医生提出挑战。全面了解这些变化，熟悉不同假体选择和技术知识储备能增加手术经验，改善患者的长期预后。

Adam J. Schwartz

Mark J. Spangehl

72

第72章　人工全髋关节置换治疗创伤后关节炎

简介

以患者人群老龄化为主要原因，截止至2050年，全世界的髋部骨折预计将从160万增长至630万。的确，截至80岁，几乎1/5的老年女性曾经遭遇髋部骨折，而如果截至90岁，这一数字将增长至接近50%。随着股骨近端创伤发病率的增加，可以预期创伤后关节炎的病例会随之增加，其原因包括软骨损伤、内固定失效、继发性股骨头坏死以及骨折不愈合或畸形愈合所导致的关节生物力学恶化。

股骨近端骨折后创伤性关节炎可由骨折时发生的软骨损伤直接造成，也可以由于髋关节生物力学病理性改变造成。后者更常见于股骨近端骨折，因为造成关节软骨直接损伤的高能量骨折比低能量关节周围骨折少见。创伤后骨关节炎是单纯髋关节脱位最常见的远期并发症，约发生于24%的患者。如果合并脱位和髋臼骨折，这一数字将增加至超过80%。

创伤后关节炎：股骨侧

总则

股骨近端骨折可以简单分为关节内骨折和关节外骨折。关节内骨折可以进一步分为股骨头骨折和股骨颈骨折。前者通常鉴于高能量损伤，常常合并畸形髋关节脱位。这些损伤较股骨颈骨折少见，而后者多见于老年人群的低能量损伤。流行病学研究表明，由于关节外骨折在越来越多的老年人群中发病率更高，其增长速度也更快。

单纯髋关节脱位后的股骨头坏死发生率估计约

为1%~17%。当前对于脱位与复位时间间隔是否增加骨坏死可能性仍然存在争议。大多数作者仍然倡导24小时内完成复位，以避免股骨头供血减少所引起的后果。如前所述，即使没有发生骨坏死，单纯髋关节脱位后仍然会发生一定概率的创伤后关节炎。

股骨头骨折会导致相似的创伤后关节炎高发生率，无论其骨折分型或固定方式如何。最近的一项长期回顾性研究对不同严重程度的20名股骨头骨折患者进行了回访，几乎所有（95.2%）的患者均发现了一定程度的创伤后关节炎影像学表现，即使其中8名患者的功能被认为是优秀的。在股骨头固定的时候使用埋头螺钉小心地恢复股骨头的球形。如前所述，影像学退行性改变一定会出现，因为无论骨折如何移位或选用何种内固定，股骨头骨折都是关节内损伤。

关节囊内的股骨颈骨折后骨坏死的发生率各不相同，很大程度上取决于骨折的成角和移位程度。内固定后1~2周使用骨扫描检查，如果与健侧对比摄取率低于90%，则可对创伤后骨坏死的发生进行精确的预测。另外，在骨折切开复位的时候，股骨头出血被认为是股骨颈骨折切开复位松质骨螺钉内固定患者较晚发生股骨头坏死的精确预测因素。研究发现了髋关节囊的填塞效应，推荐在进行内固定时对关节囊进行减压，尤其对于年轻患者。股骨颈粉碎、骨折高度移位以及不良的手术技术均是股骨颈骨折内固定失效的潜在因素。虽然螺钉导针单次穿入关节内与创伤后关节炎的发生没有直接关系，但是穿破股骨头表面的螺钉会在骨折随时间下沉后突入关节，即使在手术时更换较短的螺钉也不能阻止这一过程发生。

股骨头坏死后发生的创伤后关节炎较少见于关节外的粗隆部骨折，内固定术后4年内发生率约为0.5%～1%。对于是否这一并发症来源于骨折或手术固定时旋股内侧动脉深支损伤仍存在争议。股骨粗隆部骨折固定后发生内固定失效可能导致关节生物力学的改变，或可能直接损伤关节软骨。股骨头螺钉穿出后进入关节可见于粗隆部骨折，无论其使用螺钉、侧方接骨板系统或髓内钉。股骨头螺钉切出发生于高达20%的股骨粗隆间骨折，其发生与骨量差、患者高龄、复位不良、滑动机制的阻挡以及假体位置不良相关。在正侧位X线片上，螺钉尖端至股骨头的距离增加与更高的头钉切出发生率相关。

术前计划

术前计划应由详尽的病史采集和体格检查开始，同时对患者既往手术治疗记录进行仔细回顾。失效的内固定和相关的骨折不愈合可能提示存在感染。所有内固定存留体内的患者都应当检查炎性指标排除感染，包括红细胞沉降率和c-反应蛋白，内固定存留的患者尤其应当完善上述检查。如果上述指标升高，应当考虑进行关节穿刺和核心组织活检和培养。应获得既往的内植物记录决定在取出内植物时是否需要特殊器械。髋关节翻修置换术中内植物取出的规划、原则和技术将在本文的其他部分进行讨论。

手术入路的选择很大程度上取决于既往骨折类型、存留内固定和既往手术切口。股骨髓内钉患者可能存在多个手术切口。如果可能，应尽量利用既往皮肤切口，并切除手术瘢痕。应注意到异位骨化所形成的骨可能出现在入路内。Brooker等所描述的分级系统可用于确定异位骨化的严重程度。Brooker Ⅲ级和Ⅳ级病变可能需要广泛的三方向剥离以同时获得股骨侧和髋臼侧显露。应考虑对异位骨形成进行预防，通常选择术前放疗。

手术相关因素

在取出内植物前脱位髋关节能够降低术中由于螺钉取出后发生应力集中所导致的骨折风险（图72.1）。如果创伤后关节炎程度严重，或患者合并髋臼内陷，脱位髋关节可能十分困难或无法完成。此时可选择的方法包括大粗隆截骨或采用原位股骨颈截骨。后者通常需要首先取出内植物，截骨后使用取头器或股骨剥离器手法取出股骨头。如果选用骨水泥股骨柄，使用填充骨水泥的橡胶手套制作的特制模具可以预防骨水泥在加压过程中经过取出股骨头钉后遗留的钉孔溢出。骨水泥从钉孔溢出与迟发型术后股骨骨折相关，如果进行了大粗隆截骨，则可能导致其延迟愈合或不愈合。

处理创伤后关节炎所遗留的股骨近端畸形常常需要进行截骨。截骨可以作为分期手术在THA前进行，或与THA同期施行。分期手术的优点在于基于截骨端充分的时间以获得完全愈合，避免影响假体固定，同时在后期重建时可能选择更为传统的假体。对于特定病例应考虑这一方法，包括截骨可能延迟关节置换需求（尤其年轻患者）或在畸形状态下完成髋关节置换的技术要求过于困难的病例。有时，在髋关节置换前进行截骨矫形，可以在髋关节置换时选择更为传统的假体，利用较短的骨段，这在年轻患者中优势尤为突出。分期手术的缺点包括需要分别进行两次手术，这两次手术分别需要康复时间，且可能在最终进行髋关节置换的时候需要取出内植物。

同期进行截骨矫形和髋关节置换是一项治疗复杂股骨畸形的可靠技术。如果股骨前倾预期为45°或更大，应考虑进行股骨去旋转截骨或选择使用组配式假体。当代假体设计在股骨截骨后有多个骨段的情况下通常也能够获得足够的初始稳定性。使用质量良好的术前影像以及手工或数字化模板覆盖技术能有助于完成术前规划。截骨应能提供足够的畸形矫正和手术暴露，同时避免牺牲假体的初始稳定性。应当避免使用骨水泥，同时尽量保留截骨断端的软组织和骨膜以改善骨愈合情况。骨块固定可以选择多种方法，但最常使用的是多根捆绑带技术。

假体的选择基于股骨畸形的严重程度、残余骨量、是否需要截骨矫形以及存留内固定。虽然生物固定股骨假体能够获得优异的长期临床效果，但是其手术技术和假体几何形态的容忍度较骨水泥假体

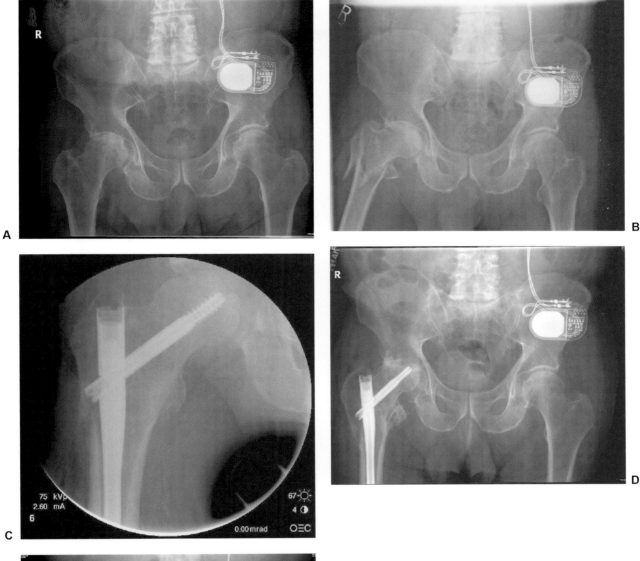

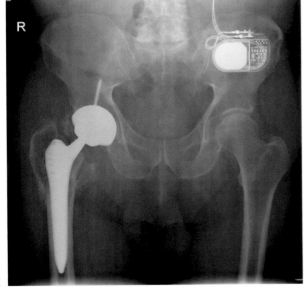

图72.1 A. 86岁男性，骨盆正位，有髋部退行性关节病症状明显，限制日常生活。患者拟行人工全髋关节置换术；B. 计划THA术前1周骨盆平片。患者摔倒致股骨近端骨折；C. 术中透视显示骨折复位，髓内钉内固定。注意股骨头扁平化改变；D. 髓内钉内固定术后8个月骨盆平片；E. 右髋关节置换术后1年骨盆平片。使用骨干固定假体跨越先前的骨折端，能够独立控制股骨假体的前倾。使用36mm股骨头减少脱位风险。虽然进行了术前预防性放疗，仍然形成了轻度无症状的异位骨化

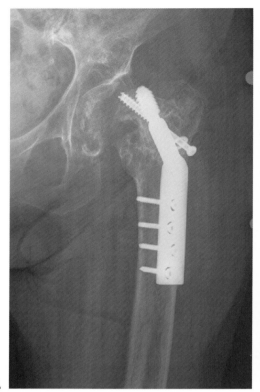
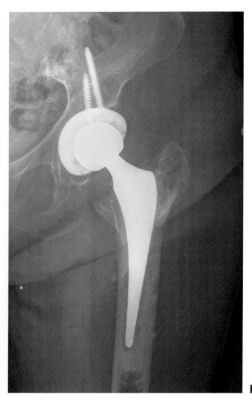

图72.2　A. 86岁女性，左髋平片，3年前行左髋滑动髋螺钉和侧方接骨板固定及辅助防旋螺钉治疗股骨颈基底部骨折。6个月再次摔倒，造成螺钉周围股骨颈骨折。注意明显的骨量减少和菲薄的骨皮质。选用骨水泥股骨柄；B. 术后平片示髋关节混合固定假体

更低，尤其在股骨存在畸形的条件下。假体骨长入取决于术后即时的旋转和轴向稳定。为获得这样的稳定性，压配技术和假体调整（包括锥形柄、锥形扁平楔形柄、方锥形柄和解剖型设计以及其他）会在植入过程中对宿主骨施加明显的应力。压配技术旨在通过是股骨假体的尺寸相对超过股骨自身以降低微动。这一技术的缺点在于增加了假体周围骨折的风险，进而导致股骨假体松动。在一项超过20000例初次THA的系列研究中，Berry报道了骨水泥假体周围骨折的发生率为0.3%，而非骨水泥初次THA的假体周围骨折发生率则高达5.4%。如果骨量不允许使用废骨水泥假体，则应考虑使用骨水泥（图72.2），即使这一技术会增加远期无菌性松动的风险，以及前面所述的骨水泥从钉孔溢出的可能。

使用近端套袖的组配式假体能够增加假体在干骺端获得稳定性的能力，而无须考虑骨干直径或几何形态（图72.3）。假体独立于近端部分而单独获得远端固定能够改善术中对肢体长度、偏心距、股骨颈长度和前倾角的控制。其他一些研究表达了对于使用混合金属、刮擦腐蚀以及锥形柄断裂的顾虑。定制假体是解决创伤后关节炎伴严重股骨近端畸形的另一种方法。优势很难精确匹配患者的解剖形态，而使用定制假体无法带来组配式假体所能提供的灵活性。有些时候，及时使用组配式或定制假体也不能适应严重的股骨近端畸形，此时有必要施行股骨近端假体置换（图72.4）。

结果

总体而言，创伤后关节炎的THA治疗结果低于其他主要适应证疾病的结果。股骨颈骨折固定失效通常源于严重的初始骨折移位、差的骨量、高龄或不良的固定技术。Mabry等对股骨颈骨折内固定失效改行THA的效果进行了回顾。作者报道了99名采用骨水泥Charnley一体式股骨假体和全聚乙烯髋臼假体进行治疗的结果。术后10年的假体生存率为93%，而术后20年的假体生存率为76%。无菌性松动是最常见的失败原因，其结果低于其他使用Charnley假体的长期报道结果。其中9名患者（9%）发生了脱位。

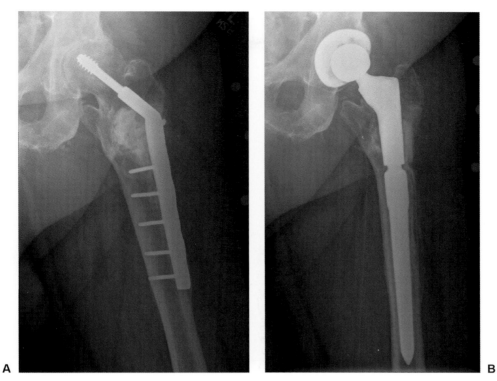

图72.3 67岁男性，术前X线片，25年前因股骨近端骨折行切开复位内固定。由于侧方接骨板过长，邻近接骨板的骨发生应力遮挡，患者体形巨大（BMI 49），因此选用长柄假体。由于干骺端形状不正常，因此选用组配式假体；B. 术后1.5年左髋正位片

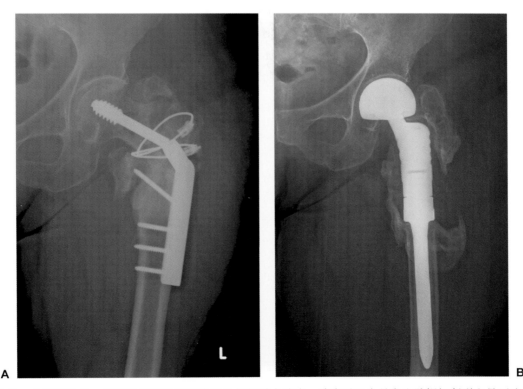

图72.4 A. 75岁女性，左髋正位片，因不稳定型股骨粗隆间骨折行手术治疗，治疗后11个月发生髋螺钉断裂和骨不连。大粗隆未独立骨块。由于股骨近端骨不连伴有骨缺损，考虑患者年龄和活动水平，采用股骨近端置换进行重建；B. 术后2年髋关节正位片

Mehlhoff等发现，虽然股骨颈骨折内固定失效改行THA的成功率与其他初次THA相当，但是粗隆间骨折内固定失效改行THA的并发症发生率更高。大量其他对比研究也发现股骨颈骨折切开复位内固定失效后改行THA较初次即行THA的再手术风险更高。

股骨粗隆部骨折失效后改行髋关节置换的结果已经得到了广泛研究。Laffosse等回顾了使用组配式生物固定假体柄治疗粗隆间骨折内固定失效的结果。在排除骨干骨折和病理性骨折后，研究入组了29名患者，其中4名死亡，2名失访，剩余23名患者接受了平均20个月的术后随访。在最近一次随访中，其中20名患者可以行走。没有发生术中或术后股骨骨折，所有患者都得到了明显的疼痛缓解。其中3名患者出现了超过5mm的假体下沉，但不需要接受手术翻修。2名患者发生早期脱位，其中1名最终需要进行翻修。另一项回顾性研究对粗隆间骨折内固定失效改行THA的19名患者进行了回顾。虽然使用传统股骨柄并没有跨越螺钉孔，但在平均7.4年的随访中没有发生迟发的骨干骨折。与其他研究类似，作者发现这组患者的并发症发生率更高（47%），包括7例术中骨折和3例脱位。在一项可能是最大样本量的粗隆间骨折内固定失效改行髋关节置换的研究中，Haidukewych和Berry报道了术后5年良好的疼痛缓解和相对较少的重大并发症发生率。作者建议使用更长的股骨柄，并对明显的粗隆周围骨缺损进行重建。在一项关于隐匿性失稳定的股骨粗隆间骨折合并股骨头后脱位的回顾性研究中，Kim等报道了7名使用生物型多孔涂层半髋关节置换患者未发生假体下沉或松动。在一项关于螺钉和侧方接骨板与髓内钉进行对比的回顾性研究中，Bercik等注意到髓内钉治疗的患者手术时间更长，失血更多。虽然作者总结提到这一发现是放弃髓内钉治疗的原因，但是髓内钉组的患者数（16名）明显少于侧方接骨板组（61名）。另外，作者不能提供关于初始骨折类型或畸形严重程度的分析结果，而这恰恰可能影响手术的难度。

先前行半髋关节置换治疗髋部骨折失败后改行全髋关节置换的结果已经得到了广泛研究。Sierra和Cabanela发现，在132名股骨颈骨折行半髋关节置换术后失败改行全髋关节置换的患者中，并发症发生率更高。改行全髋关节置换术的原因包括髋臼磨损导致的腹股沟疼痛、股骨柄松动导致的大腿疼痛、髋臼骨缺损和内陷、感染以及假体周围骨折。45%的患者发生了严重并发症，包括12例术中股骨骨折（9%）和13例脱位（9.8%）。15名患者由于假体无菌性松动、脱位、感染和骨折共计接受了17次再手术。作者提倡施行大粗隆截骨避免假体柄取出时造成骨折。大多数证据表明半髋关节改为全髋关节置换的结果较初次行全髋关节置换术更差。因此，当前的趋势是为急性股骨颈骨折移位并且再手术高风险（如并存退行性关节病，或年轻且活动量大）的患者直接施行THA。大直径球头和双动臼杯的使用能够降低这种情况下的术后脱位发生率。

创伤后关节炎：髋臼侧

总则

髋臼骨折可能是毁灭性的髋部损伤，患者可能发展为创伤后关节炎（76~79）。高能量髋臼骨折更常见于年轻患者人群，而低能量骨折则多见于骨量不佳的老年患者。骨折的初始治疗无论对于创伤后关节炎发生和进展的可能性或是确定挽救性髋关节置换术的最终预后都至关重要。对于极少移位的稳定骨折以及一些特定的发生所谓二次匹配的移位骨折，可以预期其最终的功能可以接受。

髋臼骨折手术固定的并发症相对少见。畸形愈合是最为常见的并发症，很可能导致创伤后关节病变。关节面台阶超过2mm与预后不良直接相关。对于特定的老年患者组，THA可能是髋臼骨折移位最为合适的治疗方式，即使这一治疗选择发生并发症的可能更高。如果患者能够耐受手术，且能够同时获得骨折和假体的稳定，则应该考虑同期进行关节重建和骨折固定。

术前计划

术前评估与本章节前面介绍相同。单纯通过双平面影像对髋臼进行评估通常叫股骨侧更为困难。

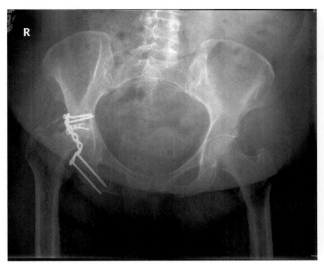
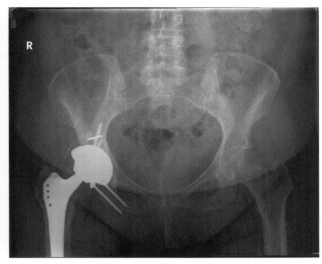

图72.5 56岁女性，恶性肥胖，右侧后柱骨折切开复位内固定术后2年骨盆平片。注意双下肢不等长；B. 右侧人工全髋关节置换术后1年骨盆平片，使用非骨水泥高孔隙髋臼假体即辅助螺钉固定。由于后方支撑接骨板干扰髋臼侧骨床准备，故予以取出，而后柱接骨板则予以保留，避免不必要的软组织损伤

特殊的投照角度，包括骨盆入口/出口位和Judet位，能显示之前没有发现的骨缺损区域或骨盆不连续。计算机断层（CT）扫描合并金属伪影抑制软件的使用可用于对体内内植物确切位置、异位骨化位置、坐骨神经与周围结构以及量化残余骨量进行评估。CT扫描正普遍替代特殊投照角度的X线片。另外，X线无法发现的隐匿性骨折不愈合能够通过轴向成像得到更好的评估。髋臼移位或对线不良的程度也应当进行量化。对于发生二次匹配的髋臼骨折，关节面仍然完整，但髋臼的整体对线可能发生了显著改变。如果不能在术前认识到这一畸形的发生可能导致髋臼假体位置不良。一旦髋臼对线不良在单平面内超过25°，应考虑在髋关节置换前分期纠正髋臼对线。

功能显像的使用，特别是^{99m}锝或镓元素骨扫描的应用，仍然存在争议。特定区域无放射学摄取有助于排除骨折不愈合或并存的感染。然而，阳性结果不具有特异性，可能提示生理性骨重塑、异位骨化或手术后改变。

对于髋臼骨缺损的量化，当前有多个分型系统。所有分型系统的共同特点是判断髋臼边缘是否能够支撑半球形臼杯，或是否需要辅助其他重建方式获得初始稳定性（图72.5）。明显的股骨头向内侧或上方移位，或Kohler线中断都是提示单独使用半球

形臼杯无法获得牢固初始固定的重要发现。如果影像学检查不会影响术前准备，一些在大型关节置换中心工作的经验丰富的医生可能会摒弃轴位成像的使用。然而，除了对骨量和内植物位置进行评估，CT扫描也可以发现X线片上不能发现的隐匿性骨折不愈合或骨盆不连续。三维成像和重建技术的进步能够在术前建立塑料模型，对严重畸形或骨缺损的病例施行"模型手术"。

手术入路的选择很大程度上取决于预计施行的重建手术方式。应注意到异位骨化的形成，如果计划对异位骨进行清除，应考虑到软组织损伤和移位骨与坐骨神经的接近程度。后入路通常可被认为是万能入路，如果必要，可以对坐骨神经进行直接显露。如果患者既往采用直接外侧入路或前外侧入路，则应考虑采用同一入路进行重建。一旦发生严重的异位骨化或瘢痕形成，采用扩大的大粗隆截骨有助于髋臼的显露，同时保护外展肌在大粗隆上的止点。严重的髋臼内陷可能会增加脱位难度，如果无法进行脱位，可以在原位进行股骨颈截骨以便于手术显露（图72.6）。如果骨盆不连续或发生骨折不愈合，应考虑采用扩大而实用的手术入路，以获得完全的显露，以及可能进行的半骨盆复位。然而，扩大入路，包括三向入路和扩大髂股骨入路，均可能破坏周围的软组织和骨。

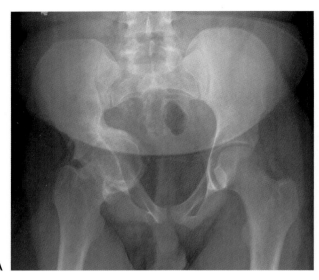
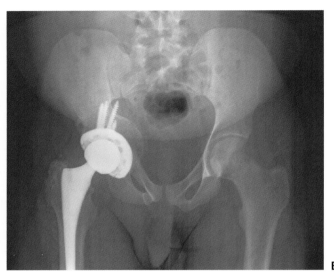

图72.6　A. 22岁男性，1.5年前因高处坠落造成髋臼骨折。其髋臼骨折经非手术治疗。注意明显的髋臼内陷；B. 术后1.5年骨盆平片。术中行原位股骨颈截骨，将股骨头保留在髋臼内。通过直接磨锉股骨颈和股骨头进行髋臼骨床准备，以获得足够的假体边缘支撑

手术需要考虑的问题

导致预后不良的因素包括既往发生的坐骨神经损伤或瘢痕、内植物被包绕或内突、异位骨化、隐匿性感染以及未发现的骨折块缺血坏死。如果不影响手术显露或假体安放，应尽量保留原内植物，因为取出这些内植物可能会导致医源性骨折、骨块坏死或神经损伤（图72.7）。如果需要取出内植物或骨块而扩大后方剥离范围，应对坐骨神经进行谨慎的分离。在手术过程中使用本体感觉诱发电位（SSEPs）对坐骨神经进行监测的结果各不相同，一些作者以假阴性为由放弃使用这一方法，而更倾向于直视坐骨神经进行手术。独立运动神经监测作为一种替代方法，不需要专人进行，在复杂髋关节手术中可能比SSEPs更为有效地对坐骨神经功能进行监测。

对广泛的异位骨化进行过度清理会使已经十分严重的髋臼骨缺损更为恶化，或导致周围软组织失活和过度松解。术中透视十分重要，尤其在先前手术和瘢痕组织导致解剖标志扭曲时格外有用。如前所述，应在术前通过放疗或使用非甾体类药物对异位骨化形成进行预防。

髋臼骨折不愈合可能会严重影响假体初始稳定性。一种基于骨折不愈合间隙的简单分型系统有助于指导手术医生选择重建方法。通过CT扫描测量骨折不愈合的间隙。低于1cm的间隙能够在充分活动后获得复位，或使用颗粒样异体骨或股骨头自体骨进行填塞。超过1cm但不足2.5cm的间隙可能需要大块异体骨植骨。虽然此类骨折通常无法进行复位，但极少影响使用多枚多平面螺钉辅助固定半球形臼杯的稳定性。超过2.5cm的间隙常常需要通过笼式结构桥接或使用拉力螺钉、接骨板或捆绑线尝试复位而获得额外的稳定性。另外，骨折不愈合可以通过牵张并嵌入植骨材料多孔金属获得稳定。

预后

几乎没有可查阅的针对急性髋臼骨折移位一期关节置换重建有效性的研究发表。Mears等报道了57例髋臼骨折进行髋关节置换的结果。直接行髋关节置换的适应证包括严重粉碎骨折、股骨头挤压以及髋臼表面软骨缺损超过40%。研究中仅有3例再次手术，其原因分别为复发性脱位、内植物去除和切除异位骨。19名畸形最为严重的患者使用特制的钢缆进行了固定，骨折均获得愈合，没有发现假体松动的证据。但即使结果良好，作者仍然警告，这一手术十分复杂，最好由对骨盆髋臼创伤和成人重建都具有丰富经验的手术团队完成。

髋臼骨折后延期THA的相关研究更为广泛。较

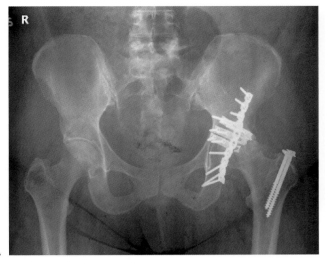

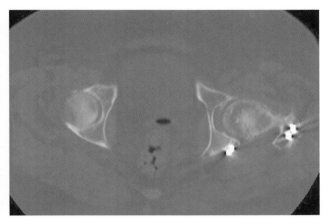

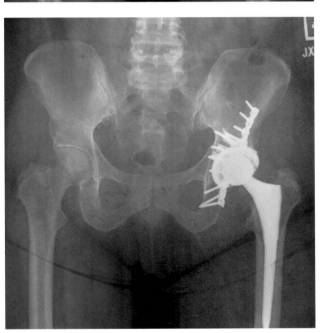

图72.7 60岁女性，10年前发生左髋骨折脱位。A. 注意左髋后柱接骨板和3块1/3管型接骨板；B. 轴位CT扫描显示后壁骨量良好，内植物距离关节远，不需要取出；C. 术后骨盆平片显示左侧非骨水泥人工全髋关节假体，同时保留后方内植物

为久远的研究提示假体失败想改并发症的高发病率。Romness和Lawallen对Mayo Clinic在1970—1984年的经验进行了回顾，囊括了53名患者的55例髋臼骨折的关节置换重建。52.9%的病例发现了影像学松动，13.7%需要翻修，这一发生率与同期常规关节置换相比提高4～5倍。

采用当代非骨水泥设计的新近演技报道了假体失败发生率的降低。Berry和Halasy对1984～1990年使用非骨水泥髋臼假体治疗髋臼骨折的33名患者共34个髋关节进行了回顾。虽然假体松动较既往报道相对更低（2/33或6%），作者仍然发现由于脱位、聚乙烯磨损和骨溶解所导致的高再手术率（9/33或27%）。Bellabarba等30例采用纤维网髋臼白杯进行

全髋关节置换术治疗髋臼骨折的结果。其中15名患者既往曾接受切开复位内固定术，而其余15名患者则接受非手术治疗。治疗结果与204名非创伤性关节炎的THA进行对照。作者发现创伤后关节炎患者与对照组相比，手术出血、手术时间以及输血均有所增加，其中接受手术治疗而发生创伤后关节炎的患者较非手术治疗的患者更为明显。两组患者假体无菌性松动的发生率无明显差异。虽然脱位发生率相似，作者却发现先前接受切开复位的病例对于限制性内衬的需求更高。最后，Ranawat等对32名髋臼骨折接受延期THA的患者进行了回顾。其中24名患者曾经接受切开复位内固定术治疗，而剩余8名患者则接受非手术治疗。虽然术后5年的假体在位率仅为

79%，但是无菌性松动相关的髋臼假体在位率高达97%（仅发生1例）。即使假体固定的结果良好，作者仍然报道了相对较高的感染发生率（16%）和非解剖位置的假体植入（9%）。

总结

创伤后关节炎的THA具有极大挑战。治疗成功取决于详尽的术前评估，需要同时考虑患者的内科合并症和既往手术病史。术前计划，详尽了解患者解剖特点、体内存留的内植物特点和位置以及可能发生的术中情况对于复杂畸形的成功重建至关重要。虽然此类病例较传统THA更具挑战性，通过合理的计划，也能够获得成功的结果。

John J. Callaghan

Steve S. Liu

73

第73章 髋关节融合的人工全髋关节置换术

病例汇报

36岁男性，15岁时因髋关节脱位（图73.1A）进展成骨坏死，植骨治疗。随后发展为终末期退行性髋关节炎（图73.1B）,17岁时行钢板固定髋关节融合术（图73.1C）。主诉腰痛，行动不便，行人工全髋关节置换术。5年后，主诉腰痛消失，髋关节活动度正常，恢复正常生活（图73.1D）。

在人工全髋关节置换术出现之前，髋关节融合术是治疗终末期髋关节炎的唯一方法。今天，随着人工全髋关节置换术在年轻患者中的大量应用，特别是随着新的关节界面的成功，髋关节融合术已很少应用。然而，髋关节融合术在1980年中后期由于长期成功的报道（表73.1）复苏，有一些患者患有晚期后遗症包括腰痛，行动不便，对侧重度髋关节炎、同侧重度膝关节炎。本章将重点讨论髋关节或髋关节周围融合的人工全髋关节置换术。

髋关节和髋关节周围融合的人工全髋关节置换术

本书老版介绍了髋关节融合的人工全髋关节置换各种技术，来理解这种手术的细微差别。当患者出现对侧重度髋关节炎或同侧重度膝关节炎时，可考虑人工全髋关节置换术，对侧髋关节融合术，同

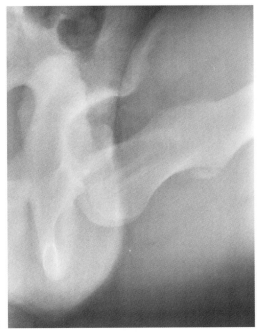
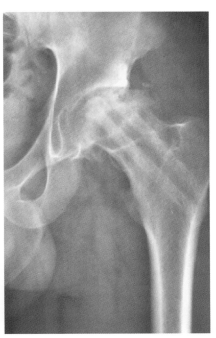

图73.1 男性，15岁时外伤致髋关节脱位（A），行胫骨移植术，随后进展为股骨头无菌性坏死并塌陷，继发髋臼改变（B）

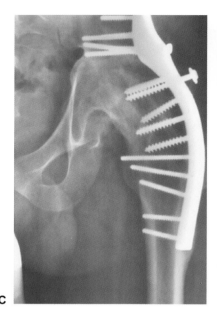 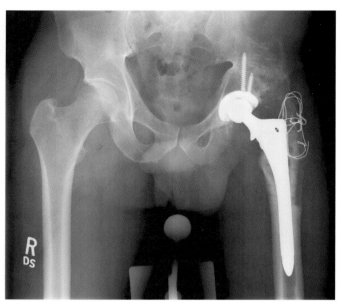

图73.1（续） 17岁时行髋关节融合术，19岁时（C）患腰部疼痛，行动不便。后行人工全髋关节置换术，术后5年X线片（D）

侧人工全膝关节置换术。虽然除非患者要求较低（小于5或10年的预期寿命），我们不会这样建议，这些选择已被描述。Garvin等报道，对侧行人工全髋关节置换术后7年有40%的假体松动率。Liechti报道，对侧行人工全髋关节置换术后1～8年有9%的假体松动率。Garvin等报道，融合髋同侧行人工全膝关节置换术术后7年，尽管骨-水泥界面稳定，但是膝关节活动度相对降低。Romness和Morrey报道，16例位置良好的融合髋同侧行人工全膝关节置换术未发现松动。

存在腰痛行动不便，同侧膝关节痛（X线片示重度退行性病变）和对侧髋关节痛（X线片示重度退行性变）的患者，应考虑行融合髋侧行人工全髋关

节置换术。该手术应仅用于无法耐受的疼痛，并决定做手术前应多次查看患者。患者必须了解有功能且稳定髋关节变成无功能且不稳定髋关节的潜在风险。不应仅仅为了获得关节活动度而行关节置换。

髋关节融合的人工全髋关节置换术应做一些技术上的考虑。转子间入路是最佳的。这允许尽可能地保留臀中肌与臀小肌，并且充分显露融合位置。一些病例中，臀中、小肌完全被纤维与脂肪替代。一些人认为，如果融合术是在青春期前几年做的（即12岁以前），这种情况比较常见。我们知道没有什么好的办法来评估术前或预测术后这些肌肉的功能。如果还有关节外融合，我们必须小心以确保坐骨神经或周围血管没有被融合。当然，当辨认出融合的髋臼和股骨后，所有操作（不论是关节内还是关节外融合）都应沿着骨面操作。

根据融合的屈曲角度，股骨可能需要切除突出的前侧或后侧（图73.2）。如果存在股骨近端畸形，术前计划应考虑转子下截骨或特殊假体（通常是先天性髋关节发育不良）（图73.3）。此外，髋臼外侧缘与股骨颈上外侧应予以保留，以追求髋臼最大覆盖（图73.4）。为了确保这一点，医生可以在截骨前放置骨刀或克氏针以确保保留外侧骨质（图73.5）。截骨后应确认坐骨、耻骨、髋臼的位置。清

表73.1	髋关节融合的长期随访结果	
	Sponseller等	Callaghan等
随访时间（年）	38	35
平均融合年龄（岁）	14	25.3
平均随访年龄（岁）	52	62.1
腰痛（患者%）	57	61
同侧膝关节疼痛（患者%）	45	57
关节置换（患者%）	13	21
对侧髋关节疼痛（患者%）	17	28

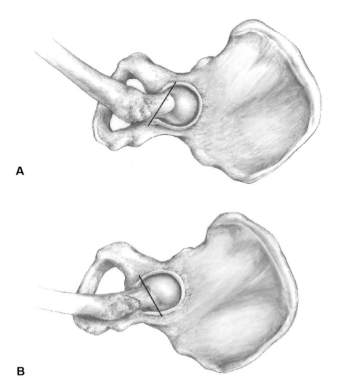

图73.2 髋关节截骨取决于融合角度。屈曲位融合（A）（股骨颈前方较高处截骨）或者伸直位融合（B）（股骨颈前方较低处截骨）

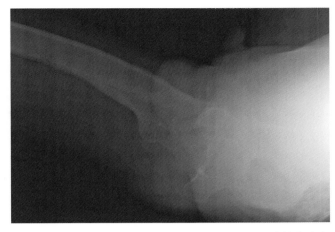

图73.3 髋关节侧位X线片示转子下截骨后股骨近端前方成角畸形

注射非甾体类抗炎药来防止异位骨化。晚期不稳可能需要限制性假体。对于那些臀中肌，臀小肌严重缺损的病例，以往选择髋臼杯联合限制性内衬。但现在，很多医生可能考虑使用双动头假体。

　　髋关节融合的人工全髋关节置换术对于疼痛有很大缓解，但对于缓解对侧髋关节痛及同侧膝关节痛作用并不如预期结果显著（图73.1D，图73.8，图73.9）。尽管疼痛改善有限，但是膝关节置换的力线

理髋臼深部的软组织及髋臼横韧带后，将拉钩放置于闭孔，以确认髋臼底和内壁。这些标志一般都会存在，从而有助于髋臼锉定位。由于既往手术或融合区域重塑，髋臼软骨通常消失。而且，髋臼上方往往存在骨质疏松。因此，必须注意不要过度磨锉髂骨上方（图73.6）。透视可以帮助找到最佳的磨锉位置（图73.7A和B）。

　　股骨常规处理，但要避免过度延长（2或3cm以上）防止坐骨神经麻痹。如果术前肢体没有短缩，术后肢体很可能会变长。必须去除足够多的骨量，以避免患肢过长。在很多病例中（图73.8），由于臀中肌，臀小肌严重缺损，可将髂胫束肌腱缝在大转子上（转子打孔5号不可吸收缝线缝合），大转子常规需要重新附着于股骨来增加髋关节的稳定性。所有外展肌缺损的患者，术后支具固定6个月。尽管不被所有专家推荐，但很多作者建议应预防性放射或

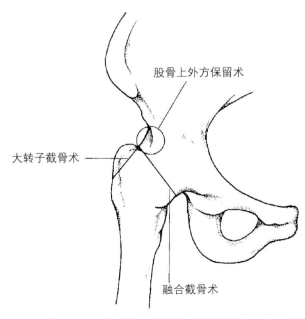

图73.4 大转子融合区域截骨。保留股骨颈及髋臼外上方骨质确保髋臼杯良好覆盖

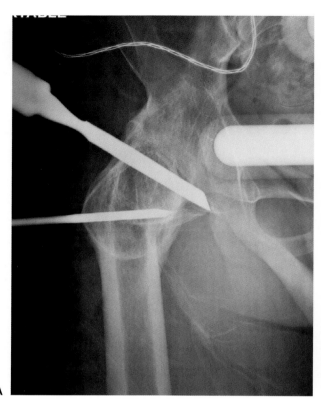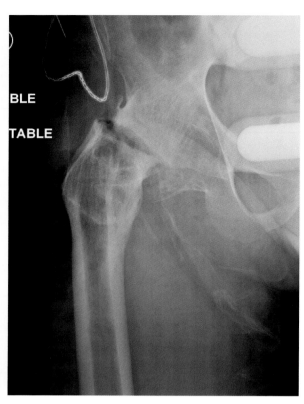

图73.5　术中透视，骨刀有助于确定最佳截骨位置（A），截骨后透视图像（B）

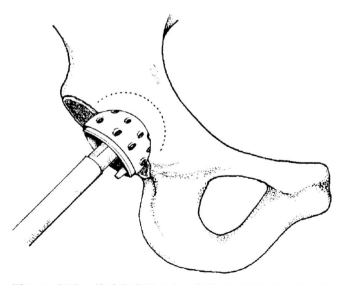

图73.6　闭孔上缘确定磨锉方向。拉钩置于闭孔内有助于定位。显露髂骨和耻骨上缘。髋臼软骨通常消失，所以避免过度磨锉上壁和内壁。注意保留股骨颈和髋臼的外上方骨质

已得到纠正。长期随访表明髋关节融合的人工全髋关节置换术显著改善了患者症状。但是，约50%的患者行走需要辅助，一项研究表明，相比于普通患者髋关节置换，其髋臼假体松动率较高（表73.2）。术前应告知患者腰部症状和髋膝关节症状改善并不一致。此外，脊柱医生与患者应当明确：即使影像学检查（MRI, CT）提示脊柱病变，但是首先处理髋融合仍是一线疗法。很多髋融合患者腰椎术后疼痛并未得到缓解，而髋部手术后疼痛得到完全缓解。

总结

如果患者髋关节融合术后很多年，腰痛导致行动不便，对侧髋关节疼痛，同侧膝关节疼痛，那么人工全关节置换术可以缓解症状。该手术对于腰痛导致行动不便的患者最为有效，而其他髋膝关节症状改善不如预期明显。必须小心保留外展肌和正确位置截骨。术中透视有助于髋臼杯安放于正确位置。如果担心截骨不愈合或者外展肌重建问题，作

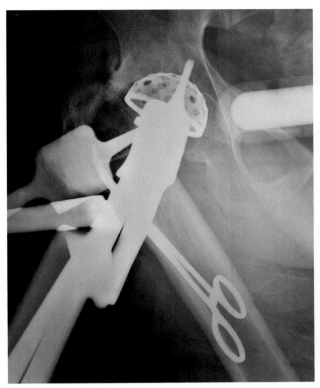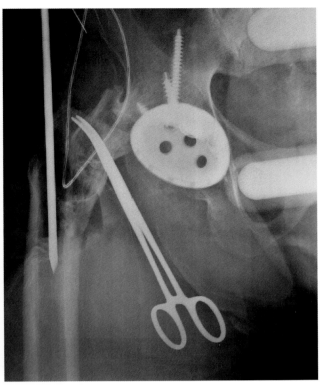

图73.7 术中透视示试模位置偏外上（A）。偏内偏下重新磨锉髋臼。同时，按照图73.3所示的转子下截骨，克氏针确认股骨髓腔方向图像（B）

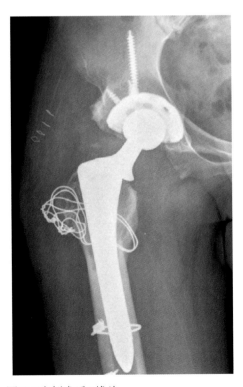

图73.8 图73.7病例术后X线片

者推荐支具固定6周。对侧髋关节及同侧膝关节置换术可能适合于年龄大，要求低的患者。

表73.2	髋关节融合的人工全髋关节置换术的长期随访		
	关节数（例）	平均随访时间（年）	翻修比例%	翻修比例%
Strathy等	80	10.4	15	1.2
Kilgus等	41	7	15	2.5

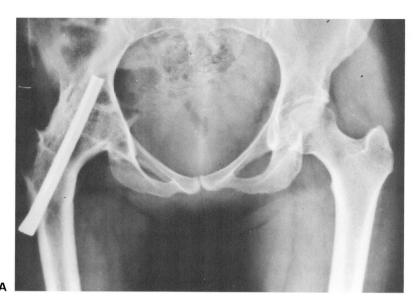
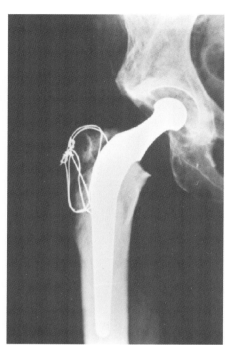

图73.9 髋关节融合（A）的人工全髋关节置换术（B）14年随访，注意髋臼杯偏内下安放

Kevin I. Perry

Miguel E. Cabanela

Rafael J. Sierra

74

第74章　神经肌肉疾病累及髋关节

前言

神经肌肉疾病通常会波及髋关节。疾病会引起患肢出现肌肉不平衡和髋关节的半脱位或脱位，进而出现退行性关节炎，引发关节的疼痛和功能障碍，最终只能选择手术治疗。

总体来说，内源性和外源性因素均可引起髋关节功能失调。内源性因素，比如髋关节肌肉不平衡，如从幼年时期即开始出现，会在随后的疾病进展中起主要作用。而外源性因素通常在髋关节较为稳定的患者中起主导作用，进而引发退行性关节炎，而肌肉不平衡在这些患者中起间接作用。屈肌群和内收肌群过紧而伸肌群和外展肌群过松或缺失，是引起髋关节不稳定的主要原因。除此之外，髋关节软组织挛缩和解剖变异，引起髋关节畸形、前倾角和髋臼指数的增加也是本病的发病机制之一。

神经肌肉疾病的患者需要髋关节治疗的原因一般有以下两点：一是病情进展引发髋关节发育不良，如脑性瘫痪、脊髓脊膜膨出；或是退行性髋关节病变独立发病，如帕金森病。

神经肌肉疾病的症状一般分为两大类：第一种类型—松弛麻痹型，肌肉松弛麻痹或者肌张力下降，这类症状的发生通常涉及下运动神经元或者外周神经；第二种类型—痉挛麻痹型，肌肉痉挛或肌张力升高，这种类型往往涉及上运动神经元或大脑皮层。这两种类型在内源性和外源性神经肌肉疾病中均有存在。引起肌肉松弛麻痹的疾病有脊髓灰质炎、唐氏综合征、脊髓脊膜膨出等，引起肌肉痉挛麻痹的疾病有脑性瘫痪、帕金森病和脑卒中等。对

于年轻患者，通过如软组织松解、切开复位、股骨和髋臼截骨等手段单独或者联合治疗，往往可以成功控制病情的进展。如果病情在早期未能有效控制，髋关节半脱位或脱位出现，进行髋关节复位往往无法缓解疼痛症状。Cooperman等发现，在这些患者中有一半将出现疼痛症状，最可能的原因是股骨头软骨已经出现了退化，因此这些患者往往需要进行髋关节成形术、髋关节融合或者全髋关节置换术（THA）进行治疗。

在髋部神经肌肉疾病中，松弛和痉挛麻痹两种类型间存在一定的差异。痉挛的肌肉由于肌张力增高，步态周期的两个阶段都会受其影响；而松弛的肌肉虽然会引起不同程度的瘫痪，但其功能范围并无改变。脑性瘫痪和脊髓灰质炎的患者通常感觉功能完整，脑血管意外（CVA）患者可能会出现感觉减退，而脊髓脊膜膨出会引起感觉功能大幅度减退。虽然感觉减退对于髋关节稳定性并无影响，但其会对手术规划和预后产生重要的影响。

本章的主要目的是回顾针对成年髋部神经肌肉疾病的患者现有手术方法的选择，重点讨论髋关节置换的术前计划、手术实施和可能的并发症。

引起肌张力增高的疾病（痉挛性髋关节疾病）

引起肌肉痉挛的疾病主要有：脑性瘫痪、儿童或青年期脊髓损伤、帕金森病、老年神经性关节病

脑性瘫痪

脑性瘫痪中，髋关节畸形的发生概率排第二位，仅次于马蹄足。不同类型的髋关节半脱位和脱

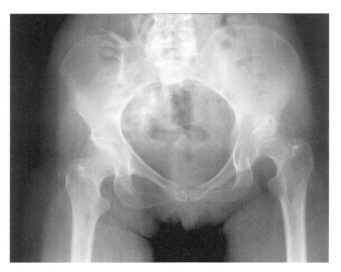

图74.1　37岁脑性瘫痪患者，患者左髋顽固性疼痛

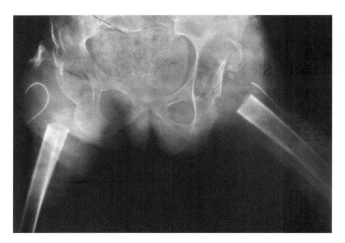

图74.2　双侧股骨近端切除术患者骨盆正位片

位的发生率为2.6%～28%，在重度或有全身症状的患者中发病率更高。脑性瘫痪引起的髋关节畸形，不仅会导致疼痛和行动障碍，还会严重影响患者的坐位能力及个人卫生状况。正如前文所述，引起髋关节不稳定的直接原因是髋关节屈肌群和内收肌群过紧，超过了伸肌群和外展肌群的负荷而引起的肌肉不平衡。髋关节不稳定与股骨颈前倾角和骨盆倾斜也有关系。儿童期出现半脱位或脱位的患者通常病情更加严重。儿童阶段的早期手术治疗包括肌肉松解以改善平衡、股骨内翻截骨或髋臼截骨以改善股骨头覆盖情况。若早期未进行手术治疗，上方关节囊和痉挛的肌肉会产生巨大的压力，导致股骨头未覆盖部分的骨骺发生变形，导致青少年或成年后出现疼痛性关节炎。

对于成年患者，治疗的主要目的在于预防可引起髋关节半脱位或脱位的挛缩畸形和缓解晚期关节炎引起的关节疼痛（图74.1）。手术治疗方式包括切除成形术或嵌入式关节成形术，髋关节融合术或全

髋关节置换术。

髋关节切除成形术

要达到缓解疼痛和畸形的目的，切除成形术的手术范围需要非常广，因此此术式通常用于无法行走、个人卫生和姿势变换等功能性需求需要提升的患者。然而，疼痛复发、异位骨化及总体效果欠佳等问题使得此术式已逐渐被淘汰。McCarthy等在1988年发表了迄今为止最全面的报道，在15～60岁的34位严重髋关节关节炎患者，共计58例股骨近端切除术中，33位患者术后疼痛缓解，坐姿得以改善，在53个髋关节中出现了异位骨化的情况，只有3个髋关节需要进行翻修。1978年，Castle和Schneider报道了股骨近端广泛切除的嵌入式关节成形术，术后对12位患者疼痛缓解、坐姿改善和会阴护理进行了长期随访，效果较好（表74.1）。在此手术中，股骨近端从小转子下方进行切除，并用髂腰肌肌腱的分离端将关节囊在髋臼上方关闭。并将股外侧肌缝合在

表74.1	脑性瘫痪患者行嵌入式关节成形术			
作者（Ref.）	髋关节数量（例）	患者数（人）	结果	异位骨化
Koffman	16	10	全部改善	100
Baxter和D'Astous	5	4	较好	—
McCarthy等	58	34	33位患者疼痛减轻	98%
Root等[a]	15	11	8位患者疼痛减轻	3例翻修

注：[a]结果未发表

股骨近端的残端。外展肌群的肌肉量介于两者之间（图74.2）

1981年，Koffman报告了Rancho Los Amigos医院的手术经验。6位严重残疾的脑性痉挛的患者，共计10例股骨近端切除术，其中一位患者需要进行二次切除术，另一位患者由于持续疼痛进行了全髋关节置换术治疗。几乎所有患者都出现了异位骨化，其中一部分出现症状并影响坐姿。

Root和Bostrom在本书第一版的本章节中报道了美国特种外科医院（HSS）开展的15例股骨近段切除术。前三例髋关节采用了股骨远端骨牵引，但由于固定困难和膝关节明显屈曲挛缩，作者放弃了术后骨牵引治疗。15例髋中3例由于广泛的异位骨化需要翻修。为了防止异位骨化发生，作者术后第一天对所有病例进行了600～800拉德的放射治疗，此治疗在这些病例中起到了预防异位骨化的效果。

由于术后患肢不能承重，股骨近端切除术不能在门诊进行。此类手术在年轻、成长期儿童中同样禁用，因为此群体患者存在股骨上移和异位骨化的情况。

髋关节融合术

髋关节融合术是罕为使用的术式。多数有行动能力的患者更加倾向于选择全髋关节置换术。髋关节融合术的禁忌证包括对侧髋关节受累和脊柱畸形。病情较严重的疼痛性髋关节脱位的患者，多存在对侧关节受累和一定程度的脊柱畸形，无法进行髋关节融合术治疗。

2003年，巴西圣卡萨医学院的研究人员报道了14位患者（14例髋关节），患者均患有挛缩性脑性瘫痪伴单侧疼痛性慢性髋关节脱位或半脱位，给予髋关节融合术治疗并进行了平均5.3年的随访。随访中发现，4位患者出现跛行，7位患者长期卧床。所有手术都进行了某种形式的内固定，固定方式从松质骨螺钉到牢固固定，其中6位患者进行了4.5mm的AO-DCP钢板固定，4位患者使用了AO Cobra钢板。8位患者进行了术后石膏固定。关节融合角度为屈曲平均40°（20°～60°），外展平均15°（0°～52°），无内外旋。术后3位患者出现了假

性关节而需要二次手术，但最终成功融合。报道的所有患者在最后一次随访是均无疼痛症状，功能状况得到改善或保存不变，7位长期卧床患者中，5位可做起，术前可在小区内活动的患者可继续活动。

1986年，Root等报道了8位13～34岁，进行了单侧髋关节融合术的脑性瘫痪患者。所有患者术前均患有疼痛性髋关节关节炎伴有髋关节半脱位或脱位。术后6位患者成功融合，2位需要二次手术，其中一位最终改为全髋关节置换术。

成功的髋关节融合术，其优点包括缓解疼痛、恢复坐下和站立能力，以及远期的持久性。手术的缺点主要包括失败率高，术后长期制动。

假体嵌入式关节成形术

1999年，Gabos等报道了11位严重精神发育迟缓和脑性瘫痪的丧失行动能力的患者中进行的假体嵌入式关节成形术，由于患者股骨近端直径较小及髋臼异常，2例手术使用了定制的股骨近端假体，12例使用了肱骨假体（有或没有关节盂假体）。截骨位置根据软组织张力，分别定为股骨颈基底部（$n=3$）或转子间（$n=4$）或粗隆下（$n=7$）。患者术后通过外展枕（$n=9$）固定或用扫帚双侧下肢定形固定（$n=5$）（改良Petrie法），制动4～6周。术后出现4例髋关节脱位。一位患者因脱位出现持续性疼痛，剩余10位患者在平均4年9个月的时间里，坐下或忍受坐姿的能力得到改善。

全髋关节置换术

自从全髋关节置换术出现以来，很多患者及家属在治疗脑性瘫痪引起的髋部疼痛时更加倾向于选择这种手术方式，而不是髋关节融合术或股骨近端切除术。全髋关节置换术主要存在的问题有：远期的耐久性（患者手术时较为年轻）、肌力异常、很可能出现的痉挛或挛缩、患者术后功能训练的医从性差。另一方面，由于这类患者术后活动量小并常常挂拐行走，髋关节负荷可能会降低。

痉挛患者实施全髋关节置换术的适应证有：

1. 药物治疗无法缓解的髋部疼痛
2. 行走、坐下、阴部卫生护理等功能下降

3. 站立或行走、交通能力及轮椅中坐下存在潜在困难

　　全髋关节置换术的绝对禁忌证是髋关节感染。相对禁忌证是精神智力发育迟滞，这类患者通常因严重的发育迟滞而最终长期卧床。

　　据本章作者所知，Koffman等第一次报道了全髋关节置换术在脑性瘫痪患者中的应用。文章报道了1974—1977年，4位有全身症状的脑性瘫痪患者，共5例全髋关节置换术。4位患者中只有一位患者可以行动，患者平均年龄33岁（21～57岁），其中一位患者（可行动患者）存在行走和坐下时疼痛。手术设计使用了3种不同的术式：Sivash，LaGrange-Letournel和Trapezoidal-28。术后平均随访时间4年。一位患者出现了髋关节脱位伴髋臼假体松动，另有一位患者因术后疼痛进行了切除关节成形术。报道中只有一位患者关节成形手术成功，为常见的并发症是异位骨化。文章作者认为这项手术技术上极具挑战性，并推荐放置假体时，髋臼组件应加大前倾，股骨组件轻度后倾。在这项报道的基础上，Root、Skoff和Keggi也发表了脑性瘫痪患者进行全髋关节置换术治疗的报道。这些报道的结果比Koffman的报道效果更乐观。

　　1986年，Root等报道了HSS医院15例全髋关节置换术的手术经验，共15位患者，随访时间为2.5～12年。其中11位患者进行了挛缩松解，所有股骨和髋臼假体均为骨水泥固定，2位患者因髋臼缺损进行了植骨。为防止术后脱位并促进大转子愈合，13位患者术后使用了石膏进行髋关节固定。据报道，14位患者术后疼痛完全缓解，所有患者术后关节活动度（ROM）均得到改善。两个髋关节术后出现了明显脱位，并有一个髋关节出现了屈曲超过90°的持续性半脱位。3位患者进行了二次手术：一个因假体复发性脱位进行了髋臼假体翻修，一个因股骨假体松动进行了翻修，另一个因转子钢丝引起疼痛而进行了钢丝取出。1993年，Buly等进行了扩大研究至18位患者（18例全髋关节置换术）。在平均10年的随访时间里，假体生存率为95%。

　　2000年，Weber和Cabanela报道了梅奥诊所脑性瘫痪患者进行全髋关节置换术治疗的经验，最短随

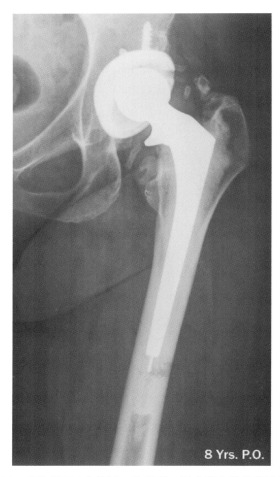

图74.3　此为图74.1中的同一位患者，混合型全髋关节置换术后8年，患者术后恢复极其良好，髋关节无任何症状。请注意髋臼聚乙烯衬垫的轻微磨损

访时间2年。共10位男性和6位女性入组，平均手术年龄48.5岁（22～79岁）。原发病类型为：7例偏瘫，4例双瘫，2例四肢，2例手足徐动型四肢瘫，1例手足徐动型双瘫。导致全髋关节置换术的诊断为：原发性退行性髋关节疾病3例，髋关节发育不良引起的关节炎8例，股骨颈骨折治疗失败5例。

　　5位患者术前重度疼痛，9位中度，1位轻度，1位未知。术前3位患者丧失行动能力，5位只能室内行动，6位可进行社区内活动，1位行走距离不受限，另有1位患者行动能力未知。手术入路，8例选择前外出入路，经转子入路7例，后外侧入路1例。

　　12例手术的髋臼和股骨假体均采用骨水泥固定，2例采用非骨水泥固定，另有2例采用了混合的固定技术（髋臼假体使用非骨水泥固定，股骨骨水泥固定）（图74.3）。2例患者进行了软组织松解，1例术后采用髋关节石膏制动，1例使用髋关节引导支

架以减少术后脱位风险。

在平均随访10年后（2.5～21年），15位患者存活。11位患者疼痛彻底缓解，2位患者部分缓解，1位患者出现中度的下肢弥漫性疼痛。这位下肢疼痛患者术后13年行手术对两部分假体进行了翻修。15位患者中，9位行动能力得到了提升，5位无明显改变，另有1位未知。

术中并发症包括1例转子骨折，另1例患者非骨水泥髋臼假体压配时出现了髋臼骨折。术后并发症包括1例转子撕脱（经转子入路），1例足跟溃疡（石膏制动患者），1例肠梗阻和1例尿潴留。4例患者进行了再次手术：1例转子撕脱行固定术，1例因痉挛行内收肌切开，1例疼痛性异位骨化行手术切除，另有一例因上文提到的因假体松动行翻修术。

最后一次随访中，对11位患者的X线片进行了分析。其中股骨柄10例牢固固定，另有1例有少许透亮影，但无症状。髋臼假体9例固定较好，1例在Ⅰ，Ⅱ，Ⅲ分区内存在透亮影，1例臼杯明显移位，但只引起轻微疼痛，此患者仍可独立行走。作者因此得出结论：全髋关节置换术在脑性瘫痪患者中治疗效果满意，是一种合理的治疗手段。

2008年，Schroeder等报道了在16位有行动能力的脑性瘫痪患者中进行18例全髋关节置换术。平均年龄手术为42岁，平均随访时间为10年。所有患者术后均有显著的疼痛缓解。截止到最后一次随访，18例手术中，股骨柄无翻修，4例髋臼假体进行了翻修：3例无菌性松动，1例复发性脱位。另有1例术后3个月发生脱位，闭合复位后未复发。作者得出结论：尽管相比之下全髋关节置换术的并发症发生率较高，对于有行动能力的患者来说，这项手术可以达到长期缓解疼痛和改善功能的效果。

2009年，Raphael等报告了56例脑性瘫痪合并髋关节疼痛的患者（59例髋）进行全髋关节置换术。手术平均年龄为30.6岁，平均随访时间为9.7年。术后所有患者疼痛缓解，59例髋关节中52例恢复到未发生疼痛时的功能状态。在最后一次随访时，9例髋关节（15%）由于假体松动或持续性脱位而进行了翻修。作者认为对于脑性瘫痪继发严重髋关节关节炎的患者，全髋关节置换术可以持久缓解疼痛、改善关节功能。

根据文献报道，我们可以得出结论，全髋关节置换术对于存在疼痛症状的脑性瘫痪患者来说，是一项很有价值的治疗手段。多数患者术后疼痛得以缓解，功能得以改善。植入物的预期寿命也相当可观（10年生存率>95%）。手术技术方面应注意是否存在内收肌痉挛，以确定假体植入时是否需要进行内收肌切开。放置球窝时增加前倾并稍微接近水平面，尤其对丧失行动能力的患者，这样可以起到预防脱位的效果。如术中担心关节不稳定，术后可以考虑使用髋关节矫形支架或者石膏固定。

最后，对于术前存在髋关节半脱位或脱位患者，作者倾向于采用后外侧入路。这类患者通常外

表74.2	帕金森病患者髋关节骨折				
作者（Ref.）	骨折类型	治疗方式	髋关节数量（例）	死亡率	并发症
Couglin等	股骨颈	股骨头置换	27	6个月60%[a]	35%错位率[a]
	转子间	手法复位内固定术	22	6个月27%[a]	
				6个月47%[b]	
Staheli等	移位股骨颈	股骨头置换	50	6个月20%	20%尿路感染，10%肺炎
Eventov等	股骨颈	股骨头置换	34	3个月31%[b]	
	转子间	手法复位内固定术	11		
Turcotte等	无移位股骨颈	原位固定	13	6个月14%[b]	
	移位股骨颈	股骨头置换	47		5例错位[a]
	转子间	手法复位内固定术	34		
Londos等	无移位股骨颈	原位固定	8	2年28%[b]	33%愈合并发症[a]
	移位股骨颈	手法复位内固定术	24		6例骨不连，3例节段性塌陷[a]

注：[a] 数据与特定骨折类型对应
[b] 数据代表整篇研究

表74.3	Heohn和Yahr帕金森病严重程度分级（梅奥诊所1970—1994年期间98位患者107例全髋关节置换术的研究）		
疾病分级	特征	初次置换分组[a]（52位患者，58例髋）	全部置换分组（98位患者，107例髋）
I	单侧受累；最小或无功能损害	11	14
II	双侧或中线受累；平衡未受影响	40	52
III	早期失平衡；轻度或中度致残	6	38
IV	严重致残，几乎不能站立或行走	0	2
V	局限于轮椅或卧床	0	0
	未知	1	1

注：[a] 52位患者，58例髋组成的初次置换亚组

展肌群功能较弱，这样可以起到保护作用。作者认为，使用更大的股骨头组件，并进行成功的关节囊重建，于前外侧入路相比，后外侧入路的脱位风险差异可以忽略。髋臼假体应放置在下方真正髋臼的位置，而不是放置在高髋中心，并应轻微的减少外展并增加前倾；此外在手术最后，后方结构（关节囊和外旋肌群）应仔细修复重建。在术者非常担心脱位的病例中，可以采用髋关节表面置换或双关节式髋臼杯系统来保证其稳定性。

帕金森病

60岁以上的人群中，帕金森病的患病率为1%。帕金森病的发病率为20.5 / 100000，并发痴呆的概率比对照组高3倍。当前的医疗手段可以有效地控制震颤、僵直、丧失运动能力等症状，然而在疾病的晚期，由于左旋多巴副作用引起的直立性低血压，可导致平衡反射损伤的加重。

帕金森病患者髋关节可因自然过程或髋部骨折而发展为退行性关节炎。大量文献对帕金森病患者髋部骨折的治疗方式进行了报道（表74.2）。Eventov等在1983年报道了62例帕金森病患者的髋关节骨折，其中39例为股骨颈骨折，23例为转子间骨折。34例股骨颈骨折患者进行了半髋关节置换，11例转子间骨折患者进行了髓内钉—钢板置入，12例患者拒绝手术治疗。5位患者身体状况不适合手术。无论哪种骨折类型，由于这类患者最常见的并发症是肺炎，其死亡率和患病率均很高。相比保守治疗，手术治疗的患者有着更好的功能效果和生活质量。1988年Staeheli等报告了49例帕金森患者中50例半髋关节置换术用于治疗股骨颈骨折（Garden III型、IV型），6个月时并发症（大多数是尿路感染和肺炎）发生率较高，患者死亡率也较高（20%）。尽管如此，术后功能结果仍较理想，在幸存患者中，80%的患者可以行走。作者将这一结果的原因归功于术后及早地运动训练和术中内收肌群的松解。

1989年，Londos等推荐使用内固定术代替初次髋关节置换来治疗帕金森病患者股骨颈骨折。他们对32位患者进行了内固定术治疗。24例移位骨折中有6例骨折不愈合和3例节段性股骨头塌陷。在8例非移位骨折中，有1例诊断为节段性塌陷。愈合的并发症发生率为33%，3位出现并发症的患者需要行全髋关节置换术。他们对比了547例丧失行动能力的股骨颈骨折患者愈合并发症的发生率。151例单纯性骨折中，愈合并发症的发生率为8%。196例移位骨折患者中，愈合并发症在幸存患者中的发生率为40%。尽管作者推荐内固定术用于帕金森病患者股骨颈骨折是基于其与一般人群行内固定术治疗移位骨折的效果相似而提出的，但或许这两类患者均使用关节置换术治疗移位骨折会更加合理。

梅奥诊所的研究人员同样报道了帕金森病患者中进行全膝、全髋、全肩关节置换术的结果。全肩关节置换术可以缓解这类患者的疼痛症状，但术后关节功能较差且并发症发生率高。在梅奥诊所的报道中，全膝关节置换术治疗帕金森病患者的结果较好，尽管其他几个研究结果并不理想。

表74.4	并发症（梅奥诊所1970—1994年期间98位患者107例全髋关节置换术的研究）	
	初次置换分组（52位患者，58例髋）	全部置换分组（98位患者，107例髋）
外科并发症		
脱位	0	6
转子不愈合	2	4
肺栓塞	2	2
深静脉血栓	2	3
切口深部感染	0	1
血肿	1	1
暂时性腓神经麻痹	1	2
内科并发症		
泌尿系感染	5	8
肺炎	0	3
脑血管意外	0	2
术后意识不清	1	4
肠梗阻	0	1
消化道出血	1	1
共计	15（26%）	38（36%）

注意：6位患者（3位在初次置换组）同时出现两种并发症

全髋关节置换术

Weber等报道了帕金森病患者行全髋关节置换术的结果。在1970—1994年期间，梅奥诊所的98例患者中进行了107例全髋关节置换术。其中，仅有58例诊断为骨性关节炎（OA）。另有19例因半髋关节置换术失败，无菌性松动10例，股骨颈骨折7例，股骨颈不愈合5例，股骨头骨坏死（ON）4例，切开复位内固定术失败2例，杯状成形术失败1例，切除成形术失败1例。手术数量占同期所有髋关节置换术（初次和翻修）的0.4%。帕金森病根据Hoehn和Yahr（表74.3）所述的严重程度评分进行分类。38位患者有跌倒史，71位患者服用帕金森病药物。

手术方式采用：前外侧入路56例，经转子入路36例，后外侧入路12例，直接外侧入路3例。偶有病例术中进行内收肌腱切断术（7例）和腰大肌松解（1髋）。

术后并发症发生率高（36%）（表74.4）。4位患者术后死亡（2例肺炎，1例脑血管意外，1例肺栓塞）。术后6个月另有2位患者死亡，而截止到最后

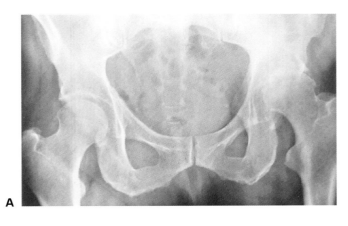
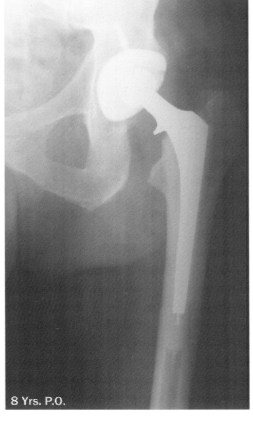

图74.4 A. 69岁患者，中度晚期帕金森病伴左侧髋关节严重症状性退行性病变；B. 同一患者，混合型全髋关节置换术后8年X线片。尽管帕金森病进展，该患者在髋关节方面效果较好

8 Yrs. P.O.

一次随访，共计51位患者死亡。另有1例出现了非致死性肺栓塞，1例切口深部感染需行切除关节成形术，并且术后3个月内发生6例脱位。这些病例均非术前诊断为骨性关节炎的患者。共8位患者进行了9例二次手术：1例因伤口深部感染（上文所述），其余为假体周围骨折、转子不愈合、转子钢丝移除、关节不稳定性、股骨组件无菌性松动、髋臼组件无菌性松动和两组件同时无菌性松动；上述最后6次重复手术出现在同一位患者的同一个髋。整体5年的无须二次手术的概率为93%。

对于其中75例髋，随访至少2年（平均7.1年，范围2~21年），术后1年内功能明显改善，疼痛减轻（图74.4）。最后一次随访时，疼痛缓解效果仍较满意，但功能情况恶化明显，出现了助行器使用增加及步行距离缩短的情况。功能下降情况与帕金森病的进展相平行，78%的患者存在明确的神经病学进展。截止到最后一次随访，57%的患者进展至功能分期的Ⅳ期或Ⅴ期。

在最短2年的随访中，对取得了X线片的患者（43例）进行分析发现，异位骨化罕见，并不是其限制因素。

基于我们对帕金森病患者的经验，我们得出以下结论和建议：

1. 由于患者年龄，康复潜力和总体预期寿命，建议使用骨水泥股骨组件。关于髋臼，骨水泥和非骨水泥组件均可接受。

2. 术前应定期筛查轻度或无症状的感染（泌尿和呼吸系统）。同理，术后认真监测这些及其他感染性并发症也是至关重要的。

3. 在假体植入后，术中应仔细进行关节稳定性测试。如果不能获得合适的外展，应在假体植入前适当地进行关节囊切除或松解来处理挛缩；少数情况下，手术最后可能需要进行（经皮）内收肌腱切开。股骨头假体使用大头也可以降低脱位率，特别是对于除骨性关节炎之外诊断的患者。

4. 手术的预期结果在疼痛减轻方面较好，但是因为原发疾病的进展不可避免，其功能效果会较差。

上运动神经元功能障碍（脑卒中，高位脊髓和脑损伤）

在由脑或高位脊髓损伤引起的成人发作性痉挛状态中，髋关节半脱位和脱位的发生率很低。但脑损伤患者中髋关节挛缩较为常见，并且髋关节的移位骨化会引起关节活动度显著下降。因此早期足量的理疗对于维持关节活动度至关重要。矫形器在预防髋关节挛缩中已证实无效。因此，早期理疗的主

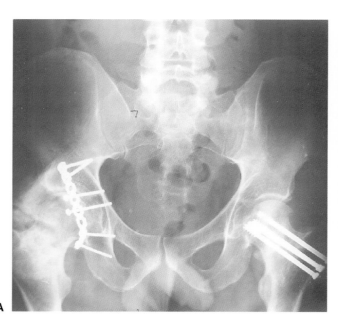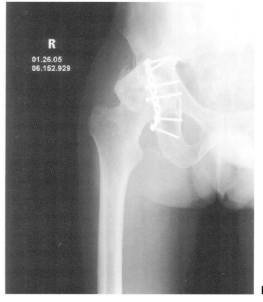

图74.5　A. 一名40岁的牧场主的骨盆正位片，患者经历了轻型飞机坠毁事件，导致右髋骨折脱位和左股骨颈骨折。患者同时因头部损伤，昏迷2周。请注意照片中明显的异位骨化，患者髋关节无活动度；B. 同一患者在异位骨化发生后1年的X线片。患者髋关节已经恢复90°屈曲且旋转和外展受限情况缓解到最低。患者对治疗结果非常满意

表74.5		Charcot关节患者行全髋关节置换术的结果			
作者（Ref.）	病例数（例）	假体类型	诊断	受累	结果
Ritter和DeRosa	1	McKee/Farrar	脊髓痨	共济失调	多发脱位
Sprenger和Foley	1	St. George	脊髓痨	无共济失调	7年内良好
Baldini等	4	多种类型	脊髓痨	共济失调	复发性脱位和 / 或假体松动
Robb等	1	Charnley	脊髓痨	无共济失调	6次脱位，行切除成形术
Cabanela和Sierraa	2	Charnley, McKee/Farrar	脊髓痨		多发脱位，手术切除

ª数据未发表

要包括针对屈曲畸形的俯卧体位、步态训练和针对内收畸形的闭孔神经注射。多达50%的患者通过神经注射可以达到长期缓解。

不少患者的理疗训练周期为3~4个月，但如果不继续治疗至6个月，髋关节内收挛缩会导致坐下、行走、卫生能力下降，这时就必须考虑手术治疗。此外，存在严重神经损伤的患者可能长期依赖轮椅，这类患者需要为坐姿提供至少90°的屈曲度，或为站立提供完全的伸直。通常髋关节屈肌和内收肌群比伸肌和外展肌群受损更严重，所以相关肌群的切开松解可以有效恢复患者的平衡。相比之下，头部脊柱损伤引起的髋关节僵直，由于大量异位骨化形成，往往需要进行骨赘摘除，以恢复部分关节活动度，改善患者的站坐能力（图74.5）。手术松解或延长过紧的肌腱，可以改善髋关节位置，但术后进行严格的物理治疗，以保持相关活动度。还有一点必须注意，对于外旋步态的患者，其在步态摆动相阶段下肢运动主要依赖内收肌群，故内收肌切断会造成严重后果。

全髋关节置换术

老年脑卒中患者更容易出现髋退行性关节病，并且可能需要用全髋关节置换进行治疗。患者术中可能需要松解挛缩的内收肌或屈肌群。手术开始前可经皮进行内收肌腱切断，并在暴露关节后将髂腰肌从小转子上离断。

DiCaprio等报道了20例既往脑卒中患者的28例全髋关节置换术。所有髋关节诊断均为骨性关节炎，患者平均年龄为68岁。脑血管意外和手术的平均间隔为22个月。所有手术均采用改良前侧入路（外展肌保留）。64%的髋异位骨化为Brooker分级0或1级，14%为2级，3%为3级，3%为4级。在平均35个月的随访时间里（12~80个月），患者髋关节HSS评分平均86，只有Brooker 4级患者中存在关节活动

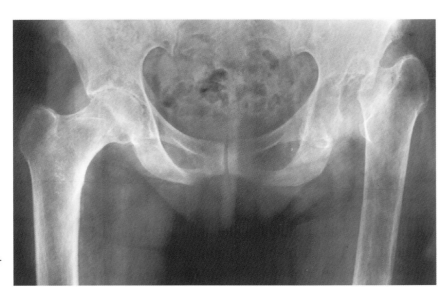

图74.6　左侧无痛性髋关节神经病变患者的骨盆正位片

度受限。7位患者存在明显的异位骨化风险，术后36小时给予单次700 cGy治疗，患者均无异位骨化形成。术后患者均未出现脱位、感染、深静脉血栓形成或新发脑血管意外。作者得出结论，这类患者中Brooker3级和4级的患病率（22%）明显高于一般人群（4%），因此既往脑血管意外患者行全髋关节置换术后，应进行放射治疗。

对于年轻患者头部创伤继发的髋关节疼痛性创伤性关节炎，甚至股骨头骨坏死，全髋关节置换术也是推荐的治疗手段。此类患者通常痉挛明显，术后应制动3~4周，甚至可使用髋关节石膏或外展支具，来预防术后脱位或关节挛缩。

Charcot关节

神经性Charcot关节，无论哪个关节受累，在矫形外科领域都极具挑战。明确诊断对于髋关节神经病变的治疗至关重要（表74.5）。髋关节神经病变常见的病因包括三期梅毒，脊髓空洞症和糖尿病（最常见）。

准确的病史采集和体格检查对于明确诊断必不可少。同时应将体格检查与X线检查相结合（图74.6）。临床无症状或轻微症状的患者，若影像学发现明显破坏改变，应警惕神经性关节炎的可能。

如果患者髋关节无疼痛症状且功能良好，则无须治疗。若出现疼痛（假性Charcot关节）或功能受损，应尽量长时间进行包括保护下负重在内的保守治疗，然后再考虑手术干预。手术治疗方式较为有效，髋关节融合术据报道不愈合率较高，甚至有报道中不愈合率为100%。

历史报道中全髋关节置换术成功病例也较为有限，尤其是存在明显神经病变或共济失调的患者。尽管文献报道的病例数都较小，可能不能较好地反映髋关节神经病变的整体情况，但报道中术后表现均欠佳（表74.5）。文献均强烈建议将Charcot关节作为全髋关节置换术的禁忌证。在文献报道的十几例患者中，只有1例术后表现较好。其余患者，即使采用了大范围的全髋置换手术设计，但术后效果均不理想。采用切除关节成形术可能是治疗这类患者的髋关节疼痛的唯一可行方案。据本章作者所知，

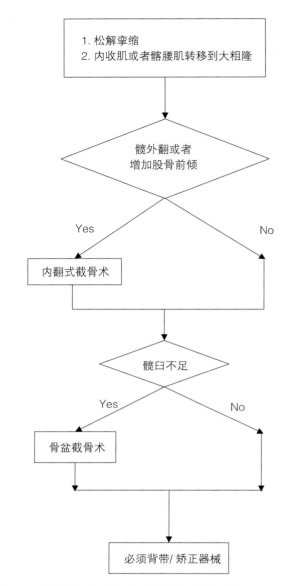

图74.7 成人脊髓灰质炎患者髋关节不稳定的治疗方案

1988年之后便不再有关节神经病变行全髋关节置换术的报道。在一篇关于梅奥诊所的关节登记系统的回顾中，发现共5例诊断Charcot关节行全髋关节置换术的病例。然而进一步回顾病例记录，5例中只有2例是真正的关节神经病变，并有脊髓痨病史；2例手术（分别为1979年和1982年）术后均出现了松动、反复脱位，并最终移除假体。

引起肌力下降的疾病（松弛性髋关节病）

与松弛性麻痹相关的神经肌肉疾病包括：脊髓灰质炎、脊髓脊膜膨出、Charcot-Marie-Tooth病（腓骨肌萎缩症），以及老年期的唐氏综合征。

脊髓灰质炎

由于脊髓灰质炎主要影响前角细胞，患者感觉功能和智力心理水平均不受影响。因此患者配合度较好，通过松解或转移来重塑肌肉平衡可以取得良好效果。和痉挛性患者一样，脊髓灰质炎患者屈肌和内旋肌群过紧对伸肌和外展肌群的压制会引起髋关节半脱位或脱位。在儿童期，由于髋关节外翻和股骨前倾过大，髋关节不稳定性逐渐进展。除明显骨盆倾斜外，患者中连枷髋很少出现脱位。患者较高一侧髋关节内收，而较低侧可能出现外展挛缩。在这种情况下，进行内收肌松解可以调整骨盆平面，还原正常状态。

儿童期出现髋关节半脱位的患者可通过一系列手术来加强肌肉平衡，包括将内收肌转移到坐骨或将髂腰肌转移到大转子外侧（图74.7）。如果患者的半脱位／脱位与髋关节外翻及股骨前倾有关，可行内翻去旋转截骨术进行矫正。髋臼发育不全可以通过骨盆截骨术例如Pemberton截骨术或髋臼造顶术，Chiari骨盆内移截骨术，或髋臼周围截骨术来矫正。为了获得髋关节稳定，肌肉平衡至关重要，因此通常手术必须股骨和骨盆截骨术相结合。如对侧髋关节出现外展挛缩，也必须进行松解，否则术后盆腔倾斜再发，将导致手术截骨后半脱位复发。上述手术通常用于儿童期患者，但对于年轻成人患者，如出现类似的发育异常（无关节炎改变），这些手术也可以取得好的效果。

2010年Sierra等报道了9例诊断为脊髓灰质炎继发麻痹性髋关节发育不良患者进行的髋臼周围截骨术（Bernese手术）。在平均103个月的随访中，所有患者的疼痛程度均有所下降，但8个未失访的患者中只有2个患者的外展肌强度有所改善。所有患者的髋臼指数和股骨外侧角均得到改善。作者得出结论，Bernese髋臼周围截骨术可提供优秀的髋关节包容，在脊髓灰质炎继发髋关节发育异常的患者中，可以改善疼痛，并可能减缓髋骨性关节炎的进展。

老年脊髓灰质炎伴发髋部半脱位患者更易进展为关节炎，而完全脱位患者髋很少出现疼痛。脊髓灰质炎患者股骨头变形情况与在痉挛性髋关节半脱位／脱位患者中观察到的不同。肥厚的圆韧带带来的压力会使患者未覆盖的股骨头出现内侧扁平，而痉挛性半脱位／脱位髋会出现后外侧扁平。

全髋关节置换术

对于有行动能力的成年脊髓灰质炎患者，髋关节疼痛性关节炎致残可能性极高。如果关节炎不进展，Chiari截骨术或内翻旋转截骨术达到缓解疼痛的效果。但是如关节炎进展，关节活动度下降，那么骨盆和股骨截骨术均应排除使用。这些情况下，手术方式应选用髋关节融合术或全髋关节置换术。现在，无论患者还是医生都更加倾向使用全髋关节置换术。上文提到，髋关节融合术可以缓解疼痛，并可以恢复患者坐立和行走能力。更重要的是，对于松弛性麻痹的患者，手术成果不依赖于肌肉力量或平衡来保持关节稳定性和功能。全髋关节置换术可以为髋关节提供有功能、无疼痛的关节活动度，让患者实现坐立和行走。然而，如果肌力下降严重，尤其是外展肌群丧失功能，髋关节稳定性将受损。使用限制性假体可能对这个问题有所帮助。当存在严重肌力下降时，应考虑使用髋关节融合术。

据作者所知，只有1篇相关报道，报道中一位患有脊髓灰质炎伴严重髋关节麻痹的患者，患肢行髋关节置换。原因可能是这类患者关节受力显著下降，因此退行性病变极少发生。在Wicart的报道中，两位患者中1位诊断为股骨头半脱位，1位诊断为股骨头骨坏死，分别随访了1年和3年，术前半脱位患者术后出现了前脱位。骨坏死患者术后运动评分提高，但半脱位患者无改变。

脊髓脊膜膨出

近20年来，得益于早期脊柱缺损闭合及脑积水脑室-腹腔分流术的重点开展，这类患者生存率大幅提升。由于下肢感觉缺失和骨盆倾斜发生可能性大，这类患者的髋关节病变治疗较为复杂。

脊髓损伤节段（通过最低位的有功能神经根来定位），不仅决定了患者行动能力是否受损，也决定了髋关节不稳定的发生风险。肌力定位在L2节段的儿童行走只需要借助助行器或拐杖，但到青少年期后会逐步发展为长期借助轮椅。L3，L4神经根完好的患者股四头肌肌力良好，通常都可以从事社区内活动，尽管部分患者可能需要使用矫形支架。如果腘绳肌活动良好，患者通常行动能力预后较好。上述节段损伤的患者髋关节半脱位发生率最高，主要因为髋关节屈肌和内收肌群功能完整，但伸肌和外展肌群功能缺失或减弱。根据Sharrard报道，如果不进行治疗，儿童患者中有60%将在3年内发展为髋关节半脱位。涉及L5水平的患者，由于股四头肌肌力强，腘绳肌活动良好，外展肌或伸肌群存在部分活动能力，这类患者很少出现髋关节不稳定。就多数情况而言，损伤水平在S1及以下的患者不会出现髋关节不稳定。

文献的普遍共识是，如果股四头肌功能缺失，那么不应进行任何髋关节复位的治疗。如发生挛缩应采用松解或截骨的方式，使患者可以使用助行器完成坐立。这类患者中如出现脱位，无论单侧还是双侧，成年后不会出现疼痛，并且关节活动度足够借助轮椅实现日常功能。由于L5以下损伤极少出现髋关节脱位，这类患者远期不会存在问题。

L3和L4节段受累患者髋关节脱位的治疗上仍存在争议。部分术者主张只针对挛缩进行纠正，另一部分术者推荐所有脱位和半脱位均应复位。这类髋关节复位往往采用切开复位，内翻旋转截骨术，骨盆截骨术或部分手术相结合。一些术者推荐将髂腰肌或外侧斜肌转移到大转子。这些手术的目的在于恢复髋关节位置，并改善外展肌群肌力。此外，将内收肌移至坐骨可去除导致变形的力量，并改善伸髋功能。

髋关节稳定性对于行走能力是否重要目前仍无定论。Root等回顾了100多例脊髓脊膜膨出患者进行髋关节复位的病例。所有L2及以上节段损伤的患者均复位失败，而L5或S1节段损伤的患者都非常稳定。在L3或L4节段的30个髋关节中，60%存在持续的关节不稳定，术后复位成功患者关节依旧不稳。所有股四头肌功能良好的患者，复位术后均达到了行动功能和关节稳定性改善的效果。

Feiwell等报道了76名5岁以上髋关节不稳定性的脊髓脊膜膨出患者。在中腰髓损伤的患者中，稳定性不影响行动能力。患者如无既往手术史，髋关节不会出现疼痛，且半脱位／脱位的发生不会引起关节活动度的明显下降。对于患者半脱位的情况，作者推荐采用内收肌腱切断，内侧关节囊切开和髂腰肌松解进行治疗。但是，这项研究的平均随访时间

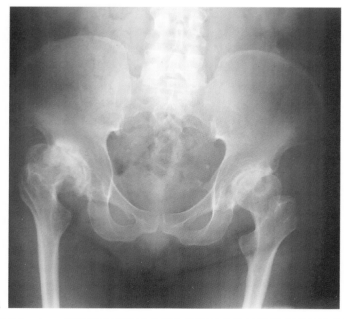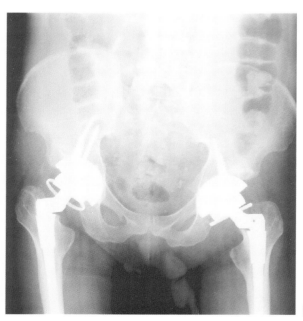

图74.8　A. 38岁诊断为唐氏综合征合并严重症状性髋关节退行性病的患者，患者髋关节有功能。患者韧带松弛增加；B. 双侧植入非骨水泥假体1年后同一患者的骨盆的X线照片。由于患者关节过松，双侧均使用限制性内衬以预防错位发生和认知功能差的情况出现

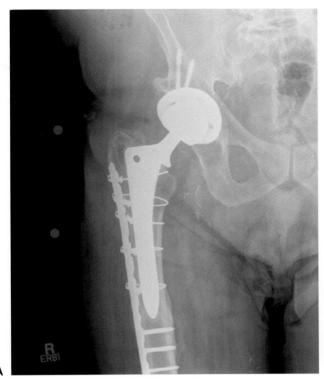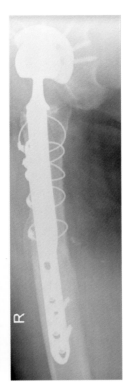

图74.9 A，B. Charcot–Marie–Tooth病患者全髋关节置换术后的前后、侧位片。患者未出现疼痛，在5年随访中没有出现松动的迹象

少于10年，在最后一次随访时患者年龄均未超过29岁。

全髋关节置换术

我们所知，针对成年脊髓脊膜膨出患者，只有1个病例报告，报道了1例神经源性晚期关节炎伴发髋关节半脱位患者进行全髋关节置换术的治疗。Shah和Barrack报道了一名46岁有社区内活动能力的患者，诊断为L4节段的脊髓脊膜膨出，有逐渐恶化的长期左腹股沟和大腿疼痛病史。X线显示左髋关节神经源性发育不良，关节半脱位，终末期关节炎。患者随后采用了后侧入路的全髋关节置换术治疗，术中使用骨小梁金属髋臼组件和模块化非骨水泥股骨柄。术后随访了2年，患者临床指标恢复良好。髋关节无脱位发生，无两侧组件均未观察到松动。作者建议脊髓脊膜膨出患者进行全髋关节置换术治疗时应谨慎，同时认为某些新技术的出现可能使关节植入成功率提高。

对梅奥诊所关节登记系统的回顾中发现，3名患有低腰椎水平脊髓脊膜膨出的患者进行了针对严重疼痛和关节不稳的全髋关节置换术治疗。通过5～10年的随访发现，所有患者预后均不好，主要表现在疼痛和关节不稳的复发。由此看来适当的屈曲，外展和伸展肌力是预后效果满意的关键因素。如果肌力不理想，应考虑替代治疗方案，比如切除关节成形术。髋关节症状性关节炎（最好无神经性关节病）且髋关节周围具有足够肌肉支持的患者应行全髋关节置换术。

唐氏综合征

唐氏综合征患者中8%～28%会发生髋关节疾病，髋关节脱位、发育不良、股骨头骨骺滑脱、Perthes病和股骨头骨坏死等疾病发生率增高。患者在髋关节解剖上存在天生差异，包括髋臼深度增加，前倾减小，以及髋臼定比正常偏水平。这些变异事实上对髋关节稳定性有益，但是关节囊松弛，以及关节活动度，尤其是外旋增加，可能会导致髋关节更易发生关节炎。随着唐氏综合征患者寿命的增加，全髋关节置换术在终末期关节炎和髋关节疼痛患者中作用越来越显著。需要注意一点，如需进行手术干预，需行颈椎X线检查以排除C1-C2不稳定的情况。

Cabanela和Weber报道了4位唐氏综合征患者中进行的7例全髋关节置换术治疗。平均随访时间1～15

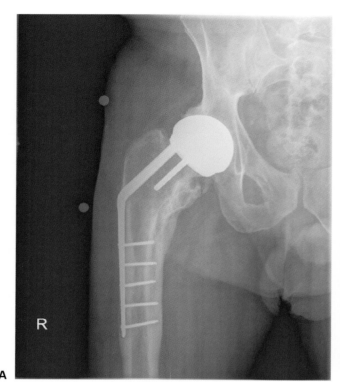
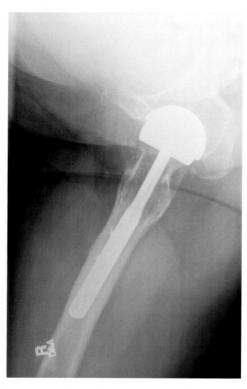

图74.10 A，B. 文章主要作者在脑性瘫痪患者中进行的髋关节置换关节置换术，该患者既往已行股骨近端截骨术，到目前为止，结果较好。术后1年时，患者保持有行动能力，未诉疼痛，无关节不稳发作，无松动迹象

年，其中全部3例骨水泥假体患者术后效果均优良，使用非骨水泥限制性髋臼假体患者中，2例因松动进行了翻修，2例假体在位（图74.8）。一位双侧髋关节受累患者由于术前认知功能较差，术中使用限制性髋臼假体。截止到最后一次随访，没有患者出现髋关节脱位。这个小病例数的研究提示唐氏综合征患者如果髋关节功能足够且症状较重，可以使用全髋关节置换术治疗。

Kioschos等的报道也得出了类似的结果。1999年该报道作者对6位唐氏综合征患者中的9例髋进行了研究。患者平均手术年龄36岁（22～47岁），术前均有活动能力，3例髋使用了扩髓双极人工股骨头置换术以预防术后关节不稳，其余6例使用标准全髋关节置换术。术后2例预防性使用髋关节支架，3例使用石膏固定。手术使用后侧入路，术中3例进行了转子截骨术和扩大截骨。术后未出现切口及麻醉并发症。平均随访7.75年。1例股骨头置换术患者术后5天出现脱位，进行了切开复位术。该患者之后关节稳定性方面再未出现问题。另一位患者翻修后出现了髋臼骨溶解。该翻修术因骨不连和转子向上移

位而较为复杂。作者认为由于患者对于问题理解困难，所以关节功能评分虽然较低，但并不可靠。在

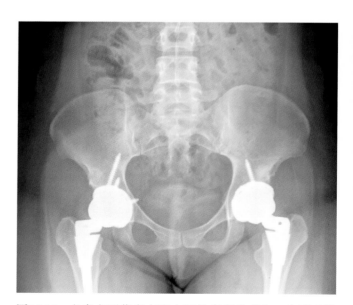

图74.11 文章主要作者在两个脑性瘫痪患者和一个唐氏综合征患者（双侧行全髋关节置换术）中使用了双动髋臼杯系统。其中2位脑性瘫痪患者均随访1年，2位患者都维持了原有的行动能力，并且没有出现关节不稳定或松动的迹象。在2年随访中，唐氏综合征的患者（如上所示）表现优异，没有出现脱位并可保持社区行走能力

最后一次随访时，所有患者均有行动能力，而且髋关节功能并未受限。

2010年，Kosashvili等报道了其手术经验，文章入组7名患有唐氏综合征的患者，共进行了9例全髋关节置换术。手术时的平均年龄为35岁，平均随访时间为10年。报道中患者HSS评分得到显著提升，从术前的平均41分提升到术后平均80分（$P < 0.01$）。在最后一次随访时，2例股骨柄松动进行了翻修（分别在术后6年和16年）。6例因患者通过常规方法（调整下肢长度和排除撞击症）无法实现髋关节稳定，术中改为限制性内衬。截止到最后，无髋关节脱位发生。作者得出结论，全髋关节置换术对唐氏综合征伴髋关节疾病患者的干预效果可靠，但由于患者关节存在过松弛倾向，术中稳定性评估需十分小心，并根据评估进行手术。

Charcot–Marie–Tooth病

尽管Charcot-Marie-Tooth病患者髋关节稳定性很少出现问题，但其晚年可能会发生骨性关节炎，从而需要进行全髋关节置换术治疗。置换术后髋关节不稳定的问题与脊髓灰质炎患者类似。如果肌力过低，术后极不稳定，则应使用限制性装置（图74.9）。

年轻成年患者的其他麻痹性髋关节病及全髋关节置换术

1999年，Wicart等（37）报道了在14位神经肌肉髋关节疾病患者中进行的18例骨水泥固定的关节成形术。病例包括6例脑性瘫痪患者，1例头部创伤后瘫痪的患者，6例脊髓病变患者（2例Friedrich共济失调，2例急性早期脊髓灰质炎，1例血管性损伤，1例骶骨发育不全，1例颈椎创伤），和1例肌强直性肌营养不良（Steinert病）的患者。其中14例的手术指征是由髋关节麻痹引起（4例脱位，6例半脱位，3例儿童期髋关节手术并发症和1例神经性髋关节病），另有4例与麻痹无关（1例股骨头骨坏死，3例髋关节退行性病变）。患者的手术平均年龄为40岁（19～64岁），平均随访时间为5.6年。11位患者术前有行走能力，3位无行动能力。3例髋出现异位骨

化，但不存在功能影响。2例出现转子不愈合，4例术后4个月内发生脱位，但复位后均未复发。1例术后13年发生髋臼松动，进行了翻修。最后一次随访时，有3例股骨假体X线片观察到松动现象。作者得出结论，这类患者使用全髋关节置换术治疗，可以达到关节活动度满意，疼痛缓解，髋关节功能均提升的效果。

髋关节表面置换与双关节髋臼杯系统

尽管我们所知，至今仍没有专门针对此类患者的长期研究，但髋关节表面置换和双关节髋臼杯系统这两项技术的出现在治疗这些复杂患者的方面显示出潜力。这两项技术可能比标准全髋关节置换术可提供更好的关节稳定性，因此对于髋关节神经肌肉疾病患者的治疗，在考虑全髋关节置换术的同时应考虑这两项技术。

髋关节表面置换术使用金属组件覆盖股骨头，并与髋臼假体匹配。这项术式在神经肌肉病变患者中主要有两项优势：增加关节稳定性（由于股骨头较大），以及避免股骨髓内植入假体。后一项在神经肌肉病患者中尤其具有优势，通常此类患者既往有髋关节截骨手术史，导致无法使用股骨髓内植入假体（图74.10）。

相似的，在这类复杂患者中，使用双关节髋臼杯系统（或双动髋臼杯系统）可以提供优于标准全髋关节置换术的几个优势。特别是双动系统，可增加关节活动度，使用股骨头假体型号与天然大小相似，这可降低脱位风险（图74.11）。

2012年，Prosser等报道了髋关节表面置换术联合股骨近端截骨术用于治疗脑性瘫痪患者的疼痛性髋关节半脱位。在对19位患者（20例髋关节）平均随访8年后发现，18名患者中的16名疼痛完全缓解，并对手术满意。20例髋关节中，7例（35%）出现了明显的外科并发症，包括2例早期脱位，3例股骨翻修和两个创伤性股骨颈骨折（随后进行了翻修）。

然而，没有出现因关节不稳定而进行的翻修术。作者得出结论，髋关节表面置换术联合股骨近端截骨术理论上可作为脑性瘫痪患者疼痛性髋关节半脱位（或脱位）的可行手术方案。尽管结果较

好，但作者并不推荐这项术式。

结论

神经肌肉疾病患者的髋关节病理学治疗应从预防开始，特别是因原发病未经治疗可能导致髋关节不稳的患者。一旦关节稳定性出现问题，病变将更难治疗，并发症更加常见。近些年，全髋关节置换术逐渐在这类疾病的治疗中发挥作用。患者及家属对全髋关节置换术优势的了解逐渐普及，相比其他手段更加倾向此术式。尽管如此，术者应清楚这类患者手术的适应证、手术技巧及可能的并发症。

Michael E. Berend

第75章　髋臼内陷的人工全髋关节置换术

简介

髋臼内陷是指股骨头内移至髋臼内侧壁或髋臼顶的内侧（图75.1）。这种髋关节的异常解剖可能与髋关节早期退变性病变有关。髋臼内陷的人工全髋关节置换术存在诸多挑战：手术显露，脱位，髋臼处理和骨移植，下肢长度和偏心距的恢复等。本章将重点讨论髋臼内陷患者的临床及影像学评估，人工全髋关节置换术的手术技术及预后。

历史

髋臼内陷，又称髋关节内陷或Otto骨盆，多见于炎性关节炎患者，如狼疮，强直性脊柱炎和类风湿性关节炎（图75.1）。双侧发病者居多。年轻患者中，如果炎性关节炎无法排除，髋臼内陷可作为风湿学评估依据。术前应仔细评估相关药物，尤其是针对炎性疾病的新型生物制剂，因为他们可能会增加关节置换的感染风险。

临床检查

充分了解患者病史的前提下，应进行详细的体格检查。同询问病史类似，体格检查应着重于潜在的，可能影响脊柱及其他关节的系统性炎性疾病。这通常会造成髋关节固定屈曲畸形及脊柱活动度受限。需评估患者步态及仰卧位、站立位下肢长度。

髋关节活动度需仔细量化。更为重要的是，髋关节屈曲挛缩及活动度受限在双侧炎症性关节炎及髋臼内陷的患者中更为常见。内收挛缩畸形伴主动被动内收受限较为常见，术中需注意及评估。仰卧位及站立位评估有助于全面地对髋臼内陷相关畸形

的严重程度及相互关系的动态评估。通常，内旋及屈曲受限需注意。对伴有严重内收挛缩的患者行人工全髋关节置换术时，需行内收肌松解术以改善术后外展功能。

应仔细检查脊柱固定畸形，因为如果没有充分的术前教育，畸形可能无法纠正，甚至加重功能性下肢不等长。步态，单腿站立，侧卧主动外展下肢是判断下肢外展肌力及整体性的重要指标，应引起重视。通常，所有的髋关节畸形和挛缩对功能性下肢长度的影响均可在步态分析中充分察觉。

影像学评估

髋关节前后位X线片用于评估髋臼位置。应了解髋关节及骨盆及股骨和髋臼常规标志点。标出髂坐线或克勒氏线，起自坐骨大切迹，沿骨盆后柱向远

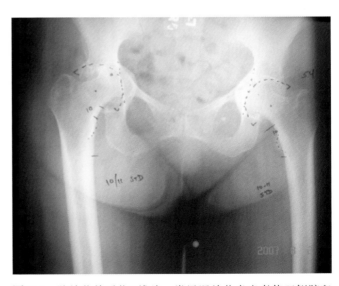

图75.1　髋关节前后位X线片：类风湿关节炎患者伴双侧髋臼内陷。双侧股骨头突破髂坐线。术中模板测量显示生物型臼杯计划安放于解剖位置

端延伸，直至坐骨支内侧边界。如果股骨头达到或超过髂坐线，即可定义为髋臼内陷。严重病例中，股骨大转子区域可与骨盆接触（图75.1）。影像学双下肢不等长及偏心距应同对侧对比测量。通常，偏心距越小，手术暴露越困难，坐骨神经越接近髋臼。应注意有无骨盆固定倾斜及评估股骨头旋转中心的位置。

在髋臼假体松动导致假体内移和内陷的病例中，其他检查也非常重要。除了常规的X线片，骨盆CT有助于加深理解骨盆畸形。在复杂畸形病例中，骨盆3D重建技术也有助于加深理解畸形及制定手术计划（图75.2）。在髋臼内壁完全缺损，髋臼假体明显内移的病例中，需要行动脉造影已确定髂血管与假体的相对位置（图75.3）。在严重畸形的髋关节翻修病例中，处理髋臼，取髋臼假体时，腹膜后入路能更好地保护髂血管。

术前计划

髋臼内陷的人工全髋关节置换术的手术目标是尽可能在解剖位置重建髋关节中心。这将是旋转中心向外侧及远端移位。实现髋臼重建目标的一种方法是将臼杯内缘毗邻克勒氏线放置。在股骨获得完全重建，畸形纠正后，下肢长度及偏心距也相应增加。与髋关节发育不良相比，试模复位后的活动度

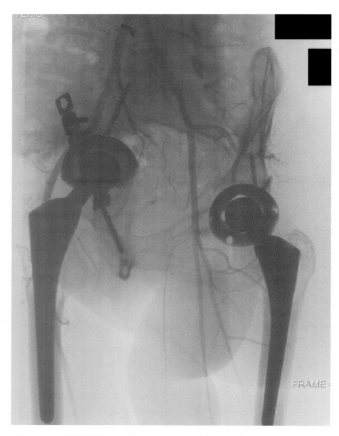

图75.3 血管造影显示髋臼内陷，臼杯明显内移并反转。髂血管与臼杯相对位置偏移

会减少，但较术前会增加。

通过数字或胶片术前模板测量，预估髋臼及股骨假体型号。应备多孔臼杯。根据患者解剖特点备不同偏心距和符合不同股骨远端解剖形态的股骨柄假体。

手术挑战

髋臼内线的初次全髋关节置换术或翻修术具有特有的手术困难。入路应根据术者经验及畸形程度来仔细评估。髋臼内陷的初次全髋关节置换术，髋关节脱位往往是一个挑战。髋关节活动度通常明显受限。坐骨神经距离股骨及手术操作区域非常近，尤其是后外侧入路。髋臼周围及股骨近端关节囊有效松解可以增加髋关节活动度及髋关节脱位的安全性。暴力操作有可能导致股骨骨折，应有效显露及合理利用拉钩。在特殊的翻修病例中，必须去除髋

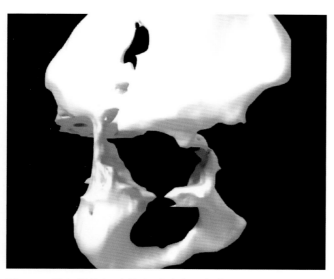

图75.2 髋臼假体松动伴有严重髋臼内陷，髋臼内壁缺损病例，依据CT数据获得右侧骨盆的3D重建图像/模型

臼周围的骨块以安全显露假体与骨的毗邻关系，方可取出假体。

如果脱位困难，可以选择原位截骨。原位截骨之前，安放拉钩保护周围组织，股骨颈平行截骨后去除中央骨块即"餐巾环"型截骨。然后用螺纹斯氏针（Threaded Steinmann Pin）或取头器将股骨头取出，或者直接用髋臼锉锉掉。在关节强直或髋臼严重内陷的翻修术中，转子间截骨或有助于增加显露。

骨移植

髋臼内陷的初次人工全髋关节置换术及翻修术中，经常需要内侧中央骨移植。初次人工全髋关节置换病例中，股骨头有充足的骨量。可以利用髋臼

锉或骨锉将股骨头粉碎。我们已经发现，负重区的骨移植可较好地重塑并重建髋臼缺损。非负重区的骨块逐渐被吸收。活检证实这些内侧移植骨可行有效（图75.4，图75.5）

手术技术

髋臼重建的整体目标是尽可能地将髋关节旋转中心放在解剖位置。所以，髋臼杯安放位置较原髋臼相对外移。由于髋臼内壁较薄，所以髋臼锉处理内壁时一定要倍加小心。利用髋臼锉及刮匙轻柔去除内壁软骨及软组织，骨面充分渗血以使移植骨结合，髋臼杯固定和骨长入/骨长上。

应用较髋臼空腔直径稍大（大1~2mm）的髋臼锉处理髋臼边缘。处理髋臼需要最后的髋臼锉位于合适的解剖位置。最后的髋臼锉型号一般小于髋臼杯1mm，但具体要根据植入假体的设计来定。安放假体试模或者术中透视确定试模位置。

根据内陷的严重程度，初步处理完髋臼之后，可以将小块移植骨植入假体的内侧。将其植入髋臼

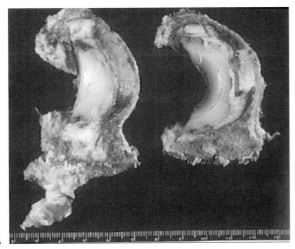

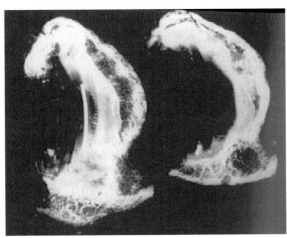

图75.4 髋臼内陷病例活检，小块移植骨，吸收性明胶海绵，骨水泥型假体。显示部分移植骨与宿主骨骨长入（A）和切片X线片（B）

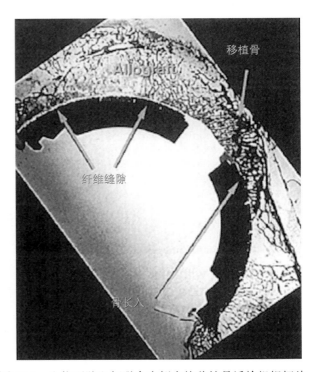

图75.5 生物型髋臼杯联合内侧大块移植骨活检组织切片。纤维缝隙显示移植骨与多孔涂层髋臼杯已经连接。移植骨与宿主骨已经连接。宿主骨与髋臼杯多孔表面接触处，骨长入相对较少

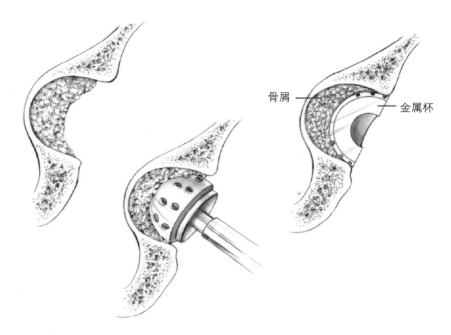

骨屑　　　金属杯

图75.6 松质骨植入髋臼以使缺损处与金属外杯匹配。（左）植入松质骨，（中）较金属外杯小1～2mm的髋臼锉反锉，（右）安放金属外杯，保证边缘接触

底部，用最后一锉小（2～4mm）的半球锉反锉髋臼。这样可以将移植骨均匀分散并压配在髋臼底部。满意的宿主骨显露，应使生物型髋臼杯获得初始稳定。

髋臼杯打入处理好的髋臼中，并获得边缘固定。翼或栓可起到辅助固定作用以获得压配初始稳定性。在复杂的骨移植病例中，可使用螺钉固定增加髋臼杯初始稳定。然后安放髋臼内衬。按照操作规范处理股骨侧。应注意下肢长度及偏心距，试模复位后选择最终的股骨假体（图75.6和图75.7）。

初次人工全髋关节置换术比人工全髋关节翻修术

将我们单中心过去20年所有髋臼内陷的患者进行分类，我们发现相比于初次人工全髋关节置换术，在翻修术中髋臼内陷更为常见。而且髋臼内壁缺损也更常见（图75.8～图75.10）。

严重骨缺损中，可能需要髋臼加强块（图75.11）。

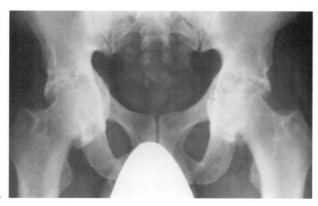
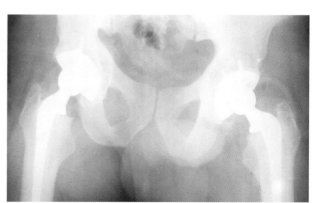

A　　　　　　　　　　　　　　　　　　B

图75.7 强直性脊柱炎患者伴髋臼内陷。术前X线片（A），术后X线片（B）。（B）显示通过生物型假体髋臼边缘固定，同种异体骨移植内侧支持实现髋关节旋转中心解剖位置重建

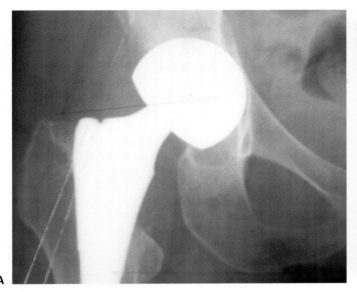
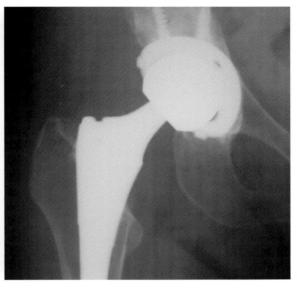

图75.8 A.术前髋关节前后位X线片。半髋关节置换术后髋臼腐蚀使股骨假体内移至髂坐线内侧，造成髋臼内陷。欲行保留股骨柄的部分髋关节翻修术；B.术后髋关节前后位X线片。内上壁的移植骨已与生物型髋臼杯及螺钉结合

假体选择

髋臼内陷患者行关节置换的中长期随访研究表明生物型髋臼杯相比于水泥型髋臼杯更为耐用。而且水泥型髋臼杯翻修率更高。甚至，在一些严重髋臼内陷，ⅢB型髋臼侧骨缺损，所谓的"上移加内移"的病例中，可能出现骨盆不连续（图75.12）。

在不合并骨盆不连续的病例中，骨移植技术或髋臼加强块有可能被采用。

疗效

髋臼内陷病例中，生物型髋臼杯联合内侧骨移植技术具有极佳的假体在位率，有关生物型、水泥型髋臼杯的临床效果文献已经发表。

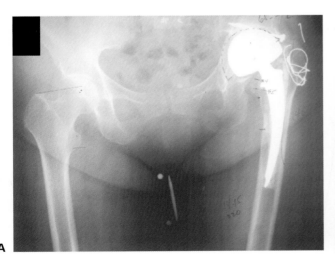
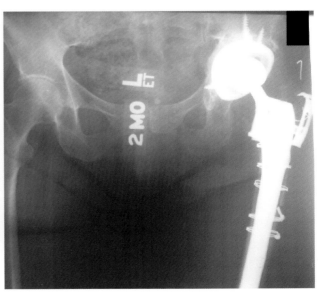

图75.9 A.术前骨盆正位X线片。双动头半髋关节置换术后髋臼腐蚀使股骨假体内移至髂坐线内侧，造成髋臼内陷。欲行髋关节翻修术；B.术后骨盆正位X线片。多孔钽金属翻修杯，螺钉及内侧移植骨固定

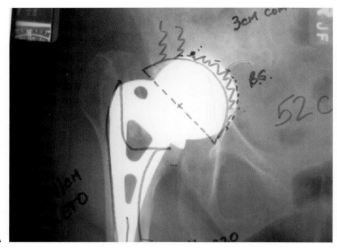

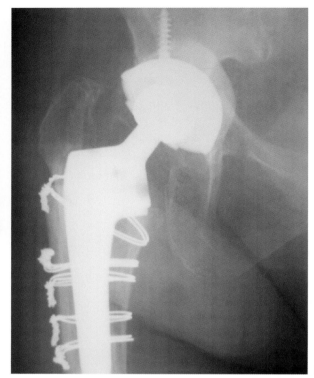

图75.10　A. 术前右髋前后位X线片。髋臼腐蚀使股骨假体内移至髂坐线内侧，造成髋臼内陷。欲行髋关节翻修术；B. 术后右髋前后位X线片。生物型髋臼杯，螺钉及内壁、上壁移植骨固定

总结

髋臼内陷对于重建髋关节是一个挑战。我们发现于解剖位置安放髋关节假体具有挑战性，需要深思熟虑。这可通过仔细磨锉髋臼内壁，中央骨移植，宿主髋臼边缘加螺钉固定髋臼杯来实现。我们的数据表明相比于水泥型髋臼杯，生物型髋臼杯在髋臼内陷的人工全髋关节置换术中具有更好的假体在位率。

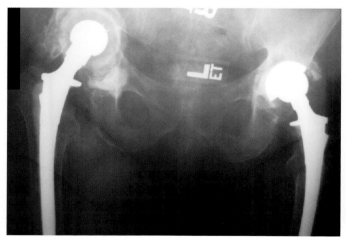

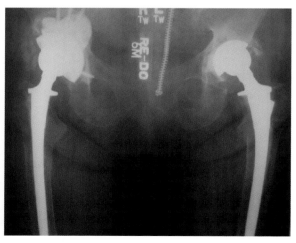

图75.11　A. 术前骨盆正位X线片。水泥型髋臼杯松动伴有严重的髋臼腐蚀及髋臼内陷。ⅢB型髋臼侧骨缺损；B. 术后骨盆正位X线片。多孔钽金属髋臼杯联合2块多孔金属加强块，螺钉固定。安放髋臼杯前内侧骨移植

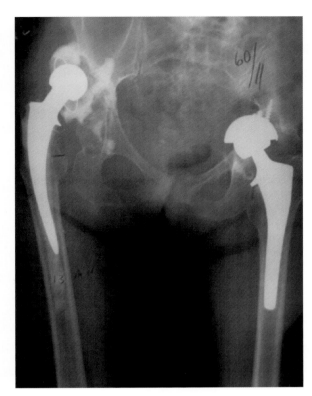

图75.12 骨盆正位X线片。左侧严重髋臼内陷。生物型髋臼杯松动。假体移至髂坐线内侧

Muyibat A. Adelani

Gregory G. Polkowski

John C. Clohisy

76

第76章 极年轻患者的人工全髋关节置换术

人工全髋关节置换术作为终末期髋部疾病的有效治疗手段，可以显著缓解患者疼痛，改善患者功能。虽然人工全髋关节置换术最初是针对于年老的，要求低的患者，但是对于进展性髋部疾病的年轻患者，同样可以缓解症状。然而，由于年轻人群中髋部疾病的种类，通常伴有的畸形，手术治疗需要较好的长期临床疗效，对于极年轻患者（30岁以下）的患者行人工全髋关节置换术，需要特殊考虑。本章节将系统回顾年轻患者髋部疾病的病因，讨论这一特殊人群的围手术期的注意事项，并总结其临床疗效。

极年轻患者的终末期髋部疾病

以往，人工全髋关节置换术主要针对年轻的类风湿关节炎患者。实际上，关于年轻患者行人工全髋关节置换术的相关文献报道并不在少数。但是，由于抗风湿药物的应用，此类患者逐渐减少。现代髋部疾病表明股骨头坏死和继发性髋关节炎（髋关节发育不良或者儿童期髋部疾病后遗症，比如骨骺滑移，Perthes病，或化脓性关节炎）相关报道已经多于类风湿关节炎（图76.1）。其他少见疾病包括其他炎症性疾病，比如强直性脊柱炎和罕见的骨骼系统发育不良疾病，如脊柱骨骺发育不良。见表76.1诊断全面总结。

术前考虑

尽管患者年轻，人工全髋关节置换术的主要目标-缓解疼痛，改善功能仍是首先需要考虑的。但是，此类患者中功能改善目标与典型的人工全髋关节置换患者有很大不同。尽管一些患者受自身疾病

（如累及多关节的类风湿关节炎或行动不便的大脑发育不良和髋臼发育不良）所限制，大部分30岁以下的年轻患者具有活动量大，需要继续上学、工作或娱乐的特点。术前一项重要的任务是术前教育。重要的是要让患者确立关于功能和假体寿命的合理预期。通常来说，患者应禁止参加髋关节有较大风险的活动。尤其是鼓励患者参加低负重的活动，如游泳，骑车，尽可能地延长假体寿命。即便如此，年轻患者仍要有接受至少一次髋关节翻修术的心理准备，因为他们的平均寿命要长于假体使用年限。

对于行人工全髋关节置换术的年轻患者来说，第二重要的便是保留骨量及软组织。保留周围骨量及软组织对于髋关节功能和将来手术成功与否至关重要，因为他们有很大可能将来接受人工髋关节翻修术。由于畸形和既往手术史，这个目标可能有些复杂。所以，由于年轻患者行人工全髋关节置换术的复杂性，需要仔细的术前计划，比其他普通患者更为全面的综合考量。

此类患者中，畸形，比如髋臼缺损，股骨近端畸形，下肢不等长并不少见（图76.2）。另外，有较多的年轻患者既往有手术史，髋部可能有残留内固定，瘢痕和异位骨化。外展肌无力，骨缺损，和/或严重关节僵直受累的髋关节更增加了手术难度。体格检查，普通X线片，有时特殊情况下可能需要进一步检查。

一旦确定存在上述情况，在手术计划中必须加以处理。必须辨认出既往髋关节手术切口，因为既往的手术入路可以提供软组织条件的线索。是否沿用既往切口取决于手术需要的显露，经常被其他因素影响，如异位骨化，残留的内固定，和广泛显露

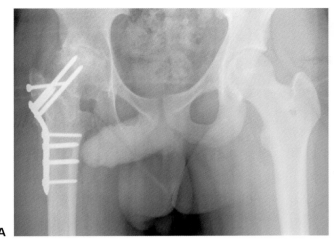
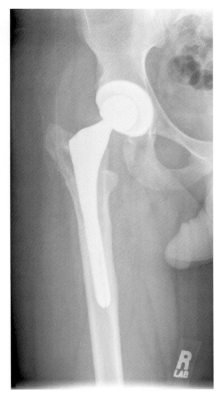

图76.1 A. 术前骨盆正位X线片，17岁男性，股骨头骨骺滑移髋关节外科脱位和股骨近端截骨术后2年残留畸形；B. 术后X线片，内固定取出联合人工全髋关节置换术

表 76.1	30岁以下THA适应证——文献综述					
	THA1988年以前	%	1THA1988年以后	%	总结	%
少年性类风湿关节炎	164	49.5	103	25.4	267	36.2
髋关节发育不良	35	10.6	59	14.6	94	12.8
创伤后关节炎	27	8.2	11	2.7	38	5.2
股骨头坏死	25	7.6	141	34.8	166	22.6
强直性脊柱炎	24	7.3	6	1.5	30	4.1
Perthes病	11	3.3	22	5.4	33	4.5
化脓性关节炎	10	3	6	1.5	16	2.2
股骨头骨骺滑移	9	2.7	16	4	25	3.4
急性骨折	0	0	4	0.99	4	0.54
其他骨骼发育不良						
多发骨骺发育不良	2	0.60	5	1.2	7	0.95
脊柱骨骺发育不良	0	0	3	0.74	3	0.41
股骨近端骨缺损	1	0.30	0	0	1	0.14
其他炎症性关节疾病						
系统性红斑狼疮	5	1.5	0	0	5	0.68
银屑病性关节炎	0	0	1	0.25	1	0.14
其他结缔组织病						
皮肌炎	2	0.60	0	0	2	0.27
先天性结缔组织发育不全综合征	1	0.30	0	0	1	0.14
其他	15	4.5	28	6.9	43	5.8
总结	331		405		736	

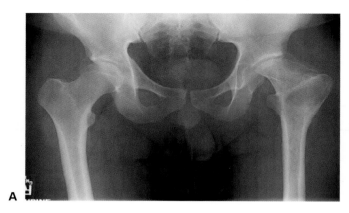

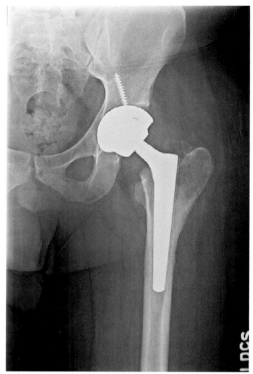

图76.2　A. 术前骨盆正位X线片。23岁男性，Perthes病史，髋臼发育不良，股骨近端畸形 双下肢不等长；B. 术后骨盆正位X线片。人工全髋关节置换术，生物型假体

骨盆或股骨来处理相关畸形或其他预期并发症。既往手术区域形成广泛的异位骨化预示着关节置换术后可能再次形成更多异位骨化，需要考虑术前或术后放疗或药物预防。取出残留的内固定往往需要额外的器械，术前应备好。除了标准的小号和大号常规工具，还应备好锉刀和环钻以便取出嵌入或碎裂的植入物。术前存在的骨缺损可能需要额外的处理。例如，髋关节发育不良或严重髋臼内陷的病例中，可能需要骨移植材料提供额外的假体固定和/或恢复骨量。严重的髋关节发育不良伴股骨头完全脱位，可能需要短缩转子下截骨，使髋关节中心到新植入的髋臼内（图76.3）。股骨近端畸形可能需要截骨纠正成角畸形以使直柄植入髓腔。应注意严重骨质疏松，如成骨不全，或取出残留的内固定后有术中骨折的高风险，一旦发生骨折，术中必须处理。所以，应分析所有的影响因素后制定手术计划。应选择可以延长的手术入路来显露骨盆和股骨。还可能需要其他器械，如异体骨，多孔钽金属加强块，钛缆，钢板，往复锯。

　　考虑到年轻患者的预期寿命，假体选择也是术前计划重要方面。选择何种假体取决于是否存在上

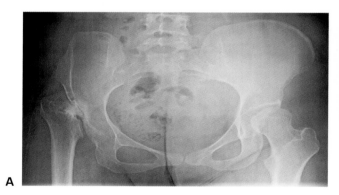

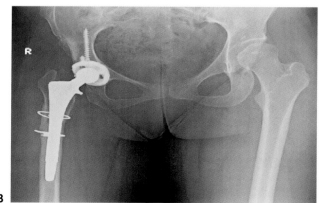

图76.3　A. 术前骨盆正位X线片。28岁女性，Crowe Ⅳ型先天性髋关节发育不良；B. 术后骨盆正位X线片。转子下截骨术（25mm）联合人工全髋关节置换术，生物型假体

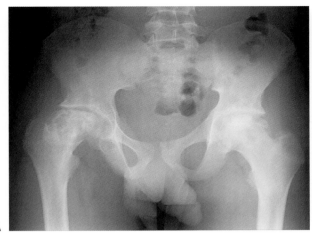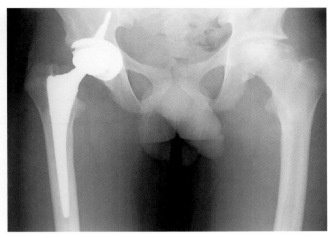

图76.4 A. 术前骨盆正位X线片。14岁男性，双侧股骨头坏死 镰状细胞贫血症；B. 术后骨盆正位X线片 人工全髋关节置换术后1年 标准近段涂层锥形柄

述的问题。术前模板测量与标准比例X线片非常重要，尤其是对于身材矮小的患者，因为他们可能需要小号假体。一些公司的小号假体可能需要提前准备。有时可能需要定制假体，这需要额外的时间来生产。除了假体型号，下肢不等长，股骨近端畸形的调整均应在术前模板测量计划之内。

美国一般选择生物型髋臼杯和股骨柄压配固定方式。文献报道，骨水泥固定的假体在位率表现不一致，尤其是年轻患者。多孔涂层的髋臼杯，比如钽金属，理论上可以提供长期固定，但仍需要临床证实。股骨柄选择可能取决于股骨近端骨量或残留内固定。标准近段涂层的锥形柄比较适合股骨近端形态正常的患者，比如股骨头坏死（图76.4）。全涂层股骨柄比较适合股骨近端骨量不足的患者，如取出残留的内固定或延长转子间截骨后需要绕过股骨近端。

异体骨-假体复合物或肿瘤型假体可能适用于严重骨缺损的患者。

毫无疑问，承重界面的进展促进了人工全髋关节置换术在年轻患者中的应用。高交联聚乙烯明显减少了骨溶解和磨损，摆脱了以往关节假体使用年限的最大限制。陶对陶或金对金的硬对硬界面也在朝着降低磨损率的目标发展。某些陶对陶的关节假体可提供良好的放射学和临床疗效。但是金对金界面是目前主要关注的问题。文献报道，金对金相关并发症包括炎性假瘤，软组织不良反应，早期松动，持续性疼痛，金属颗粒对身体未知的长期影响均大大增加了在所有患者中使用的不确定性，尤其是年轻患者。我们不建议在年轻患者中使用金对金假体。术前应充分考虑界面的可能影响。

手术考虑

手术显露很大程度上依赖于手术预期的复杂性。最简单病例，如股骨头坏死，根据术者的喜好，选择标准术式。对于比较复杂的病例，特别是既往有髋部手术史或存在残留畸形，应选择类似于髋翻修术中扩大显露的方法。对于复杂手术，作者更喜欢用后外侧入路。因为必要时可以允许延长转子间截骨，股骨近端截骨，加强块处理髋臼缺损或处理术中股骨骨折。

取出原有内固定难易程度不一。在一些病例中，可能就是简单的拆卸钢板和螺钉。但是，在其他一些病例中，则会增加手术难度及时间。骨盆残留的内固定影像学通常比术中看着更为棘手（图76.5）。实际上，骨盆内固定通常不会影响髋臼杯的安放。作者更习惯于常规处理髋臼侧，除非内固定影响锉臼，否则不需要显露并取出它。所以，必须取出内固定时可延长切口，但是有可能损伤附近

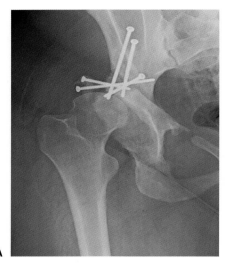
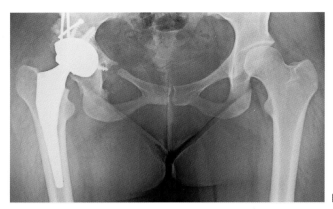

图76.5　A.术前骨盆正位X线片，髋臼周围截骨失败，残留内固定；B:术后X线片，人工全髋关节置换术，保留内固定

的神经血管和骨盆结构。取出股骨内固定同样存在风险，因为增加了骨折的风险。应考虑到脱位复位髋关节后再取出内固定，以免应力集中在薄弱处发生骨折。先脱位后取内固定，理论上减少了骨折风险，降低了脱位难度。

临床疗效

以往，由于骨水泥固定方式，早期聚乙烯和类风湿关节炎居多的疾病类型，导致早期失败率相对较高，这限制了人工全髋关节置换术在年轻患者中的应用。文献报道，在青少年类风湿关节炎中，关节置换术后7~11年翻修率在25%~35%，主要原因是无菌性松动。据Torchia等报道，平均随访12.6年，

骨水泥固定的人工全髋关节置换术各种原因导致的翻修率为43%。现代系列研究显示临床疗效较前提升。术后4~9年的翻修率明显下降4.2%~11.6%。他们大部分应用了高交联聚乙烯或陶对陶的硬对硬界面，这很有可能是固定方式和界面材料优化的结果。见表76.2部分临床疗效报道汇总。

年轻患者的髋关节翻修术

尽管翻修是年轻患者最可怕的后遗症，但是翻修术临床疗效相关的临床文献较少。Girerd等报道了77例初次置换年龄30岁以下的患者行髋翻修术的临床疗效。并发症发生率高：15%不稳，14%术中骨折和7.8%术后神经麻痹。10年在位率仅36%。另外一

表76.2	30岁以下患者THA假体在位率——文献综述			
作者	髋数（患者数）（位）	固定方式	平均随访时间（范围）（年）	翻修率（%）
Roach	10（6）	骨水泥	7（6~9）	30%髋臼翻修率
Witt	96（54）	骨水泥	16.7（11~26）	25%，9.5年
Torchia	63（50）	骨水泥	12.6（1.6~18.6）	43%
Restrepo	35（25）	骨水泥	6.6（4.2~10）	5.7%
Clohisy	102（88）	非骨水泥为主	4.9（2~16.4）	7%
Busch	69（48）	骨水泥	8.4（2~18）	11.6%
Girard	48（35）	非骨水泥为主	9（5.2~12.8）	4.2%
Kamath	21（18）	骨水泥	4.1（2.1~7.4）	4.8%
Finkbone	24（19）	非骨水泥为主	4.3（2.1~10.3）	8.3%
Kim	127（96）	骨水泥	14.6（10~16）	0.8%

项研究报道，年轻患者髋翻修术失败率达47%。据Stromberg和Herberts报道，中青年患者（55岁以下）10年生存率在48%。年轻患者的髋翻修术临床疗效仍需要更多文献支持。

总结

人工全髋关节置换术仍是年轻患者终末期髋部疾病的极佳选择。手术相对复杂，需要细致的术前计划。尽管手术复杂，术后仍可获得疼痛和功能的明显改善。随着生物型假体的应用，假体在位率已经得到明显提高。假体骨长入的固定方式在年轻患者中得到应用，界面已经成为主要的长期问题。临床疗效可能会因为优化的假体设计和界面继续提升。有必要对年轻患者每3~5年随访，以便假体界面出现不可逆的失败时可以早期干预。

Douglas E. Padgett

Joseph B. Assini

第77章 关节置换治疗股骨近端骨折

简介

髋部骨折是导致病残和死亡的主要原因之一。据估计，每年髋部骨折相关治疗的花费超过90亿美元。随着北美人口老龄化的进展，髋部骨折的发病率逐渐增高，给本已不堪重负的医疗系统增加了更大的压力。2008年，在美国获得诊断的髋部骨折超过340000例，预计到2040年，这一数字会增长至580000例。老年患者是髋部骨折的最大受累人群。因此，需要骨科、老年科和康复团队协同合作，解决老年患者治疗相关的骨科和非骨科问题。除年龄外，活动水平、社会参与程度以及患者认知水平也应考虑在手术计划中。广义上讲，手术治疗选择分为关节置换和内固定接骨两种。本章节将关注于髋部骨折的初次人工关节置换、内固定改行人工关节置换以及人工关节置换失败后翻修置换手术的适应证、技术条件以及相关文献。

股骨颈骨折的历史和发展趋势

对于年轻患者，以及历史上所有的患者，接骨术被认为是所有骨折类型治疗的金标准。股骨颈骨折的主要并发症包括骨折不愈合、畸形愈合和骨坏死。随着手术医生对假体设计逐渐熟悉，其越来越多地被用于有移位的股骨颈骨折的治疗。长期的随机对照研究和近1200个病例的RCT meta分析都发现老年股骨颈骨折患者接受关节置换能够获得良好的效果。但是，当前对于急性骨折接受关节置换的确切指征仍然没有达到共识。

关节置换最初在20世纪60年代出现，使用最早期的非骨水泥单头股骨柄假体设计。这些早期设计的主要问题是髋臼磨损和腐蚀。为了降低施加于髋臼侧的力，20世纪70年代中期引入了双动半髋关节假体。但是，在更为活跃的患者中仍然存在关节活动降低、持续髋臼侧侵蚀以及髋关节功能受限等问题，这使得外科医生推荐采用人工全髋关节置换（THA）对有移位的股骨颈骨折进行治疗。

大多数无移位的股骨颈骨折患者，无论其年龄，均应采用内固定进行治疗。股骨头下骨折和粗隆间骨折在特定情况和患者人群中也应当采取内固定接骨治疗（图77.1）。与此类似，对于股骨颈骨折有移位的年轻患者，大多数医生也倾向于选择内固定而非假体置换。然而，对于股骨颈骨折有移位的老年患者，应当考虑选择初次假体置换治疗。患者相关因素，如全身健康状况、受伤前活动水平、认知功能状态以及骨量，必须由手术医生进行评估，以明确选择半髋关节或全髋关节置换作为最恰当的治疗方式。通常，如果受伤前存在髋关节疼痛、明显的骨关节炎以及病理性骨病（如代谢性/肿瘤性疾病），应考虑选择THA作为主要治疗手段。

股骨颈骨折根据年龄和发病机制呈双峰分布。年轻患者通常由于高能量创伤导致股骨颈骨折，常合并其他损伤。老年股骨颈骨折通常为低能量创伤导致，如自站立高度跌倒。然而对于这两种截然不同的患者人群，治疗策略的制定都由骨折移位程度开始。由于股骨头的大部分血供由来自关节囊外的支持带血管提供，骨折均应获得一期愈合。然而随着骨折移位程度的增加，血管损伤和关节囊内填塞效应的加重会进一步减少股骨头血供，导致缺血性坏死的发生。

接骨术的倡导者指出，在解剖复位后进行内固

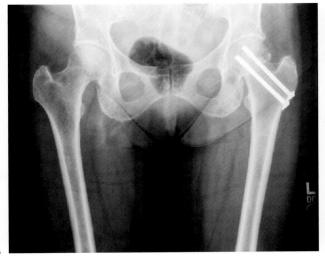

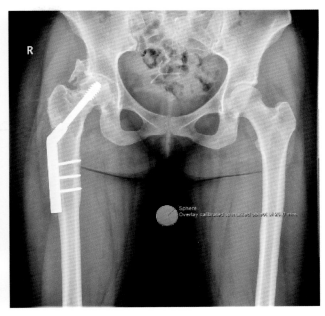

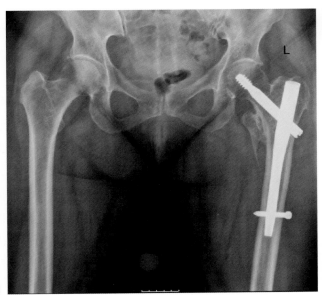

图77.1 A. 松质骨螺钉治疗股骨头下骨折；B. 动力髋螺钉（DHS）治疗股骨粗隆间骨折；C. 髓内钉治疗粉碎性股骨粗隆间骨折

定能够保留更为正常的髋关节力学结构，脱位率更低，同时能够减少手术时间，死亡率低。然而解剖复位至关重要，内固定放置的技术失误会导致早期失败、骨折不愈合或临床效果不满意。一项纳入了9个随机研究（1162名患者）的荟萃分析显示，内固定较关节置换治疗股骨颈骨折的翻修率更高。进一步分析表明，每100名患者，如果采用内固定治疗，17例需要在后期改行人工关节置换；而直接采用人工关节置换进行治疗则可以避免这一问题发生。两项来自瑞典的大型随机对照研究回应了髋部骨折进行关节置换治疗的良好结果。第一项研究对术后2年随访的短期效果进行了检验，发现初次采用关节置换治疗（半髋关节或全髋关节）的患者疼痛、功能以及死亡率均有改善。另外，这些

患者的翻修率仅为4%，而内固定组的翻修率高达43%。在对长期趋势进行检验时再一次发现，关节置换组的临床功能更好，翻修率更低。在17年随访时，Chammount等发现，THA组的主要翻修手术明显减少，同时观察到，大多数内固定失效发生于早期（<2年），而假体失败则发生更晚（>48个月）。这一长期的随机研究中，所有患者年龄均超过65岁，受伤前没有髋关节疼痛。而且，没有明显内科合并症的活跃的老年患者接受半髋关节/全髋关节置换较复位内固定手术效果更好。

一些学者认为内固定手术较关节置换的开销更低。Iorio等却发现，内固定实际上是最为昂贵的治疗选择。他们进行了一项长达2年的术后花费分析，将内固定、单动人工关节置换、双动人工关节置换

和人工全髋关节置换进行了对比。考虑到在院期间、康复以及校正后的翻修花费，发现骨水泥THA是效价比最高的治疗（20670美元）。内固定是效价比最低的治疗方案（24606美元）。因此，基于良好的长期结果和经济特性，对于老年股骨颈骨折，强烈推荐采用关节置换（半髋关节或全髋关节）进行治疗。

本章节的后续部分将针对股骨颈骨折行人工髋关节置换的适应证、技术和相关文献进行讨论。我们将对半髋关节和全髋关节在急性骨折治疗中的应用以及翻修手术的相关细节进行探讨。

初次骨折的人工关节置换术

当前文献明确支持急性股骨颈骨折的老年患者能够从关节置换手术中获益。手术医生必须进一步决定选择半髋关节（单动或双动）或THA作为最恰当的治疗方式。另外，需要确定手术入路、固定方式（骨水泥或非骨水泥）以及假体相关因素，如股骨头尺寸、组配程度以及关节面材料。Zuckman提出了需要考虑的患者及骨折特点相关因素。手术医生在制定股骨颈骨折的治疗方案时应考虑如下问题：

患者年龄？

患者预期的活动水平？

受伤前是否存在髋关节疼痛？

关节内的软骨情况？

是否有足够的骨量进行假体固定？

患者的内科合并症？

患者认知功能状态？

是否合并代谢性或肿瘤性病变？

半髋关节置换

半髋关节假体设计分为单动假体和双动假体。无论其组配性如何，这些假体的常见问题包括感染、脱位、松动以及髋臼侵蚀或内陷。由于这些并发症均会导致持续性疼痛和预后不良，髋臼软骨和软骨下骨的破坏是主要的问题，尤其对于活动量大的患者。半髋关节假体最初在20世纪60年代以单动设计引入。如果不考虑髋臼侵蚀的问题，单动假体设计对于一些患者仍然是合适的手术选择。对于老

年、低需求患者，单动假体能够提供稳定且功能良好的假体关节，手术植入的难度相对更低。另外，与双动关节和全髋关节假体相比，此类假体的植入过程更短，对于合并内科疾病的患者至关重要。这类假体的股骨头直径更大，能够降低脱位风险，在合并认知功能不全的老年患者中格外具有优势。然而，股骨头对髋臼的持续磨损和进行性侵蚀所导致的疼痛、功能受限和最终的髋臼内陷是此类假体的弊端。经2年随访发现，55%的患者需要改行THA。改行THA最常见的原因是腹股沟/臀部疼痛，考虑与髋臼磨损直接相关。

为了降低单头假体设计所发生的侵蚀，双动假体在20世纪70年代被引入市场。在假体内设计了第二个关节面，髋臼/假体界面的活动可以从理论上被减少，从而降低髋臼的磨损。在这一理念被引入约40年之后，文献对于双动关节是否能够降低磨损仍然不能明确。许多对比双动关节和单动关节设计的随机研究得到了互相冲突的结果。Raia等发现年龄超过65岁的患者使用双动设计假体的术后1年功能和生活质量并未较单动关节有所提高。然而，Malhotra发现双动关节能够改善ROM、疼痛同时减低翻修率。一项2004年的数据库回顾研究纳入了857名患者，共纳入7项不同的随机试验，发现脱位率、髋臼磨损、再手术发生率或死亡率在单动和双动半髋关节两组间没有明显差异。对于活动水平较低、高龄或合并内科疾病的患者，单动假体是可以接受的急性股骨颈骨折治疗选择。然而对于预期寿命更长且活动水平更高的患者，大多数外科医生仍然推荐双动半髋关节或THA治疗急性股骨颈骨折。

人工全髋关节置换术

THA治疗股骨颈骨折的确切适应证仍然存在争议。一些医生认为既往髋关节疼痛是必备条件，而其他医生则认为THA能够降低常见于内固定或半髋关节置换术后的髋关节疼痛。图77.2显示一名59岁的帕金森病患者，股骨颈骨折移位。虽然影像学检查没有骨关节炎的证据，患者仍然接受了THA治疗，术后恢复良好。Rogmark等在一项多中心随机研究中使用了一种新型的术前分级系统对患者接受THA

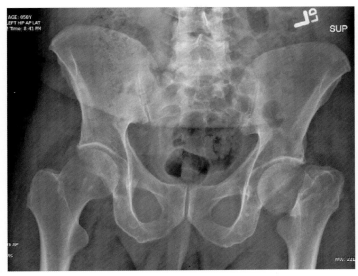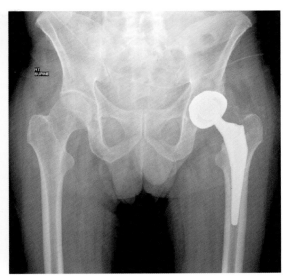

图77.2 A. 59岁男性，股骨颈骨折移位，术前X线片；B. 考虑到患者年龄较轻，采用初次非骨水泥全髋关节置换治疗。使用双动关节面以增加稳定性（病例和图像来自C. Della Valle医生。）

或半髋关节置换进行分类。患者评分基于年龄、独立生活状况、使用助行器以及精神状态。评分超过14分接受THA，而评分低于14分则接受半髋关节置换。总体而言，基于该评分系统而接受THA的患者更为年轻、独立和自主行走。作者发现半髋关节置换和THA之间的并发症发生率没有明显差异。因此，Rogmark评分系统可以协助外科医生在术前对患者进行分级。

通常来讲，骨折行THA的大多数并发症（如下肢不等长、固定失效以及感染）与择期THA相似。然而对于骨折而言，需要考虑不稳定的情况。文献表明骨折行THA的术后脱位率更高，早期报道接近10%～20%。术前更高的活动度（与关节炎人群相比）以及骨折后本体感觉的改变是造成脱位的原因。并非所有的作者都报道了如此之高的脱位率。Rogmark等发现手术前运用前面提到的评分系统对患者进行谨慎筛选，其脱位率与择期THA相当。这也强调了患者手术前进行筛选的重要性。

虽然多数作者观察到了更高的脱位率，THA作为股骨颈骨折的治疗方式仍然可以给某些患者带来益处。在同时对短期和长期数据进行评估后发现THA能够改善亚老龄、行走良好患者的预后。3年随访发现THA患者较半髋关节置换的患者具有更好的行走耐受和牛津髋关节评分。另外，32例半髋关节置换中的20个髋关节出现了髋臼蜕变的影像学证据。长期随访表明THA治疗的患者较半髋关节置换的患者具有更低的翻修率。Ravikumar经过13年随访，发现半髋关节置换术所治疗的患者中，超过25%的病例需要接受翻修，而THA组则仅有6.8%的翻修率。因此，THA具有更好的短期和长期结果，再手术率更低，且患者预后更好，但是脱位率更高。失稳定与假体位置不良和软组织处理直接相关。我们的经验是，如果假体位置合适，同时对后关节囊进行了仔细的重建，骨折患者的脱位率与择期THA患者的脱位率基本接近。

虽然文献明确表示急性股骨颈骨折考虑行THA可以获得良好的结果，但外科医生必须确保其能够应对在这种情况下成功完成THA所带来的技术挑战。总体而言，手术医生必须能够重建股骨长度、偏心距以及髋关节稳定性，同时能够应对软组织套袖在外伤后发生变化所带来的问题。通常，负责治疗股骨颈骨折的医生是骨科全科医生或创伤科医生。这些医生对于假体位置的经验不同于关节外科专科医生。对于受伤前即存在不稳定的患者人群，应当谨记三点。首先是手术入路。外伤情况下的剥离会由于肿胀、血肿/出血以及软组织平面的扭曲而更具挑战性。我们的观点是，在大多数情况下，手术医生应当选用最为熟悉的手术入路。然而，如果神经肌肉系统存在病变，如帕金森病或中风，痉挛状态会增加脱位风险，则可以根据手术医生的熟悉程度选择外侧入路或前方入路。另外，对于认知功能障碍所导致脱位风险增加的患者，手术医生也应当考虑选择前方或外侧入路。在使用后方入路时，我们会辨认、标记、保护并修复梨状肌/联合腱以及后关节囊。在关闭切口时，软组织会经大粗隆上的骨道进行修复。选择直接外侧入路时，必须确认有足够的软组织套袖对臀中肌进行修复，同时对臀小肌和关节囊进行足够强度的闭合。通常，我们不会更改的手术入路，仅考虑对不同入路的熟悉程度。我们感到，经手术医生最为熟悉的入路才能对软组织和假体位置进行最佳处理。

在骨折情况下，手术医生尽力保证精确的假体位置置管重要。恢复联合前倾角并将偏心距重建在1cm误差范围内极少导致稳定性问题发生。手术医生对于某些病例需要考虑选择三动设计或限制性假体，以提供足够的稳定性。这些技术将会在本章节后面进行讨论。

股骨粗隆间骨折

老年患者股骨粗隆间骨折的治疗仍然是存在争议的话题。股骨粗隆间骨折较股骨颈骨折更为常见，但由于局部血供完整，更容易获得愈合。与股骨颈骨折相同，股骨粗隆间骨折的治疗目标也是早期活动并重返受伤前活动水平。健康状况不佳、骨质疏松以及粉碎性骨折会退后负重过程，增加本已十分脆弱的患者人群的并发症。因此，减少并发症是患者在手术后快速恢复活动的重要治疗目标。因此，一些医生倡导使用关节置换治疗股骨粗隆间骨折。图77.3显示了一例79岁的股骨粗隆间四部分骨折患者。如果不考虑该患者的治疗难度，其表明关节置换是此类骨折的可行性治疗选择，能够使患者更快地恢复活动，并具有预测性更高的预后。

本段中，我们会提供关节置换治疗股骨粗隆间骨折的概览。

老年股骨粗隆间骨折的治疗有3种选择：
1. 初次切开复位内固定（DHS或髓内钉）；
2. 初次人工关节置换（骨水泥或非骨水泥，全髋关节假体或半髋关节假体）；
3. 初次切开复位内固定，计划后期改行THA。

在制定任何手术决策之前，手术医生需要考虑

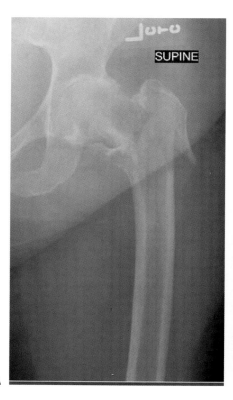
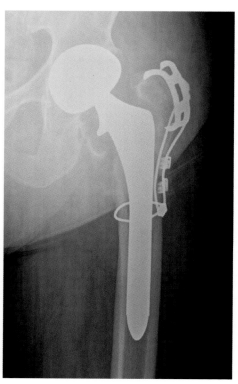

图77.3 A，B. 79岁女性，股骨粗隆间四部分骨折。既往髋关节疼痛，因此选择全长多孔涂层假体柄进行初次全髋关节置换，同时进行了大粗隆固定。使用双动关节面增加稳定性（病例和图像来自C. Della Valle医生。）

骨折类型以及患者的合并疾病。不稳定型骨折包括后内侧皮质破裂、反斜行骨折或粗隆下骨折。这些骨折尤其难以治疗，常常需要延长手术时间。如果医生考虑施行接骨术，最为关键的步骤是获得解剖复位。

如果骨折明显粉碎，获得和维持解剖复位变得格外困难。手术时间会因此而延长，出血更多，同时为了避免骨折移位同时降低内固定在骨质疏松骨中切除的风险，负重时机会被推迟。髓内钉可以用于不稳定型骨折的治疗，与骨构成更为稳定的构造。然而，股骨骨折、骨皮质穿出、拉力螺钉切割以及外展功能首先仍然是明显存在的问题。虽然一些医生常识通过使用初次关节置换缓解这些问题，其并发症发生率仍然很高，通常推荐选择分期手术策略。

不稳定型股骨粗隆间骨折进行初次关节置换对技术要求十分苛刻。手术医生必须处理的挑战包括：
1. 骨量不足
2. 骨性标记扭曲，即大粗隆高度改变
3. 肢体长度重建
4. 假体稳定性
5. 关节稳定性

手术入路取决于医生的偏好。然而，手术医生在做切口时考虑到后续手术计划。另外，髋部骨折行关节置换的脱位率更高，因此可能需要考虑改变手术入路。

一旦获得了足够的显露，首先应对骨折类型和骨块移位进行评估。应辨认主要骨块，包括大粗隆、股骨干近端以及股骨颈/股骨头。小粗隆常常移位明显，难以获得有效的复位和固定。另外，认识到股骨距的骨缺损或破坏对于假体选择和固定十分重要。可以对骨块进行临时性或最终复位，但无论在何种情况下，都应当恢复大粗隆位置，以协助确定假体位置、恢复外展张力，最为重要的是，恢复肢体长度。通过对侧髋关节进行术前模板测量有助于手术规划。由于没有广泛应用的术中技术，文献仅描述了2种可重复的手术技巧。第一种是使用缆索或爪钢板固定粗隆。通过大粗隆高度确定旋转中心。第二种是应用髌骨上极作为肢体长度对比的标记。最后，如果无法获得解剖复位或者骨折严重粉碎，可以考虑使用透视对比对侧下肢长度。

假体选择主要基于骨量、固定质量以及手术医生的熟悉程度。脱位高危患者是使用更大股骨头或多动设计假体的主要人群。Berend等发现在其他并发症中，粗隆间骨折行THA的脱位发生率与骨关节炎行初次THA相比更高。由于干骺端骨折，常常需要选择骨干固定。取决于患者骨质量和年龄，骨水泥和非骨水泥技术均能获得良好的短期效果。组配式设计及骨水泥股骨柄使得医生能够控制股骨柄前倾，这在骨折粉碎的情况下常常由于局部解剖标记缺失难以确定。

如果不考虑使用关节置换治疗股骨粗隆间骨折所带来的术中挑战，文献报道了其优良的短期效果。关节置换能够使患者更早活动，这对该患者人群的病患率和死亡率具有明显的影响。如果医生选择内固定进行治疗，精确的骨折复位是成功的必备条件。

另一种治疗选择是首先固定骨折，之后再有计划地改为THA。这一技术与使用切开复位内固定进行治疗相比具有更低的并发症发生率。图77.4显示，一名拟行择期THA的患者在计划手术前10天发生粗隆间骨折。我们首先使用动力髋螺钉治疗骨折，并等待骨折愈合后按计划改行THA。术后6周随访，患者恢复良好，并计划在初次手术后3个月改行THA。本章节余下部分会针对内固定改行关节置换或翻修置换进行讨论。

股骨近端骨折切开复位内固定失败后改行关节置换术

随着股骨近端骨折患者的存活率持续增高，更多患者需要改行关节置换术。改行关节置换术的主要适应证包括骨关节炎继发性进展、畸形愈合导致的功能受限、骨折不愈合以及内固定器材固定失效或移位。需要谨记的是，改行关节置换术的复杂性与翻修手术十分接近，因此需要详尽的术前计划。在本章节，我们将对改行关节置换术需要考虑的通常问题以及股骨颈骨折和粗隆间骨折改行关节置换术需要特别注意的问题进行讨论。

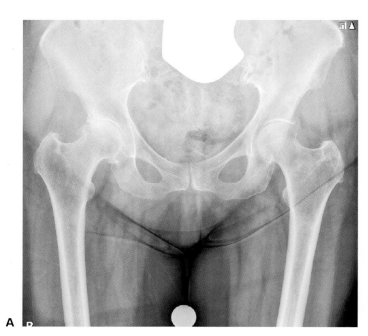
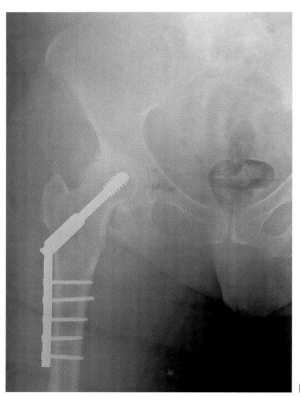
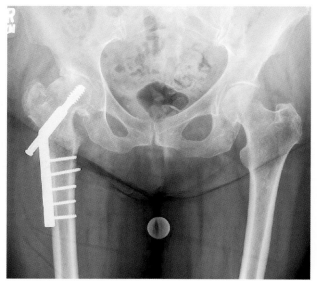
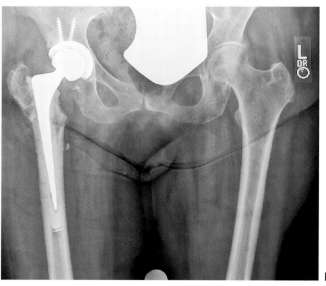

图77.4　A. 计划行右侧THA患者的骨盆正位片；B. 患者在计划手术前2周跌倒，同意行DHS固定，术后X线片；C. 患者术后6周骨盆正位片，髁间塌陷和关节病变。感染筛查为阴性。注意关节炎与图77.4A中对比发生了快速进展。2次检查仅相距3个月；D：改行THA

一般问题和术前计划

由于所有患者均曾经接受手术治疗，内固定失效的时间进程就格外重要。快速出现的关节退变或固定失效应怀疑感染。此时，应进行ESR和c-反应蛋白等血化验以明确。如果这些指标升高，有必要进行包括细胞计数和培养的关节液穿刺检查。如果确认关节感染，则应当去除内植物并清创。其过程包括股骨头切除、去除所有残余的髋臼软骨以及敏感抗生素骨水泥占位器植入（图77.5）。

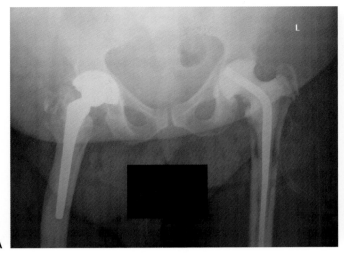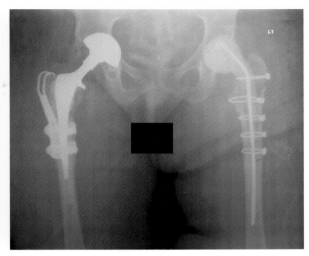

图77.5 体内的抗生素占位器。A.商业制造；B.术中手工制作。术前计划十分重要，对所有急性发作的髋关节疼痛或突然出现的固定失效病例必须怀疑感染

患者评估

与关节翻修相同，取得前次手术的相关信息十分必要。虽然许多患者提供既往的住院记录，对内植物有了确切了解对于内植物取出有极大帮助。一些内固定器材所使用的特殊植入和取出工具可方便取出内植物。总之，尽最大努力以获得该信息。

临床相关症状包括疼痛、僵硬、跛行、肢体短缩以及畸形。上述症状一旦发生即表明需要改行关节置换术。对患者进行检查不应仅进行简单的视诊。步态观察能提供畸形和功能受限的相关信息。切口的位置和状态格外重要：既往手术切口是否可以用于计划施行的手术？旨在检查固定挛缩的被动活动度检查，以及主动活动度检查（尤其是髋关节外展）能够为患者术后功能预后提供信息。最后，如果有必要，应测量肢体长度，使用足底垫板技术纠正后进行测量。术前计划应包含该信息。

影像学评估

影像学评估至少应包括骨盆正位和股骨真实侧位。按照内固定类型不同，可能需要加拍股骨全长正位和侧位X线片。进行影像学结果判读时应注意以下4个特点：

1.骨质量如何；

2.骨折是否愈合并具有连续性，包括大粗隆的情况；

3.是否存在骨畸形；

4.现存内植物对手术计划产生什么影响。

术前计划

大多数需要改行关节置换术的患者都伴有创伤后关节炎、骨坏死或疼痛，这是由骨折不愈合或畸形愈合造成的。股骨近端骨折后，如果计划性人工全髋关节置换术，观察先前的影像学检查至关重要。按照以下逐条进行：

1.基于临床和影像学检查确定肢体不等长；

2.畸形病例的手术显露和扩大显露；

3.内植物取出；

4.髋臼骨床准备和假体植入/固定；

5.股骨侧准备和假体植入/固定。

如前所述，肢体不等长的评估应当临床结合影像学检查进行。大部分股骨近端骨折后需要改行人工关节置换的患者会由于骨塌陷或内植物切出而短缩。改行关节置换时为增加稳定性而过度延长肢体的做法很常见，因此术前计划有助于尽量减少这种情况发生。

手术显露应基于手术医生最为熟悉的入路。虽然在手术显露时同时采用先前的手术切口这一方案很有吸引力，但指导性原则是选择最为常用的入路并在必要时如何扩大显露。平行于先前切口并保留6~8cm宽度的皮桥做新切口几乎不会导致皮肤坏死，因此被认为是安全的方案。为了肢体能够自由

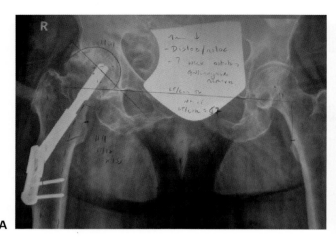
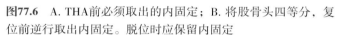
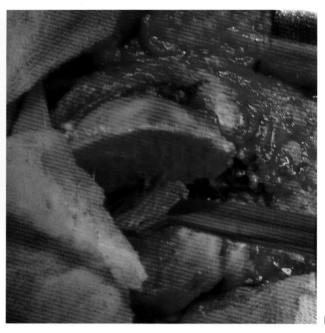

图77.6　A. THA前必须取出的内固定；B. 将股骨头四等分，复位前逆行取出内固定。脱位时应保留内固定

活动，手术显露应足够广泛。改行关节置换术不需要微创技术。这些关节通常会发生僵直，应进行广泛剥离以增加活动，强行活动会导致骨折。在取出内植物前进行脱位和复位动作。

无论先前发生的骨折是股骨颈骨折或粗隆间骨折，均需要取出内植物。如果可能，应取得既往手术的手术记录：明确使用的螺钉、接骨板或髓内钉的类型，确定是否有交锁螺钉。使用正确的工具有助于顺利取出内植物并缩短手术时间。一些较老的器械采用特殊的钉头，很难使用传统工具取出。在这种情况下可以采用一些替代性取出技术，如股骨头四分法（图77.6）。在取出内植物时应减少损伤。在移出股骨头和股骨颈后，股骨头颈部的螺钉和接骨板可以逆行或顺行取出。远端的接骨板和螺钉可能会被骨膜覆盖，此时要缓慢谨慎地去除覆盖的骨痂。就像老话所说："内植物的取出从不是件容易的事。"这句话是事实，可能会让你狼狈不堪。最终，在取出髓内钉时，一定要注意大粗隆：对骨质疏松的大粗隆造成医源性骨折的风险非常高。另外，许多髓内钉的入钉点贴紧臀中肌腱。肌腱损伤十分常见，可以通过钻孔后在骨道中进行重建。可以使用锚钉缝线进行修复，但骨量减少会导致锚钉被拉出。

手术显露、内植物去除、股骨颈截骨均已完成

后，可以采用通常的办法进行髋臼骨床的准备。在磨锉髋臼时应考虑到骨质疏松所带来的骨质软化。我们倾向于采用线对线的磨锉方式并使用半球形非骨水泥臼杯，通过多枚辅助螺钉固定。关节面选择包括聚乙烯和陶瓷，我们会选择高交联聚乙烯。由于老年患者和翻修条件所带来的更高的历史脱位率，我们倾向于根据髋臼尺寸，尽可能使用大直径（36mm）的臼衬，内衬的厚度约为5mm。

股骨侧准备收到骨折类型和前面所提及问题的影响，包括骨折愈合情况、畸形以及髓腔的连续性。股骨准备会在股骨颈骨折和失败的粗隆间骨折改行关节置换的相关部分进行讨论。

股骨颈骨折改行人工关节置换术

股骨颈骨折或股骨头下骨折改行关节置换的挑战性通常较低。即使内固定切出或发生广泛的骨塌陷，股骨的干骺端-骨干区域也极少受累，可以使用大多数当代假体进行固定。该组患者选择骨水泥股骨柄可以获得快速的假体固定，术中及术后发生骨折的风险极低。良好的骨水泥股骨髓腔准备和股骨柄植入的基本原则主要包括适当尺寸的扩髓、远端髓腔塞的使用、髓腔冲洗和干燥以及骨水泥加压以获得最好的骨-水泥界面。螺钉和接骨板的钉孔应进行填塞，使用股骨头颈部的骨是最好的解决办法。

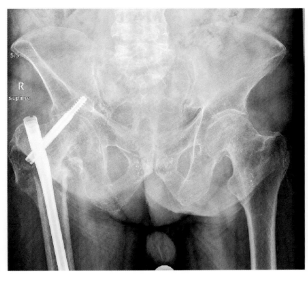
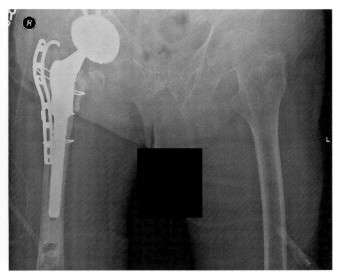

图77.7 A. 股骨粗隆间合并肢体长度丢失，骨折治疗后发生了短缩。注意支撑传统股骨假体的股骨距部分骨量丢失；B. 固定大粗隆后使用股骨近端替代型股骨柄进行THA

大多数标准长度的股骨柄都可以用于此类手术，因为这些病例的髋关节长度和偏心距几乎不会发生问题。

如果不考虑手术显露和内植物取出所带来的技术难度，股骨颈骨折切开复位内固定后改行THA的结果与初次THA几乎相似。Tabsh等对53名患者进行了配对，对比改行人工关节置换术和初次人工全髋关节置换术的效果，在2年随访时，2组临床结果相当。最近，Mortazavi等对152名改行人工全髋关节置

换术的患者进行了报道，其中83例为股骨颈骨折。他们发现改行人工全髋关节置换术的结果可以预期，几乎不发生并发症。然而，在后面部分会讨论到，粗隆间骨折改行人工全髋关节置换术的技术要求明显更高。

股骨粗隆间骨折改行关节置换术

此类手术较股骨颈骨折后改行关节置换术的挑战更高。由于骨折本身的特点，股骨干骺端和骨干

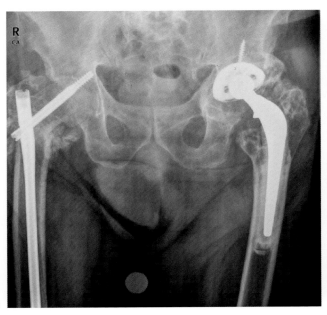
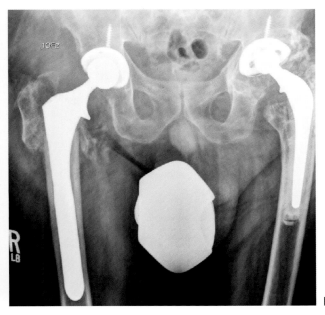

图77.8 A，B. 使用CMN固定在进行假体翻修时极具挑战性。在取出内固定时必须小心避免广泛的外展肌损伤。手术医师必须分辨异常的股生长（尤其在大粗隆部位），避免发生骨折或假体位置不良。A. 显示明显的骨过度生长和大粗隆太高；B. 假体翻修时难以避免股骨近端骨折发生

受累，会带来不同的导致手术失败的原因。这些原因包括骨的畸形愈合、股骨头坏死、骨折不和或内固定切出，或者甚至出现内固定断裂。股骨粗隆间骨折改行关节置换术所需要处理的问题包括：

1. 粗隆间骨折导致的高度丢失；
2. 畸形愈合所产生的畸形；
3. 包括粗隆部的骨折不愈合；
4. 固定类型选择。

总体而言，股骨粗隆间骨折如果最终需要改行人工全髋关节置换术常出现髋关节高度的丢失。这在很大程度上是由于骨折或内固定失效造成骨质亚索所导致的。所有病例都可能出现近端骨质的丢失使假体失去支撑，因此应当选择使用股骨距替代型假体柄（图77.7）。

骨折所导致的畸形是另一个潜在的重要问题。股骨近端畸形愈合可以在平片上进行评估，如果有必要，则使用断层扫描（CT）。术前模板测量确定假体类型。注意大粗隆的位置至关重要。大粗隆过高会影响股骨髓腔准备和假体植入（图77.8）。没有认识到这一点会导致假体位置不良和可能发生的股骨粗隆不骨折。如果发生明显的大粗隆移位，可能需要进行大粗隆滑移截骨。更为广泛的股骨近端畸形通常可以通过使用组配式假体得以解决；然而对于某些特定病例，可能需要进行截骨矫形。仔细的术前评估对于处理此类状况具有不可估量的价值。

股骨粗隆间骨折不愈合十分罕见，但仍然会发生。在某些方面，改行髋关节置换能够通过对骨进行压缩从而同时获得假体置换和股骨愈合的结果。对于某些骨折不愈合的病例，大粗隆骨块仅获得纤维愈合。通过抬高大粗隆使其获得愈合对于假体的坚强固定十分必要。骨折固定可以选择缆索抓持系统或多根钢丝技术。

使用骨水泥或非骨水泥技术进行股骨柄固定均可用于这类手术。与股骨颈骨折一样，骨水泥固定能够降低术中和术后早期骨折的风险，而非骨水泥

固定对于老年骨质疏松患者而言会增加骨折风险。骨水泥固定的难度在于此类患者粗大的髓腔常需要使用大量的骨水泥，从而使骨水泥加压发生困难。在对滑动加压螺钉和侧方接骨板系统进行假体翻修时，即使对钉孔进行了填塞也常常发生骨水泥溢出的现象，尤其多见于内侧。在放置骨水泥时临时替换远端螺钉等技术能够减少骨水泥溢出量。取出髓内钉后的髓腔硬化会导致骨水泥固定效果欠佳。使用同轴髓腔锉轻度磨锉髓腔，破坏"新生骨皮质"可以改善骨–水泥界面的质量。

股骨粗隆间骨折失败的假体翻修会增加手术的技术挑战。对于采用滑动加压螺钉和侧方接骨板治疗的股骨粗隆间骨折，大多数研究均报道了良好的功能结果，极少发生并发症。在一项多中心研究中，使用滑动髋螺钉或髓内钉治疗失败的股骨粗隆间骨折改行关节置换术均获得了明显的改善，不同的内固定器材和最终结果没有差异。然而，髓内钉组的并发症发生率（42%）高于滑动髋螺钉组（12%）。并发症包括假体周围骨折、脱位、神经麻痹、异位骨形成以及髓内钉取出时的外展肌腱损伤。Zhang等在其研究中也提到了类似的并发症，19名患者中的9例发生了术中骨折，总体脱位率为16%。

结论

随诊人口增长和寿命延长，成人重建外科医生将面临越来越多的股骨近端骨折。需要治疗的患者包括急诊接诊的急性骨折患者和治疗数月或数年后再次来诊的患者。理解初次关节置换在急性股骨近端骨折中的作用能够对患者本身和效价比角度均产生正面影响。股骨近端骨折，无论股骨颈骨折或是股骨粗隆间骨折，其固定后的晚期翻修均能够获得类似的疼痛缓解和功能改善，认识到这些具有挑战性病例的潜在陷阱能够降低并发症的发生。

Vaibhav Kanawade

Zhinian Wan

Lawrence D. Dorr

第78章　导航和机器人手术

外科医生想要把每一例全髋关节置换术都做得完美。外科医生50年的发明创新使得最初的Charnley's全髋关节假体得到了长足的进步，今天假体材料延长寿命得益于每10年假体和材料的发展。但并发症和早期机械性问题仍然高居不下。脱位、假体周围骨折、对金属对金属大头关节碎片和金属离子的局部组织反应、摩擦音和陶瓷关节碎裂已然削弱了全髋关节置换的结果。然而，即使全髋关节置换术的死亡率已经降低至历史最低，其再入院率史无前例地达到8.6%（几乎为10年前的2倍），提示再入院的原因并非来自医疗本身。Bozic's的医保数据回顾确定了主要并发症，最常见的是由翻修导致的机械性脱位。

十年来，全髋关节手术最大的弱点之一是外科医生的技术。人类手术技术具有局限性，尤其是在生物环境中进行机械性操作时。仅凭经验、直觉和本能进行手术是毫无帮助的，反而会产生判断失误——这就是人的误差。上一个10年里，臼杯定位和假体柄对线被认为是影响撞击、脱位、聚乙烯磨损与髋关节假体无菌性松动的重要因素。最常见的全髋关节置换技术问题是各部件位置，即使经验丰富的外科医生中，假体安放位置的异常值差别也是相当大。我们的研究表明6%的臼杯外展和10%的臼杯前倾的误差超过10°。波士顿医学中心与斯坦福大学已经报道了超过53%的臼杯外展和前倾角度异常。作为外科医生，我们无法想象出真实的髋臼与骨盆的关系，以及髋臼与身体功能轴的关系。机械力线引导不需要在手术台上考虑骨盆倾斜。患者解剖学的个体化差异，及骨盆在手术台上的位置是组件错位的原因。

全髋关节置换术中，提供术中骨解剖和植入物对位实时信息能减小异常值。今天我们大多数人类的努力通过使用现代化科技电脑精准定位设备来降低误差。计算机辅助关节外科（Computer-assisted orthopedic surgery，CAOS）为减低假体位置异常的需求开拓了新领域。

现在市面上能买到两种计算机。电脑导航，也被称为"被动机器人系统"，实时提供术中信息给外科医生，但不能独立工作且不能限制手术操作。电脑导航能够给外科医生提供完整的骨解剖、术中组件位置和引导及术后测量结果的三维影像。然而，手术最终由外科医生施行，这限制了骨床准备的准确性。

机器人技术的下一个截断是优化并增加骨床准备的准确性。机器人集成了电脑导航与机器人装置，使得骨床的机械准备更为便利可控。由外科医生通过软件设置术前计划，并由外科医生直接或间接控制机器人手臂执行操作。骨床准备不能超过立体定向边界，也就是外科医生设置的虚拟墙。三维视觉反馈与实时数据允许外科医生精确控制假体放置，并在手术结束前校正好最终的假体位置。

电脑导航

大约100年前，Victor Horsley爵士和Robert Henry Clarke开发了第一台实用型立体定向动物研究装置。他们的设备使用的笛卡尔坐标系统定位手术器械。CT和核磁共振的发展，立体定向的原理，在计算机辅助手术领域建立了一个新的应用。使用术前CT/MRI，或术中透视或超声成像信息的导航系统，被称为"基于成像系统"。无图像系统，或非成像系统，结合使用关节的运动学数据和解剖学数据而不是得到医学影像。第一台髋关节导航系统开发于1992年并且是基于成像的。这个系统需要CT扫描来进行术前计划。William Bargar第一次用该系统（ROBODOC整合外科系统，Davis，加利福尼亚，美国）进行全髋关节置换。继DiGioa等的最初发明之后，计算机辅助骨科导航系统犹如雨后春笋般的出现。基于成像导航需要术前影像及术中匹配。非成像导航系统虽不需术前影像，但可靠。

导航系统，包括机器人引导下导航，依赖于结合手术区域地标可追踪的标记、跟踪传感器和用于数据处理的计算机和给外科医生信息反馈的处理数据的显示器）之间的交互。导航的关键组件包括三维仿真患者骨解剖和连续追踪外科工具并提供实时定量反馈给外科医生。

导航系统通常遵循以下几个步骤。

外科计划与仿真

在基于CT/MRI导航系统中，三维骨表面模型从诊断影像创建。在无图像导航系统中，解剖模型表面重建与患者术中记录的解剖表面数据相一致。

经典用X线模板覆盖法决定植入物近似尺寸，但没有植入物方向信息。基于CT/MRI的导航系统允许外科医生通过在骨模型中选择测试植入物的大小方向的方式开发精确患者个性化术前计划。外科医生能根据患者的解剖，在最合适的位置做虚拟植入。组件对线不再受二维冠状面制约。电脑建立储存最理想的截骨方向与植入对线，并指导他人外科手术。

追踪技术是电脑导航基本要求之一。追踪技术在决定和实时显示术中解剖位置、外科器械和假体空间位置方面很重要。导航把工具与解剖的相对位置计算出来，与术前计划比对，并在显示器显示信息。信息由追踪系统和追踪装置发送。追踪系统为光学摄像机或者电磁场发生器，而追踪器则是附在仪器或患者身上的小装置；它定位被追踪装置的位置。大多数导航系统用红外发光二极管进行光学追踪。精确性是光学传感器的优势，其敏感率每秒100个，并能同时跟踪多个工具。他们受追踪装置和摄像头之间视线要求影响，而且笨重、需要放置骨

钉。被动（无线）和主动（有线）追踪器都被开发出来了。

电磁跟踪技术更微创，但需要进一步在骨科临床工作环境下进行评估。电磁系统不需要特殊的摄像机，经皮穿针，与手术仪器校准。该技术包括在一个特定的解剖区域产生局部磁场的电磁场发射机。电磁跟踪器系统包括附加或嵌入在仪器中的小传感器线圈。优点是切口小不需直接视线；缺点是金属会干扰测量，影响准确性。

第三种传感技术采用超声波（WiFi和蓝牙技术仍在评估中）。追踪器附在目标骨和手术器械上，并作为运动传感器，确定其空间位置。任何骨科工具都可以被跟踪和导航，包括股骨锉、假体手柄、臼杯植入工具、螺丝刀、钻头、摆锯。

配准

定量反馈指导外科医生更精确地进行手术。电脑不能为外科医生做最终决定，但它能提供额外的信息，以帮助外科医生做出正确的决定。

计算机辅助导航首先需要配准解剖标志以确定骨盆空间位置。配准是匹配术前CT信息与实际手术台上患者位置的计算过程。表面配准的准确性取决于电脑模型的准确性和术中数据采样的质量和数量。追踪探针探测这些点。外科工具也需要被配准到软件，保证提供术中定位和运动的精确信息。

非成像计算机导航系统用术中表面配准数据和术中肢体被动运动关节体感技术。配置软件模式为匹配获取数据。很多患者解剖结构复杂且人体平面定义变异大，也就是说很难统一标准。髋关节的骨性标志中，配准是精确放杯的关键步骤，因为各骨性标志的配准点变异性影响杯倾斜和倾角。

导航理论

骨盆方向和准确放杯

手术台上患者的骨盆位置使最适放杯位置复杂化了。外科医生不能准确地定位，甚至由经验丰富的外科医生仍然误判髋臼组件前倾角。当侧卧位手术时，骨盆向躯体冠状面（纵轴）前方或后方倾

斜，更难估计骨盆方向。骨盆倾角是骨盆前平面（APP）和冠状面的夹角。一些外科医生的目标是将杯植入40°±10°的倾斜度和15°C±10°前倾角（Lewinnek经典安全区）在不知道骨盆倾斜度的情况下，采用与冠状面骨性标志的关系，和/或手术台的关系。但是Lewinnek通过使骨盆前平面平行于躯体冠状面的来描述他们的安全区域，因此，外科医生的安全区域与Lewinnek的是不一致的，由于在手术过程中，骨盆前平面通常时不平行于冠状面的。计算机导航纠正了骨盆实际倾斜测量误差。

髋臼功能方向反映出髋臼杯在骨盆倾斜时的动态位置变化。髋臼功能方向不仅仅是髋臼与骨盆关系，还包括通过脊柱骨盆动力学的体轴。骨盆倾斜1°引起的变化可使功能性杯前倾0.7°。大多数计算机软件数学计算骨盆到冠状面倾斜度，并调整臼杯的前倾角和倾斜度。调整后的值对应的Murray的射线平面的值。通过倾向和倾角的数值控制，提高了髋臼假体的位置精度。

联合前倾角

联合前倾角代表杯和杆前倾角总和。联合前倾角正常髋关节30°~40°前倾。骨水泥型全髋关节置换，外科医生通常假设股骨柄为15°±5°倾角并关注髋臼前倾角。Lewinnek的臼杯前倾角的安全区是根据假设股骨板。然而，非骨水泥股骨固定改变组件放置原则，因为杆前倾角能依据对股骨近端几何的设计特点和杆固定原则变化，因此，不到50%的非骨水泥杆植入患者前倾角在10°~20°之间。非骨水泥型全髋置换中，首先计划股骨原则要求在决定杯前倾角之前确定知道股骨前倾角。定义杆杯组合前安全区已被Ranawat临床确定，由Widmer和Zurfluh电脑建模，由Dorr等计算机导航和CT扫描。Widmer和zurfluh在计算机研究中，Dorr等在一项临床研究（平均37°与安全区域范围从25°~45°）中，发现平均联合前倾角需要避免撞击。男性比女性联合前倾角低，通常在25°~35°范围内与女性在30°~45°范围内，（柔韧性好的女性安全角度高达50°）。在200具成人尸体的研究，联合前倾角平均男性29.6°，女性33.5°，股骨前倾角平均11.6°（男性11.1°，女性12.2°）。计算机导航提供联合前倾角精确的数字，代表真实的杆与杯前倾角。

防撞击

全髋关节置换失败的首要原因是撞击。它导致脱位，假体松动，加速磨损和疼痛。它已然成为影响假体寿命的一个关键因素，因为全髋关节置换患者相对年轻，更活跃，术后康复运动幅度更大。避免撞击，控制旋转中心（COR）与倾斜度和前倾角的绝对值一样重要。

计算机提供髋臼的三维信息，并显示杯控制旋转中心与天然关节炎髋臼窝控制旋转中心的数值关系。如果控制旋转中心在外侧，金属颈能够影响到金属壳的边缘（结合前倾不良可使风险增加），如果控制旋转中心在上和内侧，骨对骨撞击风险增加，除非用一个偏置杆或延长髋关节/腿来增加股骨侧方偏距。为了最大的关节置换术的耐久，控制旋转中心应放置在正常解剖2~3mm内，尤其是上移2mm内的控制旋转中心复位能促进精确腿长和侧方偏距恢复。我们发现导航腿长和侧方偏距能够得到内影像学正常6mm内（而临床只有3mm差异）。

髋臼精准计划

因为外科医生指导铰孔位置与内侧前侧后侧壁的关系计算机引导铰孔更精确。这种定量信息使外科医生能在骨床准备时就控制上路内侧入路，这样就能控制旋转中心同时实现准确杯的骨性覆盖。

股骨精准计划

当拉刀或杆插入股骨，用机器人导航，软件伴随杆前倾显示拉刀在髓腔的位置。这个头的中心位置提供给外科医生拉刀/杆位置腿长和侧方偏距变化的信息，因为杯的控制旋转中心是固定的。

髋关节表面置换和全髋翻修

髋关节表面置换术比经典的全髋关节置换术更难做。限制性股骨截骨很难暴露髋臼杯并增加了组件对线不良的风险。在髋关节表面置换的倾斜55°以上的髋臼假体导致了更多金属离子释放的"边缘载荷效应"。另外，内翻放置或外上方开槽的股骨颈很可能增加股骨颈骨折。努力提高组件对线，目前的植入系统通常依赖于力学指导，以协助硬件放置。这些装置受到骨和软组织应力而弯曲，导致信息不准确。结合考虑有限的空间和组织的环境，引导必须不引人注意和耐用。计算机导航通过硬件和软件设计髋关节表面置换创新解决了挑战。髋关节表面置换髋臼杯导航与常规全髋关节置换术遵循同一程序。计算机导航生成可靠的股骨近端模型，并提供植入物对线的精确测量。在插入股骨头可立即修正和精确位置期间，可在线三维显示导丝的实际位置。全髋关节翻修程序面临多种设置挑战：骨质疏松、外科标志变性、缺乏软组织、缺少组件松动的客观的图像分析。计算机导航可用于术中评估杯或衬垫的位置。它有助于骨床准备：髋臼窝铰孔方向和重度骨质疏松和解剖缺陷的病例的杯放置，并且提供杯或笼的骨水泥衬里的准确定位。

小切口入路

当你用小切口入路的时候你就会发现计算机导航是个伟大的发明。小切口手术，其本身特性就限制视野和减小视野可能导致组件错位。研究表明，如果微创与导航相结合，组件的位置是不能含糊其词的，可重复再现。我们将讲述计算机引导下后入路的技术细节。

外科技术：计算机导航–辅助全髋关节置换

各种各样的计算机辅助导航系统层出不穷。我们在这里讨论的手术技巧是使用骨科软件非成像计算机导航系统（捷迈公司，Warsaw，IN，美国）。

工具配准

计算机导航在手术室所需的工具需要校准。当患者准备麻醉时由外科技师校准，所以这个过程不增加额外的操作时间。

骨盆配准

麻醉后，患者在手术台取仰卧位进行骨盆配准。聚维酮悬吊消毒骨盆皮肤。无菌条件下三探针刺入髂骨最厚的部分（骨移植取骨处）然后每个针插入线程引脚。固定骨盆轴的三针骨盆夹接在这些引脚上。通过接触双侧两髂前上棘（ASISs）和近耻骨联合耻骨引导探针配准骨盆前平面。耻骨触诊受脂肪组织影响，所以引导探针尖端应穿过皮肤到耻骨，因为厚脂肪覆盖了耻骨。探针引导触摸提示髂前上棘也不需穿皮到骨，除非髂前上棘上脂肪太厚，然后刺进骨头。

骨盆前平面配准后，夹子上覆无菌单，或者悬吊碘消毒并把患者快速反转到侧卧位，并进行前后安全固定。躯体冠状面（纵轴）通过探针引导下接

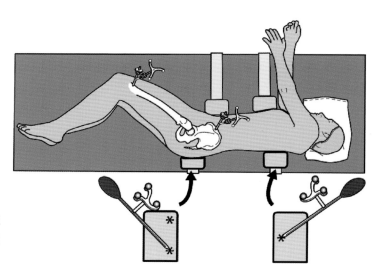

图78.1 用两个软垫安全固定侧卧位患者胸部和骨盆。配准纵向轴线，探针引导接触三点（星号）后方固定，两点骨盆后方固定，一点胸后固定，三点构成三角形

触骨盆后和胸后固定，三点三角形固定（两点骨盆后方固定，一点胸后固定）代表躯体的冠状轴，（图78.1）。电脑软件测量不同于骨盆前平面和冠状面的骨盆倾斜度。只有适应了骨盆倾斜度，杯组件倾斜度前倾角才能定位在冠状面上。

在左栏，由解剖值和校正值显示铰刀在髋臼中的角位置。铰刀位置目的是铰出半球，所以这些数字与最终杯位置不一致。

股骨准备

脱位后，在术前模板计划平面水平进行股骨颈截骨。先进行股骨准备预示着与经典髋关节置顺序不同的变化。这让外科医生评估股骨前倾角和放杯位置提供准确的联合前倾角平均37°±12°。我们研究发现，用计算机导航股骨前倾角可以计算的更精确，但需要在股骨干上插引脚（图78.1）。从我们的经验中得知，使用这些引脚的许多患者余痛6～8周，所以停止使用这项技术。我们发现，股骨前倾角靠经验可以肉眼估计5°以内。机器人导航可以精确测量杆前倾角。

髋臼计划

图78.3电脑屏幕显示最终髋臼杯座位置，控制旋转中心位于2mm深，4mm靠内，和2mmm靠后（杯旋转控制中心因铰出的控制旋转中心不同而不同）。左下栏显示最终髋臼杯的倾斜度和前倾角。考虑到校正值，调整倾斜度为42°，调整前倾角为28°。右下图形通过比较解剖学值与杯值说明为什么铰孔必须靠内侧上方。

牵开股骨前方显露髋臼，如果有困难，外科医生应该松解前上关节囊及股直肌头。切除盂唇。切除枕部暴露髋臼切迹。内壁设16个采样点（避开骨赘）配准髋臼，另外有关于髋臼切迹的4个采样点。髋臼切迹的采样点让计算机能配准髋臼内壁。电脑通过这20个采样点计算控制旋转髋关节髋臼中心与髋臼杯放置位与骨盆的关系。电脑屏幕能监测髋臼铰孔时完全显示出铰刀轮廓与周围和内壁之间的关系。屏幕显示控制旋转中心的变化-前后内外（图78.2）。初始铰孔需在髋臼切迹深部皮质骨水平横

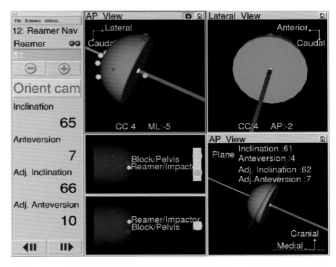

图78.2 电脑屏幕显示铰孔中的采样信息。右下象限是天然髋臼前倾斜度和前倾角的数值。）从髋臼中心到铰刀中心，CC表示头尾位移（正值为优），ML是内外位移（负数为内），AP是前后位移（负数表示后移位）。头尾位移是4mm深浅，内外位移5mm靠内，AP值（-2）表示铰刀是2mm靠后。外科医生能看到完整的髋臼控制旋转中心的铰孔变化信息

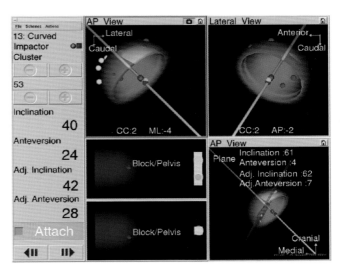

图78.3 电脑屏幕显示最终髋臼杯座位置，控制旋转中心位于2mm深，4mm靠内，和2mmm靠后（杯旋转控制旋转中心因铰出的控制旋转中心不同而不同）。左下栏显示最终髋臼杯的倾斜度和前倾角。考虑到校正值，调整倾斜度为42°，调整前倾角为28°。右下图形通过比较解剖学值与杯值说明为什么铰孔必须靠内侧上方

向铰掉髋臼脊。电脑屏幕上，铰刀需要触碰到代表内壁的黄色或红色的点。数值深度将是4～5mm内侧和0～3mm，以允许正确的杯盖。杯允许的正确覆盖度：深度值，内侧4～5mm和外侧0～3mm。控制旋转中心是扩孔过程中最重要的技术成就。

杯放置

试验杯位置是记录杯架传感器的数组，来显示控制旋转中心、内侧、前后位置，还有解剖关系、冠状面倾斜度和前倾角（图78.3）。应使用冠状面的值。为了减少磨损，倾斜度应在45°以下。我们把杯置于38°~40°，因为电脑的精度为4°~5°。这意味着杯的后外边缘有3±2mm未被杯骨性覆盖，因为平均解剖倾角为55°。调整杯的前倾角到股骨柄能使联合前倾角在安全区（男性为25°~35°，女性为45°）。调整杯前倾角到30°对非骨水泥柄来说很重要，因为有不到10°或甚至小于5°的前倾角。很难使杯前倾角超过30°，因为金属壳在后骨壁上方突出及外展的话会引起撞击。如果试验杯在外侧，那么髋臼就得铰孔更深点。如果控制旋转中心深5mm或更浅并且如果杯前外侧边缘在前外侧骨边缘下深2~5mm，骨对骨碰撞就会发生。这种情况下，杯周围铰孔就得换大一号铰刀，并插入大一号的杯把杯旋转控制中心外移并减小内上旋转控制中心深度。

在植入过程中用带控制倾斜度和前倾角的带赋值数组的杯架植入最终型号的杯。如果用强力杯架也不活动，那么杯就紧紧贴合了，也就不需增加螺钉固定了。如果加螺钉，前倾角和倾斜度可能会改变，所以这些数字能通过接触壳的6个不同的点的探针引导来确定。一旦塑料衬垫被插入到金属壳中，"最适平面测量"可重复测量。衬垫嵌入后，如果倾斜度或倾角有4°或4°以上的变化，杯就没有固定紧，那么外科医生需加螺钉固定。

腿长和侧方偏距

髋关节复位后，铺无菌单，确定腿长，由同一助手在脱位前测量前后差异。

确保髋关节活动内无伸展或屈曲时撞击。如果侧方偏距和腿的长度的变化达不到术前模板或术中的临床的预期，那么就需要调整股骨颈的长度或杆相对于颈部切口的位置。例如，如果试验中间型号头增加6mm的偏移量，和3mm的腿长度，那么就使用短头。用短头的话，如果纠正了腿长，但偏距减小则引起撞击，那么就要换偏距杆或再截骨。

表78.1		文献综述：比较非成像计算机导航术后CT扫描精度	
研究人员	髋关节数（例）	测试系统	结果[a]
Kalteis等	30	VectorVision hip 3.0 基于模型地标 (BrainLAB, 黑木斯德腾，德国)	倾斜度差异=2.9°　±2.2° 前倾角差异=4.2°　±3.3°
Dorr等	30	Navitrack非成像计算机髋关节导航系统 (ORTHOsoft, 股份有限公司,蒙特利尔,加拿大)	倾斜度准度=4.4°，偏倚=0.03° 前倾角准度=4.1°，偏倚=0.73°
Parratte和Argenson	30	Hiplogics Universal Protocol (PraximMedivision, Walpole, MA)	BMI<27岁患者 倾斜度差异=3°　±2° 前倾角差异=4°　±3.8° BMI≥27岁患者 倾斜度差异=2.8°　±2° 前倾角差异=11°　±6.2°
Ybinger等	37	Pi伽利略 THR (Plus Orthopedics,阿劳, 瑞士)	倾斜度差异=3.58°　±4.48° 前倾角差异=6.58°　±7.38°
Jenny等	50	OrthoPilot 系统	倾斜度差异=2°　±4° 前倾角差异=-4°　±8°
Ryan等	26	Ci 系统(强生 Orthopaedics, 股份有限公司,华沙,印度) BrainLAB 导航系统 (Brain-LAB AG, 费尔德基兴，德国)	倾斜度差异=1.8°　±1.2° 前倾角差异=2°　±2° 倾斜度准度=3.4°，偏倚=0.52° 前倾角准度=5.5°，偏倚=0.35°

注：[a]表达值：平均数±标准差（SD）。

结果

研究表明计算机导航在全膝关节置换中可提高精度和减小异常值。多项研究也显示与徒手和机械引导相比，计算机导航提高杯放置的再现性。Beckmann等和Gandhi等荟萃分析，结论为提高杯放置效果和推荐使用计算机导航有意义。

计算机导航辅助下全膝关节置换的精度与准度是通过测量比较术中杯值与术后CT扫描值（表78.1）确定。Honl等使用5种不同的计算机导航系统比较髋臼假体的方向，发现非成像系统ORTHOsoft Navitrack（捷迈公司，华沙，印第安纳州，美国）组，比成像系统Navitrack and VectorVision（BrainLAB，慕尼黑，德国）误差更小。Parratte和Argenson发现，非成像导航的杯定位误差是体重身高指数（BMI）的应变量。Ybinger等最近的研究报道，倾斜度的差异与随着覆盖双侧额髂前上棘软组织的厚度相关，而在前倾角的差异则与覆盖耻骨结节软组织的厚度相关。直接穿皮骨触诊技术或者用超声定位导航标记，已经表明减少偏差并且使肥胖患者受益。计算机导航已经在全髋关节置换恢复腿长和偏距中显示出很高的精度。多个研究表明，计算机导航提高了精度和精度的组件放置和降低在髋关节表面置换术的学习曲线。迄今为止，只有少数研究显示计算机辅助全髋关节置换术后功能改善。预计长期研究能显示植入假体寿命增加，从而证明计算机导航技术的成本效益。

机器人

计算机导航不能保证组件植入术中测量计算那样精确，因为用人手来控制和放置工具并不可能总是如计划那样准确的。计算机导航系统不能保证根据术前计划进行准确的髋臼铰孔或杯撞击。杯位置偏移在压装杯时，由于骨性髋臼的松紧不同而增加了上下铰孔的范围和骨盆的位置在杯放置时可能发生潜在的变化。为了克服手控定位手术工具的不准确的问题，人类已经开发出机器人技术。机器人技术根据导航地标和术前决策，具有创建自然约束工具和植入物的能力，增加骨计划及杯放置的手术工具精确定位的准确性。

机器人手术是通过外科医生直接或间接的控制机械臂，进行半自动的程序。自20世纪80年代后期，机器人就已被用于手术。1992年，骨科医生使用ROBODOC系统，首次将机器人技术应用于全髋关节置换术（综合外科系统，戴维斯，加利福尼亚，美国）。该系统今天仍然在临床上使用。在临床上使用第二系统的MAKO RIO（机器人手臂交互式骨科系统）。

机器人分为主动、被动、半主动系统：

1. 主动系统是指根据手术前的计划自动执行任务或整个过程的系统。然而机器人执行的程序，医生只能用急救开关停止程序，但他/她不能修改的程序［例如，ROBODOC（综合外科手术系统，戴维斯，加利福尼亚，美国），（CASPAR URS Ortho GmbH，拉施塔特，德国）］。

2. 被动系统除了提供真实世界的3D仿真信息，还能监测手术的过程提供定量信息反馈。他们不自动，不限制操作者的操作（例如，计算机导航）。

3. 半主动系统是那些约束机器人手臂握着的手术工具的运动范围来计划切除体积。该工具可以在外科医生手动预先设置的程控边界内的空间自由移动，即虚拟墙。活动是有导向的，这也就是说干预是相对于先前定义的策略进行，但最终的控制和活动仍取决于外科医生［例如，RIO（机器人互动矫形手术系统，MAKO外科公司佛罗里达，美国），ACROBOT（ACROBOT公司，伦敦，英国）］。

机器人医生（ROBODOC）

机器人医生（ROBODOC）是第一个在外科界独自执行外科手术的主动机器人。IBM公司20世纪80年代中期开发的蓝本，该系统1992年用于患者。自德国1994年应用，美国1994—1995年用于临床实践期间，该系统被用于美国食品药品监督局（FDA）授权的多中心研究。该系统基于CT扫描，计算机辅助机器人铣削装置，也就使非骨水泥全髋关节置换假体的解剖位置准确的计划成为可能。该系统的开发，以优化骨内植入物的选择，植入物尺寸，植入物的定位，并且能够准确地计划骨髓腔，使骨髓腔更好的匹配假体。机器人医生包括一个基于CT扫描数据能进行三维术前计划的计算机工作站（ORTHODOC）和一个带高速铣削装置五轴机械臂（终端执行器）。使用ORTHODOC可以通过比较几种不同的适合度和填充度的设计方案，为每一个患者选择最优设计方案。外科医生设置的最佳术前计划后传输给ROBODOC，配准股骨后，在同样的维度匹配锉磨骨髓腔。起初，术中配准放置"定位针"需要单独手术。然而，在2001年底开发出一个新的配准方法，不用使用"定位针"（称为"无针"技术）。

第一个多中心试验包含136个髋关节置换术并设有随机对照组。与3个对照组和非ROBODOC处理组比较，术中股骨骨折存在显著性差异。影像学显示ROBODOC组股骨组件匹配和定位更好。然而，在Harris评分和短表健康调查数据中，ROBODOC组和对照组没有显著差异。多个研究表明，ROBODOC在影像学上假体匹配度和定位更好并且能消除股骨骨折。相对人工手锉而言，ROBODOC辅助股骨准备的股骨近端的应力遮挡更小。在肢体长度和假体杆内外翻对线方面，ROBODOC有更好的精确度并提高股骨柄的旋转稳定性。

全髋关节置换中，组合组件的对线是稳定和功能的关键，ROBODOC辅助全髋关节置换术中，当只进行RODOBOC和植入股骨的计划，最佳组合组件对线可能没有被储存。RODOBOC已确定与失血量增长和手术时间相关。RODOBOC辅助全膝关节置换是技术上的要求，并且研究报告并发症直接或间接与机器人相关。为术野清晰它需要更多的暴露股骨近端和足够的外展肌回缩。Honl等ROBODOC术后患者高脱位率和翻修率并且在翻修手术中发现外展肌与转子分离。然而，另一项研究报道，与常规植入相比ROBODOC不损害外展肌功能。从打磨骨骼产生过多的热量（即使使用灌流冷却）已作为ROBODOC可能存在的缺点被提及，但同时报道称产生热量并没有临床副作用。

自主机器人依据定量数据而不是外科医生的感觉和直觉，这增加了手术室安全隐患，并且可能起

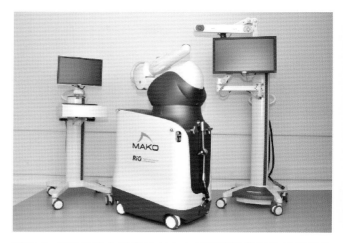

图78.4 RIO机器人手臂是在中心与标准光学红外线摄像头（右图）及向导模块（计算机工作站）。摄像头的支架和向导模块都有液晶显示器

诉公司。Davies等报道了一些案例，这些案例被认为是由外科医生手术参与的减少引起的。存在的问题是与自主机器人系统碰撞出火花，产生了触觉机器人系统的概念，外科医生与机器人互动，仿佛它是一个在他直接指挥下的智能工具。持续参与的外科医生使得机器人程序将不太可能是被告。

MAKO RIO

MAKO外科公司的RIO是一种新型机器人手臂技术。2004年MAKO建立，目前总部设于劳德代尔堡，佛罗里达（美国）。RIO被用于膝关节单髁置换术（UKA）与全髋关节置换术。RIO的全髋关节置换术应用程序是外科医生Lawrence Dorr，Richard Jones，Mark Pagnano，Robert Trousdale，Douglas Padgett，Amar Ranawat，共同的最新发明。RIO结合计算机导航和机器人手臂技术，在初次全髋关节置换期间，更精确地计划股骨和髋臼。立体定向原理的应用适用于这些手术类型，参考可以识别与基于CT解剖模型比较的刚性解剖骨性结构关系。外科医生设定的术前计划由机器人工具执行，而外科医生手动控制机器人手臂。RIO是旨在协助外科医生提供在手术过程中的定位和解剖结构空间边界。

RIO包括1只机器人手臂，1个标准的红外线光学摄像头，和一个向导模块（图78.4）。终端执行器是机器人手臂和铰刀柄与杯撞击手柄使用时连接。这个终端执行器感知铰刀和杯空间定位。VIZADISCs

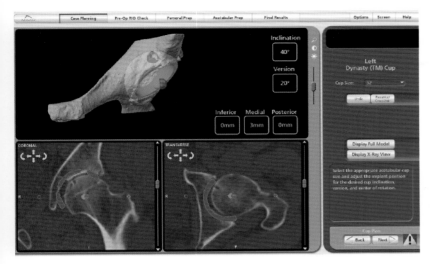

图78.5 杯计划页显示方向、大小和计划的髋臼杯中心（绿色）天然的髋臼中心（品红色）。该页面允许选择假体大小与调整每个冠状面的植入方向和CT断层扫描的切面。新的计划杯的控制旋转中心比天然髋臼控制旋转中心为3mm靠内

光学跟踪赋值到所有数组并传递数据到软件。RIO全髋关节置换软件是被证实只对特定的假体有效，所以自由选择的假体不能被用在这个应用程序。RIO全髋关节置换应用程序能被用于任何外科切口，标准的或微创的。

使用从术前CT扫描收集的患者特异性信息，RIO全髋关节置换软件应用使外科医生能选择和测试髋臼和股骨植入物的大小和方向（图78.5和图78.6）。髋关节控制旋转中心是固定的，所以能为目标腿长度和髋关节偏距计划股骨颈切除水平（图78.6）。人工股骨术计划后，计划的杯前倾角可根据股骨拉刀前倾角实现达到理想的组合前倾角的调整。髋臼骨的计划由一把连接到机器人手臂的铰刀操作，防止

外科医生人为误差，如果扩孔超过预定深度，或者脱离线，或者前倾角和倾斜度不是计划的10° 范围内，机械臂就停止，这是一条限制机械臂的虚拟触觉通道，并能在压装杯时精确定位。压装杯时触觉限制确保杯完全安装在骨性髋臼中。软件显示杯需要被完全压紧所需距离。

使用Mako仪表，通过术前CT扫描和术中配准髋关节置换程序实现个性化。骨盆和股骨的CT三维骨模型经配准证实，通知软件术中对骨盆和股骨的定位。软件从CT扫描测量骨盆倾斜。因此，杯子的倾斜和前倾角的数字并不是髋臼的解剖位置，但能调整患者的倾斜并且都是Murray所描述的射线平面。

这种植入杯参考冠状（功能）的体平面。

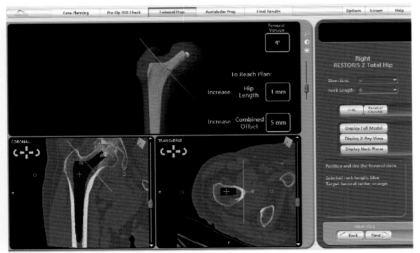

图78.6 杆计划显示天然股骨头（右上），为了选定的颈长度的股骨头中心（蓝色圆圈），和杯旋转中心（橙色圆圈）。可以选择杆大小。绿色线表示颈截骨平面，可以显示每个选择的杆大小。"达到计划"值通知外科医生如何术前计划改变髋的长度和偏距

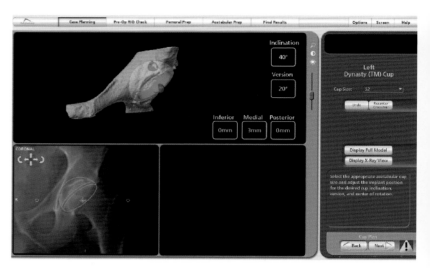

图78.7 杯的大小和位置也可以通过X线透视判定

手术技术：MAKO RIA 全髋关节置换

术前计划

术前计划的目的是确定正确的杯和杆的大小和方向，以达到计划适当的髋关节的生物力学重建。患者特异性的骨骼模型基于CT扫描数据利用MIMICS软件在MAKO平台上创建（图78.5）。软件中的假体数据库允许组件放置在虚拟三维骨骼模型中。应用程序允许外科医生从二维冠状面或CT断层扫描平面，看股骨和髋臼组件的轮廓。建模可以沿着轴线旋转或滚动，变换假体对线及各自相对的解剖位置，直到找到满意位置。显示器显示组件位置即时数字反馈。该软件还可以查看X线图像的虚拟植入位置（图78.7）。杯计划交互允许外科医生选择最合适的大小和方向的杯，并显示关节炎髋臼的控制旋转中心及计划臼杯的控制旋转中心的相对位置。

杆计划交互允许外科医生选择股骨柄的大小和位置，以达到最佳的生物力学重建（图78.6）。然后保存和测量股骨颈切除平面。一旦确定的组件的位置，减少股骨头到杯控制旋转中心距离，提供校正重建的腿长和联合偏距。外科医生能根据对侧髋关节或临床发现上改变这些目标。

骨盆数组布局

无菌预防并用15号刀片取骨后，在髂峰的最厚的部分（前植骨的地方取骨处），插入3枚螺纹针，取前植骨的地方。引脚插入后，3针骨盆夹夹持骨盆数组的夹具连接到针上。骨盆数组然后连接到夹具上，并面向摄像头然后收紧。

股骨配准

股骨头从髋臼脱臼。股骨配准需要插入2枚螺钉；1个大的（股骨皮质螺钉）和1个小的（股骨检查点螺钉）。较大的股骨皮质螺钉持有股数组和小螺钉验证配准精度。螺钉位置后和前方入路不同。后入路，股骨皮质螺钉插入转子间嵴（略高于小转子），检查点螺钉被放置在大转子前（图78.8）。检查点螺钉验证通过触摸探针验证。如果股骨皮质螺钉松动、精度就会被检查点螺钉表达验证，和配准不再有效，所以最后腿的长度和偏距量数据会不准

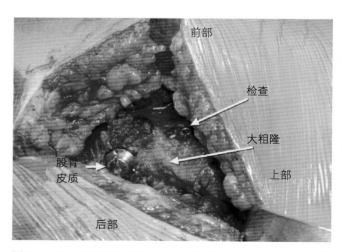

图78.8 股骨皮质骨螺钉插入股骨转子间嵴骨皮质略高于小转子和检查点螺钉放于大粗隆前

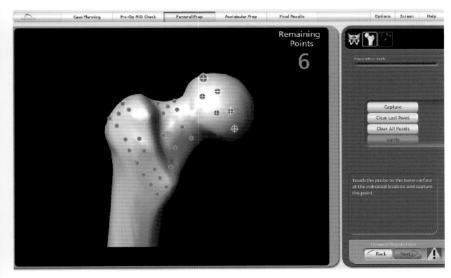

图78.9　32个骨表面点接触股骨近端的配准探针

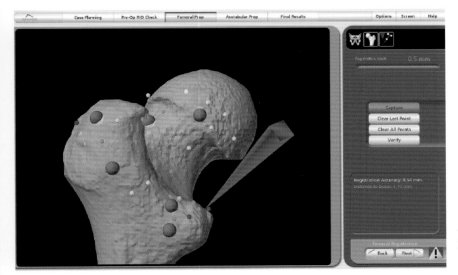

图78.10　股骨配准生效是靠触碰6~8个股骨近端软件定义点（蓝色球体表示）。如果配准误差小于1mm，那么这些球体变白，否则他们变红。三角指针代表探针

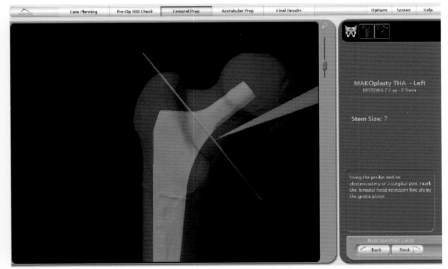

图78.11　股骨颈截骨水平由术中触摸探针到股骨头和标记Bovie（电烙术）点。绿线代表股骨颈截骨水平和三角指针代表屏幕上的探针

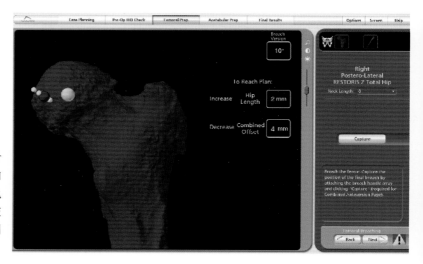

图78.12 拉刀前倾角如右上图所示。"达到计划"：中间型号的头，腿长短2mm同时偏距增加4mm。用大一号的头接受增长的偏距（可能避免撞击）或者用大一号的杆来升高股骨头中心的控制旋转中心增加下肢长度和减少偏距，从而达到目的

确。电脑屏幕为股骨近端配准，将显示32个点（图78.9）。股骨配准是通过这些探针触摸点来验证术前定义的CT扫描解剖几何形态。配准通过触摸探针股骨近端新的6～8个点生效（图78.10）。理想情况下，股骨配准误差应小于0.5mm，也显示出了误差的量级。如果超过1mm，验证失败，外科医生必须重新配准股骨。

股骨准备

股骨颈切除被与显示在屏幕相对应的水平骨上，用电烙标记出来（图78.11）。截骨水平可以用尺子手动确认。股骨头移除，然后用合适的仪器手动计划股骨。用最终型号的拉刀，拉刀前倾角和股骨杆头部中心与显示的杯的控制旋转中心匹配（图78.12）。杆的控制旋转中心/杯控制旋转中心的关系决定了腿的长度和偏距的测量，建议选择标准头长度。

一旦清楚股骨拉刀（杆）型号，外科医生就有机会选择杯前倾角来达到期望的联合前倾角。软件也提示联合前倾角性别特异性临床范围，由Dorr等制定。

髋臼配准

骨盆检查点（螺钉）插入髋臼的骨腔外，外到外后髋臼的边缘。螺钉位置远离髋臼的关节面。髋臼的配准是通过触摸探针需要软件形成髋臼的表面的32个点并显示在电脑屏幕上。验证是通过定义表面髋臼触摸探针8～10个点进行（图78.13）。如果软件显示与股骨配准误差超过1mm，必须重复配准。

髋臼铰孔

铰孔前确认术前杯手术计划。铰孔可以用单个铰刀或者多铰刀完成（图78.14）。我们首选单铰

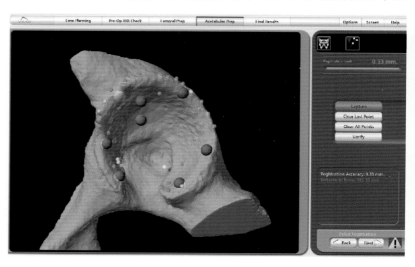

图78.13 髋臼的配准的验证是通过触摸8～10软件定义的点（显示为一个巨大的蓝色球体），探测器在髋臼的表面。蓝色球体如果配准误差小于1mm为白色，否则变红

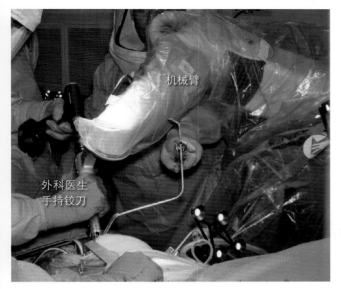

图78.14 铰刀连接到机械臂上并且外科医生在铰孔时触觉反馈

刀铰孔。为此需要在去除横韧带内至髋臼切迹的骨赘。当扩孔，方位角（倾斜度和前倾角）的铰刀柄都显示在屏幕上，这也显示数值的距离要扩到计划杯旋转中心上/下，内侧/外侧，和前/后方向（图78.15）。当铰孔3mm或更多低于杯计划大小时，外科医生必须具备在任何方向定位铰刀的能力；然而，铰刀本身仍然被计划限制，所以不能"越界"外，内侧或前-后。当扩孔从杯计划内大小的2mm开始，外科医生必须在杯计划10°的内铰孔（由虚拟触觉通道限制）。一旦铰刀柄在虚拟通道内符合杯大小，数字屏幕上的倾斜度和前倾角变绿，故障安全机制被激活。铰孔是线对线由精确的铰孔程序

控制（例如，为了扩50mm的杯，铰孔50mm）。外科医生应该铰孔到控制旋转中心数字，上/下，内/外，前/后，读这些数字从白色变为绿色。当绿色的髋臼的地区杯铰孔变成白色时，说明屏幕上的骨骼三维模型截骨计划已经完成（图78.16）。如果骨模型变为红色，这意味着手术扩孔超过计划0.5mm。当医生任何方向上扩孔超计划1mm，电钻电源将关闭。如果医生选择手工扩孔的选项，计划值的距离会不断更新，但机械臂不会应用任何限制。

最终放杯位置

机械臂辅助精准放杯避免了反复试杯。但我们的确植入了一个试验杯，以确保选中正确杯的大小，并评估压装质量。假如没有牵拉和软组织冲击的情况下，多孔壳杯装在机械臂上和冲击轴将以正确的方向下降到其触觉通道内。虚拟触觉通道限制机械臂精确定位（0°）的杯计划倾斜度和前倾角。杯子被牢固地撞击，直到它位于0~1mm内（图78.17）。机器人手臂被移除后，外科医生可以手动确认植入深度和杯稳定性。将衬垫插入并压入壳内，并用接触杯缘的五点探针确认杯位。如果倾斜度和/或前倾角变化4°以上，杯子很可能松动，那么应插入螺钉。

最终复位及数值

最后的植入杆，放置试验头，和减小髋关节。股骨数组嵌入股骨皮质螺钉，并且腿旋转由外科医

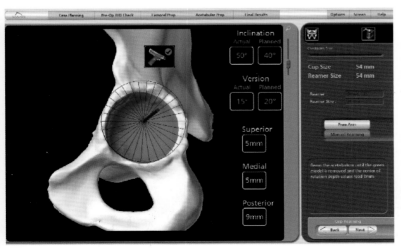

图78.15 电脑屏幕显示铰刀柄的方向（倾斜度和前倾角）。铰刀的路径是在10°以内计划的值。提示显示铰刀尖端目标深度的距离浅/深，内侧/外侧，前/后的方向。髋臼的绿色区域代表了被铰孔区域

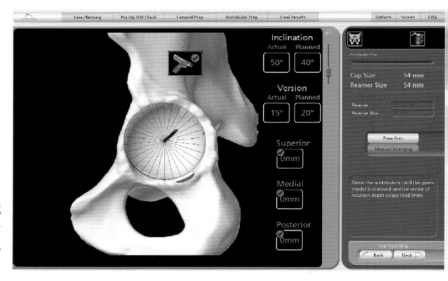

图78.16   电脑屏幕上显示绿色髋臼铰孔区域变白时确认完成。另外，控制旋转中心编号为内/外，深/浅，前/后应该读0和变绿。红色的髋臼的区域表示铰孔超出计划范围

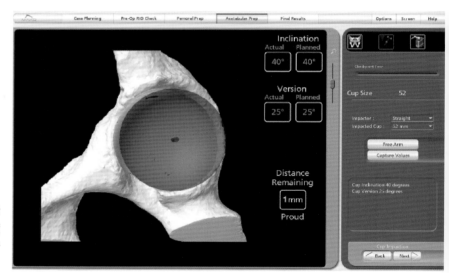

图78.17   用机械手臂植入的最终杯与显示了杯位置与实际和计划的数值倾角和倾斜度显示在屏幕上。杯子才被压紧，直到位于0~1mm

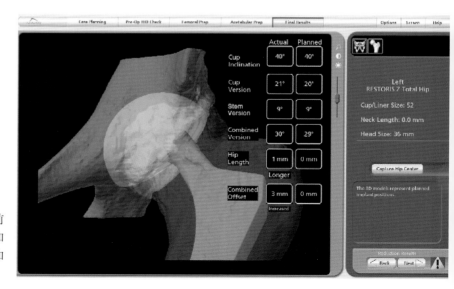

图78.18   最终结果页面分为两栏显示：术前计划和术后较少实际值。杯计划的倾斜度和前倾角。最后联合前倾角是30°。髋的长和偏距分别恢复在1mm和3mm内

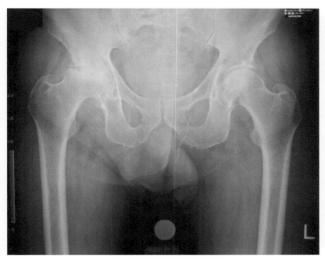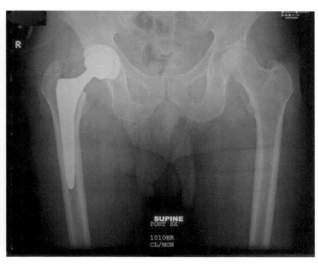

图78.19　A. 术前X线显示的70岁男性患有严重的髋关节关节炎。注意上迁移的股骨上部分的破坏；B. 术后X线显示准确的组件与恢复和定位，腿的长度和偏移量

生在软件上记录髋关节中心。一旦臀部中心被捕获了，最终的结果会显示杯术前计划和杯倾斜度复位后的数字，杯前倾角，杆前倾角，联合前倾角，髋长度和联合偏距（图78.18）。根据需要调整短或更长的头部长度。外科医生通过外科医生的传统手动方法，已经达到了可以确定适当的生物力学重建的程度（腿的长度和偏距）。在术前和术后，X线提示右髋关节炎的70岁男性，在机器人引导导航显示下做了全髋关节置换（图78.19a，B）。

结果

从2010年10月—2012年5月，我们进行了120例 MAKO成形髋程序。杯放置平均倾斜度为39.1°±3.5°和前倾角为21.6°±4.2°。重建计划的手术成果已完成，证明该技术具有可预测性和可重复性。我们研究了30例术后CT扫描与机器人的CT扫描比较，平均相差：倾斜度1°±3.1°和前倾角2°±3.3°。第一次缝合切口的平均手术时间为61±15分钟，平均失血量为270±90mL。尸体研究中，比较术后CT扫描与机器人，显示髋臼杯置入精度在±4°以内前倾角，±5°以内倾斜度。组件放置的精度可能优于手动操作，因为它是患者个性化的股骨和髋臼解剖。该机器人允许正确的髋关节控制旋转中心重建，促进消除撞击和重建正确的腿长

和偏距。联合前倾角决定功能（冠状）平面，最大化稳定性。该系统还提供了通过一个最小的切口进行潜在的手术，而不损失精度也不增加手术时间。即使是后路微创切口的患者，我们也没有使用预防术后脱位的措施。这个机器人引导手术提供髋关节的股骨侧和髋臼侧双边精确度，不只是针对半髋（股骨ROBODOC与髋臼导航系统）。对外科医生来说，这个机器人引导手术减少手术室的压力，因为有定量的信息，那可以确保外科医生的直觉和本能，正确重建。对患者来说，手术变得个性化伴随正确的功能联合前倾角而不是运行在杯放在40°倾斜度和20°的前倾角等"安全区"，无论杆的前倾角是多少（一个尺寸适合所有技术）。

未来展望

在未来，我们会看到更小、更低成本系统，同时具备更高的准确度和精密度的智能传感技术。目前，短期内使用机器人系统手术结果似乎提高了重建技术方面的和长期临床结果需要加大支持期望。使用机器人系统的障碍不是技术，而是关于外科医生的需求，患者，医院政策和成本。作为商用机器人更常用，市场将确定这些系统的成本和收益证明他们使用。

Panayiotis J. Papagelopoulos

Vasileios I. Sakellariou

Christopher P. Beauchamp

Franklin H. Sim

第79章 挽救性手术：切除成形术、关节融合术、髋关节离断术、假体

引言

挽救技术通常被考虑应用于无法得到良好结果的病例。有时，外科医生可能需要折中，尤其是患者围手术期状态不是很稳定而且有严重并发症或技术难题存在。截骨关节成形、髋关节融合、关节离断、鞍状假体髋臼周围重建，均已是不像过去那样流行了。然而，挽救技术仍有一席之地。

截骨关节成形

历史回眸

截骨关节成形术后通常称为Girdlestone措施，由G.R.Girdlestone先生提出，1923年描述沿着髋臼外侧部分切除股骨头和股骨颈，治疗原发性肺结核、化脓性感染，严重的单髋关节骨关节炎。然而，Schmalz于1817年第一次描述，股骨头单截骨用于治疗化脓性关节炎，之后Barton于1821年描述，可作为动员强直髋关节的一个选择。

适应证和禁忌证

这些年，截骨关节成形术的适应证已经发生了变化。主要的适应证仍然是根治感染病例，化脓性髋关节炎或髋关节骨髓炎。它也可以用于假体周围感染的挽救措施，通常用于多次尝试根除感染失败后。相对适应证包括治疗骨关节炎、强直性脊柱炎、类风湿性关节炎、股骨颈骨折骨不连，感染性骨折，忽视性双侧髋关节脱臼，突起。虽然全髋关节置换术出现以来，截骨关节成形术的地位和适应证的范围相当局限，但是在主要并发症连枷患者

中，它仍然是一个有价值的选择，特别是尝试根治髋部感染，保持关节的灵活性（图79.1），老年患者，不能独立运动的人、免疫缺陷者，静脉吸毒者、放弃治疗的人可以纳入为本措施标准治疗范围。禁忌证为截骨关节成形术并不明确。然而，肥胖患者和那些上肢功能受损的患者应该更好地剔除，因为本措施经常诱发术后髋关节不稳定，因此所需的外部支持设备通常需长期使用。

外科技术

前路（Smith-Peterson），前外侧或者后外侧入路髋关节都可以使用。Girdlestone最初描述这项措施为经皮横切口外侧入路髋关节手术。做2个深横切口，在髋臼上方切除臀肌。股骨颈切除需在转子间线水平并切除股骨头。尽管Girdlestone在他最初技术中描述了同时切除大转子与外侧浅层髋臼窝边缘，迟些时候改良趋向更安全些。今天，大转子被完整保留保护外展肌插入。这提升了髋关节的稳定性，并使将来进行全髋关节置换可行性大为提高。

股骨头截骨之后，为避免反复的关节感染，无血管髋臼杯软骨需要精细铰孔。是否去除关节囊仍有争议。在化脓病例中，通常取出关节囊，首选关节囊介入术预防非感染髋骨对骨对线和强化加速假关节形成。伤口通过负压吸引以典型的方式闭合。术后护理应最大限度地发挥潜力，在切除股骨头的空隙形成纤维组织。我们的目标是创造出髋臼和股骨近端之间的稳定的假关节，同时限制肢体不等长。虽然多年来一直主张延长牵引时间，新的研究没有显示，限制肢体缩短，关节稳定性，和/或使用步行装置明显获益。

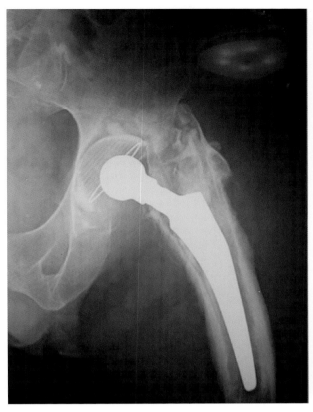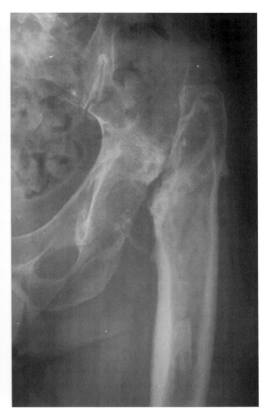

图79.1 Girdlestone术式仍然是很好的选择，尤其是努力根治伴主并发症连枷患者髋关节感染并保护关节的灵活性。患者左髋关节假体周围感染正位片（左），伴严重肝、肾功能障碍。Girdlestone术后，左髋关节正位片（右）

结果

该措施技术要求不高，能提供有效的疼痛缓解、感染控制和功能改善。说得具体点，有报告显示，在截骨成形术成功后，髋关节疼痛显著下降了80%~100%。大多数患者仍然卧床。然而，几乎90%使用拐杖或手杖。与单侧膝上截肢相比，术后能量消耗高达正常的240%。

功能的结果是中度。为了避免不切实际的预期，功能限制，应明确与患者详细讨论。

然而，从整体结果看，70%~90%的患者是满意的。

成功的标准使彻底根除感染，Girdlestone 关节成形术仍是控制化脓性髋关节炎的重要选择。最近的一项研究显示，Girdlestone关节置换术能够控制在96%的患者感染。Girdlestone关节成型术后假体置换应每例均应个体化，要考虑的因素包括细菌生长，软组织条件，以及患者的一般情况。然而，过渡到全髋关节置换术却伴发高度并发症发生率和功能低下的结果。

并发症

截骨关节成形术是一个简单的术式，没有显著的围手术期并发症。然而，由于显著的腿长差异，依靠助行器走路，和一些高概率的持续性疼痛，患者的满意度并不总是最好的。缩短2.5cm和5cm之间，被认为是本术式"自然"情况。垫高鞋可以补齐长度的差异。

术后因为髂腰肌的力量不均匀，下肢常有休息时外旋倾向。对小转子或截骨转移至股骨前外侧切除术已被提议作为可行解决方案。然而，这两种技术都可能折中未来的重建，因此应予以避免。

髋关节失稳是全髋关节置换术后的另一个常见问题。联合股骨近端外展截骨–股骨头切除术能增加髋关节稳定性。然而，这是一个更苛刻的术式并且股骨截骨术必须用刀片板固定，外科感染适应证病例非首选。

关节融合术

历史回眸

Lagrane首次介绍了髋关节融合术，1886年用于治疗一例先天性髋关节脱位的，导致假关节形成的患者。22年后，Albee描述了两种不同的技术，1908年关节内和1915年关节外。

1922年，Van Nes推广使用内固定来增加稳定性和融合率。然而，它是在1966年，Schneider介绍眼镜蛇的头板作为一种利用Charnley爵士的中心性脱位和内部加压固定的技术概念的现代化固定装置，缩短力臂，并随后降低髋关节的应力且促进融合。

适应证和禁忌证

随着全髋关节置换术的发展，关节融合术现在几乎不用。

这是术式患者和骨科医生都不太容易接受。尽管有研究表明，关节融合术是兼有满足单侧髋关节疾病的年轻患者功能和生产生活能力，但是全髋关节置换术后无与伦比的功能恢复优势，基本消除了这个术式的适应证。在北美洲全髋关节融合术几乎已被全髋关节置换术完全取代。该手术的最佳适应人群可能是30~35岁以下的孤立性髋关节炎的重体力劳动者。不想术后回归工作的患者不是髋关节融合术的最佳适应人群。

本术式禁忌证为腰痛、同侧膝关节和/或对侧髋关节炎。同侧膝关节不稳是另一个绝对禁忌证。相对禁忌证的患者高于1.8m，因为他们可能会坐在一个有限拥挤的空间时遇到重大困难。

外科技术

外侧皮肤切口从股骨大转子尖近端7cm延长到远端7cm。利用阔筋膜张肌和臀大肌间隙。大粗隆截骨术是注意不要损伤供应股骨头的旋股内侧血管。T形切口打开显露关节囊然后前方脱位股骨头。另外，利用双切口，包括经典Smith-Petersen的前切口，

有利于股骨头和髋臼的脱位和骨计划，结合外侧切口，用来放置固定硬件。

股骨头和髋臼两者为了显露软骨下骨均被分别用凹铰刀和突铰刀铰锉，以便股骨头适应髋臼窝。骨盆截骨术可以提供额外足够的覆盖股骨头。对于髋关节融合的理想位置是下肢5°~10°内收，10°外旋，以及25°~30°屈髋。应避免外展和内旋。外展被与同侧膝关节和腰背痛相关。在行走过程中应避免内旋，以防止对侧足的干扰。更重要的是，外旋有助于屈膝穿鞋。

股骨用九孔眼镜蛇头板固定于髂骨（图79.2）。从扩孔移植用于增强生物，填补髂骨和股骨头间隙。

如果我们设法增加骨接触，在融合区的压紧和使用坚固的内固定稳定固定，手术技术被认为是成功的。

术后功能锻炼包括术后第一天下地负重。

我们使用可拆卸外固定支架作为保护措施，特别是对过度活跃的，依从性差的患者，或是骨接触固定被认为是次优的患者。负重在6周、3~4个月后，患者的耐受性增加，可不戴支架负重行走。

结果

髋关节融合，今天不再被患者与外科医生欢迎，但仍然对于极年轻和活跃的单侧关节患者是与全髋关节置换术相比的另一种不错的选择。这个术

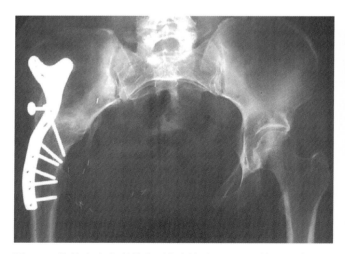

图79.2 软骨肉瘤患者骨盆X线片前后观。用眼镜蛇板实现稳定髋关节融合

式可以长期缓解疼痛并能恢复一定功能。Sponseller 等、Callaghan等表示，关节融合术的耐久性能很突出；患者术后30年仍可活动。然而，患者的满意度是公平的，65%的人宣称不确定他们是否还愿意经历这种手术。

并发症

高达60%髋关节融合术的患者可发生背部和同侧膝关节疼痛。然而，症状一般术后20年以后发生，通常不影响日常生活活动。预期平均腿长差异26mm。患侧膝关节韧带的可能进展为前后松弛。对侧髋关节疼痛、背部和膝盖疼痛不常见。

一些患者诉功能障碍影响日常生活活动，如穿鞋、久坐，甚至性功能障碍。

虽然患者的满意度未能最佳，但是只有一小部分髋关节融合患者是寻求额外的手术干预（即转换成全髋关节置换）。转换的主要原因是让人没力气的背部和/或同侧膝关节疼痛。患者应该意识到转换功能性稳定的髋关节为非功能性不稳定的髋关节的潜在风险。因此，该术式应被慎重考虑，并指出只有当疼痛真正使失能时才可以应用。此外，该术式在技术要求保护髋外展肌，保护坐骨神经或周围血管（可能在融合块中），并仔细选择截骨的高度，尽可能多的保留髋臼骨性覆盖。

髋关节离断术

历史回眸

19世纪引入，髋关节离断术被认为是治疗创伤、肿瘤或者感染最佳根治手术。1774年，Perault首次成功运用此式。Thomson，1816年，强调此式的危险和难度。在发明麻醉以前，速度是手术成功的最重要因素。AstleyCooper爵士描述髋关节离断术仅用35分钟全部完成，因此评论到"今天是生命中最难得的一天"。

自从第一次髋关节离断术被描述，在前线创伤治疗，麻醉的发展及每天输血实践这些领域大量重要的进展开始涌现出来。经过几个世纪，新外科技术得以发展。从旧时代的19世纪军队中"斩断截肢"治疗，Larrey发明了双拍技术（里外各有一个拍子），很多知名医生都支持这个发明，包括Manec，Guthrie，Beclard，Baudens，Cox，and Lisfranc提出几个修改意见。

Boyd，1947年，已经做出了重要的贡献。发展利用筋膜平面进行所谓的髋关节"解剖离断"技术。差不多50年以后，Sugarbaker和Chretien描述Boyd的一个技术修改方案，允许更多的有序地切开分离与创建的皮肤拍子是避开缝合线负重的方法，并且通过合适肌肉肌腱固定术来用活体肌肉覆盖髋臼作负重面。

适应证和禁忌证

髋关节离断适应证经过几世纪已经改变了。在19世纪到20世纪之间，几乎所有的军队外科医生都专门做这个手术治疗战伤。在战地环境，爆炸导致的创伤与创伤性截肢仍然是髋关节离断重要的适应证。在20世纪60年代末，民用治疗中，50%用于感染后髋关节截肢，39%用于恶性肿瘤，仅仅11%用于创伤。Shurr等（1983年）指出，绝大多数髋关节离断常见原因是恶性肿瘤（48%），感染（20%），血管疾病（20%），创伤（10%），先天畸形（2%）罕见。Unruh等发现缺血（45%）、创伤（29%）与骨髓炎（26%）成为常见诱发因素。

尤其是恶行软组织病或骨肿瘤，当这些肿瘤位于大腿近端小转子下，并且负性余量不能通过次全切手术获得时，髋关节离断术有适应证。也可适用于放化疗都不敏感的局部复发广泛扩散、不可整块切除的病例。

外科技术

髋关节离断术是利用一个"球拍状"皮肤切口，确定骨性标志，其中包括耻骨结节，髂前上棘、髂前下棘，坐骨结节与大转子。切口是由其顶端内侧到髂前上棘。首选平衡的前部和后部拍子，但可以根据肿瘤的位置修改。辨识股三角和结扎常见股血管。从其起点分离缝匠肌和髂腰肌。从骨盆上的起点松解髋关节内收肌。分离阔筋膜张肌和臀大肌，离断附着于大转子的肌肉，显露关节囊。

然后脱位髋关节，髋臼由剩余的肌肉肌腱固定覆盖：股方肌接近髂腰肌，臀中肌接近闭孔外肌。关闭伤口的缝合臀肌筋膜到腹股沟韧带和耻骨支。皮下和皮肤缝合要重视施加到每个拍子上的张力平衡。

结果

髋关节离断是一个大关节离断术式。它与行走时困难、穿戴假体的不适和美容问题相关。

髋关节和膝关节功能的丧失直接影响到患者的步态周期，由于穿戴假体行走时，患者须依靠反复增加和减少腰椎前凸来推进。Nowroozi等表明，髋关节离断截肢患者步行约慢40%而增加能耗约80%。由于这个原因，患者可能会失去行走能力并依靠轮椅。Unruh等报道，大多数髋关节离断患者（79%）使用轮椅，只有21%的人走路用助行器。

并发症

髋关节离断是一个复杂的手术，产生高手术风险和严重围手术期与术后并发症，尤其是急诊手术中血流动力学不稳定的患者。由于麻醉和初级急救的进步明显降低了创伤后髋关节离断术的死亡率。然而，报告的此术式的死亡率差异很大。死亡率普遍较高，急诊髋关节离断33%，择期髋关节离断术则为4%。Pack和Ehrlich报道一系列96例恶性肿瘤患者无术中死亡。Fenelon等从11例人工髋关节置换术后严重感染患者髋关节离断术，得到类似的结论。另一方面，Unruh等在一系列34例患者中，死亡率达44%，术前感染则增加到52.1%。这种死亡率的巨大差异可以与不同的术式适应证及术前患者的一般医疗状况产生关联。

出血可能是急性血管损伤随后会导致拍子缺血。根据Endean等调查研究，伤口并发症的总发病率可高达60%。Stone等（2007）报道影响围手术期死亡率和伤口相关并发症的因素显示，早期伤口并发症的总发病率为13.4%。易感因素，可能与术后第一个90天内的伤口并发症独立相关，包括社区生活、麻醉方式、术前血细胞比容<30%。

除了伤口相关并发症外，髋关节离断后既不美观，戴着矫形器也不舒服。患者行走困难，而且反映出，与正常人相比，患者能量消耗增长82%。Unruh等报道，有21%的截肢者用助行器行走、63.1%用轮椅和15.9%卧床不起。尽管此术式有严重的并发症，而且发生率还挺高，但我们必须记住，髋关节离断是救命的手术。

鞍形假体

历史回眸

Nieder等1979年最初发明了鞍形假体在Endo Klinik（汉堡，德国）。最初，这个假体的概念被用于重建严重髋臼骨缺损，然后失败于假体周围感染。自1984年以来，鞍形假体已被用于肌肉骨骼肿瘤学。由于它的设计不需要精确的解剖匹配，故已被用作盆腔广泛切除病例替代治疗，且与骨盆假体或异体移植相比，重建方法更简单。

Mark I（Link Orthopaedics，汉堡，德国）是第一代马鞍假体，提供了一种新的修复骨盆大缺损的方法，但非模块化且是刚性的。报告显示高的头侧偏移发病率和并发症发病率64%。Mark II（Link Orthopaedics，汉堡，德国）是设计的第二代马鞍假体。改进的植入模块和提高了髋关节流动性，稳定性和功能，但须增加髂骨截骨。髋臼周围重建（PAR）内置假体是模块化的第三代鞍形假体，包括一个宽髂骨翼组件，确保髂骨交叉螺钉固定且用水泥，用约束双极球窝关节和一个模块化标准或内置股骨柄假体。

适应证和禁忌证

正如前面提到的，鞍形假体最初用于严重髋臼骨缺损的重建，继发髋关节置换术后松动或感染。他们也被用作替代骨肿瘤杯周围区域性扩大截骨术。Cottias等报道，采用鞍形假体重建术的适应证包括肿瘤的Enneking Ⅱ区和Ⅲ区，还包括Ⅰ区，Ⅱ区和Ⅲ区，提供的Ⅰ区部分仍然要充分容纳鞍部。鞍形假体的使用主要是显示在老年患者或难治性肿瘤切除，手术时间延长可增加术中并发症，特别是失血或心血管问题。

潜在的禁忌证是骨量不足（髂骨小于2cm），因骨质疏松导致的骨质量较差，软组织不足，和/或肿瘤切除后腰肌和外展肌缺失。

外科技术

患者取仰卧位，将沙袋或垫子垫于髋下和双下肢进行术前准备，铺单。大多数主刀医生首选手术入路是髂骨-股骨延长型。然而，髂腹股沟入路可结合前外侧入路（改良Watson Jones）或后入路（Kocher–Langenbeck），根据肿瘤的位置和外科医生的参详。切除肿瘤或髋关节假体失败后，股骨柄率先被固定进髓腔。然后做水平的髂骨截骨，在髂骨截骨上做一个中央切迹，用高速的磨具，以适应鞍座，植入物被固定在髂骨翼上。鞍最好尽可能放到后方和内侧，防止假体移动或髂骨坍塌。第三代植入物加用交叉锁定螺栓，从植入外板钻孔通过内板。以增强稳定性的固定。模块化内置组件可调整肢体长度及软组织张力。

已经提出了若干技术来提高假体的稳定性；通过髂骨翼和鞍角人工韧带可作为软组织材料；另外，自体骨移植可通过螺钉固定增加髂骨骨表面荷载并提高鞍座的稳定性。

结果

与其他髋臼重建，例如骨盆假体或异体骨移植等技术相比，此手术技术相对简单、快捷。然而，鞍形假体的可靠性一直是个大问题。虽然有报道称短期功能效果不错，但是长期结果依然收益不大。

由于运动范围有限和外展肌力量差，大部分患者的功能结果都差不多。Donati等功能评估显示，所有的MSTS项目得分较低，平均得分17.2，这表明57%具备正常功能。其他最近的研究报告说，肌肉骨骼肿瘤协会（MSTS）评分从50.8%到57%。轻微疼痛总是存在于老年患者，根据每个人的年龄，限制娱乐活动和职业活动的常致重大残疾。大多数患者走动，至少使用拐杖，跛行与疼痛限制不支持走路。步态分析研究表明，缓慢的步态，不对称的步幅长度，增加的双重支持，增加心律失常的持续时间，并减小患肢上的姿态。髋关节显示荷载下限制稳定性并且用这种肢体行进困难。

并发症

文献报道了围手术期和术后并发症。感染是最常见的主要并发症（图79.3）。据报道，感染率处于

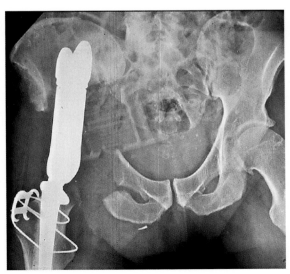
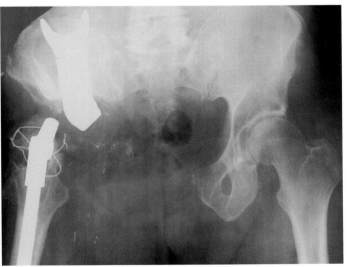

图79.3　A. 骨盆X线正位片显示2型骨盆侧半骨盆切除并用鞍形假体重建；B. 骨盆X线正位片表明早期鞍形假体脱位失败与假体周围感染进展

18%～33%之间。感染的易感因素包括手术时间长，失血量增加，周围肌肉大量切除，死腔的产生，化疗和放疗，皮肤并发症。

高达22%的患者可能发生鞍脱位。较低的脱位率报告，Aboulafa等（11%）和Nieder等（2%）的研究报告，然而，这些研究用马鞍假体在髋关节置换术失败后的非是肿瘤病例中，进行髋臼缺损的重建；在肿瘤外科，广泛的软组织切除会导致软组织不足从而导致稳定性降低。增加肢体的长度可以提高稳定性，但如果过度牵拉软组织，会增加坐骨神经损伤风险。

异位骨化症是另一个潜在的并发症，发生率近40%。虽然有些医生认为异位骨化症是一种优势，因为它增加了假体的稳定性，大量骨形成减少运动范围并影响髋关节功能。

高达7%鞍假体患者，假体发生广泛的垂直向上移动。我们经常看到的是渐进的移动，在术后第一个月更快，但稳定在初始阶段。这种移动可能代表鞍形假体手术后初级着床。移动范围从2～30mm。影像学显示在与假体界面的髂骨翼硬化是解决问题

迹象。缺乏骨硬化的情况被报道，与渐进移动相关。假体不断移动的患者应怀疑放射病或深部感染。Kitagawa等报道，在5例严重偏移患者，有潜在感染的致病因素。Cottias等报告一宗在照射后明显移动的个案。髂翼的塌陷或骨折是潜在的并发症，尤其是在髂骨狭窄的情况下。在这些情况下，Kitagawa等建议用钢板和螺钉加固髂骨以防止骨折。

压缩系统

历史回眸

压骨整合技术是为提供安全，长期锚固肿瘤假体和利用骨压缩力的愈合反应。这是通过使用一个弹簧装置实现了柔性预应力（CPS）的固定，避免应力遮挡和颗粒诱导骨溶解的并发症（图79.4）。

这个概念是基于插入骨髓锚定组件，该组件具有较低刚性且在正常周期性负载期间，允许应力直接传递至骨-假体界面，从而避免由（骨水泥和非骨水泥）传统的柄装置造成的应力遮挡。此外，通过堆叠的轴向压缩力的应用，Belleville弹簧垫圈不仅提

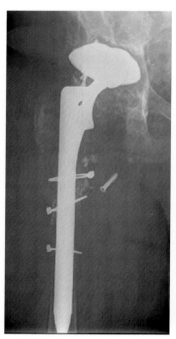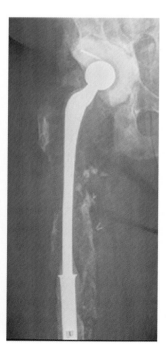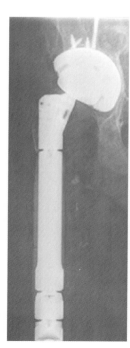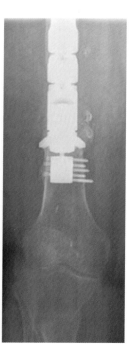

A, B （左下角）　**C, D** （右下角）

图79.4　A. 58岁男性患者，全髋关节置换慢性感染，右髋X线正位片；B. 使用抗生素占位器和（C，D）股骨近端缺失用股骨置换假体重建。股骨缺损重建使用近端股骨置换假体。远端骨整合通过使用弹簧设备实现顺应性好的预应力固定

供即时稳定性，还能诱导在假体界面骨肥大。

最初的动物研究是Johnston于1990年，在切除和比较近端和远端带压缩装置的骨水泥杆骨水泥假体的结果后，建造了绵羊动物模型。3年检索分析，显示存在明显的应力遮挡的水泥组件在压缩装置主轴轴向内生长方向对抗皮质肥厚。HA涂层下清晰的骨长入主轴和电镜下显示85%骨连接。

在最初8年内，Johnston博士的压入假体，有11个在股骨远端失败了，其中9个是可改为另一种压入方式，他把这个称为压入成功的学习曲线部分。

在接下来的3年里，他利用二代的组件，在最初前6个月里，只有4次失败。

他做了什么来修改和改进设备？他降低了失败率和避免薄的皮层超载，修正以1对2cm高的骨切除术获得良好的骨皮质固定术。他为横向定位针设计了一个更好的定位系统的，并增加界面压力为362.9kg。

优缺点

在压缩临床试验的初始阶段，一些专家担心高压力（181.4～362.9kg）的装置会极大增加骨-假体界面骨坏死的风险。然而，压入假体是根据可知可预测的力学应用响应方式设计的。

压骨结合的优点是只需短段骨，4.5cm的小锚塞。允许生物固定；它是相对保骨针对截骨和翻修如果必要的话，你可以简单地切除上方横向引脚。

缺点是，如果失败很常见，这通常是发生在植入1年以内，早期往往归咎于技术或患者的依从性差。

外科技术

压缩锚栓固定端采用股骨干横销。压缩主轴然后附加到这固定近端通过螺旋弹簧压缩装置，在骨-假体界面使用了362.9千克力。假体包括标准的Biomet Orthopaedic Salvage系统用于近端股骨置换。

该CPS假体患者术后功能锻炼需要严格6周不承重，之后负重增加每周体重的25%。此外，嘱压缩假体植入的患者，避免活动，因为活动植入3个月内可增加骨-假体界面扭矩。

术后依从性是非常重要的，应该严格制定纳入标准，否则不能坚持术后严格康复的予以剔除。

结果

O'Donnell12例因各种原因取出假体的患者，包括感染、骨折和肿瘤复发。植入后平均3.3年内取出。显然FDA没有证据证明这是一个股骨头坏死的始发因素，并有新生骨提示的所有样本均在主轴。Johnston是率先进行FDA批准的125例临床试验。

早期CPS技术成果报告早已经拿到了，是有局限性的。这些研究表明CPS假体诱导局部骨肥大，在各种上下肢位置使用，和在翻修过程中最大限度减少骨流失。

各病例和医生经验作为临床证据表明，结果是与水泥炳相比至少在短期内无菌性松动引起压入假体失败的原因不是很频繁。出于这个原因，迄今为止，从取出标本获得数据显示，主要原因为感染，复发，和假体周围骨折，而不是无菌性松动。

在报告单各取出标本，Bini等，通过使用背散射电子显微镜显示出了稳定的压缩骨结合。

Avedian等发现，在第一个6～12个月，压入假体提供稳定和假体界面骨生长，有效密封的内管微粒。相反，预计应力遮挡和骨溶解将不断增加，许多肿瘤假体巨型人工杆的问题，从而增加了无菌性松动和骨折的风险。

Farfalli和Healy比较了50非骨水泥压入杆与41压入杆，发现5年情况差不多，但需要注意的是，压装失败可早期再现。

这是一个议题，非骨水泥压装患者，可能持续一段时间才可看到后期无菌性松动。我们看到在该系列第一年没有压入失败。

并发症

这种假体的独特的固定方法具有独特的故障机制谱。

常见的其他骨水泥和非骨水泥型假体植入的无菌性松动也常发生。

然而，无菌性松动不同于其他假体植入，尽管不断适应压力骨长入还是失败了，以Belleville清洗了

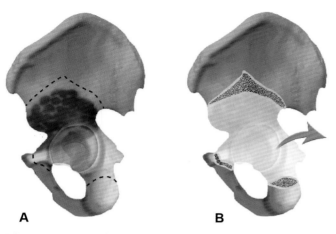

图79.5　A、B.髋臼杯周围肿瘤切除的插图

骨室。

这些失败后取出标本显示潜在股骨头缺血性坏死，以区别于固定好移植物的活骨，以及发现被取出的其他原因如感染或肿瘤复发。

也许相关的独特的发现是主轴之间的潜在的骨断裂或破碎的锚塞。本例患者作为压缩装置的假体

周围骨折多中心报告的一部分。

然而，决定不了到底是否坏死导致骨疲劳性破坏，还是骨折引起的界面周围骨坏死。

假体周围骨折困扰患者是早期和晚期均可发生。在一个多高校序贯试验，包括221例患者，据报道有14例同侧肢体骨折，6例假体和需要进一步翻修或者需要压紧或内部固定。

总之，压骨结合具有允许生物固定的优点，是一个相对骨保留的假体。如有必要，在翻修或感染情况下，进行移除和翻修是相当容易的。它可以被视为医疗设备翻修困难病例的另一个选择。在肿瘤患者中，主要考虑用内置假体。术后负重重建有严格要求的限制，这构成其主要缺点，有可能早期失败。

多孔钽髋臼假体植入治疗髋臼肿瘤

髋臼周围切除肿瘤增大了重建难度。

由于骨盆更少的骨量支持重建，重建手术是重大手术挑战。

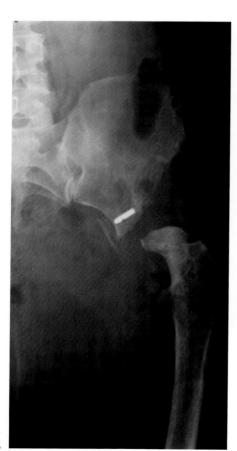

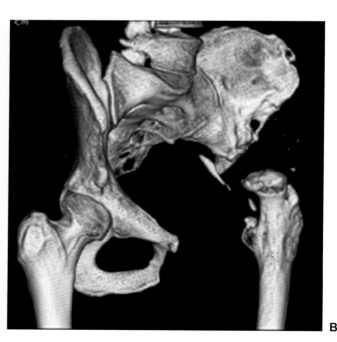

图79.6　A.软骨肉瘤切除后，60岁的女性患者，伴疼痛性假关节；B.CT显示骨盆重建部位的缺损程度

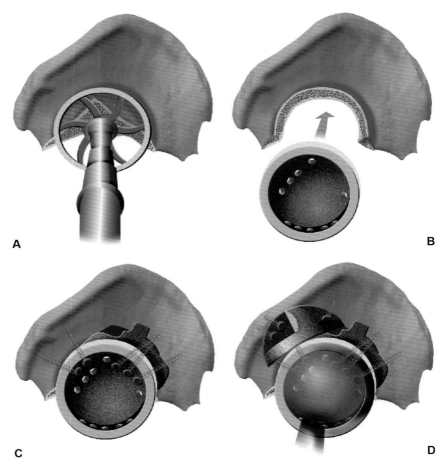

图79.7　A ~ D. 插图显示铰孔和钽髋臼组件的位置。请注意钽强化用来提高稳定性

目前对于盆腔肿瘤手术有较高的功能恢复的期望，并根据患者的需要恢复功能，提供适当的重建。

有各种各样的重建手术包括假关节，关节融合术，同种异体移植，和马鞍假体以及骨盆假体；其中的每种方法都有自己特定的优点，同时也均有自己的问题和局限性。

在过去，很少有人关注骨盆假体固定和稳定性；然而，随着新技术如泡沫金属的发展，目前对骨盆假体的兴趣在增加。

全髋关节翻修术中，成功使用钽髋臼假体，治疗骨关节质量不佳或大块缺损，被证明是非常有效。

这些技术适用于由于以前照射或骨转移，导致骨质量差的患者。

此外，这种技术已被证明原发性髋臼肿瘤截骨切除后重建大骨缺损是有效的（图79.5和图79.6）。

此外，钽髋臼重建已被成功地用于以前没有的肿瘤保肢重建，如假关节（图79.7 ~ 图79.9）或伴有严重的背部和骶髂关节疼痛患者长期髂股关节融合术（图79.10 – 图79.12）。

总结

本章总结了各种可用于股骨和髋臼周围的手术，包括全髋关节置换失败的病例。

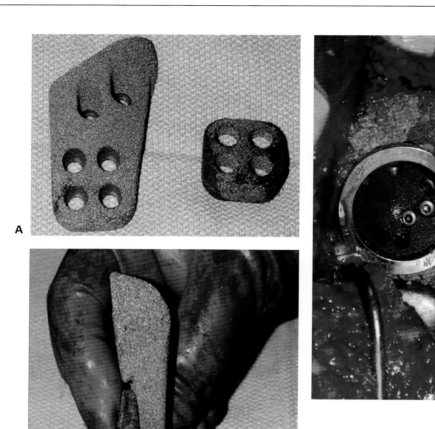

图79.8 A～C. 手术照片显示钽杯和强化用于修复髋臼

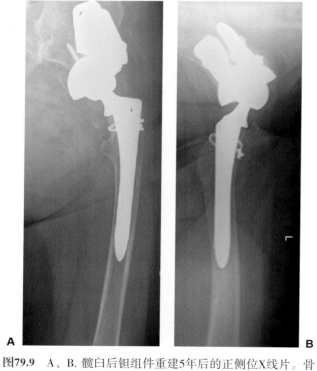

图79.9 A、B. 髋臼后钽组件重建5年后的正侧位X线片。骨相容性良好

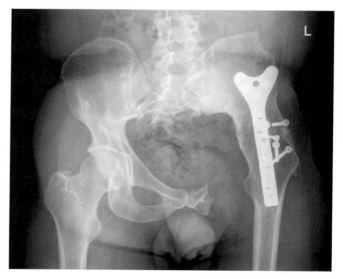

图79.10 患者44岁，26年前行骨肉瘤切除关节融合。现在有严重的骶髂关节和背部疼痛

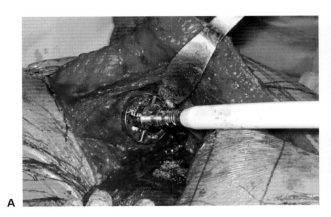

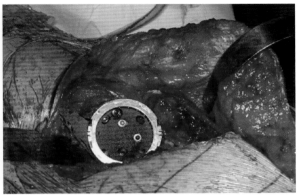

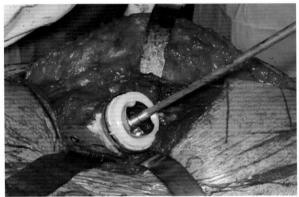

图79.11 A. 手术照片关节融合拆除后骨盆铰孔；B. 插入钽髋臼组件；C.插入聚乙烯衬垫

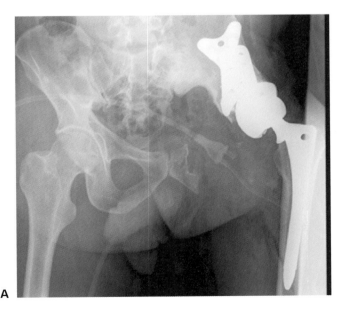

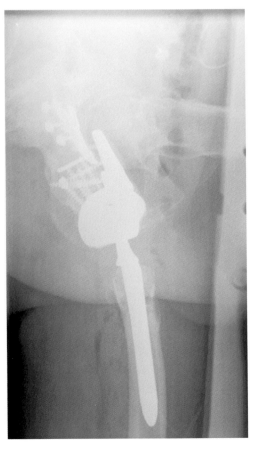

图79.12 A、B. 2年后正侧位X线片关节融合拆除装钽髋臼组件。注意骨相容性良好

第7篇

并发症

Bernardo J. Reyes　　　Amanda Hernandez

Esteban Franco-Garcia　　John V. Tiberi

80

第80章　髋关节置换术后的内科并发症

随着髋关节置换患者的年龄越来越高，相关内科并发症风险也越来越大。作为第一时间发现这些内科并发症的医生，骨科医生需要知道怎么鉴别这些内科并发症，还要知道在这种情况下如何积极处理。

关节置换术后内科并发症的发生率为4.4%～7.1%，而全髋关节置换术后并发症的发生率为6%。事实上，大部分内科并发症本质上均为心血管并发症，他们典型的发病时间为术后4天内。

当要求骨科医师评估一个有潜在内科并发症的患者时，最重要的一步是将体格检查与患者既往内科病史和发病时机相结合。举个例子，当术后24小时内出现低至中度低氧血症，但又未合并呼吸浅短时，对这种情况的评估和既往合并COPD或发生过肺栓塞患者的评估是不同的。我们在表80.1中罗列出了髋关节置换术后最常见的内科并发症。

这一章，我们主要讨论这些髋关节置换术后常见内科并发症的病理生理机制、危险因素、起病时的诊断检查和治疗。这些并发症分为两大类：心血管类和非心血管类。本书还有一章我们来讨论术前这些潜在并发症的评估。另外，局部神经血管并发症，像神经压迫和血管损伤等，我们将在其他的章节里讨论。

术前评估

术前评估在降低围手术期并发症方面起至关重要的作用。通过引进骨科-老年内科共同护理模式，我们成立了一个由骨科和内科医生组成的团队，来进行术前评估和术后随访。

美国心脏协会（AHA）认为髋关节置换术是一个中度危险的手术，因此，术前全面深度的检查不作为最优选择。然而，因为越来越多的髋关节置换患者合并其他疾病，所以有必要在术前优化患者的健康状态来避免各种手术并发症。

最重要的一步是将术前评估标准化，来决定哪些患者需要更全面的检查。因为许多髋关节置换术是择期手术，因此，手术医生应该与初级保健医师和麻醉医师合作，来改善内科基础疾病，如糖尿病、高血压、COPD、冠心病等。术前全面评估中最重要的是进行心肺评估以及对糖尿病患者进行血糖控制。另一些比较重要的评估是对一些特殊患者进行肝肾功能、凝血功能的评估。

心血管评估

术前心血管评估应根据患者的功能状态和基于患者合并症进行。美国心脏协会（AHA）列出了4种完全禁忌的心血管疾病（表80.2）。

如果患者没有上述疾病，下一步评估应该注重

表80.1	髋关节置换术后最常见内科并发症
心血管并发症	**非心血管并发症**
肺栓塞	尿路感染
房颤	肺炎
心梗	胃肠道出血
中风	谵妄
低血压	尿潴留
深静脉血栓	肠梗阻
	便秘
	急性肾衰
	腹泻
	发热
	低氧血症

表80.2	术前需评估和治疗的心血管疾病
不稳定性心绞痛	
失代偿性心衰	
不可控制的心律不齐	
严重的瓣膜性心脏病	

注：源于Fleisher等的ACC/AHA指南

患者的功能能力。一个功能能力至少为4个代谢当量（METs）（cal/kg/hour，每千克体重每小时消耗1大卡），代谢当量是可用于排除重大冠心病的替代标记。4个代谢当量的患者能打高尔夫、从事园艺、跳交谊舞或洗车。

自从β-受体阻滞剂用作临床推荐的数据的有效性被审查以来，关于围手术期是否使用β-受体阻滞剂就有争议。术前是否使用β-受体阻滞剂这类药物，应该由内科医师和麻醉师共同协商后决定。AHA推荐正在使用β-受体阻滞剂或其他心率控制类药物的患者，围手术期应该按平时医嘱继续服药。一些学者建议围手术期将长效β-受体阻滞剂改为短效β-受体阻滞剂。用于治疗慢性高血压的非心率控制类降压药，如ACEI类药物（如赖诺普利）在手术当天建议停用，可避免在手术过程中发生重大低血压。

总之，全面的心血管评估应该得到各相关专业的共同努力。非糖尿病患者，如果无明确禁忌证，而且运动能力至少有4个代谢当量，则需进一步评估心血管风险。

肺部评估

肺部疾病增加了术后并发症的风险。COPD患者术后肺部并发症发生的概率为正常患者的2倍。但是对于哮喘患者，只要术前控制良好，术后肺部并发症发生率无明显改变。虽然严重COPD并不是髋关节置换的绝对禁忌证，但是COPD患者术后有1%的死亡率，29%的肺部并发症发生率。因此，对于这类患者，术前必须仔细评估患者的风险与收益。在术前检查方面，没有证据表明术前肺功能检查对减少肺部并发症有帮助。有意思的是，在预测术后肺部并发症方面，术前低蛋白血症和低尿素氮比肺功能检查更有意义。

降低肺部并发症的策略是最优化治疗方案，包括使用类固醇激素来提高肺功能、术前戒烟至少2个月。其中，最重要且始终有效的建议是，术前术后进行肺功能锻炼对于减少呼吸系统并发症最有效。

糖尿病

虽然AHA质疑对于非心血管手术的进行严格血糖控制的必要性，但是，相比于无糖尿病患者，糖尿病患者髋关节置换术后翻修的几率要高50%。这个风险在患有2型糖尿病超过5年以上患者身上更明显。因此，任意一个糖尿病患者的髋关节置换术，更为高级的术前准备应该有患者的初级保健医师和/或内分泌医师参与，来更好的控制患者术前血糖。

对于糖尿病患者，手术当天停止服用口服降糖药也非常重要。一般来讲，术前24小时预先服用二甲双胍和磺胺类药物，能使低糖血症和乳酸酸中毒等并发症降至最低。一旦患者从关节置换术的初次打击中恢复过来，即可重新口服摄取上述药物来控制血糖。

在围手术期，将血糖控制在110~200mg/dL（6.1~11.1mmol/L）之间均比较合理。这个目标可以通过餐前和基础胰岛素注射标准方案来达成。

心血管并发症

髋关节置换相关的心血管并发症发生率高达5%，骨科医师必须非常熟悉这些并发症，包括深静脉血栓，冠心病和中风。由于这些并发症可以发生得非常早（有时在手术中）、或典型症状被麻醉药物的镇静作用或阿片类药物的镇痛作用所掩盖，所以对这些疾病的诊断非常困难。双侧髋关节置换术或髋关节翻修术有着更高的心血管并发症，因此，提高这方面的意识对髋关节置换术后患者的护理非常重要。

静脉血栓

深静脉血栓和非栓塞具有潜在毁灭性和致命性。Virchow's三角包括血液高凝状态，血流停滞和血管内皮损伤这3类，它们均能促进静脉血栓的形成，为深静脉血栓发生的危险因素。对于深静脉血栓，最大的危险因素是既往曾有过深静脉血栓的发病史。其他的危险因素包括重大手术（如髋关节置换术），创伤，年龄，活动受限，恶性肿瘤，怀孕，感染，肥胖，遗传性或获得性血栓易形成，吸烟和一些药物（口服避孕药，激素替代疗法，化疗等）。不采取预防措施的话，髋关节置换术后深静脉血栓和肺栓塞的发生率高达42%～57%，反之，则仅为0.9%～28%。

预防

虽然有许多组织机构都提出过膝/髋关节置换术后深静脉血栓的预防指南，但是美国骨科医师学会（AAOS）和美国胸内科医师学会（ACCP）所提出的指南是被引用最多的。这些指南存在着很大的差异，造成这差异的主要原因是在解读这些数据的时候，使用了不一样的临床表现（如有症状的肺栓塞和所有深静脉血栓）。虽然这些指南仍有差异，但最近的各个版本均达到了极大的统一。

AAOS和ACCP都根据推荐水平和临床证据水平将其建议分级。AAOS将总的建议分级（强，中等，弱，不确定的，或一致的）。ACCP按推荐强度分2级（1，强；2，弱），按临床证据分3级（A，高质量；B，中等质量；C，低或非常低质量）。

在住院行髋、膝关节置换术期间，AAOS和ACCP均推荐两种预防血栓治疗（抗血栓药物治疗和间歇性气压治疗），其中AAOS推荐等级为中等，ACCP推荐等级为2C。但是，在药物选择方面，AAOS在既没有推荐具体药物，也没有明确反对哪种药物，因为他们觉得在这方面临床证据不足。而ACCO推荐使用低分子肝素，磺达肝葵那，阿哌沙班，达比加群，利伐沙班，小剂量普通肝素，华法林（推荐等级1B）或间歇性气压治疗（推荐等级1C）。然而，低分子肝素的优先级明显高于其他药物或治疗。伴随有活动性出血的患者，AAOS推荐使用间歇性气压治疗，避免使用抗血栓药物治疗；对有可能增加出血风险的患者，ACCP建议使用间歇性气压治疗或者不做预防治疗（推荐等级2C）。

在预防深静脉血栓的治疗上，治疗的时机和持续时间是另一个极其需要重视的事情。初次使用抗血栓药物时机最为关键，深静脉血栓和出血的风险必须逐项分析清楚。手术医生术中必须止血彻底，这点非常重要，因为并不是所有手术在结束时都能彻底止血。当前ACCO推荐术前12小时使用低分子肝素，或者术后12小时开始使用低分子肝素（推荐等级1B）。虽然AAOS指南在推荐使用抗凝药物时长方面缺乏证据，但ACCO推荐最少使用10～14天，最好延长至35天（推荐等级2B）。

病理生理学

血栓在外周静脉系统形成的条件称为Virchow三角（血流停滞，血管内皮损伤，血液高凝状态）。下肢是深静脉血栓最易形成部位。下肢血栓最常见分类分为近端（骨盆和大腿）和远端（小腿）。一般而言，近端血栓有较高风险导致肺血管血栓。而且，近端血栓更大，更容易发展成为有症状的肺栓塞。远端血栓一般较小，形成肺栓塞的风险较低，但其更容易通过卵圆孔和房间隔缺损而导致动脉栓塞。上肢血栓较少发生而且很少形成栓子。

深静脉血栓能摧毁静脉瓣系统而引起静脉炎后综合征，其典型表现是慢性疼痛和水肿。肺栓塞可导致低氧血症、增加肺血管阻力、损伤气体交换、肺泡过度换气、增加气道阻力和减少肺顺应性。肺泡-动脉氧气张力明显提高。严重的右室功能不全会导致心肌缺血、循环衰竭和死亡。

表现和诊断

AAOS和ACCP均不推荐在确认血栓前使用二次筛选（AAOS推荐等级：强，ACCP推荐等级：1B）。因此，首要检测包括患者的症状和临床检查。最近一篇系统综述发现，使用了合适的抗凝治疗后，膝关节和髋关节置换术后有症状的静脉血栓发生率分别为1.09%和0.53%。

深静脉血栓典型表现为持续和逐渐加重的下肢抽搐。肿胀、红疹和发烧也有可能出现。鉴别诊断包括蜂窝织炎、静脉功能不全和贝克囊肿破裂。肺栓塞通常表现为呼吸浅短，其他表现包括心动过速、发热、晕厥、低血压、发绀和咳嗽。其鉴别诊断包括肺炎、肋软骨炎、气胸、急性冠脉综合征、焦虑和其他并发症的发作，比如哮喘、COPD或者充血性心衰（CHF）。

一些非成像的检查在检测静脉血栓时意义不大。血栓形成时D-二聚体会明显升高。D-二聚体升高非常敏感，但特异性不高。并且，需要较长的时间得到结果减少了它的实用性。类似地，虽然氧分压和二氧化碳分压在肺栓塞患者身上会明显降低，学气分析却缺少特异性。心电图表现，如S1Q3T3像或V1-V4像T波倒置，有特异性，但敏感性不高。

当临床有怀疑，有必要做进一步的检测，成像的检查是更有研究意义的选择。虽然比较依赖操作者，但超声检查是诊断深静脉血栓的基本检查。超声诊断由静脉压缩率和流体动力学两方面组成。如果不能行超声检查，可以考虑行CT或MR静脉造影。

对大部分患者来说，肺部增强CT是检查肺栓塞的主要检测手段。虽然上一代CT有局限性，但是当前CT技术能检测出微小的血栓。肺通气-灌注扫描可以给那些对静脉使用造影剂有禁忌的患者使用。不幸地，这个检查有可能不能诊断，或者是一个"中间概率"的检查。虽然肺血管造影被认为是诊断肺栓塞的金标准，但是在大部分临床使用中已经被肺部CT代替了。肺血管造影一般限用于高度临床怀疑肺栓塞，或者计划行介入性治疗患者。MR肺血管造影对于较大的肺栓子的检测比较有效。

治疗

静脉血栓的治疗分为初级治疗（血栓溶解和取栓术）和二级治疗（预防静脉血栓的复发）；因此，根据临床表现和复发风险将患者分类非常关键。初级治疗是治疗肺栓塞后形成血流动力学不稳定的患者。没有分离的血流动力学不稳定、但是有右心衰的患者，应当以个体为基础做相应分析。其他所有患者最好用二级预防方法来治疗。

二级预防法包括各种药物和持续的治疗。普通肝素、低分子肝素、Xa因子戊糖、华法林、Xa因子抑制剂和直接凝血酶抑制剂是二级预防中典型药物。这些药物的特征，比如半衰期、副作用、代谢产物和便利性等，应当在给不同患者选择药物的时候个性化考虑。复发的风险直接决定治疗的时长。髋关节置换术后的静脉血栓被认为是诱发的，术后患者很少有长期反复血栓形成。一般推荐上肢和下肢远端静脉血栓治疗应达3个月，下肢近端静脉血栓或肺栓塞应当治疗3~6个月。对于无原因或者反复复发的静脉血栓，需要无限期的抗凝治疗。

心律失常

髋关节置换术后可能发生心律失常，比如房颤。既往有房颤病史、老年和提前去极化都是围手术期心律失常的高风险。其他因素包括冠脉疾病病史和充血性心衰（CHF）。通过观察，行双侧或翻修手术患者，心律失常发生风险最高。

对于临床医师最大的挑战是鉴别心律失常的类型。最有效的手段是查询患者的病史，当有围手术期房颤病史患者再次手术时，极易复发或者恶化。而且，临床医师要决定这个患者是否需要术前和/或术后服用特定心律失常药物。举个例子，患者在家里服用了β-受体阻滞剂，当加大剂量或需要剂量服用这个药物时，他可能会从中收益。对不可控心律失常的原因的初次评估非常重要，如疼痛、脱水、谵妄等。最后，不管患者围手术期出现了哪种心律失常，推荐手术医师咨询内科医师。

急性冠脉综合征

美国心脏协会（AHA）认为骨科手术（包括THA）为中度心脏风险手术。但是，因为THA这类手术患者均年龄较大，心脏风险可能被低估了。所有65岁以上老年患者，THA术后冠脉事件的风险发生率低于1%，但是，80岁以上患者风险明显上升。骨科手术后发生急性冠脉综合征最大的风险因素是术前已经存在的冠脉疾病、长时间的外科手术和翻修手术。术后心肌衰弱在术后2周内明显升高。鉴别围手术期的ACS极具挑战性，因为很多冠脉时间均发生在患者还处于麻醉状态时，典型症状，如胸痛、呼吸浅短等，可能很难观察到。

骨科手术后两种类型的围手术期心衰最常见：第一类，来源于冠脉斑块破裂和随之而来的冠脉远端分支闭塞；第二类，源于心肌耗氧量和氧需求量的不匹配。典型表现都会导致后者，逐渐发展/恶化至心跳加快或急性或恶化的缺血。

最开始的评估一定要完善心电图检查。不同于术前检查，当有需要时可同时进行心肌酶学检查。心电图的改变提示心肌缺血类型和治疗的急迫性。心电图上新发的ST段抬高的心梗或新发的左束支传导阻滞预示着紧急情况的发生。在这些情况下，应当请教心脏病学医师。另一方面，2型心肌缺血可以表现为ST段下降。实验室检查也是评估的重要一环。高敏肌钙蛋白是首选的检查。当血清肌钙蛋白不能检测时，血清CK-MB的测量是其替代检查。临界值对于围手术期诊断心梗尚不明确，但升高或有上升趋势的血清心肌酶标记物，提示应当警惕冠脉事件的发生。

急性冠脉综合征的治疗是多变的，心肌梗死的生存率不仅仅取决于梗死的面积，更取决于治疗的时机。除非团队内有内科专家能立即处理这类患者，否则我们应该经常请教心内科医师。外科医师应该掌握初始治疗，包括：

- 无明显禁忌，口服325mg阿司匹林；
- 氧饱和度低于90%或体液超量时，予吸氧；
- 患者抱怨有胸痛，或者有体液过量的体征，在患者血压允许的情况下，予舌下含服硝酸盐类药物。如给予3次硝酸盐类药物后，胸痛仍持续存在，可考虑静脉使用吗啡，如需进一步药物治疗，需咨询专家的意见。

中风

中风是最致命的血管事件之一。THA术后中风的风险增加了4.5倍。大部分中风发生在术后2周内，而且多为非致命的局部缺血性事件。既往有脑血管意外病史是中风发生的最常见风险，这点和房颤、瓣膜疾病特点类似。其他的高风险因素包括美国麻醉协会评分较高、全麻、术后输血。

及早发现中风症状很关键。这些症状在麻醉状态（全麻或椎管内麻醉）下很难被发现。如果怀疑患者有中风可能，需立即行头部CT、请神经科医师会诊。在完善头部CT、排除了出血性疾病的情况下，应首先给予阿司匹林治疗缺血性中风。

低血压

低血压是THA术后常见并发症。一般表现为静息下低血压和直立性低血压。低血压的病因是多因素的。症状的严重程度和伴随的检查结果，可以决定检查的分级和治疗的力度。

THA术后立即发生的低血压，常和椎管内麻醉、输液效应或血容量过低有关。既往有高血压史或心律不齐病史的患者，药物治疗的同时，可进一步降低患者血压。老年患者，由于动脉硬化，使得椎管内麻醉术后低血压情况更加显著。

有一半THA患者术后可见直立性低血压。快速活动的手术患者有最高风险，因为他们请求手术当天下床。老年患者和糖尿病患者，血管迷走神经功能紊乱在中风的发病率和严重性方面扮演着重要角色。没有其他征象的低血压患者，由于术后贫血，血流动力学不稳定情况较少发生。

低血压的治疗因人而异。第一步是获取到威胁患者的病因学信息，比如不可控制的心律失常、肺栓塞、心肌梗死和败血症。不管哪种情况，在脱水的情况下，都需使用静脉内输等张液来扩容。术后72小时密切监测血压对药物相关性的低血压的预防非常有必要，特别是当重新使用降血压药物时。让护理人员参与患者恢复服用降压药的过程中通常是有好处的。对这些药物进行标准化的参数控制可以避免患者在已经发生低血压的情况下继续服用降压药。最后，如前所述，通过输血制品来治疗低血压并不是特别有效，因为贫血常常并不是引起低血压的原因。

非心血管的并发症

非心血管的并发症相比而言，没那么致命；然而，不够重视或者耽误治疗能导致严重后果，延长住院时间，影响治疗效果。在评估心血管并发症的时候，其严重性很大程度上取决于其预设的标准和其伴随的结果。相关并发症见表80.1。

发热

发热是指患者体温达到38℃或以上。在因为发热准备做一大堆检查之前，不要忘记，发热是人体对于如创伤或手术后损伤的正常的免疫应答反应。发热出现的时机最为重要，往往决定发热的性质。

表80.3	败血症的诊治流程

发热3小时内完成：

1. 测量乳酸水平
2. 使用抗生素前行血培养
3. 使用光谱抗生素
4. 使用30mL/kg的晶体液或4mmol的乳酸盐液体缓解低血压

发热6小时内完成：

5. 使用血管升压素（因为低血压对最初的补液没反应）维持动脉平均压大于65mmHg
6. 尽管使用了大量补液，动脉血压仍持续处于低水平（如感染性休克）或初始使用乳酸盐液大于4mmol/L

　　测量中心静脉压[a]

　　测量中心静脉血氧饱和度[a]

7. 如果初始乳酸有升高，重新测量乳酸水平[a]

注：[a]指南中定量复苏的目标是CVP≥8mmHg，ScvO2≥70%，乳酸正常。

改编自尚存的脓毒症讨论：2012版脓毒症和脓毒性休克管理国际指南。

术后48小时之内的发热，一般很少源于感染。事实上，术后2天内高达50%以上的发热，实验室检查毫无意义，即便感染，也是这样。常见的非感染性发热原因是肺不张和静脉血栓形成。当患者伴随有低氧血症时，需考虑这些并发症。另一方面，发热发展到术后第三天或者持续发热超过24小时，就要积极抗活动性感染治疗了。尽管如此，手术相关的感染，如手术创伤感染很少在术后早期引起发热。因此，应当寻找其他潜在发热原因，如尿路和呼吸道感染。

　　发热的患者，若合并全身炎症反应综合征的表现，或者怀疑感染，并符合败血症的诊断标准，对于这些患者，不管其发热出现的时机，完整的检查和败血症的诊治流程开始得越早越好（表80.3）。积极补液和早期静脉使用抗生素是治疗败血症的基础。在使用抗生素之前，应先行血培养和其他感染源的培养。

低氧血症

　　低氧血症是术后常见并发症，涉及轻微（简单的肺不张）到致命的并发症（肺栓塞）。然而，关节置换术后的低氧血症不到50%的患者需要积极治疗。低氧血症发生在术后48小时以内，应考虑更全面的检查，特别是伴随发热、呼吸急促、心动过速或低血压。在这些诊断中，低血压尤为关键。

　　相对伴随呼吸急促、心动过速的低氧血症。单纯的低氧血症不大可能由严重的并发症引起的。术后24小时内发生的单纯的低氧血症，常由良性病因引起，如肺不张、麻醉药物的过度镇静作用和/或阿片类药物的应用。评估低氧血症需找到特定原因和伴随的体格检查和病史。比如，低氧血症合并发热和咳嗽，应检查是否有肺炎；而合并有COPD患者的低氧血症，应该使用患者平时在家里使用的药物和雾化吸入药物。低氧血症合并呼吸急促或心动过速应考虑是否有肺梗死。

　　由手术而引起的肺不张而导致的低氧血症，应该动员患者进行肺功能锻炼和使用诱发性肺量计。鉴别诊断需要考虑低血氧饱和度，呼吸急促和体液过量（伴或不伴充血性心衰）。

　　首要考虑的治疗是考虑输氧，其他的治疗应该是根据病因学的不同而有所差异，已在其他章节里有所阐述。

贫血

　　THA术后贫血很常见，特别是普遍发生在哪些术前就有贫血的患者身上。由于没有一个明确需要输血的界定值，术后贫血的治疗已经变成一个特别的话题。虽然术后贫血对手术的长期影响尚不明确，短期并发症包括各种各样的问题，比如供血相关的心肌缺血减少了患者进行功能锻炼的能力。

　　择期手术应在术前纠正贫血。一些专家建议28天内考虑手术的患者，应纠正红细胞计数至正常。如果出现贫血，应该先完善基本检查，纠正任何营养不良。单纯缺铁性贫血，择期骨科手术前应该请胃肠科会诊。在准备良好的择期手术，输血是治疗贫血的最后一个选择。

　　有贫血史的患者，THA术后很有可能再次贫血。其他的风险包括手术类型和大小。术后出血导致的贫血，和手术本身极其相关。髋部骨折的患者，外科医师应当预料到术前血红蛋白会下降1g或2g，其贫血的原因包括消化道出血，败血症和溶血反应。

　　虽然近年以来对输血治疗的限制越来越大，但

表80.4	谵妄量表（CAM）
特点	评估
1. 急性发作和波动	是否有证据表明患者的精神状态相比于初始状态有急性发作？一天之内是否有波动？
2. 注意力不集中	患者是否很难对刚才谈话内容集中注意力？他的注意力是否很容易分散？
3. 杂乱无章的思考	患者的想法是否无序或前后不连贯？他的谈话是否杂乱无章或不切题？患者是否一直更换主题？
4. 意识状态的改变	患者是否有沮丧、嗜睡、无活力和昏迷表现？

注：诊断谵妄需要同时满足表中1、2以及3或4的表现

目前数据显示，血红蛋白低于8mg/dL时，就可考虑输入浓缩红细胞了。对于年老体弱患者，当患者体质较差或明显疲劳时，输血治疗的指证可适当放宽。而且，有明确证据表明，输血可缓解心肌缺血和活动性出血。但是，当血细胞比容大于33时，输血需小心，因为有证据表明，这种做法可能会提高死亡率。

精神状态改变和谵妄

谵妄是指一个急性的精神混乱状态，其特点有注意力不集中、思维瓦解奔逸和意识状态的波动。70岁以上住院患者的谵妄发生率达33%，髋部骨折术后的患者，谵妄发生率高达35%~65%。研究显示，谵妄延长住院时间、导致更多并发症发生。对于骨科住院患者来说，谵妄意味着更差的功能锻炼结果，更长的住院时间和更高的死亡率。谵妄常变成家庭成员和护理人员苦恼的原因。尽管谵妄对患者影响较大，但很多谵妄没有被识别出来。

谵妄的发展和发病诱因互相影响（比如痴呆病史、中风、情绪低落，视觉和听觉受损，严重疾病史和酗酒），暴露于诱发因素（如创伤或手术的应激，疼痛，药物，睡眠周期的破坏，低氧血症，贫血和感染）。许多理论相互补充，现在解释谵妄的发展可能和神经递质的调节相关。

谵妄的诊断具有挑战性，特别是对于有痴呆病史的患者。谵妄的表现有许多特点——从极度活跃的表现（如有侵略性、好斗和过分警觉），到有常被忽略的活动减退（包括精神活动减少和意识水平降低）。精神错乱评估方法（CAM）是经过验证比较有效的工具，被临床医师广泛用于进行谵妄的筛选（表80.4）。确诊谵妄的根本原因包括仔细病史询问和体格检查、药物使用史和实验室检查。药物包括麻醉剂、抗胆碱类药物、抗组胺类药物被划为常引起谵妄的药物。THA术后发生谵妄的原因，通常是由于检测和药物管理、干扰睡眠，不可控制的疼痛，便秘，尿潴留，活动受限，低氧血症，贫血，肺炎、尿路感染等引起。找到所有原因对谵妄的管理和减少并发症非常关键。

谵妄是一个临床诊断。检测到患者有较高风险因素时就要采取有效管理措施。有证据表明，多种手段联合是预防谵妄的最有效手段。在治疗谵妄的过程中，优先考虑非药物治疗手段。这些非药物方法包括：制造一个安静的环境，可以避免过度和过少的刺激；环境内布置确定时间的设备，如日历和时钟；工作人员重新辅助其建立社交活动；规律的进食；鼓励其活动；睡觉时避免打扰。现在暂无明确指南推荐治疗谵妄的药物，研究表明，预防效果明显优于治疗效果。短期内使用小剂量氟哌啶醇治疗是个有效的方法。非典型的抗精神病药物，如喹硫平、利培酮和奥氮平对其也有效，虽然只有少数研究报道。在使用非典型的抗精神病药物的时候，需仔细监测其副作用，因为这些药物的黑色包装盒上警告有心律失常和致老年患者死亡的风险。

尿潴留

THA术后尿潴留是指患者无法自己将充盈的膀胱排空，这种情况非常常见，术后的发生率在0%~75%之间。有报道显示下肢骨科手术术后发生尿潴留的风险明显高于普外科手术。有研究显示，只有年龄高于70岁才是与尿潴留明显相关的危险因素。性别和麻醉技术（全面或局麻）不会影响尿潴留发生的概率，但是腰麻后尿潴留发生的概率明显升高。仔细询问病史和体格检查，包括对男性患者行直肠指检，可以鉴别是否有前列腺肥大，髋关节

术前可请泌尿科医师会诊。如果要进行前列腺或膀胱手术，可在择期髋关节手术前做好。

尿潴留导致二度膀胱扩张，可能会改变膀胱的机械力学，以至于膀胱不能完全排空，这可能导致尿路感染，增加败血症发生率，进而影响人工关节的安装。长期留置导尿管可能会每天增加5%～10%的尿路感染。

谈到尿路感染，由于其发生率和长期留置导尿管有关，这让许多外科医师选择间歇性导尿的方法来避免尿路感染。虽然菌尿症一般发生在留置导尿管后72h之内，但是有数据表明，48h内短期使用导尿管能明显降低术后尿路感染的发生率。

超声引导下的膀胱容量测量能避免不必要的导尿术。对于女性患者来说，在椎管内麻醉下行THA术，围手术期导尿能降低尿潴留发生的概率，而且其发生尿路感染的概率也只有4%。以团队协作的方法处理尿潴留、术前仔细评估风险因素，能有效预防尿潴留的发生，提高手术效果。

吞咽困难

正常的吞咽动作的生理学非常复杂，需要30多条神经和肌肉自发和发射性地协同参与到这个过程。不管是健康还是劳损的患者，随着年龄的增长，吞咽过程都会发生明显的改变。正常的老化影响头部和颈部的解剖、神经和吞咽功能的生理机械反应，称之为老年性吞咽困难。

吞咽困难发生在较长时间行气管插管术的患者，发生率20%～80%。有一些研究探索老年患者气管插管术后吞咽困难的影响，发现这有可能增加拔管后误吸。这种情况可能是由于老年患者自身条件不好，导致吞咽困难。虽然仅仅年老不是吞咽困难、痴呆、中风、神经肌肉疾病和气管切开术的一个预报器，但年老和这些情况都有关系。更重要的是，提前进气-功能减退和超过65岁的老年患者吞咽功能障碍的延迟解决相关。

对于这些老年患者，术后应密切观察患者有无发生误吸，特别是当患者气管插管术后超过48小时。如果患者尚未完全清醒或不能完全正坐，不要尝试喂他食物。这些患者有镇静剂残留累及效应，

即使拔管后24h。建议给予这些患者进食与之牙齿功能相匹配的食物，当患者有认知损害、视力差、肌肉力量不协调，建议监督其进食过程。如果患者有误吸表现（咳嗽、阻塞），建议请言语-语言病理学家至床旁评估其吞咽状态。如果筛选考虑吞咽困难的可能性大，仍有必要使用工具检测来排除误吸。建议请营养专家会诊，为其制定合适的营养计划。

尿路感染

THA术后尿路感染应当引起特别重视，因为其可以引起血运播散而种植于人工关节。预防、及时发现和治疗尿路感染极其重要，因为尿路感染会引起其他部位的感染。菌尿症在年轻女性的发生率是2%～5%，而65岁以上的老年患者则超过10%，80岁以上老年患者超过20%，收容机构内人员发生率高达50%。虽然许多医院术前筛查菌尿症或尿路感染，但这是否有益还有争议。

THA术后，尿路感染发生率高达26%，围手术期合适的鉴别对于降低尿路感染的风险非常重要。既往有尿路感染和尿潴留病史的患者，围手术期应对其任何泌尿系并发症给予更好的管理。尿路感染的常见症状，如排尿困难，尿急和尿频，很少出现在老年尿路感染患者身上。在这些患者身上，脓尿（表现为超过$1*10^3 WBC/ml$非过滤尿液）可以用来做初始筛查的标准。在排尿困难患者身上，超过$1*10^3$细菌/ml尿液，即可认为有尿路感染。

最常见的尿路感染细菌为大肠埃希菌，其次为奇异变形杆菌和克雷伯肺炎球菌。合适的诊断需要在最佳的尿液标本上分离出病原菌。所有患者在使用抗生素治疗前，应行尿路细菌培养。

对于老年或年轻患者，口服抗生素治疗尿路感染的差别意义不大。常推荐使用呋喃妥因或复方新诺明作为一线药物，因为其有很长的临床使用经验和相对经济的花费。呋喃妥因不能使用在肌酐清除率低于60的患者。氟喹诺酮药物（诺氟沙星，环丙沙星）也应用广泛，有研究表明，其疗效和副作用均明显优于复方新诺明，尽管如此，广泛使用氟喹诺酮类药物作为经验性一线治疗用药，能提高它们的耐药性。

阿莫西林对于敏感的革兰阳性菌有效，由于其耐药性的发生率较高，一般不作为革兰阴性菌的一线用药。阿莫西林克拉维酸钾和口服头孢类抗生素通常也有效，但因为其光谱作用和高额的售价，一般不作为一线治疗用药使用。

预防使用抗生素一般对清除已经存在的细菌或预防术后早期感染无效。及时和合适的诊断和治疗尿路感染，能降低住院时间，减少相应花费和深部组织感染率。

急性肾衰

急性肾衰是指肾功能受损而伴随的肾脏清除废物的能力下降。按病因学可分为肾前性，肾性和肾后性（阻塞性）。THA或TKA术后的发生率为0.55%～2.2%。急性肾衰的发生为多因素的，包括高BMI值、术前血清肌酐的升高、手术时间长、全麻、COPD、肝脏疾病、颅内或外周血管疾病、心脏疾病（充血性心衰和高血压）。发展至急性肾衰的患者需要转至ICU治疗，住院时间亦需延长。这类患者会提高住院时间和1年内全因死亡率。管理此类患者需监督其血流动力学、血流状态和电解质，同时还需对其病因做鉴别，提供合适的治疗。术后急性肾衰的患者，由于血容量减少和/或低血压，很有可能是肾前性的。对于这些患者，静脉水化和避免使用肾毒性药物是有效治疗手段。一般很少需要透析治疗。

低钠血症

在住院患者里，低钠血症是最常见的实验室检查异常。尽管其发生率高，但因为通常无症状和错误地认为其很少和严重后果相关（除非低钠非常严重），很少受重视和处理。现实情况是，低钠血症会延长住院时间、改变精神状态、引起多器官功能损害和死亡。

术后低钠血症通常和术后输注大量无电解质液体、和/或由于创伤和手术应激刺激、抗利尿激素分泌异常相关。其他导致低钠血症的原因包括使用利尿剂和脱水剂。

一旦诊断低钠血症，首先要做的就是评估患者的血容量状态。在临床遇见脱水患者，血容量降低

是引起低钠血症最常见的原因。在血容量正常的患者，抗利尿激素分泌异常综合征（SIADH）或使用利尿剂是最常见的原因。对于临床上所见血容量过多患者，大量静脉使用无电解质也是可能是低钠血症的原因。

实验室检查包括血清和尿液渗透压、钠和氯离子浓度的检查。血清渗透压低于275mOsmol/kg即可确诊。如果血清渗透压很高，低钠血症可能是由于血清中其他组分异常聚集所致，包括葡萄糖、脂肪和蛋白质或者其他的（假性低钠血症）。如果患者为真性低钠血症。尿渗透压高于100mOsmol/kg或尿钠浓度大于40mEq/L，要高度怀疑SIADH。

不管什么原因，发现低钠血症时，至少每天要检查血清钠离子浓度。再根据病因做相应治疗。对于无症状、低血容量患者，使用静脉输注等张液体纠正低钠血症。对于可能为SIADH引起的等容量患者，限制液体摄入是最基本的治疗。不管血容量状态如何，有症状的低钠血症患者，都应转至ICU治疗，通过中心静脉置管输注高渗盐水治疗。对于临床发现有血容量过多患者，建议使用利尿剂治疗。

恶心

恶心常发生于THA术后几天，常和麻醉剂、麻醉药物的使用或活动量少有关。持续的恶心使患者变得虚弱，影响患者术后康复的能力。治疗或预防恶心的方法很多，包括使用止吐药物、鼓励活动和多模式进行麻醉和疼痛的管理。应努力降低可能引起恶心的药物的使用。对于有症状的患者，可以选用昂丹司琼治疗。对于老年患者，应该避免使用异丙嗪，因为其会引起幻觉和呼吸抑制。

消化道出血

研究表明，THA和TKA术后消化道出血的发生率为2.8%～8%。上消化道出血典型表现为呕血或黑便。使用非甾体类药物、抗凝药物、老年和患有消化道溃疡患者，会增加消化道出血风险。当术后需要使用非甾体类药物止痛时，可以使用胃黏膜保护剂。下消化道出血一般由憩室病引起，常表现为鲜红色血便。

典型的髋关节置换患者，由于老年和与之共存的其他危险因素，如规律服用非甾体类药物、抗凝药物，对于消化道出血，应为消化道出血的诊断降低怀疑指数和仔细完善临床评估。当怀疑有消化道出血时，请消化内科专家会诊。如胃镜或肠镜确诊消化道出血，参照AAOS的建议使用抗生素预防治疗。

肠梗阻

THA或TKA术后肠梗阻发生的概率较低，为0.3%~0.7%，但比较严重。THA术后肠梗阻发生的概率要高于TKA。髋关节翻修、双侧THA和双侧TKA术后发生的概率也要稍高一些。风险因素包括既往有消化道手术史、老年和男性。病因学显示肠梗阻的发生和交感神经极度兴奋和副交感神经抑制有关。THA术后急性假性结肠梗阻（奥格尔维综合征）发生概率极低（0.29%），但是其有潜在致命性。

肠梗阻常表现为腹胀、恶心呕吐、肠鸣音低弱、无排气排便。术后发生肠梗阻的平均时间为2.5天。影像学检查，如腹部影像学检查、下消化道对比检查和CT扫描可辅助诊断和评估梗阻情况。

一旦怀疑或诊断出肠梗阻，立即请普外科或消化内科医师会诊。治疗方面包括限制麻醉剂的使用、禁食、保持水电解质和液体平衡、放置鼻胃管和肛管（虽然证明作用有限）。术后肠梗阻很少需要内镜减压或手术干预。

腹泻

THA术后发生腹泻很少见，当有腹泻时，一般多与用药有关，其中抗生素是引起腹泻最常见药物。典型的抗生素相关的腹泻一般开始于使用抗生素3天左右。当有患者持续腹泻时，应高度怀疑是否为艰难杆菌引起的假膜性结肠炎，治疗方法为停用所有可能引起发病的抗生素，同时口服万古霉素治疗。

结论

事实上，THA术后内科并发症多为心血管并发症，典型表现为术后4天内出现。标准化的围手术期评估在降低并发症的发生方面起关键作用，还能帮助医生决定哪些患者需要更全面的检查。

术前控制好常见慢性内科疾病，如糖尿病、贫血和冠心病，能降低术后并发症的发生。由于围手术期这些并发症的表现非常不典型，因此，早期诊断和治疗并发症（特别是心血管疾病、感染和神经系统疾病）对外科医师是个巨大的挑战。

Michael J. Archibeck

Joshua T. Carothers

Krishna R. Tripuraneni

Richard E. White Jr

81

第81章　髋关节置换术后的疼痛评估

髋关节置换术后疼痛病例

　　患者，男，58岁，4年前曾行金属对金属（MOM）全髋关节置换术，目前出现髋关节疼痛及跛行。疼痛逐渐加重，跛行进展缓慢。患者在髋关节置换术后前3年无明显症状，无发热或寒战，轻度Trendelenburg步态，剧烈运动时有轻微疼痛。髋关节外侧和腹股沟区有饱满感，余体查未见明显异常。X线显示MOM全髋关节置换术后正常表现（图81.1）。

　　进一步的检查和结果在本章结束时提供。

前言

　　疼痛是全髋关节置换术（THA）后最常见的并发症。Kavanagh et al.的研究发现：骨水泥型全髋关节置换术后，有25%的患者在术后一年有髋部疼痛不适，有20%的患者在术后5年、术后10年及术后15年时有髋部疼痛不适。如仔细询问，非骨水泥型全髋关节置换术后患者其实也有比较高的疼痛发生率。虽然很多患者的疼痛并不总是很剧烈，但是在仔细评估后是可以缓解的。

内因及外因

　　根据关节置换术后疼痛产生原因的来源，THA术后疼痛的病因一般分为内因及外因。最常见的内因是机械松动和感染。疼痛的其他内因包括假体安装失败，颗粒诱导性滑膜炎，对金属或腐蚀颗粒的局部组织不良反应（ALTR），隐匿性骨折和非骨水泥型股骨假体引起的无松动性大腿疼痛。疼痛的外因可包括腰椎疾病如脊柱狭窄，腰椎间盘疾病，转

子滑囊炎，转子不愈合，跛行，腹主动脉瘤，坐骨神经或闭孔神经痛，外展肌或髂腰肌腱炎，耻骨支的应力性骨折和异位骨化，尤其是在异位骨化在骨成熟过程中（表81.1）。

　　详实的病史采集和体格检查能为正确诊断提供重要的信息，在区分疼痛的内因和外因方面尤为关键。除了病史和体格检查，对THA术后疼痛的全面评估还可以包括实验室检查、X线片、组织学、微生物学以及细胞计数的穿刺检查、用超声波或具有去金属伪影序列（MARS）的MRI行横截面解剖学评估

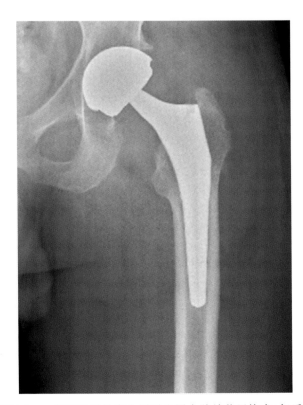

图81.1　一名58岁男性在金属对金属全髋关节置换术4年后疼痛的正位X线片。组件看起来很好地固定和对齐，可见侧面有轻微的粗隆再吸收

表81.1	THA术后疼痛的潜在来源分类	
内在来源	**外部来源**	
松动（感染或者非感染性）	神经根病变	
假体安装失败	大粗隆滑囊炎	
假体相关的大腿疼痛	转子骨折不愈合	
半脱位	周围性血管疾病	
撞击	腹主动脉瘤	
THA附近的隐匿性骨折	异位骨化	
磨损颗粒诱导的滑膜炎	关节周围肌腱炎或滑囊炎（髂腰肌，外展肌，内收肌等）	
继发于金属或腐蚀性微粒的局部组织不良反应	骨盆应力性骨折	

以及必要时采用核医学评价。

病史

　　病史对确定THA术后疼痛的来源十分重要。需重点询问疼痛的位置、模式、发生时间、严重程度和疼痛的特点。腹股沟区疼痛和臀深部疼痛都可能与髋臼或关节囊源性疼痛相关。腹股沟疼痛也可以由髂腰肌腱炎或周围软组织的炎症引起。臀部疼痛更常见于由腰椎或骶髂关节关节炎引起的神经根性疾病。股骨假体问题通常与大腿前部疼痛相关。臀后方和大腿疼痛，特别是迁延至膝关节时，通常与腰椎疾病有关。大转子上的疼痛包括转子滑囊炎，外展肌腱炎或撕裂，转子不愈合或转子内植物引发疼痛。

　　疼痛出现的时间也有助于诊断。如果在THA术后一段时间无疼痛，术后晚期出现疼痛则表示假体松动、磨损相关问题或感染。如果THA手术无法解决患者术前症状，则表明外因是引起髋部疼痛的原因，术前髋关节炎的诊断可能不正确。

　　如果疼痛随着步行或站立而加剧，在休息后能缓解，通常与假体松动有关，但假体松动极少仅与静息痛相关。这一系列症状也可由椎管狭窄引起。夜间痛，静息痛或持续性疼痛可能与感染或软组织炎症如转子滑囊炎有关。了解术后临床过程也有助于诊断。伤口延迟愈合，术后因伤口引流原因口服抗生素，热程延长或术后持续疼痛均应高度怀疑感染。

　　起始痛，即坐着或休息后开始行走时产生的疼痛，被认为是非骨水泥型THA术后假体松动或显著微动的典型症状，但起始痛也可以由髂腰肌腱炎或滑囊炎（如果疼痛是外侧或前侧）或腰椎疾病（如果疼痛是后侧的）引起。与松动有关的疼痛通常在行走最开始几步很明显，随着进一步行走轻微改善。然而，当患者继续行走时，疼痛继续加重。

　　疼痛的严重程度和特点也有助于诊断。假体松动引起的疼痛往往比较剧烈，但常常在休息后能缓解，疼痛性质常不确定。感染或神经源性疼痛往往出现静息痛。如果疼痛具有神经源性疼痛特征，例如疼痛放射至膝关节以下，乏力，麻木，感觉异常或感觉迟钝，则应检查腰椎。腰椎疾病在髋关节炎和椎管狭窄患者中很常见，应考虑机械性腰背痛，神经根病和神经病。有些椎管狭窄患者，在手术前因行走较少，症状并不明显，但在全髋关节置换术后，活动增多才出现明显症状。腰椎疾病在疼痛综合征中最难量化也最容易漏诊。

体格检查

　　髋部的全面体格检查对评估THA术后疼痛至关重要，应仔细检查患者的步态，跛行和外展肌群无力是疼痛最常见的内因。若步态正常、Trendelenburg征阴性，则表明疼痛的来源不是THA。神经系统异常和双下肢不等长可导致患者步态异常。双下肢不等长可能是双下肢真实长度差异，也可能是患者自我感觉的相对长度差异，后者常与外展肌或内收肌挛缩或脊柱侧弯相关。

　　髋关节的活动范围可以提示疼痛原因。主动直腿抬高疼痛或不能完成提示由内因引起的疼痛。髋关节被动活动时始终疼痛则表明感染存在。髋关节活动到极限时疼痛表明假体松动可能。下肢内旋功能逐渐丧失可能是假体松动的标志，股骨假体松动后通常呈后倾位置。髋关节活动到某一特定部位时疼痛则表明存在不稳定或撞击。患者虽然不常感觉关节半脱位，但将避免对炎性关节囊或软组织结构撞击导致疼痛的运动。转子滑囊炎和肌腱炎通常可以通过直接触诊和肌肉抗阻试验来诊断。仔细的肌肉测试能明确外展肌或髂腰肌肌腱炎的诊断。压迫或触诊骨盆，特别是耻骨支，可以检测骶髂关节疾病但却增加耻骨支应力骨折的可能性。

体格检查应评估疼痛的两个重要外在原因：腰椎和下肢的血管。神经源性疼痛的来源包括股神经、坐骨神经和闭孔神经。外周动脉搏动和皮肤温度可充分地评估血管情况；血管造影或灌注成像可为诊断不明确的病例提供额外的客观信息。

MOM髋关节置换或表面置换术后疼痛的评估还要考虑一些特殊情况，例如与摩擦界面产生的金属假体磨损颗粒和腐蚀产物相关的问题。这些问题在下面详细讨论。

松动和感染

THA术后疼痛的外因最好通过病史和体格检查排除。在排除这些原因之后，必须考虑松动和感染，因为它们是THA术后内源性疼痛最常见的原因。在影像学上，松动的诊断通常比较容易，但是如果能获得问题出现之前的内植物影像学资料进行比较，影像学评估才显得更有意义。了解假体的固定情况十分重要，因为这可能会极大影响术前计划和假体翻修的要求。在不怀疑感染引起疼痛的情况下，是否有必要进行术前穿刺和相关实验室检查排除感染仍然有争论。一般来说，CRP和ESR检测对感染的筛查已经足够了。如果这些指标升高，髋关节穿刺显得很有必要。面对未诊断的隐性感染，全髋关节翻修术将可能会带来灾难性的后果。

用于评价机械松动的诊断方式包括X线，核医学检查，以及磁共振成像（MRI）。可用于评估感染存在与否的诊断方式包括实验室检查，关节穿刺和核医学检查。一些新的诊断方法正在研究，并且希望能更准确和快速地诊断。

松动

X线——骨水泥型

在评估骨水泥型THA术后疼痛时，预测植入物固定状态的最准确的方法是对术后X线的动态观察。由于缺乏假体松动的诊断标准，故X线和其他诊断方法也难以准确鉴别是否松动。最广泛接受的标准由O'Neill和Harris提出，这种分类包括明确松动，可疑松动和可能松动。确定的假体松动通过植入物下沉或移位，新的假体－骨水泥周围透亮线，骨水泥断裂或假体断裂来确定。

另两类"可疑松动"和"可能松动"都是基于骨水泥透亮带的存在和程度。最近的研究质疑这种透亮带的意义。在骨水泥型全髋关节置换周围的骨－骨水泥界面处的透亮带可能代表的是内部骨重建，而不一定是骨－骨水泥界面的松动（图81.1）。因此，将假体报告为要么松动，要么未松动似乎最为合理。在X线上松动的诊断应该基于（a）移位或下沉和（b）骨水泥或假体断裂。Mohler et al. 研究表明，假体－骨水泥透亮带的出现可能是非进展性的并且不一定是假体松动的表现。

Hodgkinson et al.对水泥型髋臼假体的X线评价的理解做出了重要的贡献。在200个水泥型的Charnley髋臼假体中，具有完全透亮带的患者中有94%在术中确定髋臼松动，而与透亮带宽度无关。而透亮带涉及界面的2/3的假体中，74%是松动的。因此，髋臼－骨水泥界面周围的透亮带的范围对松动程度具有预测意义。

大多数作者报告，相对于髋臼假体，X线片更准确地预测股骨假体的状态。在可疑松动的病例中，可以通过使用闭孔位和髂骨斜位来改善髋臼固定评估。

X线——非骨水泥型

使用X线评价非骨水泥型假体的固定状态有不同的标准。移位或下沉是所有假体松动的唯一可靠标准。Engh et al.对股骨假体稳定性的分类方法目前已被广泛接受。骨长入的主要征象是在植入物的微孔周围及骨膜周围没有放射硬化带。间接征象包括骨钙减少，稳定的远端柄和无骨基座的形成（图81.2）。然而，这些征象基于假体的表现。近端多孔涂层柄比全涂层的柄具有不同的骨长入图像。

X线上放射硬化带常见在近端多孔涂层柄的远侧光滑部分周围。柄具有近端稳定性，而股骨具有一定的韧性，故假体远端可能在股骨内会有相对位移。反应性的高密度线更常见于远端固定的点，并且可存在部分未松动却形成骨基座的位置。全涂层

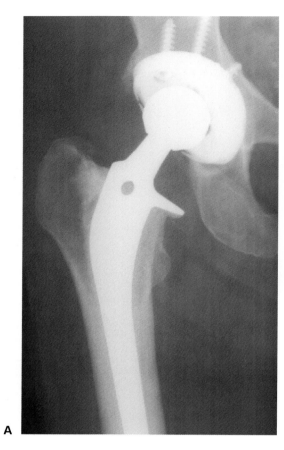

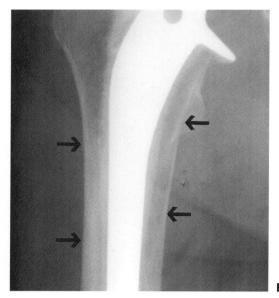

图81.2　A. 一名71岁骨关节炎妇女的右侧THA术后X线片检查。B. 7年的随访X线片显示在1、2、6和7区（见箭头），股骨皮质发生了明显的强烈的骨重塑。这可能被误解为骨水泥界面的射线可透性

的柄具有更远的固定点，所以，与近端多孔涂层柄相比，具有较少的反应性高密度线。因此，多孔非骨水泥型假体周围的高密度影和水泥型假体周围的透亮带具有不同的原因和意义。

对于非骨水泥型股骨假体松动的两个可靠标准首先是在假体的下沉和多孔涂层周围的放射硬化带（图81.3和图81.4）。次要的是可靠的标准通常是基于假体的。虽然根据X线特征可以提示，诊断非骨水泥型髋臼假体松动的金标准是假体位置改变。假体位置改变的确定对于非骨水泥型和骨水泥型股骨和髋臼假体松动的诊断至关重要。这需要对术后X线动态观察并进行细致的比较。X线的标准化视图能更为准确的确定改变，因此有必要确定解剖标志或参照物。仔细的X线评估通常可以确定每个假体的固定状态。

在金属对金属（MOM）关节置换术中常用的一体化髋臼假体在固定时存在一些挑战。已经报道了骨长入的失败比较常见，可能由于缺乏二次固定，独特的骨长入表面和假体强度（相对于钛）。这些问题似乎仅出现在一体化钴铬假体，而20世纪90年代后出现的具有聚乙烯内衬的钽髋臼假体在早期到中期研究中出现更少的松动。钛合金假体具有类似的好结果。MOM关节与一体化髋臼假体有更高的骨长入失败率。这些假体设计了大直径的股骨头，可以增加的稳定性。生物力学研究显示，薄壁髋臼假体的变形会增加。亚微球设计和薄壁有较高的翻修率，9.3%到28.6%不等。然而，有研究显示，髋臼设计成其他的重建表面后被报道10年时有98.3%的稳定率。在这些假体中的松动的诊断可能是困难的，因为可能不存在移位或放射学检测性。骨扫描检查也是非诊断性的。因此，重要的是医师熟悉松动的症状和了解在这种情况下的松动的高发生率。

关节造影

造影对比和放射性核素关节造影有一定支持作为评估疼痛THA松动的辅助。当有X线难以显示的松动时，关节造影术可能有助于排除隐匿性松动。两个问题可以影响诊断工具的准确性，首先，缺乏诊断标准使得很难比较研究。第二，关节造影术是技术依赖性的。当许多其他技术已提高这个测试的

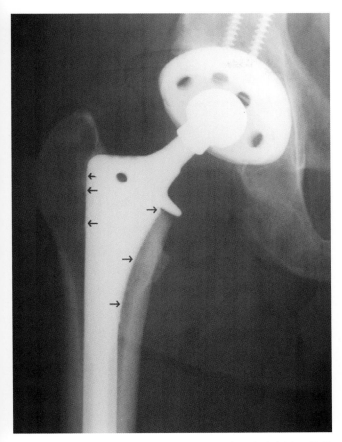

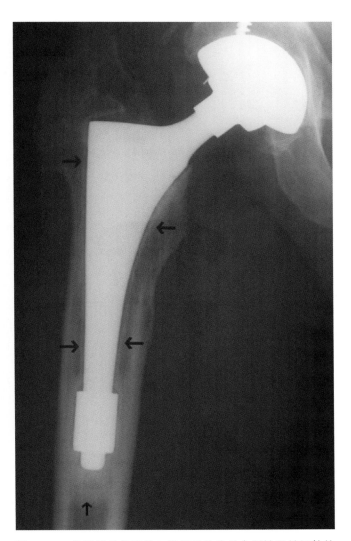

图81.3 一位患骨关节炎的64岁老年男性采用非骨水泥股骨假体后的随访X线片显示骨整合，包括近端内侧干骺端和股骨颈的骨内点状整合缝和松质骨的压缩，骨变圆或萎缩，并且基座缺失（见箭头）

图81.4 一位患骨关节炎的64岁男性的非骨水泥性股骨组件的5年后的随访X线片。完整的放射线，反应性线（见箭头）表示股骨组件松动。较大的远端硬化证实了假体尖端的应力转移，并提示股骨柄的近端固定不充分

准确性，而关节造影结果的可变性限制了它的准确性。关节造影的价值依赖于精湛的技术，包括注射压力的控制，操作后影片留存和穿刺抽吸技术。

虽然这仍然是诊断THA术后疼痛的方式之一，但目前已不再使用关节对比造影术评估水泥型全髋关节置换术，由于造影的精确度难以预测，难以检测潜在的患者不适，也可能给患者带来额外的经济负担。

在非骨水泥型THA疼痛的评价中，并不经常用到关节造影术。无充足数据支持常规使用关节造影评价非骨水泥型THA术后疼痛。

核医学——骨水泥型

锝-99m亚甲基二膦酸盐（MDP）骨扫描术经常用于水泥型的固定。MDP骨图像是骨转换和活性的

非常敏感的指标，但它们不是特异性的。增加的放射性核素摄取可以由感染、松动、异位骨化、疲劳性骨折、佩吉特病、肿瘤或反射性交感神经、营养不良等引起。

我们对骨水泥型THA术后松动疼痛的评估表明，MDP骨图像对于股骨和髋臼假体分别具有97%和98%的高灵敏度。然而，特异性低，分别为67%和79%，这是由于有较高的假阳性。

MDP骨扫描图像在从X线中不确定松动的情况下是最有价值的。负的或正常的MDP骨图像基本上排除了诊断松动，在这些情况下应建议进行观察，

松动的诊断不应仅仅基于阳性MDP骨图像的存在。Jensen和Madsen发现MDP图像比X线具有更低敏感性（0.77对0.97）和更低特异性（0.46对0.7），故得出结论：这些成像技术不是X线的补充，如果X线显示无松动，则MDP骨扫描结果应该认为是假阳性。

核医学成像——非骨水泥型

MDP骨图像的解释非骨水泥型THA与骨水泥型THA的解释差异很大。虽然骨重塑发生在非骨水泥型THA之后，但其特性取决于骨质量和假体设计。MDP骨扫描图像的灵敏度使得该诊断工具在评估非骨水泥型THA方面有一定价值。

我们在5年的常规随访检查中通过MDP骨扫描图像检测了40例初次非骨水泥THA和16例非骨水泥THA 翻修术。 MDP骨扫描图像的分级系统如下：0，小于正常吸收；Ⅰ，正常摄取；Ⅱ，轻微或中度增加摄取；Ⅲ，大量增加摄取。在非骨水泥型THA之后的MDP骨扫描图像的自然病程遵循非常一致的放射性核素摄取的时间演变。术后2～6周，围绕两种成分的Ⅱ级或强烈Ⅲ级活性的示踪活性均匀增加。这种增加的放射性核素摄取在手术后6～12个月之间开始正常或稳定状态降低，增加的核素活性的进一步稳定在手术后12～24个月。在2年时，有66%的髋臼假体中已恢复正常的骨图像，但只有21%的股骨假体周围恢复。最近的一项研究认为其来检测髋臼松动时有38%的灵敏度和73%的特异性。

单个MDP骨扫描图像可能无助于诊断非骨水泥型THA的松动，除非它是阴性或正常的并且与正常X线相关联，这种情况在临床中少见。在X线上示良好固定但MDP骨扫描图像异常时不建议手术干预。如果症状持续并且原因未确定，则该初始MDP骨图像可以当作基准以比较进一步的研究。

磁共振成像

另一种评价疼痛THA的成像技术是具有MARS技术的MRI。MRI显示在量化THA周围的骨溶解方面优于CT和X线，灵敏度分别为95%，75%和52%。非骨水泥型假体松动出现为在脂肪抑制技术下在假体–骨界面处增加的周围信号强度；而骨水泥型假体，在骨水泥–骨界面，周围纤维膜形成也可以指示松动。虽然MRI能够显示软组织情况并且无辐射，并且能够从多个切面中观察THA的非创伤性方法，但在充分证据情况下我们不能鼓励使用MRI排除每个THA中的松动。MARS MRI还在下述的MOM髋关节置换术后疼痛或症状性评估中提供重要作用。

感染的评价

假体周围感染的评估和确定可能是困难的，因为检查结果通常可能不明确，并且临床也难以确定。然而，当计划行翻修手术时，更应尽力排除感染在THA术后疼痛中的这种可能性。 最近由肌肉骨骼感染学会（MSIS）工作组出版的关节假体周围感染的主要和次要标准有助于尝试对这种情况建立一个共识。 根据这些标准，当以下情况时提示存在假体周围感染：

1. 存在与假体连通的窦道；
2. 从可疑感染的关节假体周围的至少两个独立的组织或流体样品中分离病原体培养阳性；
3. 存在以下六个标准中的四个：
   - （a）血清ESR和血清CRP浓度升高
   - （b）滑膜的白细胞计数升高
   - （c）滑膜的中性粒细胞百分比（PMN%）
   - （d）受累关节中存在脓性分泌物
   - （e）在假体周围组织或液体的一种培养物中分离微生物
   - （f）在×400放大倍数的假体周围组织中经过组织学分析观察到5个高倍视野中每个高倍视野的大于5个中性粒细胞

尽管有这些标准，仍然难以确定感染的存在，即使没有完全满足上述标准的情况下，仍然可以存在感染。下面我们回顾可用于确定感染存在或不存在的检查和测试。

X线

X线经常不显示感染的迹象。并且可能与THA后假体松动表现难以区分，因为许多THA感染也会发展为松动。多次X线的相关表现将高度提示感染。 骨膜炎或骨膜新骨形成，骨内骨化，以及广泛的骨溶解和骨质减少提示感染。在第一年内，透亮带增宽快速发展大于2mm的高度提示感染。

实验室检查

白细胞（WBC）计数，ESR，CRP可以共同协助THA术后感染诊断。作为一个独立的检查指标，WBC被认为没有什么价值。在感染病例中它通常是正常的，并且在无菌病例中可以是异常的，因为有许多因素影响其诊断价值。

ESR是一种有价值的工具，用于帮助诊断关于THA的败血症。在无诱因ESR升高的患者中可能是有价值的。ESR可以在THA后升高6个月。已经发现在鉴定THA感染时具有60%~100%的灵敏度，65%~94%的特异性和73%~88%的准确度。Lachiewicz等发现，在19名THA感染患者中有17名患者ESR显著升高（＞80mm/hr），在116名未感染患者中的58名中轻度升高（平均32mm/hr）。

CRP，如ESR，已经成为评估THA术后疼痛的一部分。Sanzer和Carlsson等研究了无症状THA，THA后无菌性松动和THA后感染的患者。他们的研究结果表明CRP在敏感性和特异性方面类似于ESR，被认为是一个孤立的测试。他们发现CRP超过20mg/L的无菌性松动病例。CRP显示在手术后3周至3个月内恢复正常水平。

然而，ESR和CRP的同时测定提高了感染的术前评价的准确性。Spangehl等发现在他们的研究中所有髋部感染的患者均有CRP大于10mg/L或ESR大于30mm/hr。他们得出结论，正常的CRP和ESR排除了感染的诊断，如果两者都升高，则84%的感染概率。

Schinsky等发现同时测定ESR和CRP显示87%的灵敏度，90%的特异性，93%的阳性预测值，82%的阴性预测值和88%的准确性。联合使用ESR和CRP已被AAOS认可为临床实践指南。

在患有炎性关节病的患者中使用ESR和CRP是有争议的，并且这些测试在该群体中通常被认为是不准确的。然而，Cipriano注意到感染性炎症和非感染性关节病患者ESR和CRP的相似临界值，ESR为30mm/hr，CRP为15和17mg/L。这个数据表明，ESR和CRP可能在评估患有炎性关节病的患者的疼痛THA中是有价值的。测值结果增高可能不仅仅因为炎性关节病，进一步的处理是必要的。不幸的是，这些发现没有考虑到炎性疾病活动期的结果，并且ESR和CRP在该患者群体中的效用需要进一步研究。

白细胞介素-6（IL-6）是由单核细胞和巨噬细胞产生刺激肝细胞的因子，用于在假体周围感染的评价。它可以在感染部位产生，并触发肝脏释放CRP。IL-6的正常循环浓度为1pg/mL，但在手术后可升至30~430pg/mL，并在2~3天内恢复正常。Bottne等发现在78例接受TKA或THA翻修患者中高度的敏感性（95%）和特异性（87%）。Di Cesare等发现IL-6的敏感性为100%，特异性95%，阳性和阴性预测值分别为89%和100%，58例接受TKA和THA翻修患者的准确率为97%。最近的meta分析发现，IL-6在CRP，ESR和WBC的排序中表现出最高的准确性。IL-6尚未广泛使用，并且作者没有关于其用于THA术后疼痛评估的经验。然而，已有的数据认为IL-6很有价值，并且进一步的研究将可能描述其在THA感染的评估中的地位。

穿刺术

许多作者建议术前对THA疼痛患者进行穿刺抽吸。穿刺可以排除作为初筛怀疑感染引起的疼痛或在需要翻修的明显机械松动的患者中。若在术后才发现先前未诊断的感染可能难以处理。移除最近植入的假体，特别是骨水泥，可能很困难的过程，并且并发症率高。如果感染可以在术前诊断，手术计划发生显著变化，可以在术前发现致病微生物。

常规术前穿刺已被一些人提倡，但不幸的是，穿刺的结果仍有一定的不可靠性。已报道灵敏度为40%~91%，特异性为60%~100%。假阴性和假阳性结果是常见的。如果由放射科医师执行，外科医生并不知道该程序中的无菌情况和技术，故通常应由外科医生进行穿刺。然后外科医生知道穿刺抽吸是否足够，是否有积液干抽，是否为创伤性或血性穿刺液，或是否注射生理盐水，然后再吸出。还有争议的是，"轻度生长"或"仅液体培养基生长"应该被认为是病理性还是作为污染物。虽然常规穿刺抽吸的概念是吸引人的，但这些因素使得准确性降低。此外，相关成本，在穿刺时可能引起关节感染以及出现假阳性结果使得在感染较轻的情况下的穿刺几乎没有价值。因此，Barrack和Harris不建议在失败的THA评估时进行常规抽吸。

我们目前在某些情况下使用穿刺，在大量的病例中，感染的诊断是显而易见的，因为存在排脓窦道或明显的影像学改变的长期败血症。我们常规地在所有失败的THA中查ESR和CRP，我们在这些指数中的任意一个上升的患者进行穿刺。确保患者在穿刺前2周没有服用抗生素，降低穿刺的假阴性率。如果怀疑感染并且初次穿刺为阴性，则进行重复穿刺。除了培养结果，滑膜WBC计数已被证明有助于识别感染。 Mason等报道了使用膝关节穿刺，发现WBC计数超过2500个细胞/ mm^{3}和至少60%多形核细胞具有98%的灵敏度和95%的特异性用于诊断全膝关节置换的感染， Momberger等报道类似的发现，其中WBC计数大于3000 / mL，表明灵敏度为0.53，特异性为0.95，阳性预测值为0.50，阴性预测值为0.96，可用于感染。 Ghanem等发现最佳临界值为具有> 64%嗜中性粒细胞的1100 /μL有核细胞，当两个计数低于临界值时，这些标准导致阴性预测值为98%，当两个计数高于临界值时，阴性预测值为98%。我们通常遵循AAOS临床实践指南，其中说明细胞计数> 1700 /μL（范围1100 ~ 3000个细胞/μL）或嗜中性粒细胞百分比> 65%是"高度提示感染"。在手术的6周内适当的穿刺临界值还有待确定。先前的研究已经显示，关节腔活检不如关节液穿刺更有价值或优势。

白细胞酯酶长期以来被用于诊断尿路感染，并且最近已被应用于假体周围感染的评价。白细胞酯酶试剂条已经作为一种快速而廉价的方法用于检测各种体液的感染。将所讨论的流体施加在测试条上，并且在1 ~ 2min内直接从条读取结果。必须避免流体样品中的血液，防止干扰读数。最近的研究已经评估了其在滑膜液应用于测试条时在诊断假体周围关节感染中的应用。 Parvizi等发现，在108例行翻修全膝关节置换术中，当在测试试剂条上的"++"读数被认为是阳性结果，该测试的敏感度

为80%，特异性为100%，具有100%阳性预测值和93%阴性预测值。 Wetters等发现用于确定感染的标准中，灵敏度范围为93% ~ 100%，特异性范围为77% ~ 88%。他们指出，29%的样品继发于碎片或血液在样品是不可检查的。这个测试显示有希望应用，因为它容易获得、易于管理、提供快速的结果，并与其他感染标记良好相关。其在感染评价中的确切作用尚未确定，需要进行更多评估以确认其价值，但早期结果表明白细胞酯酶将在未来增加使用。

α防御素-1（AD1）是由嗜中性粒细胞和巨噬细胞产生的抗细菌，真菌和一些病毒的抗菌肽。AD1在滑液中的存在已经在假体周围感染的诊断中流行。 与通过MSIS标准验证的感染的情况相比，最近的研究显示出优异的灵敏度（97% ~ 100%）和特异性（95% ~ 96%）。 当与其他标志物组合时，灵敏度和特异性提高到100%，这些特异性滑膜标志物测试具有显著前景。 AD1目前可用于测试，但我们的本地实验室没有AD1滑膜测试能力，因此我们必须将样品送到州外商业实验室。

核医学成像

用于诊断THA感染的核成像研究的结果是可变性高。这些结果的灵敏度已经报道低至50%和特异性低至45%。这种缺乏可预测性和相对成本使得难以日常使用。然而，却可能在困难的情况下有帮助。

当作为独立检查时，Tc-99 MDP闪烁扫描结果在松动或感染的诊断中对X线结果的评价没有意义。连续MDP扫描在进行性松动或感染的某些情况下可能是有帮助的。据报道，连续的镓-67柠檬酸盐和Tc-99 MDP闪烁扫描术具有89%的相对高的特异性，但相对较差的57%灵敏度，准确度为65% ~ 80%。相比之下，铟-111白细胞扫描已被报道作为独立检查使用，并具有较好的灵敏度（88% ~ 92%）和特异性（73% ~ 100%）。 Tc-99 MDP闪烁扫描术也已经与Tc-99硫胶体扫描结合使用。 Palestro等发现虽然铟-111白细胞标记扫描在100%THA的感染中是阳性的，但在77%的非感染性髋关节中也呈现阳性。

添加硫胶体扫描将准确度从86%提高到98%，灵敏度提高到100%，特异性从91%提高到97%。其他研究者报道组合使用后的敏感性较低。虽然这种组合使用可以有助于识别THA的感染，但它不用于常规THA术后疼痛评估。这种检查的缺点是需要体外WBC标签，包括贴标签过程，需要一个训练有素的工作人员和血液制品的处理。

避免体外标记的缺点后，体内WBC标记研究虽已有报道，但是还未能普遍获得。Hakki等比较了在74名怀疑肌肉骨骼感染的患者中锝-99m抗粒细胞单克隆抗体Fab片段（LeukoScan）、铟-111白细胞扫描和Tc-99 MDP的疗效，发现总体敏感性为93%，85%～92%，特异性为89%，75%和52%，准确度分别为90%，79%和74%。Becker等发现LeukoScan的灵敏度，特异性和准确度在90%，85%和88%相似。Sousa等也发现了类似的结果。

近年来有关于使用氟-18氟脱氧葡萄糖正电子发射断层扫描（FDG-PET）的报道，该检查基于炎症细胞消耗相对大量的葡萄糖的发现。Zhuang等使用FDG-PET发现其灵敏度为90.5%，特异性为81%。他们发现臀部比膝部更准确（89.5%对77.8%）。de Winter等在60例疑似肌肉骨骼感染患者中发现FDG-PET的灵敏度、特异性和准确度分别为100%，88%和93%。然而，Van Acker等且发现使用FDG-PET扫描没有额外的益处。同样，Love等发现18F-FDG-PET比In-111白细胞/Tc-99硫胶体扫描具有更低敏感性、特异性和准确性。FDG-PET扫描的其他研究更有意义。使用锝-99m环丙沙星（感染）成像，不仅检测时间短，更被发现具有85%的灵敏度、92%的特异性和精确度88%。虽然In-111白细胞/Tc-99硫胶体扫描仍然是金标准，但FDG-PET仍然有意义，因为它更少耗时，提供更快的结果，不需要复杂制备和不处理血液产品，它的效用可能随着时间的推移而增加，需要进一步研究可以提高其准确性的摄取模式。

孤立的核素扫描可能难以显示解剖细节，添加单光子发射计算机断层扫描（SPECT）到骨或白细胞闪烁照相提高解剖细节，因此可以提高特异性。这种附加模式在未来可能具有更大的作用，但目前其使用并不普遍。

显然，当我们对感染的病理过程的理解和识别植入物的轻微感染的能力加强时，无论是否具有针对这些活性的SPECT和FDG-PET扫描的核成像将提高。

金属对金属（MOM）全髋关节置换术后疼痛评估

使用MOM关节的髋关节置换的疼痛评估提供了一些独特的诊断挑战。这类假体包括MOM全髋关节置换和MOM表面置换关节成形术。除了本章前面讨论的常见病因以外，这些症状有特定的原因，可导致疼痛，局部肿胀，全身症状，甚至可能无症状。即使在无症状的患者，对这类假体都需要详尽和常规评价。这类假体独有的问题包括局部组织不良反应（ALTR），全身性金属离子毒性以及髋臼或松动。

然而，髋臼内向移位或松动更常见于MOM关节置换术的一体化髋臼系统。似乎更小尺寸的一体化假体更容易出现这种并发症。外科医生应该熟悉具有不良记录的假体设计，一体化MOM髋臼部件可从一些制造商处获得。松动或向内生长的失败可能难以在X线上诊断，因为通常不存在松动的典型变化，松动的核素扫描结果通常也不存在，通常临床医生需要依靠患者的病史和检查来诊断。

如前所述，与骨长入失败相关的典型疼痛通常存在于手术后的早期。在最初的术后疼痛消退后，患者经常描述在物理治疗下疼痛缓慢的进展，尽管继续治疗一段时间，通常仍然存在。他们经常描述腹股沟或臀部疼痛，开始负重时最明显，随着进一步的活动轻微改善，并且随着活动的持续而逐渐增加。虽然不常见，但X线显示进行性出现透明带或假体下沉可以诊断。核素扫描显示可以显示相关成分的摄取增加。通常对具有显著疼痛的一体化MOM髋臼部件，主要是临床诊断。与所有翻修一样，应该测得术前CRP和ESR，如果升高，则应提示术前穿刺。

ALTR被认为是对金属假体磨损颗粒的反应，所述金属假体磨损颗粒在磨损或连接腐蚀附近积聚在

MOM关节周围，并且甚至可以在来自头颈结合部，在莫氏锥度处的腐蚀产物在聚乙烯与传统金属接口中产生。该反应不一定造成相应症状。对于在术后无症状期后早期出现疼痛的患者应该高度怀疑，特别是在髋关节肿胀，下肢水肿，持续性软组织疾病如肌腱炎，坐着时充盈感（"坐在肿块上"），或机械性症状。病史还应该询问关于金属离子升高可能产生的系统性影响的问题，如视觉变化、听力变化、神经系统症状或其他全身性疾病。研究表明，过度髋臼前倾、后倾或垂直放置大于45°或50°可能导致边缘负载和更大的金属界面负担。对这种界面负担的结果可导致软组织块或围绕髋的液化溶解

（假瘤）和/或骨溶解。

体检应包括视诊相应区域，寻找肿胀或不对称的证据。肿胀可以是局部的或弥漫性的，并且可以存在于腹股沟、转子区或臀部中部。行走步态检查应观察是否有Trendelenburg步态，或任何可以减缓疼痛的步态，Trendelenburg征象阳性暗示ALTR引起的。仰卧检查应包括患者主动的直腿抬高，出现这种疼痛可以暗示髂腰肌肌腱炎，其可以与前方假瘤相关。应测试运动范围，股神经或坐骨神经功能的检查，因为这可能与软组织块的压迫有关。一般性肢端肿胀或水肿也可以是软组织肿块或深静脉血栓的征兆。活动因疼痛受限或运动到最大范围时疼痛

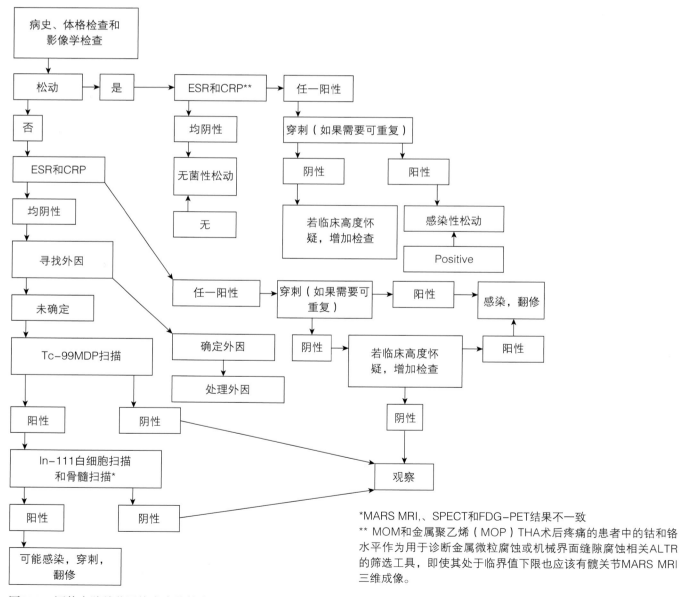

*MARS MRI、SPECT和FDG-PET结果不一致
** MOM和金属聚乙烯（MOP）THA术后疼痛的患者中的钴和铬水平作为用于诊断金属微粒腐蚀或机械界面缝隙腐蚀相关ALTR的筛选工具，即使其处于临界值下限也应该有髋关节MARS MRI三维成像。

图81.5 评估全髋关节置换疼痛的算法

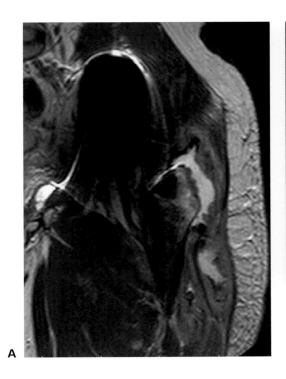

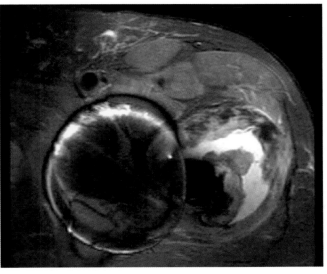

图81.6 A，B. 一名58岁男性在金对金 THA治疗4年后的MARS MRI图像，显示前转子假瘤和积液延伸至大转子的外侧。股骨近端和粗隆坏死的证据也很明显

也是不好的征兆。如果存在这些体检结果中的任何一个，通常应该加上辅助检查。

如果基于患者病史或检查怀疑ALTR，则已经显示MARS MRI或超声对通常可以识别与ALTR相关的

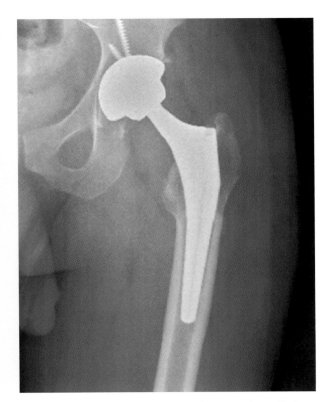

图81.7 翻修髋臼假体改成聚乙烯对陶瓷后的术后X线片

假瘤和积液，其他MRI结果可能包括骨溶解，假体周围骨坏死和软组织破坏。

如果通过3D成像技术鉴定ALTR或骨溶解，则翻修时通常发现组织和骨破坏（骨质溶解和/或骨坏死）是进行性加重的。这些患者的翻修应该尽早，以避免增加额外的骨骼和软组织破坏。术前实验室和选择性穿刺的常规使用，一些研究已经显示ALTR或ALVAL患者的CRP升高。 然而，我们对所有升高指数的患者常规地进行穿刺，然后使用之前讨论的诊断标准并翻修。ALTR的穿刺通常显示淋巴细胞和培养结果阴性。ALTR的翻修有各种不同的方法。

关于这些患者的最合适的方案仍然存在一些争议。外科医生的共识、英国髋关节协会和AAHKS推荐年度评估，该评估应包括详细的病史，体格检查和X线，包括横断面以识别髋臼前倾。单独使用金属离子水平作为额外的3D成像的指示具有非常低的特异性和灵敏度。大多数学者认为，即使在钴和铬离子水平存在低或正常的情况下，也应当在有症状的患者中获得额外的成像。 最近的研究表明假瘤可以存在于无症状的患者中。

关于在无症状患者中使用的何种调查方式仍有争论，考虑所评估的假体的临床结果也非常重要。

特殊设计、假体植入错位和/或小尺寸可能更容易出现这些问题。在MOM关节周围看到的任何骨溶解都应想到ALTR，并建议进一步的3D成像，建议从常规血清离子水平和3D成像。我们通常会在每次随访时查X线和金属离子水平。然而，如果症状、X线变化或体格检查的发现异常均要引起怀疑，那么强烈建议进行额外的检查。我们通常会测定CRP，ESR，钴和铬水平以及MARS MRI。

股骨近端组配式假体和ALTR

由于与MOM髋关节置换相关的局部软组织反应的发现，显而易见的是，相同的病理过程可以由股骨假体（头部或颈部）中的组配式假体接口产生的腐蚀产物引起。2011年，Lindgren等报道了对"聚乙烯-金属组配式髋臼假体上的金属释放"的不良反应。Cooper等报告了在具有不同大小的钴和钛茎和钴铬头的10个患者中有类似发现。同一组和其他人随后公布了在具有钴-铬组件颈部的双锥形杆中的股骨假体颈-体部接合处的腐蚀所导致的类似发现。这些结果导致相关假体使用的回顾。从那时起，其他人报告了类似的结果，引起了ALTR出现在所有类型的组配式全髋置换假体的关注。

因此，腐蚀相关的ALTR的诊断需纳入组配式假体THA术后疼痛的后处理工作的一部分。Jacobs等在最近的一篇综述中回顾了我们当前对这个问题的理解，他描述了相关的ALTR和"机械缝隙腐蚀"的临床表现常常包括疼痛和可能晚期复发性脱位。异常的MARS MRI和升高的血清金属离子水平与钴升高通常与铬水平不成比例常常可以诊断。在聚乙烯THA上有症状金属中的任何钴含量超过1ppm应该引起怀疑并且应当进一步检查。MRI上发现ALTR应该进行早期翻修。

结论

可以用合理的成本对THA术后疼痛进行合理且仔细的评估，并进行高精度正确的诊断（图81.5～图81.7）。评估应该依赖于那些具有可预测准确性的检查：病史，体格检查，实验室检查（ESR，CRP）和X线图像。应该遵循MDP骨扫描图像和穿刺等测试来缩小指征，以尽量减少其误差，提高其对评估的贡献。使用CRP和ESR在我们的实践中已经成为常规，因为所有MOM中的钴和铬血清水平以及聚乙烯假体的全髋假体上的金属可导致疼痛或肿胀。而具有不可预测的准确性的高成本测试，例如Tc-99 MDP或Ga-67柠檬酸核图像，一般不作为诊断方式。

John J. Callaghan

Craig J. Della Valle

Ong-Art Phruetthiphat

Daniel J. Berry

82

第82章 全髋置换术后髋不稳的评估与处理

病例报道

50岁男性，健身教练，4年前行全髋关节置换术，因逐渐跛行，右髋半脱位就诊。体查Trendelenburg征阳性，外展位行走。活动度同健侧。左侧卧位体查发现右侧外展肌肌力欠佳。术前影像学见图82.1A。术中可见臀中肌肌肉坏死，从大转子撕裂，以及局部组织反应如图82.1B。术中通过限制性垫圈和组合柄防止远期不稳定进行髋部重建（图82.1C），并将臀中肌缝合至髂胫束。

引言

全髋置换术后脱位不仅给患者带来生理的创伤，也给患者和手术医生带来严重心理负担。2000年以前回顾性分析初次关节置换后的脱位率在0～10%之间，在这之中股骨颈骨折的比例最高。而对于翻修手术，脱位率则在3%～20%之间。尽管对于术者来说，还有其他选择（如改善手术技术和更换假体）来降低脱位的风险，包括选择更大的股骨头，改进头颈比率、前倾角以及股骨颈、头部件的设计，脱位率仍然无显著变化。评估1998年至2007年的国家医学样本数据库，发现关节置换术后早期脱位率3.92%和晚期脱位率1.15%。但是，令人欣慰的是，早期脱位率从1998年的4.2%降低到2007年的2.14%。在2004—2007年间，脱位风险低于35%，1998—2003年间的晚期脱位风险低于43%。脱位后进行翻修手术的代价是巨大的。Biozic等报道翻修术的原因最常见的是关节脱位和不稳，占22.5%，其中机械性松动占19.7%，感染占14.8%，假体周围骨溶解占6.6%，假体周围骨折占6.2%。值得庆幸的是，约

2/3的脱位可以通过闭合复位解决问题，但是治疗费用高，约占到关节置换费用的19%。翻修术的费用则更为惊人，为关节置换费用的148%。除此以外，Daly报道了脱位后的翻修术还存在39%的失败率，近期研究该失败率仍可达15%。

随着假体使用时间的增加，脱位的风险也逐步增加。因此值得引起术者和患者的关注。研究显示，关节置换术2～5年后，存在20%～30%的脱位发生率，随后每五年提高1%，25年后则提高7%。另外，脱位率还与股骨头大小相关，对于28mm的股骨头来说，前外侧切口和后方切口的脱位累计风险分别为3.0%和6.9%，对于32mm的来说，则分别为2.4%和3.6%。

髋关节脱位的预防

了解髋关节脱位的流行病学信息和治疗的困难，促使医生和患者意识到积极预防优于治疗（图82.2）。首先，在术者方面，需要了解脱位的原因。Dorr指出，脱位的原因包括患者依从性、软组织紧张程度、假体位置、假体与骨的契合程度。

而对于患者来说，可能主要与滥用酒精、药物以及精神疾病相关。Kelley等报道过酒精滥用和脱位的关系，以及由于精神因素导致的髋部骨折后全髋置换。其他疾病如帕金森病也伴随更高的脱位发生率。因此伴有高危因素的患者应增加适当的指导，术前教育以及在签字文件中体现风险。而术者则应通过改进手术方式和假体设计来降低风险。

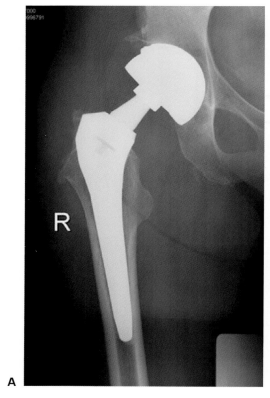

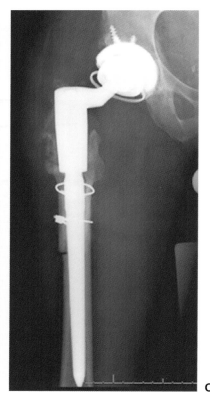

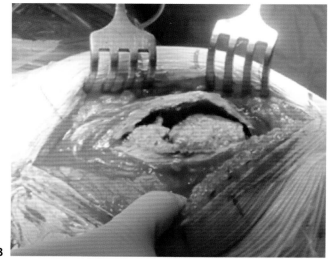

图82.1　A. X线显示大转子骨溶解；B. 术中照片把臀中肌从大转子分离；C. 术后X线片显示了受限的髋臼假体和组配式股骨柄

术前预防计划

对于预防脱位，全面的术前体查和完备的手术计划必不可少，另还需包含一些特殊的注意事项。在体查中，髋关节外展功能的评估非常重要，尤其是在翻修手术前。一般站在患侧检查其髋关节外展功能（图82.3）。文中后面将提到，这几乎是治疗反复脱位的翻修手术是否成功的决定因素。

评估脊柱活动度也同样重要。对于腰椎骨质疏松、腰椎不稳、骨盆倾斜，虽然尚未明确相关，也需要加以考虑。最后，术前测量和计划能够提醒术者准备特殊的假体或技术以提供最稳定的手术效

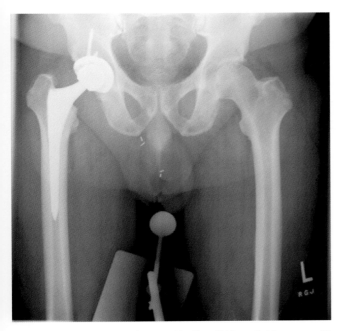

图82.2 典型的术后重建，股骨柄偏心距大，头部36mm，髋臼假体定位于35°外侧开口和适当的前外翻

果，如采用加长柄来适应颈干角变小和股骨头中心向内侧移。

术中预防措施
患者体位

术中的预防措施由手术室患者体位的摆放开始。绝佳的前方入路体位是仰卧位。处于这一体位的患者其骨盆的位置相对固定。侧卧位目前在美国

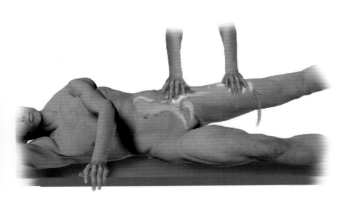

图82.3 外侧卧位的外展肌测试

不再是最常用的体位，因为术者需要采取稳定骨盆的装置。由于当股骨干向前和内收，骨盆容易向前旋转，导致术者可能会觉得髋臼比实际更加前倾（图82.4）。

软组织保护和重建

目前术中的软组织切除和重建已经有较普遍的共识，术者需尽可能保护肌肉、韧带和关节囊。切断或破坏臀中肌均会提高脱位率。重建后方关节囊和韧带都可以使脱位率显著下降，部分报道采取前方或前外侧入路，可降低这一比例至0~2%。这一措施在翻修手术中也同样重要（图82.5）。大转子无论是在保护髋关节的稳定和治疗脱位均有重要作用。

假体位置

如今，自关节置换术创建已有大半个世纪，最佳的假体位置来避免脱位和增强耐久性仍存在争议。实际上，在假体位置方面的优化可能影响假体的耐磨性，反之亦然。在金属对金属关节置换的失败病例中，已经获得大量这方面的经验，因此发展出了更可靠的机械模型。除此以外，最佳的假体位置还依赖于脊柱的稳定性和柔韧度。在了解了上述的有限经验后，目前对于假体位置，尤其是髋臼假体，其最佳位置目前有一定标准，在这一标准中能够在绝大部分的病例中获取最佳的稳定性。Lewinnek等定义了髋臼的安全区域为外展角45°±10°，前倾角15°±10°。这一位置的假体安放，需要确认一系列的骨性标识，如髋臼外侧唇、耻骨的前内侧面以及坐骨的侧面。增生的骨赘可能导致上述标识难以辨识。Archbold等认为髋臼横韧带是可重建的软组织标识，帮助确认假体位置。将髋臼假体与韧带平行或成一直线，并且将下方边缘与之相接触可获得正确的前倾角（图82.6）。贝佛兰研究组（The Beverland Group）认为需要将组件定位器放置在比侧方开口少13°的位置，而不是在垂直的位置（大多数定位器在45°），以期在侧卧位手术时能获得40°的位置。现在人们比以往更加认识到髋臼和股骨柄的组合角度的重要性。如果股骨颈后倾，则髋

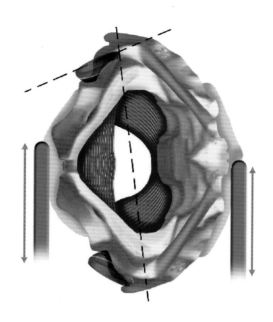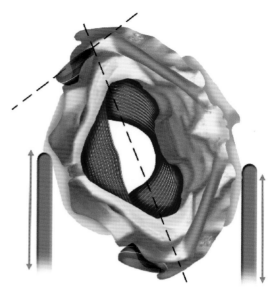

图82.4　将骨盆在侧卧位提前标记并正确定位

臼需要增加前倾角，如果股骨颈前倾，则髋臼的前倾角需要相应的减少。因此，一些医生首先选择置换股骨。虽然分析数据支持这种组合前倾的关系与关节稳定相关，但目前没有明确数据证实这种方法能够显著降低脱位率。

假体设计

　　利用股骨假体颈部的模块化和增加偏心距，以

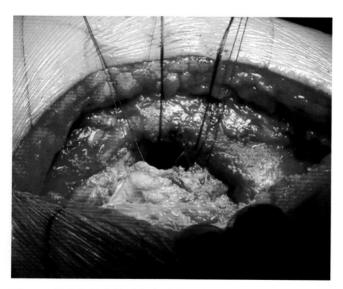

图82.5　缝合修复大转子的右髋关节囊和外旋肌的照片

及通过股骨柄的模块化改进前倾角，从而改变偏心距和下肢长度，可使得股骨和髋臼的稳定性得到增强（图82.7）。通过试模来检查稳定性已经成为标准的手术流程。然而，术者需要在这些可调整的假体中选择一个最合适的组合。更大的头颈比显著增加了假体损坏所需要的运动并且增加了脱位所需要的股骨头下落高度。但是随之而来的问题则包括潜在的颈托处的磨损、断裂风险。髋臼侧的问题则包括延长的唇衬垫边缘的磨损和侧边的衬垫与髋臼分离。临床研究证实扩展的唇线能够降低脱位发生率，尤其是在翻修手术中，使用大号的股骨头也可获得同样效果。尽管尚未有临床研究证实，在脱位发生率为19%的肥胖病例中采取高偏心距的假体能够降低脱位率，生物力学模型证实高偏心距和更加平行的髋臼假体位置能够增加稳定性，尽管手术本身仍是个挑战。

脱位的治疗

非手术治疗

　　髋关节脱位的非手术治疗非常成功。在一些手术量较大的医疗机构，成功率为65%。部分病例虽

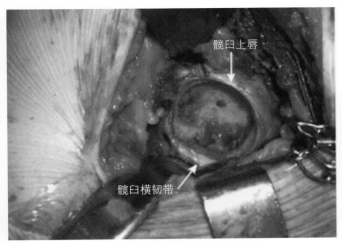
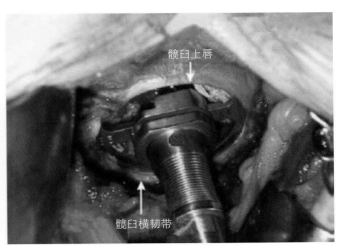

图82.6 髋关节暴露后和髋臼扩孔过程中髋臼横韧带的术中照片

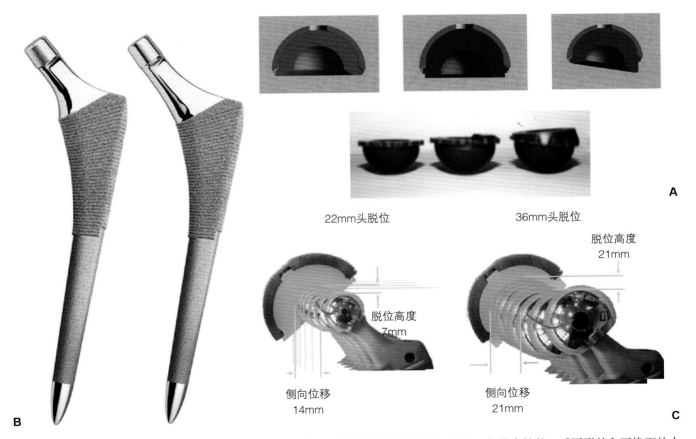

图82.7 A. 演示内衬几何形状的试模内衬。上面一行是中性，侧面化和换面内衬。下面一行是中性的，后唇形的和可换面的内衬；B. 标准偏心距和偏心距股骨假体的照片；C. 显示了大股骨头的优点。请注意脱位需要较大的头颈比和脱位高度

然假体位置合适，但仍存在患者依从性差或者在前三个月内伴有跌倒、创伤等因素导致脱位。尽管没有数据支持支具的使用，但也有研究者通过支具降低后患者活动速度并增加其强度和活动度。然而，支具可能会使得前方的不稳定性更差，因为他们造成了腿的外旋状态并提供支点使股骨头向前方脱出。研究者在假体位置较好的情况下，将这类患者固定于20°~30°的人字髋支具中固定6周。

手术治疗髋关节脱位

剩下的章节将集中介绍全髋置换术后髋不稳的手术治疗。髋不稳的翻修手术指征包括：大于3次脱位，脱位无法复位，或者日常生活受到脱位的严重影响或者患者本身对于脱位有严重焦虑。芝加哥Rush研究学组发表了治疗指南，介绍了多种治疗选择以及利弊权衡。

对于关节的负重面，有3种选择提高稳定性：1.增加股骨头直径；2.活动的3极或双极组件；3.限制性装置。限制性装置可安装在头和聚乙烯衬垫之间或者在其远端（如三极型）。三极型比其他类型的成功率更高，稳定性获得提升，但风险也随之增加（图82.9）。患者的运动需求越低，安装限制性装置的可能性就越高，尤其是在外展肌群受损的情况下。髋臼越复杂，则我们更应该使用非限制性的三极来保护和重建，防止髋臼假体被拖出骨盆。其他提高稳定的选择还包括增加股骨偏心距，可以保护

骨组织并减少碰撞。锥形柄逐渐得到普遍的使用，它具有可以调节偏心距、长度、前倾角的优点，有助于解决股骨端的不稳定问题，尤其是在股骨端假体无法调整的情况下（过度后倾或前倾）。

更大的股骨头是解决脱位的主要办法，不仅能够增加活动度，而且提供长度和偏心距。在翻修手术中，大的髋臼会产生撞击（图82.10）而大的股骨头则在这种情况下提供更好的稳定性。改变髋臼内衬的方向也是重要的解决办法。在一些病例中，改变股骨头和内衬即可成功治疗脱位，称之为dry revision。

治疗脱位指南

Rush group发布（图82.11）髋不稳的分型和治疗原则：

Ⅰ型：髋臼位置不佳

Ⅱ型：股骨位置不佳

Ⅲ型：外展度不够

Ⅳ型：骨与软组织撞击，头颈比欠佳

Ⅴ型：聚乙烯的磨损

Ⅵ型：不明原因

相应治疗方案

Ⅰ型：髋臼假体翻修

Ⅱ型：股骨假体翻修

Ⅲ型：限制性内衬，调整假体位置，外展肌群重建

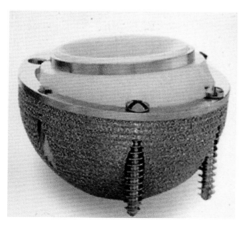
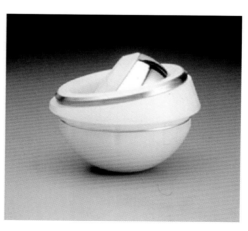

图82.8 在头部和颈部之间捕获的限制性假体和三极型限制性假体的照片

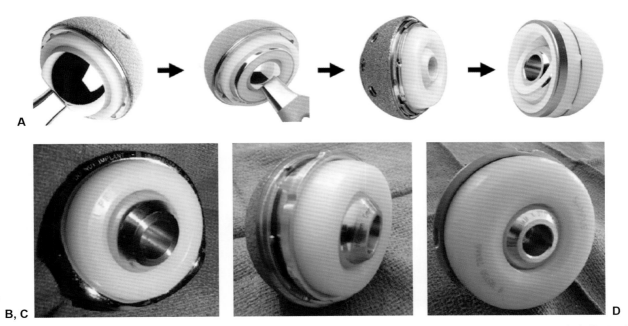

图82.9 A. 假体股骨头稳定性按升序排列：大头，非限制性的三极和双动以及限制性装置。（B～D）还显示了3个当前可用的双动假体。B. 解剖学双动假体（Stryker）；C. 模块化双动假体（Stryker）；D. E1主动关节双动假体（Biomet）

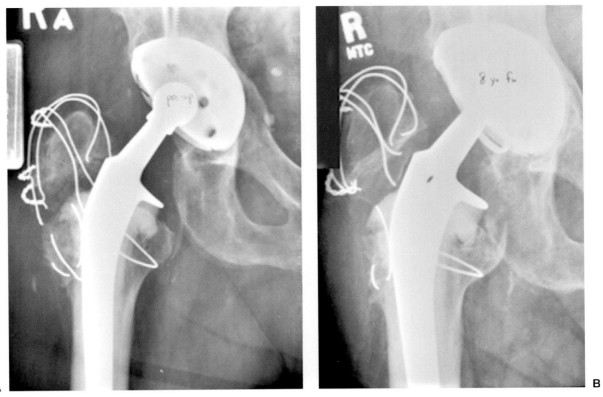

图82.10 外展肌缺损和髋臼杯大的情况下使用骨水泥限制性内衬：75岁的患者，反复脱位，大粗隆骨折不愈合（A）。受限制的内衬被粘在臼杯中，患者生活8年无脱位（B）

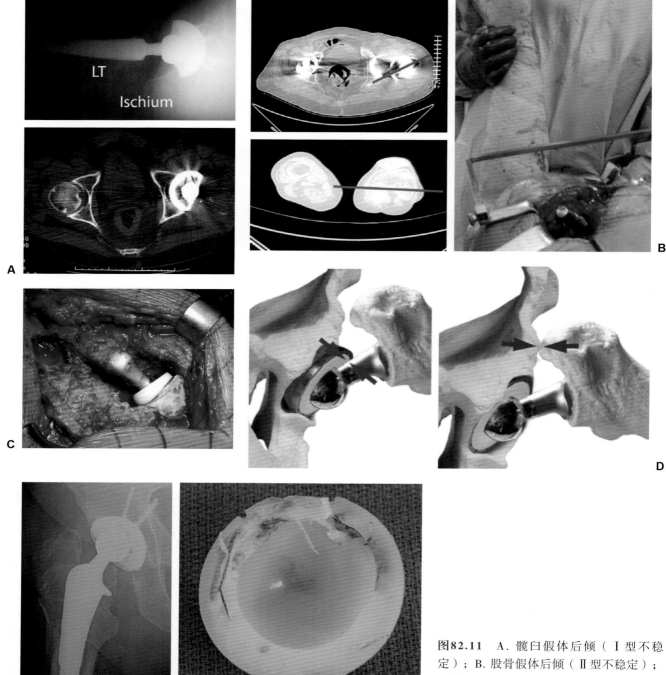

图82.11　A. 髋臼假体后倾（Ⅰ型不稳定）；B. 股骨假体后倾（Ⅱ型不稳定）；C. 外展肌无力症（Ⅲ型不稳定）；D. 假体撞击（Ⅳ型不稳定）

Ⅳ型：去除撞击来源，改换大头

Ⅴ型：更换交联式内衬和大头

Ⅵ型：使用限制性内衬

在一组75例针对不稳定的全髋关节翻修术中（其中56%为再次翻修），研究者报道了85%的患者获得成功。这一数据相较既往报道的61%有了显著地提高。评估各型翻修失败的发生率，其中Ⅰ型为8%，Ⅱ型为17%，Ⅲ型为22%，Ⅳ型为0，Ⅴ型为20%，Ⅵ型为40%。

这些数据帮助我们理解在对于脱位的翻修手术中什么是有利的因素，而什么方面还值得继续提高。Garbuz等报道了大的股骨头（36/40mm）相较于32mm的股骨头，能够显著降低翻修术后的不稳定。然而，这种大头在外展肌不足的情况下则容易出现问题，如Kung报道了33%的脱位率。Rush group证实在面对外展肌的问题时，尽管使用限制性假体，再次脱位率仍达到22%。进一步的随访将告诉我们双动头是否能够在这类问题中获得良好效果。翻修

手术中外展肌缺陷的问题将会越来越多，这是因为ALTR（Adverse Local Tissue Response，周围组织不良反应）的增加导致了周围组织的损伤。由Whiteside提倡的外展肌的重建已经获得认可（图82.12）。另一个常见情况是Rush group报道的衬垫更换，这一情况有20%的再脱位率。我们和其他人也报道了内衬更换后更高的脱位发生率。使用限制性内衬、更大的股骨头，以及通过水泥固定内衬并加以临时的半髋绷带固定可以在术后早期减少脱位率（图82.13）。最后，当不稳定原因不明时，脱位发生率最高。脊柱僵硬或过度活动均与其相关，目前正在被Kanawade研究。仔细评估脊柱情况以及髋外展情况对于术前评估患者和术前计划非常重要。

总结

上述原则均在病例摘要中得以体现（图82.10,图82.14～图82.17）

预防和治疗全髋置换术后不稳定依然是一个并

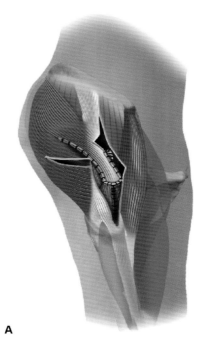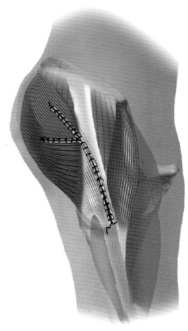

图82.12 Whiteside支持的外展肌修复　　**A**　　　　　　　　　　　　　　**B**

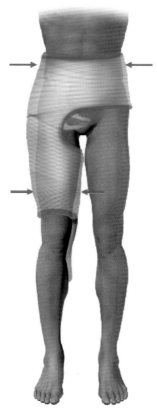

图82.13　半髋绷带固定

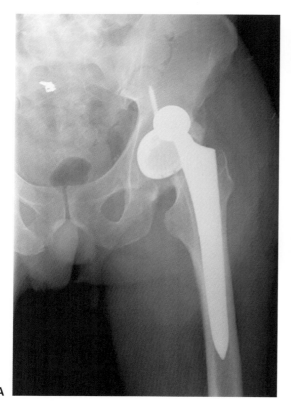

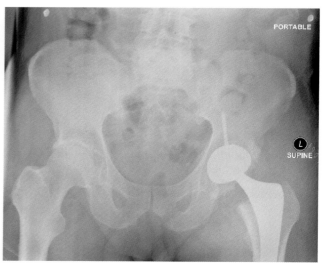

图82.14　前脱位的非手术治疗：50岁的患者在THR术后3周俯卧位发生前脱位（A）。进行闭合复位术，再无脱臼。假体位置良好（B）

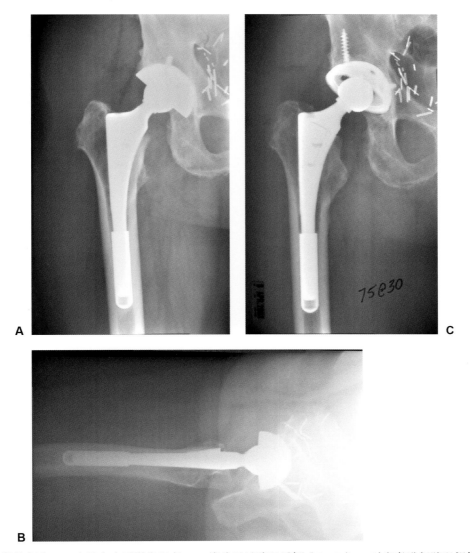

图82.15 髋臼后倾的假体复位：60岁的多次后脱位患者。 X线片显示髋臼后倾（A，B）。 对患者进行髋臼假体翻修至比较水平和前倾的位置（C）

非少见的问题。预防好于治疗，在此基础上，初次手术应该采取更具稳定的方法。治疗不稳定比较困难，然而如今也有很多选择，且很多病例重新获得了稳定性。如有外展肌问题的病例需要在诊断时特别注意，以提醒术者更加谨慎的评估和选择最佳的手术方式。

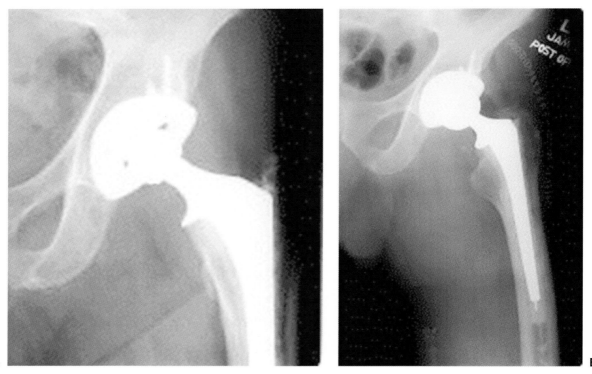

图82.16　内衬更换和增大：70岁的多次后脱位患者。 X线照片显示假体位置良好（A）。 治疗采用增大假体股骨头（40 mm），并使用了10°唇边内衬，增加了前倾力，且无进一步脱位（B）

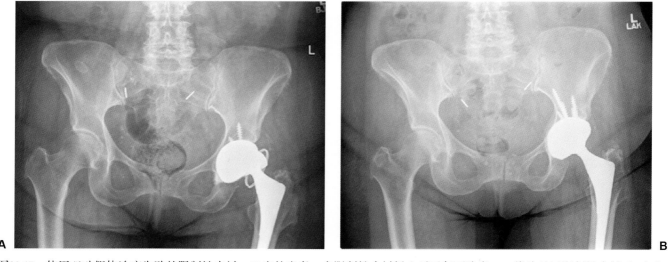

图82.17　使用双动假体治疗失败的限制性内衬：70岁的患者，在限制性内衬插入后反复不稳定。 X线片显示限制性内衬（A）失效。 患者接受了双动假体治疗，无进一步脱位（B）

Gregg R. Klein

Harlan B. Levine

第83章　全髋置换术的神经血管损伤

神经损伤

全髋置换术的神经损伤非常少见，但影响严重，可能造成术后短期及长期的后遗症，影响患者生活质量，给医生带来法律问题。

病例

78岁男性，28年前行全髋置换术，行右侧髋翻修术（图83.1A）。术中可见髋臼骨溶解和缺损。患者实施了髋臼假体翻修和螺钉固定。通过扩大的转子间截骨来清除骨水泥，并置入全涂层股骨柄和增加了股骨干涂层（图83.1B）。术后患者踝关节及拇趾不能背屈伸。跖伸屈肌肌力为5级。诊断坐骨神经腓神经分支损伤。神经科会诊，使用踝足矫形器治疗（AFO）。6周后EMG提示坐骨神经分支腓总神经损伤。

中枢神经系统损伤
中风

全髋置换术后中心神经中枢神经系统损伤少见，主要为脑血管事件或脂肪栓塞后遗症。Lalmohamed等统计了丹麦1998—2007年66583例全髋置换术患者，发现全髋置换术后2周内缺血性脑卒中风险增加4.7倍，出血性脑卒中的风险增加4.4倍。全髋关节置换术后6周内缺血性脑卒中的风险持续上升，和术后12周内出血性脑卒中的风险持续上升仍较正常人高。他们同时也发现，抗血小板聚集药物能够减少70%的术后6周缺血性脑卒中的风险，但对于后者则无意义不影响出血性卒中的风险。Popa等也发现THA第一年内随访中风风险增加3.9%。在这个队列中，年龄大于75岁，房颤病史，髋关节既往骨折手术史，阿司匹林服用史以及既往有中风史均

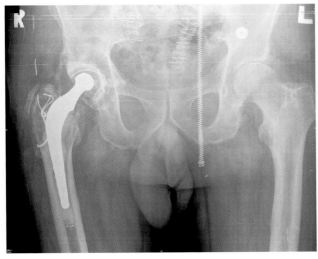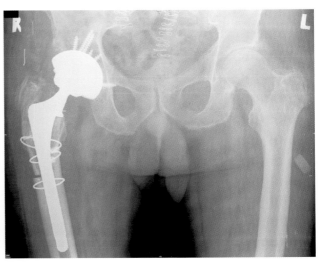

图83.1　A. 一个失败的人工关节置换术术前的X线片显示聚乙烯磨损和骨溶解；B. 因坐骨神经腓骨段损伤而行全髋关节翻修术的术后X线片

是THA术后脑血管事件（CVA）的独立危险因素。

脂肪栓塞综合征

脂肪栓塞综合征（FES）主要通过全髋置换术后不同程度的呼吸窘迫、中枢神经功能障碍和皮肤出血性皮疹瘀斑等临床表现来诊断。典型的肺部表现为呼吸急促和低氧血症。意识状态的改变表现亢奋、谵妄或昏迷。呼吸和中枢神经系统异常功能障碍通常是FES的早期表现，而淤点则表现而典型的出血性皮疹出现在术后的24~48h。因为FES患者并不一定有所有的尽管上述临床表现不一定发生，所以但有上述发现时应高度怀疑FES。例如发生于躯干前方和上肢的出血性皮疹淤点应高度怀疑为被认为可以特异性地诊断FES，然而只有20%~50%的病例可以看到这些皮疹。

当含有脂肪的髓腔内容物进入血流中时，会导致FES的发生一般发生于骨髓内脂肪进入血流中。在全髋置换术中，骨髓内容物的异位可能发生于股骨通道的准备过程中，如扩髓、装填水泥、安装假体等。FES为偶发事件，目前，其病理生理过程尚未研究清楚。在FES的发病过程中，终末器官毛细血管的机械性阻塞和脂肪酸的释放对于脉管系统的内皮细胞的局部毒性达到顶峰。机械性的挤压或者脂肪酸对于内皮细胞的局部毒性均是可能原因。FES的诊断主要基于临床表现。目前尚没有影像学和实验室的特异性辅助检查手段。胸片可能有均匀分布的小的肺部阴影引起的"暴风雪"样的表现，类似于小的肺部阴影，和/或者表现为增粗扩大的肺部纹理以及扩大的右心影。在外伤的患者中，IL-6是FES的早期指标。Prakash发现在骨盆和长骨骨折后的12h内血清IL-6水平与FES发生密切相关。

FES的治疗主要为对症支持治疗和维持肺部功能。皮质激素被用于减少FES的并发症。然而，尚没有大型研究支持其广泛使用。在对创伤患者的Meta分析中，Bederman等发现皮质激素可能可以预防FES和低氧血症，但是对于创伤患者的死亡率无显著影响。通过早期诊断和正确的处理适当的支持治疗，FES预后一般较好。

周围神经损伤

全髋置换术周围神经损伤少见。损伤程度可以轻至从普通神经传导通路功能异常（神经失用症），重到暴发性的神经传导结构完全阻断（轴突断裂或神经断裂）。只有少数文献中报道了神经损伤的发生率较少。Olderburg在一项2713例患者的回顾性分析中发现THA术后外周神经损伤发生率为2.24%。其中，包括13例（0.48%）坐骨神经损伤，33例（1.2%）腓总神经损伤，15例（0.5%）股神经损伤。THA翻修术的神经损伤率为3.06%，在单独髋臼翻修术后，神经损伤的改比率上升至8.5%，这可能是由于保留股骨干假体，显露髋臼的过程困难所导致的。其他研究报道的损伤发生率从0.1%~1.9%不等。

Yacub等回顾了14979例接受了全髋置换术、全膝置换术或和膝关节镜检查的患者，发现全髋置换术的外周神经损伤发生率为0.03%。Schmalzried回顾了3126例接受全髋置换术的患者，除髋关节发育不良以外的患者中，术后发现神经损伤发生率为1.7%，而髋关节发育不良患者术后神经损伤率的则增加至5.2%。髋关节翻修手术的外周神经损伤发生率为3.2%。其他研究报道髋关节翻修术外周神经损伤发生率为7.5%。

然而，由于外周神经损伤的症状和体征多被医生归于术后其他常见来源的疼痛或者功能异常，因此很多外周神经损伤被忽略了。除此以外，外周神经损伤的症状和体征可能较轻，达不到临床诊断的标准对生活质量影响较小，患者不会因此来就诊。Weber等通过术前和术后EMG检查了30例全髋置换术

表83.1	THA术后神经损伤分布
神经的风险	受伤的比例（%）
腓神经	51.9
胫骨神经	0.4
坐骨神经	27.2
股神经	13.2
闭孔神经	1.6
合并股神经和坐骨神经	5.8

表83.2	神经损伤机制
损伤机制	Percent（%）
直接创伤	51.9
拉伸损伤	0.4
血肿	27.2
脱位	13.2
未知的受伤模式	5.8

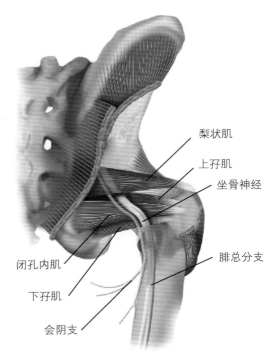

图83.2 坐骨神经在梨状肌下方出骨盆，经过腹肌和上孖肌、闭孔内肌和下孖肌的联合肌腱。在坐骨神经内，腓总分支位于胫骨分支的外侧，这使得它们在髋关节水平更容易受到损伤

患者，发现无症状的外周神经损伤率达到了70%。

全髋置换术中最易受伤的神经是手术区域周围的神经。典型的易损神经包括坐骨神经，股–闭孔神经，臀上神经（表83.1）。在绝大多数病例中，损伤的机制不详（表83.2）。

合并腰椎疾病（包括腰椎椎管狭窄以及椎间盘病变）时会使外周神经损伤的风险增加，这个现象可能导致所谓的"双重打击现象"。尽管这个现象的病理生理机制尚不明确，理论上认为近端的损伤扰乱了轴突的胞液流动导致轴突传导功能受损，从而使得下游神经损伤易感性显著增加。因此，如既往有腰椎病变，神经根的病变以及其他近端的神经伸进损伤，术前需要加以注意以便正确引导患者的期望及术后进行外周神经损伤的正确管理。

髋关节置换术后外周神经损伤的风险与麻醉的方式无关并不随着麻醉的使用而增加。Jacob等通过一项时长20年，包括12998例患者的队列临床研究，比较全麻、神经轴突麻醉腰麻以及外周神经阻滞麻醉对于外周神经损伤的风险，Jacob等并没有发现没有显著差异。在这项研究中，外周神经损伤的风险与年龄小、女性、手术时间长以及后方手术入路相关。

坐骨神经

到目前为止，坐骨神经损伤依然是全髋置换术最常见的全髋置换术神经损伤，约占到80%。（图83.2）。在髋关节水平，腓总神经纤维和胫神经纤维在同一鞘管内走行，因此，都容易受到损伤。然而，腓总神经的纤维最容易受损，研究证实它们占据了坐骨神经损伤的94%～99%，而胫神经纤维损伤则

占到41%。坐骨神经损伤中单纯的腓总神经纤维损伤占据了47%～65%，而单纯的胫神经纤维损伤则仅占0.5%，占坐骨神经损伤的2%。

坐骨神经腓总神经分支更容易受损的原因可能是因为相对于胫神经分支，其神经纤维密度更高，且更接近手术区域（其位置更靠近侧方）或者是其

表83.3	坐骨神经损伤的危险因素
后方入路	
髋关节发育不良	
女性	
异位骨的切除	
过度收缩	
缺乏后壁	
非骨水泥股骨假体	
过多的肢体延长	
周围神经病变史	
腰椎疾病	
近端神经压迫	
翻修手术	

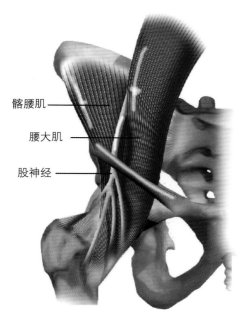

图83.3 股神经的前部受髂腰肌的保护，髂腰肌位于髋囊和髓囊前壁的前面

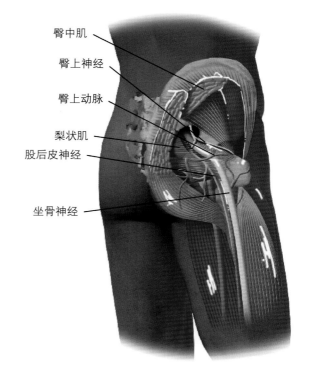

图83.4 臀上神经出骨盆梨状肌上方，行于臀中肌和臀小肌之间。在距大粗隆尖端超过5cm的入路中，臀肌分离容易受伤

位置更靠近侧方，因此更接近手术区域（图83.2）从而容易受到术中的挤压或者牵拉损伤。坐骨神经损伤的危险因素包括下肢延长超过2.7~4.0cm以上，髋关节发育不良，女性，切除异位骨，髋臼后方缺损，后方手术入路，使用非骨水泥股骨柄，翻修手术等。

股神经

　　股神经损伤是全髋置换术股神经损伤是第二常见的外周神经损伤。Schmalzried发现其占全髋置换术后外周神经损伤的13%。在一项440例全髋置换术的连续性研究中，术后1年，有10例股神经损伤，占2.3%。股神经一般有髂腰肌保护（图83.3）。股神经损伤一般多见于髋臼前方拉钩前方髋臼牵开或者放置髋臼、螺钉或者骨水泥等假体部件时。股神经一般有髂腰肌保护（图83.3）。Simmons等报道了认为放置和使用牵开器髋臼拉钩是造成股神经损伤的主要原因。因此，放置髋臼前方髋臼拉钩牵开器时应注意其支撑点位于骨头面从而避免股神经损伤。

　　在一项尸体上的研究中，Heller等发现正确放置髋臼的前方髋臼拉钩牵开器与位于髋臼前方边缘的骨质上，而不是放在肌肉内，可以减少避免对于髋臼前方肌肉的压力，从而减少股神经的损伤。股神经在过度牵拉患肢或者血肿压迫时也容易受到损

表83.4	股神经损伤的危险因素
前牵开器张力过大	
前路牵开器软组织卡压	
髋臼前壁缺乏	
前侧的手术入路	
前外侧手术入路	
髂腰肌乏力	

表83.5	臀上神经损伤的危险因素
臀上神经损伤的危险因素	
外侧手术入路(hardinge)	
近端臀肌从大转子分离超过5cm	
过度收缩	

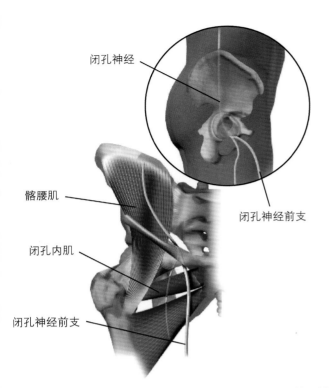

闭孔神经

髂腰肌

闭孔内肌

闭孔神经前支

闭孔神经前支

图83.5 闭孔神经在耻骨上支下方的闭孔孔中穿过闭孔管。易受直接外伤或被水泥挤压损伤。血肿是迟发型股神经损伤的主要原因，占迟发型股神经损伤的11%。

臀上神经

臀上神经损伤与劈切开臀肌入路进行关节置换相关（图83.4）。Ramesh等报道了通过Hardinge入路臀上神经损伤可达到23%。然而，真正的臀上神经损伤率难以评估，从而很多发生但并未进行报道有可能被低估了。臀上神经损伤表现为Trendelenburg步态，这样的表现也可见于Hardinge入路造成的外展肌损伤。为了了解Hardinge入路的臀上神经损伤比率，Picado等在术前和术后使用EMG测量来评估神经损伤情况，发现术后4周臀上神经损伤的比例达到42.5%。6周仍有7.5%的患者EMG改变呈阳性。术后1年只有1名患者表现为步态Trendelenburg异常。然而，在这项研究中，37名患者EMG正常在37名术后EMG正常的患者中，其中9名仍然有Trendelenburg步态。因此，这样一来，难以精确诊断臀上神经损伤是否由通过臀大肌切劈开的入路所引起的臀上神经

表83.6	关于脂肪栓塞综合征的发现
关于脂肪栓塞综合征的发现	
呼吸窘迫	
缺氧或低PaO_2	
点状皮疹	
影像学表现为雪暴	
意识改变	

损伤难以获得精确的结果。

闭孔神经

闭孔神经损伤非常少见，这是由于其通过闭孔肌性通道穿过闭孔时，相较于术区，它位置较靠内侧。这是由于其位于术区内侧，通过闭孔肌性通道穿过闭孔。Schmalzried发现在全髋置换术后相关的所有的神经损伤中闭孔神经损伤占1.6%，在24 469例病例中仅发现4例，占0.016%。文献中报道的最常见的原因是安装骨水泥型髋臼假体时骨水泥溢出流入闭孔安装髋臼时骨水泥的压迫。闭孔神经损伤在一些术后顽固性的腹股沟区疼痛的患者中应当考虑，尤其是在骨水泥挤压出边界的闭孔下骨盆内漏的病例中。可以通过EMG来辅助诊断。

诊断
中枢神经系统损伤

全髋置换术后患者出现精神状态的改变，全身乏力，偏瘫或呼吸窘迫均应怀疑有中枢神经系统损伤。上述症状可能提示脑血管事件、脂肪栓塞(FES)或者肺栓塞。在患者出现精神异常、低氧血症以及皮肤瘀点瘀斑出血性皮疹时应考虑FES。然而上述症状表现程度不一，且并非3种表现都同时出现。因此，临床上应保持高度谨慎，及时予以药物治疗，肺功能维持和重症会诊积极请内科、呼吸科、ICU会诊。

呼吸窘迫患者了解患者呼吸情况的初始检查包括血常规、胸片和心电图以及动脉血气分析。CT可能显示FES的特征性磨砂玻璃样改变阴影，并发现其他如肺栓塞或肺炎症所导致的呼吸窘迫。对于精神状态异常的患者，头部MRI比CT诊断头部的FES更为敏感。

表83.7	坐骨神经损伤和体格检查结果
坐骨神经损伤	**体格检查结果**
踝关节无力(足下垂)	深腓神经
第一背侧网络感觉丧失	深腓神经
脚踝不能内翻	浅腓神经
脚踝不能外翻	浅腓神经
前足感觉丧失	浅腓神经
不能足底屈曲	胫神经
失去植物神经感觉	胫神经
失去跟腱深层反射	胫神经S1神经纤维

肺部栓塞可能表现为精神状态异常，呼吸窘迫或者突然死亡猝死。然而，对于卵圆孔明显未闭的患者，栓子可能到达左心，从而到达头部，造成CVA。如果怀疑卒中，则需要监测和支持患者心血管功能，如果医院有卒中医疗团队，可以先预警他们。并请卒中医生会诊。完善头部CT以明确诊断CVA并了解其是缺血性的还是出血性卒中。了解栓子的来源可以对于预防后期二次卒中是重要的其他问题。经胸超声心动图可以了解心脏间隔的是否有缺陷或并定位贴附在腔壁的血栓子。

外周神经损伤

外周神经损伤的早期诊断是有价值的，可以使患者得到早期的治疗。诊断需要与术前体查相比较才能得出。术前体查不仅需要评估髋关节，还需要了解机体的运动和感觉功能，以及髋关节和远端肢

表83.8	神经受损研究结果
神经受伤	**体检发现**
股神经	股四头肌无力
	股远端和小腿内侧感觉改变
	股四头肌深肌腱反射无力或缺失
股外侧	
皮神经	前外侧大腿感觉改变
臀上神经	内收肌无力
	仰卧步态
闭孔神经	内收肌无力
	腹股沟疼痛
	腹股沟或大腿内侧感觉减弱

体的腱反射。患者的步态和精神状态也需要评估，从而便于与这些都是术后相比较的要点。

肢体短缩需要进一步通过照片来确认并了解术中可能需要延长的长度。这一点在髋臼发育不良的患者中尤其重要。当预期肢体延长长度增加大于2.7cm时，需要注意神经损伤的问题。术前神经功能异常，肢体长度明显差异短缩或及其他可能引起外周神经损伤的危险因素问题均需记录在案并要向患者交代，从而调整其术后恢复的期望值，让他了解术后可能的并发症规避风险。

术后麻醉清醒时，需进行体查并记录相较术前的变化。如果患者是行局部麻醉，则上述检查需待麻醉效果消失后再进行。之后，为了评估迟发型的神经损伤，患者在院期间需每日体查，出院后定期复诊以防止迟发型神经损伤。如果发现神经损伤，则需仔细检查是否有血管损伤，这是因为血管与神经通常并行。重要的外周神经损伤的查体表现列在表83.7及表83.8中。

神经损伤的治疗
中枢神经中枢神经系统损伤治疗

预防是治疗中枢神经中枢神经系统损伤的第一步（图83.6）。FES是指骨髓内容物进入血流形成栓子，最终到达如肺部、脑部及皮肤等器官内形成栓塞。在扩髓的过程中，髓腔压力可达到1000mmHg，因此需要尽可能减少这种栓子形成的风险。这包括在扩髓前进行谨慎地开窗及仔细抽吸内容物。表面有凹凸涉及设计的扩髓器可以减少扩髓时髓腔内压力，从而减小栓塞风险。FES的治疗主要以对症支持治疗为主，包括液体支持和呼吸支持保证充分的氧合。通常FES患者需要重症监护，如有精神异常，则需神经专科会诊。激素常被用作为预防治疗，可以减小栓塞综合征的风险，但是其有效性尚无统一认可。激素还可在临床上治疗FES时，为了减少广泛炎症损伤也用到了激素，但尚无文献支持。

由血栓栓塞或矛盾性脑梗死引起的CVA患者的治疗主要通过抗凝治疗，或者如果抗凝禁忌则放置下腔静脉肢滤网。Ezzet报道一例择期全髋置换术后2天发生急性缺血性脑卒中使用组织纤维蛋白溶酶原

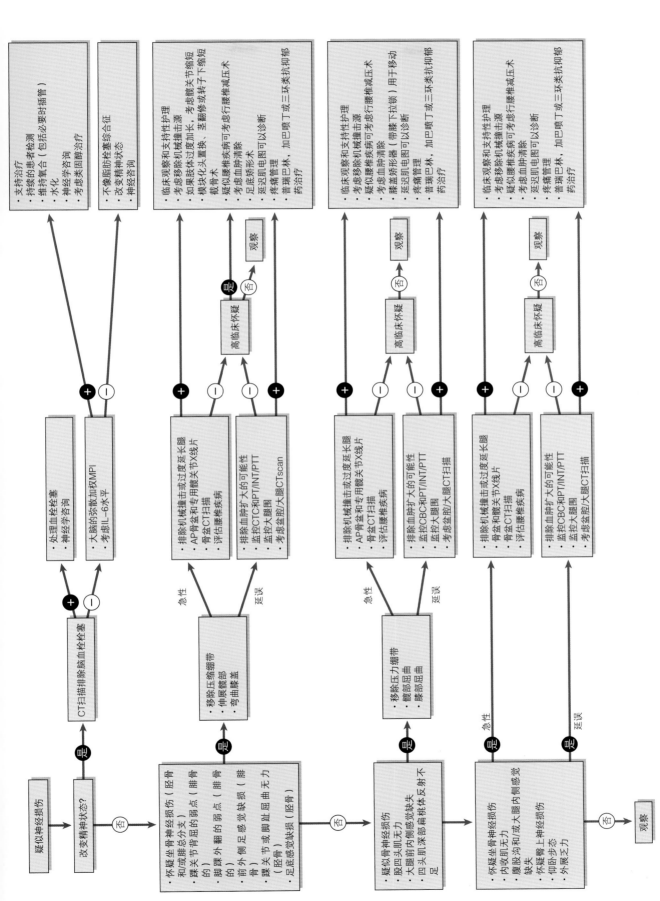

图83.6 神经损伤的诊疗程序

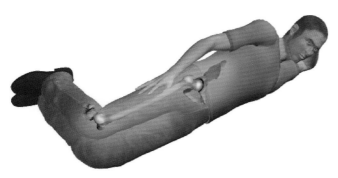

图83.7　如疑有坐骨神经损伤，应将受累肢体置于伸髋屈膝位置，以减轻坐骨神经的收缩和压力

激活剂（tPA）治疗的病例。使用tPA治疗全髋置换术后2天缺血性脑卒中的患者。影像学提示左侧大脑中动脉闭塞，若不使用tPA治疗可能导致严重的不可逆的神经损伤，而使用了tPA后，数分钟后患者神经症状好转。溶栓后，患者髋关节置换术区出现了巨大的血肿，通过密切观察血肿吸收。作者因此提示术后使用tPA需要谨慎考虑。

外周神经损伤的治疗

　　全髋置换术中进行神经的动态监测的有效性尚未被证实目前尚不实际，也未得到认可，且对于标准的全髋关节置换术来说这种术中的监测不切实际，累赘，且花费太大。然而，在关节翻修手术或者复杂的初次全髋置换术中（比如髋关节发育不良的病例可能要延长下肢的长度），使用自体感觉诱发电位（SSEP）可以预防意外的神经损伤。在一项研究中提示在复杂髋部手术中使用多模式术中监控是有效的，术者在35%的患者中，监控提示术者可能出现潜在的坐骨神经和/或股神经损伤风险，而使用多模式术中监控能够减少这种风险。术中警报使得术者能够适时改变操作方式来尽量减少外周神经损伤。如外周神经损伤明确诊断，术者应该尝试尽快减轻对于被损伤神经的压迫，如松开压迫性的绷带敷料和设备、如解除弹力袜以及外展垫的固定带。除此以外，可以通过改变患者体位来减轻对被损伤神经的张力压力。比如，坐骨神经在髋和膝关节后方走行，因此患者应处于伸髋屈膝位（图83.7）。应注意骨筋膜室综合征的可能，尤其是在患肢伸长或是深筋膜缝合过于紧张时。在髋臼发育不良的病例中，应通过查体和X线片来评估术前和术后患肢的长度，比较术前和术后的X线片。如果是由于患肢长度的变化导致的神经损伤，需要考虑翻修，使用更短的股骨头手术来缩短头的长度。也可考虑转子下截骨来减轻受损神经所受的张力。

　　如果考虑神经的机械性损伤，如髋臼螺钉等，可考虑翻修手术解除致伤因素。如果神经损伤表现为迟发型，则应考虑是否有血肿形成。需要行连续的血红蛋白监测，因为血常规检查血红蛋白显著下降提示可能有血肿形成。可作为辅助检查来诊断。除此以外，需要通过连续测定PT，PTT和INR来评估抗凝药物的治疗水平，防治过度抗凝导致出血。影像学如超声，CAT扫描可以辅助检查血肿形成，如神经症状不能快速自然缓解，为得到显著改善则应选择手术清除血肿。

　　值得注意的是，在该类受到神经损伤的患者中，应预防进一步的并发症神经损伤。通过理疗来维持关节的活动性和活动度以减少关节挛缩，增加活动度。患者如有腓总神经损伤并出现足下垂症状时，应佩戴踝足支具（ankle foot orthosis, AFO）预防马蹄足挛缩畸形。这种支具在开始时应一直穿戴，包括在做提高走路时脚间隙（摆腿时足离地的高度）的物理治疗时应长期穿戴。对于坐骨神经和股神经损伤的患者，可以考虑膝关节制动器或膝踝足支具（knee ankle foot orthosis, KAFO）来提供稳定性。感觉神经受损的患者需要注意皮肤的防护，以免由于感觉的缺失，还应注意皮肤激惹和皮肤溃疡的发生。

　　EMG和神经传导研究（NCS）可用于随访神经损伤超过1个月的患者，可了解他们神经损伤恢复的可能性对于损伤持续超过1个月的患者具有随访和了解其恢复潜能的作用。部分患者外周神经损伤后感觉异常。加巴喷丁、普瑞巴林以及三环类抗抑郁药物等对于减少这种感觉异常有作用。如局部的慢性疼痛症状持续，可以考虑疼痛专科医生就诊进行交感神经阻滞。同样的，患者如有腰椎疾病病史，在全髋关节置换术后出现持续性的背痛或神经功能异常且没有其他原因可以解释时且没有其他导致持续疼

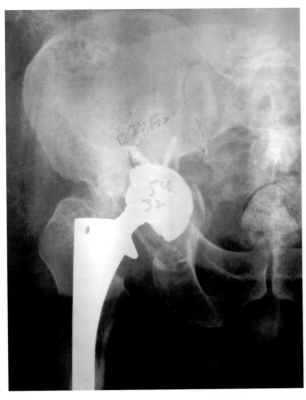
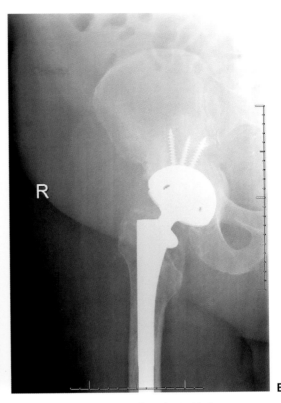

图83.8 A. 术前髋关节X线显示髋臼假体松动和内侧移位。B. 全髋关节置换术后并发股动脉损伤的术后X线片

痛的原因，可向脊柱专科医生就诊评估腰椎压缩情况。

神经损伤治疗预后

患者的各种个体化危险因素均能够影响全髋置换术后外周神经损伤的预后恢复潜力。年龄、吸烟史、饮酒史、糖尿病、髓腔狭窄以及激素使用均可导致神经损伤恢复困难。尽管肢体过度延长是已知的神经损伤的已知危险因素，但其延长的长度不能用来评估对于神经恢复的可能性影响目前尚无定论。尽管临床数据尚不能证实，但同等损伤程度下股神经的恢复可能要比坐骨神经更好。

在一项2713例THA的回顾性研究中，Olderburg等发现外周神经损伤的比例为2.24%。伤后平均随访时间107个月，17%的患者完全康复，39%的患者显著恢复，44%的患者没有显著进展的功能改善。在这项研究中，曾有61%的患者有持续的步态异常和/或并且使用支具活动，但这61%的人中只有仅1/3显著康复。

另一项研究中，15%的患者持续功能受限限制步行和/或有明显的感觉异常。44%的患者有持续性的轻度功能障碍受限，41%的患者的神经损伤完全或者几乎完全康复。神经损伤的康复效果预后主要是由损伤的严重程度和损伤机制所决定的。康复效果较好者主要见于单纯感觉损伤的患者或者术后2周以内的至少有部分运动功能的患者障碍。而提示预后较差的因素则包括既往有手术史或者损伤导致神经周围过多瘢痕形成，大范围的神经损伤，损伤区域到运动终极（运动功能）较远或者到中枢神经系统（感觉功能）的距离较远。

表83.9	血管损伤危险因素（47～49）
• 女性性交	
• 翻修	
• 左侧手术(基于主动脉分叉与左髂动脉的关系)	
• 骨水泥和髋臼假体的骨盆内迁移	
• 感染	
• 周围血管疾病史(弱或无周围脉搏)	
• 有动脉搭桥或血运重建术史	
• 冠状动脉疾病	
• 糖尿病	

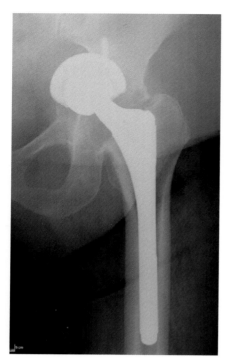

图83.9 X线片显示髋臼假体

神经损伤病例的预后结局

1年随访，患者主诉足部针刺感觉异常，运动功能没有明显恢复。他通过足部支具（AFO）和拐杖协助活动行走。

血管损伤

病例

患者，68岁，男，表现为行右侧全髋关节置换术后髋臼假体松动的患者，如图83.8A，入院拟行全髋翻修。该患者有腹主动脉瘤并已经由血管外科切除。髋臼翻修术顺利进行，如图83.3B所示，术后2天恢复满意，可以下床活动，并进行保护性无负重行走满意，体查下肢血管神经正常。但是术后第三天，患者自述右大腿疼痛伴小腿肌肉痉挛抽搐，右足皮温低，足背未触及动脉搏动。急诊动脉造影显示髋臼水平股动脉栓塞。

表83.10	常见血管损伤及损伤机制	
血管	**损伤机制**	**降低风险的建议**
髂外（图83.12）	牵开器放置过远直接损伤前柱	更近端放置前部 因为近端肌肉比远端肌肉多(27)
髂总血管	通过内侧壁异常放置螺钉进行扩孔	避免通过内侧壁铰孔(56) 后上"安全区"螺钉植入
常见的股血管 （图83.13）	臀部定位器位置 牵开器放置在髋臼前–下上方 大量清除前方骨赘(57) 应力性脱位/复位移动(49)	小心放置定位器，避免压迫股三角 小心放置牵开器可以避免直接伤害，尽量减少牵开器的使用可以减少间接伤害。前路牵开术中髋屈曲可以放松神经血管束 小心切除骨赘 小心脱位复位
股深肌	牵开器放置在髋臼的前下象限	小心牵开器位置
内侧弯曲血管 （图83.14）	牵开器放置在股骨前下象限或股骨颈周围	小心牵开器位置
横向弯曲的血管 （图83.14）	THA翻修术瘢痕或包膜切除 周围牵开器位置异常	仔细的手术暴露
闭孔血管 （图83.15）	牵开器放置在横韧带下 螺钉置于髋臼的前下侧	小心牵开器位置 小心螺钉位置(42)
臀上血管 （图83.16）	后牵开器位置 在坐骨切迹处放置螺钉	小心牵开器位置 小心螺钉位置
臀下血管	后下象限螺钉过长(42)	小心螺钉位置

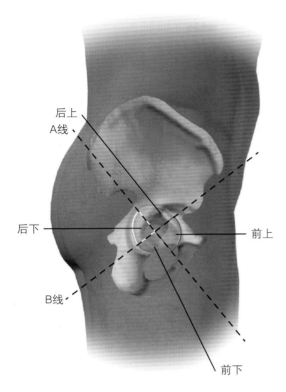

图83.10 wasielewski等描述的象限系统用于安全放置髋臼螺钉。髋臼象限系统可用于确定螺钉固定的"安全区"。将硬体置于上后象限可将风险降到最低

危险因素

血管损伤的风险较低。Calligaro报道研究了9581例全髋关节置换术（7812例一期全髋置换和1769例翻修）的病例，发生急性血管损伤只有0.08%。同样类似的，Parvizi，在一项单机构，报道13 517全髋关节置换病例的研究中发现中，血管损伤并发症只有0.1%。其中总共5例病例中，包括3个一期置换和2个翻修。

全髋关节置换血管损伤可能由于术中操作直接的血管损伤、间接的牵拉损伤或者反复强烈收缩由较大力的牵引所引起。血管损伤的高危因素有血管解剖异常（既往相关手术史或有先天性疾病比如DDH造成）。直接损伤多见于放置假体或取出假体及骨水泥时使用手术刀、骨刀、钻头、拉钩、髋臼扩孔钻造成等器械在手术过程中的损伤。间接损伤可能是在暴露，拉钩，脱臼或复位股骨头的时候，由于血管受牵拉或挤压缩所致。此外，骨水泥凝结也可能发生热损伤。

有血管基础疾病（如跛行、动脉粥样硬化、远端脉搏减弱和冠状动脉搭桥的病史）的患者如患者有跛行症状、动脉粥样硬化、远端脉搏减弱和冠状动脉搭桥的病史，则血管损伤的危险增加。有周围血管置旁路移植物比如有主动脉-股动脉移植血管置 换史的患者，如股动脉置换后行髋关节置换术时，当大腿内旋及内收时极容易发生该血管损伤。血管损伤高危因素详见表83.9。

另外，需要注意的还有糖尿病患者外周血管动脉硬化及外周血管移植疾病会导致血管失去顺应性和可压缩性，造成假阴性的错误踝肱血压指数。所以，对这些高危患者的检查结果需要谨慎解读这些研究的结果应当此类高危患者进行术前风险解释时需特别谨慎告知和指明。

去除假体或翻修在翻修术中移除和翻修骨盆内假体（图83.9）在术中具有很高的血管损伤风险。向内侧移位的假体或骨水泥可能会粘连髂部的血管髋臼内侧清理或骨水泥的切除可能导致粘连的血管损伤，通过常规的髋入路，使用较大的力量来去除这些假体及骨水泥可能会造成血管损伤手术方式强行切除，尤其是感染部位的髋臼内侧容易导致血管损伤，尤其是存在感染的情况下。实际上，如果造成人工关节功能障碍的原因不是感染，没有必要去除骨盆内的骨水泥无细菌感染的骨水泥是完全没有必要的。比起聚合后缓慢移入骨盆内的骨水泥，术中将聚合前的骨水泥移入骨盆手术中骨水泥在发生聚合作用前填入髋关节比骨水泥聚合作用后更容易粘连血管。术后定期复查X线可观察骨盆内骨水泥的慢性变化并发症。

如果感染一旦出现，则需要进一步处理。清除外来物质，如骨水泥等，是控制感染的必经之路。有必要怀疑骨盆内移位的髋臼假体，因为有报道指出感染和突出的假体是有关的，这种理论是尚不能确定的。感染可使组织更容易脆弱，易受剪切力的损伤从而使血管损伤容易发生破裂及断裂导致血管损伤。Wera报道了两起由髋臼假体内移超过Kohler's线引起的深部感染及血管损伤于髋臼假体向Kohler's线位移与血管损伤及深度感染相关的病例。作者认

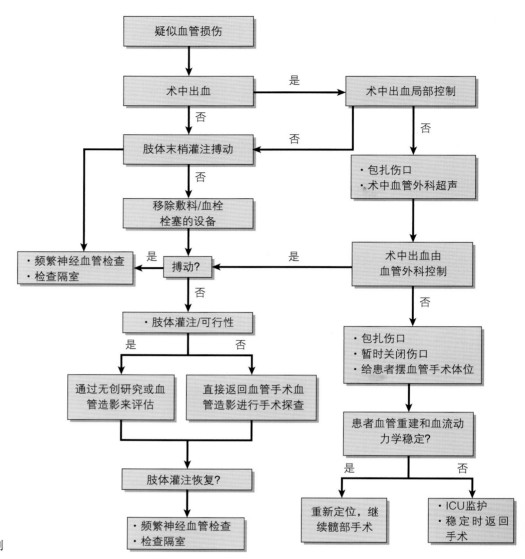

图83.11　血管损伤的治疗原则

为对于这类有高危因素的患者，术前需和血管外科医生一同进行评估这一类病例的血管损伤的高危因素。

术前评估内移的髋臼假体向Kohler's线位移对于预防血管损伤是非常重要的。髋关节增强CT及血管造影是非常有用的。如果怀疑有假体和神经血管的粘连，需要请普外科或血管外科会诊，考虑骨盆内入路或腹膜后入路及相关科室专家建议行骨盆内或腹膜后术前或在术前行血管支架。

解剖

详细并全面理解髋关节及周围骨盆解剖有利于减少血管损伤，在髋部可能损伤的血管包括髋周所有的大血管如髂外血管、髂总、股、股深、闭孔、臀上和臀下血管都有过被损伤的报道（表83.10）。髂外动脉和股动脉是最常见的受伤血管。

Wasielewski等介绍了在髋臼处打螺丝的四分法（图83.10）。将髋臼分为4个部分，从髂前上棘画线平分髋臼，分为前后两个部分，设置另一条与这条线垂直，两条线的交会点将髋臼分为四个象限。最安全的是后上象限。长度为35mm的螺丝可以在这个象限使用，因为此处骨质最厚。如果螺丝长度过长长于35mm的螺丝，可能导致坐骨神经或臀上动脉的损伤。后下象限也是较为第二安全的区域。然而，仍应避免使用大于25mm的螺丝，因为容易损伤臀下、阴部内血管。前上象限容易损伤髂外血管，前下象限容易损伤闭孔血管。如果螺丝需在前两个象限固定，应考虑仅行皮质固定。

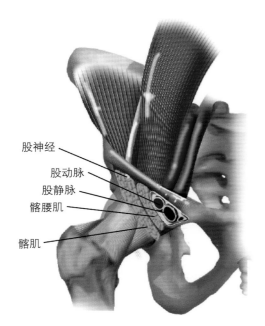

图83.12 髂外血管沿着腰肌内侧边界进入下肢

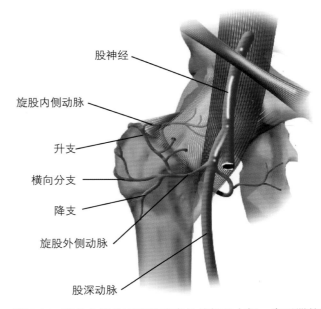

图83.14 股总血管位于髋关节囊的前部和内侧。牵开器的放置必须小心谨慎，以避免损伤股血管，特别是髋臼水平处位于静脉外侧的动脉

如进行高位的髋关节置换髋臼中心位置较高，则只有后侧两个象限的外1/2边缘一半的区域是安全的螺丝部位，Lavernia通过尸检研究重建髋臼网笼的象限，发现螺钉定位髋臼的"安全区"，网笼的上缘可使用长15mm螺钉的上翼区域和网笼的后缘可使用长

25mm的螺丝的后侧边缘区域。

诊断

髋关节置换血管损伤的诊断可能表现较明显（如表现为术中不可控制出血或术后肢体无脉

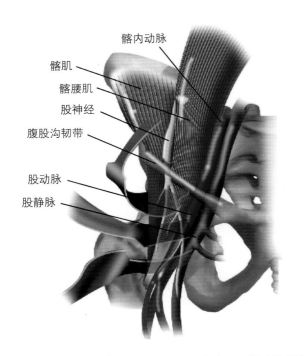

图83.13 旋骨内、外侧动脉起源于股深动脉。股深动脉损伤是罕见的，但可发生与异常牵开器放置

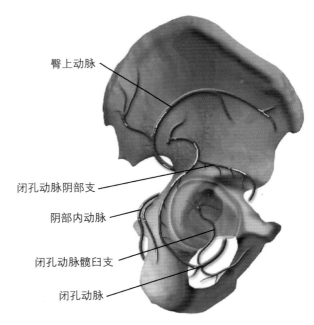

图83.15 闭孔神经血管束沿着髋臼的四边形表面，闭孔内肌位于血管和髋臼前下骨之间

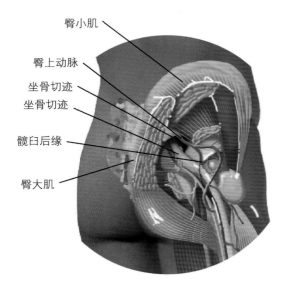

臀小肌
臀上动脉
坐骨切迹
坐骨切迹
髋臼后缘
臀大肌

图83.16　臀上血管穿过坐骨切迹的上部分在梨状肌和上孖肌之间。这些血管可能因牵开器放置异常或螺钉放置过长而受伤

搏），然而在很多情况下也可能较非常隐匿。Calligaro报道了56%的患者动脉损伤发生在手术当天诊断，和44%的患者发生在术后的第1～4天内诊断。Parvizi报告5例血管损伤，其中3例发现于术中，发现于在1例手术后的第一天，最后1例发现于术后第4天，2例发生在术后第二、三、四天。

一旦如术中怀疑有血管损伤，则需要迅速确定出血位置。首先考虑使用传统的外科技术比如局部控制和止血阻断血流，如果出血仍不能控制，可直接压迫止血并用纱布填塞创口。需术中请血管外科医师紧急会诊。并与血管外科医生商量进一步止血方案，如果血管外科医生能够控制出血，保持恢复肢体灌注以及患者血液流动稳定，可以考虑继续手术。如果血管外科医生无法控制出血或恢复肢体灌注，伤口应该包扎临时关闭以方便患者更换体位暴露腹膜后或直接前方暴露受损的血管切开明确出血部位。如果持续肢体长时间未得到足够的灌注损害，需要检测评估是否有可能出现大腿和小腿的骨筋膜室综合征，如果有可能，一旦发生应切开减压。

术中血管损伤并非都表现为不能控制的出血。盆腔内及腹膜后的血管损伤往往表现为不明原因的血压下降，需行腹部或骨盆触诊。如果怀疑是血管损伤，有必要紧急请血管外科紧急会诊。

术中密切监测患者的血流动力学状态是非常重要的。术中如有大量失血可能需要麻醉师配合处理积极补液和输血。如果输注了大量的红细胞悬液，需要配合输入血小板和新鲜冰冻血浆等其他血液成分。如果需大量输红细胞、血小板等血制品，往往需要考虑出血尚未控制的因素。一个常见的错误就是血管损伤并未止血而一味地输血制品在这些血管损伤事件的处理中，最常见的错误就是没有及时输血。

延迟发生血管损伤的诊断可能更困难。局部麻醉可能影响掩盖缺血的肢体的疼痛症状。在常规手术中外科的操作和手术室的环境使患肢血管收缩，患肢术后温度较低，在手术过程中温度下降，从而增加了肢端脉搏末端血运的判断难度。较厚的外科敷料增加了全面检查肢体缺血的困难，易掩盖血管血运不良的表现。缺血引起的患肢疼痛往往被误以为是手术创伤导致的，延迟对血管损伤的诊断。血管损伤也可能表现为血栓形成，动静脉瘘，筋膜室综合征或假性动脉瘤形成。

治疗

预防血管损伤是治疗血管损伤最好的办法。对于有血管损伤高危因素患者或既往血管病史的患者，术前需彻底评估患者相关因素或转血管外科进行相关处理。通常可行无创动脉检查、超声检查、或可能需要做血管造影的诊断证实是否血管病变。

血管损伤需从手术开始就要注意预防，患者应小心摆放患者体位以避免臀部定位器的任何损伤。术中为了暴露手术野需改变肢体的位置，但是应避免强行的脱位和复位。手术尽量在肢体必要的部位进行，小心避免扩大手术区损伤血管。髋关节翻修的患者，术中可能有发现广泛的血管周围瘢痕，切除疤痕和囊肿包膜可能导致血管损伤。使用髋臼拉钩前应使髋关节屈曲，使用髋臼牵开器应将髋关节屈曲，以减轻前方血管神经的张力。骨牵引器拉钩应直接安放在接触骨面上，避免夹住并损伤对血管直接或间接损伤。应尽量少让助手做过度的牵拉。一旦手术野暴露良好后，去除假体时的清除需谨慎，取出假体需要避免强行取出骨盆内髋臼假体。

治疗血管损伤的流程图可见图83.11.

预后

血管损伤预后取决于损伤的性质，诊断的时间和缺血的时间。容易发生血管损伤的患者通常合并多个临床疾病，使此类患者难以恢复。

髋关节置换血管损伤相关的发病率并发症和死亡率较高，Shoenfeld报道68位全髋关节置换患者术后发生血管损伤的患者，其中死亡率为7%和截肢率为15%。在Parvizi研究的5位全髋关节置换术后的发生血管损伤的患者中，1位患者死于全身多器官功能衰竭，1位患者发生筋膜切开术后血管相关并发症，其余3位无明显血管损伤的不良表现。除了可能潜在

的并发症发病率和死亡率，血管的损伤会涉及法律纠纷需负相关责任。在Parvizi报道的16位髋关节和膝关节置换术后血管损伤患者，8位起诉外科医生。其中1位为协商解决，1位辩方胜诉赢了患者，1位被法官驳回，5位仍未有结果。

血管损伤病例的治疗方案

发生血管损伤可行建立急诊的动脉旁路搭桥可成功恢复患肢血运和肢端脉搏。有一例 发现股动脉内膜撕裂的病例而没有股动脉直接损伤的证据，其可能的损伤机制为间接血管牵拉。血管重建时行四间隔室筋膜切开术在血管再生时实施。术后患者患肢足下垂，可能由于骨筋膜室综合征导致的。

Peter F. Sharkey

Diana I. Bitar

84

第84章　双下肢不等长的治疗与预防

全髋关节置换术（THA）是如今最流行的骨科手术之一，通过手术能明显缓解髋关节的疼痛并改善髋关节的活动。除此之外，THA可以通过合适的股骨偏心距、正确的髋关节旋转中心、精确的假体安放和等长的下肢长度来重建关节的生物力学，以达到最优化的术后功能恢复。然而，和其他择期手术一样，THA不可避免地存在其并发症。双下肢不等长（LLD）是术后最常见的并发症之一，并且可能会导致患者明显的功能障碍和极大的不满。一份来自美国髋膝关节置换术医师协会的调查结果显示：在行全关节置换手术的患者起诉治疗不当的案件中，LLD是排名第二位的原因，仅次于神经损伤。幸运的是，大部分在术后早期发现LLD的患者仅仅是功能性不等长，随着时间的推移和物理性治疗，这种不等长会消失。然而，少部分患者由于持续性疼痛（髋部或者下腰部疼痛）、神经症状或/和功能障碍，可能会导致其运动能力受损，这其中大部分都是下肢不等长严重的患者。术前识别有发生LLD风险的患者，对于预防LLD非常重要。如果THA术后发生了不可接受的LLD，有必要进行相应的调查和治疗。

流行病学

健康人群中有高达1/3的人有无症状的LLD，他们两腿之间的长度差距在5mm～2cm之间。这类患者之所以不会发觉双下肢不等长，是因为他们的LLD发病于儿童时期或者是随着时间的推移渐渐发生的。目前LLD的定义和测量方法尚有分歧，所以真正由THA手术而引起的LLD的患病率无法量化。THA中，获得稳定的髋关节比肢体长度的均衡更为重要，另外术中进行准确的肢体长度评估是有难度的，因此LLD在THA后相对常见。一般来说，患肢延长比患肢缩短更为常见，但患肢延长更不容易让人耐受。当前，对于这种并发症发生率的评估依据于一些样本量较小的队列研究。Williamson和Reckling报道了LLD发生率高达96%（144/150位患者），平均下肢差异长度为1.6 cm（15.9±9.54 mm），其中27%的患者能主观感受双下肢不等长，并要求垫高短脚的脚跟来消除这种差异。在一项近期包括68例患者的队列研究中，Edeen等报告的平均双下肢差异为9.7mm，并发现临床表现与影像学测量结果的相关性不高。32%的患者能自觉LLD，其中有一半以上的患者被这个问题困扰，该组平均LLD为14.9mm。Jasty等报告术前肢体不等长的患病率为50.6%（43/85位患者），长度差从0.5～7.25cm，而术后不等长的发生率只有16%（14/85位患者）。在Love and Wright报道中，18%的患者术后肢体延长超过1.5cm，6%的患者需要矫正鞋。Parvizi等发现，在6954位初次和翻修的THA中，有21位患者因LLD进行翻修手术。综合文献报道，THA后的LLD发生率为1%～27%，不等长的长度范围从3～70mm，平均值为17mm。文献证明LLD是THA术后常见的，不可完全避免的并发症。可接受的LLD和不可接受的LLD之间的界限尚不明确。通常而言，绝大多数患者可以很好地耐受高达10mm的肢体长度差异，但当肢体长度差异超过1.5cm时，即使手术的其他环节都做得很好，这种差异造成的背痛，不舒适的步态和神经麻痹相关症状也会让患者不满。合理的目标是保证假体稳定，并LLD小于7mm。

病因学

LLD基本上主要分为两类：结构性LLD（或真性LLD）和功能性LLD（或表观性LLD）。两者的管理和预后是不同的，因此从病因上鉴别两者很重要。大多数时候，LLD归因于功能原因，而不是结构性的肢体延长。功能性LLD的预后良好，在大多数情况下，物理治疗能使症状逐渐缓解。这两种类型的双下肢不等长可能同时存在，使临床表现放大或抵消。鉴别出功能性LLD是重要的，因其是患者的主观感受，可以避免不必要的翻修手术并且可以避免患者过于担心。

下肢骨性结构的长度差异和/或下肢软骨厚度差异造成了真性LLD。结构性LLD可以在手术之前存在，也可以由假体植入后产生。术前LLD的常见原因包括髋关节发育不良（DDH），髋臼内陷，髋内翻，屈曲痉挛，脊柱畸形，截骨术（治疗发育不良），不可纠正的骨盆倾斜，神经肌肉疾病，骨折愈合不良导致的股骨近端解剖畸形，或者任何会导致LLD的儿科疾病的后遗症（骨骺生长暂停或其他生长异常）。在晚期骨关节炎中，软骨厚度完全磨损会导致关节间隙消失，这可能造成严重侧的肢体缩短，但这通常不被患者注意到。类似地，同侧膝的晚期骨性关节炎可通过继发的关节冠状面畸形（严重内翻或外翻）或前侧畸形（膝关节屈曲痉挛）而导致受影响肢体的缩短。呈现任何上述病状的患者有术后LLD的风险，并且应当在术前行临床和影像学评估。真性LLD可能由于手术技术造成，常见于手术侧的肢体过度延长。术后LLD的主要原因是假体的位置不正，假体位置不正可能直接或间接造成LLD。直接造成LLD的假体位置不当的常见原因包括髋臼假体位置过低（安放位置位于泪滴以下）和股骨假体位置过高（股骨头的中心在大转子尖的近端）。

还有一些造成LLD的间接因素，这些因素相对来说是次要的，但也是重要的。它们包括导致术中不稳定性的髋臼窝后倾。这种后倾可以通过增加股骨颈长度和/或股骨柄偏心距移来解决，这样可以改善软组织张力，从而稳定了髋关节，但代价是下肢的长度不等。

功能性LLD是由姿势不对称造成，见于软组织挛缩或脊柱畸形造成的骨盆倾斜。临床上功能性下肢长度的测量方法是从脐或剑突到内踝，而真性长度的测量是从髂前上棘（ASIS）到内踝。髋关节屈曲挛缩可能是表观性LLD的主要原因，包括髋关节前方结构（前囊，股直肌，髂腰肌）的紧缩。同侧髋的外展挛缩或对侧髋内收挛缩都可能使骨盆倾斜，使肢体被相对延长并导致功能性的LLD。原发性或退行性的腰椎侧凸可引起骨盆倾斜，其通过内收或外展挛缩导致功能性LLD。相反的，真性LLD可能导致骨盆倾斜并造成代偿性的腰椎侧凸。Cummings等发现骨盆倾斜程度随下肢长度差异增加而线性增加；作者证实，"髋骨后旋转发生在肢体增长侧，而髋骨前旋转发生在缩短肢体侧。"髋关节远端的畸形，即膝关节额状面或冠状面畸形或足/踝畸形，将导致LLD和跛行。对于术前若存在LLD的患者，需要理解患者的期望，并且各自患者手术的目标是尝试纠正结构性LLD，而不一定会纠正功能性的LLD。术前在患者和外科医生之间的口头和书面沟通中，应指出术后仍可能残留潜在的LLD，并重申可能需要为了关节的稳定性而牺牲双腿等长。这样的沟通可能有助于减少患者不切实际的期望、不满和法律纠纷。

临床表现

在大多数病例下，THA后的LLD一般程度较轻，并且没有或很少有症状；同样，中度的LLD，无论何时出现症状，都是可以控制的并且无严重的表现。然而，严重的LLD可能由于疼痛，神经系统症状或活动受限而导致严重的功能障碍。常见的表现包括髋部疼痛、下腰疼痛、感觉异常、异常步态和脱位（髋关节不稳）。症状性LLD可能与一些病症相关，包括腰背痛、坐骨神经痛、跛行、需要垫高足跟，及最终需要进行THA翻修术。值得注意的是，目前没有明确的下肢长度差异阈值来预测功能障碍。White和Dougall表明LLD和功能恢复情况之间没有统计学相关性；在他们的200例患者的系列中，71.5%的腿长度在10mm内，总LLD范围为−11～+35mm。相比之下，Gurney等报告，关于LLD对生理参数（氧消耗和劳累感知的评级）的影响上，LLD在2cm和3cm

之间存在一个断点；作者指出，3cm的LLD引起增长肢体股四头肌的显著疲劳，并且2cm的差异可能极大地影响有多种并发症的老年患者的行走能力。文献详尽地报道了LLD的继发病症，包括步态异常，腰部疼痛，坐骨神经、股神经和腓神经麻痹。神经损伤是LLD相关的最严重的并发症之一。

Nogueira等报道在肢体延长过程中有9.3%（76/814位患者）的神经损伤风险。16%的神经损伤在手术后立即发生，84%逐渐发生。在70%的病例（53/76位）中进行神经减压，在76位出现神经损伤的患者中，有73位取得完全恢复。

通过术中使用躯体感觉诱发电位监测，Stone等证实20%的THA的患者（10/50位）出现了暂时性的坐骨神经损害，这其中20%（2/10位）的损害出现在尝试对短缩不足的股骨颈进行复位时。

Edwards等发现显著的肢体伸长是THA中发生神经麻痹的危险因素，并且证明肢体延长的量与神经损伤的解剖位置相关。腓神经麻痹相关的肢体延长量平均为2.7cm（从1.9～3.7cm），而坐骨神经麻痹相关的肢体延长量平均为4.4cm（从4～5.1cm）。

Pritchett报道了THA术后19名严重的神经系统缺陷和持续感觉迟缓性疼痛的患者，LLD从1.3～4.1cm。翻修手术有效地解决或减轻神经疼痛症状，但不能保证成功率。

肢体延长可能会引起神经损伤，而文献表明引起这种损伤的界值仍有争议，一些作者报道，对于坐骨神经，伸长率在20%内被认为是安全的，而其他人则认为任何程度的肢体延长都可能会造成神经性麻痹或神经源性疼痛。

预防

LLD是在THA术后会出现的问题，但即使是最熟练的外科医生也不可能保证所有患者术后下肢等长。另一个让人困惑的问题是对于什么是"显著的术后下肢长度差异"的定义缺乏共识。一些研究者认为差异不超过2cm是可以接受的，而另一些研究者认为只要导致功能性异常则是显著差异，无论长短数值。主要的预防这种并发症的方法是预防。

LLD的预防基本上基于两个方面：术前全面地进行临床和影像学评估和术中准确的进行肢体长度的测量，理想情况下可使用多种方法。术前评估从全面的病史和体查开始。应询问患者他或她是否注意到腿长度的任何差异。外科医生应该认真检查任何微小的功能性LLD，特别是髋部患病时间长的患者。评估差异的方法包括：患者直立的情况下，慢慢将较短的下肢垫高，直到患者站稳并感觉平衡。外科医生需要使用一致的评估方案和可靠的临床和影像学标准在术前、术中和术后进行评估。理想情况下，髋关节临床检查应评估整个下肢（包括膝盖和脚）以及骨盆，并检查是否有脊柱侧弯或骨盆倾斜。每位患者，特别是那些有可能出现术后LLD的患者进行详尽的术前谈话，以评估他们的期望；并且应在术前病历中清楚地记录对话。术前应该、仔细搜寻影像学的任何微小的LLD。X线结果包括骨盆前后位，患侧髋部的前后位和侧位。虽然双下肢全长X线不是THA术前的常规检查，但是在某些情况下，如：既往远端骨折导致关节外畸形，需要行双下肢全长X线片而不是平扫。影像学评估下肢长度的方法有许多，比如测骨盆上的一点到股骨上的固定点的距离；最常见的是，以两个坐骨结节连线（双坐骨线），或者两个大转子的最顶部连线作为基准线，来比较小转子上固定点到该线之间的距离。泪滴连线也可以用作参考线，但是有时难以识别泪滴的最低处，特别是在晚期的关节炎中，其中髋臼被巨大的骨赘钝化。此外，测量双侧股骨头的中心和小转子的顶部之间的距离，在手术期间匹配两个长度。X线评估的另一个重要步骤是设计假体。Woolson等证明准确的术前计划可以确保良好的双下肢长度，使误差在1 mm范围内。在他们的351例患者（408个髋关节）的病例中，97%的患者术后LLD <10mm，86%LLD <6mm。详细的术前X线测定的方法不在本章赘述。同时，术前计划对于确定假体的类型和尺寸以及假体的定位和放置的方向是重要的。THA的目的是通过股骨偏心距、旋转中心和下肢长度方面来恢复髋关节的正常生物力学。应特别注意股骨偏心距，在术中用股骨偏心距来进行评估有可能不准。然而，股骨偏心距仍然是假体置术中的一个有价值的工具，使用它可以增加膝关节的稳定性，同

时不影响下肢长度。

在术中应使用多种方法对LLD进行系统的测量。Abraham和Dimon在翻阅大量的文献综述后建立了LLD的预防方案，其中提到多次反复的测量可以减少错误的发生。这意味着术前计划不能取代术中实际测量的结果，反之亦然。和术中评估稳定性和LLD测量的准确性都依赖于清楚识别解剖标志，因此患者的体位是至关重要的。仰卧位有几个优点：第一，它能充分暴露髋臼，使得假体置入定位方便准确；第二，也是最重要的，可以通过简单地触摸踝部（腿－腿比较）来评估腿长度，而不需要使用工具。术中LLD测量可以通过使用电刀线来测量与ASIS的距离来二次测量。在侧卧位，由于内收，在上方的腿通常比下方的腿显得稍短。如果使用该体位，术前需记录双侧臀部和膝盖的对称屈曲时膝（髌骨）和足（跟骨）之间的位置关系，将其与尝试复位后的膝和足的位置关系进行比较。目前已有多种方法来测量THA后的LLD，如卡尺和插针，这些方法的准确性受患者肢体的位置和针弯曲或移位的风险影响。Ranawat等开发了一种技术，使用垂直Steinmann针插入髋臼的后下陷窝，并报告良好的结果，平均术后LLD为1.9mm（范围，−7～+8mm），该标志的优点是其接近髋的旋转中心。在试验复位后，通过"Ranawat符号"（也称为"联合前倾测试"）评估假体位置。该测试需将髋部屈曲10°、内收10°，然后测量使股骨头与髋臼假体共面所需的内旋转角度。

在评估假体的位置合适后，需要注意所包绕的软组织，直接触诊有助于了解关节周围软组织鞘的每个结构的松紧度。Ober试验可用于评估阔筋膜张肌和股直肌的张力。可通过直接触诊来评估臀小肌和关节囊前方的紧张度，也可以将髋部完全外展和外旋来评估。如果髋部不能外部旋转到使大转子的后缘距离坐骨结节一指宽的位置，则说明前囊太紧，需要松弛。此外，还有两个广泛应用的测试可用于评估总体松弛度和腿长度："shuck test"和"dropkick test"。shuck test是指：在髋关节中立位屈曲时，轴向牵引髋关节，评估关节脱位程度。一般来说，在施加直接轴向牵引时，超过一半的股骨

头应当保持接合在髋臼衬里中。dropkick test是指：通过将髋部保持在伸展状态并且膝部屈曲90°，然后突然松开腿部，如果肢体被延长，由于伸肌装置过度紧张，当腿被放松时，可观察到膝的被动伸直（=踢出）。所有这些测试都是主观性的，在解读时需要谨慎。这些检查的结果取决于所用麻醉下的肌松状态，患者的肌肉和体质、所施加的牵引力的量、外科专业知识和程度、软组织松解程度。此外，由于这些测试可评估其稳定性，它们可以让外科医生增加颈部长度以紧张软组织，使下肢长度不理想。因此，人们不应该依赖于单个测试或方法来评估术中LLD和稳定性，而是取决于将术前测量与术中多个测试结果综合判定。

治疗

如前所述，LLD在大多数时间是无症状的，只有1/3的患者感觉到差异，并且只有其中一半的患者报告严重影响生活。当评估术后LLD时，区分功能（表观）LLD与结构（真）LLD是非常重要的，以分辨手术可纠正的不等长。

保守治疗
功能型LLD

功能型LLD的治疗主要包括在监督下用物理治疗拉伸挛缩的软组织。应该告知患者一定的治疗时间后能够改善病症。幸运的是，功能型LLD是LLD最常见的类型。Ranawat和Rodriguez揭示了这一概念，14%的术后早期出现下肢长度差异的患者在手术后3～6个月行拉伸锻炼后，症状完全解决。因此，不建议在头6个月内使用脚后跟垫垫高鞋跟，因为这只会阻止挛缩恢复（图84.1）。

结构型LLD与表观的LLD一样，对真型LLD的初步治疗包括患者教育和充分的康复计划。使用脚后跟垫应同样推迟到手术后6个月，以确定LLD的主观感觉是否会随时间改善或解决。如果物理治疗不能改善病症，则在较短的肢体上使用脚后跟垫。Friberg报道，大多数未确认的真型LLD（范围从5～25mm）的患者使用脚后跟垫后可成功缓解症状（慢性腰背痛和坐骨神经痛和髋关节疼痛）。

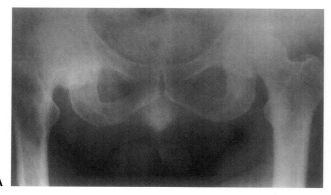
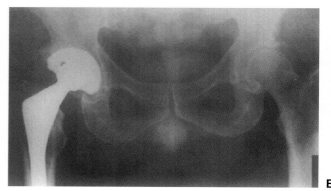

图84.1　骨盆前后位图。70岁女性，发育不良和关节炎。A. 手术前，她的活动受到限制，髋关节略微上移；B. 手术后，她的X线片显示腿的长度相等，但因为骨盆倾斜，双下肢长度不相等为8mm。5个月后，这个问题完全解决了

手术治疗

关节翻修术是使用多种保守治疗无效后，最后一种解决纠正真型LLD的方法。在尝试手术干预之前，应明确找到手术可纠正的造成长度差异的病因。应与患者进行详细的讨论，说明翻修手术的好处，同时解释不能保证有很好的恢复结果。真型LLD通常归因于假体安放位置的不当。射线照片应该仔细研究髋臼和股骨假体的位置。应准确测量髋臼假体的头尾的位置（与泪滴的关系）和方向（外展角和前倾角），优选使用通过CT扫描增强。类似地，应当根据偏心距（等于股骨头中心和股骨轴中心之

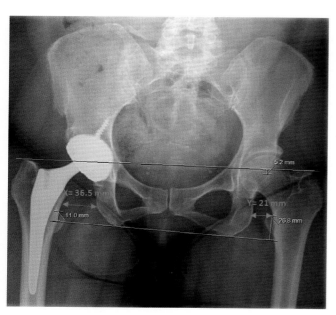

图84.2　AP骨盆片，右THA术后2周。患者是一位52岁的女士，她报告在手术后疼痛明显减轻，并且在体格检查中有良好的活动范围。然而，她发现右下肢过长严重影响了她的步态，没有辅助设备她无法行走。患者为结构性和功能性合并的双下肢不等长。注意，根据双坐骨线与小转子近端点之间的距离，右下肢延长15.8mm。另请注意，右侧的偏心距(蓝线)增加了15.5 mm。但修复了假体头部旋转中心的正确位置，该中心与右侧大转子顶端对齐

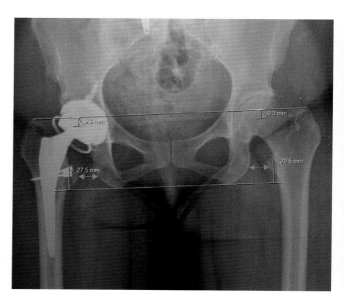

图84.3　翻修手术后骨盆片。通过3个月的患肢垫高，双下肢不等长未能解决，患者被这种不等长困扰。所以进行了翻修手术移除了原来的额假体柄，并缩小了一个尺寸。假体柄更换建立了相等的腿长度，但髋关节变得不稳定。因此，之前植入的双动(MDM)内衬被移除，取而代之的是一个限制性内衬，以建立一个良好的稳定关节。为防止骨折，在股骨周围放置了环扎丝。这是意料之中的，这就是为什么我们等待了3个月再翻修该关节，直到关节窝周围出现良好的骨长入，以防止限制性杯地拔出。注意翻修后的偏心距从翻修前的15.8mm到翻修后的2mm。同样，右侧股骨偏心距为2mm差(蓝线)。双坐骨线现在与连接两个大转子顶部的线平行

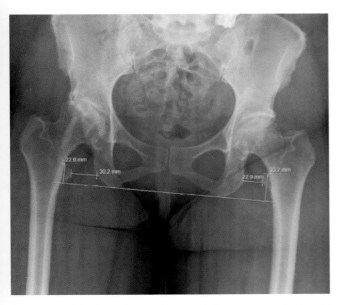

图84.4 术前骨盆的X线片。值得注意的是，术前LLD存在:右肢体比左肢体长10.6mm，这一事实在THA前可能被忽略，右侧股骨偏心距增加7.1 mm。右侧髋关节发育不良，变形股骨头的上外侧裸露

间的水平距离）和近远端位置（基于大转子的尖端和股骨头中心之间的关系测量）来准确定位股骨假体。

根据检测到的错位，手术干预包括单独髋臼假体翻修、单独的股骨假体的翻修或两个假体成分的翻修（图84.2~图84.4）。

总结

LLD是THA术后的常见并发症，手术侧肢体的延长纠正了原有的肢体缩短。 LLD基本上分为两类：真性（结构）肢体短缩和表观（功能）肢体短缩。在大多数情况下，术后LLD是功能性的，并且随时间和物理治疗完全缓解。预防仍然是减少这种并发症发生的主要途径，需通过综合术前评估结合准确的术中LLD测量。真型脚后跟垫为了让挛缩软组织愈合，应当推迟到术后6个月再使用脚后跟垫的方法来纠正真型或表观型LLD。只有对所有保守治疗无效的顽固性的结构性LLD才能考虑通过翻修髋臼和/或股骨假体的手术。

Ormonde M. Mahoney

第85章 全髋关节置换术后的软组织问题

病史

TE是一名64岁的女性，3年前接受了右侧全髋关节置换术。在过去6个月中，患者在患侧髋关节活动时腹股沟处感到进行性疼痛，这使其难于上下汽车和爬楼梯。患者否认其他病史、发热或感染，否认创伤史。体格检查发现患者行走时没有明显的跛行。转子处无压痛，但与对侧相比，髋关节前方有不舒服感。与对侧髋部相比，髋部被动活动不受限制，然而，患者在仰卧或坐着时弯曲活动髋关节均感疼痛。X线片显示髋关节呈非骨水泥全髋关节置换术后改变，假体位置满意，固定良好（图85.1A和B）。

全髋关节置换后持续性疼痛并不像我们想象的那么罕见。事实上，在一项基于丹麦人群的研究中，Nikolajsen等注意到约12%的全髋关节术后患者临床上有明显疼痛。这些不满意的患者中，像本文中描述的患者那样，许多可能具有软组织问题。即使是全髋关节置换手术获得了成功，潜在的软组织问题也会导致患髋疼痛或不适。评估是否有软组织问题首先从消除更可能严重的问题，如松动或感染和脊柱病变引起的疼痛开始。一个详尽的病史，描述疼痛开始时间、位置、特点、持续时间，以及相关的症状是至关重要的。先前不确定的创伤病史不足以排除感染，因为患者通常在疼痛的发作和之前的事件（如轻微的失足摔倒）之间形成关联

近期的膀胱炎症或牙科问题，伴或不伴发热或出汗，都应引起足够重视。持续进行性疼痛往往表示有感染存在，除非有其他明确的原因导致疼痛，检查者对这些患者应进行关节穿刺。导致髋关节进展性疼痛的其他因素也须考虑：如金属病和腐蚀相关性滑

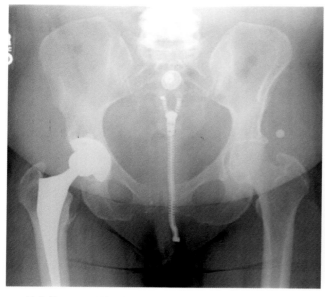
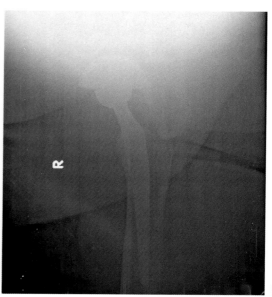

图85.1 A.骨盆的AP显示植入物稳定固定；B.髋臼前缘在前壁外突出约10mm

膜炎。X线片通常在识别假体松动方面非常有效。

髋关节假体周围的软组织问题几乎总是与特定的活动或运动相关联。在这些情况下，不能低估步态观察，运动范围评估和深层组织触诊的重要性。

转子滑囊炎

大转子滑囊部位的疼痛可能是全髋关节置换术后最常见的软组织并发症，发生率为4%～17%。以往，这种现象被认为是继发于黏液囊本身相关的炎症反应，但这种病因最近受到质疑，许多病例的磁共振显示外展肌肌腱存在病变可能是一个更合理的解释。多种技术因素被认为与大转子滑囊炎的发生有关。当使用外侧入路时，大转子滑囊炎的发生似乎更常见，但外侧入路是否与大转子滑囊炎相关仍然有争议。大多数作者认为大转子滑囊炎最可能的原因是肢体延长和偏心距增加超过1cm。该问题在女性中更为常见，并且通常在手术后8～24周之间表现出来。大多数患者最初是夜间疼痛，特别是翻身到手术侧的髋部时，但是随着病情的进展，逐渐出现负重时疼痛并可能由疼痛引起跛行。这种初始时床上疼痛，逐渐进展到在负重时髋外侧及大腿的疼痛有助于排除全髋关节置换术后引起疼痛的其他更严重的原因。

治疗以保守治疗为主，给予几个星期的非甾体类消炎药物和物理治疗。在疼痛显著并且口服药物治疗无效的情况下，推荐皮质类固醇局部注射。这种治疗通常有效，成功率在40%～80%之间。并且在大多数患者中，仅需要注射一次。在本书第24章关于转子滑囊炎治疗的文章中，Lustenburger等报道了两项研究，研究表明低能量冲击波治疗可以作为转子滑囊炎的辅助治疗方案，效果与其他非手术方法相当。只有在多次注射治疗和物理治疗失败后才考虑手术治疗。最常见的手术方式是髂胫束和阔筋膜张肌的切开松解，转子滑囊及附近骨赘的清除，在严重的情况下，进行大转子截骨切除术。最近，许多作者已经证明关节镜下滑囊切除术可以成功治疗转子滑囊炎。

外展肌撕裂

髋关节外展肌的退行性撕裂是关节置换术后患者患侧髋疼痛的另一个常见原因，并且在转子滑囊炎的病例中经常见到。在因股骨颈骨折和骨关节炎行手术治疗的患者中，有20%合并有臀中肌和臀小肌的撕裂，并且在女性中更常见。流行病学显示有50%的患者年龄超过75岁。在这些患者中，许多患者的临床表现与大转子滑囊炎的临床表现类似，所以初始治疗基本相同。推荐使用物理治疗来拉伸髂胫束并且加强外展肌锻炼以及抗炎药物治疗。对于持续疼痛的病例，可注射皮质类固醇，特别是在具有小的部分撕裂的情况下。当患者治疗无效时，外科医生应考虑评估患者的外展肌群，MRI平扫和MRI关节造影已被用于肌肉撕裂的诊断。也有一些治疗中心应用关节镜，但假阴性率高，因此不是理想的诊断工具。在与创伤相关的情况下，功能障碍的症状更明显，在一些情况下，平片可能显示存在撕脱骨折，当骨折片移位超过2cm或超过转子尖端的30%时，应进行修复。假体前脱位可能导致外展肌的撕裂，这种撕裂可能是单独，也可能是全部外展肌撕裂，忽视这种撕裂可能导致复发性的关节脱位。在这些情况下，建议修复撕脱或撕裂的外展肌群。撕脱性骨折最好采用开放复位内固定治疗。具有转子爪的捆绑系统可以复位骨片并使其重新贴附于骨床。外展下肢可以缩短将骨块复位到其原始位置所需的距离。这在肌腱已经回缩的情况下特别有用。患者应6～8周不负重，在某些情况下，予以外展夹板固定可以帮助保护修复的组织。笔者喜欢使用大粗隆爪形钢板，因为这种爪形钢板能抵抗臀中肌向前牵拉，肌肉牵拉将会使骨折片移位导致骨折难以愈合。

慢性撕裂通常是磨损所致，常见于老年患者，并且在关节置换术中经常遇到，常常在臀中、小肌肌腱止点有骨赘。根据笔者的经验，这些撕裂在老年患者中更常见，并且通常臀小肌比臀中肌撕裂发生率更高。在这些情况下，清除骨赘，将剥离的软组织与骨质缝合修复通常是有效的（图85.2 A~D）。当肌腱长度不能达到外展肌结节植入点时，可以将臀小肌修复到关节囊。Fink报道了使用blocked suture缝合技术的分层闭合创口，取得了良好的结果，他通过在骨质上钻孔将肌肉和肌腱缝合修复到骨质

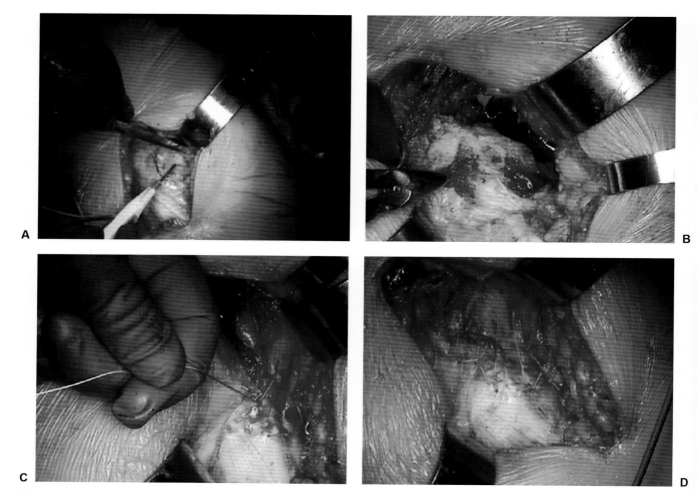

图85.2 A. 臀中肌撕裂，骨赘外露；B. 骨赘已被移除，骨床已准备好，以便将清创肌腱缝合修复回骨；C. 如图所示，在修复中使用的是连锁缝合；D. 去除皮下骨赘及异常肌腱后，完成外展肌腱对骨的修复

上，也可以用移植补片来加强修复。当然，最难处理的撕裂是经臀肌入路行髋关节手术后外展肌重建失败引起的撕裂。这些患者，即使行了修补手术，仍有大量患者持续存在症状。这在病情复杂（例如感染）进行过多次手术的患者中尤其苦难。在一些病例中，肌肉损伤非常严重，直接缝合修复不再可行，必须考虑肌腱移植。Michael Nogler教授描述了一种非常有效的肌腱转位术，他利用阔筋膜张肌和臀大肌前1/3的肌腱转位，与残留的几英寸长完好的外展肌肌腱连接绑在股外侧肌筋膜近端下。笔者只有做过一例，但结果令人满意。

弹响髋

弹响髋关节综合征或coxa saltans已经在文献中广泛描述，可以分为关节内型和关节外型。关节外型弹响髋是指阔筋膜张肌和臀大肌腱与大转子之间的机械摩擦，而关节内型指髂腰肌腱在髂耻骨隆起或股骨头上的半脱位。关节外型最常见于患者从蹲下起身时出现疼痛及弹响，这通常可通过触诊发现。超声可以证实肌腱在大转子骨性突起处的动态运动，并帮助识别肌腱摩擦的区域。弹响髋是髋关节置换的罕见并发症，并且大多数病例对类固醇注射和肌腱拉伸治疗有好转。极少数病例需要手术治疗。内镜下肌腱松解是种有效的办法，并且具有较低的并发症发生风险。松解在股肌隆起的下方和滑囊切除术后进行，阔筋膜从其深面观察并进行横向松解。

关节内弹响髋通常与髋臼假体的突起或未覆盖的髋臼缘或髂腰肌在大股骨头上摩擦相关。这种病例在1991年由Lequesne首次描述，并认为髋关节置

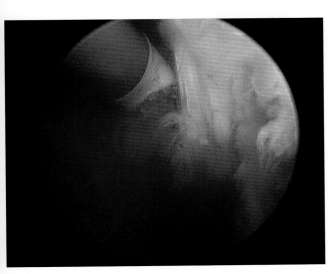

图85.3 髂腰肌腱插入小粗隆的内窥镜切面。电灼尖端已通过近端入口插入，以使肌腱从插入处松解

换术后的罕见并发症。随着现代髋臼植入锁定机制的出现，这个并发症的发生率可能增加。患者通常在手术后的前两年内出现，主要表现为髋关节屈曲时疼痛增加。进出车辆，从低座位起身或蹲下的活动中尤其明显。体格检查是髋关节主动屈曲时有显著的腹股沟处疼痛，而在屈曲被动旋转时很少或没有明显不适。诊断可以通过使用超声检查或关节造影术选择性注射髂腰肌腱鞘来确认。在大多数情况下，用皮质类固醇注射可以有效消除症状。对于某些顽固的病例则需要手术干预。手术干预包括肌腱松解和假体翻修。根据笔者的经验，在小转子处行肌腱关节外内镜松解，安全有效（图85.3）。松解时，患者仰卧在手术台上并在可行透视辅助的情况下进行的。内镜从穿刺口插入，穿刺口位于小转子远端10cm处，神经血管结构外侧。工作入口与远端入口成直线并且通过小转子。内镜钝性通过软组织进入到小转子处，并产生了潜在的腔隙。刨削刀通过工作入口插入，对滑囊组织进行清理，暴露腱骨连接处。然后用90°烧灼工具从转子处松解肌腱。外旋髋部有助于松解沿着转子后方附着的纤维。在10mm或10mm以上髋臼假体未覆盖的病例，内镜松解的使用可能受到限制。在这些病例中，外科医生应该向患者告知手术失败的风险，但内镜治疗的并发症率很小，使得患者和外科医生可以选择，即使面对数月至数年后症状的可能复发。切开松解肌腱与内镜治疗相比没有优势，不再推荐。在10mm以上髋臼假体未覆盖的病例中，当患者症状严重到翻修的标准时，必须考虑关节翻修。

Philipp Leucht

James I. Huddleston

第86章 关于全髋关节置换术后的外展肌和转子并发症问题

病历

一个健康的76岁女性因晚期骨关节炎行右侧初次全髋关节置换术（THA）。在手术过程中，发现患者臀中肌肌腱止点的退行性撕裂，手术中进行了初次修复。患者能较好耐受手术，恢复良好。关节疼痛缓解，但患者术后感到手术侧髋部乏力，并呈现明显的Trendenburg（臀中肌）步态。术后9个月，她仍需拄拐行走。

简介

良好的髋关节功能需要周围肌肉的平衡。THA术后外展肌功能减弱可能导致显著的功能障碍。髋关节肌肉平衡的恢复对患者和外科医生都是一项高难度的挑战。本章回顾了大转子骨折和截骨相关的骨和软组织并发症以及外展肌功能障碍的后遗症。此外，对诊断，治疗和用于解决这些并发症的各种技术进行了讨论。

骨折

大转子假体周围骨折可发生在术中或术后。初次THA术中，大转子骨折是相对常见的并发症，需要认真识别和积极处理以预防潜在的严重后遗症出现。据估计，初次THA中假体周围骨折的发生率约1%~20%。单一大转子骨折的发生率为0.4%~5%。采用前入路的初次THA中，术中大转子骨折率为0.7%（3/437THA）。如果在髋关节重建期间发现大转子的骨折，则应尝试修复以避免出现长时间的并发症，比如髋关节外展肌无力。根据骨折块的大小和形状，可以选择多种手术固定方式。在

小块分离但不显著移位的情况下，用内含金属丝的聚乙烯管或者较粗的不可吸收缝线，简单环扎足以稳定固定。对于所有的线固定，应注意确保线在通过骨面过程中紧贴骨面，因为嵌入的软组织会明显减少压缩力。为了增加压缩力，缝线应当延伸到小转子的远端，并且避免线与假体颈部接触，从而减少磨损的风险和随后在关节内产生的颗粒，这两者可能导致临床上显著的髋关节第三体磨损的发生。在大转子粉碎性骨折和外展肌嵌插的病例中，转子间使用聚乙烯包裹的金属丝扎紧系统可以提供更大的固定面积和固定力（图86.1）。术后康复应包括至少6周的患侧脚趾接触负重（Toe-touch Weight Bearing）或直到影像学结果显示骨折愈合。建议患者在此期间避免过多的髋关节外展运动。如果担心骨折固定不牢或患者顺应性差，可考虑使用髋关节外展矫形器。一旦影像学骨折愈合完全，患者应在物理治疗师的指导下缓慢地进行负重训练和积极的外展运动训练。

术后大转子骨折的发生率未知。据估计，初次THA术后假体周围股骨骨折发生率小于1%。术后移位小于2cm的大转子骨折可自行愈合，无须手术干预。非手术治疗包括6~12周的有限负重，不主动外展运动，直到骨折愈合。多次放射学随访检查对检测大转子骨块的移位是必须的。尽管缺乏科学证据，在目前，如果大转子骨折移位超过2cm且骨块足够大，建议手术固定。

大转子骨不连

大转子骨不连是常见的并发症之一，特别是在截骨后。骨不连常与手术翻修、防痛步态、疼痛、

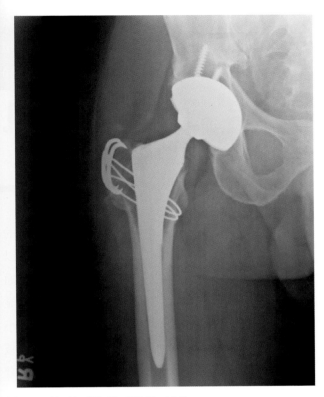

图86.1 转子钢缆捆绑系统的X线片

股骨柄松动和较低的Charnley髋关节评分相关联。骨不连的发生率因手术方式的不同而不同。第一代技术使用单股不锈钢和钴铬合金金属线。这种固定技术在75例到1162位患者的多个研究中报道骨不连发生率波动在0～7.9%。单纯金属线固定技术导致骨不连的危险因素包括：男性，翻修手术和类风湿性关节炎的患者。易导致骨不连的技术因素包括：截骨块较小、金属线张力不足、术者缺乏手术经验、金属线缠绕小转子，和转子骨折块间有骨水泥。研究显示，骨不连的发生与截骨类型（单面或双平面）(uniplane vs. biplane)或金属线固定技术无关。一项包含2910位THA患者的meta分析报道，使用不同的金属线固定技术，其断线率为22%。

复缆技术是由Dall和Miles于1977年提出，并被认为大转子截骨术的第二代固定技术。相对于金属丝，复缆技术最大的优势是复缆强度大，能使截骨块间产生更大的压力，同时提供更大的变形阻力。然而据报道，复缆最初的松弛率高达50%，这对截骨块间的加压不利，可导致更高的骨不连发生率。尽管机械性能有所改善，但复缆的断线率高达12%（20/160例

髋）。此外，复丝编织线缆存在易劳损和易磨损的风险，这可能导致更严重的并发症，包括产生金属微粒碎屑，加速聚乙烯磨损，加速股骨柄和髋臼假体松动等。在当前实践中，单一植入复缆最常用在大转子延长截骨术（ETO）的固定中（图86.2）。

1983年，Dall和Miles介绍了cable grip系统，以弥补单独使用金属线或复缆的不足，可更好地固定大转子。他们报告说，新的cable grip系统可以更好地固定转子的骨折片。与单独的金属线或缆相比，cable grip系统可承受1.5倍的应力，产生2cm转子位移所需的力增加到2～2.5倍。使用cable grip系统的骨不连率波动在0.9%（40例髋）到38%（321例髋）不等。

随着锁定板的出现，第四代转子固定植入物的设计也随着改变，出现了结合线和/或缆固定的锁定板（图86.3）。这些新的线/缆-板系统可以有不同的尺寸，因此允许延长固定装置，以提高固定强度以及处理可能的大转子延长截骨术。另一个主要优点是能够通过精确控制所施加的张力来重新拧紧单独的金属线，这可导致板-骨更好的接触以及减少金属线断裂和切割导致固定失败的风险。早期临床研究显示结果相当满意。在一项对42例患者的研究报告中，与单纯金属线/缆相比，锁定板断裂率和转子骨不连的发生率明显低于单独使用线缆技术。最近一项研究报告了4位患者，在超过20个月随访中，患者骨折或截骨部位完全愈合，外展功能良好，并且所有患者的髋关节评分有显著改善。

虽然固定技术不断优化和升级，截骨技术几乎几十年保持不变。然而，标准单平面转子截骨术的缺点促进了许多发展，包括ETO，其首先由Wagner描述并且已经由Paprosky等改进和普及。Wagner的截骨术是在冠状面进行的，而Younger's截骨术是一种矢状平面的截骨。这两种截骨术有助于髋关节的大面积显露，同时保持髋关节外展肌和股外侧肌的附着。在ETO中保留的外展肌-外侧肌筋膜可以通过张力带原理向截骨部位提供压力。此外，股外侧肌的牵拉抵消臀中肌的张力，以防止截骨块的近端移位。ETO截骨术在翻修手术期间最常用于去除固定良好的非骨水泥植入物和/或残余髓内聚甲基丙烯酸

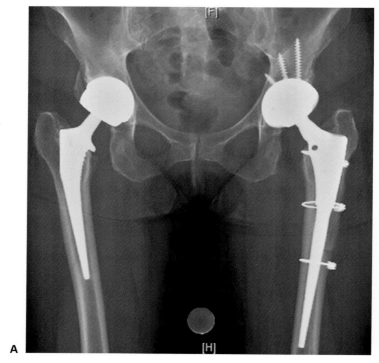 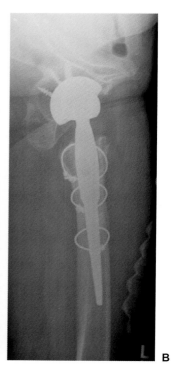

图86.2　A，B.单用钢缆治疗的转子截骨的X线片

甲酯。其他潜在的益处包括纠正股骨畸形、改善暴露，并可能提高股骨准备的精确性。

与ETO技术相关的并发症包括骨折，畸形愈合和不愈合。据报道ETO骨不连的发生率明显低于滑移和传统的转子截骨术。在一项关于192位THA翻修病例的报道中，作者运用ETO加强暴露，166位超过2年随访的患者中有2位骨不连（1.2%）和1位畸形愈合（0.6%）。在另一项研究中，ETO骨不连的发生率为1.4%（1/74例）。73例ETO中有5例少于5mm的移位，68例ETO愈合良好没有移位。大转子截骨术后骨不连和并发的近端移位危险因素包括尼古丁滥用，年龄和股骨假体使用骨水泥固定。大转子移位

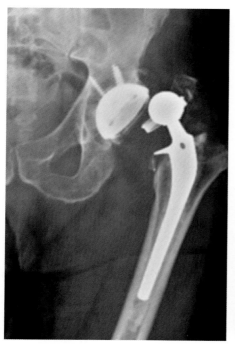 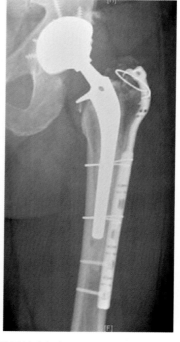 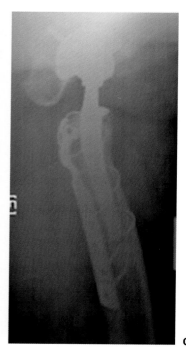

图86.3　股骨假体周围转子骨折脱位（A）采用第四代转子锁定钢板（B，C）治疗

的临床表现包括疼痛，跛行和外展肌力下降。据报道，大转子5~20mm的移位易导致骨不连，并且可能与臀中肌步态的发展相关。大于2cm的移位已被证明会导致明显的外展肌无力。

早期发现术后大转子相关并发症是治疗成功的必要条件。术后X线片上出现固定物断裂或骨折片移位要引起重视，尽管固定物断裂并不一定引起骨不连。大转子内固定翻修的相对适应证包括术后前6周内骨折移位，骨不连，以及有症状的内固定断裂。在翻修中，应剔除骨不连表面所有纤维组织，直到整个骨面广泛渗血。固定方法包括金属线，复缆和钢板，目的是骨不连处予以加压，同时防止出现成角和旋转畸形。术后，患者应避免主动髋外展运动，进行脚趾触摸负重至少8周到3个月。在早期康复运动中，髋关节外展矫形器不仅提供支撑外展杆手臂，而且将患侧髋关节运动范围限制在安全的范围内。

在美国，髋关节不稳是THA失败的主要原因，也是与大转子骨不连相关的一个可怕的并发症。这通常是由于髋关节外展肌力减弱，也可能是由于大转子与骨盆之间撞击造成的。尽管有些学者认为大转子骨不连会增加关节的脱位率，但有部分学者并不这么认为。Woo和Morrey报道了经转子入路行THA的患者8944例，大转子骨不连的发生率2.2%。在该研究中大多数髋关节假体脱位的患者发生在转子移位大于2cm的患者中。在转子骨不连患者中脱位率为17.6%，在转子骨愈合良好的患者中脱位率为2.8%。最近的数据表明，外展肌功能不全是THA术后不稳的最主要原因，并且是最难以控制的，失败率为22%。虽然骨不连造成的外展肌力下降是不稳定性的一个明确因素，但同时也应考虑关节假体安放的位置是否准确。

现在，使用转子推进截骨来治疗髋关节不稳越来越少见，这是由于植入的假体模块可以优化肢体长度和股骨偏心距。现在，它常被用于转子截骨术后骨不连大转子移位的情况。转子推进截骨改善了外展肌静息时的长度，并且增加其功能强度。已有多种技术报道用于外展肌推进，包括大转子滑移截骨向远端推进。如果未愈合的大转子近端移位超过

2cm，则修复通常受到限制，因为外展肌群张力过大。在这些情况下，Chin和Brick介绍的技术可能有助于获得额外的长度，这个技术是将外展肌附着点单独从髂骨外侧的髂脊上松解下来。

肌腱撕裂

继发于大转子或外展肌肌腱附着点撕脱的外展肌撕裂是THA术后的罕见并发症。患者感到剧烈的疼痛、压痛和跛行，髋部功能障碍和外展困难。病史和体格检查有帮助的，但可能误导外科医生，并导致误诊成转子滑囊炎或术后外展肌无力。尽管对此类疾病的认识提高了，但目前介绍诊断方法的文章寥寥无几。虽然缺乏证据，但在诊断无关节置换的外展肌撕裂伤中MRI是最敏感的成像模式。慢性外展肌撕裂伤的MRI影像与慢性肩袖损伤类似，其中脂肪变性在T1相明显。到目前为止，有多种外科技术用于重建外展肌功能，但由于其相对低的发病率，目前缺乏高水平的研究报告。一项研究中分析了9例THA后的外展肌撕裂初次修复的患者，发现其术后疗效不一，疼痛缓解程度不同。Kagan描述了5例外展肌撕裂的患者，初次修复的患者，在长期随访中效果满意。在臀肌严重变性或过度收缩的情况下，修复的意义不大。这时，用带跟骨骨块的同种异体跟腱移植重建外展肌，早期结果良好。慢性外展肌无力可导致髋关节不稳定和髋关节脱位可能。在这种情况下，使用约束衬垫的髋臼修复是一个不错的选择，因为它应用容易，并且不需要长时间的康复。然而，约束型衬垫不推荐用于假体位置安放不满意的情况。这也适用于大股骨头，其已经成功应用复发性髋不稳的治疗，但在外展肌腱撕脱的情况下不建议使用。

用同种异体跟腱行外展肌重建的外科技术

外展肌复合体重建的手术指证：患者有显著的髋关节无力或不稳，伴有顽固性髋关节疼痛。当大转子外展肌附着点受累（比如大转子骨质疏松，转子粉碎性骨折，或者肌肉过度挛缩）时，修复成功的概率很小。在这些情况下，可以用腱-骨同种异体移植物重建。这里，带跟骨骨块的同种异体跟腱能

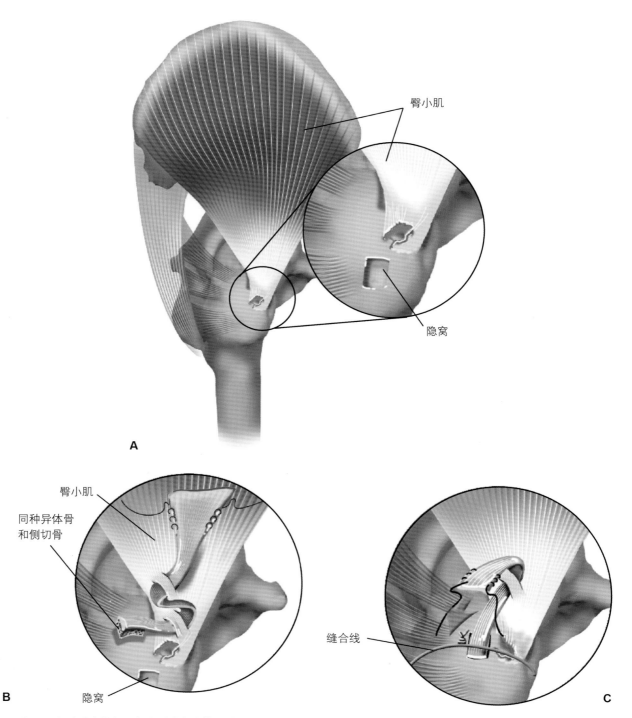

图86.4　（A～C）这些插图显示了用同种异体跟腱移植和跟骨块重建有缺陷的外展肌机制的技术。A. 图示在股结节远端大转子处分离的臀中肌腱和隐窝；B. 显示同种异体肌腱穿过臀小肌的腱部分；C. 显示用钢丝固定的同种异体骨块。将同种异体肌腱缝合回自身及任何可存活的臀中肌、臀小肌和臀囊组织

提供合适的移植物大小并且具有足够的强度（图86.4）。

患者为侧卧位，利用先前的切口，将皮肤、皮下组织和筋膜依次切开。

常规分离臀大肌。注意不要伤害臀下神经。将既往手术造成的臀肌与底层结构之间的粘连松解。在这时，通过对股骨近端和外展肌的观察来证实术前MRI和X线片获得的结果。如果怀疑感染，重建

手术应取消。最后，应该对撕裂的外展肌群进行检查。只有当足够强大的肌群存在时，才可以进行同种异体腱移植重建手术。接下来，将准备带有跟骨骨块的新鲜冷冻的同种异体跟腱、骨块用锯片塑形成约长2cm，宽1.5cm，深0.5~1.0cm大小，从最近端的切口倾斜以铰接到大转子中。为了构建放置的同种异体跟腱的骨床，在股脊上方选择适当的区域，大概在大转子的远侧距离约5~10mm处。在这里凿出一个空槽以放置同种异体跟腱骨块。使用的工具是锯子和骨刀，特别注意要在近端打造一个斜面以防止骨块从同种异体跟腱向近侧移位。接下来，用高速转打磨转子外侧（先前的跟腱附着的地方），以除去所有瘢痕组织和慢性纤维化组织，直到有新鲜出血的骨床，才可用于同种异体跟腱附着。这些都准备好之后，应注意剩余的外展肌。首先，要活动下肌肉，确定修复的是健康的组织。为此，扩大臀大肌和臀中肌之间的间隔以允许外展肌的无张力运动。然后将同种异体移植物的腱部分从臀中肌中部穿过完整的臀中肌，大概是在距离撕裂处3cm的地方。然后将同种异体跟腱折回原处。髋关节最大程度外展，并且在整个修复的时间内小心维持。骨块通过压力压入槽中。接下来，将16规格的环扎线或金属丝放置在骨块和股骨近端周围，用适当的张力固定并用压接器锁定到位。同种异体跟腱的腱部分前方用不可吸收线固定在臀小肌，后方用类似方式固定在臀中肌的完整区域。环返跟腱后再次相同固定。一旦修复完成，轻柔移动髋关节，小心检查骨和腱修复的稳定性。髋关节保持在髋关节外展10°，固定屈曲30°，术后6周，部分负重限制。患者在6周随访期内要使用手杖，并拍摄X线片。

病历

结合患者病史、体格检查和术中所见侵蚀性肌腱炎，髋关节外展功能不全诊断成立。初次修复尝试失败，采用如上所述的同种异体跟腱移植重建术。术中，发现臀中肌肌腱在大转子处撕裂。术后，患者佩戴外展支具8周，并且脚趾触摸负重3个月。4个月后，开始站立做主动外展运动。在她最后一次随访(术后1年)，患者髋关节无痛、恢复了4/5的外展肌力，轻微臀中肌步态，行走时无须辅助设备。

Mihai H. Vioreanu

Donald S. Garbuz

Bassam A. Masri

Clive P. Duncan

第87章 全髋关节置换相关的假体周围骨盆骨折

病例展示

非骨水泥型全髋关节置换术在健康和活跃的65岁女性人群中常规开展，应当指出假体位置太靠内侧并且它是不稳定。取出假体评估患者发现髋臼底分离性骨折和髋臼前后两柱的不稳定骨折。经认定过度磨锉和/或过度打入臼杯是主要原因。患者伤口愈合，并被转移到更专业的医疗中心。术后的影像学检查证实了诊断（图87.1）。

在这一章我们将目前这种罕见并发症作历史回顾，并且介绍一个新的分类系统，以骨盆作为一个整体，而不仅仅是单独髋臼。接下来我们将介绍的危险因素及预防方法。然后是骨折评估和处理的原则。最后我们将详细介绍案例是如何处理的。

历史回顾和危险因素

髋关节置换术并发髋臼假体周围骨折是相对罕见的事件。到现在文献大部分集中在髋臼。水泥假体固定这一并发症率很低。1974年，McElfresh和Coventry最先报告假体周围的髋臼骨折与失败的水泥髋臼假体固定。这是远期术后骨折并与假体深部周围感染有关。这是5400例水泥假体髋关节置换中的唯一一例（发病率<0.02%）。1972年，Miller描述了5例坐耻骨骨折后植入环状非水泥假体。

此后，髋臼假体周围骨折的发生率的增加与非骨水泥型、压接式髋臼设计的发展与推广有关。大部分这些骨折发生术中髋臼假体放入期间，并且大部分是不分离的骨折，杯稳定性很少或几乎没有影响。在一系列的7121例初次全髋关节置换术中，髋臼骨折发生21例在5359例（0.4%的发病率）非骨水泥髋臼初次全髋置换术中。在1762例的骨水泥髋臼植入中没有髋臼骨折发生。21例骨折中，有17例是稳定骨折，4例通过补充螺钉内固定治疗。

Sharkey等学者发表了一系列13例术中髋臼骨折都是非骨水泥髋臼假体放入过程中出现的。只有9例在术中被诊断出来。这篇文献没有给出术中髋臼骨折的发病率。两个其他类型的假体周围髋臼骨折，发生得较少，包括晚期严重骨盆骨缺损（通常称为骨盆连续性中断）和因外伤引起的骨盆假体周围骨折。晚期术后假体周围骨折髋臼从梅奥诊所全髋关节注册分析发现仅有16例骨折发生在23850例全髋关节置换之中（发病率0.07%）。

预防髋臼杯插入时伴随假体周围骨折包括使用准确的术前模板预测可能的髋臼组件大小并避免过度磨锉。髋臼过度磨锉会削弱宿主骨，增加术中骨折的发生率。在手术时，通过将软组织从髋臼内侧壁清除以清晰识别髋臼卵圆窝是十分关键的（图87.2）。磨锉超过卵圆窝是不被推荐的。如果磨锉时对磨锉深度难以把握时，可以通过细钻头在髋臼内侧壁钻孔或者通过术中透视得到。

历史上，各种技术和髋臼杯的设计得到了改善以增加固定的初始稳定性，减少骨-假体界面的微动，并允许坚硬的骨长入。栓钉、突缘和螺钉通过髋臼假体顶部的组件或外围的套接的螺丝已经证明可以增加多孔涂层髋臼假体的初始固定。考虑到微动螺钉和聚乙烯的加速磨损，必须要改进其他方法以提高初始稳定性的发展。有一种方法建议使用过大的髋臼假体放入磨锉偏小的髋臼中。髋臼和假体之间的过大的差异可能会导致过度箍扎应力导致术中骨折。将髋臼假体放入到尸体标本体外研究中，Kim

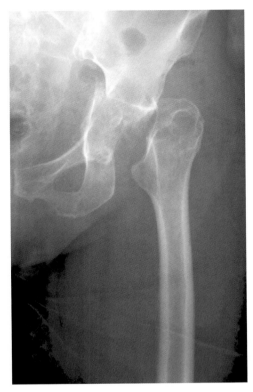

图87.1 髋关节前后位X线片显示术中髋臼底和前后柱在初次全髋关节置换过程中已发生骨折。在暴露过程中拿去了股骨头

称的打击力量下，放入大号非骨水泥型假体（60mm或更大）时，比在较小的髋臼（小于50mm）有更大的容忍度。

必须要非常谨慎的认识到不同品牌的假体边缘的真正直径的差别，并且假体的尺寸会因生产厂家的不同而出现差异。以一个设计为例，模块化骨小梁金属（MTM）假体（Zimmer，Warsaw和Indiana）公布的假体尺寸要比真正的椭圆设计的直径小2mm。因此60mm MTM假体其边缘直径是62mm。常规的磨锉使髋臼小于假体"尺寸"2mm实际上4mm的差别，会增加植入性骨折的可能性，尤其是在翻修的病例中，而这样的假体设计是普遍使用的（图87.3）。

Haidukewych等学者报告在全髋关节置换术有21例术中髋臼骨折。他们将假体臼杯的设计分为3种类型：椭圆单块（Implex；Zimmer, Warsaw, Indiana），椭圆模块［reflection（Smith and Nephew, Memphis, Tennessee）,peripheral self-locking（PSL；Stryker Howmedica Osteonics, Mahwah, New Jersey）］和半球形模块［Trilogy（Zimmer）and Harris-Galante II（HG-II；Zimmer）］。椭球假体的外壳在边缘上有一定的张开（直径增加）从理论上提高边缘的固定（图87.3）。这项研究阐述了明显增高的骨折发病率（21例中的19例）与钽金属椭圆单体假体相关。多孔钽金属与串珠或纤维网格界面相比具有更高的摩擦系数，并由这种材料制成的髋臼假体可以要求

等学者报道的髋臼骨折病例中，4例髋臼骨折来源于30例髋臼小于假体2mm，30例中有14例髋臼小于假体4mm。他们报道需要大力量（2000N）才能将过大尺寸的假体打入髋臼底。我们的偏好是最后一次磨锉时放入的半球髋臼锉小于髋臼假体1～2mm。进一步，应该认识到在形同的假体和髋臼差异下以及匀

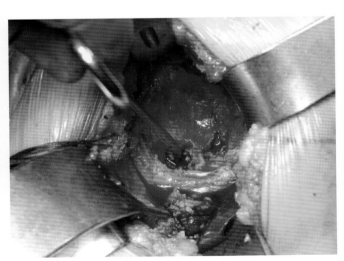

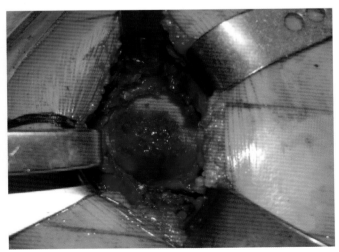

图87.2 术中图片：磨锉前后确定髋臼内侧壁的厚度

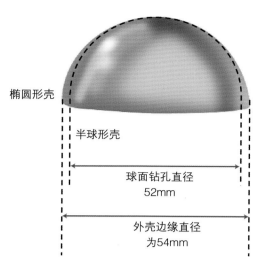

椭圆形壳

半球形壳

球面钻孔直径
52mm

外壳边缘直径
为54mm

图87.3　图示半球形与真正椭圆形髋臼假体之间的区别

更多大量用于固定。他们建议由于假体设计的原因外科医生使用椭圆形假体应采用与假体真实直径相同的锉进行最后的磨锉，这样优于打入1~2mm差异的假体。他们假设与 Implex设计相关的高骨折率（3.5%）是假体边缘的张开，钽金属增加摩擦系数，与年轻骨质较硬有关，但最重要的是椭圆形单体的设计，不允许在视觉上确认假体是否安放到位。外科医生使用这种设计应该认识到这种类型的植入与增加骨折的风险相关联。

类型

大量的分类系统被提出用于协助在术前进行分析和在早期和晚期管理这些损伤。术中髋臼骨折更加体外研究的基础由Callaghan等提出。他们的系统标识4种类型在骨折的解剖位置的基础上：前壁，横跨，下唇和后壁。

基于11例病例，Peterson和Lewallen 术后假体周围髋臼骨折分类位 Ⅰ 型影像和临床稳定的髋臼假体和 Ⅱ 型与不稳定的髋臼假体。

Della Valle等学者将髋臼骨折分型，包括术中和术后的类型。Ⅰ 型骨折发生术中髋臼假体插入时并分为A型–术中诊断的骨折未移位的假体稳定的骨折；B型，伴移位的骨折；C型，如果他们术后做出的诊断。Ⅱ 型创伤发生在假体移除的时候和如果有进一步界定为 A型髋臼骨缺损< 50%的髋臼骨存量，

以及B型如果骨缺损大于50%的髋臼骨存量。

我们组提出以下建议将以下内容添加到原始的温哥华分类假体周围骨折系统（VCS），因为它适用于髋臼术中：Ⅰ 类——非移位的不影响假体稳定的骨折；Ⅱ 类——分离性骨折，可能影响重建的稳定性，如髋臼横形骨折（骨盆连续性中断或骨盆解离）或斜形骨折将前柱和髋臼顶（较不常见的伤害）与后柱分离；Ⅲ 类——移位的骨折。根据定义，如果有大量的位移，髋臼假体的稳定性将受到威胁除非稳定骨折。它是目前我们中心一直用于评估和管理术中髋臼骨折的游泳分类。

统一的分类系统

最新的分类系统，已将骨盆作为一个整体，而不是单独髋臼，是由Duncan和Haddad提出的并被AO/OTA 组织认可。这统一的分类系统（UCS）是VCS的扩展。它扩大了 VCS 包括不寻常，但明显的骨折类型，并慢慢地越来越流行，它适用于假体周围骨折诊断和治疗的原则，包括髋关节（骨盆和股骨），膝、踝、肩、肘、和手腕置换都包括在"统一"的方法，结合共同所有的假体周围骨折的生物力学特征，强调假体松动对骨折愈合的影响。

关于骨盆，它定义了3个解剖区域：

- A型：骨折的隆起：ASIS、AIIS，或坐骨结节撕脱。这是类似于股骨骨折 A型，其中包括股骨转子部撕脱（图87.4）。
- B型：骨折的髋臼完好。基于假体稳定性和骨存量细分为3种亚型。这类似于是股骨骨折的B型。
- C型：骨折累及髂骨和（或）髂骨支。这是类似于股骨骨折C型，其中包括转子突的骨折（图87.5）。
- D型：骨折之间两侧假体之间（骨盆两侧髋关节置换术后）。
- E型：髋关节置换术后骨盆和股骨的骨折（图87.6）。
- F型：半髋关节置换术后骨盆的骨折（图87.7）。

类似于VCS 的髋关节置换术后股骨骨折后，B型在VCS细分为3个亚类型：

- B1：髋臼壁或顶骨折，并不影响稳定假体的稳定

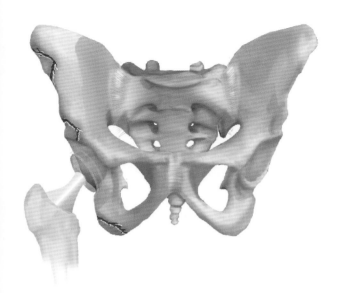

图87.4 前位示意图显示ASIS、AIIS，或坐骨结节撕脱。这是A型骨折

性，假体也固定的（图87.8和图87.9）。

- B2：骨折髋臼（如后柱）或骨盆的不连续，并且假体松动，但足够骨存量支持髋臼的翻修，需要或不需要骨移植和需要或不需要钢板内固定治疗髋臼柱（图87.10和图87.11）。

- B3：髋臼骨折，伴有外圈宽松，与严重骨缺损，复杂的重建或修补过程是必需的（图87.12和图87.13）。

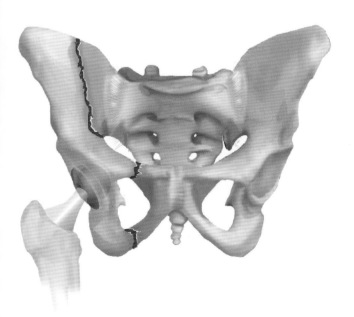

图87.5 前位示意图显示C型骨折线（髂骨翼和髂骨支），髋臼没有受累。如果这是双侧髋关节置换，这就是D型骨折（累及支撑双侧髋臼假体的骨质）

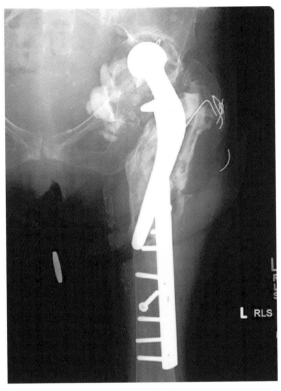

图87.6 前后位X线片显示E型假体周围骨折。分开分析两个假体的骨床可以发现B3型髋臼假体骨折（髋臼骨折，假体松动，严重骨缺损）和B3型股骨假体骨折（股骨骨折，假体松动，严重骨缺损）

这些区别的目的是要强调的植入物松动的重要性，并且骨质量和数量，将用于重建的治疗计划的制定。最常见的骨盆骨折是B型，其中最常见的子类型是B1型（假体固定稳定；图87.14）在治疗程序中

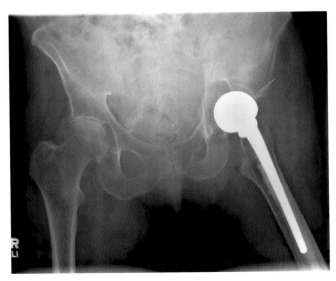

图87.7 前后位X线片显示半髋置换后F型骨折

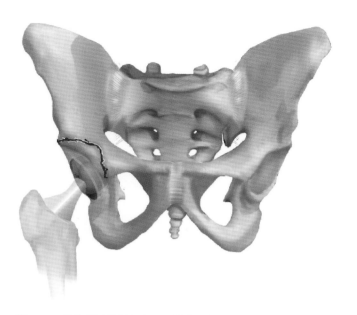

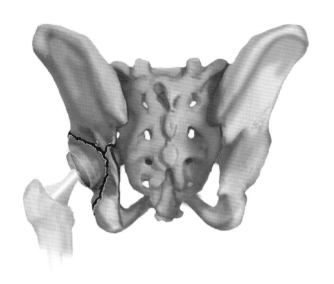

图87.10　后位示意图显示B2型骨折（假体松动伴骨盆后柱骨折，有充足的骨存量用于翻修）

图87.8　前位示意图显示B1型骨折（小的髋臼唇骨折假体稳定）

需紧急处理，而B2或B3型（假体松动）需要延迟做翻修髋关节置换的处理。无论骨折是否急性，假体的稳定和健康的可用骨存量，将指导治疗和巩固成功的结果。B3型可以发生在手术期间或很久以后因创伤发送。这种类型是需要复杂重建的。

　　B2型也可能发生在初次或翻修髋关节置换术，或迟发出现，这种类型可以通过翻修时使用钢板

对髋臼柱的固定和骨移植术进行治疗（图 87.15 A，B）。我们想要强调的是发生缓急和原因（早期或晚期、创伤性或病理性骨质溶解）需要放在用于重建骨的数量与质量和假体稳定性置换考虑。后者决定治疗原则。愈合的生理也是重要的并且需要在考虑之中。如果有骨折不愈合的风险、更精致重建和结构保护装置需要考虑。不完整准备的清单，可以威胁骨愈合，包括感染的存在、严重的骨丢失，全身

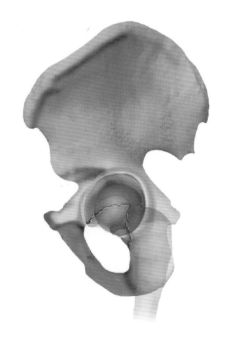

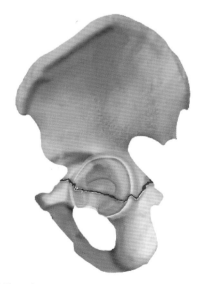

图87.9　侧位示意图显示为另一种B1型骨折的变异（髋臼顶部是稳定的）

图87.11　侧位示意图显示另一种B2型骨折的变异（骨盆不连续有充足的骨存量用于翻修）。如果有严重的骨盆不连续和大量骨缺损，那这就是一个B3型骨折（需要复杂重建）

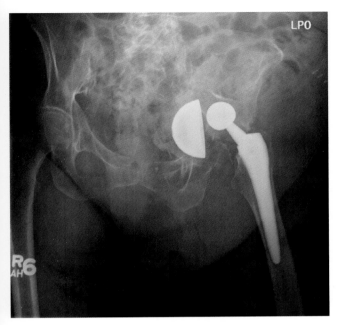

图87.12 前后位X线片显示B3型骨盆骨折，骨折在术中发生但在术后脱位。假体不稳定并且有严重的粉碎性骨折和骨质疏松。需要复杂重建

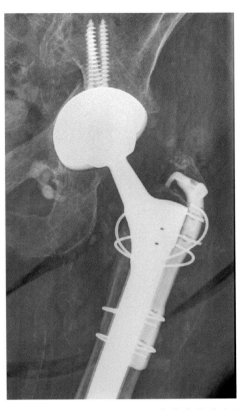

图87.14 前后位X线片显示髋关节翻修术中骨盆发生一细小的分离性B1骨折。虽然假体是稳定的，但它被认为是术中发生的，对此的预防措施是再植入额外的螺钉。患者术后需要保护性负重6周后预后是令人满意的，骨折愈合并且假体是稳定的

健康欠佳和骨质疏松症。

一种罕见的B型骨折，VCS 给其指定为B3型，这种类型强调的愈合能力重要性，尽管存在明显的适足的骨存量。这是大剂量辐射处理的相邻的恶性肿瘤后的髋臼骨折。辐射造成的骨坏死严重地危及骨生长和长期杯固定，需要考虑专业的技术处理。

评估和处理

术中骨折

大部分的髋臼骨折都在术中非骨水泥髋臼假体插入时发生。一般性的处理原则包括稳定骨折，预防骨折的扩大，维护假体的力线与稳定性及骨折愈合的获得。经常的术中骨折迹象是微小的。假体固定后界面骨质的运动需要引起髋臼后壁骨折的怀疑。应该移去假体并仔细检查磨锉后的假体。同样，假体放入的平面比最后一号锉的位置更深或在

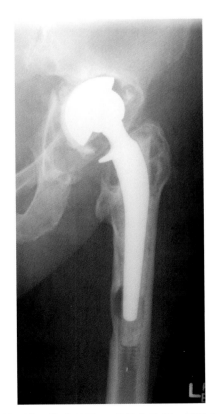

图87.13 前后位X线片显示B3型骨盆骨折，假体松动和严重的骨缺损

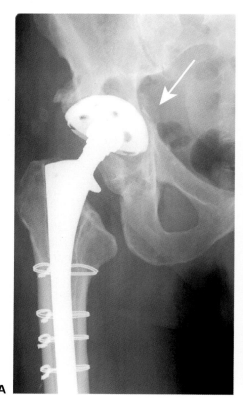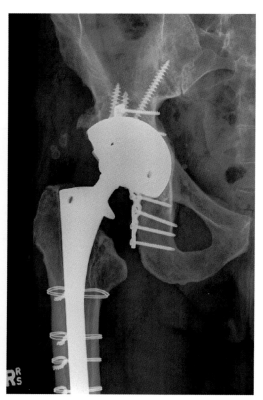

图87.15   A. 前后位X线片显示晚期B2型骨折：假体松动但有足够骨存量用于翻修。骨折时是稳定的（骨盆不连续），骨移植和假体翻修是需要的；B. 术后前后位X线片显示髋臼明显的重建。术中评估确认假体的松动但后柱有充足的骨量，重建钢板固定后柱保证假体的稳定性

打入假体时敲击声音突然发生变化，应仔细检查。骨折的性质和程度应该仔细评估。通常，增延长切口并切开更多软组织用于检查髋臼前后柱骨折有无移位和稳定性是十分必要的。

　　如果骨折延伸到前和（或）后柱，必须用器械钳夹每一块骨折块的方式来评价骨折的稳定性，如骨折复位钳，锋利的巾钳、持钩或者类似的工具。建议在术中X射线透视进一步评估骨折。如果骨折和髋臼假体是稳定的，比如骨折在髋臼壁或髋臼顶，没有扩展到髋臼前后柱，外科医生可以选择不固定骨折（B1型）。可以考虑补充螺钉内固定以稳固假体以及保护术后负重。术中是不稳定的骨折，一个类似的分析是必需的。前后位的透视可能是需要但可以轻松地修改到髂骨的斜位，如果需要更多的方位，通常将手术床绕过其纵向轴线倾斜，通过倾斜透视的臂或两者的组合。下一步骨折需要稳定，最常见的是骨盆后柱用重建板固定，其次是重新放入髋臼假体，用多枚螺钉固定。骨移植用于填充骨

缺损，采用反转磨锉以避免假体与宿主骨的骨移植物分离。更少见的，前后柱的不稳定骨折都需要固定。最后，如对假体的稳定性有质疑，应考虑到从坐骨跨越再从髂骨重建笼架以保护假体-骨界面。如果除了骨折和假体不稳定，还有严重的骨缺损，需要考虑更复杂的重建，会在后面内容进行讲述。

　　Sharkey等学者报道9个术中发现髋臼骨折，6位患者接受额外髋臼螺钉内固定，2例被认为是稳定，不需要额外的固定或术后的康复不变化，以及1例不需要额外的固定但术后 8 周不能负重。9例病例骨折都愈合了。

术后早期的骨折

　　大部分髋臼骨折都是在髋关节置换术后早期诊断的，事实上是没有识别的术中骨折，在康复期间变得明显（图 87.16A）。全髋关节置换术后急性腹股沟疼痛时，应考虑髋臼假体周围骨折的诊断。详细的影像学检查，包括 Judet位和可能与金属伪影抑

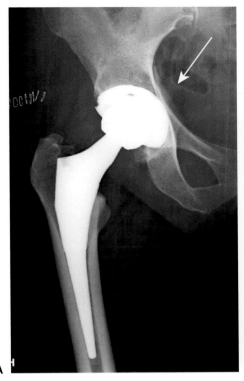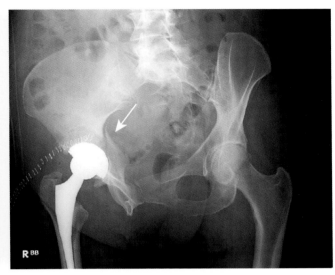

图87.16 A. 前后位X线片显示可能的骨盆后柱的骨折；B. 髂骨斜位（Judet位）确认后柱的微小移位性骨折。患者术后保护性负重2个月，骨折愈合假体保持稳定。如果在术中诊断出髋臼骨折，就应给假体固定螺钉，有需要的话后柱钢板也是可以考虑的

制CT扫描以获得准确的骨折分类并确定其范围。

　　早期术后髋臼假体周围骨折（B型）根据其亚型（B1、B2、B3）来处理。稳定的微小移位骨折的原位的非骨水泥假体（B1型）可以是例行保守治疗和一个受保护的负重并密切观察，包括频繁的X线以确保假体不会迁移和骨折不进一步偏移（图87.16A，B）。如果骨折仍是稳定，在大多数情况下骨折是可愈合的。髋臼假体松动骨折移位则需要插入一个新的髋臼假体早期翻修并对骨折固定。松动的假体和骨存量严重受损的骨折（B3型）需要更复杂的干预。

　　梅奥小组汇报了独特的假体周围的髋臼骨折伴翻修术，采用非骨水泥钽金属髋臼假体。他们描述了发生在7名患者，所有女性，骨盆横断骨折假体固定良好。5位患者需要手术治疗。这5位患者中4位结束骨盆重建钢板治疗。在每个实例中，骨折后路通过后外侧入路暴露并使用重建钢板固定髋臼后柱。术中没有对髋臼假体操作。其余的患者，对骨折进

行固定并用重建笼架跨越之前的假体以保护结构。

晚期假体周围骨折

　　术后晚期髋臼骨折是罕见的。通常他们是由于骨溶解和/或松动假体的侵蚀作用引起的骨缺损，引起病理性骨不愈合，通常被称为骨盆不连续。非同寻常的是，它们有明确外伤史。我们报道一例髋臼假体固定良好，假体周围低能量、移位的横向髋臼骨折。应用VCS，这是一种B1型骨折。可以采用导航经皮螺钉固定治疗横形骨折。

　　评价和治疗骨盆不连续已在这本教科书的另一章中讲述，但会在这里重复骨盆和髋臼假体周围骨折的内容。作者看待骨盆不连续（或骨盆分离）作为一个连续的可能影响髋臼髋关节置换术后假体周围骨折事件。他们对待骨折的急缓（早期或晚期，术中或术后）不亚于指导治疗的其他问题。

　　晚期髋臼骨折的治疗，基于假体稳定性和髋臼骨存量的数量和质量。如果髋臼假体在放射学表明

是稳定的（B1型），则是罕见的事件。非手术治疗是可以考虑的，或者，如果界面稳定性可以经手术证实单独固定骨折行骨移植而避免干扰髋臼假体。髋臼松动是通常存在（至少B2型），在这种情况下，翻修是必要的。翻修手术的复杂性受骨折的特征和髋臼骨存量的数量和质量决定。

出现较迟的髋臼骨折的治疗目标包括固定骨折，恢复缺失的骨质和稳定假体。Peterson和Lewallen报告11例晚期假体周围髋臼骨折。9名患者是骨水泥的髋臼假体。1名患者死于血管损伤引起的骨盆内出血。8例骨折是临床和影像稳定的（因此是B1型）和2例不稳定骨折（B2或B3）。不稳定的髋臼的患者通过钢板或笼架翻修，假体稳定的患者保守治疗并调整术后活动。在这10位患者的随访中，8位（包括4位患者假体稳定骨折愈合）进行了翻修因为持续性疼痛。研究人员得出结论，这些骨折的预后较差，可能需要延后重建，但骨折愈合则挽救性翻修可以成功。

翻修时大量骨缺失存在的情况需要保持高度警觉是否存在骨盆不连续。由Berry提出的诊断骨盆连续性的标准包括骨盆前后位或Jude位透视，内侧偏移量骨盆底部和对应上部，旋转下部的半骨盆在骨盆前后位上显示不对称的闭孔环（图87.12）。这些影像学特征并不总是明显尤其是有金属假体时。术中首次磨锉之前和之后，外科医生应该通过在低级和高级半骨盆上放置撑开的力量检查骨盆连续性并确认骨盆的连续性。基于VCS骨盆不连续在大多数情况下是B2或B3类型取决于髋臼骨存量的质量和数量。

Spoorer等学者提出了一种晚期骨折（骨盆不连续）的治疗算法，基于剩余的宿主骨、不连续性的愈合潜力和髋臼假体生物长入的潜力。如果骨愈合具有潜力他们建议使用涉及跨越骨折断端钢板的打压技术，或使用骨小梁金属杯在髋臼不连续的上方和下方打螺钉，充当"内部板块"。他们还建议使用磨锉下来的自体骨块如果可用的话，并通过笼架作为应力风险来保护"骨折固定"。如果骨愈合潜力受到损害，他们选择分开不连续的骨并作缺损骨移植。他们指出，与打压相反，通过分离骨折断端

以提高初始稳定性在宿主骨不连续愈合的概率很少的情况下使用。用一种大直径、骨小梁金属修订髋臼假体分离和桥接骨折断端，可以提供一个适合骨长入和骨融合的生物力学环境。

最近Rogers等学者报告到发表日期前最大系列的晚期骨盆骨折或不连续（71例）的治疗的结果。他们将病例划分为：（1）急性，手术治疗后不到12周（9例）；（2）慢性，从初次手术后大于12周（62例）。他们治疗急性病例采用髋臼后柱板固定并使用MTM假体翻修。这些病例2年内随访的生存率是100%。慢性病例的管理涉及髂骨-坐骨笼架或假体-笼架结构。假体笼架重建结构的翻修率为9.5%（4/42例），2例因假体不稳定，2例因重建失败。他们形容的髂骨-坐骨笼架重建，翻修率28.5%（2/7例）是ZCA笼架，30.7%（4/13例）是Burch-Schneider笼架。他们得出的结论是稳定重建用于慢性骨盆不连续通过钽金属髋臼假体笼架重建实现，是因为钽金属固有的有益于生物及生物力学性能的多孔结构。在他们通过笼架保护的病例中，允许骨和骨小梁金属假体之间的融合。

类似于上面提到的研究，我们相信VCS B2和B3晚期假体周围髋臼骨折最终治疗决定需要在术中决定，应当在术前确定了骨折和骨存量的情况下。应当指出，仔细分析术前影像学检查可以预警手术涉及的潜在的困难和复杂重建。最终决定是否进行打压还是分离不连续的骨是由骨存量的质量和数量以及生物力学环境中骨生长的潜力决定的。如果初始磨锉后，骨存量的数量和质量令人满意，并且骨折也不过度移动，我们赞成用于板固定后柱，然后进行移植物插入并用多个螺钉稳定钽金属假体（图87.15B）。如果骨存量的数量和质量不好，我们赞成使用假体笼架构造。在极端骨缺损伴有骨折不稳定的情况下，我们转而分离不连续的骨，以实现骨折断端和骨小梁的金属的界面稳定性，再加上保护构造的笼架里直到骨小梁金属与骨融合。骨折在某些情况下仍有不愈合的可能，但半骨盆向假体外壳的融合与向同种异体骨移植的融合是不同的。

其他类型的髋关节置换相关的骨盆骨折

髋关节置换术后A型骨盆骨折

如VCS所述，A 型是涉及骨盆的突起部分的骨折（坐骨结节，膜髂棘，髂前上棘）但没有影响假体的固定。这种骨折少见并由附着突起的肌肉肌腱过度收缩牵拉所引起。它们可以选择保守治疗并在保护下负重。以便不需要外科手术，除非晚期切除引起疼痛的不愈合骨块。一篇文献报道了这种骨折。一位74岁女性因先天性高位髋关节脱位接受双侧髋关节置换。作者进行在髋关节置换术中进行转子下截骨短缩并广泛松解软组织。腿部延长了 4.5cm，患者恢复良好。六个月后她一侧坐骨结节撕脱性骨折例行保守治疗与保护性的负重。她获得了令人满意的康复。作者推断骨折的原因是由于延长腿使骨质疏松的坐骨受到腘绳肌的张力而发生应力性骨折。

髋关节置换术后C型骨盆骨折

如VCS所述的，这些骨折是远离髋关节置换术，涉及髂骨和/或耻骨支，而不会影响植入物的稳定性。他们作为不全骨折或轻微的创伤的结果出现，通常发生在骨质疏松症的老年患者。在这种场合他们可能出现髋部环绕状疼痛，和需列入髋关节置换术相关疼痛的鉴别诊断。一个例子是一位74 岁的男性，受到轻微的摔落而遭受了耻骨上下支的骨折合并同侧髋关节置换术（图 87.17）。他的治疗是受保护下负重2个月，逐步康复令人满意的结果。

C型骨折也可能是高能量的冲击，例如由于机动车辆事故的结果，或从高处堕下。C型骨折中高能量骨盆骨折并且髋臼假体稳定，现代管理原则很少直接注意到关节置换植入物若髋臼假体不松动。没有文献报告 C型骨盆骨折后的单侧或双侧髋关节置换术。在我们中心超过 800例入院的需要手术的骨盆骨折的回顾性研究显示仅有3例与预先存在的髋关节置换相关。

髋关节置换术后D型骨盆骨折

还有一种非常罕见的假体周围骨折类型，骨折

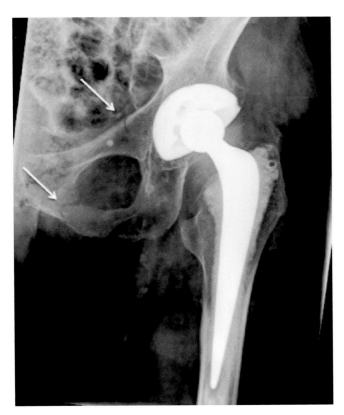

图87.17 前后位X线片显示同侧髋关节置换术后耻骨支上段和下段的微小C型骨折，假体固定稳定

累及支持双侧置换关节的骨质，最常见的是髋关节和膝关节置换术之间的股骨骨折。这种骨折被归类D型。关于骨盆，这将涉及双边髋关节置换术后骨折。管理的方法是将从每一侧分别分析，并制定骨盆单独的治疗计划，如果置换关节没有涉及或涉及一个或两个置换关节如果一侧或双侧的髋臼也受到损伤。

作为与 C 型骨折，这种D型骨折可能存在不全骨折或低、高能量损伤。一个案例中，涉及在类风湿关节炎双边髋关节置换术后双边髂骨支和髂骨的不全骨折。管理首先是卧床休息，其次是渐进性的康复，最后得到令人满意的结果。我们在实践中发现，我们遇到类似的情况，有一个低能量摔落使得双侧髋关节置换的患者遭受D型骨折，导致耻骨支上支和下支的骨折（图 87.18）。假体的稳定性不受骨折的影响，处理是受保护的负重和渐进性的康复得到令人满意的结果。

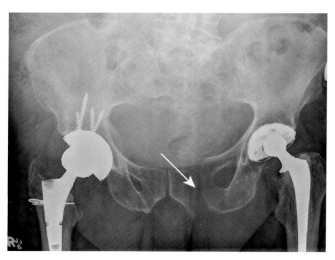

图87.18　前后位X线片显示分离性D型骨折累及耻骨上支和耻骨下支，骨折发生在翻修中，假体稳定

髋关节置换术后E型骨盆骨折

这是一种双侧的髋关节置换术的骨折；骨盆和股骨。它在管理中提出了一个独特的挑战。我们建议的方法是单独分析断裂的每个相邻的植入物的场景，无论是股骨柄还是髋臼假体。这指导外科医生要理智地管理每一侧置换，这是成功的关键。在我们中心，这被称为"分块分析"。忽略髋臼和单独定义股骨的骨折。下一步忽略股骨和单独分类骨盆的骨折。将这一分析转换成每一侧的治疗方案联合治疗。

E型骨折如图87.6所示。分块分析揭示了骨盆B3和股骨B3型。因此治疗的合理方案是髋臼的复杂重建和假体翻修，以及复杂的股骨重建和股骨柄的翻修。

髋关节置换术后F型骨盆骨折

这是不包含髋臼假体的髋臼骨折，而与之相对的是事先植入的人工股骨头置换或单极表面置换。管理的原则将取决于骨折移位的程度，以及最新关节创伤的愈合情况。如果骨折轻度位移，那么非手术治疗是可以考虑的，或者如果疼痛成为一个问题，骨折愈合后进行全髋关节置换术翻修。如果骨

折移位是显著的，那么复位和固定需要考虑的，是否是通过间接的闭合的复位，或微创图像指导下微小入路固定或通过正式的手术暴露都是可疑的。F型骨折如图87.7所示；在这种情况下严重内侧移位需要切开复位和内固定。完好无损的股骨半髋关节置换术保留原样，如果假体是稳定的。如果需要，全髋关节置换翻修术可以在骨折愈合后考虑。

案例的解决方案

将患者转诊后，Judet位和CT扫描进行评估骨折的程度，并评估可用的骨存量。它被定义为B2型骨折，不稳定假体和足够的骨量。

联合的创伤和重建团队进行了治疗计划的制定。患者使用侧卧位的体位进行手术。暴露后，髋臼后柱解剖复位是通过后柱锁定钢板和锁定螺钉实现的。前柱对骨折复位并且使用尖嘴钳子夹住，采用螺钉仅皮植入固定，在图像增强技术下，可以看到从近端到远端横形骨折。一旦髋臼骨折得到固定并且植骨，放入非水泥的假体采用多枚螺钉固定。患者术后在保护下承重活动6周。结果是令人满意，骨折愈合、移植骨融合，假体稳定（图87.19）。

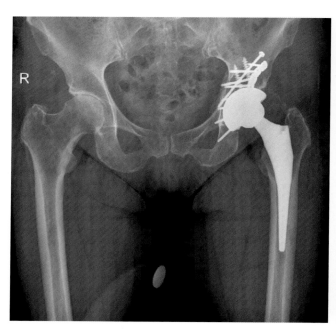

图87.19　术后前后位显示髋臼前后柱固定后假体植入

Johannes M. van der Merwe

Donald S. Garbuz

Clive P. Duncan

Bassam A. Masri

88

第88章 全髋关节置换相关的股骨假体周围骨折

案例1场景

今年84岁的女性患者到急诊科就诊，她的臀部受到低能量跌落后出现髋关节疼痛，以前没有任何症状。透视显示股骨柄假体周围骨折（图88.1）。

流行病学

股骨假体周围骨折是全髋关节置换术（THA）的一种不寻常，但可能具有挑战性的并发症。患病率上升继发于世界范围内越来越多的髋关节置换术，发生率预计将上升由于那些年龄增大的人已经

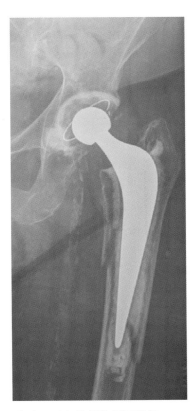

图88.1 术后X线片显示股骨假体周围骨折

经历了无时无刻不存在的骨溶解问题。

在初次全髋置换术中有报道的假体周围骨折在骨水泥柄的病例为0.1%～3.5%，非骨水泥型柄的患者为5%。后者由于需要稳定的假体界面和初始稳定性会产生更大的剪切应力。在翻修术中骨折的风险骨水泥柄是3.6%～6.3%的以及非骨水泥柄17.6%～20.9%的发病率。

初次全髋置换术后股骨假体周围骨折真实的发病率很难估计，这是由于文献报道的群体的异构性。在梅奥中心注册的23 980例初次全髋关节之后假体周围骨折的发病率是1.1%。这类似于Meek和Norwood发现5年52 136例初次全髋关节之后发病率为0.9%。瑞典国家髋关节置换注册中心报告年度发生率在0.045%和0.13%之间。翻修术骨折的发病率大约为4%。

危险因素

股骨假体周围骨折往往与低能量损伤有关因为预先存在宿主骨减少引起的机械强度削弱。这些危险因素可以分为全身和局部风险因素的影响。

系统性风险因素是广义的导致全身骨量减少的因素。这些因素包括从代谢性骨病到神经肌肉障碍等因素。局部风险因素局限在局部较差的骨量。这些因素包括应力集中、股骨近端的复杂畸形，局灶性或更广泛骨溶解，骨质损失由于多次翻修手术或失用性骨质疏松（表88.1）。许多外科技术和患者的风险因素与股骨假体周围骨折相关联。翻修手术时将能量转移到假体柄的尖端，比如，打压植骨和非骨水泥全涂层多孔圆柱形压配式股骨柄，更倾向于使患者受到假体周围骨折。

表88.1	术中和术后股骨假体周围骨折的危险因素
系统因素	**局部因素**
骨质减少	打压、非水泥股骨假体
骨质疏松	复杂股骨近端畸形
类风湿性关节炎	先天性髋关节发育不良
骨软化症	骨折畸形愈合
Paget病	矫形性截骨
石骨症	翻修
成骨不全症	失用性骨质减少
地中海贫血	骨储量缺损
神经肌肉疾病	大直径的长柄
帕金森病	骨溶解
脊髓灰质炎	股骨假体松动
神经疾病性关节病	皮质应力增加
脊髓瘫痪	先前存在的股骨骨缺损
重症肌无力	假体与外侧皮质撞击
脑出血	旧的螺丝钉道
共济失调	钢板末端

基于生物力学分析，体重指数（BMI）的增加是与骨折风险增加有关联的。苏格兰的注册中心发现骨折的风险受到性别和患者手术时的年龄的影响。他们发现，女性、69岁以上的患者以及翻修的患者增加骨折的风险。这些因素可能于骨质疏松症相混淆。

另一项研究发现显著增加全髋关节翻修后假体周围骨折风险的4个独立危险因素。这些包括女性、年龄、高Deyo - Charlson综合指数和潜在的骨不连或骨折。患者年龄小于60岁患者风险更高，大概是因为他们更积极的生活方式，更多存在创伤性损伤的风险。有更多并发症增加患者遭受假体周围骨折的风险，但目前尚不清楚，术前优化这些并发症可能带来的预后。他们还发现，基础诊断骨潜在不连或骨折导致风险增加2～5倍的，与只有松动、磨损或

骨溶解的患者相比。

分类

功能分类应指导治疗、判断预后、预测可能的并发症，和允许比较外科医生或中心不同的结果的基础上开发了温哥华分类使基于3个最常见特征而发展：骨折位置、假体柄的稳定性与骨存量的质量。几项研究证明它的效度和信度。

术中骨折

改良的温哥华分类将股骨分为3个解剖区域（表88.2）：

- A型：局限于转子间区不扩展到骨干；
- B型：影响到骨干，接近或就在股骨柄的尖端；
- C型：涉及骨干并远离股骨柄的尖端。

这些骨折类型然后根据外形和骨折的稳定性会被细分。

1型是指简单的皮质穿孔。这些骨折通常发生在从薄的皮质骨去除水泥，或在扩髓腔前准备的时候，最常见在骨干区域（如B1型）。

2型定义为非移位的线性骨折。这种骨折通常发生在近侧干骺端或骨干。它一般发生在扩髓腔或假体插入的时候。施加在骨皮质上的环状应力是形成的始动因素。

不稳定或移位骨折被称为3型。发生在股骨近端骨折（如A3型）通常在用力地磨锉或假体植入的最后打击时发生。在翻修术中它可以发生在没有首先清理转子间基地部而用力移除假体。随后在股骨干骨折（如B3型）常发生在去除水泥、扩髓、打压，或过度操纵的肢体时。股骨干远端骨折（如C3型）很少单独发生，是较为普遍发生的B3型骨折的远端传播。当他们做单独发生时，可能因对骨质疏松患

表 88.2	改良的术中假体周围骨折的温哥华分类系统	
A型（局限于转子间区不扩展到骨干）	**B型（影响到骨干，接近或就在股骨柄的尖端）**	**C型（涉及骨干并远离股骨柄的尖端）**
• A1：皮质穿孔	• B1：皮质穿孔	• C1：皮质穿孔
• A2：非移位的线形骨折	• B2：非移位的线形骨折	• C2：非移位的线形骨折
• A3：移位/不稳定的股骨近端/大转子骨折	• B3：移位的假体柄周围股骨干骨折	• C3：移位的远端股骨干骨折，骨折线不通过假体柄

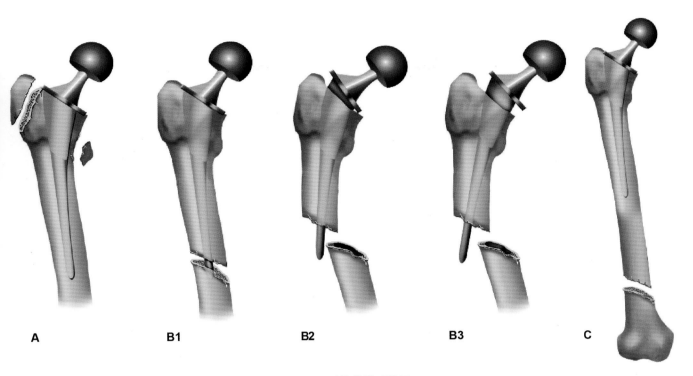

A   B1   B2   B3   C

图88.2 温哥华分类系统图

者进行肢体旋转时引起的。

了解术中B3型（上文所述）和术后B3型骨折（见下文）之间的区别是十分重要的。前者指在操作过程中的不稳定或移位的骨折，与可用的骨存量无关，通常骨存量都是充足的。后者，术后发生意味着可用骨存量很少，需要考虑复杂的重建。

术后骨折

温哥华分类包括股骨术后假体周围骨折的最重要的因素：骨折位置，植入物的稳定性和骨存量的质量（图88.2）。分类系统将股骨分为3个解剖部位：（A）股骨近端突起或转子间；（B）骨干，股骨柄周围或远端；（C）远离假体尖端的骨干或远端干骺端。

- A 型细分为AG型，大转子骨折，和AL型，为小转子骨折。移位很小的AG型骨折是稳定的，因为它被臀肌和股四头肌的相对牵拉效应牵制。AL型骨折单独出现经常会被忽略，除非它涉及的内侧皮质并且柄的内侧支撑破坏假体不稳定。我们描述了这种类型的骨折是假AL类型（事实上它是B2类）。这种骨折模式使柄不稳定并需要手术处理。
- B 型骨折是根据假体稳定性和可用骨存量分类的。

这是治疗决策的关键。

B1型骨折假体是稳定的。他们可以通过复位和内固定治疗。B2型和B3型假体松动，股骨柄翻修是必须的。假体的稳定性在某些情况下可能很难确定；如果以前的胶片可用，它们在区分固定良好的和松动的假体是非常有用的。牢记大多数假体周围骨折是B2或B3型骨折是重要的；B1型骨折是罕见的，外科医生应警惕将B2型误诊为B1型，因为既是常见的错误，又是导致较差的预后。这是由Lindahl等学者提出的，他提出23%失败的假体周围骨折的治疗很可能是由于漏诊假体松动。因此必须仔细检查术前X线片假体松动的迹象，仔细地审查病史检测任何骨折之前的疼痛。如果有任何怀疑假体的稳定性，假体的稳定性应在术中测试。

在B3型假体周围骨折（图88.3），柄是松动的，还有严重的骨丢失这需要考虑更专业的技术做重建修复。

- C型骨折远离假体柄的远端。现代的接骨原则是在这种情况下是适用的，包括微创钢板接骨术（MIPO）。在一般情况下钢板近端需要扩展到假体远端以提供适当的稳定支持。在这种情况下，可以考虑重建钢板，如单皮质螺钉或钢缆。

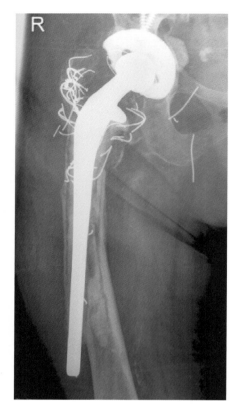

图88.3　B3型假体周围骨折。假体松动，骨存量很少

温哥华分类系统（VCS）被最近扩大了两个罕见的骨折类型：

- D型：在髋关节和膝关节置换之间的骨干骨折或远端干骺端骨折（图88.4A,B）；这种模式也称为股骨假体间骨折。
- E型：髋关节置换后骨盆和股骨同时骨折（图88.5）。

这个统一的分类系统（VCS），已被 AO/OTA 组织接受，已将 VCS 的原则"统一"应用于髋（骨盆和股骨），膝、踝、肩、肘以及手腕一个或多个关节置换术后。

有用方法来帮助记忆骨折的分类：

- A型：突起物（大转子或小转子）
- B型：假体的支撑（股骨干）
- C型：无假体的部分（骨干或远端干骺端）
- D型：两个关节置换假体之间（髋关节置换与膝关节置换间的股骨）
- E型：置换的每一块骨（股骨和骨盆）

术前计划

管理假体周围骨折的成功取决于一个合理的术

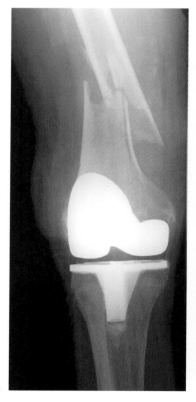
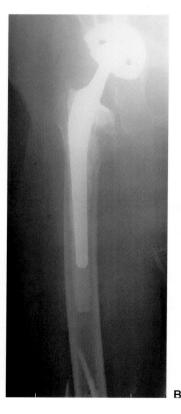

图88.4　A，B. D型髋关节和膝关节之间的股骨骨折。分块分析法显示这是单独的C型股骨骨折和C型骨盆骨折。合理的治疗方法是股骨内固定而不干扰两个关节置换的假体

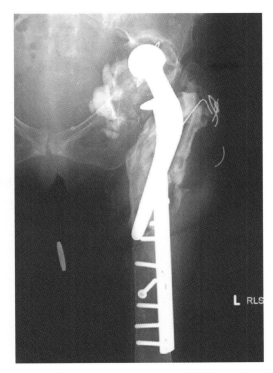

图88.5 E型假体周围骨折。一个骨折累及髋臼后柱，另一个累及股骨干。分块分析法对每一个假体进行分析得出B3髋臼假体（假体床的骨折，假体松动，严重骨缺损）以及B3型股骨柄（假体床的骨折，假体松动，严重骨缺损）

前计划。这涉及预测所有潜在的陷阱和创建一个备份的计划来处理任何可能的术中或术后并发症。它对获取彻底的医疗史，使得患者在手术前得到医学上的改善。

应特别注意，排除深部感染。患者在骨折前有症状，或有骨溶解或松动、应接受进一步调查。血清学标志物（ESR，CRP）排除感染仅当它们是正常参考值，因为当发生骨折时它们可能表现为升高。如果外科医生高度怀疑为髋关节感染，髋关节因应该进行传出需氧和厌氧培养，以及滑膜液白细胞总数计数和差别。如果关节白细胞计数<3000 WBC/uL 和鉴别显示多核细胞（PMN）计数< 80%，可以安全地继续进行翻修而不必等待最后5天的培养，24～48小时培养可能已足够。然而，如果关节液细胞计数异常，则在进行手术之前最好等待最后的培养。

如果最后培养揭示感染，我们通常采用两阶段的翻修采用充满抗生素的长柄临时关节旷置物允许稳定骨折，直到感染被治疗。一旦感染已经被根

除，我们着手再翻修。虚弱和年长患者，因为有限的需求和剩余寿命，可以采用一个阶段长柄骨水泥柄并使用抗生素骨水泥以及静脉注射抗生素 6周，除非对付的是耐甲氧西林金黄色葡萄球菌。长期低剂量抑制抗生素可以考虑在此使用。

应注意的是制订手术方案时，考虑骨缺陷、畸形，以及现有的硬件。应该评估假体的稳定性。髋臼假体不应被忽视并且固定稳定的非骨水泥应更换内衬。此外，应评估髋臼假体的位置，髋臼假体的位子如果位子不良则应考虑翻修。然后执行模板。外科医生需要决定哪些组件将实现巩固股骨骨折稳定性的目标。稳定骨折内固定的类型（即，锁定钢板，钢缆板，皮质骨柱移植等）应做出决定。如果股骨翻修的计划中需要处理假体松动，那么假体的类型、长度、直径和形状应该被确定。翻修中应选用至少两种直径的足够长的假体柄以跨过薄弱区域、有或无皮质骨柱的移植。

最后，应选择手术方法，让你实现充分暴露。外科医生应选择使用以前的皮肤切口，凡提供或维持适当皮肤桥梁时被迫做出新的切口。应非常小心地处理软组织并试图限制软组织剥离以促进生物愈合。理想的生物愈合通过直接或间接的准确的骨折复位实现。残余的力线不良可以导致治疗失败。在翻修之中暴露应便于假体的移除，或使外科医生能够将设备放入通过切开复位和内固定而纠正力线。

术中骨折的治疗

术中假体周围骨折的温哥华分型系统可以指导合适治疗。审慎的术前计划，可减少术中骨折的风险。一些病例由于骨溶解出现骨折的风险，温柔的脱位是必要的。在某些情况下扩展大转子截骨（ETO）可能要先于脱位以便脱位。其他技术用来避免术中骨折包括在远端ETO后扩髓、试模和假体柄插入时运用钢缆环扎。

A型骨折

皮质穿孔（A1型）具有固有的稳定并通过假体柄跨越骨折部位，辅以自体锉如果得到的话。

A2型骨折（线性非移位骨折），如果术中发

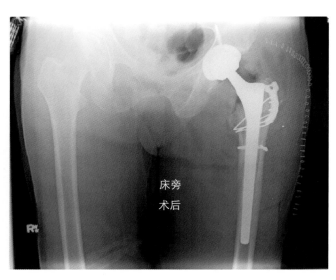

图88.6　爪形结构用于固定大转子骨折

现则最佳治疗方法是移除股骨柄，用线缆环扎干骺端然后将假体重新放入。这是为了防止骨折的传播和随后假体的沉降，如果股骨柄用的是近端多孔涂层。有趣的是，锥形柄的使用增加了这些骨折的发生率。这些术中未被发现的骨折在后术可能因为微小的损伤而传播。术中骨折可以在磨锉和安放股骨柄的时候通过充分地检查股骨颈截骨地区域。如果注意到与磨锉或试模相比股骨柄放置的位置更深，或者突然增加股骨柄的型号，是未识别骨折的信号，提示外科医生重新进行股骨近端完整性的评估。在放入假体或者试模的时候敲击声音频率的下降意味着假体与股骨结合静谧。这种频率变化在手术中是一个有用的工具。一旦你观察到敲击音频率减低，应停止持续有力锤击以避免维持术中骨折。

A3型骨折：移位或不稳定的股骨大转子骨折，最好治疗方法是股骨大转子爪形固定装置（图88.6）。选择合适的设备长度和电缆以达到稳定骨折的作用。

B型骨折

B型骨折发生在股骨柄周围或只是柄的尖端。他们通常发生在植入骨干固定的假体，弯曲或直。

B1型骨折（皮质穿孔）：如果术中检测到穿孔，它应利用髋臼磨锉的骨进行骨移植。如果穿孔

位置柄的末端齐平与或低于柄的末端，应使用更长的柄跨过骨折区。翻修术中，如果不能使用更长的柄那么应使用同种异体皮质骨支撑以加强皮质。如果术后发现穿孔，穿孔部位在假体尖端的近端超过两个皮质直径的距离，那么不需要其他处理除了保护负重6周。如果穿孔在股骨柄尖端或以下，患者应脚尖踮地负重6周。

B2型骨折（非移位线性骨折）　在术中检测到需要用线缆环扎以提高稳定性。负重应限于脚尖踮地负重6周随后逐渐增加，除非临床和影像学特点提高令人担忧。

B3型骨折（移位的线性裂缝）：无论是术中检测到还是术后影像学上反映，都应用线缆环扎以及更长的柄跨过骨折，柄的远端应超过骨折远端至少两个皮质直径（图88.7A，B，C）。

C型骨折

C型骨折是股骨远端骨折延伸超过最长的翻修柄并且可以累积远端干骺端。他们通常都与水泥去除或髓腔制备有关。

如果术中检测到*C1型骨折*（皮质穿孔）应予以植骨治疗和术后保护负重治疗。

C2型骨折（非移位线性骨折）　应该予以线缆环扎，是否采用皮质骨移植是外科医生的自由裁量权。如果骨存量不足，那么皮质骨柱可能是有用的；否则简单固定环扎钢丝或钢缆就足够了。如果使用骨柱移植，它们应与假体的远远重叠，以免造成另一个应力增高，假体远端和骨柱的近端之间保持至少两个皮质直径的重叠。

C3型骨折（移位骨折）应采用切开复位和内固定治疗，采用钢板和螺钉，盖以皮质骨或皮质骨与钢板相结合。

术后骨折的治疗

A型骨折

AG型骨折小于2cm的移位可以例行保守治疗（图88.8）。这需要保护的负重和限制性外展6~12周，直到临床和影像学骨愈合发生。如果骨折移位

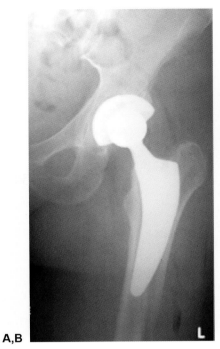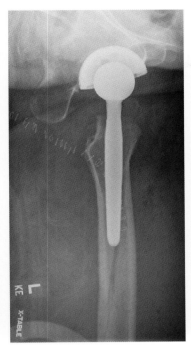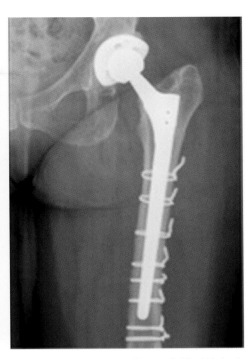

A,B C

图88.7 A. 左股骨分离性假体周围骨折温哥华分型B3型；B. 侧位片显示长的斜行假体周围骨折；C. 翻修柄用线缆环扎术后4个月，采用单模块尖端柄翻修

超过2cm或骨连续中断，存在持续的疼痛、不稳或外展无力，则手术治疗。从环扎到所谓的爪形装置的多种装备都可以用于固定（图88.6）。这些损伤经常是骨溶解后发生，继发于失败的臼杯磨削所引起的撕脱性骨折。管理这类骨折还需要结合骨折愈合前或愈合后的治疗计划之前。

AL型骨折很少见，应根据症状和移位的程度单独治疗。通常他们代表骨溶解引起骨质薄弱撕脱性骨折，翻修期间不需要特殊的治疗期。鉴别假AL型骨折和不常见的单独的小转子骨折是非常必要的。前者根据定义是（周围松动干骨折）B2骨折，应在翻修时跨过骨折的部位。

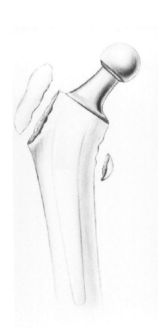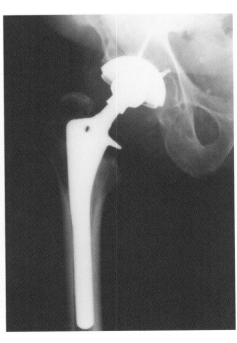

图88.8 温哥华分型术后A型骨折：示意图（左）和X线片（右）显示大转子骨折（AG型）

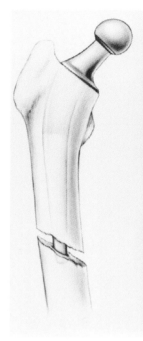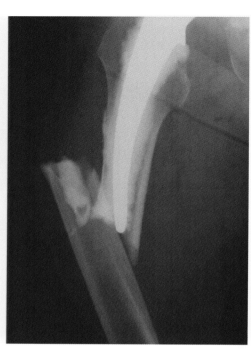

图88.9 B1型术后骨折示意图（左）和X线片显示固定良好的骨水泥柄尖端出现骨折（右）

B1型骨折
传统钢板

传统的动态压缩钢板可以用于温哥华类型B1和C骨折（图88.9）。远端股骨柄的下方至少需要2颗螺丝。这使得钢板更安全地固定。从技术上讲，在股骨柄近端使用传统螺钉在假体柄或者骨水泥壳周围很好地固定。

线缆钢板系统

为了克服这些困难，Ogden提出钢板采用结合螺钉和环扎的固定方式（表88.3）。线缆钢板系统允许在钢板的任意位置进行环扎和螺钉固定（图88.10）。有多项研究试图研究股骨假体周围骨折内固定的最佳生物力学构造。近端使用单皮质螺钉结合线缆的优点包括90%～100%高愈合率和增强的旋转稳定性。如果使用了这种类型的固定缺点是增加骨水泥壳的应力。

Lever等学者在生物力学的研究中比较3枚不同的螺钉、线缆与钢板的系统用于温哥华B1型骨折。他们使用的3种结构有Zimmer线缆系统（Zimmer, Warsaw, IN, USA），AO线缆钢板系统（Synthes, Paoli, PA, USA）和Dall-Miles线缆控制系统（Howmedica, Rutherford, NJ, USA）。当3种线缆

表88.3	温哥华B1型假体周围骨折不同固定方式的比较				
研究人员	研究类型	病例数（例）	温哥华分型	比较	发现
Lever	生物力学研究	24	B1	(4 PUCS + 4 DBCS) versus (4 PC and 4 DBCS)	PUCS + DBCS =增强机械稳定性
Dennis	生物力学研究	30	B1	(PC + DBCS) versus (PC + DC) versus (PUCS + DBCS) versus (PUCS + PC + DBCS) versus (2 allograft struts + cables)	PUCS和PUCS + PC + DBCS在抗轴向压缩、外侧弯曲和扭曲中最稳定
Chen	有限元分析	n/a	B1	(PC + DBCS) versus (2 PUCS + PC + DBCS) versus (PC + DBCS + 3 distal cables) versus (2 PUCS + PC + DBCS + 3 distal cables)	PUCS + PC + DCBS = 减少修复的移位和应力
Demos	有限元分析	24	B1	(3 PUCS + 4 DBCS) versus (3 PC + 3 PUCS + 4 DBCS)	PUCS + PC没有出现骨折

PUCS, 近端单皮质螺钉; DBCS, 远端双皮质螺钉; PC, 近端线缆; DC, 远端线缆

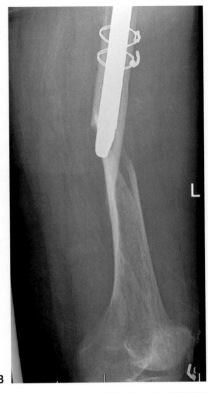
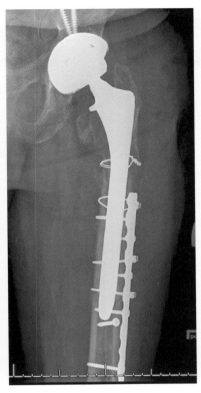
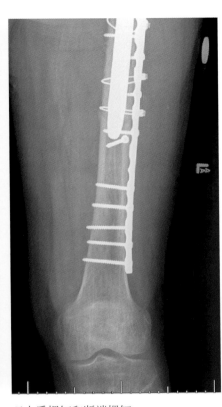

A,B

C

图88.10 A～C: 术后B1型骨折，采用线缆钢板系统固定，使用了钢缆、单皮质螺钉、双皮质螺钉和断端螺钉

钢板系统测试时在轴向荷载、抗扭和四点弯曲后，线缆被移除并替换近端单皮质螺钉。测试进行多次重复和比较。他们发现，螺钉钢板系统与线缆钢板系统相比提供增强机械稳定性。Dennis和同事也得出结论，外侧构建近端单皮质螺钉和远端双皮质螺钉在抗弯曲能力最好，扭转和轴向压缩能力次之，只被近端皮质螺钉和电缆结合超越。Chen等学者得出结论，使用有限元分析发现，采用近端皮质螺钉后应力平均地分布到线缆钢板系统地两端，这在理论上将减少结构上的失败概率。他们没有发现任何使用附加电缆来增加远端双皮质螺钉固定骨折的好处。Demos等学者在生物力学比较中确定发现线缆钢板固定近端失败的发生。他们还注意到，当单皮质锁定螺钉在单独使用时股骨近端骨折通过螺钉孔。他们确定单皮质锁定螺钉和线缆组合在近端骨质疏松的固定没有骨折。有趣的是，他们发现使用线缆结合皮质锁定螺钉和标准螺钉时没有明显的差异。他们还发现正常矿化骨质如果只单皮质锁定螺钉结合永久钢板会发生失败。结论，单皮质螺钉在正常矿化骨单独使用可以提供稳定固定的结论，应谨慎诠释，应当看到它只表明初始稳定性并未在周而复始的

应力测试。他们建议使用单皮质锁定或标准螺钉需用线缆补充用于温哥华 B1型在骨质疏松骨的近端骨折固定（表88.3）。

锁定钢板

锁定钢板在骨质疏松骨固定有良好的优势。他们提供一个在钢板－螺钉界面固定的角度，并且与加压螺钉相比有较大的螺钉直径。这使得在螺杆–骨界面应力分布更加合理。应该强调的是机械稳定性结合软组织友好的外科技术，来保护的血肿和骨膜血管供应被认为可以提高骨折愈合率。远端使用双皮质螺钉被强调避免骨折。Button等学者报告了两起案例，钢板逐渐从股骨上分离因为皮质螺丝丢失了在股骨干皮质的抓力。Buttaro等学者的结论是，用压力锁定钢板在温哥华类型B1型股骨假体周围骨折不能提供足够的稳定性。他们提出了要采用同种异体皮质骨移植来加强假体周围骨折的温哥华类型B1压力锁定钢板的固定。然而，在这个研究中的上述案例78%以前有过复杂髋关节翻修手术。他们还得出结论，软组织剥离以放置钢板和线缆可能在失败中扮演重要角色。多个其他研究报告锁定钢板的

骨折率较低。被列举的三个常见的原因包括螺钉拔出、骨折跨越螺钉孔以及钢板末端骨折造成应力增加。尽量减少这些骨折的建议包括非创伤性软组织处理保存骨膜和肌肉附着处。进一步，退避结构太硬或太灵活，保持受保护的重量的轴承直到骨折愈合，并且使用辅助固定（即，钢缆，支撑同种异体移植）当患者骨质量不佳。

Ebraheim 等学者描述了一种新的技术，对侧肢体远端股骨髁钢板用于固定13例温哥华B1型假体周围骨折的老年患者。钢板被反主流地（右侧板用于左股骨，反之亦然）使用能够在股骨粗隆区和股骨近端用多块锁定钢板，最终导致更好地固定的近端骨折，否则由于使用髓腔填充柄使得固定非常困难。钢板也是很好符合股骨近端解剖形态。他们发现所有案例的骨折愈合发生在固定后平均 14 周。只有一个感染，没有硬件故障。

目前已经充分证明锁定钢板在粉碎性骨折在轴向应力下相比加压钢板要稳定得多。相反，加压钢板对宿主骨的压缩有更好的抵抗塑性变形，增加的硬度及负荷导致失败。螺钉和钢板对骨界面的共享荷载传递可以解释这一切。锁定钢板结构的荷载可以完全通过板固定的角度螺钉来传递。从理论上讲，这将导致增加造成的集中的荷载传递应力集中。这可能导致假体周围在锁定钢板末端二次骨折的风险，尤其是在骨质疏松的患者。Bottlang等学者因此建议将最外层的锁紧螺钉更换为螺钉常规，以减少在钢板末端应力集中和增加弯曲强度。这不被他人推荐并且不被认为是标准的治疗。

多轴锁紧螺钉装置是治疗这些骨折新的选择，使外科医生成角锁定髓内假体周围的螺钉。有大量的多轴界面可供选择，从钢板内膨胀套管（PolyAx; DePuy Orthopaedics, Warsaw, IN），进入螺钉孔的自由旋转环（Numelock; Numelock; Stryker, Mahwah, NJ）到螺钉放置后放置锁定盖将标准的皮质或松质骨螺钉转换成固定的角度螺钉（NCB; Zimmer, Warsaw, IN）。有希望的结果老年患者和骨质疏松患者,假体周围骨折骨愈合和畸形愈合的比率已得到可观的证明。生物力学比较在粉碎性骨折使用第一代常规锁定钢板单轴锁定螺钉和多轴锁定钢板证明

这不仅做多轴钢板用双皮质螺钉提供一个稳定的结构，而且也使总变形量以外的所有测试参数优于传统锁定钢板。

小切口钢板接骨术

小切口钢板接骨术（MIPO）技术的重点是保持软组织附件和保留骨膜血供，以优化骨愈合和限制骨移植的使用。骨折复位采用间接复位技术。高质量复位非常重要，外科医生应具有低的阈值将转换为小切口入路来改善固定，特别是如果介入肌肉涉嫌妨碍复位。其次是通过一个小的皮肤切口放入钢板以及在肌肉下滑到骨折部位。钢板然后利用小刺入切口用螺钉固定股骨。

Ricci等学者强调细致软组织分离，尽量减少骨血管中断的重要性。暴露应该是限于需要操作的区域和固定钢板近端和远端骨折所需的区域。钢板应足够长以尽可能的长度重叠髓内假体。避免两个植入物之间约束的最大值引起的应力性骨折是非常重要的。因此，体内的假体必须是桥接。如果使用的近端环扎，那么钢板因扩展到近端足以在股骨大转子放置螺钉是更可取的。远端板应扩展超过的假体远端尖端至少 4个最好6～8孔。重要的是术中透视在两个平面确认钢板位置。骨质疏松骨应该使用更长的钢板以覆盖股骨末端，避免产生应力升高，并设法避免钢板远端固定在股骨远端干骺端。外科医生应该试着在假体周围进行多个环扎。环扎到骨折最近和最远的距离是最重要的。此外，还可以放置单皮质螺钉以提高假体周围的稳定性。锁定螺钉一般应放置在非锁定螺钉使用后。锁定螺钉最高效的位置在股骨骨折最近和最远的位置。

一项研究观察 9 名患者经皮复位和MIPO技术治疗温哥华B1型骨折。所有骨折都愈合的平均时间为18周。7/9的患者返回到其以前的活动水平。无伤口并发症。另一项研究发现，锁定钢板与微创外科技术允许患者可完全负重和没有显著的畸形愈合的高愈合率。

皮质骨支撑

同种异体皮质骨是同种异体骨的骨干部分，

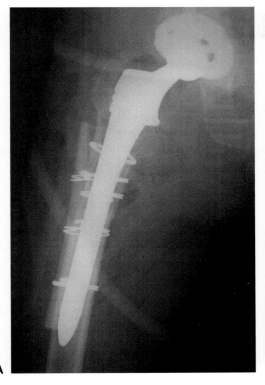
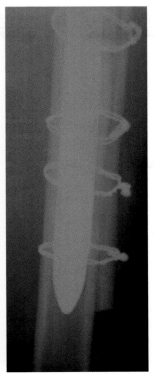

图88.11 A,B. 皮质骨支撑。支撑骨经过设计以贴合宿主骨以允许更好地骨长入。手术医生可以在宿主骨和支撑骨之间使用颗粒骨移植以获得更好的骨愈合

传统上被单独使用或/和钢板使用以增加愈合（图88.11A，B）。虽然同种异体皮质骨支撑相比金属钢板有几个优势（增加骨量、减少应力遮挡、假体顶端减小应力，和定制化），但它们也有明显的缺点，包括软组织剥离才能应用、支撑骨和宿主骨延迟愈合或不愈合、传染疾病、免疫反应、可用性和成本。

因此，他们很少使用当代应用除了稳定性在标准技术上无法获得的时候。

多项研究审查了不同的变量来确定同种异体移植用于股骨假体周围骨折内固定时的最硬结构。他们得出结论，需要使用多股缠绕线缆而不是钢丝。短支撑骨比长支撑骨更坚硬，也造成更小的软组织切割随后保留骨膜血供。两个支撑或皮质骨加上钢板相比单支撑产生一种更刚性构造。

我们建议骨折任一侧使用至少3个点固定。对宿主骨好的支撑以及骨膜血供保护是至关重要。它在技术上比在支撑骨之前在股骨周围首先放置线缆容易。线缆应按从中间依次拉紧以免移动移植骨。颗粒植骨可以放置在支撑骨与宿主骨以加强愈合。有报道平均持续时间为 8.5个月愈合率有91%～99%。包括边缘变圆、变扁形、不完全或完全桥接、形成骨痂、不长

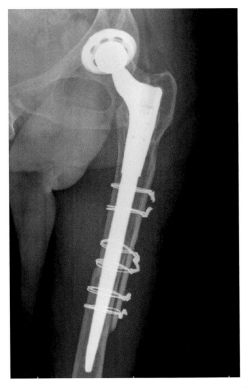

图88.12 这是一个皮质骨长入的例子，显示边缘变圆并且完全桥接。这位患者术中遭遇骨折并在术中发现，采用长柄翻修、线缆环扎和同种异体骨皮质支撑

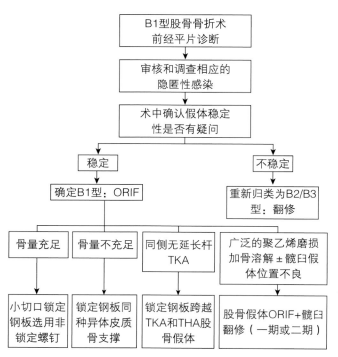

图88.13　B1型骨折的决策算法。ORIF：切开复位内固定

入和吸收的影像学序列已经阐述了同种异体移植支撑的长入（图88.12）。

作者喜好的B1型假体周围骨折的治疗

温哥华B1骨折应切开复位和内固定（图88.13）。我们赞成适时采用小切口技术与经皮穿刺锁定钢板技术固定。我们尽量减少软组织剥离以促进骨愈合。近端固定采用单皮质螺钉并以线缆加强远端采用双皮螺钉结合实现的。我们只使用异体皮

质骨支撑如果稳定的固定没有达到上述治疗。

在瑞典登记的温哥华B1型骨折内固定与保留股骨假体治疗失败中，33.9%是钢板治疗固定，43.9%是首先采用环扎固定。66%的B1型骨折切开复位内固定（ORIF），24%需要额外的手术。作者提出B2型骨折不正确归类为B1型骨折切开复位内固定是高失败率的原因。Lindahl等学者因此根据经验，建议如果对假体稳定性有疑惑应坚持股骨假体翻修治疗。

B2/B3型骨折
髋关节翻修

如果患者遭受假体周围骨折并且股骨假体是松动的，那么股骨假体应当翻修（图88.14）。在大多数情况下假体在骨折前松动，并在一些情况下因伤而发生。非骨水泥远端峡部固定获得初始稳定性是B2型骨折的理想选择。这使外科医生能够使用环扎钢丝或钢缆稳定的假体周围骨折碎片。水泥柄用于这些情况下的翻修在文献中结果较差和通常不是推荐。Richards等学者描述了创新技术用水泥对水泥股骨翻修治疗特定温哥华B2型假体周围骨折。服从这种治疗的患者必须在影像学上有高质量的水泥壳以及术中对股骨和骨折碎片固定相对需求较低。这可能是水泥单独应用的唯一的例子。

股骨假体周围骨折的治疗，广泛多孔涂层假体柄通过摩擦接触远端固定同时还提供骨折碎片的髓

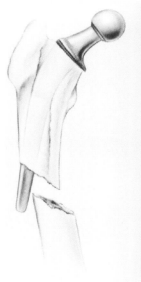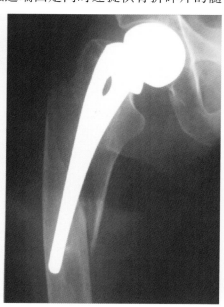

图88.14　温哥华B2型术后骨折：示意图（左）和X线片显示假体周围骨折并发假体松动（右）

内固定。骨折和皮质缺损被跨过。不需要关注骨水泥灌入骨折处损害骨愈合，另外还可能实现生物骨长入和长期稳定性。Wu等学者观察到非模块式圆柱形广泛多孔涂层股骨柄假体取得良好效果。13位温哥华B2型或B3型骨折患者接受广泛多孔涂层股骨与高嵌体异体皮质骨支撑相结合。平均为5.3年的随访没有患者所需的修订。12位患者表现出骨质，另一位显示稳定纤维生长。Fu等学者采用广泛多孔涂层股骨假体治疗10位患者发现类似的结果。所有的10位患者在平均随访44个月表现出骨愈合。3位患者术后发生应力遮挡。

最近远端固定的模块化圆锥槽式非骨水泥假体已成为流行，因为翻修组件可以实现相互独立（图88.15）。首先是完整地固定远端股骨骨折，而后是远端假体固定和近端组件，可以独立调节腿的长度、软组织张力、水平偏心距和前倾角。多项研究拟通过使用现有的骨折线尽量减少骨的血液供应的中断或重新截骨。他们建议保存软组织来促进骨愈合。

Berry利用非骨水泥槽锥形假体，在短期内表现较好的效果。Fink等学者也提出了跨股骨入路。首先准备好远端骨折的固定，其次是植入假体柄以及近端骨折在假体周围的环扎。这种技术所声称的优势包括监测远端固定的程度、优秀的暴露，以及能够很容易地除去任何剩余的水泥。虽然在他们的研究中无假体下沉、脱位，术中骨折的情况，这些并发症在以前的文献中都有出现。

Neumann等学者用非骨水泥型模块化圆锥翻修股骨假体治疗53例温哥华B2和B3型骨折（Modular Plus System, Smith & Nephew, UK）。他们发现3个月内所有髋关节表现出完整影像学愈合。假体沉降在2例髋的术后头6个月被发现并必须重新翻修。

另一种治疗形式是所谓的远端锁定技术。桥接假体被类似远端锁定髓内钉的螺钉远端锁定。这种技术的关注是不会达到牢固的远端定位以及紧随其后的骨长入，如果假体有较小的锥形角度那么远端固定完全依赖于锁紧螺钉。此外，如果螺钉断裂或骨折愈合后除去可能发生假体沉降。Fink等学者只将远端交锁螺钉用于峡部或更远端股骨下段涉及骨折，峡部远端打压固定小于3cm。15位患者随访平均35.4个月宣布1例松动的情况。12位患者骨长入固定，2位患者有稳定的纤维生长。作者没有使用远端假体锁定螺钉固定的经验，尽管假体周围骨折的经验丰富，但还没有找到这种假体在我们中心需要。

作者喜好的B2/B3型假体周围骨折的治疗

我们为所有假体周围骨折使用后外侧入路。我们尝试的工作主要是移除松动的柄和水泥壳如果可行的话。我们试着尽量减少剥离软组织避免干扰供应到骨折的血供从而促进骨愈合。我们行大粗隆延长截骨（ETO）的阈值很低，通过股内侧肌入路，以加强我们的暴露。我们会预防性地在截骨远端用钢丝环扎以避免磨锉、试模和假体安放时产生的骨折。我们选择的假体是模块化槽锥形钛金属柄。钛合金具有较少的弹性模量可以减少近端股骨应力遮挡和大腿痛。开槽和锥形柄的设计分别负责旋转和轴向稳定性。我们尝试在股骨峡部截骨处至少4cm的"适配"固定。需要关注模块连接处的折断，当近端骨折骨存量的长入，增加的体重指数，使用环氧乙烷，和（或）小的柄直径。较新的设计

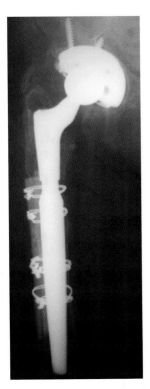

图88.15 非水泥多孔全涂层柄加高嵌体异体皮质骨支撑。假体远端设计保证远端固定

具有更强的模块化接口在消除这一严重并发症表现出客观的结果。如果由于股骨髓腔太小我们不能使用增强连接处设计较新的假体，我们更喜欢钛金属非模块化圆锥柄，以避免假体和连接处的断裂。术中我们试用评估和恢复髋关节偏心角、前倾角、软组织张力和腿长度。这些可能归功于远端锥形组配柄（TFMT）的模块化设计。近端骨折复位暂时使用夹骨钳直到我们获得最终的固定后采用多根线缆固定。我们很少使用异体皮质骨支撑来增强骨存量当股骨近端骨质较差的时候。我们会在术前和术中评估髋臼的位置和稳定性。如果臼杯位置是不太好或缺乏聚乙烯内衬的型号使我们增大股骨头，我们会翻修髋臼的组件。我们更愿意在翻修的患者使用36~40mm股骨头。较大的股骨头，用高交联的聚乙烯内衬术后脱位率显著减少。我们患者术后保持轴向非负重轴承为6周。他们在3个月后升级到部分负重和术后终于完全负重。患者曾行ETO将在最初的6周内限制做活动绑架练习。

B3型骨折其他的选择

在大多数B3型骨折的患者，除非有明显的节段性骨不缺损，我们一般使用上文所述的模块化锥形柄（图88.16）。然而，有时会需要其他的技术。这些病例大多时的骨丢失和骨折延伸到远端不能使用

钛合金模块化锥形假体。在我们的中心，这些病例大部分将由股骨近端节段置换并且远端使用水泥型肿瘤型假体（图88.17）。这些一般是老年患者，这个选择允许患者术后立即负重，对患者恢复创造了有利条件。这些巨大假体需要关注包括无法有效地重新连接肌肉与假体的连接、不能恢复宿主骨存量和水泥或非水泥多孔涂层假体侵犯远端髓腔，使未来的翻修更加困难。脱位因此是一个主要的风险因素和限制性假体应该在初次翻修中使用。

多项研究观察模块化股骨置换患者严重节段性股骨损失由于骨溶解、肿瘤切除术和创伤的情况（表88.4）。建议只在抢救的情况下使用这些假体。应努力评估髋关节的稳定性并且如果外科医生有任何怀疑假体的稳定性，则应使用限制性髋臼假体。此外，建议保留近端股骨干骺端以加强骨量。

由Al-Taki等学者的研究评估了36例采用模块化系统的股骨近端置换的患者的生活质量。他们将这些患者与对36例年龄匹配的行常规翻修THA的患者对照。他们的结论是严重股骨近端骨缺损患者接受股骨近端置换后多个量表测量显示功能和生活质量的改善。他们指出，功能虽然有所改善，没有得分不如对照组。他们把这一发现归咎于与对照组相比手术次数的增加。疼痛的改善与对照组相当。他们告诫说，重建后脱位率很高，建议在每一例手术中

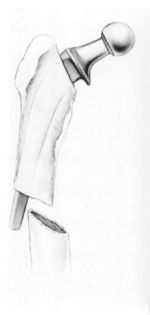
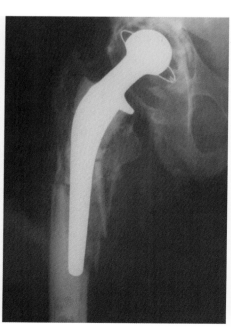

图88.16 温哥华B3型术后骨折。示意图（左）和X线片显示松动的股骨假体周围出现骨折，股骨近端出现严重的骨质疏松

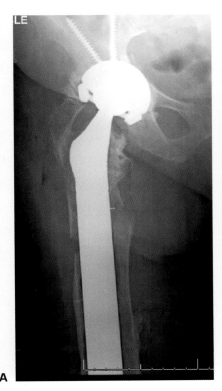
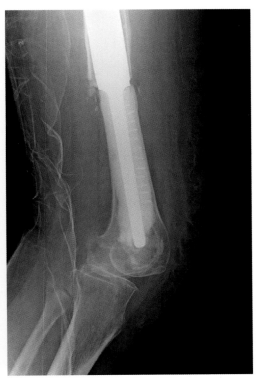

图|88.17　A，B. 水泥型近端股骨置换。股骨近端骨折碎片靠近Mersilene tape的巨大假体。由于软组织套的薄弱、可移动的大转子和高发的脱位，限制性内衬被使用

都使用限制性内衬当外科医生获得稳定的髋臼固定之后（表88.4）。

改良的填塞植骨

在一些中心这是B2和B3型骨折管理的首选，在专家的手中报告的结果令人鼓舞。以北美一些技术中心为例，远端髓太大或骨缺损过于严重（如

Paprosky 4型缺陷），稳定的远端骨干固定是不能实现。骨存量的保护和重建十分重要，这一点在年轻患者尤其重要并且他们并不愿意采用圆周的同种异体移植或肿瘤型假体置换。打压植骨的优点是股骨骨量的恢复由于逐步的股骨近端生物重建。已发布的结果虽然令人鼓舞，但多个研究报告假体下沉和术中术后骨折的并发症。

表88.4		模块化股骨置换的并发症和生存率			
研究者	病例数（例）	假体类型	随访年限（年）	并发症	生存率
Klein	21	组配式股骨近端置换术（Stryker Orthopaedics, Mahwah，NJ）	3.2年	感染（2/21） 假体不稳（2/21） 假体周围骨折（1/21） 臼杯重建失败（1/21）	95.2%的翻修股骨假体生存到随访结束7年
Bertani	23	组配式JVC IX假体	5.4年	感染（3/23） 肿瘤复发（2/23） 假体周围/假体内骨折（2/23） 假体不稳（4/23）	81.5%的股骨假体存活超过10年
Al-Taki		组配式置换系统，Stryker Orthopaedics, Mahwah，NJ	32	假体不稳（3/36） 臼杯脱出（1/36） 感染（2/36） 进行性骨溶解+松动（1/23）	94.4%的股骨假体存活超过10年

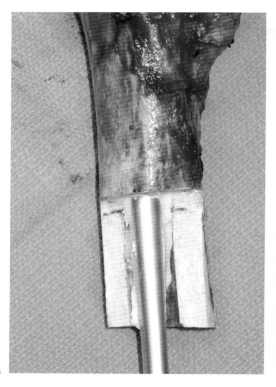
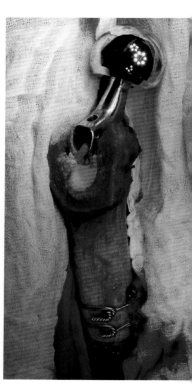

图88.18　同种异体移植修复复合组件。假体通过水泥与同种异体骨连接。注意阶梯形截骨面，用于对抗旋转。同种异体移植修复复合组件通过2根Luque钢丝与宿主骨连接　**A**

近端股骨的同种异体复合置换

Gross等学者采用这种方法治疗19位患者，他们出现温哥华B3型骨折环形股骨缺损大于3cm的长度（图88.18A，B）。此技术的优点包括宿主骨与假体递进的力学强度、骨骼和肌肉的连接是可行的，以及同种异体移植提供干的初次的水泥连接作用。经过平均5年，15例病例可供回访。13例患者有良好的效果；1例患者需要结构性同种异体骨移植翻修以及1例患者钢板连接在同种异体移植-宿主骨不连。

同种异体移植修复所需关注的包括疾病传播、骨吸收、骨折和骨不连，假体周围骨折、无菌性松动、技术复杂、成本和同种异体移植的可用性。大段同种异体移植也造成感染和脱位的风险更高。文献脱位率报道范围从3.1%～54%。在这些情况下给予的模块化槽式假体成功，同种异体移植修复在当代实践中很少使用。

C型骨折

这些骨折的处理股骨近端的处理分开（图88.19）。即使在切开复位和内固定时，股骨是宽松，也应该首先解决骨折。骨折愈合之后然后再专注于股骨翻修。大多数C型骨折的处理最好使用微创或B1型骨折复位内固定中描述的开放技术。为达到此目的，多种设备可供使用，包括叶片钢板，股骨髁螺钉钢板或髁锁定钢板。这取决于外科医生偏好、可用性、骨质量、骨折的位置。

D型骨折

这些骨折发生在骨干或远端干骺端全髋关节和膝关节置换术之间。制订治疗计划时采用如上文所述同样的原则。为每个置换关节单独评估骨折位置、植入物稳定性和骨质量是重要。我们已经创造了"模块分析"一词来描述这项工作。膝关节置换被遮挡，或被忽略，分析骨折的位置，髋关节股骨假体的稳定性，骨缺损程度。下一个步骤是髋关节置换术被挡住或忽略。这使得每个置换都有一种单独的类型，可以根据这些定义制定合理的治疗计划。如果这两个股骨植入物（THR和TKR）是稳定的（B1型或C型）那么如前述利用B1型骨折的方法复位和固定（图88.4A，B）。然而，在一般情况下这些骨折对管理更具挑战性，具有较高的骨不连的比率，继发于损伤骨折的部位和添加的难以获得固定植入物上方和下方骨折部位上下的上述的骨内血液

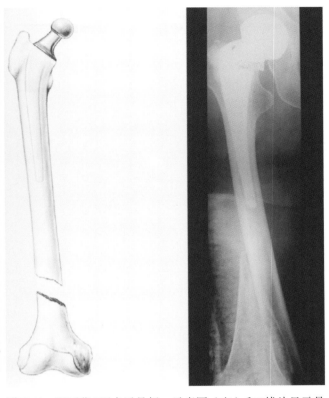

图88.19　温哥华C型术后骨折。示意图（左）和X线片显示骨折在股骨柄尖端的远端（右）

供应。

如果一个或两个植入物松动（B2型），那么需要翻修一个或两个关节假体，病复位和固定骨折。如果一个或两个关节假体有严重的骨质疏松（B3型），那么需要复杂的重建。在最极端的情况下，需要考虑全股骨置换，一个模块化的节段性假体，近端用限制性的组件和远端用铰链式的组件。

E型骨折

这些涉及THA术后同时股骨和髋臼的骨折（图88.5）。髋臼和股骨也是分开考虑，再由"模块分析"，在制订治疗计划。髋臼分类和治疗在前面的章节所述。股骨应进行分类并视为前文所述本章侧重于假体的稳定性、骨折的位置和骨的质量。图88.5揭示了左髋关节E型假体周围骨折。支撑假体的骨头单独分析揭示温哥华B3型髋臼骨折（种植床骨折、臼杯松动和严重骨质疏松）和股骨B3型骨折（种植床骨折、假体柄松动和严重骨质疏松）。因此髋臼和股骨都意味着需要复杂的重建。

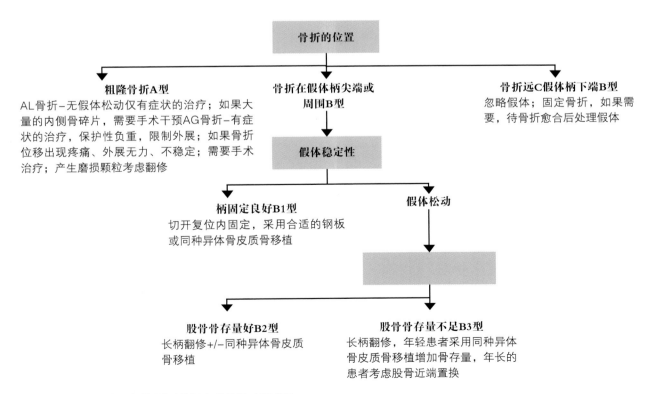

图88.20　温哥华分析术后假体周围骨折患者的治疗的算法

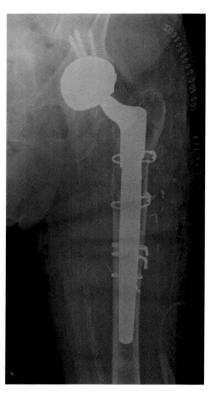

图88.21 B2型假体周围骨折采用锥形槽式股骨柄治疗后的X线片。注意锥形界面与股骨峡部打压固定的长度大于4cm

术后管理

术后管理应个体化。患者的特点，假体柄固定的稳定性、整体结构的稳定性，和骨折的模式都应考虑。外科医生应努力尽可能快地动员患者。通常患者需要踮脚尖负重直到骨折完全愈合。这就通过临床和影像学评估来随访。通常愈合发生在12周内，患者的活动然后可以取得相应进展。

此外，外科医生应该适当地使用抗血栓和抗生素预防（图88.20）。

案例1场景总结

X线片显示假体柄松动以及一定的剩余骨存量，因此骨折被列为B2型骨折和制定翻修THA计划（图88.21）。采用后外侧和经股骨的手术入路。远端固定采用钛合金锥形槽式股骨柄。骨折碎片被复位和稳定在近端假体周围。髋臼杯进行了翻修，由于内衬明显磨损，允许使用大的股骨头以减低脱位风险（图88.21）。

Lawrence M. Specht

William L. Healy

89

第89章　异位骨形成

异位骨形成

异位骨化Heterotopic Ossification（HO），是指由于成纤维细胞不适当分化成成骨细胞，而在身体的异常位置形成板层骨，该病最初在1883年由Riedel描述。异位骨化能发生于除了骨膜的任何组织，但最常见发生于手术创伤后的肌肉组织。相较而言，骨化性肌炎（MO）发生于创伤后，而且仅见于肌肉组织。异位骨化继发于局部组织损伤之后，它可能与周围神经损伤（坐骨神经）、脊髓损伤、感染相关，是疼痛和活动受限的原因之一。

病例

一个社区门诊就诊的67岁女性，持续性左股骨颈错位骨折（图89.1），同时还伴有一个无移位的尺骨鹰嘴骨折，行保守治疗。对症治疗后，她被送入手术室，行前入路全髋关节置换术，采用非骨水泥

假体（图89.2）。关节周围组织注射局麻药、硫酸吗啡和痛力克，伤口放置引流管，她使用合适剂量的香豆素预防静脉血栓栓塞。她的住院过程很简单，伤口干燥，INR保持在目标范围。

出院后2周，她临床进展良好，大腿偶尔疼痛，X线摄片显示（图89.3）假体位置满意，无塌陷，密度与钙化一致。此时，停用华法林，开始使用阿司匹林预防VTE。

术后6周（图89.4），她报告髋部和大腿的疼痛增加到VAS评分6级，体检发现ROM与ADLs减少，但能够弯曲到80°～90°。早期钙化见X线片及图89.2所示。她的碱性磷酸酶169（NL 30～115）。

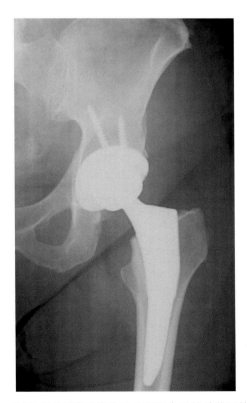

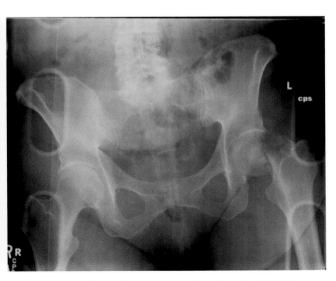

图89.1　骨盆后前位X线片显示一个移位的左股骨颈骨折

图89.2　术后2周的早期X线片显示压配合适的关节置换术

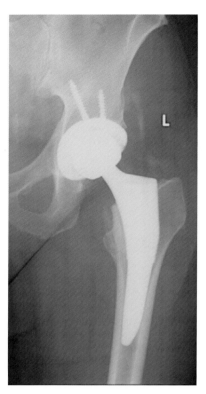

图89.3　术后4周X线片显示早期钙化表现

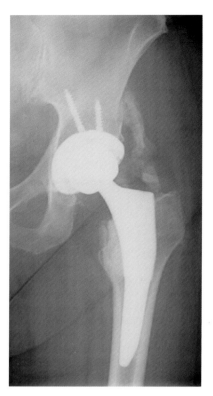

图89.4　术后12周的X线片显示进一步的异位骨形成

术后3个月，她就有了持续的疼痛和僵硬，当屈曲大于60 degrees, 5 IR，30 ER，20 ABD，10 ADD时，她的ROM会出现疼痛。X线片显示HO几乎从髂骨延伸到转子的尖端。患者的CRP正常，碱性磷酸酶升高（图89.5），患者的咨询和术后教育一直持续。

临床问题/报告

形成HO的早期症状通常是术后早期于手术侧出现疼痛和炎症反应。这种炎症持续存在，不同于通常的恢复期，在没有药物干预延缓骨化的情况下，HO在3～4周后可见，它始于X线片上可见的细微钙化，可能进展成桥接骨。虽然非甾体类抗炎药和止痛药将有助于改善症状，但他们不会改变最终的转归。随着骨化的发展，关节僵硬将会进展。即使是位置再好的假体和合适的重建，HO也可能形成一个易撞击的髋关节，从而导致髋关节撞击和脱位。在早期阶段将HO的疼痛、发热和炎症与感染或其他疾病引起的疼痛区分开是很重要的，这两个并发症不是相互排斥的。

异位骨化在6个月至2年内形成，这个过程可以通过系列放射片上监控或通过骨显像评价代谢活性，术后3～4周可见软组织吸收，骨的变化可能在一个功能良好的关节置换术后持续一到两年，而显像可以专门观察髋关节周围的软组织。当重构完成

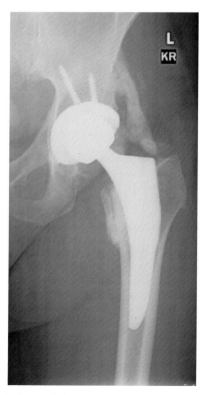

图89.5　术后6个月X线片

时，HO在成像上显示"冷信号"。HO成像显示"冷信号"，因重构完成，而且局部骨代谢随着监测骨代谢产物碱性磷酸酶和尿脱氧吡啶啉（D-PYD）恢复正常，那么剩下的症状是和僵硬和/或撞击有关。这种关节周围组织切除术可改善ROM和消除撞击源。另外，在异位骨化和关节周围组织切除可能会导致软组织的限制缺失，导致（明显的）模块化的延长以及血管和临床风险的需要。

诊断方法

正确诊断的关键是基于术前风险因素的高度临床怀疑（表89.1，图89.6），虽然许多外科医生在6周时获得了他们的第一份术后X线片，但是在2周伤口检查中没有按预期进展的患者需要进行评估。这可以像更频繁的随访一样简单，或者可以包括筛查放射照片，包括碱性磷酸酶的血液检查和感染标记，在此早期访问仔细记录的检查帮助医生注意临床改善或进展。僵硬和疼痛或温度超过正常的证据需要进一步注意和耐心讨论。

分类系统

在HO的几种分类中，最常用的是Brooker分类，其基于后前位髋骨X线片上骨化的表现（表89.2）。

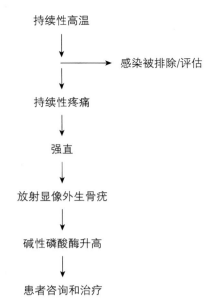

图89.6 异位骨化诊断方法

0级在后前位上没有异位骨形成；1级在软组织中有小于1cm的孤立的骨岛组成（图89.7）；在2级中，外生性骨疣从骨盆或股骨延伸（图89.7），距离超过1cm；在3级中，这些外生性骨疣在X线上显示距离小于1cm（图89.7）；4级髋关节的X线示关节强直；虽然不一定是完全的临床关节强直（图89.7）；Brooker分级中，1,2和3级与很少的临床症状相关。 4级通常有症状为了提高可靠性和可重复性，DellaValle等提出了对Brooker分类的修改，从4个类别减少到3个类别，A级包括完全不存在异位骨化或有长度小于1cm的孤立骨岛，B级是有一个或多个长度

表89.1	形成异位骨化的危险因素
患者因素	
异位骨化病史：同侧或对侧	
肥厚性骨关节炎	
男性	
强直性脊柱炎	
DISH	
先前的髋关节创伤/创伤后OA	
佩吉特病	
中风/神经系统；帕金森病	
感染	
技术因素	
手术入路	
对臀中肌/臀小肌的创伤	
股骨骨折	
术后血肿	
脱位（局部组织创伤）	
不确定性影响异位骨化风险的因素	
年龄	
水泥与非骨水泥股骨假体	

表89.2	异位骨化后前位X线片的Brooker分型	
	临床症状	
Brooker0	无	在后前位X线上没有观察到异位骨形成
Brooker1	不太可能一次成熟	软组织中有小于1cm的孤立的骨岛
Brooker2	不太可能	外生性骨疣从骨盆或股骨延伸，距离超过1cm
Brooker3	可能	外生性骨疣X线上显示距离小于1cm
Brooker4	可能一旦成熟就需要治疗	髋关节的X线示关节强直，虽然不一定是完全的临床关节强直

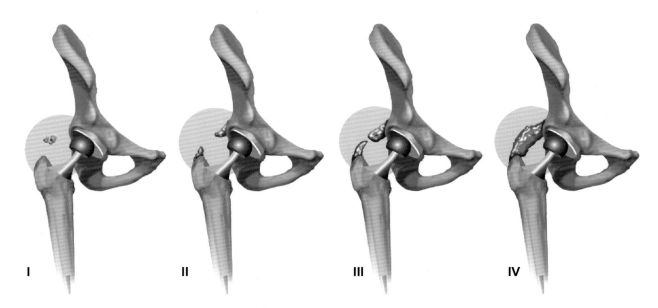

I　　II　　III　　IV

图89.7　Brooker分期 I ～ IV期

至少1cm的骨岛，并且在股骨和骨盆外生的相对表面之间具有> 1cm的距离，C级在相对表面之间具有小于1cm或明显的强直。

这两个系统都依赖于骨盆后前位X射线，并且没有包括体积评估或考虑对运动或疼痛范围的临床影响。CT和三维重建可用于开发体积计算以客观化展现方案的性能。这对于研究或术前计划切除术是最有帮助的。

Hamblen通过分类大小、位置和对髋部活动范围的影响开发了分级异位骨化的系统，这个系统还没有被广泛采用。Maloney修改了Brooker分类以反映由异位骨化导致的功能受限。他们将3级和4级细分为A和B，在A中，坐着、爬楼梯或穿鞋子和袜子没有困难；在B中，异位骨化引起足够的功能受限，导致这些活动/ADL的困难。这可能是评估您的患者异位骨化的最有用的方法。

病理生理学

异位骨化的发生可能具有创伤性、神经性和遗传性等原因，这些因素可能有叠加。异位骨化可能由未知的因素诱发，其引起存在于肌肉、筋膜、骨膜和骨髓中的原始间充质细胞分化成骨祖细胞，这些细胞可以局部存在，或通过外科手术的创伤递送到软组织，如髋臼磨锉和股骨拉伸，或诱导这些细胞形成成骨细胞组织。骨样基质着位并最终钙化。

这些原始间充质细胞转化成成骨细胞组织可以在外科手术后16小时内发生，手术后32小时达到异位骨化形成的最大刺激值，基于HO的病理生理学，应当在手术前4小时内或术后24～48小时内建立最佳的HO预防，HO预防在手术后的前4天仍然有效。

生长因子如骨形态发生蛋白（BMP）刺激HO转化，BMP-4已显示以HO的遗传形式过表达，并被BMP拮抗剂Noggin阻断，类似地，前列腺素E2可能参与，这解释了吲哚美辛和萘普生，两种前列腺素抑制剂的预防有效性。生长因子可能在组织创伤后释放到局部组织中或从局部扩散引入。血管生成通过血管生成因子在这种异位骨的发育中起作用，内皮细胞因子对骨祖细胞的分化和周细胞分化为成骨细胞和成软骨细胞系具有影响。

软组织中的异位骨化随着组织成熟而经历广泛的重塑，破骨细胞和成骨细胞活性同时发生，但是成骨细胞活性占优势，在术后的前1～2年期间，在骨质稳定发生之前，HO的质量增加，在这个阶段，许多发热、炎症和相关疼痛的症状与这种代谢活动有关。一旦成熟，剩余的症状与异位骨化的质量效应相关。

根据所研究人群的诊断标准和危险因素，THA后的异位骨化报告率为2%～90%。虽然髋关节的异位骨化通常与手术相关，但它可以在没有局部创伤的情况下发生，例如在脊髓或头部损伤之后。神经系统通过神经肽释放调节异位骨形成的作用仍有待完全阐明。THA后的异位骨化可能与许多临床问题相关，例如疼痛、强直或活动度减小、神经刺激、转子滑囊炎、撞击和继发性不稳定。

并发症也与异位骨化的治疗和预防有关。HO的形成也与顺行股骨钉、髋臼骨折固定、经皮牵引销和全膝关节置换术相关，它可以发生在非手术事件后，例如头部损伤，CVA和烧伤。

尽管预防/预防策略，一些异位骨化仍然发生在高达2%～5%的患者。虽然临床意义重大，但异位骨化不太常见。在涉及50000名患者的213项研究的概述中，异位骨的发生率为43%，中度至重度级别的发生率为9%。

危险因素

目前还没有证据支持所有关节成形术的患者常规使用预防措施。然而，在某些高危患者中推荐预防，对HO的原因的认识可以帮助最小化其在高风险群体中的作用并且帮助临床医生决定哪些患者需要预防。

许多因素与发生HO的风险增加有关，包括男性、肥厚性骨关节炎、强直性脊柱炎（AS）、弥漫性特发性骨质增生（DISH）、中风史、骨折、截骨术、脱位，感染、某种外科手术入路和异位骨化的病史都增加了随后异位骨化发生的可能性。

HO在男性中大约是女性的两倍。然而，具有肥厚性骨关节炎的妇女与患骨关节炎的男性发生异位骨化的速率相同。患有双侧肥厚性骨关节炎的男性在THA后具有显著更高的HO水平。AS和DISH患者罹患HO的风险增加。但大多数也是有双侧肥厚性关节炎，可能进行双侧手术的男性患者，使每个风险因素的相对效应有点混淆不清。AS和DISH单独不一定必要额外的HO预防，除非伴有其他独立的危险因素，如男性和肥厚性疾病。

如果不使用预防，在同侧或对侧上的先前实施THA的患者罹患异位骨化与高达90%的发生异位骨化的风险相关。

男性与女性相比有更多的异位骨化形成。任何先前的手术或对髋的创伤与较高的风险相关。具有

卒中史的患者具有增加的风险。

术前放射学预测

现有异位骨化或具有广泛骨赘的患者（所谓肥大性OA）将增加THA术后发生异位骨化的风险。

手术入路

手术入路可能是异位骨化发展的危险因素。一些研究已经对比了前方法，例如Smith-Petersen和Houter，具有更高的异位骨化率，特别是在阔筋膜张肌和股直肌。然而，最近的报道如肥大2009显示只有低级别的Brooker1型异位骨化才使用这种方法同时双侧行THA手术。Liverpool入路，包括取一条粗隆骨臀瓣，是HO发生率最高的外侧入路方法。后入路法历史上与HO形成的相关性最低。THA术后腰大肌肌腱切除术也可能与异位骨化有关，虽然这也可能是偏倚那些术前患有肥大OA的患者。Liverpool入路，其可能产生比转子间入路或Hardinge入路严重5倍的异位骨化，这些患者的异位骨化的临床意义不是功能上那么显著。异位骨化的情况已经在两种THA切口入路中被报道，这种方法通常涉及扩大股骨髓腔。患者总的病史和手术技术而不是手术方法似乎是异位骨化的结果或发展的更好的预测因子。

假体

具体的髋关节植入物不与异位骨化改变的风险相关。虽然一些骨水泥型股骨假体报道增加了HO的风险，但这与需要扩髓的植入物相关。扩髓可产生骨碎片和股骨髓腔假体的出口，它也可能在具有良好的骨骼储备和可能肥大的OA的男性患者中更具侵袭性。尽管当使用塑料屏障布来保护软组织时，Amstutz没有显示HO的减少，但是许多外科医生仍然试图最小化术野污染并且主张大量灌注。现代的无骨水泥股骨假体通常采用无扩孔的冲击拉削，并且最近的研究没有显示假体类型是独立的危险因素。

关节表面置换术与高比例的HO有关。一些研究者认为这种手术是一个值得预防的独立危险因素。无论是广泛的关节囊松解、骨碎片的清除或性别和患者的形态，而不是手术本身，仍然是未知的。

VTE预防

VTE预防的类型可以是HO的可控的围手术期风险因素。 Cohn等在2010年通过后外侧方法与增强的软组织修复进行了167 THA的调查，并且发现在用6周的术后ASA 325mg PO BID治疗的患者中HO的发生率低于与调整剂量的预测的组Coumadin到目标INR为2～3。可能最重要的是，在ASA组中没有严重的HO（Brooker 3或4级）。 Bek和Salvati等当使用ASA 325mg PO BID×6周时，与调整剂量的Coumadin相比，在一期双侧THA中，放射学HO从60%降低至32%。 总体而言，作为VTE预防的ASA可能减少未选择的患者群体的放射学HO。 它可能是高风险组或手术中的有用辅助物，但在高风险情况下可能不足够单独使用。

出血

过多的术后出血，例如术中凝血不良、术后凝血病或过度的VTE预防/治疗可能增加HO的形成。 立即清除血肿可能会限制这一点。

异位骨化的预防

高风险组

如表89.1所示，某些高风险患者可在围手术期确诊，并应接受预防处理。 所有经历过异位骨化切除的患者应接受预防。 在该最高风险组中推荐联合放疗和化学预防的双重治疗。

药物预防

一旦骨样基质已经形成，非手术治疗只能延迟但不能防止钙化。 预防必须在形成前开展，并且基于其病史在患有风险的患者中明确指示。 这个决定应该围手术期确定，而不是为了响应术后疼痛或影像学的发现。

药物预防是用NSAID或其他药剂。 历史上，这最常见的类型是吲哚美辛25mg TID和最近75mg缓释制剂。 这可以在术后早期PO或甚至PR给予。两种途径GI疼痛/溃疡的风险相同。 其他NSAID如Naprosyn

375mg每日两次也已显示功效。 其他药物，如用作VTE预防的阿司匹林，与调整剂量的Coumadin相比，在正常风险人群中显示出有效性，用于降低所有级别的HO的发生率，它是仅仅阻断无症状的低级别的HO形成或是影响临床上显著的HO仍是未知的。这还没有在通常用于HO预防的高危组中进行比较。

另一种选择例如乙基羟基–二膦酸盐和类似的药物导致类骨质矿化的延迟，但是临床试验已经显示在ROM中没有改善，并且一旦停止，矿化通常仍会进展，因此，它的使用已经停止。

单独使用NSAID具有GI出血的一些风险，该风险在用Coumadin方法进行VTE预防的患者中增加，并且可以将出血速率增加多达2倍。

放射治疗

外照射放射治疗首先由Coventry和Scanlon提出并研究，其显示术后分开的10次治疗，2000Gy累积剂量通过改变快速分裂细胞的复制能力防止THA后的HO形成。因此，多能性间充质细胞被阻止分化成成骨细胞。选择该剂量是因为在3周时间内对骨有已

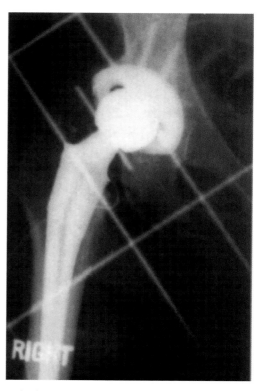

图89.8 初次全髋关节置换与斜行的有限范围对齐平行于髂骨、髋臼假体

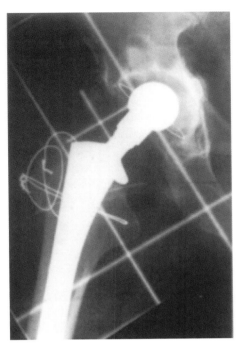

图89.9 翻修THA与斜行的有限范围与修改"L"配置排除转子切骨的部位

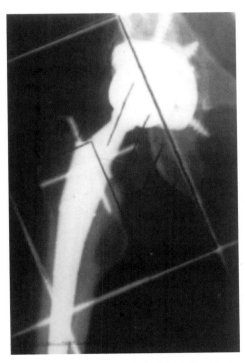

图89.10 改进的L形治疗入口，包含在具有弥漫性特发性髂骨细胞增生的患者中的外侧转子脊，以减少该区域中导致局部滑囊炎和异位骨的风险

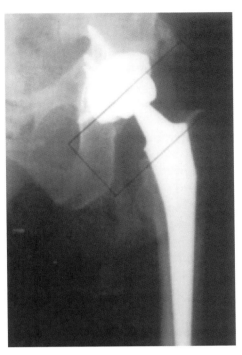

图89.11 在单次剂量有限范围的800rad预防治疗后，在髂骨翼的治疗口外，外部骨化显而易见。这在功能上没有意义

知的有效性并且在剂量<3000Gy时没有肉瘤改变。后来的作者试图降低总辐射剂量并将其合并为单次剂量。800，700和600的单剂量方案显示了等效的结果，只要放射治疗发生在术后第5天之前。然而，单剂量的550Gy是无效的。这种单剂量方案更具成本效益，对患者更耐受，并且更方便。一旦执行，持续合规不是一个问题，因为它可以与口服方案并用。

重复治疗

Lo和Healy在以前照射后由于各种原因进行再手术的患者中证明，再照射是可能的并且在600～800Gy下是安全的。

成本效益

口服预防的完整疗程的依从率可能低至50%，然而这个成本只是19.20美元，而XRT的成本约为800美元。

屏蔽

在从良好固定的假体中移除HO时，不需要植入屏蔽。在植入新的非骨水泥假体的情况中，大多数建议在照射周围软组织时屏蔽实际的向内生长区域。 虽然XRT没有证明早期松动，但是看起来是需要谨慎的，以屏蔽计划的向内生长区域。 如果已经进行了转子截骨术并且需要治愈，这是尤其正确的（图89.8～图89.11）。

在XRT期间性腺屏蔽也需要谨慎，育龄妇女在XRT之前应进行咨询。

预防并发症

GI出血和疼痛广泛报道与长期使用非特异性Cox-1和Cox-2抑制剂，如吲哚美辛和萘普生有关。在一些病例中，这些症状将对系统预防的临床依从性限制为50%或更少。 使用传统的VTE化学预防可以进一步提高明显出血的风险，而新的药物还没有得到很好的研究。

早期术后的向内生长或延迟肌腱和伤口愈合的失败也是与NSAIDs相关的一个问题，但是迄今为止没有研究表明这种情况发生。

XRT后的肉瘤变化一直是最令人担忧/害怕的并发症，加上辐射诱导肉瘤通常具有20～25年的潜伏期的事实，这阻止了一些临床医生使用XRT。然而，在Sloan Kettering纪念馆50年以上，包含2500名

患者的大型队列研究中，小于3000 Gy的局部XRT未显示导致肉瘤变化。 此外，相同的髋部重复XRT已被Lo和Healy证明是安全的。大多数术后方案包括屏蔽最近放置的假体的向内生长部分，并没有显示向内生长失败的任何增加。类似地，在该剂量下未显示临床显著出血、延迟伤口愈合或皮肤变色。

异位骨化切除

适应证

一旦异位骨化形成，非手术方式不能再有效地防止其进展和最终成熟。治疗就是改善与炎症阶段相关的疼痛。如通过标准化血清碱性磷酸酶、D-PYD、系列X线平片和骨扫描证明骨已成熟，则治疗即为针对其所导致的运动受限。手术切除疼痛缓解的临床结果通常较差，并且必须排除在成熟异位骨化的背景中的其他疼痛来源，例如感染、松动和其他病理。

轻度僵硬，例如患者难以触摸到脚而卫生和穿衣受到限制时，最好给予患者适当的教育。更严重的病例如强直性关节限制坐姿和移动，或增加对附近关节的运动要求时，可能需要切除。由于大多数

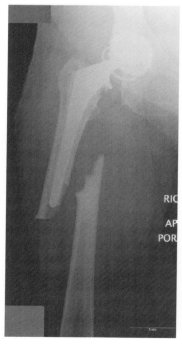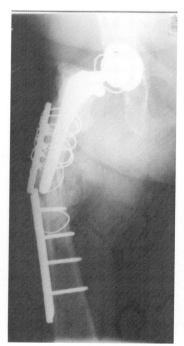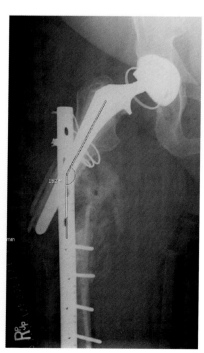

图89.12 　A. 右侧Vancouver B1型假体周围髋骨骨折；B. 右髋后前位X线片显示钢板的折断，尽管有来自OP1注射的内侧异位骨；C. 右髋后前位X线片显示近端骨缺损，用远端内侧异位骨固定

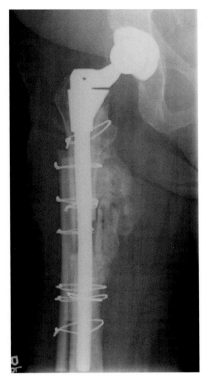

图89.13 后前位X线片示右髋股骨柄翻修和同种异体骨支撑

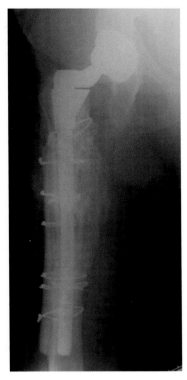

图89.14 后前位X线片示右股骨的柄翻修和同种异体骨支撑

有症状的骨通常位于外展肌内，因此必须假设术后存在显著的外展功能障碍。预期在手术后6～12个月出现明显的臀部跛行，通常需要使用手杖进行安全的行走。患者必须得到关于这种预期结果的建议，并且如果他们能够在没有手杖的情况下正常工作，则可以选择不进行切除。

手术时机

手术切除的最佳时机是一个持续的争论。早期切除可能会造成复发率和不完全切除的增加。随后，在代谢活动期外切除，允许对疼痛缓解与功能改善的评估。它还允许术前利用放射片和CT扫描来描绘受影响的组织的全部范围，并能使他们安全地被切除。它还可以允许形成的纤维包膜，其促进钝性手术切除和止血以促进完全切除并使弥散性失血最小化。主要的神经血管结构通常被移位而不是由HO侵入或包裹，但是仔细的术前和术中确认是至关重要的。以前，认为需要12～24个月来使之成熟，最近一项为期6个月的间隔期调查，允许为计划中的放射学成熟和纤维性膜形成、同时建议采取适当的预防措施来预防复发。

医源性异位骨化：BMP

随着外源性BMP在修复和假体周围骨折手术中

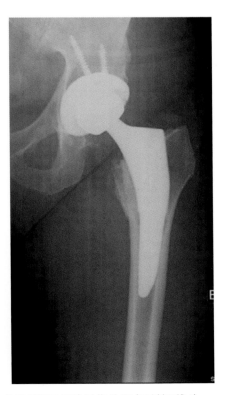

图89.15 术后6周S/P切除异位骨和术后拍X线片

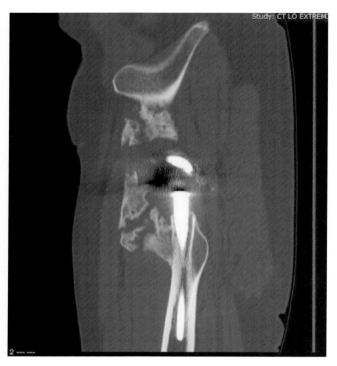

图89.16　切除前的矢状面CT片

使用的增加，医源性HO得以发生。因为这种并发症，FDA使用对于颈部的BMPs时，已经发布了一个明确的警告。注射BMP作为假体周围手术的辅助物可以帮助恢复糟糕的骨质储备。

一名68岁的女性，在1980年去除肾上腺后患有医源性骨质疏松，发展为有症状的OA，并在外部机构接受了THR。她形成了假体周围骨折

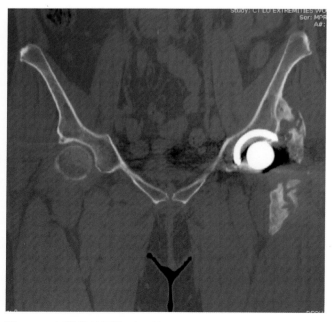

图89.17　切除前的冠状面CT片

（图89.12），假体保留并注射5mL OP1（Stryker Orthopaedics）和ORIF治疗。3个月后，她失去了固定，再次用ORIF，假体保留和另外5mL的OP1治疗。6周后，她再次失去固定，并用非骨水泥长柄假体翻修，现在5年的随访显示效果良好。X线片（图89.13和图89.14）12个月后显示可能与这种注射有关的丰富的内侧骨形成，虽然这清楚地表示骨在异常的位置，但它没有导致临床症状或需要特殊的治疗。髋关节周围的这种相同体积的骨，例如由于糟糕的骨储备而需要髋臼骨修复的，可能引起显著的临床症状。

治疗病例

在损伤后5个月，其碱性磷酸酶已正常化至108（NL 30～115），其在6个月进一步降至82，在9个月降至69。

在手术后10个月，她注意到步行有了很大进步。她的髋部弯曲度被限制在80～85°，并且她有机械阻滞的感觉，引起进一步屈曲尝试时会疼痛。在体格检查中，她有一个坚实的骨块在前面，CT扫描和手术规划的讨论开始了。

在下个月进行CT扫描（图89.15和图89.16），她的感染筛选CRP为2（NL <5）。

在术后1年，即2011年9月22日她被带到手术室，通过相同的前路进行切除异位骨质，术后接受600 Gy XRT。

在切除后6周（2011年11月21日），她感觉好多了，ROM包括ADLs得到改善（图89.17）。

由于她的植入物已经实现骨结合，不需要局部屏蔽。在高危患者的初次THR的情况下，我们建议获得术后X线片，标记髋臼和近侧股骨假体上的骨向内生长区域并且屏蔽来自该区域的X射线场。

总结

院外注意事项

髋关节外科手术患者应咨询HO的风险；

HO在髋关节外科手术后是常见的，有增加的HO风险的患者可能需要预防；

预防能有效地减少有症状的HO，虽然不一定所

有的放射线片HO都需要；

当发生HO时，症状和放射学检查结果于前3~6周内发生；

该疾病作为软组织疾病开始，HO在其钙化时在X线片上变得可见，大多数HO不引起疼痛或强直的持续症状；

这些患病组织的延迟钙化不改变临床结局；

一旦出现，治疗是基于：患者教育，症状缓解和一旦HO已经成熟后重新评估，而且应讨论手术切除来改善强直而不是疼痛；

曾经有过HO的，要保证在随后的手术中同侧或对侧进行预防；

XRT要贵得多，但是一旦执行完毕就会完美合规。关于肉瘤变化，伤口愈合延迟，甚至植入物向内生长失败，尚未显示临床意义。

Arun Kannan

William A. Jiranek

第90章　金属对聚乙烯

在全髋关节置换术（THA）中，与聚乙烯内衬连接的金属股骨头已经经受了时间的考验，并且仍然是髋关节置换术中最常用的组合。在过去20年中，交联聚乙烯的引入是THA摩擦界面技术最显著的进步。虽然交联聚乙烯能减少临床磨损和改善THA的存活时间，但它不是没有权衡，并且需要改变髋臼假体设计。在本章中，我们关注的是更少的并发症，如直接或间接归因于聚乙烯对金属接合假体的内衬断裂、内衬解离和耳轴损伤。

病例

一名65岁的男性在他的初次THA术后4年，在打高尔夫球的同时发现了一个突然出现的情况，在他置换后的右髋中出现了1周的吱吱声。在初次THA（图90.1A）后3个月和症状发作后获得的X线片如图90.1所示。图90.1B示出了头部和关节相对于金属髋臼壳的偏心定位，与内衬解离一致。必须在手术报告和事前X线片中寻找可能的分离原因的线索。

在手术时发现内衬解离，没有内衬破裂的证据，但是股骨颈撞击在内衬上的影响是明显的（图90.2，箭头之间的区域），并且内衬内边缘具有钝化。事前X线片与髋臼翻转一致。

内衬解离

锁定机制和髋臼的设计

模块化髋臼假体和聚乙烯内衬之间的锁定结构在过去20年中不断发展。第一代模块化髋臼假体采用各种锁定结构。在20世纪80年代引入的Harris-Galante（HG）杯具有沿着边缘的四对钛叉（也称

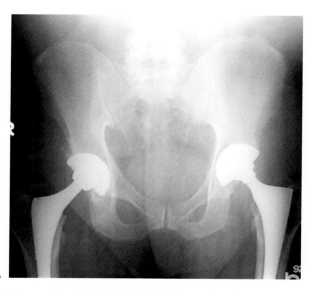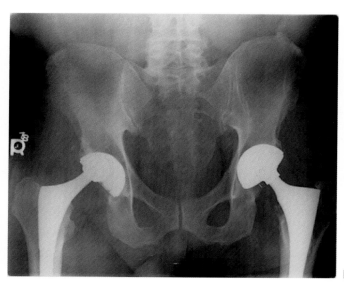

图90.1　一名65岁的男性在他的初次THA术后4年，在打高尔夫球的同时发现了一个突然出现的情况，在他置换后的右髋中出现了1周的吱吱声。在初次THA（A）后3个月和症状发作后获得的X线片如上图所示。图B示出了头部和关节相对于金属髋臼壳的偏心定位，与内衬解离一致

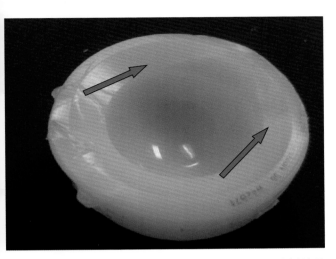

图90.2 在图90.1中的患者后来施行了手术并且发现内衬从髋臼杯解离，在手术时发现内衬解离，没有内衬破裂的证据，但是股骨颈撞击在内衬上的影响是明显的（箭头之间的区域），并且内衬内边缘具有钝化。事前X线片与髋臼翻转一致

为尖齿），其锁定在内衬周边的槽中。多孔涂层解剖（PCA）杯在内衬上具有锁定到杯中的相应狭槽中的周向凸缘。第一代臼杯假体有相对高的故障率，这是由于衬套锁定结构导致的内衬解离。所谓的第二代髋臼假体通常在髋臼假体中使用锁定环，例如，Duraloc杯（DePuy，Inc.，Warsaw，Indiana）具有带有多个弯曲部的锁定环，所述多个弯曲部在插入内衬时膨胀并锁定在内衬上的槽中。与第一代假体相比，采用锁定环的第二代假体具有高得多的推出和杠杆拉出强度。第二代杯涉及头部的侧向

化，在边缘处比在圆顶处具有更薄的聚乙烯。侧向化头部在赤道处由不由金属杯支撑的内衬的薄边缘覆盖。交联聚乙烯的出现导致臼杯设计的进一步变化。交联聚乙烯的较差的抗断裂性使制造商远离未支撑的聚乙烯。因此，大多数当前的髋臼假体放弃了锁定环结构，主要制造商采用的锁定机制在表90.1中列出。大多数制造商使用杯和在杯的内部凹陷的内衬之间的锥形或过盈配合，远离边缘，并且另外具有以不同数量抗扭转突片或扇形结构以抵抗扭转力。一些第三代杯的杠杆脱出和推出强度低于第二代杯的杠杆脱出和推出强度。

内衬解离：临床报告

第一代HG杯已知具有高的故障率，仅次于特殊锁定结构的故障。HG杯中的齿的断裂导致解剖和修正，这涉及髋臼假体的修正或者内衬到固定良好的髋臼假体中的固定。具有锁定环的第二代髋臼假体可能具有最强的锁定结构，并且已经让位给设计成适应交联聚乙烯内衬的第三代假体。已经有几例来自第三代髋臼假体的急性内衬解离的病例报告（表90.2）。Mesko等报道了对MAUDEFDA数据库的回顾显示，2006年12月至2008年1月期间有25例涉及第三代假体的内衬解离。然而，该现象不可能估计发病率，因为分母仍然未知，还有待观察，是否失败是特定于一个特定的制造商或是不使用锁定环的第三代髋臼假体的共同的类效应。在这方面还值得提及

表90.1		当代髋臼假体的锁定结构			
制造商	髋臼假体	锁定结构	旋转稳定性	杠杆强度	推出强度
DePuy	Pinnacle	靠臼杯赤道部的10°锥形锁紧	6个互锁的内衬小块和围绕臼杯边缘的凹陷	303	200
Zimmer	Continuum	内衬上的圆周突起和白杯上的360°凹槽，使聚乙烯卡入其中	12个抗旋转扇形结构在臼杯中与衬垫上的相应突片配合	NA[a]	>315
Stryker	Trident	臼杯上的4个定位螺栓，沟槽锁定，通过边缘压配锁定	12个抗旋转扇形结构在臼杯中与衬垫上的相应突片配合	NA[a]	NA[a]
Smith & Nephew	R3	多个燕尾花键的相互配合		NA[a]	NA[a]
Biomet	Ringloc	锁定环结构类似于带有凸缘的第二代杯		>660	>660

注：[a]制造商无法提供

表90.2		与现代非骨水泥臼杯联用的内衬解离的病例报道				
作者	设计者	创伤事件	植入时间（年）	推荐因素	故障模式	治疗
Mesko	Pinnacle– Marathon	从蹲位起立	23	"高运动量男性"		内衬更换：臼保留
Mayer	Pinnacle– Marathon	从蹲位起立	54	频繁的高屈曲活动（跑和蹲）	3个抗旋转片断掉	由于股骨头关节对臼杯造成的损伤而进行髋臼翻修
Gray	Pinnacle– Marathon		10.5	外展的臼杯（54°），表面变化内衬	后上方磨损（伸和外旋时撞击）	髋臼修复使外展从54°减少到33°
	Pinnacle– Marathon		3	外展的臼杯（51°），表面变化内衬	后上方磨损（伸和外旋时撞击）	髋臼修复使外展从51°减少到39°
	Pinnacle– Marathon		36	外展的臼杯（61°），表面变化内衬	后上方磨损（伸和外旋时撞击）	髋臼翻修
	Pinnacle– Marathon		3	外展的臼杯（55°），表面变化内衬	后上方磨损（伸和外旋时撞击）	髋臼翻修

的是，锁定突舌由交联聚乙烯制成，其具有较差的极限抗拉强度并且可能比常规聚乙烯更容易发生故障。

内衬解离的危险因素

使用HG杯很好地研究了导致锁定结构失效的因素。外科和患者因素（除了与锁定结构本身的设计相关的那些因素）可能对于HG杯和当代髋臼假体是常见的。容易避免的外科手术因素包括内衬的不完全固定、臼杯和内衬之间的残留碎屑、或两者的组合导致内衬的偏心载荷，导致杠杆脱出力。大多数制造商建议视觉和触觉确认锁定片的完全放置就位；没有一个设计有一个更客观的方法来确认这一点。

撞击是在锁定结构上施加过度应力的已知因素。关节内的撞击直接导致内衬的边缘负载和驱使髋部朝向半脱位的反作用力。虽然关节外撞击在撞击部位没有边缘负载，但仍然产生与撞击部位直径相对的反作用力并且导致关节的偏心负载。不应低估THA患者非限制性活动的重要性，持续在碰撞范围内活动的患者如果不加限制，可能导致即使良好放置的假体的复发性偏心负载。大多数病例报告当代的髋臼假体的内衬解离没有超过安全范围的假体取向。

内衬解离管理

有内衬解离的患者常常有最近出现的症状。一个患者报告突然一个咔嗒声之后有吱吱声，应该引起对内衬解离的怀疑。X线片揭示头部的偏心定位，股骨头直接抵靠金属髋臼假体。虽然这些患者的治疗应当尽快进行，以防止由于股骨头和臼杯的金属之间的非预期关节发生的损伤，用于人工髋关节翻修的标准处理，包括完整的X线照片和必须在开始翻修之前进行感染评估。确定假体的固定、假体的方向、锁定环和骨储备的状态的X线照片将有助于预见可能在手术时发生的问题。替换内衬可能不适用于髋臼假体，或者可能无法获得确切的尺寸，从初次手术追踪假体细节的重要性不能过分强调。

在手术时，可能发现与金属病一致的组织的黑色或深灰色染色。术中获得的髋关节抽吸物与囊内冷冻切片的细胞计数与差异计数将是有价值的，特别是在术前处理不明确的情况下。回收的内衬应该被标记以定位，并且应该检查磨损、撞击和锁定结构的损坏的证据。为了了解锁定结构的完整性，臼杯应当被仔细检查。臼杯和股骨柄定位的重新评估可以揭示解离的病因。应通过放置内衬试模排除撞击，如果存在撞击，应分类为关节内或关节外撞击。

当臼杯很好地固定并且用完好的锁定结构定位时，我们将用模块化中性内衬来替换。如果臼杯被放置在具有关节内撞击的过度外展或异常位置，则其应当被重新定位，而不管锁定结构的状态如何。如果髋臼假体定位良好，但是在锁定结构受累的情况下，可选择调整髋臼杯，或者将聚乙烯内衬黏合到固定良好的臼杯中。

一些作者报告了聚乙烯内衬黏结到良好固定的髋臼假体中的成功，并且得到生物力学分析的支持。已经建议2～4mm的水泥外壳作为执行该技术所需的最小量。这种类型的重建特别适用于具有骨缺损、髋臼重建困难或健康状况糟糕的患者，因为它避免了髋臼移植和重建遇到的困难。Yoon等报道了一例使用这种技术在39个翻修髋关节上出现内衬解离。Callaghan et al.报道在至少2年随访的31个翻修髋关节的队列中没有解离或修正。生物力学研究评估了准备内衬背部以实现胶合固定的最佳方法，显示了由毛刺产生的凹槽（交叉的径向和周向凹槽）的蜘蛛网构型，以具有优异的扭转稳定性和杠杆脱离强度。臼杯-水泥界面通过螺钉孔或臼杯内表面刻痕实现交错。尽管一些作者已经推荐在没有螺钉孔的情况下进行髋臼翻修，但是另一些作者已经推荐对髋臼杯的内表面进行刻痕并且实现胶合固定。

内衬解离是一种罕见但复杂的问题，其涉及可能与设计相关（锁定环与锥形）、材料相关（常规与交联聚乙烯）、外科手术相关（完全没有碎片的内衬放置）和患者相关的几个因素的组合。管理原则概述如下：

1. 预防：确保内衬和臼杯之间没有碎屑和软组织，并确保内衬完全就位；
2. 尽可能避免使用变形或唇形内衬；
3. 通过术中测试确保在合理的ROM中没有撞击；
4. 怀疑并识别患者突然发病的症状和偏心定位的头部是由内衬解离导致；
5. 在相对紧急的基础上治疗股骨头对金属杯的意外关节产生的损伤；
6. 评估髋臼假体并确定锁定结构是否已损坏；
7. 重新评估假体的位置以及在撞击时的ROM；
8. 如果髋臼翻修的发病率超过了优点，则将内衬固定到锁定结构受损但良好固定的髋臼中是一种选择；
9. 如果定位错误或在某些情况下锁定结构受损（例如，用于黏合内衬的水泥罩不充分），则可能需要进行髋臼翻修；
10. 从事重复的活动造成冲击的患者进行咨询（例如，下蹲）；
11. 报告给FDA-MAUDE数据库。

聚乙烯内衬断裂

与陶瓷界面相比，金属对聚乙烯界面的髋臼内衬断裂更少受关注。然而，高度交联的聚乙烯具有较差的抗断裂性，并且当与较薄的内衬组合以容纳较大的股骨头以降低不稳定性时，已经导致了几种内衬断裂的报道。内衬断裂的报告既有病例报告也有小病例系列，表明发生率低。一项多中心研究分析了使用高交联聚乙烯翻修髋关节的原因，结果表明大多数翻修与聚乙烯无关，并且212个翻修病例中只有1个显示了内衬断裂的证据。另一项研究检查了在翻修手术中使用光纤照明器和扫描电子显微镜常规检查的9个内衬，在6个内衬中有裂纹（1～3mm长和0.1mm深），其中只有一个有严重断裂。这提出了聚乙烯内的亚临界裂纹和断裂是否将发展成更加灾难性的失效或加速磨损和分层。

交联的影响

虽然交联改善了耐磨性，但它与单轴延性，断裂韧性和抗疲劳裂纹扩展性的降低有关（表90.3）。聚乙烯是半结晶聚合物，其强度取决于结晶度。聚乙烯的辐射交联需要涉及重熔或退火的后处理。这些处理导致晶体尺寸的减小，导致屈服应力，极限应力和疲劳裂纹扩展抗性的降低。尽管退火在消除自由基方面比重熔并非更有效，但其对聚乙烯的抗断裂性具有较小的有害影响。辐射的量影响交联度并影响聚合物的抗断裂性。更高剂量的辐射与延展性的更大降低相关联，并且因此降低了拉伸和冲击韧性。然而，已发现该关系是非线性的，与较高剂量相比，较低剂量（0～100kGy）具有较大减少。交联聚乙烯的改变的机械性能可能使其易于断裂，特别是在不利的负载条件下。

臼杯和内衬设计

髋臼假体和聚乙烯内衬的某些设计特征会导致内衬断裂。内衬的一部分可能并未被金属杯支撑，

表90.3	常规和交联聚乙烯的力学性能		
辐射剂（mrad）	0	5	7.5
结晶度（%）	55.9	43.3	49.2
弹性模量（MPa）	458.4	413.9	462.2
屈曲强度（MPa）	22.3	20.5	19.7
极限真实拉伸强度（MPa）	116.7	90.4	78.9
极限真实应变（%）	137	115	110

特别是在第二代假体中。高边在不利的负载条件例如边缘负载和撞击下承受增加的应力，并且不受支撑，其增加了内衬断裂的风险。这已得到一项研究的支持，该研究使用扫描电子显微术和有限元分析来解释临床上看到的灾难性内衬骨折。这种情况也适用于高边的唇内衬。同一研究还注意到，用于锁定结构的内衬边缘中的凹口就是应力集中和断裂开始的区域。所产生的裂缝具有在外缘处起始和朝向内表面的径向延伸的特征图案。裂纹在内拉伸表面上传播并产生月牙形裂缝。此外，这些影响在不同的制造商都看到，表明这些设计因素具有组效应，而不是局限于特定类型。

边缘负载

边缘负载意味着髋关节的负载靠近髋臼的赤道或边缘，大约在髋臼假体的半径的10%的距离内。边缘负载可以发生在不同的场景中。股骨颈在有限的活动度下抵靠内衬的撞击直接加载在内衬的边缘。撞击已被证明在THA中是普遍的。Shon等报告在41%回收的髋臼假体中存在撞击，在为髋关节的不稳定性而翻修的那些中，显示撞击的百分比高达94%。这主要由髋臼和股骨假体的放置、活动度和诸如使用升高的唇内衬的设计特征决定。在一项研究中，那些具有升高的唇内衬撞击的发生率从整个队列的39%上升到94%。撞击还在与撞击位置径向相对的边缘处产生边缘负载的对接模式。

除了撞击倾向之外，具有异常形式的臼杯或臼杯的过度倾斜使髋部具有较小的接触面积，并且在常规负重活动期间在赤道附近具有较高的接触应力，导致边缘负载。

涉及边缘负载的另一种机制是微分离。髋臼和股骨假体之间的微分离发生在常规活动期间，并且可以高达3mm。然而，假体在边缘处保持接触，并且可能导致在小的接触区域处的偏心脉冲负载，导致边缘磨损。

虽然硬质合金界面对边缘负载不耐受，并且可能在金属对金属关节中出现过度磨损、金属病或ALVAL，并且在CoC关节中产生尖峰和条纹磨损，尽管在一些系列的观察中发现高的撞击率，但是使用常规聚乙烯的MoP铰链已经相对容忍边缘负载条件，并且在所有表现出磨损的情况下不需要翻修（图90.3）。然而，具有改变的机械性能的交联聚乙烯可能不如常规聚乙烯那样耐受，并且已经有少量关于与异常定位的髋臼假体相关的内衬破裂的报道。已经假定，内衬断裂部分是由于与过度外展的髋臼假体相关联的边缘负载。

内衬厚度

交联聚乙烯的优异的磨损特性已经鼓励外科医生质疑常规的5mm的极限作为聚乙烯内衬的最小厚度。Berry et al.证明了传统聚乙烯的灾难性故障与边缘处的衬里厚度小于5mm之间的关联。Kelly等使用髋部模拟器证明，当使用如3.8mm薄的高交联的内衬时，没有表现出磨损率的增加。然而，应当注意，他们研究了具有理想杯位置和没有边缘负载的磨损率。其次，研究分析磨损率而不是抗断裂作为结果测量。几家制造商通常提供厚度小于5mm的聚乙烯内衬（表90.4）。另一个考虑是极点和赤道的厚度差别。虽然制造商通常在极点处提供厚度，但是在聚乙烯断裂的情况下，边缘厚度更重要。使用较大的头部以避免脱位需要明智地与风险平衡。如果髋部稳定性在手术室中不是最佳的，则常见的反应是由较大头部提供保护。众所周知，由髋臼位置不佳而继发的撞击是大多数不稳定THA的主要特征。部件的非最佳位置将有高倾向性的撞击和边缘负载，并且当这与需要使用大头部所需的薄内衬结合时，其将内衬置于较高的断裂风险中。考虑到交联聚乙烯的较低抗断裂性，交联聚乙烯的最小厚度的极限如果不是更大，也至少与常规聚乙烯的极限一样大。

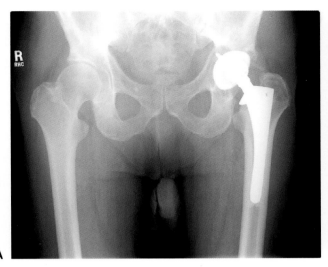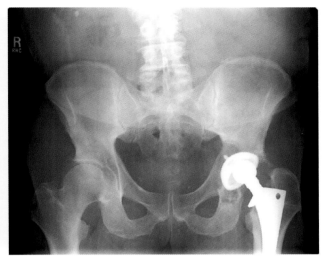

图90.3 一名86岁的无髋关节症状的患者在监测X线片上发现其髋臼假体周围有大的溶骨性病变（A）。鉴于他的年龄和缺乏髋关节症状，他又进行了一系列X线检查。10年后的X线片（B）显示骨质溶解进展，但髋臼假体稳定。他依然无症状

表90.4	涉及使用薄聚乙烯内衬的组合		
制造商	臼杯（mm）	头（mm）	内衬最小厚度（mm）
Stryker	48	32	5.9
	50	32	5.9
	52	36	5.9
	54	36	5.9
Zimmer	40	22	4.3
	44	28	4.3
	46	28	5.4
	48	32	4.3
	50	32	5.3
	52	36	4.4
	54	36	5.3
	56	40	4.3
	58	40	5.3
Smith & Nephew	48	32	5.1
	52	36	5.1
	56	40	5
Biomet	44	28	3.8
	46	28	4.8
	48	28	4.8
	50	32	4.8
	52	32	4.8

注：DePuy：可用厚度小于6mm的内衬仅用于陶瓷头

不稳定性

已经报道了通过闭合还原治疗的复发性脱位于内衬断裂相关（表90.5），这是由中性以及有唇形内衬看到的。目前尚不清楚内衬断裂是由于脱位或是由于复位而导致的。考虑到报道的高撞击和不稳定的发生率，来自撞击的边缘负载和脱位事件可能都有助于内衬的损坏。

灾难性聚乙烯磨损

在引入金属支撑的髋臼假体之前，很少有聚乙烯的磨损。随着金属支撑髋臼假体的早期设计出现，报告的聚乙烯穿透频率更高（表90.6）。Berry et al.报道了10例具有灾难性聚乙烯磨损的3种不同的第一代设计，发现聚乙烯厚度小于5mm是一个共同特征。来自几个制造商的一些第二代设计被指出具有高灾难性聚乙烯磨损的高故障率。在两个系列报道中，非球形杯设计涉及灾难性磨损，在非半球形设计中，内衬负载在边缘处，使其在具有最小聚乙烯厚度的易于损坏的区域处承受更大的剪切力。Badhe和Livesley报道了在空气中用γ射线消毒的81个髋关节中的32个的灾难性磨损。随着明智使用，高交联聚乙烯灾难性磨损可能变的罕见并延迟出现。在一系列212个翻修时回收的高交联的内衬中，没有灾难性聚乙烯磨损的情况。

表90.5		内衬断裂的病例报道			
作者	N	假体	推测原因		注释
Halley等	1	Trilogy-Longevity (Zimmer)	唇内衬，边缘3mm厚，40mm头，前部不稳定		
Furmanski等	1	Trilogy-Longevity (Zimmer)	臼杯过量前倾（45°）		第二代臼杯和交联聚乙烯，有周向凸缘
	1	XLPE-Reflection (Smith & Nephew)	跌倒，臼杯位置良好		
	1	Durasul-HGII (Zimmer)	髋臼8型：后脱位2例：二次闭合复位失败		
	1	S-ROM-Marathon (DePuy)	髋臼10型		
Tower等	4	Trilogy-Longevity (Zimmer)	臼杯外展69，几个后方脱位 臼杯外展68，几个后方半脱位 臼杯外展69 不稳定性		垂直臼杯位置，不稳定，聚乙烯畏缩处的厚度小于4mm
Moore等	1	Trilogy-Longevity (Zimmer)	初次内衬锁定不当。边缘薄内衬（2.6mm）		
Duffy等	1	Pinnacle-Marathon (DePuy)	偏移和升高的唇衬垫的冲击		
Blumenfeld等	1	Pinnacle-Marathon (DePuy)	表面变换内衬，前部不稳定		

手术注意事项

当面对修复髋关节的灾难性聚乙烯磨损的任务时，必须评估可能导致失败的因素（表90.7）。对已发表的文献以及注册数据的回顾将有助于外科医生识别具有更高失败率的臼杯和内衬设计。如果需要，需要重新评估和校正杯子在前倾和外展方面的位置。随着灾难性磨损，髋臼杯的结构完整性可能受损，那么就要准备髋臼翻修，而不仅仅是内衬更换（图90.4）。或者，髋臼杯在结构上仍然完整，但是锁定结构被损坏，在这种情况下，如果能够实现足够的水泥罩，则黏合内衬是一个不错的选择。具有灾难性磨损的薄内衬（5~6mm）需要减小头部尺寸以避免犯重复错误。当股骨头由于穿透聚乙烯而变的粗糙时，通常也需要更换股骨头。当股骨假体非模块化时出现困境。股骨柄翻修的发病率和高度

表90.7	与灾难性磨损有关的因素
患者因素	
年龄	
BMI	
活动量	
髋臼杯相关因素	
倾角	
前倾角	
设计（半球形与非半球形）	
模块化	
锁定机制	
聚乙烯相关因素	
常规与高交联	
灭菌方法	
内衬厚度	

交联的聚乙烯对粗糙的股骨头提供的保护可允许外科医生用粗糙的头部保持单块股骨假体（52）。如果髋臼杯不是已知具有高故障率的髋臼杯，臼杯或

表90.6	内衬断裂的病例报道			
作者	设计者	N	随访（年）	可能的失败原因
Berry等	PCA, DePuy, Osteonics	10	3.4 for DePuy 7.4 for PCA	内衬厚度<5mm
Engh等	S-ROM	4	11~14	薄聚乙烯，年轻
Patel等	ACS	5	4~7.4	非半球形白杯设计，薄聚乙烯
von Schewelov	Omnifit	40/156	6	双半径设计
Badhe	ABG	32/81	8.2	背部磨损，薄聚乙烯，臼杯外展，γ空气灭菌

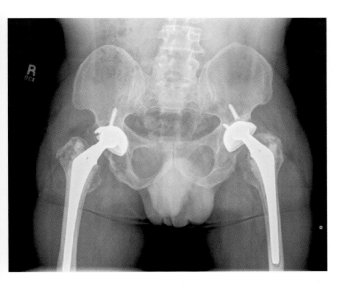

图90.4 一名伴有双侧髋关节发育不良的41岁男性，在双侧髋关节置换术后11年，髋关节痉挛。他一直积极从事职业运动，并错过了中期后续访问。后发现聚乙烯的灾难性磨损，头部突出穿过假体。 髋臼杯的结构完整性的丧失需要双侧分期的髋臼翻修。定期评估髋部是否有风险的重要性不能过分强调

锁定结构没有损坏，并且是令人满意的放置位置，则不需要髋臼翻修。用足够厚度的模块化内衬更换就足够了。

Amir-Reza Jenabzadeh

William L. Walter

第91章　陶瓷—陶瓷

病例1

MJ是一位66岁的女士，1年前行陶瓷–陶瓷髋关节置换术。在1年的随访中她做得非常好。她无疼痛并且能管理她所有的日常活动。她对人工髋关节非常满意，但提及做某些髋部运动时偶尔会从髋部发出"吱吱"声。她问这是否是她应该担心的事情。

"吱吱"声

"吱吱"声是一种在髋关节活动时发出的高尖可听见的声音。这是陶瓷–陶瓷摩擦界面的一种少有发现（图91.1）。"吱吱"声的影响尚未完全明了。

"吱吱"声是20世纪50年代在Jude的丙烯酸半髋关节置换术时被首次描述。Charnley也注意到在她的"摆钟摩擦模拟比较器"中测试Boutin的陶瓷–陶瓷摩擦时发出一种体外"吱吱"声。

根据声音的定义，与陶瓷–陶瓷表面摩擦相关弹响声的发生率据报道从<1%～21%不等。在对我们中心的2406名患者的回顾中，平均随访9.5年时其发生率为3.1%。

如果存在穿透磨损或聚乙烯位移使得金属与金属或陶瓷与陶瓷相接触，则硬对硬的摩擦表面（如金属–金属）和聚乙烯摩擦也可能发生弹响声。

病因学

陶瓷对陶瓷摩擦的弹响声是多因素的，需要考虑患者，植入物和外科因素之间的相互作用。

患者因素

髋关节弹响声已显示与年轻，较重和较高的患者相关。髋部弹响声的患者有显著较高的活动水平。这些因素可能与增加的机械需求相关联。"吱吱"声与某些活动相关联，例如行走，弯身以及从低坐姿站起来。这表示在步态周期运动中或在髋关节极度屈曲时产生"吱吱"声。

植入物特性

摩擦材料和植入物设计是重要的促成因素。在陶瓷内衬（图91.2）破裂以及锆类陶瓷头与氧化铝陶瓷杯错配的患者中也有报道弹响声；虽然与短的颈长度可能相关。但与铝类陶瓷，股骨头尺寸，臼杯尺寸和柄的尺寸没有显示与弹响声相关；有趣的是，当比较不同的研究时，使用Trident髋臼组件的组报告有较高的弹响声发生率。是否植入物的设计因素有助于产生弹响声仍有待研究。

近期研究表明，股骨假体的设计可以解释为什么某些髋关节系统"吱吱"声的发生率比其他系统更高。在一项研究中，Accolade（Stryker）和Omnifit（Stryker）都与Trident髋臼组件一起使用，报道了Accolade系统中弹响声的发生率较高，Accolade系统具有较窄的股骨颈，它由钛合金材料制成并具有较低的韧度。可能是更柔韧假体的柄与"吱吱"声相关，或者不同的钛合金可能影响"吱吱"声的发生率。股骨柄的设计方面，如使用的材料和重量，形状和几何结构，可能影响柄的共振能力，这些对于"吱吱"声产生至关重要。

外科技术

髋臼假体的错位以及撞击（图91.3）与"吱吱"

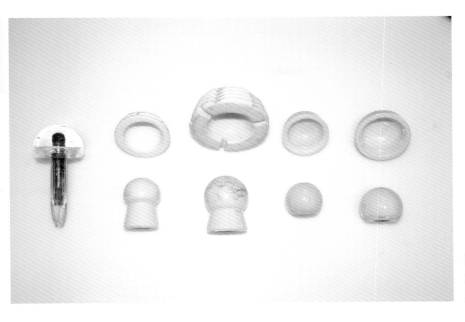

图91.1 一系列陶瓷对陶瓷摩擦表面（从左到右: Cleaver, Mittelmeier, Biolox forte, Biolox delta）

声有关。为了减少弹响声的风险，建议髋臼假体外展角设置为45°±10°同时前倾角为25°±10°。4个假体位置因素使得能够良好预测"吱吱"声，它们是高髋臼假体外展角，高股骨偏移，髋关节中心侧化，或高或低髋臼假体前倾。那些增加髋关节机械力的因素和增加颈部到边缘碰撞风险的因素以及增加边缘负载的因素易于发生"吱吱"声。然而，应该注意到，在没有颈部到边缘碰撞的情况下，正确位置植入的假体也可能发生"吱吱"声。

良性"吱吱"声与有问题的"吱吱"声
良性弹响声

这是遇到的最常见"吱吱"声的形式。患者通常没有疼痛，髋关节功能不受影响。他们注意到间歇性"吱吱"声，通常是在做某个特定的活动时并且具有良好的耐受。在这些情况下，假体定位良好，并且几乎没有磨损。

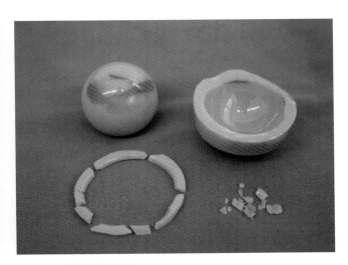

图91.2 陶瓷内衬破裂

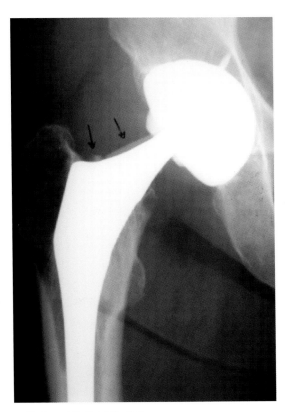

图91.3 X线片显示陶瓷假体破裂

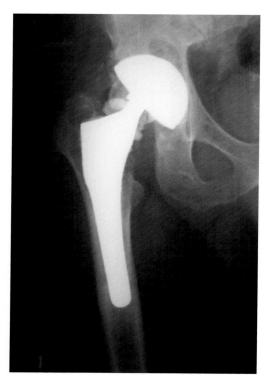

图91.4 X线片显示陶瓷头破裂

异常的吱吱声

这种形式是非常少见的。患者可能经历疼痛并且将弹响声描述为每一步都是"侵入性"的，并且可能影响髋关节功能。假体通常位置不正确并且与高磨损相关。

调查
病史和临床体格检查

应详尽询问病史并行体格检查，以查看患者是否可以再现"吱吱"声以及在什么体位出现。体格检查应注意髋关节的活动范围以及有无任何撞击的征象。

影像

所有患者都需要拍髋关节的X线片，以排除任何明显的位置不正，假体植入失败或骨折（图91.4）。我们建议所有"有问题"的"吱吱"声的患者行骨盆CT扫描，以排除陶瓷内衬破裂，这在平片上可能不明显（图91.5）。通过倾斜和前倾能更准确地评估假体的方向（图91.6）。

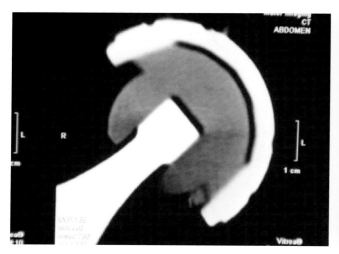

图91.5 CT显示陶瓷缺损，在平片上无明显改变

管理

髋部弹响声与患者满意度或Harris髋关节评分的显著差异无关。当弹响声不频繁并且功能没有受损时，患者有活动改变可以得到再次确认和咨询，并在随访期间密切监测。在大多数髋关节有弹响声的患者中，并不需要外科手术干预。在一系列陶瓷-陶瓷摩擦中，报告因弹响声的翻修率为0～4%，远低于被报道的"吱吱"声发生率。

很少推荐手术，仅在持续或有问题的"吱吱"声，假体位置严重不良，假体植入失败（包括破裂），撞击，半脱位及疼痛。在手术时，假体位置不良以及软组织和骨的撞击可以被纠正，并且可以使软组织张力达到最佳。如果需要，在手术期间可通过另一种更换陶瓷-陶瓷界面或陶瓷-聚乙烯界面。

当出现髋关节弹响声时，我们推荐逻辑图推导法（图91.7）。

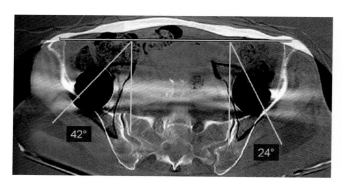

图91.6 CT轴位片显示右侧髋臼杯过度前倾

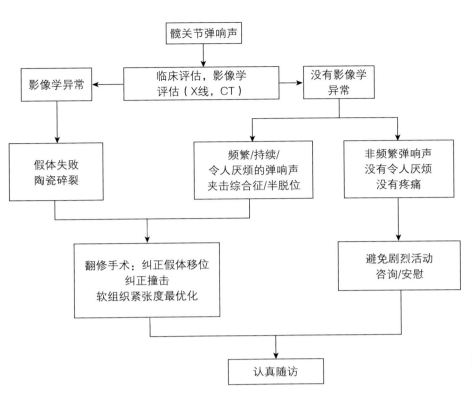

图**91.7** 陶瓷-陶瓷髋关节置换术弹响声管理的流程图法

回顾性研究

带有"吱吱"声的氧化铝陶瓷-陶瓷摩擦的回顾分析显示边缘有负载磨损的迹象，但磨损不足以导致失败。回顾"有问题弹响声的髋关节"陶瓷摩擦界面股骨头的磨损率为2.9mm³/年，内衬的磨损率为3.4mm³/年，这明显高于无声髋部磨损的速率（分别为0.1和0.04 mm³/年）。

对于有弹响声髋关节翻修的陶瓷假体中的磨损率看起来比"无声"髋关节中看到的磨损率大得多。然而，这种磨损量仍然显著低于引起骨质溶解所需的38mm聚乙烯磨损的阈值量。

病例1的解决方案

临床体格检查显示在没有撞击情况下，髋关节具有良好活动范围。X线片和CT是为了排除假体错位或陶瓷断裂。在影像学上没有显示异常。由于她的症状是间歇性的，并不以此为困扰，没有引起任何疼痛，并且不影响她的任何活动，因此她被诊断为"良性弹响声"。通过耐心咨询，确认和细心地随访，她的情况得到了很好的处理。

病例2

PC是一名64岁的女性，3年前行陶瓷-陶瓷髋关节置换术。她一直感觉很好，直到注意到髋关节在没有特定活动时出现间歇性"嘎吱嘎吱"的噪声。现在髋关节做任何运动都会出现弹响声，但并没有疼痛。行X线片显示陶瓷假体断裂（图91.3）。

陶瓷破裂

许多有关假体破裂的报告是基于早期陶瓷假体植入。早期陶瓷假体具有较低的纯度，较低密度和粗晶粒显微结构，这使得陶瓷材料的机械强度较低。此外，在一些情况下，某些设计问题诸如颈部

表91.1	氧化铝和氧化钴陶瓷性能的比较	
性能	**氧化铝**	**氧化钴**
纯度(%)	>99.8	97
颗粒大小（μm）	3.6	0.2 - 0.4
表面空隙 (Ra, μm)	0.02	0.008
压强 (MPa)	4,250	2,000
杨氏模量(GPa)	380	210
硬度(Vickers hardness no.)	2000	1200
碎裂韧度	5	7

插口碰撞会导致断裂。陶瓷植入物不仅在设计上改进，同时材料也在改进。需要了解陶瓷工程技术改变为Al_2O_3的重要性的。陶瓷如今已经进入第四代。表91.1比较了不同代陶瓷的材料性能。

第一代产品

第一代产品由1974年引进并在空气中烧结。最初，通过烧结工艺来生产Al_2O_3产品，其理论密度小于100%的（没有孔隙率）。为了达到完全或几乎全密度，需要长时间烧结，从而产生大的晶粒尺寸。大晶粒尺寸或晶体尺寸转化为强度的降低并且是导致早期失败的主要原因。

第二代产品

在1992年，引入了具有更细晶粒尺寸和更低杂质水平改进的原料。第二代氧化铝也在空气中烧结。它用于股骨头，整体式髋臼和模块化髋臼的衬垫。

第三代产品

第三代陶瓷（Biolox forte）在1995年的发布，引入了在烧结后使用热等静压（HIP）制造陶瓷以减少晶粒尺寸，限制晶粒边界和夹杂物，最终提供更好的耐磨性能，耐压性和耐久性。

考虑到产品责任制，假体需要一个识别号，以便在其发生故障时追溯本源。第一代和第二代假体都具有机械雕刻的数字；然而，第三代假体采用激光标记方法，与之前的机械雕刻相比，其减少切口影响。缩小标记区域中的缺口影响增强了假体的机械强度。通过使用激光雕刻的切口影响最小化来提高断裂载荷。其他改变包括洁净室处理和100%验证测试高于八倍人体重量。验证测试的目的是通过临时将它们加载到高于其生理要求的应力状态来排除

每个批次中最弱的假体。在引入该测试之前，在破坏性"爆裂测试"中仅研究每批的2%～3%。这意味着每批中97%的假体安装在患者体内而没有其他机械测试。通过验证测试，100%的氧化铝假体可以在出厂前进行机械测试，相比之前的方法有很大的进步。

第四代产品

在2000年，第四代陶瓷（Biolox delta）引入市场。通过使用不同的增韧机制，第四代产品显示出更好的机械性能。该氧化铝基质复合材料（AMC）由82%氧化铝，17%氧化锆，0.3%氧化铬和0.6%氧化锶组成。纳米尺寸氧化钇稳定的四方晶体氧化锆颗粒通过吸收裂纹能量从而改善了机械性能以及缩减磨损，这引起相变并且起到阻止裂纹传播的作用。氧化物添加剂产生片状晶体，其通过吸收能量来阻止碎裂。添加氧化铬以提高硬度和磨损特性，添加锶晶体以增强韧性和耗散碎裂的能量。只有零星的Biolox delta髋臼假体碎裂的报道出现在文献中，自2004年引入Biolox delta股骨头以来，未有碎裂的报道。表91.2显示了Biolox delta的一些优点。其碎裂韧性加倍以增加其爆裂强度。增加的弯曲强度允许更大的头偏心距，并允许陶瓷头与钛、不锈钢以及钴铬锥形柄一起使用。杨氏模量的降低使得陶瓷具有较小脆性，导致更少的碎裂机会。与Biolox forte相比，Biolox delta股骨头在更宽的头部尺寸范围内提供了2.5 mm的增量，这为全髋关节置换术时的偏移和下肢长度重建提供了更多选择。

假体的设计使得股骨与髋臼假体的陶瓷摩擦锥形锁定界面精确匹配，以减小应力增加的风险并使碎裂的可能性最小化。现代全髋关节置换术中陶瓷假体碎裂的风险非常低。由Hannouche等对25年

表91.2	第三代和第四代陶瓷假体的机械性能			
性能	第一代	第二代	第三代Biolox Forte	第四代Biolox Delta
密度（g/cm³）	3.94	3.96	3.98	>4.36
颗粒大小（μm）	<4.5	<3.2	<1.8	<1.5
4点弯曲强度（MPa）	400	500	580	1000
碎裂韧度（MN/m³ᐟ²）	2.78	2.78	2.78	5.7
杨氏模量（GPa）	—	—	380	350

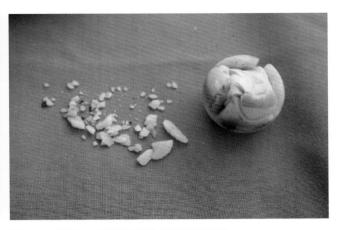

图91.8 股骨头碎裂翻修后收回了陶瓷碎片

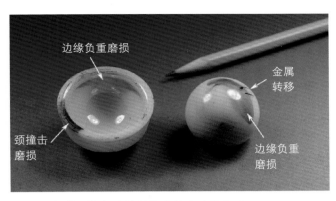

图91.9 假体颈与杯边缘的撞击导致边缘负重

的陶瓷髋关节置换的综述中，在5500例中有13例碎裂，其中8例头部和5例髋臼杯碎裂。Willmann对1994年以后生产的股骨假体头进行研究其破损率为0.004%。因此，这虽然与断裂的风险非常相关，但实际上已经消除，我们认为不应该反对其使用。此外，所有的陶瓷头现在都经过无损检验，以消除那些制造缺陷。

陶瓷头破裂

如今陶瓷–陶瓷假体的陶瓷头碎裂（图91.8）是非常罕见的。这可以由疲劳或撞击（非常罕见）引起。疲劳碎裂可能由锥形吻合不匹配，锥面上的划痕，在杆和头部之间插入连接杆，以及在手术期间对陶瓷头的强烈冲击引起。冲击碎裂的破损更加突然和完全。股骨干的金属插头导致高的环向应力，能够将头部碎裂成几个片段。为了确保与莫氏锥度的中心配合，头部应该放置在中轴上，并且旋转以确保它是同心的，然后通过轴向撞击牢固地安置它。陶瓷头比钛合金甚至比钴铬柄更硬。因此，非同心陶瓷头的有力撞击导致陶瓷头的边缘缺口形成，从而导致颈部中的应力集中和陶瓷头中的高拉伸应力。高应力可能导致失败，因为陶瓷头对张力的耐受最差。

衬垫碎裂

碎裂可能是由于假体颈部到边缘的碰撞导致边缘负重所致（图91.9）。高压力导致陶瓷颗粒从衬里中脱出。如果对金属支撑的髋臼杯有任何损伤或者衬垫未对准，则手术期间可能发生撞击性碎

裂。陶瓷衬垫安装到金属髋臼杯中时应该小心。应该在撞击之前检查边缘以确保内衬对准。如果内衬未对准，则不应该敲击它以试图矫正。这种操作只会将内衬锁定在错误的位置。这个问题可以通过敲击金属臼杯的边缘来解决，并且通过振动可以松动衬垫。一般来说，大多数内衬破裂是由不当定位和碰撞引起的。为了将内衬固定在髋臼杯中，有些技巧需要注意：髋臼杯的内部应该是清洁和干燥的，并且应当利用适当设计的冲击器对内衬施加轻微的冲击。此外，当辅助螺钉时，它们的头部必须不向臼杯的内部位置伸展。以这种方式避免了螺钉的头部和内衬之间的接触。Delta运动装置（由Finsbury Orthopaedics，Leatherhead，UK制造，现在由DePuy，Leeds，UK制造）由制造商预装配，并且似乎克服了与术中组装和内衬切屑相关的一些问题。这允许具有3mm陶瓷内衬的2mm钛壳，给出5mm的壁厚，比如46mm髋臼假体可容纳36mm的陶瓷内

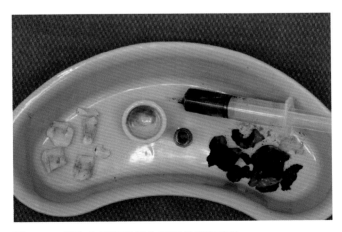

图91.10 假体破损后翻修收集到的陶瓷碎片

衬。预组装设计与薄钛假体相比，其缺点是不能使用辅助螺钉来实现稳定性并且很难获得最初始的稳定性。

调查

在平片上诊断明显。在一些情况下，没有明确的病史，植入假体碎片仅在CT上明显。

管理

如果陶瓷假体碎裂发生，早期翻修（图91.10）是必要的。完整地切除滑膜以去除陶瓷碎片是可取的。Allain等报告了陶瓷股骨头碎裂后翻修的5年生存率为63%。返修后，任何陶瓷碎屑残留，会产生第三方物体磨损。如果在翻修中使用标准的聚乙烯对金属摩擦，则陶瓷碎片可能嵌入聚乙烯中，从而损坏金属头，导致随后的聚乙烯磨损和随后的骨溶解。即使对于金属–金属摩擦，也担心金属碎屑存积和金属离子水平升高。我们主张在此类翻修中使用陶瓷–陶瓷或聚乙烯对陶瓷界面。

股骨假体的莫氏锥形颈部经常受损，由于髋臼的骨折，陶瓷表面的受损以及髋臼杯的受损。将新陶瓷假体植入受损保留的假体将导致这些中的较高拉伸应力，将来可能导致失败。因此，我们主张，如果发现中轴或金属支撑的臼杯在翻修时受损，这些部件也应当翻修，而不仅仅是摩擦界面。可供选择的是翻修Biolox头，它保留内部金属套筒。

病例解决

影像证实陶瓷碎裂。翻修手术进行完全滑膜切除同时将陶瓷内衬和头换掉。若对髋臼杯或莫氏锥度没有损伤，便没有必要做置换。

John V. Tiberi

Eric Schiffman

Martin Kosztowski

Young-Min Kwon

92

第92章 金属对金属的整个故事

案例介绍

一位70岁的男性，曾行双侧金属-金属的全髋关节置换术，现出现双侧弥漫性髋关节疼痛并放射到大腿。大约在7年前他的左右髋关节分别进行了全髋关节置换术，他最初做得非常好，并且从术后恢复到3年前未出现症状。从3年前起，他已经出现持续并缓慢恶化的疼痛。在体格检查时，他有4/5的外展肌力量，有双侧Trendelenburg步态。其余的检查为阴性。X线片（图92.1和图92.2）显示具有模块化髋臼假体的双侧金属-金属全髋关节置换术后。所有假体显示固定良好。髋臼假体大约有5°的后倾。股骨假体显示位置良好以及大小合适。他的血清钴和血清铬的水平分别为7.5ng/mL和5.1ng/mL。使用金属抑制参数的双侧髋关节磁共振成像（图92.3）显示了广泛的不良局部组织反应（ALTR），包括被膜增厚，关节附近大量复合物聚集和与金属碎片最一致的低信号区域。

引言

金属对金属假体的应用在髋关节置换术中具有很长的临床历史，早在1938年被Phillip Wiles使用，1953年被George McKee使用。 Wiles使用的假体为不锈钢，因为磨损特性差以及设计的耐用不够精确而失败。其他的早期设计包括Ring和McKee-Farrar，由钴铬合金组成，第一代（不锈钢）和第二代（钴铬的股骨头和髋臼内衬配上钛合金的股骨柄和髋臼杯）Sivash。尽管来自相似机制经历的所有失败与不精确的股骨头有关——髋臼假体工差的导致高摩擦力——但已经报告了有良好的长期结果。此外，在早期没有手术失败的那些患者中，观察到有低的磨损率和低的骨质溶解。相当大量的早期手术失败以及John Charnley先生的MoPE（金属对聚乙烯）和骨水泥低摩擦关节成形术的日益流行使得到20世纪70年代金属-金属的流行度下降。

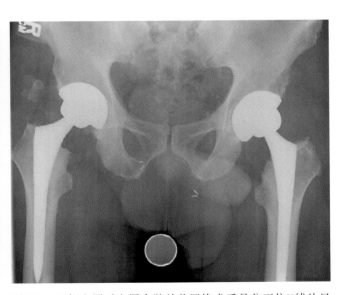

图92.1 双侧金属对金属全髋关节置换术后骨盆正位X线片显示模块化髋臼假体

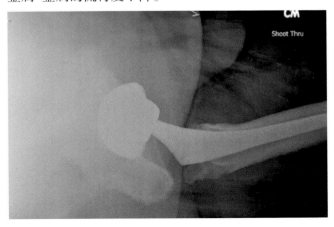

图92.2 金属对金属全髋关节置换术后右侧髋关节侧位片显示大约5°的髋臼假体后倾

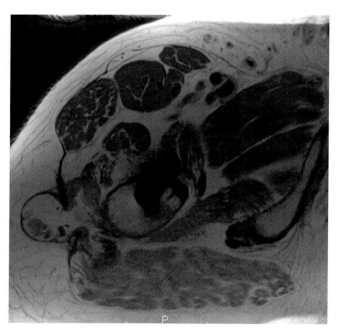

图92.3　右侧髋关节的金属抑制磁共振成像显示被膜增厚，大量液体聚集以及低信号区域最符合金属碎片影像

在金属-金属假体关节成形术中的材料，制造工艺以及假体设计的进展形成了几个非常显著的特征。高的材料强度降低了轴承表面总体材料失败的风险，并且允许制造在髋关节表面置换和全髋关节置换术中容纳大直径股骨头的髋臼假体。大直径假体具有更大的活动范围和较低的不稳定性风险，这种不稳定性是美国全髋关节翻修术的主要原因。此外，功能良好的金属-金属假体具有极低的潜在磨损率。

由于这些特性，金属对金属髋关节表面置换和大直径金属对金属全髋关节置换的数量快速增加。在2009年，据估计在美国使用的所有假体中有35%是金属对金属关节。尽管这一涌现很流行，但对金属-金属关节仍有一定的担忧。对金属离子在血液中循环以及积累的影响了解甚少。最近关于早期失败的报告使得金属对金属关节的效用受到质疑。英国、威尔士和澳大利亚的国家登记报告了全髋关节置换术用金属摩擦界面的故障率比当前使用非金属摩擦界面的全髋关节置换术提高两到三倍。报道关于翻修术的原因包括不良的假体周围软组织反应和髋臼假体的骨融合失败。

失败的机制

全身注意事项

金属对金属磨损导致金属颗粒和金属离子的释放。颗粒是不溶的，而离子是可溶的并且可以进入体循环。通过有效的肾清除机制阻止了金属离子的增加所造成的全身积累。丹尼尔等发现金属离子的每日尿排泄以及全血水平显示在金属对金属的髋关节表面置换后早期增加，随后呈现逐渐减少的趋势。有人担心长期暴露于升高金属离子水平的影响，特别是因为金属对金属髋关节表面置换已经在想要保持积极生活方式的年轻患者中进行。在动物模型中，钴和铬的磨损颗粒已显示具有致癌潜力，尽管目前可用的数据不支持患癌风险与全关节置换术之间的因果关系。仍有人担心染色体损伤和金属离子经胎盘传播。最近有关于金属对金属关节成形术患者发生神经和心脏并发症的病例报道。

固定失败

现代金属对金属关节成形术的一种失败模式就是假体松动。通常，这种类型的失败被称为"无菌性松动"。该术语暗指曾经固定良好的假体松动。翻修的早期特性和外观表明骨性融合失败是对大多数这些情况机制的更准确描述。这些失败在髋臼假体上要多于股骨假体。某些单模块非水泥设计具有很高的风险；然而，在模型化设计中也观察到类似的失败。

不良组织反应
专业术语

对金属-金属关节置换术中假体周围软组织损伤的理解是不断演进的。在这个领域的术语可能会令人困惑。金属病是指宏观软组织染色的视觉描述，并且似乎与在金属对金属关节成形术中的磨损事件有关，通过模式一（预期的摩擦界面表面）或模式二（非预期的支撑表面）和模式四（关节式非摩擦界面的辅助表面）不管支撑的类型。无菌淋巴细胞性血管炎相关病变（ALVAL）是在Willert等描述的金属对金属假体中观察到的周围软组织的组织学外观。术语炎性假瘤已经用于描述宏观观察到的或在影像研究上的囊性或固体团块。对金属碎片（ARMD）和不良局部组织反应（ALTR）都是用于涵盖所有类型病变的综合术语；然而，ARMD暗指与磨损相关，而ALTR并不是。

病因学

不良组织反应的确切原因仍然未知。现有证据表明植入因素，外科因素和患者因素之间存在复杂的相互作用：易磨损假体与假体错位的组合以及对金属碎片的超敏性或身体对磨损颗粒反应的失败的预期。植入物磨损颗粒导致滑膜样生物膜具有产生胶原酶，IL-1，TNF的能力，其可能是骨吸收中的媒介。这些肿块在外观上是异质的，并且也被描述为囊肿，滑囊，异常软组织反应以及对金属碎片的不良反应。在翻修时获取的假体周围组织样本的组织学检查中，ALVAL模式频繁但并非总是被观察到。后来的组织学研究发现与ALVAL的变化相一致，但也注意到更多的弥漫性淋巴细胞浸润与血管周围淋巴聚集以及广泛结缔组织坏死以及死亡巨噬细胞出现金属颗粒聚集。Kwon等在金属-金属假体置换的患者中测量淋巴细胞增殖反应以评估深部组织对金属敏感度，并且报道与没有不良组织反应的患者相比，对于钴，铬以及镍的淋巴细胞反应性在患者中没有显著差异。此外，在无临床症状的金属过敏患者中，由机械原因导致失败的回顾研究中，以及由于其他原因引起的疼痛，观察到ALVAL类式样特征。

不良组织反应也与血清以及髋关节抽吸液中钴和铬离子水平升高有关。这表明当假体过度磨损时可发生假瘤，并且可能是来自周围软组织假体磨损的金属纳米颗粒毒副作用。钴纳米颗粒和离子已被证明在体外对巨噬细胞具有剂量依赖性细胞毒性作用。钴纳米颗粒的体外细胞毒性效应与来自不良组织反应的组织样品中发现的巨噬细胞包围观察到的坏死区域一致。然而，并非所有具有高磨损的MoM植入物的患者都会产生不良的组织反应，并不是所有那些具有高磨损的患者。对金属磨损碎片似乎存在不同程度的敏感性，并且个体生物反应可能变

表92.1	金属-金属髋关节置换术后软组织不良反应的发生率				
研究人员	髋关节数（患者数）（例/人）	症状	诊断方式	随访（平均, 年）	发生率（%）
Glyn–Jones (Resurfacing)	1419（1224）	有	组织学	4	1.8
Zijlstra (THA)	47	有	翻修	10.1	2.4
Saito (THA)	90	没有/可疑	翻修, X线片	12.3	0
Carrothers (Resurfacing)	5000	有	翻修	7.1	0.3
Smolders					
THA	37	没有/可疑	CT, 金属离子测定	1.7	0
Resurfacing	43				0
Malviya (THA)	50	有	翻修	2	2
Latteier (THA)	1212	有	翻修	5	1.4
Beaule (Resurfacing)	3432	有	翻修	3.4	0.1
Kwon	201 (158)	没有	US用MRI筛查证实	5 years (mean)	4
Williams					
THA	31 (31)	没有	US	2 years (all patients)	42
Resurfacing	20 (20)				30
Fehring (THA)	83	没有	MRI	57 months (mean)	31
	31	没有			50

化，导致不同的毒性效应阈值或免疫不耐受。不良组织反应的病因可能是多因素的，代表植入物，外科手术和患者因素的复杂相互作用。

发病率

不良组织反应的精确流行率和发生率是未知的。在Glyn-Jones等的一项研究中的1224例接受髋关节表面置换术的患者，1.8%的患者因为假性囊肿而翻修。累积翻修率从初始手术开始随时间逐渐增加。与翻修率增加显著相关的因素有女性，40岁以下，小假体和发育不良。当根据这些重要因素分成队列时，男性不良组织反应的翻修率在8年时为0.5%，而在40岁以上的女性中，8年时翻修率为6%，在40岁以下的女性中到第6年的翻修率为13.1%。在Kwon等的另一项研究中为了确定髋关节表面置换术后的无症状假性肿瘤的发生率，使用横断面成像评估158名患者的总共201例髋，平均随访61个月，无症状假性肿瘤的发生率为4%。具有假性肿瘤的患者也被发现具有显著较高的钴和铬水平和较低的功能评分。这项研究中假性肿瘤的发生率高于以前的研究，并引起了无症状假性肿瘤是否会进展到导致严重症状致破坏性损伤的担忧。在无症状患者中采用超声波检查，威廉姆斯察觉到42%的金属对金属全髋关节置换术和30%的金属对金属髋关节表面置换术后具有液体聚集。这些结果和其他几项研究的结果总结在表92.1中。

临床评价

临床表现

金属对金属关节患者的临床表现广泛。一些可能是无症状的。重要的是要明白，并不是每个患髋关节有缺陷的患者都有疼痛，并且不是所有全髋关节置换术后疼痛的患者都具有功能障碍，因为潜在的病因包括髋关节内部和外部。初始症状可以是从腹股沟疼痛，自发性脱位和可塑性肿胀到由假性肿瘤引起的远端压力效应（神经性或血管性）。应进行系统评价以察觉任何潜在的全身症状。

影像学研究

所有金属对金属髋关节置换术的患者都应该连续拍X线片做一个重要的回顾，重点是看假体类型和位置，以及松动或骨溶解的迹象。某些假体设计已经显示出较高的早期衰竭倾向，并且对错位的耐受性较差。具有高倾斜角的髋臼假体已经显示出由于边缘负载而磨损增加，并且证明血清和关节液金属离子的水平升高。非半球假体对于垂直方向位置不良的影响更敏感，因为实际的铰接表面比杯的外边缘更垂直，实际上使关节运动比X线估计更垂直。髋臼倾斜的作用还不太清楚。虽然还没有显示过度倾斜的导致磨损增加，但是增加的前倾角已经与假

表92.2	金属对金属低风险组
	低风险组分层
患者因素	患者活动水平低
症状	无症状（包括无系统或机械症状）
临床体格检查	没有步态改变（比如没有跛行，没有外展肌减弱）没有肿胀
假体类型	模块化金属-金属全髋关节置换术小直径股骨头（36mm）；髋关节表面置换的男性患者小于50岁并合并骨性关节炎
X线片（2视野±可能时进行一系列比较）	理想髋臼杯方位（髋关节表面置换有40°±10°倾角），没有假体骨溶解/松动
感染指标（ESR，CRP±髋关节抽液）	正常范围内
金属水平测定（如果可能）	低水平（<3ppb）
如果可能行横断面显影：研究包括MARS MRI；当MRI禁用或MARS协定不可用时行CT或者超声	正常范围内
推荐治疗	每年随访

表92.3	金属对金属中风险组
	中度风险组分层
患者因素	男性或女性
	发育异常（行髋关节表面置换）
	患者有中等活动度
症状	有症状
	轻度局部髋关节症状（例如疼痛，机械症状）
	无全身症状
临床体格检查	步态改变（例如跛行）
	无外展肌减弱
	无肿胀
假体类型	模块化或非模块化金属–金属全髋关节置换术大直径股骨头(36 mm)
	金属假体召回
	髋关节表面置换危险因素（发育异常的女性）
	模块化颈部器械
X线片（2视野 ± 可能时进行一系列比较）	髋臼杯假体方位理想
	没有假体骨坏死/松动
感染指标（ESR，CRP ± 髋关节抽液）	正常范围内
金属离子水平测定	中度升高（3 ~ 10 ppb）
横断面影像（MARS MRI;当MRI禁用或者MARS协议不可用时行超声或CT）	存在不良组织反应而不涉及肌肉和/或骨周围 单纯囊性病灶或者小的囊性病灶而无壁增厚
治疗推荐	随访6个月
翻修手术	如果症状进展，影像学异常进展，和/或金属离子持续6个月升高

表92.4	金属对金属高风险组
	高风险组分层
患者因素	发育不良的女性（行髋关节表面置换）
	患者有高活动水平
症状	有症状
	严重的局部髋部和/或机械症状
	全身症状
临床体格检查	步态改变（如跛行）
	外展肌减弱
	肿胀
假体类型	模块化或非模块化金属–金属全髋关节置换术大直径股骨头(≥36 mm)
	金属假体召回
X线片（2视野 ± 可能时进行一系列比较）	髋臼假体杯方位次优
	假体骨溶解/松动
感染指标（ESR，CRP ± 髋关节抽液）	在正常范围内
金属离子测定	高（10 ppb）
横断面图像（MARS MRI;当MRI禁用或MARS协议不能时行超声或CT）	异常软组织反应而不涉及肌肉与骨周围 固态病灶 囊壁增厚的囊性坏死 固态与囊性相混合坏死
治疗推荐	考虑翻修手术

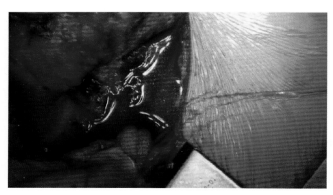

图92.4　术中照片显示在坏死周围组织和假囊肿清创时遇到的大量液体聚集

性肿瘤形成相关联。

　　金属对金属髋关节置换术对患者系统评价中一个重要组成部分包括使用横断面成像来诊断不良局部组织反应的存在。诸如超声的横截面成像研究对于检测金属对金属假体周围软组织块的存在是有用筛选工具。超声相对便宜，容易获得，可用于引导穿刺抽液，并且不涉及辐射暴露。已显示在大量患者中是用作评估假性肿瘤有用的筛选工具。然而，超声依赖于操作者，这可能限制其广泛的应用。

　　为了减少金属伪影，最好使用金属伪影缩减序列（MARS）行磁共振成像。MARS MRI具有评估流

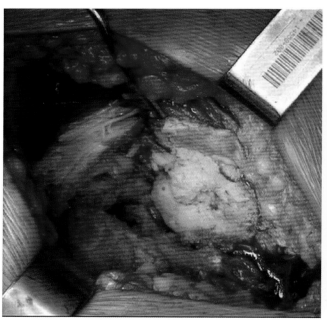

图92.5　术中照片显示浅色，少血管性的关节周围组织坏死涉及臀大肌，臀中肌，以及没有外展肌插入的较大转子（左下）和固体组织病变（中心）

体聚集以及由异质软组织摄取和增厚的假包膜引起的不良软组织反应的能力。它还评估周围软组织，特别是髋关节外展肌的完整性。随着金属伪影减少技术继续被改进，MARS MRI在评估金属对金属髋关节置换术的患者中的应用可能在临床决策过程中扮

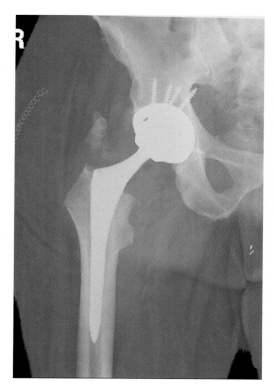

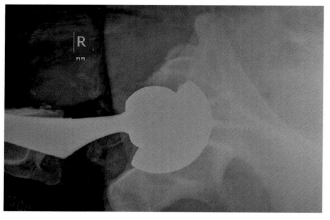

图92.6　右侧髋关节髋臼假体错位行翻修术后，在放射片上显示高交链聚乙烯内衬与大直径（40mm）股骨头适配稳定

演着越来越重要的角色。

实验室评价

与任何假体关节置换术一样，有症状的金属对金属关节成形术保证在鉴别诊断中考虑感染。升高的红细胞沉降率（ESR），c-反应蛋白（CRP）和滑膜白细胞可能没有与MoPE关节可比的特异性。在具有不良软组织反应并且培养阴性病例中观察到升高的炎症标志物。如果进行髋关节抽液，推荐手动细胞计数，因为自动化细胞计数可能被错误地提高。此外，在其他髋关节假体的文献中建立的特定细胞计数水平的灵敏度和特异性在金属对金属关节中可能不准确。

由于血清金属离子水平可代表磨损或不良软组织反应的程度，因此它们可以作为监测风险患者的基线。医药和卫生保健产品监管局建议超过十亿分之七（μg/L）的患者接受横断面成像。使用十亿分之七灵敏度和特异性分别为52%和89%。

将截止值降低至十亿分之五会将敏感性提高至63%，并将特异性降低至86%。然而，在临床上，似乎血清金属离子水平与翻修手术期间软组织损伤的程度相关不明显。虽然监测金属离子水平是一个有用的临床工具；然而，不推荐基于单独的金属离子水平的临床决策。

诊断程序

对于金属对金属髋关节成形术患者，应该有一个低阈值进行系统评价，因为早期识别和诊断将有助于在重大不良生物反应之前开始适当的治疗。在有症状的患者中，着重考虑感染，松动，骨折，滑囊炎，肌腱炎或脊柱疾病。患有疼痛的金属对金属关节成形术的患者，其中其他疼痛源已被排除，然后应进行放射，实验室以及MRI评估。

对于所有金属对金属关节成形术患者，建议临床检查结合放射拍片进行年度监测。在无症状并且检查和X线片正常的患者中，常规随访可能就足够了。在患有髋关节相关症状的患者中，可以基于以下指标来指示身体检查的异常，假体错位和/或已知的假体植入危险因素（召回的假体，大于36mm轴承，模块化颈部），进一步评估血清离子水平和MARS MRI存在的这些因素的严重性和数量。在这些患者中，可以每6个月进行连续检查观察到中度升高但稳定的离子水平以及简单的囊性病变，没有肌肉或骨骼受累。在有全身症状，血清离子水平非常高或升高，或更具侵袭性病变（厚壁，涉及骨或肌肉，混合的固体和囊性）的患者中，推荐进行翻修手术。表92.2～表92.4中概述了基于风险分层的管理算法。随着进一步证据的提供，风险分层算法将继续发展，提供更进一步的见解。虽然专门的测试如金属离子分析是评估金属对金属髋关节置换术的有用方法，但应避免过度依赖任何单一的研究工具进行临床决策过程。

案例后续

患者经历了右侧全髋关节翻修术。在手术中，遇到大量浑浊的棕色液体被坏死的假膜包裹（图92.4）。很大一部分臀中肌也已坏死，变成了不能收缩或出血的白色退变组织（图92.5）。小心切除坏死组织。翻修手术包括使用具有多个螺钉固定的超多孔髋臼假体和具有大直径股骨头的高交联聚乙烯衬垫来翻修错位的髋臼假体，以解决由于外展肌显著缺陷引起的不稳定性（图92.6）。在最近的随访中，患者表现良好。他计划进行全髋关节翻修术。

Robert E. Mayle

Darren R. Plummer

Craig J. Della Valle

93

第93章　人工关节假体周围感染：诊断与治疗概述

病例介绍

63岁女性，右侧全髋关节置换（Total Hip Arthroplasty, THA）术后数年，出现右髋关节前外侧及后侧臀部疼痛数月，疼痛沿大腿前方放射至膝部。查体，髋关节前外侧区域广泛触压痛，髋关节被动活动度疼痛受限。既往切口已愈合，无明显红肿、波动和渗出。

红细胞沉降率（Erythrocyte Sedimentation Rate, ESR）和c-反应蛋白（C-Reactive Protein, CRP）分别是34mm/hr（正常0~30）和 124.8mg/L（正常0~8.0）。髋关节X线片（图93.1）和既往X线片（图93.2）对比可发现在髋臼假体周围有透亮线。考虑到ESR和CRP均升高，对髋关节用18号椎管穿刺针进行关节穿刺。穿刺所获关节液为浆液脓性（图93.3），

分别送培养和白细胞分类计数。此外，对穿刺液用尿分析试纸测试白细胞酯酶的存在（图93.4）。滑膜液中的白细胞计数是22 000，分类占比中性粒细胞占95%。这些都证实了我们关于人工关节假体周围感染（Periprosthetic Joint Infection, PJI）的诊断。

人工关节假体周围感染的诊断

THA术后发生PJI是一个灾难性的并发症，它可以发生在置换术后任何一个时间点。根据医保花费使用项目全国住院患者样本（the Healthcare Cost Utilization Project Nationwide Inpatient Sample, HCUPNIS）显示，它是THA翻修术的第三个最常见原因，也是移除假体的最常见原因。从全国住院患者样本（Nationwide Inpatient Sample , NIS）所获得的医保数据估计，初次THA后的感染发生率不到1%。然而，由于预期的未来数年全髋关节置换数量将会大幅度增长，所以感染的发生数量也会随之增多。在2001年，NIS资料显示有4 545例THA术后PJI患者接受治

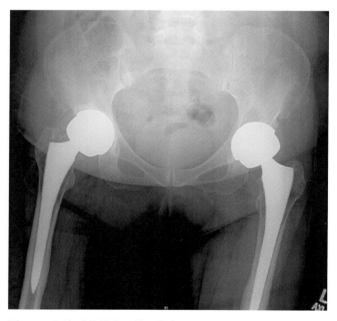

图93.1　入院时的骨盆正位X线片

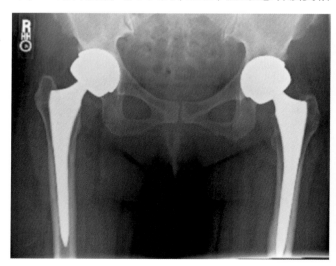

图93.2　一年前的骨盆正位X线片（对比用）

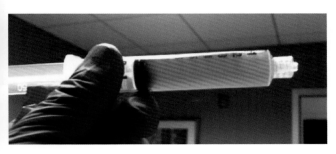

图93.3 患髋穿刺液呈浆液脓性

疗。到2020年末，预计PJI患者数量将会达到16 854，增加370%。与THA术后PJI相关的一些身体和功能的损害，以及经济负担都将是难以应对的。

准确而及时的诊断PJI仍然是一个挑战，经常是不确定的尝试。临床医师所面对的是关于PJI的定义有各种不同的参考标准，这些最终会影响到疑似PJI患者的处理。对于PJI的定义虽然没有一个普遍接受的标准可以使用，但肌肉骨骼感染学会（Musculoskeletal Infection Society，MSIS）的定义已经被多数骨科医生所接受（表93.1）。虽然临床医生有很多检测方法可以使用，但是对于PJI的检测仍然没有金标准。美国骨科医师协会（AAOS）出版的循证临床实践指南帮助临床医师在诸多可用的诊断检测中进行选择，其中包括一个推荐的诊断演算法则。

诊断时首先根据患者PJI的可能性，将他们进行分类。考虑患者的相关危险因素（表93.2）、临床表现和查体结果，可以按PJI的可能性将患者分为高度可能和低度可能。这种对感染可能性的早期确定可以帮助指导随后的检测；高危患者可以对其进行一个更加激进的评估而低风险的患者则适合采用不太激进的方法。

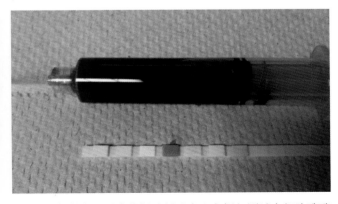

图93.4 穿刺液用尿液分析试纸（中心方框）测试白细胞酯酶的存在。紫色颜色变化显示为阳性结果

表93.1	肌肉骨骼感染学会（MSIS）的感染定义

主要标准

有与假体相通的窦道形成

至少两次独立从病变关节采集的组织或液体标本培养得到同一种病原菌

次要标准

红细胞沉降率（ESR）和c-反应蛋白（CRP）升高

滑液白细胞计数升高

滑液中性粒细胞百分比升高（PMN%）

受累关节有脓液形成

有一次假体周围组织或液体培养分离出一种微生物

假体周围组织病理检查发现在5个高倍视野（×400）中，每高倍视野有5个以上中性粒细胞

已被确认的THA术后发生PJI的危险因素包括肥胖、浅表手术部位感染史和手术时间超过2.5小时，在一项对8 494例关节置换的回顾性分析中，体重指数（body mass index，BMI）大于50kg/m^2的患者与体重指数（BMI）正常的患者相比，感染风险增加（优势比，OR=23.1）。此外，当确定一个患者发生PJI的风险时，一些被专家所认同支持的危险因素也应被考虑进去（表93.2）。虽然没有证据明确支持，一些内科合并症，包括糖尿病、肾病、心脏病连同吸烟、过量饮酒等行为已被发现是导致PJI发生的潜在危险因素。

血清实验室检查

实验室检查包括ESR和CRP是被广泛接受用于

表93.2	美国骨科医师协会（AAOS）人工关节假体周围感染危险因素	
有证据支持的危险因素	**普遍认可的危险因素**	
1. 关节既往有过感染（膝）	1. 最近（<1年）有过菌血症或念珠菌血症	
2. 浅表手术部位感染（髋和膝）	2. 不在同一时间发生的人工关节感染	
3. 肥胖（髋）	3. 皮肤疾病（银屑病、慢性蜂窝组织炎、淋巴水肿、慢性静脉瘀滞、皮肤溃疡）	
4. 手术时间延长（>2.5小时，膝和髋）	4. 静脉吸毒	
5. 免疫抑制（膝）	5. 最近（<3年）感染或定植过耐甲氧西林金黄色葡萄球菌(MRSA)	
	6. 其他部位有活动性感染	

表93.3	血清ESR对于检测慢性PJI的诊断性评价				
第一作者	关节类型	病例数（例）	ESR临界值（mm/hr）	敏感性（%）	特异性(%)
Schinsky等	髋	201	30	97	39
Spangehl等	髋	202	30	82	85
Ghanem等	髋	479	31	94.5	72.2
Cipriano等	髋/膝	871	32	87.2	67.1
Wyles等	髋	39	25	75	70.6
Alijanipour等	髋/膝	1962	48.5	78	90

PJI初始筛查的检测，所有表现有关节疼痛或计划做髋关节翻修的患者都应进行这些检测。这些检测费用低廉，对多数临床医师来说容易实施，快捷有效。此外，这些炎性标记物已被证明对于检测PJI高度敏感。作为单项的检测，ESR和CRP均可提供很高的诊断价值，据报道敏感性可分别达到94.5%和94.3%；如果联合应用这两项检测，在排除或诊断PJI上的敏感性可升高至97.6%。

此外，一系列的临床研究显示感染时ESR和CRP很少同时正常。在一项连续235例THA翻修研究中，Schinsky等报道在ESR和CRP均正常的患者中没有发现感染。Spangehl等也发现了类似的结果，他们认为ESR和CRP均正常对于预测没有感染存在是可靠的。炎性关节炎通常被认为会导致ESR和CRP的结果不准确和不可靠。然而，在一项对871例关节置换的研究中（其中61例伴有炎性关节炎，810例无炎性关节炎），发现对于伴有炎性关节炎的患者，ESR和CRP在诊断PJI时，其有效性和非炎性关节炎患者一样，有着相似的最佳临界值和总体检测效能（表93.3和表93.4）。

总之，ESR和CRP对于PJI是非常好的筛查检测。这些筛查检测被AAOS临床实践指南强烈推荐，所有怀疑有PJI或计划做髋关节翻修的患者都应进行这些检测。

滑膜液分析

多数人认为滑膜液穿刺在辨识PJI的检查中诊断价值最高。典型的髋关节穿刺需要在超声或透视下引导进行，增加了操作时间、费用，限制了许多临床医师在实践中应用它。由于髋关节滑膜液穿刺增加了疼痛，将患者置于更大的潜在危险中，而且实施起来技术上更具有挑战性，因此相对于推荐的膝关节穿刺来说，是一种选择性更强的方法。一个患者怀疑有PJI，如果ESR和CRP均升高，就应该进行关节穿刺。如果这些炎性标记物中仅有一个升高，应根据医师的判断和临床可疑度来指导决定是否进行穿刺。如果依据患者的明确危险因素和临床表现来看，PJI的临床可疑度很高，就应该进行关节穿刺。反之，如果临床可疑度低，再次手术的角色需要考虑。如果计划翻修手术，可以进行术中关节穿刺或取组织标本送术中冰冻切片。如果没有计划做翻修手术，应该对患者3个月内再次评估。最后，如果ESR和CRP均在正常参考范围，关节穿刺仅在高度怀疑PJI时才实施。

一旦获得滑膜液，应该分析滑膜液的白细胞计数和中性粒细胞百分比，同时送需氧和厌氧培养。分析滑膜液的白细胞计数和中性粒细胞百分比被认

表93.4	血清CRP对于检测慢性PJI的诊断性评价				
第一作者	关节类型	病例数（例）	CRP临界值（mg/L）	敏感性（%）	特异性（%）
Schinsky等	髋	201	10	94	71
Spangehl等	髋	202	10	96	92
Ghanem等	髋	479	20.5	94.3	81
Cipriano等	髋/膝	871	15	85.8	83.4
Alijanipour等	髋/膝	1962	13.5	90	88
Wyles等	髋	39	54	75	97.1

表93.5	髋关节穿刺滑膜液培养诊断PJI				
作者	病例数（例）	敏感性（%）	特异性（%）	阳性预测值（%）	阴性预测值（%）
Ali等	77	82	91	74	94
Williams等	273	80	94	81	93
Lachiewicz等	156	85	97	85	97
Barrack等	291	60	88	15	98
Fehring等	166	50	88	50	87
Spangehl等	180	86	94	67	98
Tigges等	147	93	92	54	99

为可能是区分PJI和无菌性失败最好的诊断性检测。关于滑膜液白细胞计数和中性粒细胞百分比诊断的准确性已经被多个研究所证实，但主要是有关膝关节穿刺的而髋关节穿刺的相关研究却并不多见。

在一项对于202例THA翻修患者行髋关节穿刺的回顾性研究中，Spangehl等报道当临界值>50000 WBC/mL和中性粒细胞>80%时，敏感性是36%，特异性是99%。在这项研究中白细胞临界值的门槛很高使得假阴性的数量增加，造成敏感性降低。如果临界值的门槛设定在更低的范围，则可获得更高的敏感性。在最近的一项研究中，Schinsky等回顾了202例翻修髋，对他们进行了术前或术中即刻的滑膜液白细胞计数，确定最佳的临界值门槛是>4200 WBC/μL和中性粒细胞>80%。值得注意的是，作者发现当合并有ESR和CRP升高时，滑膜液白细胞计数的敏感性增加到90%，而当临界值门槛是>3000 WBC/μL和中性粒细胞>80%，敏感性会增加到87%。

虽然多数研究认为滑膜液白细胞计数的准确性很高，但是在金对金（Metal-On-Metal, MOM）界面失败时其诊断可靠性受到关注。进一步说，金对金（MOM）界面失败时的临床外观与脓液类似。需要特别指出，仪器自动化计数滑膜液白细胞数目时可能将死亡白细胞或其他细胞残骸误当成活的白细胞计算从而导致假阳性。

在最近的一项研究中，Ye等报道了滑膜液白细胞计数在150例翻修患者中的应用效果，这些患者包括金对金（MOM）界面，腐蚀反应（非金对金界面）或全层聚乙烯磨损伴有金属沉积病。作者发现在大约1/3的样本例数中，滑膜液白细胞计数并不可靠。然而，当样本确定合适时，滑膜液白细胞计数

又显示出优异的检测效能。作者认为只有分类时能表明都是活的细胞，滑膜液结果才可靠。而且，在金对金界面失败时，推荐手动白细胞计数，因为仪器自动化白细胞计数被发现一直不准确。最后，考虑到对于假阳性结果的关注，作者推荐对于术前穿刺可设定一个较低的门槛值以便能将培养结果用于帮助鉴别潜在的假阳性结果并且如果需要进一步明确临床情况时可以进行重复穿刺。

除了白细胞计数和中性粒细胞百分比，穿刺的滑膜液还应送需氧和厌氧细菌培养。滑膜液培养可以鉴别感染细菌并且确定明确的抗生素敏感性。很多研究评估了滑膜液培养对于诊断PJI的应用效果。报道的敏感性和特异性分别从50%～92.8%和91%～94%（表93.5）。与筛查和"排除"感染截然相反，因为滑膜液培养特异性更高，我们可以利用它去 "纳入"和确认PJI。虽然对于一个患者要获得最准确的培养结果应该停用抗生素的确切时间并没有普遍的共识，AAOS临床实践指南的大体共识是穿刺前应最少停用两周抗生素。这两周时间的目的是为了允许有充分的时间使抗生素从患者滑膜液中清除，提供一个理想化的更加准确的细菌培养。

对于评估一个患者的PJI，关节穿刺提供了很高的诊断价值。从滑膜液分析和培养中获得的信息对于诊断和治疗PJI都是有帮助的。虽然这些检验经常是在术前进行，但根据我们的经验，我们是运用滑膜液白细胞计数作为一项术中检测，其结果常常可以在30分钟内获得。

革兰染色

革兰染色没有被推荐诊断PJI。在Della Valle等

表93.6	滑膜液革兰染色的诊断性评价			
第一作者	关节类型	病例数（例）	敏感性（%）	特异性（%）
Oethinger等	髋/膝	269	23	92
Johnson等	髋/膝	82	9.8	100
Della Valle等	髋	68	14.7	98.8
Parvizi等	髋/膝	168	[a]35	[a]97
			[b]22	[b]100

注：[a]滑膜液 [b]组织

的一项大的系列研究中，术中革兰染色对于检测PJI的敏感性是14.7%。另外，作者发现每1%的假阳性率可能导致两个不必要的外科治疗。而且，在一项THA翻修术中获得的269个革兰染色研究中，报道的敏感性是23%而同时假阳性率令人惊讶的高达7.6%。进一步的研究显示在样本处理的过程中，细菌可以革兰染色但在商用肉汤培养基中无法存活，导致分析不准确。这些发现证明对于单独的常规检测使用时需要谨慎，尤其是那些诊断敏感性低的。几个其他的研究也报道了相似的低诊断敏感性（表93.6）。

影像学

所有怀疑PJI的患者都应该拍摄X线平片。虽然平片并不被认为可准确显示PJI，但他们确实可以更加深刻的了解失败的原因。怀疑PJI的患者中大多数X线片都是正常的，但可能显示出骨溶解、假体松动、或骨膜反应，后者虽然少见但提示有PJI。如果术后最初几年就发现有X线片上的松动，应该怀疑PJI。另外，如果确认是使用现代承重界面，在最初的10年即早期出现骨溶解应考虑和PJI有关而不是界面磨损引起。

虽然核医学检查在过去被广泛应用，但由于这些检测费用昂贵，需要专门的装备和放射学专业知识来准确解释，现在已很少用于评估PJI。特定情况下，如果高度怀疑患者有PJI但穿刺无法获得滑膜液，核医学影像学检查可以作为一个二线工具来帮助"排除"PJI。虽然骨扫描无法分辨无菌性松动和感染性松动，但铟111白细胞扫描已显示出对于PJI是一个相当好的检测。确切地说，它们有一个很高的

阴性预测值，因此如果检测是阴性的则有帮助。为了进一步提高准确性，铟111扫描常常与硫胶体骨髓扫描相结合来解释可导致假阳性结果的骨髓包裹伪影（从铟扫描中减去骨髓扫描结果）。因此，核医学成像不推荐用于计划做关节翻修术或PJI诊断已经确定的患者。

对于其他更高级的影像学技术，如计算机断层扫描（CT）和核磁共振成像（MRI），仍然没有确定的证据支持。MRI对于发现骨髓炎和软组织感染显示出很高的敏感性，但由于金属植入物的影像学伪影影响，对于发现PJI或慢性感染并不准确。Cyteval等报道了关于CT诊断PJI的准确性，发现对于辨识PJI，假体周围骨的异常没有帮助但是软组织的异常表现准确性却很高（敏感性100%，特异性87%）。由于在已出版的文献中缺乏明显的证据，利用CT和MRI诊断PJI仍然不太确定。

二期假体再植入术前的感染评估

对于PJI，二期关节置换术是已被确认的治疗策略。二期置换方案一个关键的方面是确定感染是否在二期假体再植入时已被彻底根除。不幸的是，只有有限的一些研究能为外科医生提供指导。在这些有限的已发表的研究中，有一项研究在这方面提供了深刻见解，它评估了86例THA术后诊断为PJI的患者。所有的患者都采用了二期关节置换方案，作者对比了一期和二期手术时的血清ESR和CRP以及滑膜液白细胞计数和中性粒细胞百分比。虽然注意到ESR和CRP有一个明显的下降，但是这些类型标记物在假体再植入前通常无法正常化。在那些感染已清除的患者中，有63%的患者ESR仍然高于30mm/hr，与

此相似，有28%的患者CRP仍然高于10mg/L。因此，虽然ESR和CRP会随着时间下降，但它们常常没有正常化。作者发现对于确定感染持续存在，滑膜液分析时最佳的临界值是白细胞3500/mL和中性粒细胞80%。

术后早期PJI的诊断

诊断术后早期阶段的PJI非常困难，这是因为正常的术后疼痛和伤口没有完全愈合会蒙蔽已有的临床诊断线索。此外，我们都知道ESR和CRP在术后早期本身就会异常。直到最近，在术后早期发生的感染才被更广泛的研究。Yi等回顾分析了73例初次THA后6周内又经历翻修手术的患者，作者报道滑膜液白细胞计数最佳临界值是12800 WBC/mL和中性粒细胞分类80%，血清CRP最佳临界值是93mg/L。两项研究中，术后早期的临界值门槛均高于那些通常被用于筛查晚期慢性PJI的临界值门槛。在Alijanipour等的最近一项研究中，他们进一步证实了ESR和CRP在术后早期感染时应使用更高的临界值。

人工关节假体周围感染的治疗选择

假体周围感染可以分为以下四种类型：（1）急性术后感染（在术后6周内），（2）急性血源性感染，（3）慢性感染，（4）原定的无菌性翻修术中培养阳性。治疗方案根据感染时间可分为保留最初的假体、取出假体和部分更换假体。治疗PJI应该尽可能迅速，目的是使发病率/死亡率降到最低和功能预后最好，更为重要的是根除入侵的病原微生物。

冲洗和清创，更换头和内衬

治疗急性术后或血源性感染的方法之一就是尝试保留假体部件，对关节冲洗和清创并更换组配的股骨头和髋臼内衬。对于绝大多数慢性感染病例，不应该考虑这种方法，因为报道的失败率很高。对假体稳定性应该进行评估，如果松动就应该放弃这项计划。如果假体固定良好，对假体表面应该用手工擦除清创以打破分解任何可能已形成的生物膜。失活的组织应被切除，因为这里也是细菌黏附和繁殖的场所。这项技术治疗急性术后感染所报道的结果差异很大，在一系列患者数目从20例到138例范围不等的报道中，其成功率从12%到86%。在葡萄球菌感染、美国麻醉医师协会评分增高、假体周围有脓液时这项技术失败更常见。对于自身免疫状况佳非葡萄球菌的急性感染这项技术成功率最高。

使用这种方法治疗急性血源性感染的报道比较少。Konigsberg等报道用冲洗、清创和更换假体组配部分治疗急性血源性感染，成功率80%（20例中16例）。有趣的是，绝大多数持续性感染发生于感染微生物是葡萄球菌属的患者。此外，这一组患者的术后2年死亡率大约是25%（40例中10例）。

一期置换

对于治疗PJI，Buchholz等首先描述了一期置换，在20世纪70年代，又被称为直接置换或更换关节置换。一期置换依靠取出定植的假体，对骨表面和软组织激进性的手术清创，植入一个新的抗生素骨水泥型假体，紧接着是一段时间的静脉抗生素。在原文的描述中，假体使用病原菌敏感的抗生素负载骨水泥固定(Palacos®丙烯酸骨水泥)。Buchholz等注意到对最初583例患者用一期置换治疗取得了73%的成功率，随后的一系列患者成功率达到了90%。与二期置换相比，一期置换的好处包括减少了住院时间、改善了术后活动度和疼痛、避免了再一次手术及相关的并发症、减少了费用。

Oussedik等对50例一期置换和二期置换患者对比发现在术后髋关节Harris评分和视觉模拟评分上，患者满意度有明显的不同（87.8 vs.75.5，P=0.0003；8.6 vs.6.9，P=0.001），一期置换更有利。Jackson和Schmalzried回顾了12篇关于一期置换治疗THA感染的报道。在治疗的1299例患者中，83%的患者在最后随访时没有发现感染。他们认为多重病原菌感染、革兰阴性菌、耐甲氧西林表皮葡萄球菌、D群链球菌与一期置换失败有关。在无菌性THA翻修时，很多作者提倡使用非骨水泥翻修而不是骨水泥翻修来改善结果，因为骨水泥翻修有着令人无法接受高松动率和高失败率。两篇已出版的系列研究报道12例和27例接受一期非骨水泥置换治疗的患者，其成功率分别是83%和56%。考虑到结果的不一致性，很难推荐

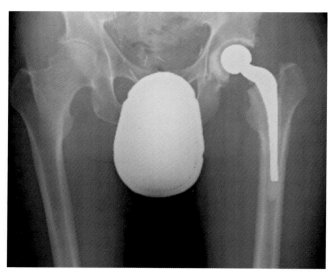

图93.5 髋关节X线正位片展示了活动型占位器（Depuy Prostalac; Warsaw, IN）

赞成或者反对一期非骨水泥置换。

虽然对于一期置换的兴趣在增加，但是仍然有很多的北美中心对此存在质疑。北美中心能够复制欧洲的结果吗？哪些患者适合采用这项技术，是否和无菌性松动一样优先选择非骨水泥翻修假体仍需进一步关注。

二期置换

二期置换仍然是北美最流行的治疗慢性THA感

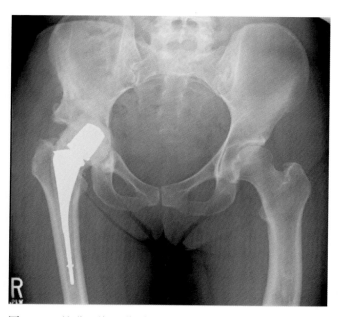

图93.6 骨盆X线正位片展示了临时性的髋关节占位器（Biomet Stage One; Warsaw, IN）

染的方法。第一期包括取出假体和任何相关的存在的骨水泥，对骨表面和软组织彻底的清创，放置一个临时的含抗生素的占位器。可能需要使用大转子延长截骨取出假体，这种方法已被证实是安全的。占位器可以是静止型的或活动型的，在手术室定做的或商业化生产的（图93.5和图93.6）。在骨水泥占位器中添加的抗生素使局部释放的剂量高于全身使用时所达到的剂量，因此增加了根治感染的成功率。

如果已经知道入侵的病原微生物，应该使用能根治它们的敏感抗生素。在多数情况下，应该联合应用万古霉素和氨基糖苷类抗生素，因为这种组合覆盖了绝大多数感染病原菌而且这些抗生素具有热稳定性可以广泛使用。使用超过一种抗生素似乎有协同效应，有一项研究注意到放置占位器4个月后抗生素水平仍有效。抗生素的洗脱也依赖于使用的骨水泥的类型，抗生素在高黏度骨水泥中比低黏度骨水泥更能有效地洗脱出来。虽然在占位器中使用抗生素的最佳"配方"并不清楚，多数作者建议每40g包装骨水泥最少4g抗生素。有一点非常重要，必须记住，对于易感患者如果在占位器中添加高负荷的抗生素可能会发生肾毒性。

就像前面所提及的，外科医生可以选择放置静止型的或活动型的占位器。虽然静止型占位器可以保护髋臼和股骨的骨量，但它们也可引起肢体短缩、疼痛和关节挛缩。此外，他们可能也和假体再植入后不稳定的发生率高有关。Fehring等报道如果使用静止型占位器，二期翻修后脱位率25%（56例中14例）。此外，一个活动型的占位器有可能缩短手术时间。

第一期完成后，在感染疾病专家指导下，患者继续接受最少6周的静脉抗生素治疗。一般来说，一个治疗小组包括的不仅仅是骨科医生和感染疾病专家，需要内科医生以减少合并疾病的影响；还需要营养师，因为这些患者中的很多人都有营养不良。每周都需要检测ESR和CRP以监测对抗生素治疗的反应。就像以前所描述的，提示感染已解决重要的是看趋势走向而未必需要正常化。然后停用36小时抗生素，重复检测ESR和CRP。如果关注到有迅速增加，提示需要做髋关节穿刺。如果ESR和CRP持续下降，那么在术中实施髋关节穿刺，获得滑膜液白细胞计数和分类结果。

第二期翻修应被视为对骨表面进行彻底清创的又一次机会，这包括髋关节的部分滑膜切除术，所有骨表面的清创(对髋臼和股骨髓腔锉磨)和大量冲洗。考虑到总体上翻修髋特别是前面提到过的感染翻修髋不稳定的风险高，重建时通常需要非骨水泥的股骨和髋臼假体并且要特别注意获得最大限度的稳定性。

虽然总体上二期翻修的结果还算不错，但最近的一些研究对这种方法成功的定义提出了质疑，一些同一时期的系列研究显示出更高的失败率。二期置换手术方法失败大部分归结于以下几个因素：耐药菌的数目、革兰阴性菌脂多糖层的不利影响、有多个内科合并症患者数量的增长。Parvizi等注意到当入侵的细菌是耐甲氧西林金黄色葡萄球菌时，二期置换手术方法失败增加了4倍。

在最近的一项研究中对二期置换的结果提出了质疑，Berend等报道了205例初次或翻修THA感染髋接受二期置换治疗时的发病情况。14例患者(7%)在再植入假体前死亡，2例患者由于内科合并症不适合再做二期置换。在一期清创之后90天的死亡率是4%（8例患者）。在接受假体再植入的189例髋中，157

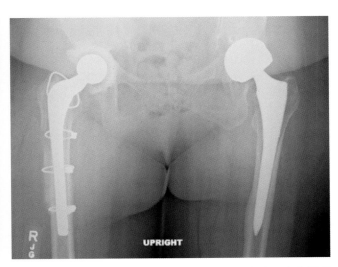

图93.7　切除性关节成形术术后髋关节X线正位片，术中做了大转子延长截骨，放置了临时性的活动型占位器和可降解的释放抗生素的串珠（Depuy Prostalac；Warsaw, IN）

例（83%）感染得到控制。将所有患者包括接受第一期治疗的都包括进来，二期再植入假体后生存并且感染得到控制的是76%。因此，二期置换治疗深部感染存在潜在的发病情况和由于再感染及无法进行第二期手术而导致失败。

切除性关节成形术

在特定情况下，例如有严重骨丢失或内科合并症的患者感染复发，这些限制了选择复杂的重建方法，可以使用切除性关节成形术。虽然切除性关节成形术通常可以根除感染，但它的功能预后往往很差，只有当患者有出色的上肢力量时才可以行走。Esenwein等报道27例采用切除性关节成形术治疗的患者中对功能结果满意的只有59.3%。手术后髋关节稳定和下肢短缩少则患者满意度更高。

长期抗生素压制

在某些情况下，就像上面提到的切除性关节成形术，考虑到患者的全身健康状况进一步的外科治疗并不可行或者患者拒绝进一步的手术。对于这些患者，尝试长期抗生素压制可能是一个合理的选择。一般来说，这种方案很少被选择，骨科医生应和感染疾病专家合作去监测治疗。如果有引流窦道存在，患者一般很少疼痛。不幸的是，描述这种治疗方法结果的详细文献几乎没有。

病例介绍，总结

上面介绍的患者接受了二期置换治疗。第一阶段包括冲洗、清创，取出松动的髋臼假体和固定良好的股骨假体，放置了一个含抗生素的占位器和可吸收的释放抗生素的串珠（图93.7）。检测出入侵的病原菌是对甲氧西林敏感的金黄色葡萄球菌。患者接受了6周的静脉抗生素治疗，在此期间，ESR和CRP趋向正常。停用静脉抗生素4周后ESR和CRP的值正常化，再次对髋关节进行了一次穿刺。滑膜液白细胞是600，分类64%。患者接受了取出抗生素占位器、再次清创和关节翻修术。

Nicholas T. Ting

Hany S. Bedair

Craig J. Della Valle

94

第94章 术后早期假体周围感染的诊断和治疗

案例

66岁女性，因进行性骨关节炎分期接受双侧全髋关节置换术，右侧术后6周患者出现发热症状。患者主诉其于3周前出现上呼吸道感染，布洛芬只能缓解右侧髋关节的轻度不适。右髋关节切口处出现不均匀肿胀，但切口干燥且活动时无疼痛感。X线平片未见明显异常且非骨水泥假体位置可接受（图94.1）。红细胞沉降率为67mm/hr（正常范围<27mm/hr），c−反应蛋白为119mg/L（正常范围<10 mg/L）。髋关节穿刺抽液提示白细胞计数为79735cells/uL，多形核中性白细胞比例为97%，病原菌培养结果：β−溶血性链球菌。

流行病学

假体周围感染的治疗过程困难且费用昂贵，因此它是初次全髋关节置换术后或翻修术后最为严重的并发症之一。65岁以上享有医疗保险的患者中，初次髋关节置换术后2年并发症的发生率为1.63%，术后2~10年为0.59%。同样的，对梅奥诊所前28年（1969—1996）回顾性分析显示，初次全髋关节置换术及翻修术后感染率分别为1.7%和3.2%。尽管在手术技术、假体设计、切口缝合技术以及对预防性抗生素指南共识的改善都有了长足进步，但假体周围感染率仍未明显降低。术后早期感染（通常认为发生在术后6周内）给患者和医生都带来了前所未有的挑战。考虑到全髋关节置换术在今后几十年的预期增量，感染率必定也会随之增长，并且会成为已经不堪重负的医疗体系的巨大负担。

危险因素及预防措施

多种因素均会造成THA术后假体周围感染，大量研究显示在特定患者中感染风险也会增加（表94.1）。尽管医疗团队竭尽全力，髋关节置换完成时的切口还是无一例外会被病原菌附着。此时手术的目标是将污染及病原菌附着程度控制在能够引起血源性感染的范围之内。术中多次冲洗伤口大有助益，我院选用稀释的碘伏冲洗伤口可以降低感染的风险。再者，正如由于细菌的迅速积累需要周期性更换吸引器导管一样，经常性的更换手套也很重要。

医院和手术室的环境都会影响术后感染率。医院和医生更高的资质水平对降低初次髋关节置换术和翻修术后感染率也有影响。但是确切的因素现在仍未可知，提高软组织处理技术，缩短手术时间以及术后早期患者下地活动都是可能的影响因素。大量研究也探究了手术服、紫外线和层流在降低感染风险中所起的作用。Charnley曾报道通过使用双层手套、层流手术室以及加固手术衣等措施将感染率从7%降到了0.5%。这些发现在随后的研究中得到证实，但由于大部分报道属于回顾性且非对照研究，其临床治疗方面的重要性仍未得到证实。

皮肤方面的准备也同样重要。手术区域皮肤表层的毛发应使用剪具清理干净，因为使用剃刀会擦伤皮肤，从而增加细菌污染的风险。用酒精进行消毒的方式也同样推荐。最后，有证据表明，在手术前一晚及术前的早晨用氯己定擦拭术区能降低假体周围感染的风险。

初次髋关节置换术及翻修术中，切皮前1h内预

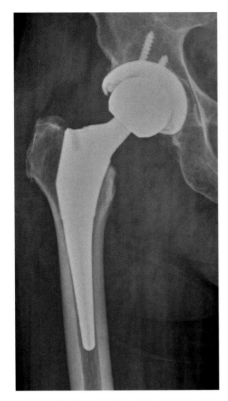

图94.1 术后6周X线片提示非骨水泥臼杯及股骨柄位置良好

防性使用万古霉素，要同时搭配使用一代头孢菌素或克林霉素，以防止覆盖性相对较差的万古霉素无法抵抗甲氧西林敏感葡萄球菌以及链球菌属。对青霉素过敏的患者，我们使用克林霉素来代替头孢菌素。若手术时长超过2小时或患者失血量超过1000mL，应当在术中多次使用抗生素。

由于术前存在的伴随疾病确实会增加早期感染风险，所以术前药物治疗和优化患者整体状态可以降低感染风险。特别是术前血糖控制不好会增加感染风险。一项研究提示，在接受过关节置换术的全国患者样本中选取超过100万患者进行回顾性分析后发现，糖尿病未控制好的患者比伴有其他疾病的患者切口感染优势率为2.28。通常来说，临床医师应加强患者术前的血糖控制。

研究数据同样还表明慢性和急性术后假体感染风险的增高都与营养不良息息相关。营养不良可以依据血清蛋白、前白蛋白、转铁蛋白和/或者淋巴细胞总计数这些方法轻松的筛查出来。有趣的是，营养不良在肥胖（所谓的反常营养不良）患者和体重正常的患者中很常见。如果术前就伴有营养不良，择期性手术就应当推后，直至问题改善。

与内科医生协同合作使患者尽可能保持健康对降低假体周围感染风险至关重要。患者同样应当被告知某些皮肤病，比如牛皮癣也会增加感染风险，任何其他会造成免疫系统的疾病，例如病毒感染、肾衰竭、化脓性关节炎，以及使用含有皮质类固醇的药物都会增加感染风险。某些情况下，手术的风险要高于获益。

防性地使用适当抗生素能有效降低术后深部感染的风险。虽然1代头孢菌素始终是预防性抗生素的首选，但在翻修术或术前培养结果为耐甲氧西林葡萄球菌的患者应当考虑使用万古霉素。对于术前已经入院治疗或曾有过耐甲氧西林葡萄球菌感染病史的患者也应当考虑使用万古霉素。近期的医院筛查项目显示社区中耐甲氧西林葡萄球菌感染率为3.9%。

术前筛查耐甲氧西林葡萄球菌结果呈阳性的患者，接受择期性关节置换术，术前在鼻腔中使用莫匹罗星，能有效降低50%的感染率。在我院，若预

临床评估

术后早期感染的诊断非常困难，因为切口周围预期会出现的炎症以及伴随而来的肢体肿胀致使区分急性术后感染和正常术后表现十分困难。通过患者发热及切口外渗来诊断术后急性感染更加明确。更广泛地来说，急性术后感染的情况下，大多数患者会出现红斑、水肿以及大量不确定因素诱发的迹象和症状，否则便可认为是正常状况（图94.1）。

表94.1	感染的风险因素
伴随疾病（糖尿病、HIV、肥胖、吸烟史）	
1型糖尿病	
血友病	
HIV感染	
免疫受限状态	
炎症性关节炎（类风湿性关节炎，系统性红斑狼疮）	
恶性肿瘤	
营养不良	
大型假体	
既往假体周围感染病史	

实验室评估

正常情况下，用来筛查慢性假体周围感染的c-反应蛋白和血沉在术后早期会升高。常规手术后大约5天血沉升高达到峰值并维持数月；c-反应蛋白在术后大约2天升高至峰值，应21天内下降至正常范围。因此，c-反应蛋白更有助于评估术后急性感染，尤其是术后3天仍持续升高。通过研究全膝关节置换术后急性感染c-反应蛋白的理想阈值发现，即使术后有变化，其也明显升高，在曲线下面积为73%时的理想阈值可升高至95mg/L（正常<8mg/L）。在最近一个相似的研究中，Yi等通过病原菌培养或术中脓液确诊全髋关节置换术后急性感染73人，发现c-反应蛋白的理想诊断阈值为93mg/L（曲线下面积为93%）。基于这些报道，对任何可疑感染的患者检测其血清c-反应蛋白，如果其接近或超过100 mg/L，需行髋关节腔穿刺抽液。

关节腔穿刺抽液

根据病史、体格检查或升高的c-反应蛋白，当怀疑患者伴有术后急性深部感染时，我们行关节腔穿刺抽液，用来检测关节液中的白细胞计数，分类并进行病原菌培养。这些指标在之前描述的术后6周内接受再手术的73例连续患者中进行检测。在此项研究中，关节液中白细胞计数的最佳阈值为12800 WBC/uL（曲线下面积98%）时被认为是检测感染的最佳指标。白细胞分类结果也具有辅助作用，其最佳阈值为89%中性粒细胞（曲线下面积91%）。这个结果与我们之前的研究相似，我们对146例接受初次全膝关节置换的患者在术后6周内行关节腔穿刺抽液，发现关节液中白细胞计数最佳阈值为10700 WBC/μL（敏感性最高）或27800 WBC/μL（特异性最高）。白细胞分类的最佳阈值同样为89%中性粒细胞。

根据这两个研究的结果，关节液中白细胞计数和白细胞分类是诊断术后早期假体周围感染的优良指标。特别是，当关节液中白细胞计数<10000 WBC/μL时似乎可以明确提示排除感染。值得重点关注的是，它与我们推荐诊断慢性假体周围感染的白细胞计数>3000WBC/μL非常不同。在医生仍然无法判断是否存在感染时，即使病原菌培养要72小时或更久，往往会延迟治疗，但其可用来确认诊断。

治疗

一旦假体周围感染确诊，除非患者整体状态不佳无法耐受手术，均需外科治疗。不幸的是，目前并没有前瞻性的随机实验去探究全髋关节置换术后早期感染的最优治疗方案。大多数治疗策略都依据多样的回顾性研究，其中许多并未涉及像术后急性感染这样特定的临床难题。

面对术后早期感染，许多外科医生可能会选择病灶清除术，更换组配的股骨头及聚乙烯内衬（如果适用），随后给予一系列静脉抗生素。虽然这种方法可以降低患病率及花费，但遗憾的是，文献提示这种方法并不是特别有效，会导致治疗失败并且经历更多手术。

另一方面，二期翻修被认为是相对有效的治疗慢性感染的标准方案，但其对患者整体健康状态影响较大；二期翻修包括植入一个复合抗生素骨水泥间置块几周到几个月，以确保控制感染并再次手术植入新的假体。直接或一期翻修可能是术后急性感染较好的治疗方案。在术后早期，非骨水泥假体的骨整合还没有发生，因此假体较易移除同时保留骨量。移除假体可以暴露出所有假体与骨的交界面，以接受彻底的清创和清除多糖-蛋白质复合物，我们认为这也是保留假体失败率高的根本原因。

大多数报道的一期翻修在术中使用复合抗生素骨水泥固定假体。非骨水泥假体的相关研究几乎没有。Tsukayama等发现对他们最初认为是无菌性松动其实是感染的患者使用压配型假体并在术后给予足量抗生素，2年的成功感染控制率为93%。由于这些病例可以看作是使用一期翻修治疗假体周围慢性感染，因此能够推测出术后早期急性感染也能够获得相似的成功感染控制率。

基于以上原理，最近一项来自Bedair等的分析研究，尝试汇总全髋关节置换术后早期感染的治疗方案，并且根据生活质量的累积获益，通过数学的方法推导出能获得最佳临床结果的治疗方案。他们的模型推测出保留假体的清创术失败率超过49%，而一期翻修的成功率为71%或更多，证实一期翻修可能是术后早期感染的最佳治疗方案。因此，一旦因感染决定再次手术治疗，从以上分析中可知一期翻修对外科医生来说可能是几乎不增加手术时间和技术的最有效的治疗方案。在最近的一项回顾性分析中，Hansen等报道了27例初次全髋关节置换术后在三大医疗中心之一接受非骨水泥假体的一期翻修患者，证实一期翻修术后最少两年的成功感染控制率超过70%。

案例分享

根据关节液中白细胞计数及分类，确诊为假体周围感染。在与该患者讨论了多种治疗方案后，患者接受了一期翻修术（图94.2）。其术前及术中的病原菌培养结果均为β–溶血性链球菌。在与感染病专家讨论后，给予静脉滴注三代头孢菌素6周，后转为口服一代头孢菌素1年。手术后随访3年，血沉及

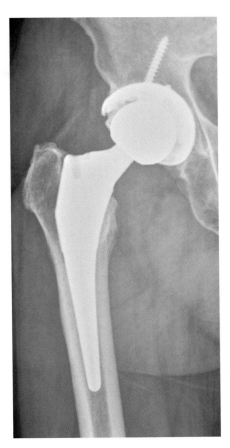

图94.3 术后3年X线片

c–反应蛋白分别为3 mm/hr 和<5 mg/L，感染获得良好控制（图94.3）。

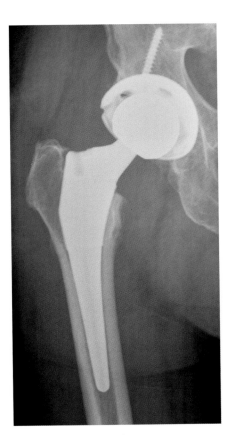

图94.2 一期翻修术后即时X线片

Daniel O. Kendoff

Michael B. Cross

Matthew P. Abdel

Thorsten Gehrke

95

第95章　假体周围感染：一期翻修术

病例介绍

　　68岁男性，2009年在外院使用非骨水泥型假体行右髋人工关节置换术，但是在2010年，因为晚期慢性感染（头状葡萄球菌）行二期翻修手术，第一阶段为去除假体，因为伤口的并发症，患者在医院住院超过10周，12周后行假体的再植入手术。不幸的是，在2012年患者感染复发，检测出耐甲氧西林金黄色葡萄球菌，并再次行二期翻修手术，此次手术，髋臼侧使用骨水泥型髋臼假体（图95.1外院行二期翻修术后再次假体周围感染）。患者于2013年因髋部持续疼痛、关节滑液白细胞计数＞8000，并伴有血沉、c-反应蛋白升高，来我门诊就诊。关节穿刺后进行细菌培养，提示表皮葡萄球菌和痤疮丙酸杆菌感染。

　　说明：虽然目前的诊断手段、手术技术和药物的使用都有了明显发展，假体周围感染的诊治仍面临巨大挑战。不论是一期还是多期翻修手术，治疗假体周围感染的目的，都是为了能彻底清除感染，并且能尽可能地恢复关节功能。

简介

　　目前，虽然二期翻修手术治疗晚期感染的方式得到广泛共识，但是20世纪70年代，在我们的机构使用一期翻修治疗假体周围感染，也取得了良好的效果。我们仔细的查阅文献后，发现使用一期和二期翻修进行假体周围感染的治疗，其结果没有明显差异。

　　与之相比，一期翻修具有一定的优势，包括：只需要进行一次手术；减少住院时间；减少费用；

提高患者的满意度。虽然有这些优势，但想要使用一期翻修手术得到好的结果，有些细节仍需注意。

　　在我们的机构中，85%的假体周围感染患者使用一期翻修手术进行治疗，术前都要进行关节穿刺，进行细菌学检测，根据结果使用敏感抗生素加入骨水泥中。其次，患者的自身因素也要充分考虑：肥胖、糖尿病、是否合并免疫性疾病。再者，要求有丰富的经验的手术团队和感染性疾病学家进行抗菌药物使用的指导。最后，激进的清创，是一期翻修手术成功的关键。

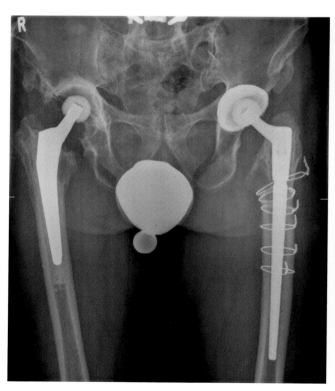

图95.1　一个感染的骨水泥型右全髋关节置换在外院完成二期翻修后的照片

禁忌证

一期翻修术的禁忌证：

- 一次或多次一期翻修手术失败后
- 感染涉及神经血管束
- 术前不明确病原菌
- 没有合适的抗菌药物混入骨水泥中
- 多重耐药菌

术前计划

关节穿刺

任何怀疑假体周围感染的关节、置换术后不明原因疼痛的关节，都需要做穿刺行细菌学检测，这样在接下来的一期翻修手术中，就可以局部或系统性使用敏感抗生素进行治疗。

影像检查

包括骨盆正位、患侧髋关节正侧位片，来评估是否有感染指征。我们不常规使用核素扫描。

特殊危险因素的讨论

术前向患者交代一期翻修术的风险、优点及替代的手术方案，包括感染的复发（10%～15%），术后切口的并发症和血肿形成，坐骨神经损伤的可能，以及术中、术后出现骨折和脱位的风险。

麻醉方式

麻醉团队在一期翻修手术中起着重要的角色，包括围手术期氨甲环酸的使用、血液和液体的管理。

术前准备

术前需要知道目前植入的假体类型；术前对于髋臼侧及股骨侧的骨缺损进行评估，以准备合适的假体，术中所见的骨缺损，往往比术前影像上评估的结果要严重得多，一些骨缺损严重的病例甚至需要进行全股骨置换；其次，术者要对术中可能出现的并发症做好准备，比如假体周围骨折；最后，所

有病例使用混有足量敏感抗生素的骨水泥，我们推荐使用比较经济的方案：骨水泥80～120g（2～3包），每包含有0.5g庆大霉素并混入2g万古霉素。

手术技术

一期翻修手术成功的基础是：小心移除所有植入异物，尽可能保留骨量；激进、彻底的清创；敏感抗生素足量混入骨水泥中。包括在一期翻修术中，需要对髋关节前后关节囊进行激进的清创；或在二期翻修的第二次手术时，对关节周围进行扩大范围清创，包含可疑感染的骨组织（图95.2 激进的清创，去除髋臼和股骨侧的软组织和骨组织图95.3一期手术中清创，去除所有异物和失活组织）。

切口的选择和初次清创

切除原手术瘢痕，如果术前有多次手术，则选择最近一次的手术切口。窦道和窦口，包括周围的皮缘一并切除。窦道并不是一期翻修的绝对禁忌。如果手术预计会进行皮瓣成形手术，需要联合整形科医师协助手术。其次，所有的失活组织必须彻底以及死骨需被彻底清除。在使用抗生素前，在术区周围要留取5处不同的组织进行病理及微生物学检查，包括一种广谱头孢菌素与另一类抗生素的药敏结果。

内植入物的移除和完成清创

固定良好的非骨水泥假体，通常需要在骨皮质上开窗才可以取出，高速磨钻和弧形骨刀是非常有

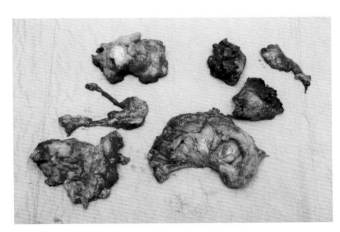

图95.2 彻底清创包括髋臼和股骨软组织及骨结构的清创

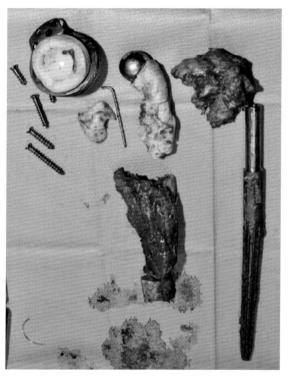

图95.3 一期手术清创需要完全清除异物和所有不可存活的组织

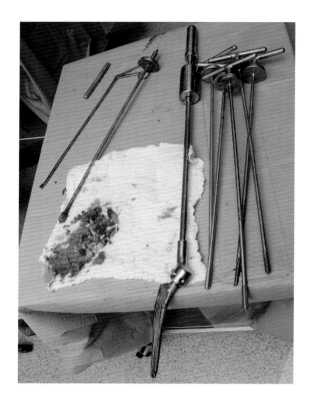

图95.5 弧形凿子和水泥锥有助于去除水泥

用的工具，但仍有术中骨折或骨量丢失的情况出现，有时候需要行延长的粗隆间截骨已减少骨折风险。我们的常规手术步骤是：

- 使用细长的窄骨刀去除骨水泥
- 用定制的或通用工具取出假体，一些常用的撬板拉钩也能很有效地去除固定良好的股骨假体（图95.4A,B 一种万能的取出器，用于取出固定良好的非骨水泥柄假体）
- 如果是取出骨水泥固定的假体时，需要用到弧形骨

凿、髓核钳、长的咬骨钳、长的钻头、骨水泥钩状取出器等专用工具（图95.5 弧形骨刀、骨水泥钩用于取出骨水泥）

- 彻底清除坏死无活性的骨和软组织（图95.6取出股骨端可疑感染的骨组织图95.7剩余骨质是需要进一步巩固固定）
- 取出假体后，使用脉冲冲洗术区，并在冲洗髓腔前和冲洗结束后，使用聚盐酸己双胍消毒冲洗枪头和伤口

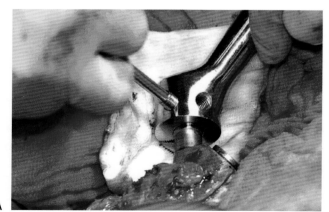

A   B

图95.4 一个通用的取出器可以用来去除固定良好的非水泥股骨假体

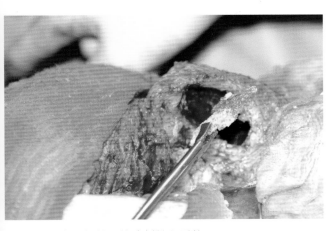

图95.6 所有可疑的股骨清创是必要的

- 清创结束后，所有台上人员更换手套，重新铺单、消毒术区，并使用新的工具
- 如果手术时长超过1.5h或出血量大于1L，需再次追加使用一剂静脉抗生素

放入新的假体

清创结束后，如果发现骨缺损明显，可考虑使用异体植骨，但在感染病例中尽量避免使用。所有假体使用抗生素骨水泥固定，包括一些小的缺损也使用骨水泥充填。对于较大的髋臼缺损可以使用钽块修补（图95.8左髋上方植入钽金属垫块），然后将臼杯用骨水泥固定在髋臼上。正如我们前面提到的，术前检出病原菌并使用敏感抗生素混入骨水泥中是一期翻修手术的关键，如果术前未检出病原菌，或病原菌多重耐药，或敏感抗生素受热后易失活，都是一期翻修手术的禁忌证（图95.9）。骨水泥中抗生素所占比例不超过10%，否则会影响骨水

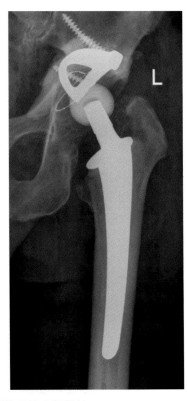

图95.8 左侧髋臼放入钽补块

泥远期的机械强度。比如一包40g的骨水泥最多加入4g抗生素。我们推进使用高黏度骨水泥，其中有庆大霉素或克林霉素，与万古霉素一起混入。混入抗生素可以提高局部的药物浓度，并延长药物的杀菌效果。比如万古霉素的有效期就比较短，混入骨水泥后能明显延长杀菌时间。医生需注意抗生素是否会影响骨水泥的聚合反应。

如果股骨近端骨缺损明显，可能考虑使用组配式骨水泥型延长杆。组配式的假体便于调整肢体长度于假体的前倾角。双动臼杯的使用可以减少因外展肌无力引起的关节不稳定的风险（图95.10使用组配式骨水泥柄和双动臼杯、伞装钽块行一期翻修手术）。即使使用的这些装置，也不能完全避免因为臀肌无力和股骨近端骨缺损引起的脱位。

术后处理措施

抗生素

术后常规使用10~14天敏感抗生素，明显小于二期翻修手术的6周静脉抗生素的使用时间。

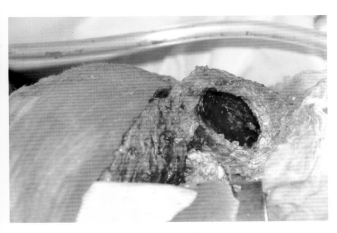

图95.7 需要活骨做进一步的骨水泥固定

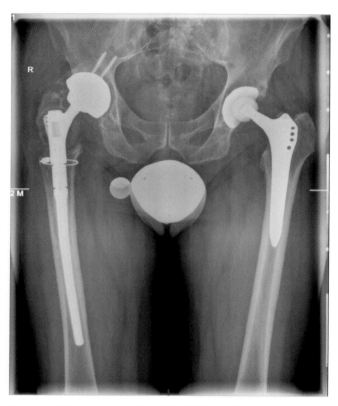

图95.9   感染THA，多次翻修及相关转子近端骨破坏

术后康复

在我们的医院，患者术后住院12～20天，康复计划取决于患者的感染程度、软组织功能和骨缺损的情况。一般情况下，术后3天内开始早期活动，负重活动取决于患者术中所见的情况，因人而异。如果术中没有发现明显的骨质缺损，患者可以早期负重活动。

并发症

感染残留或复发是一期翻修术的常见并发症，一期翻修的失败率为10%～20%，与二期翻修大概相同。

术后假体周围骨折是另一个主要并发症。激进的清创容易损伤血管和神经，当然对于有经验的医生是较为少见的。术后脱位也较常见，多因为激进的清创造成软组织损伤或者术中进行股骨近端的截骨，如果出现外展肌功能丧失或股骨近端骨缺损明显，我们建议使用双动臼杯。

结果

对于大多数医生来说，将二期翻修手术方式作为首选，其感染复发的概率在9%～20%。尽管它现在称为金标准，但在我们的医院，使用一期翻修的方法超过35年，截至目前，有很多关于一期翻修在髋关节翻修术中应用的评价，综合的成功率在75%～90%（表95.1）。而且也有文献报道，翻修手术的间隔期与患者的死亡率密切相关。

病例介绍

这是一例2013年上半年的髋关节翻修病例，使用的骨水泥柄和骨水泥型双动臼杯（因为外展肌无力、关节松弛、围手术期感染的治疗）（图95.11刚才展示的翻修病例，使用了双动臼杯来弥补外展肌无力）。根据微生物学家的推荐，每包骨水泥（40g）中加入了1g庆大霉素+1g克林霉素+2g万古霉素。

总结

一期翻修术治疗髋关节置换术后感染并没有在矫形外科医生中引起足够重视。与二期翻修相比，它有着明显的优点：只需要进行一次手术，减少治疗费用，减少全身抗生素的使用。关键需要明确患者是否符合纳入排除标准，明确病原菌，并且能在局部和全身使用敏感抗生素。

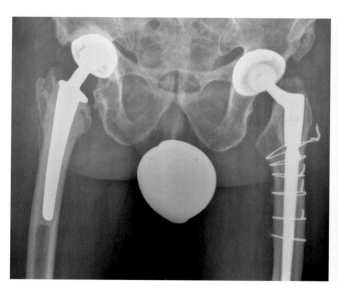

图95.10   一期翻修使用组配式水泥柄，双动杯

表95.1	一期髋关节置换术的研究结果					
作者	杂志	病例数（例）	实验设计	平均随访时间（年）	感染复发率（%）	并发症
Wroblewski等	CORR, 1986	102	前瞻性	3.2	9	9例持续感染再次手术治疗
Loty等	Int Orthop, 1992	90	回顾性		9	17例失败（1例死亡，8例持续感染，1例再次感染但假体固定良好，7例因机械性原因假体松动）
Raut	JBJS Br, 1994	57	前瞻性	7.3	13.7	7例翻修（5例感染复发，2例无菌性松动）
Raut	CORR, 1995	183	回顾性	7.8	16	29例持续感染，需再次手术治疗
Callaghan	CORR, 1999	24	回顾性	10（最少）	8	随访期间12例患者因非手术关系死亡
Winkler	JBJS Br, 2008	37	回顾性	4.4	8	3例因感染复发需再次翻修
Klouche	Orthop Traumatol Surg Res, 2012	38	前瞻性	2	0	2例血肿，不需手术 1例术中扩髓错误 3例脱位 1例复发性脱位需翻修治疗
Hansen	CORR, 2013	27	回顾性	4.2	30	8例感染复发需二期翻修；其中1例再次行二期翻修
Choi	JOA, 2013	17	回顾性	5.2	18	3例感染复发（1例再次翻修，1例二期翻修，1例关节旷置）
Zeller	JBJS Am, 2014	157	前瞻性	3.5	3年时3.8；5年时5	2例感染复发，6例新发感染，9例因机械性原因再次翻修，2例相关性死亡，19例非相关性死亡

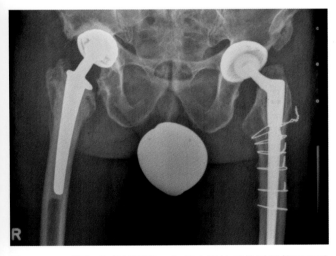

图95.11 一期初次病例展示，包括由于缺乏外展肌使用双动杯

Ajay Malviya

Fares S. Haddad

第96章　假体周围感染：二期翻修术

介绍

假体周围感染是髋关节置换术后灾难性的并发症，据报道其发生率不到1%。在2010年，第八届英联邦国家全国关节登记年会报道，1055例翻修病例（占全部髋翻修病例的13%）为感染性翻修，其中213例（占全部髋翻修病例的3%）行一期翻修手术。在1990—2002年间，美国髋翻修的病例增长了50%，也意味着在接下来的25年，髋翻修手术率将要增长175%。髋部假体感染的负担会影响初次置换和髋翻修的手术量。人工髋关节感染往往伴随更严重并发症，包括需要再次手术，长期抗生素治疗，住院时间延长。假体周围感染患者的死亡率在1%～2.7%，也增加了卫生系统额外的医疗成本。据估计，在美国，一例髋关节感染翻修的手术费约96 166美元，是初次置换手术费用的4.8倍。在英国，髋关节感染后翻修的手术费用约21 937英镑，是松动性髋翻修手术的2倍。同样，在澳大利亚，翻修手术的费用为初次置换手术的3.1倍。

在初次手术后4～6周内发生的早期感染，可以通过及时的、激进的清创手术来治疗，而超过6周以上的晚期感染，多需要去除假体来进行治疗。这样就有了一期翻修手术和二期翻修手术两种治疗方案。前一种是去除以前使用的假体后立即安放新的假体；后一种是去除假体后先旷置，或者使用骨水泥间隔器一段时间，同时使用6～10周的非口服抗生素进行治疗，然后再次手术，安放新的、相匹配假体。考虑到每例髋关节感染的病例情况不同，每个手术医师有各自不同的主张和经验，究竟什么时候使用一期翻修，什么时候使用二期或多期翻修，目前仍有争论。

虽然一期翻修也取得了良好的结果，但目前二期翻修仍是治疗髋关节假体周围感染的金标准，其成功率超过了90%。并且在二期的手术操作中可以在髋臼及股骨侧使用异体植骨修复骨缺损、使用非骨水泥假体，来提高感染的治疗效果。据挪威关节置换注册系统显示，尽管二期翻修手术多用于处理感染严重的病例，但其成功率仍比一期翻修要高。单纯更换股骨头及内衬的患者术后两年的假体生存率为76%。不愿意接受再次手术或身体条件不能再次手术的患者会接受长期使用抗生素控制感染、关节融合术、关节旷置术或者截肢术来进行治疗。

分型

Zimmerli等将假体周围感染分为：早期（术后3个月内），中期（术后3个月至2年）和晚期（术后2年以后）。

Toms等根据Fitzgerald提出方法将感染分为：Ⅰ早期急性感染（术后6周内），Ⅱ出现在任何时候，没有及时发现的迁延性感染，Ⅲ原本功能良好的人工关节突然出现的急性血源性感染，Tsukayama加上了第四种类型，Ⅳ术前未考虑感染的翻修手术中，常规细菌培养呈阳性结果的感染。这种分型方法大致将临床表现与致病菌在一定程度上联系起来，比如高毒力的致病菌如金葡菌的感染躲在早期出现症状，而毒性较弱的致病菌，如凝固酶阴性葡萄球菌，症状出现时多已到感染的晚期。

二期翻修手术的指征

髋关节置换术后慢性感染患者；一期翻修或保

留假体的清创术后感染复发的患者。目前对感染治疗达成共识的指南中指出，对合并有窦道、软组织缺损严重、高毒力病原菌感染的病例推荐使用二期翻修手术。

二期翻修手术的禁忌证

不能耐受较长的手术间隔期的患者；骨量和软组织条件不足以实行二次手术的患者。

病例学习

一位76岁老年男性，6年前行初次髋关节置换手术，6个月前出现髋部疼痛，并逐渐加重，6周前症状加重明显，近3周内出现全身不适、发热等症状。影像检查见图96.1。

诊断

假体周围感染的诊断需要医师根据患者的临床表现、体格检查、影像学检查、实验室检查综合分析得出结论。对于慢性低毒性感染，往往缺少典型感染的表征，诊断困难。疼痛，是90%~100%患者的主要表现。发热出现在9%~43%的患者中，大多数患者有记录的体温升高。有分泌物的窦道多为慢性感染所致。

患者的c-反应蛋白177mg/L，尽管缺少特异性诊断价值，但血沉和c-反应蛋白的检测是必做的血液检查。c-反应蛋白是非常敏感的炎症指标，在术后3周恢复正常，与之相比，血沉的变化缓慢，可能需要1年才降至正常。如果血沉的c-反应蛋白均升高，其感染的可能性为83%左右，但二者均为阴性，则基本排除感染可能。目前还在寻找新的生化标记物，如白介素6和肿瘤坏死因子，由感染部位的单核巨噬细胞分泌。降钙素原作为降钙素的前体，对于细菌性的感染敏感性好。关节滑液中淋巴细胞计数增高也是假体周围感染的指征之一。

患者的X线片显示，髋臼假体周围有透亮线，提示假体松动。X线平片缺少诊断感染的敏感性和特异性，从中很难辨别松动是无菌性的还是感染性的松动。而感染早期的X线片往往显示为正常影像。慢性感染从影像学可以看到骨膜炎、骨质疏松、骨膜

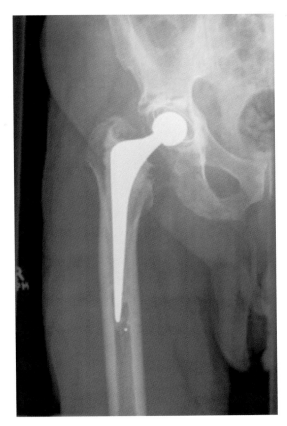

图96.1 右髋正位X线片显示假体周围透亮线

反应、快速进展的骨质疏松或者假体的松动。核素骨扫描是诊断假体周围感染的敏感指标，但缺乏特异性，不能区分感染性和无菌性松动。碘111标记的白细胞检测有很高的敏感性，但检查费用昂贵且耗时，类似的方法还有PET-ct。

微生物分析

确定假体周围感染的病原菌对于感染的治疗至关重要，能够明确敏感抗生素，有助于减少抗菌药物过量使用，提高患者的依从性，减少药物的毒副作用。

术前穿刺

患者的术前穿刺没有发现病原微生物，但视野下可见大量的白细胞，在进一步使肉汤培养基培养出痤疮丙酸杆菌。当怀疑假体周围感染时，必须要进行髋关节穿刺，做细菌培养，明确敏感抗生素，穿刺前至少停用抗生素两周。使用不同的

技术和方法进行髋关节穿刺，检出细菌的敏感度在 11%~100% 之间，特异度在 50%~100% 之间。因为穿刺前两周内使用抗生素，感染检出的失败率达到 86%。革兰染色检测细菌的方法不可靠。髋关节穿刺过程中，因为穿刺皮肤时或实验室检查过程中的污染，易出现较高的假阳性率；还有因为病原菌滴度较低，或样本没有进行及时接种，所导致的高假阴性率。穿刺或取样前进行盐水冲洗，会降低细菌滴度。取样后及时的接种至血培养基，减少暴露时间，能够提高检出率，尤其对于那种对生长环境要求高的微生物。软组织活检也能提高病原菌检出的阳性率，但需要开放性手术操作，但如果穿刺时同时进行活检取样，能够提高检出病原菌的敏感度与特异度。

术中进一步确认感染

术中多处软组织取样行活检，结果均提示与术前穿刺所检出病原菌一致，为痤疮丙酸杆菌。术中软组织活检也可作为假体周围感染诊断的金标准之一。术中至少取两处软组织进行活检，其检测的敏感性为 94%，特异性为 97%。

Atkins 等发现一份软组织活检标本检测的敏感性为 60%，假阳性率为 6%。而 3 份或者更多软组织标本活检的敏感性为 65%，特异性为 99.6%。受试特征模型提示，如果取 5~6 份软组织样本，其敏感性达到 91%~95%，特异性达到 95%~97%。其中也提到，革兰染色的敏感性 <12%，不应作为假体周围感染的诊断方法。培养阴性的假体周围感染病例仍然多见，新方法的研究，意在提高微生物检出的敏感性，包括延长培养时间，使用超声震荡破坏细菌的生物膜来提高检出率。

组织学进展

术中取冰冻组织切片后行组织病原学检测也是另一种辅助诊断方法，用每高倍镜视野发现 5~10 个中性粒细胞/视野作为评价标准，其敏感性在 50%~93%，特异性 77%~100%。炎性关节病容易出现假阳性率和特异度的结果。在二次手术时，取软组织冰冻切片检测，每高倍镜视野 <10 个中性粒细

胞，其敏感性为 25%，特异性为 98%。

分子生物学技术

新的分子生物学技术用来检测假体周围感染的方法有：聚合酶链反应（PCR）、酶联免疫吸附试验（ELISA）、荧光原位杂交（FISH），和免疫荧光显微镜（IFM）检测。

治疗目标

二期翻修的手术，目的是去除假体周围的感染，尽可能恢复患肢功能，改善患者的生活质量。感染治愈的标志为清除所有的生物膜，有两个方法：术中去除所有的内植入异物，使用对产生生物膜的细菌使用敏感抗生素。二期翻修的第一阶段的目的，小心仔细的清创、去除假体，取软组织活检，行药敏试验，选出敏感抗生素，在植入新的假体前系统性使用抗生素进行治疗。

第一阶段的治疗

患者第一阶段的手术中，使用原手术切口（后方），去除原有的髋关节假体、骨水泥碎屑、骨水泥塞、失活的软组织。尽量选择原来的入路，并且要满足此次清创和下次二期重建手术操作的需要，避免引起新的损伤。皮肤切口也注意不要影响切口周围的血运，才能使皮肤良好愈合。如果需要横跨原来的手术切口，也尽量与之垂直切开，保留皮瓣尖端的血运。如果原切口持续有渗出，必须要切除原切口的皮缘。第一阶段的手术，去除包括所有假体，所有人造材料、骨水泥、缝线、金属材料，所有失活、感染、坏死的组织。术区周围取多处软组织样本（至少5份）进行微生物和组织病理检测。

清创务必要彻底，去除所有失活组织。怎样判断肌肉是否保持活性：是否有持续性的渗血，弹性和颜色。颜色是判断的重要标准，但是收到光线和组织血液灌注的影响，有持续性渗血的组织灌注就是良好的。

对于去除骨水泥残渣，既往的经验是务必要全部去除，变感染再次复发，但是最近的研究表明，在有些病例中，保留固定良好的骨水泥，也不会引

起感染复发，这样可以节省手术时间，保留骨量，便于二期手术操作。但McDonald等报道了，在术后有残留的水泥，感染复发率增加了4倍。

清创后，至少使用10L水进行冲洗，直至切口冲洗干净。高压冲洗能有效去除骨水泥和微生物，但是也会造成骨与软组织的损伤和深部感染蔓延。使用低压冲洗就能减少风险。Bhandari等使用不同的冲洗液进行低压冲洗，如聚维酮碘、乙醇、肥皂液、氯己定，其中肥皂溶液保存了成骨细胞的数量和活性，用肥皂溶液进行低压灌洗能最大限度地去除骨中附着的细菌。

清创完成后，重新铺单，所有人员更换手套，根据术前穿刺的细菌培养，得到敏感抗生素结果，术区放置混入抗生素的骨水泥间隔器，保持局部有较高的抗生素浓度。对于该患者，我们咨询微生物学医生后，使用含有抗生素的骨水泥，并混入3g万古霉素和4g庆大霉素，放入一枚斯氏针维持长度，制成骨水泥间隔器。图96.2显示放入间隔器的髋关节X线片。

将抗生素混入骨水泥中以维持局部较高的抗生素浓度，能将感染的控制率提高到95%。有报道说局部使用抗生素比全身使用更好，而且使用间隔器，能够减少局部碎屑的堆积，并减轻关节挛缩的程度。最近的研究提示，局部使用抗生素，可以减少全身性使用，减少治疗费用和并发症。尽可能混入大颗粒的抗生素，延长抗生素的释放周期，并且可以使骨水泥在后期聚合时防止与骨的融合。真空搅拌骨水泥可以增加骨水泥的强度，但会减少抗生素的释放率。骨水泥中所添加的抗生素，是符合药敏试验结果的敏感抗生素，还需要符合Murray所指定的标准：抗生素的安全性、稳定性、水溶性、低过敏性，杀菌谱，并在无菌粉末形式的可用性。额外融入抗生素后，会降低骨水泥的强度，有可能会造成骨水泥间隔器的断裂。最常使用混入的抗生素有：妥布霉素，庆大霉素和万古霉素。万古霉素和氨基糖苷类联合使用提供了一个广泛的覆盖常见深假体周围感染的细菌，同时减少耐药菌株的产生。尤其是对于易产生耐药性的葡萄球菌属，要避免使用单一种类的抗生素。还要注意的是，如果前一次

使用过含抗生素的间隔器，细菌在高浓度抗生素的环境下存活，再次使用相同的抗生素可能会产生耐药。抗生素的混入量决定了骨水泥间隔器的强度，混入超过骨水泥重量的10%，容易造成间隔器的断裂。将抗生素加入骨水泥制成间隔器，可以减少全身性使用抗生素的时间、毒副作用和降低细菌产生耐药性的可能。也可以使患者早期活动，减少卧床产生的并发症。对于含有抗生素的材料所引起的并发症，从皮肤反应到肾衰竭都有发生，是基于抗生素的全身浓度所产生的。

间隔器

间隔器的使用目的在于使患者维持肢体长度，并且能够保持一定的活动量。间隔器分为固定型和活动型、关节型和非关节型、髓内钉型，尽管骨水泥有良好的缓慢释放性，但是在两次手术的间隔期中，存在因为高运动量造成肢体短缩，软组织失衡、挛缩，骨水泥嵌入组织瘢痕中，二次手术时难以取出的风险。间隔期从髋臼处脱位是二期翻修的常见并发症，约19%的病例会出现。虽然不需要特殊治疗，但会影响肢体长度和患肢的负重。髋臼处骨缺损、间隔期偏心距不足，髋部肌力较差，是该并发症发生率较高的主要原因。

固定型/非关节型间隔器

固定型或者说简单的间隔器可以缓慢释放并维持局部高浓度的抗生素，维持关节间隙，并在二期手术时易于取出，还可根据药敏试验结果更换间隔器。它的缺点是，不能提供正常的生理运动，容易使关节瘢痕性挛缩，限制患者的日常活动，从而增加患者的并发症的发生率。另一个问题是，间隔器在活动中会引起骨缺损，但相较于活动型间隔器，它不易产生骨水泥碎屑。

髓腔销

在髋关节置换术后感染的治疗中，使用骨水泥枪将骨水泥注入股骨髓腔中形成销子样结构，可以充分充填髓腔，在远端放置骨水泥塞，防止骨水泥渗出。髓腔销插入后，近端可以使用关节型的组配

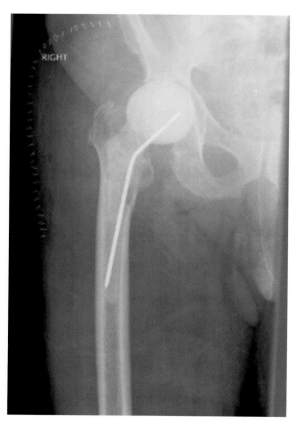

图96.2　WL先生一期手术后的右髋关节X线片，抗生素骨水泥假体占位器用斯坦曼针加固

式间隔器。缺点是活动中会产生移位，避免在股骨骨缺损严重的患者中使用。

活动型/关节型间隔器–按假体外形制作的骨水泥间隔器

主要目的是在放入新的假体前，维持软组织张力和维持患者的活动需求。据报道，这种方式比固定型的间隔器减少对骨量的影响。Duncan和Beauchamp首先记录了使用混入抗生素的丙烯酸树脂骨水泥，治疗髋关节置换术后感染。骨水泥做的股骨头会造成髋臼的磨损和不适，一种新型的关节型骨水泥间隔器即将问世，它释放抗生素的表面与骨水泥间的摩擦会持续产生高浓度的抗生素。然而骨水泥部件形成的关节活动时仍会带来不适感。这种按假体外形制作的骨水泥间隔器类似于铰链式的关节假体，在金属支架外包裹骨水泥，并有一个组配式的股骨头，都可以按照提供的模具进行塑形。这

种间隔器抗生素的释放期至少4个月，每40g骨水泥需要包括3.6g妥布霉素和1g万古霉素，不仅能有效地释放抗生素，也能促进患者的早期活动和康复，并且能在间隔期的治疗中早期出院。目前可以根据不同的模具，可以自由选择大小和抗生素的含量。

使用订制的活动型间隔器的缺点是植入的型号有限，一次只能选用含有一种抗生素，未必能治疗感染病原菌。而术中制作的活动型间隔器可以自由选择抗生素的种类和剂量。缺点是术中需要花更多的制作时间，混溶抗生素后由于搅拌不均匀导致骨水泥容易出现断裂，还有就是混入骨水泥中高剂量的抗生素潜在的毒性反应。关节型的间隔器有很多不同类型的设计，有的是在翻修术中，将原假体取出消毒在植入的等待时使用。有的是以大头钉或克氏针为主干，外面包裹硅或者金属支架。也有个体化的间隔器，能提供更好的功能和关节活动。

可生物降解的抗生素载体

非降解的载体可以攻击产糖的细菌，像异物反应一样形成生物膜，因此在手术中需要去除所有的骨水泥。可生物降解的载体的优点是能减少二次感染的风险，避免二次手术。可吸收、自固化的磷酸钙纤维增强骨水泥就是抗生素的合适载体。目前广泛使用的可降解载体是网状胶原，能更长效释放、穿透性更好的载体正在研发中。

间隔期的处理

根据我科的治疗流程，在病原菌结果和药敏结果回报前，该患者静脉使用替考拉宁和庆大霉素。庆大霉素的剂量需要随时调整，因为它更容易从骨水泥中渗出到循环中，容易造成毒性反应。患者的病原菌检测结果回报为丙酸痤疮杆菌，对阿莫西林敏感。5天的静脉治疗后，根据患者病原菌的结果，我们请微生物医师及多学科功能会诊后，决定改为经外周静脉置入中心静脉导管注射阿莫西林，并口服利福平。经过1周的治疗后，c-反应蛋白降至60mg/L。然后改为口服阿莫西林和利福平至术后 6周。治疗过程中c-反应蛋白持续下降，切口愈合良好，患者能拄双拐部分负重行走，并出院。术后6周

门诊复查c-反应蛋白为3mg/L，患者感觉良好，切口已完全愈合，按计划再次行关节穿刺进行检查。

围手术期包括术后抗生素的使用，主要依据术前穿刺或术中细菌培养的结果，在第一阶段中，明确病原菌和敏感抗生素通常需要5～7天。根据结果，在微生物医师的协助下确定抗生素的类型，并加入骨水泥中。如果术后炎症指标持续增高，最好将静脉使用的抗生素改为口服。根据细菌的敏感性，需要长期使用静脉抗生素的，可经外周静脉置入中心静脉导管。使用万古霉素和庆大霉素，根据抗生素的效价，至少保证最低有效抑菌浓度，也不能大剂量使用而产生毒副作用。Liberman报道最低血清杀菌效价为1：8时，感染的复发率低。

针对术中培养敏感性的抗生素的治疗通常持续4～6周。有其他报道术后5天短期全身性使用抗生素，并联合混有抗生素骨水泥间隔器来治疗感染，取得了良好的效果。目前的一种方法是，根据药敏结果，使用5天的静脉抗生素，然后改为口服使用6～8周。为保证对生物膜和细胞内的有效性，可联合使用口服抗生素，直至炎症指标降至正常。尽管有一定的复发率（0～6%），甚至包括对于耐药菌的治疗，但是该方法降低了住院时间，可以让患者在门诊就进行治疗，也减少了治疗费用，提高患者的生活质量。一般来说，革兰阴性或肠球菌引起的高毒力感染有较高的感染复发率，针对类似细菌的治疗，系统性使用抗生素不少于28天。对于低毒力的细菌感染可以适当地缩短治疗时间。

Hsieh比较了在间隔期中，短期使用（1周）和常规使用（4～6周）抗生素治疗后，效果无明显区别。但短期使用组平均住院日明显降低（18天对43天，$P=0.001$），而且治疗费用也少于常规治疗组（13732美元对21756美元，$P=0.001$）。Stockley也报道了114例患者，短期使用抗生素治疗慢性髋关节假体周围感染，他使用混入抗生素的骨水泥间隔器，术后使用两次头孢呋辛，两年后随访，100例（87.7%）患者感染治愈。McKenna也有类似的报道，术后使用5天静脉抗生素，然后在没有使用过抗生素，其治愈率达到100%。常规监测血沉和c-反应蛋白来判断感染是否控制，若患者使用肝脏毒性的

抗生素（如利福平），还需要监测肝功能，达托霉素因其对肌肉的毒性，需要监测肾功能，而使用利奈唑胺需要警惕再生障碍性贫血的发生。新的假体植入的时机为，停用抗生素2～4周后，关节穿刺培养结果为阴性，炎症指标控制在ESR 30 mm/hr 和 CRP 10 mg/L，当然这个标准并不恒定。

二次手术治疗的时间取决于临床表现、影像学和实验室结果均正常，血沉的c-反应蛋白也降至正常。假体植入的最佳时间仍有争议。以前的报道，间隔期的时间从1个月到1年不等，根据指南，对于难治的感染，如MRSA、耐药肠球菌和真菌，需要适当延长间隔期。有的人建议革兰阴性杆菌、肠球菌感染，因为复发的发生率较高，间隔期应该延迟至12个月。

由994名感染治疗专家参与的关于假体周围感染治疗的共识指出，为减少抗生素载体的副作用（发生率54.8%），95%的专家支持第一阶段手术后至少系统性使用4周抗生素，但就停用抗生素后多久再次植入假体目前尚未达成一致。因此最佳的间隔期的长短，仍需要前瞻性随机对照实验来论证。

第二阶段的治疗

患者再次进行关节穿刺，未检出细菌，接下来可以进行二期的手术。取出骨水泥间隔器、再次清创冲洗，放入新的假体。该患者使用加强环固定髋臼，并行打压植骨，将Exeter臼杯用骨水泥固定于加强环上，用骨水泥固定Exeter柄，并打压紧实（图96.3 患者二期翻修术后的髋关节正位片，骨缺损处给予打压植骨处理）。植骨的目的是重建骨缺损。

二期手术中，骨水泥多取出困难，多有碎片残留，要尽可能保留骨量的前提下全部取出。选择合适的假体，骨水泥和非骨水泥型假体都可以，可以用异体植骨来修复骨缺损。术中在假体周围取组织样本进行检测，来评估间隔期治疗的疗效。该患者的组织检测经过延长培养期也未见细菌。如果二期手术时再次发现感染，则需要立即行清创手术，并重新检测病原菌，根据药敏结果及时调整抗生素。这时，是使用仿假体外形制作的骨水泥间隔器还是其他保守治疗方式，需要与患者协商后决定。

随后，当患者出现感染复发表象时，随时复查血沉和c-反应蛋白。当细菌培养阴性后，即时停用抗生素。患者在二期翻修手术后恢复良好，根据X线片显示假体位置满意，植骨处已愈合（图96.4 患者术后两年的右髋正位X线片，显示植骨处已愈合）。

证据等级

缺少大规模、多中心、随机前瞻性研究的治疗策略进行指导。患者在随后的复查中如何判断感染治愈，观察患者的感染指征，是否伴有发热、局部疼痛、发红、皮温升高、窦道等表现，c-反应蛋白<10mg/L，影像学上没有骨溶解产生的透亮线。目前尚没有明确判断感染是否控制的最短随访时间，大多数人认为最少需随访两年。然而，因为逐渐会出现感染复发的病例，一期或二期翻修手术的成功率随时间延长而不断降低。Pagnano等报道，翻修后感染复发的平均时间为2.2年。个别患者的治疗结果受很多因素的影响，包括手术入路的选择、患者的一般健康状况、麻醉反应、假体的选择、病原体的种类、间隔期假体植入的时机、抗生素的有效性、医生和患者偏好。

很难去比较一期和二期翻修手术的效果，因为考虑到患者人群的异质性，病原菌，手术技巧（包括混入抗生素的骨水泥间隔器的使用）等因素，患者随访时间的差异和可能的发表产生的偏倚。

表96.1总结了不同作者研究二期翻修的治疗髋关节置换术后感染的效果。对于一期翻修手术最大的担忧是重新植入的假体仍处在一个感染环境中，容易导致感染的复发。一期翻修治疗感染的成功率38%~100%，但是对于感染治疗的成功的定义不同，包括感染的控制，无痛，或仅仅是关节功能正常。

一期翻修治疗髋关节置换术后感染的效果，在不使用抗生素骨水泥的条件下，约80%（57%~92%）的患者在术后随访中无感染症状，使用后，比例升至88%（76%~100%）。一期翻修所具有的优势：患者接受一次手术，住院时间短。目前推荐软组织条件好，低毒力致病菌的患者使用一期翻修。窦道是一期翻修的禁忌证，最好能在取出

假体前检测出病原菌。

一般来说，二期翻修比一期翻修的成功率（63%~100%）要高，二期翻修不适用抗生素骨水泥的治愈率达81%（53%~100%），使用后，治愈率达93%（73%~100%）。影响二期翻修成功率的因素包括：多种细菌感染、高毒力细菌感染（金黄色葡萄球菌、耐甲氧西林或凝固酶阴性葡萄球菌）、类风湿发作期、多次翻修手术史，都会降低手术的成功率。与因其他原因导致的髋关节翻修术相比，感染后的翻修术也能取得良好的效果，即使是假体周围的深部感染，也能通过使用关节型间隔器，保持患者在间隔期的活动需求，期间疼痛、强直和功能的WOMAC评分与等待行初次置换的患者差不多，但比初次置换术后6个月的评分要差。一期翻修术后患者的早期功能要优于二期翻修术后，可能是由于患者的选择差异所致。

在治疗费用和住院时间上，一期翻修具有明显优势，如果使用口服抗生素，费用会进一步降低，

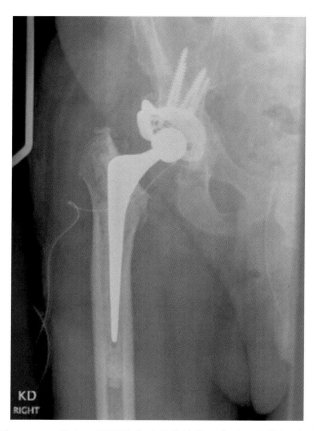

图96.3　WL先生二期翻修术后的髋关节正位片，骨缺损处给予打压植骨处理

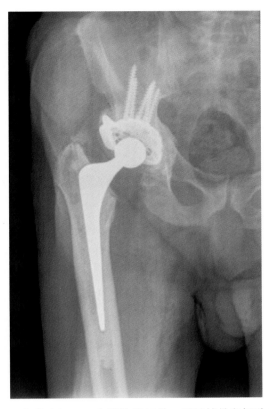

图96.4 术后2年Mr.WL右髋关节AP片。可见植骨良好融合

接下来需要进一步的研究。

总结

总体来说，治疗髋关节置换术后感染仍充满挑战。治疗的金标准仍然是使用二期翻修，使用混入骨水泥的间隔器，能够使感染控制率达到90%，关节型间隔器能够维持肢体长度和关节功能，减少关节挛缩和瘢痕形成，为再次手术提供便利条件，是治疗慢性髋关节假体周围感染的首选。

表 96.1	两种分期翻修髋关节置换术对感染影响的研究综述			
作者（年份）	数量（例）	平均随访时间	并发症	成功率（感染治愈）（%）
Neumann (2012)	44	67（36～120）月	4例间隔器脱位，2例间隔器断裂	86
Biring (2009)	99	12（10～15）年	3例复发性脱位，2例假体周围骨折	89
Fink (2009)	36	35（24～60）月	2例间隔器下沉	100
Sanchez–Sotelo (2009)	169	7（2～16）年	19例脱位	92.9
McKenna (2009)	31	35月		100
Masri (2007)	29	47（24～88）月	2例复发性脱位	89.7
Hsieh (2004)	128	4.9年		95.3
English (2002)	53	53（24～122）月	1例假体周围骨折	92.5
Haddad (2000)	50	5.8（2～8.7）年		92
Fehring (1999)	25	41月	2例脱位	92
Younger (1997)	61	43月	2例假体周围骨折，5例脱位	94
Lai (1996)	39	4（2.5～7）年	3例间隔器下沉	87.5
Lieberman (1994)	46	40（24～74）月	—	91
Nestor (1994)	34	47（24～72）月	—	82
McDonald (1989)	82	5.5（2～13.6）年		87
Wilson (1989)	22	3年		91

97

Arlen D. Hanssen

Matthew P. Abdel

第97章 抗生素骨水泥的应用

介绍

感染是人工关节置换术后灾难性的并发症，在初次全髋关节置换术（THA）发生率约为0.2%~0.7%，而髋翻修约0.95%~22%。初次髋关节置换术后假体周围感染Coventry's分型最初分为3型，经过重新修订后分为4型：（1）术中培养阳性，（2）术后早期感染，（3）急性血源性感染和，（4）晚期慢性感染。大多数假体周围感染主要是2型（术后早期感染）或4型（晚期慢性感染）。

预防感染的方法包括增强宿主机体免疫应答，优化术区环境，减少细菌对手术伤口的侵袭。这都是应该在术前、术中及术后注意的问题。

自1970年首次将庆大霉素掺入丙烯酸骨水泥制成抗生素骨水泥以来，局部应用抗生素骨水泥治疗肌肉骨骼感染变得越来越普遍，目前抗生素骨水泥（ALBC）已成为骨科局部应用抗生素的主要方法。当在关节置换术中需要使用抗生素骨水泥时，明确使用的目的非常重要：（1）目的是预防还是治疗，（2）初次置换还是翻修术，（3）患者是否有相关的高危因素（图97.1）。上述因素对手术中使用现有的抗生素骨水泥还是使用医生自制的抗生素骨水泥起着至关重要的指导作用。目前，加入骨水泥中的抗生素有很多种，包括红霉素、青霉素、头孢菌素类、氨基糖苷类、万古霉素、达托霉素、喹诺酮类和克林霉素。

抗生素的释放特点

不同特性状态下的抗生素从骨中的释放受多种因素的影响，包括骨水泥的类型，使用抗生素的类型及其浓度，是人工混合还是现成合成的抗生素骨水泥。例如，相对于Simplex P, CMW, and Sulfx acyclic这些厂家的骨水泥，Palacos骨水泥中抗生素可以维持较高浓度和较长时间。

此外，抗生素释放的浓度依赖于骨水泥的孔隙率和骨水泥中的抗生素浓度。例如在骨水泥中添加25%葡聚糖，可以增加其孔隙率，这有利于抗生素的释放。混合两种抗生素在骨水泥中能够增加释放浓度。因此，为了有效提高抗生素释放动力学和治疗剂量的血药浓度，有人建议每40g骨水泥最少混合3.6g抗生素（2.4g妥布霉素和1g万古霉素）。最后，不同的抗生素有不同的释放特性：妥布霉素释放浓度比万古霉素高，然而，妥布霉素释放衰减率比万古霉素快得多。

Perry等在一个新的体外连续观察模型中发现妥布霉素、庆大霉素、丁胺卡那霉素、万古霉素初始

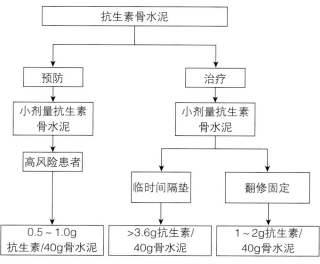

图97.1 梅奥诊所抗生素骨水泥使用指南

抗菌药物释放的平均百分比分别为11.7%，14.5%，6.6%和10.9%。作者认为，妥布霉素和庆大霉素的混合性使用具有很高的性价比。相同的实验模型中，达托霉素从聚甲基丙烯酸甲酯（PMMA）中释放率与万古霉素的相同。

然而，并非所有的抗生素都可以掺入骨水泥中，因为它们必须是水溶性的，热稳定的，并且可制作成粉末形态。溶解在液体中的抗生素会明显减弱抗生素骨水泥的强度，而少量粉末形态的抗生素加入骨水泥中则对骨水泥影响较小。此外，所使用的抗生素应该在骨水泥聚合过程中产生热量时能够稳定存在的，通常聚合过程中温度在87℃。因此，最常用的抗生素为庆大霉素、妥布霉素、克林霉素、万古霉素、氨曲南、氨苄青霉素、氧氟沙星。

真空混合的抗生素骨水泥比常压状态下混合的抗生素骨水泥要有效。Meyer等发现低黏度聚甲基丙烯酸甲酯（CemexGenta）中的抗生素释放减少，在中黏度聚甲基丙烯酸甲酯（Simplex P with tobramycin，SmartSet GMV, and VersaBond AB）中的抗生素释放不可预测，而在高黏度聚甲基丙烯酸甲酯（Cobalt G-HV and Palacos R+G）中的抗生素释放增加。

抗菌效能

除了缓慢释放的抗菌作用之外，抗生素的效果取决于几个因素。将万古霉素和其中一种氨基糖苷类混合在一起使用便可对假体周围感染提供一个广泛的抗菌谱范围。特别是妥布霉素和万古霉素的杀菌活性协同效应。当患者对抗生素过敏或者出现了耐药反应，以及真菌感染时，抗生素将会被替代。对于真菌感染，除了选择其他抗生素外，通常使用两性霉素B 100～150mg添加到40g水泥里。

抗生素骨水泥的制备似乎也对抑菌效果有影响。Squire等指出现成的低黏度及中黏度的抗生素骨水泥在早期便产生了最大的抑制细菌生长效果。然而，现成高黏度抗生素骨水泥在抗菌效果在第二天仍然能够提供优良的抗菌效果。同时在整个试验的剩余3～7天里效果仍然较好，高黏度的预混抗生素骨水泥效果优于其他黏度预混抗生素骨水泥。

抗生素骨水泥的优势

抗生素骨水泥的一个主要优点是在局部使用时可以得到比注射使用高得多的药物浓度，但却无全身毒性作用。经研究证实局部抗生素的使用可使局部抗生素浓度达到3800～4746μg/mL水平。尽管多达3.6g粉状妥布霉素或万古霉素混合入40g骨水泥中，但是血清检测水平仍保持在低于3mg/L。在一个系列实验中，334例全膝关节置换术后感染患者行二期翻修术，在骨水泥旷置术时期，平均3.4袋的单纯水泥中平均混合10.5g万古霉素（范围3～16g）和12.5g庆大霉素（范围3.6～19.2g），术后连续监测血清肌酐水平未出现肾功能不全患者。

此外，这些局部高浓度的抗生素将很容易到达那些注射用抗生素无法到达的伤口缺血区。与此同时，高浓度抗生素骨水泥的应用，能够更有效地处理残余漂浮的和固定的生物膜。动物模型实验已经指出，抗生素骨水泥可降低感染的风险。在犬的实验中，骨水泥混合庆大霉素植入与普通水泥相比感染率明显降低。这个发现在兔模型中用妥布霉素骨水泥与普通骨水泥的比较中再次被证实。多个临床研究，如上所述，明确证实了假体周围感染中抗生素骨水泥使用的有效性

抗生素骨水泥的缺点

抗生素骨水泥也有几个缺点，特别是当用于低危患者或预防性使用时。这些风险包括抑制骨愈合，骨水泥机械强度的退化，毒性反应，过敏反应，抗生素耐药性以及增加成本。

骨愈合

抗生素对骨折愈合和骨再生的影响取决于抗生素种类。例如，喹诺酮类药物全身用药在低水平时就会对骨折愈合产生不良影响。Huddleston等在动物模型中显示使用喹诺酮类药物的动物与对照组相比在软骨形态以及软骨下骨形成中显著减少。在同一个实验模型中，使用庆大霉素、头孢唑啉或万古霉素对骨折愈合无影响。此外，不同类型的喹诺酮类抗生素对骨愈合影响的差异也进行了研究。在一个

体外模型中，左旋氧氟沙星对细胞生长的抑制作用最小，其次是环丙沙星和曲伐沙星。曲伐沙星引起不良反应发生的浓度为0.5μg/mL，这是低于临床血清水平。

体外实验中对两个氨基糖苷类抗生素（庆大霉素和妥布霉素）的影响也进行了研究。成骨细胞样细胞（来源于人松质骨）暴露于含有不同浓度庆大霉素的介质（0~1000μg/mL）4天，在所有庆大霉素药物浓度> 100μg/mL的介质中，碱性磷酸酶活性均明显下降。在一项类似的关于妥布霉素的研究中，400μg/mL的浓度就可导致细胞复制显著降低，而10000μg/mL浓度会引起细胞死亡。Edin等研究了头孢唑啉和万古霉素对成骨样细胞影响，指出当万古霉素含量<1000μg/mL时对成骨细胞复制无影响，但浓度达到10000μg/mL时，会引起细胞死亡。同样，100μg/mL头孢唑啉浓度对成骨细胞的复制无影响，而10000μg/mL就会引起细胞死亡。这些数据表明万古霉素在高浓度状态下对成骨细胞的影响比氨基糖苷类和头孢唑啉小。

机械强度

抗生素骨水泥的机械强度受到添加的抗生素和制备技术的影响。美国材料试验学会(ASTM)已经表明，每40g骨水泥混入庆大霉素粉>4.5g，或加入液态抗生素，将会导致骨水泥耐压强度低于正常水平。证据显示将庆大霉素在不同的浓度范围从0.5~2g混入每40g Palacos丙烯酸骨水泥，将明显降低水泥的抗剪强度。液体庆大霉素杀菌，但大大降低了骨水泥的力学性能。因此，不推崇用大剂量抗生素混入的骨水泥用来固定假体。

抗生素骨水泥的制备过程对骨水泥机械强度的影响目前报道有相互矛盾的地方。例如，DeLuise and Scott报道，与现成妥布霉素骨水泥和普通水泥比较，手动混合出来的妥布霉素骨水泥机械强度下降了36%。然而，其他人报道将庆大霉素粉末混入Palacos R 骨水泥与将妥布霉素粉末混入Simplex P骨水泥做比较，机械强度没有差异。此外，手工搅拌相比真空搅拌，已被证明能显著增加骨水泥的抗拉强度。

毒性反应

据我们所知，有一个个案的病例报告，使用低剂量的庆大霉素Palacos骨水泥同时放入现成的Palacos庆大霉素链珠制作旷置体后发生了肾功能衰竭的情况。然而，很难确定老年患者术后肾功能不全的真正原因，因此目前的文献不足以证明是庆大霉素的原因导致的。然而，对于肾功能不全的老年患者使用高剂量抗生素骨水泥需要慎重，当需要添加高剂量的抗生素在Palacos骨水泥里，洗脱抗生素将更安全有效。值得注意的是，大剂量抗生素联合骨水泥治疗感染性全膝关节置换术的临床安全性已被证实。

绝大多数的数据表明抗生素骨水泥无全身毒性。例如，在10个初次全髋关节置换患者的药代动力学研究中，每40g水泥混入2g万古霉素，万古霉素血清学含量低于毒性阈值（3μg/mL）30倍。在另一项Sterling等做的研究中，10例使用在初次全髋关节置换术中使用单纯妥布霉素抗生素骨水泥患者的术后72h的血、尿、引流液被收集并进行测定。作者指出在术区引流液中妥布霉素最高含量出现在术后1h（103μg/L），术后4h下降到15.1μg/L。平均血清妥布霉素水平在术后3h达到最高（0.94μg/L），经48小时下降至0.2μg/kg。同样，平均尿中妥布霉素水平术后12h达到最高（57.8μg/L），术后24h减少到12.6μg/L。这些数据表明，局部的抗生素浓度非常好，而全身吸收情况最小。其他学者也发现了类似的安全水平。然而，外科医生必须意识到潜在的并发症，由于无法控制抗生素精确释放，导致术后抗生素释放不稳定。

过敏反应

对于抗生素骨水泥目前没有过敏反应的报道。Richter-Hintz等描述了一个单一的对甲基丙烯酸甲酯混合庆大霉素的Ⅳ型超敏反应，但与这种抗生素没有直接联系。临床上并没有遇到更多的过敏反应报道，是因为大多数骨水泥混合的抗生素是氨基糖苷类，它具有良好的抗敏参数。有可能多种抗生素在与骨水泥的混合使用会导致额外反应的发生。

抗生素耐药性

抗生素骨水泥出现耐药也是一个关注点。在北美洲，大多数骨科关注的重点是耐甲氧西林葡萄球菌和耐万古霉素肠球菌。然而，庆大霉素耐药葡萄球菌越来越普遍。Hope等发现庆大霉素骨水泥全髋关节置换术明显与庆大霉素耐药相关凝固酶阴性葡萄球菌（CNS）有关联。此外，91例患者中27例有多个CNS菌株，许多抗生素之前被使用过。有趣的是，抗生素骨水泥中88%的出现庆大霉素耐药，而普通骨水泥则仅占16%。

在骨科大鼠模型中将小剂量庆大霉素敏感菌与凝固酶阴性葡萄球菌污染，用庆大霉素或生理盐水与骨水泥混合后植入皮下。作者指出，庆大霉素骨水泥组在总的感染率中较低（73% vs. 41%）。然而，凝固酶阴性葡萄球菌感染率在庆大霉素骨水泥组显著增高（78% vs. 19%）。

需要重点提出的是，抗生素骨水泥是表面固定的最佳选择之一。长期暴露在亚抑菌浓度抗生素状态下易导致突变性耐药。此外，当有效的抗生素释放完毕，剩余的骨水泥可以使感染复发增加或使组织处在亚抑菌浓度状态。因此，即使在抗生素存在的情况下，骨水泥的表面应该被认为是细菌生长的基质。

成本效益

在最近的一个成本效益分析中，Cummins等指出，当患者群体年轻时（小于71岁）使用抗生素骨水泥是划算的，并且骨水泥的费用较低（低于650美元）。鉴于美国抗生素骨水泥的成本还比较高，加上大多数年龄小于70岁的患者都是用非骨水泥型股骨柄治疗，作者认为在初次全髋关节置换中抗生素骨水泥的使用价值是有限的。此外，作者发现，如果抗生素骨水泥的使用不能减少至少70%的深部感染的风险，那么就是不划算的。

资深作者（ADH）事先完成抗生素骨水泥使用的成本效益分析估计，在195000例初次关节置换手术中预防性使用低剂量抗生素骨水泥的情况下会导致年度总费用增加约1亿1700万美元。按照感染的人工关节置换术花费为50000美元的估计，在这195000例使用骨水泥抗生素患者中就必须减少2340个关节感染患者。本质上来说，常规使用低剂量抗生素骨水泥使关节置换深部感染率将从1.5%降低到0.3%，将会产生成本效益。

低剂量抗生素骨水泥的预防性使用

低剂量抗生素骨水泥定义为每袋骨水泥中抗生素含量小于2g（图97.1）。直至2003年美国食品和药物管理局（FDA）才第一次批准可以使用抗生素骨水泥。目前美国FDA已经批准了只有当全髋或全膝关节置换术后感染的患者需要重建时才可以使用预混或市售的抗生素骨水泥。在美国市面上销售的抗生素骨水泥有很多种类型，每一个具有不同的黏度，抗菌剂，抗生素浓度（表97.1）。然而，对于明确的假体周围感染的患者，市面销售的抗生素骨水泥仅含一种抗生素以及较低的剂量，这并不是非常

表97.1	两种分期翻修髋关节置换术对感染影响的研究综述			
产品名称	**商家**	**黏度**	**抗生素**	**浓度/40g**
CemexGenta	艾示科	低	庆大霉素	1.0g
Cobalt G-HV	邦美	高	庆大霉素	0.5g
Palacos R+G	捷迈	高	庆大霉素	0.5g
Simplex P	史赛克	中等	妥布霉素	1.0g
SmartSet GMV	强生	中等	庆大霉素	1.0g
SmartSet GHV	强生	高	庆大霉素	0.5g
VersaBondAB	施乐辉	中等	庆大霉素	1.0g

的合适。

低剂量抗生素骨水泥适用于那些使用骨水泥人工关节置换的感染高风险因素的患者。这些高风险因素包括（1）免疫抑制：由于疾病、药物或辐射，（2）合并症如类风湿关节炎、系统性红斑狼疮、胰岛素依赖型（Ⅰ型）糖尿病、血友病、恶性肿瘤，（3）营养不良或（4）既往有关节感染。这些组又可分为3个亚组：患者具有较高的污染负荷，患者既往有污染史和/或感染史和免疫力低下的患者（表97.2）。具有较高的污染负荷的患者包括那些较长时间的手术操作或接受翻修手术。患者既往关节感染或污染的病史也会增加随后感染的风险。最后，那些免疫力下降、继发的类风湿性关节炎、糖尿病、器官移植、类固醇注射、营养不良史、肥胖和/或血友病都是高危患者。

对于初次全髋关节置换的患者使用抗生素骨水泥是较为少见的，仅有20%的医生将其作为标准程序使用。最常用的抗生素包括妥布霉素（70%）、庆大霉素（26%）、万古霉素（18%）和头孢菌素（15%）。有趣的是，Heck等的调查显示，尽管混合液态抗生素对骨水泥的力学性能造成的有害影响，但仍有11%的外科医生还在使用。

结果

对于低剂量抗生素骨水泥在初次关节置换患者中的预防性使用，目前只有很有限的前瞻性研究数据。McQueen等在一项前瞻性随机临床试验中发现，静脉全身使用头孢呋辛和头孢呋辛混合骨水泥使用，对预防浅表或深部感染无明显差异。在类似的试验中，调查静脉全身使用抗生素与术中使用庆大霉素抗生素骨水泥的患者相比，深部感染全身静脉使用抗生素组（1.6%）较使用庆大霉素抗生素骨水泥组（0.4%）多。然而，这种预防性的差异似乎仅局限于术后第一年。

在一项综合了19个研究报告、包括36 033例髋关节置换的Meta分析中，Parvizi等指出在初次全髋关节置换的患者使用抗生素骨水泥与未使用抗生素骨水泥的患者相比，会有较低的深部感染风险（1.2%对2.3%）。Chiu等做的一项前瞻性研究中，将340例关节置换患者随机分配到头孢呋辛抗生素骨水泥组和非抗生素骨水泥组，非骨水泥组发生深部感染的患者有明显统计学差异（分别为3.1% vs 0；$P=0.0238$）。然而，所有的感染发生在糖尿病患者身上。如果将这些患者是从分析中去除，两组比较将无显著性差异，表明对于高危患者使用抗生素骨水泥将带来好处。

在一个挪威的大型回顾性研究中，计算出对骨关节炎全髋关节置换患者4个不同组的感染率：（1）全身静脉抗生素和抗生素骨水泥组，（2）全身静脉应用抗生素组，（3）抗生素骨水泥组和（4）没有预防性使用抗生素。以进行翻修手术作为终点观察指出，全身静脉抗生素和抗生素骨水泥患

表97.2	行人工全膝关节置换术的高风险患者组	
风险分类	风险因素	深部感染率
增加感染	人工关节翻修术	4~8
	手术时间>150分钟	3
感染病史	既往关节感染	5~9
免疫力低下	类风湿性关节炎	2.4~8
	糖尿病	3.1~7
	器官移植	5~19
	肥胖	6
	血友病	10~13

注：关节置换术高风险的患者分组

表97.3	抗生素骨水泥中抗生素的剂量	
抗生素	预防剂量（固定）	治疗剂量（间隔垫）
阿米卡星	1g	2g
头孢唑啉	没有报道	4~8g
头孢噻肟	3g	没有报道
头孢呋辛	1.5~3g	没有报道
克林霉素	没有报道	4~8g
红霉素	0.5~1g	没有报道
庆大霉素	1g	2~5g
替卡西林	不适合	5~13g
妥布霉素	1.2g	2.4~9.6g
万古霉素	1g	3~9g

注：抗生素骨水泥中抗生素的使用

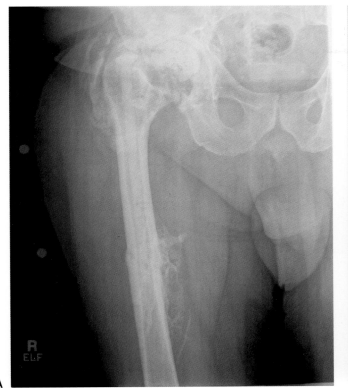
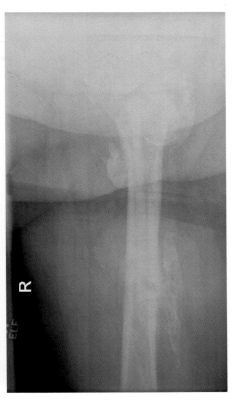

图97.2 57岁男性患者使用高剂量抗生素骨水泥制成的股骨骨水泥髓内钉X线正位片（A）与侧位片（B）

者术后感染率明显降低。这一结果与瑞典关节等级数据分析的92 675例髋置换的结果一致，有利于在初次和翻修中使用抗生素骨水泥。这个问题仍然是先前描述的抗生素骨水泥缺点中的预防性使用是否超过了潜在效益。

实际应用及建议

对高危患者进行混合生物及非生物固定的初次全髋关节置换术，笔者喜欢用1g庆大霉素和/或1 g万古霉素与40g一包的骨水泥混合。然而，正如前面所描述的，不同抗生素和剂量也可用于组合使用（表97.3）。

高剂量抗生素骨水泥的治疗

高剂量抗生素骨水泥的定义为抗生素含量> 2g在每袋水泥中，具有典型的剂量范围从2～8g在每40g抗生素骨水泥中（图97.1）这种剂量是由治疗医生用于感染患者作为非FDA批准的临床医生经验性应用（CDA）。让FDA在不久的将来批准其上市是不可能的，因此医生将继续需要手动混合制作多种抗生素骨水泥。

结果

Hsieh等研究了在髋关节感染翻修患者中，使用普通骨水泥混合万古霉素和氨曲南，植入假体后，这两种药物释放的浓度，万古霉素与氨曲南水平平均分别为1538 ± 24.36 μg/mL和1003.5 ± 323.5 μg/mL。同时，血清水平分别为0.58 μg/kg、0.2 μg/kg和0.46 μg/kg。在大于3个月时检查，关节液中抗生素浓度远远高于大多数生物体的最小抑制浓度，并且无全身不良反应。同样，Masri等发现妥布霉素和万古霉素混合成的抗生素骨水泥在49例患者术后平均118天之后检测依旧高浓度。BertazzoniMinelli等研究指出在假体植入后庆大霉素和万古霉素的释放水平升高，在术后3个月和6个月后虽然浓度低但仍较恒定。最近，Fink 等注意到庆大霉素、克林霉素，和万古霉素在柯巴脂水泥中假体植入6周后检测都是在浓度高于其最低抑菌浓度。

Leunig等报告了12例髋关节置换术后深部感染患者在二期翻修时均使用庆大霉素骨水泥旷置治疗

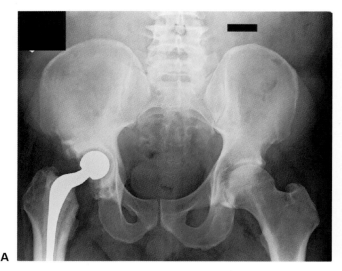

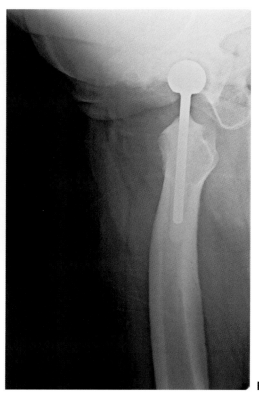

图97.3　55岁女性患者使用高剂量抗生素骨水泥制成的骨水泥假体X线正位片（A）与侧位片（B）

4个月，在术后平均随访27个月中，所有患者均无感染的复发及松动。Younger等回顾了48例关节置换术后感染做二期翻修的患者使用PROSTALAC骨水泥，他们指出感染治愈率达94%。Ben-Lulu等在目前的研究中指出11例患者行二期感染翻修，术中使用股骨间隔块和金属板、表面涂高剂量抗生素骨水泥，他们发现11例患者3.5个月后有10例感染治愈（91%），此外这些患者没有间隔块骨折、假体周围骨折以及脱位。在Parvizi等做的关于36 033个髋关节置换术的Meta分析中指出，抗生素骨水泥的应用降低了40%的感染率。

实际应用及建议

抗生素骨水泥串珠广泛应用于治疗存在无效腔的骨髓炎，它却很少被主张用在髋关节置换术后的感染上。因为4～6周后，串珠会被密集的疤痕组织包围，识别和移除串珠将变得困难。块状间隔块可以有效地维持周围软组织的长度以及关节间隙，同时创造了一个有效的空间便于术者的暴露及术后局部抗生素的使用。对于髋关节置换术后感染旷置的临床选择包括髓内占位器或活动间隔块，例如

PROSTALAC（图97.2和图97.3）。

有几种技术可以用于在骨水泥中添加高剂量的抗生素粉。首先，外科医生必须认识到，当骨水泥粉与混合液混合后再混合大容量的抗生素粉剂是十分困难的。我们的做法是：首先将PMMA单体和骨水泥粉混合在一起形成的胶液再加入抗生素粉。此外，抗生素粉末的结晶度在变化。例如，妥布霉素、万古霉素粉末和一些通用的品牌在自然状态下是结晶状，使搅拌困难。该晶体在被添加到液体水泥前需要被研磨碎，由于晶体明显的缺陷，可能会严重削弱水泥力学作用。大晶体更多被用于硅水泥串珠或间隔块是因为其增加了孔隙率从而使抗生素更好的释放。报告的各种抗生素治疗剂量汇总请见表97.3。

替代局部抗生素输送系统

可生物降解的系统可作为一种替代抗生素骨水泥的可能。主要优点是当抗生素的释放停止时避免了再次手术取出异物的过程。这些替代品可分为植骨，植骨替代物或填充剂，天然聚合物（蛋白质为基础的产品），和合成聚合物。然而，这些产品在

作为抗生素运输载体的同时并不能够提供可定制的适应各种形状和体积的有双重功能的能力（既提供了一种结构功能）。因此，抗生素骨水泥的使用仍然是金标准。

总结

随着北美洲人口老龄化，髋关节置换术的数量不断增加，需要处理的复杂感染翻修手术变得越来越重要。目前的情况显示，大多数无菌性翻修的患者很少用到抗生素骨水泥并且使用生物固定。对于初次关节置换的患者，外科医生必须区分低风险和高风险的患者，对于高风险的患者预防性使用抗生素骨水泥将利大于弊。

98

Joanna L. Cole

John Segreti

第98章 关节假体周围感染（PJI）的抗生素使用原理

病例介绍

男性50岁，诊断髋关节骨性关节炎，合并2型糖尿病。持续左髋关节疼痛，保守治疗无效，遂行左侧全髋人工关节置换术，术中使用Trilogy髋臼和高交联聚乙烯内衬对金属股骨头。围手术期使用头孢唑啉预防感染。患者术后仅有的并发症是拔出尿管后的尿潴留。术后13天患者出现左髋关节疼痛，并伴有低热，观察两天后症状无缓解。体格检查未发现阳性体征，实验室检查：血常规白细胞计数11 500个/μl，血沉73mm/hr（正常值<25mm/hr），c-反应蛋白374.2mg/L（正常值<5.0mg/L），关节液穿刺白细胞计数21763个/μl，中性粒细胞比例85%。革兰染色提示为阳性球菌，需氧菌培养提示为溶血性链球菌，证实为B族溶血性链球菌。影像学检查未发现假体松动表现。随后，患者行保留假体清创术，术中发现关节腔中明显脓液，确认假体无松动。取6个标本分别做需氧、厌氧、真菌以及抗酸杆菌培养。术后给予静点头孢唑啉抗感染治疗。术中冰冻切片提示急性感染，术后病理切片每高倍镜视野下白细胞>15个。6个标本培养结果均为溶血性链球菌。术中彻底清创后更换了聚乙烯内衬，术后患者血常规11 000个/μl，无发热。

髋关节置换术后并发假体周围感染并不多见，通常比膝关节的发生率低，大约为0.2%~1.2%之间，一旦发生后果往往比较严重。在美国，从1990年到2004年，因感染而产生的费用在逐年增加。PJI导致患者出现严重的并发症进而使患者的住院时间增加了2倍以上，平均产生的额外费用超过40312元人民币。

PJI的患者危险因素包括：年龄、肥胖、类风湿性关节炎等，手术危险因素包括：翻修或者手术时间较长。对于有急性疼痛、发热等典型临床症状的PJI诊断相对容易，但是对慢性疼痛、功能差的PJI的诊断往往有很大的挑战性。治疗PJI的最终目标是消除感染，恢复关节功能，进而达到关节无痛。对大多数PJI患者需要手术加抗生素治疗，选择怎样的手术方式取决于感染持续的时间、细菌的毒力、假体的稳定性、骨量的保留、患者的身体状况以及医生的经验等。抗生素的选择取决于细菌的敏感性、药代动力学以及药物的副作用等。当患者因为治疗达不到期望值或者自身因素不能接受手术治疗时，或者身体状况差不能耐受手术时，抗生素压制治疗是非常必要的。本章节的重点是回顾PJI的治疗方法，尤其是抗生素的使用方案。

诊断方法

术中污染、术后伤口愈合不良以及菌血症均可导致PJI的发生。PJI的分型应该从感染的来源以及可能的病原菌来进行分类，单纯根据感染的时间进行分类是有缺陷的。不同毒力的细菌导致的PJI发生后患者出现临床症状的时间是不同的，低毒力的细菌导致的感染临床症状可以延迟出现，相反，血源播散型感染可以在任何时间发生。致病菌往往根据菌血症发生的来源有关，常见的部位比如：皮肤软组织（46%），牙齿（15%），尿路（13%）等。Tsukayama根据PJI感染的描述以及治疗方案进行了分型：（1）早期感染（术后28天以内）；（2）晚期慢性感染（超过28天有潜伏期）；（3）急性血源性感染（既往假体功能良好）；（4）术中细菌培养阳性（无菌性松动2次或者以上培养出相同病原菌）。

确定诊断PJI往往需要结合关节液生化分析、组织病理学检查、术中状况以及细菌培养结果。术前关节液的分析结果对诊断PJI以及手术计划的制定是有很大帮助的。在一项对220例行全髋关节翻修术患者的回顾性研究中发现，关节液中白细胞计数以及中性粒细胞的比例可以作为诊断PJI的敏感性和特异性的标记物，而且，PJI中的白细胞计数明显要低于非置换的关节感染的白细胞计数。对感染病原菌的微生物学诊断分析是非常必要的，可以用来指导抗生素的治疗方案。80%以上的PJI患者的术前关节液培养可以是阳性的，如果术中培养出相同的细菌，那么对支持诊断PJI是有很大帮助的。避免使用棉签向琼脂培养基中接种，而是将关节液直接注射到血培养基中，这样可以明显增加病原菌的阳性培养率，尤其是对培养条件要求高的细菌。在手术过程中，尽量多取软组织标本可以提高诊断准确率，当5~6个标本中出现2个或者以上的标本培养出相同病原菌时，可以高度怀疑PJI（可能性比率3.3~7.6）。软组织标本一般采用棉签接种的方式进行细菌培养。近年来，为了提高微生物学诊断的阳性率，又出现了一些新的细菌培养方法。利用超声波振动降解拔出假体周围黏附的感染界膜进行培养，敏感性明显要高于假体周围软组织的培养，尤其对既往有抗生素使用史的患者，这种方法非常有效。利用细菌的生物学特性进行分子生物学诊断也是非常值得期待的诊断策略。当培养结果阴性时，PCR或者细菌的16S rRNA的原位杂交技术可以提高对细菌的监测。最后，与传统的检测方法相比，使用单克隆抗体的探针对病原菌进行免疫荧光显微镜检测可以快速地做出诊断。当然，鉴于诊断标准的不统一，PCR操作过程中可能出现交叉污染以及临床的可行性的受限，以上的一些方法很难被广泛地应用。另外，这些方法缺少对细菌敏感性的评估，不能为我们提供病原菌的特异性治疗方案。

微生物学和发病机制

微生物学实际上也是两种最常见的感染方式（局部直接感染和血源播散型感染）的表现，同时也恰好反映出细菌的致病特点。表98.1列出了髋关节假体周围感染的最常见的致病菌的微生物学分布。革兰阳性菌，特别是葡萄球菌菌属，作为人类皮肤表面以及口腔中最常见的寄生菌，是导致早期和晚期PJI的最主要的病原菌。而在革兰阴性菌中，作为消化道中正常存在的大肠杆菌以及阴沟肠杆菌是常见的病原菌。作为环境中与人类共栖的绿脓杆菌也是重要的病原菌。在髋关节PJI中，革兰阴性菌的感染往往发生于老年患者或者假体植入年限长的患者。消化链球菌以及痤疮丙酸杆菌等厌氧菌的感染并不多见，但是，相对于需氧菌，它们往往需要的特殊的厌氧培养基或者更长的培养时间才能被检测出来。在混合感染中，因为厌氧菌的培养阳性率很低，即使厌氧菌的培养是阴性的，我们也应该考虑到可能合并有厌氧菌感染。

另外，有很多种的不常见的病原菌也能都导致假体周围感染的发生。宿主与病原菌的暴露以及自身免疫力是这一类感染的潜在的危险因素，所以，这种感染往往发生在免疫力抑制的疾病或者因为某种疾病需要免疫抑制的时候（如肿瘤坏死因子α抑制剂）。由于需要特殊的培养基，这些病原菌很难被培养出来，比如营养不良缺陷菌属、布鲁氏菌病和单核细胞增生李斯特氏菌等。真菌感染很少见，而且往往在某种特定的情况下发生，假丝酵母菌以及曲霉菌是最常见的致病菌，仅仅见于一些个案报道。分枝杆菌导致的PJI是罕见的，但是，在环境

表98.1	假体周围感染的微生物学
金黄色葡萄球菌	24%~30%
凝固酶阴性的葡萄球菌	11%~51%
链球菌属	
革兰阴性菌	
肠道革兰阴性杆菌	0~15%
绿脓杆菌	1%~11%
肠球菌	0~17%
厌氧菌	0~25%
多种细菌	0~8%
培养阴性	7%~26%

注：ª 不同地区的甲氧西林敏感以及耐药的细菌的发病率是不同的

中普遍存在的脓性分枝杆菌和偶然分枝杆菌具有生长迅速的特点，能够在患者没有任何危险因素的状态下导致PJI的发生。结核杆菌导致的肌肉骨骼系统感染占全身感染的第二位，当患者暴露在危险因素下，同样可以导致假体周围感染，尤其在长期使用激素或者免疫抑制剂的患者中，是比较常见的。结核感染可以继发于原来的关节的陈旧性结核的复发，也可以由肺部结核感染而出现血源播散型感染而引发PJI。结核感染往往不被认识，如果没有做抗酸杆菌的检查，容易被忽视或者漏诊。在26%的患者中，即使发现脓液、切口渗出或者组织病理学已经诊断为感染，但是培养仍然很难发现病原菌。虽然对培养条件要求高或者非常见细菌的感染可能出现培养阴性，然而，培养前抗生素的使用是培养阴性的最主要的原因。

探讨PJI的发病机制并不是这一章主要的讨论内容，但是，明白细菌如何在假体表面沉积进而导致感染能够帮助我们选择相应的后续治疗方案。关节假体的表面作为异物，降低了宿主中性粒细胞的抗炎作用，逃避免疫应答，从而增加感染机会并都能刺激假体表面生物膜的形成。当细菌不可逆的黏附于假体的表面，形成细小的菌落或者细胞外基质，生物膜就此形成，并以静默或者活动状态下存在。葡萄球菌以及假单胞菌作为PJI的主要致病菌，具有

良好的生物学特性，能够迅速黏附于假体表面，并形成由来自细胞膜外的碳水化合物组成的蛋白多糖复合物。图98.1阐明了生物膜形成的过程。这些生物体能够从黏附的状态下逐渐生长并不断地脱落、游离，最终导致假体周围感染出现相应的临床症状。另外，生物膜中的病原菌生长极其缓慢，如果假体不能移除，感染将会持续存在。与传统典型的细菌耐药形成不同，生物膜的耐药由多细胞形成，具有更强的耐药特性，使用抗生素治疗很难将其清除。生物膜中的细胞外基质能够阻止抗生素向细菌中渗透，这使得像β内酰胺酶类的细胞内作用的抗生素很难起到治疗作用，同时，在生物膜中的厌氧、酸性条件下像氨基糖苷类抗生素的抗菌特性将发生改变，大大降低了其抗菌活性。生物膜的形成也阐明了在假体周围感染中迟发性或者亚急性的发生机制，同时，也很好地揭示了在使用抗生素的同时感染症状并没有减轻或者停用抗生素后感染很快复发的原因。

治疗原则

PJI的治疗目标是清除感染灶，预防复发，进而保留、重建良好的关节功能的同时，降低死亡率。控制感染以及清除病变组织需要外科手术治疗。手术治疗的选择有以下几种：保留固定良好的假体清

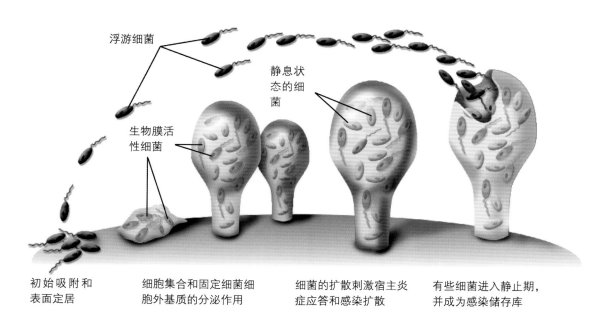

浮游细菌

静息状态的细菌

生物膜活性细菌

初始吸附和表面定居 　细胞集合和固定细菌细胞外基质的分泌作用 　细菌的扩散刺激宿主炎症应答和感染扩散 　有些细菌进入静止期，并成为感染储存库

图98.1 生物膜形成

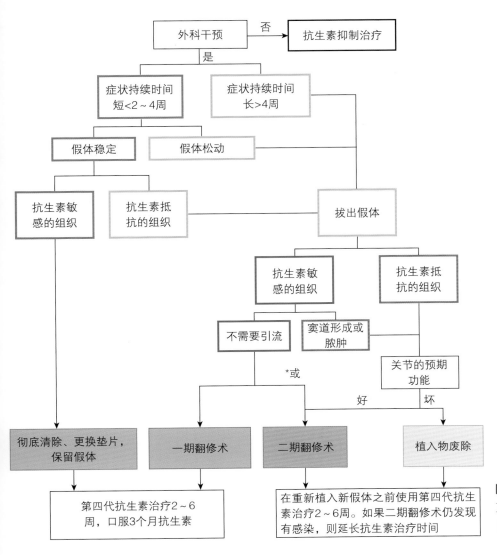

图98.2 髋关节假体感染的处理。直接置换或二期翻修可由外科医生自行决定

创单纯股骨头以及内衬更换，清创假体拔出一期人工关节置换术，二期置换术（清创假体拔出后抗生素治疗后再次更换新的假体），清创关节融合术，截肢术。怎样针对每个患者选择合适的治疗方法将在本书的其他章节详细阐述。

手术以及抗生素治疗的选择流程在图98.2中详细描述。总体而言，对早期感染的患者，现有的文献报道清创假体保留的成功率在60%～90%。耐药的金黄色葡萄球菌感染，窦道形成，感染症状持续时间超过2周的患者失败率很高。一期翻修（清创假体拔出后同期植入新的假体）常常应用与早期PJI患者，低毒力的单一细菌对常规抗生素非常敏感，这一类的早期感染的患者行一期翻修手术成功率相对较高，但是需要彻底清创同时延长抗生素的使用时间。二期翻修报道的成功率可以超过90%，但是，

在抗生素治疗期间的并发症以及二期假体置换术的死亡率很高，这也制约了二期翻修手术的选择。对有窦道的慢性感染或者难治性的细菌感染的患者，二期翻修是推荐的使用方法。即使经过了几周的抗生素治疗后，二期翻修也会有复发。对迟发型感染的患者，在抗生素的治疗期间，可以观察患者是否存在持续感染导致的临床症状，同时，可以多次细菌培养，也为下一次的手术提供找到病原菌的机会。培养为阳性的患者的组织病理学检查往往也是阳性，术中冰冻切片的敏感性只有25%～28%，但是阴性结果并不能排除感染的可能性。不幸的是，由于患者的自身特点，手术方案的选择以及试验设计存在显著的差异性，直接比较一期翻修和二期翻修的临床效果是不可能的。

最后，仍然有部分患者不能耐受手术，或者二

表98.2	慢性感染患者的抗菌治疗规范
由于临床禁忌证或患者的拒绝，不能拔出或更换假体者	
病原体对口服抗生素敏感，并生物利用度较好者	
患者能够耐受长期的口服抗菌药物治疗并副作用较小或联合用药	
假体没有松动	

期翻修术后感染复发，长期的抗生素压制治疗也是必要的选择。这种方法主要适用于有手术禁忌证假体的固定良好取出困难或者骨量很差不可能再次关节重建的患者，拒绝再次手术治疗的患者。表98.2列出了长期使用抗生素压制治疗的指证。该治疗方法能够控制感染症状、减轻疼痛、保留假体功能，避免全身性感染的发生，进而达到类似治愈的效果。5年随访治疗的成功率在63%~86%，具体抗生素需要使用多长时间不得而知，明确的是可以延长老年患者的生存时间。当然，长期使用抗生素治疗也有一些并发症，发生率在8%~22%之间。虽然患者的年龄或者感染在急性期还是慢性期跟手术的失败没有显著的相关性，但是在针对低治愈率的耐药的金黄色葡萄球菌感染的患者，该治疗方法的选择也是一种趋势。

抗生素治疗的原则

决定使用什么抗生素治疗是一个复杂的过程。对于择期手术的患者我们需要综合考虑，如：药物的药代动力学，特殊细菌的抗菌活性，体外的药敏试验，药物的不良反应，药物的注射方式以及费用等方面。感染部位的抗菌浓度主要取决于抗生素的自身的特性以及组织局部的血供状况。

骨组织中的血药浓度比血清中的要低很多。比如，头孢菌素在骨组织中的浓度只有血清中的10%~20%。这使得我们必要达到足够的血清血药浓度才能使骨组织中的抗生素达到抗菌作用。静点抗生素是常用的给药方式，往往需要最大剂量的抗生素才能保证局部的有效血药浓度。由于口服抗生素需要经过肠道吸收并且要经过肝脏的代谢，其血清的血药浓度明显要低于静脉给药。另外，就像我们前面讨论过，生物膜的形成也会明显降低局部血药

浓度。动物试验证明了有些抗生素能够提高黏附的静息状态下的病原菌的抗菌活性，但是，具体的抗菌活性的监测在临床上还无法实施。

根据药敏培养结果来选择敏感抗生素是首选方案。一些特异的敏感菌的培养需要特殊的方法培养。经典的定量的监测方法主要是将细菌接种到不同的抗生素的培养基中进行鉴定。在最低的血药浓度下细菌的生长被抑制，此时的血药浓度我们称之为最小抑菌浓度（MIC）。作为定量的监测方法，MIC可以用来评估指导局部使用抗生素时预计的血药浓度。定量测定评估在有抗生素的培养基中细菌的生长状况可以用来测定MIC（所说的E试验）。敏感，一般敏感，耐药的阈值根据临床试验机构标准（CLSI）来决定，根据抗生素与病原菌的配对检验来测定抗生素的特异性。

根据药敏试验来选择恰当的抗生素治疗是非常重要的。根据监测的MICs来制定个体化的药物剂量，同时，也可以根据耐药或者敏感来确定难治性耐药菌以及多重耐药菌（MDROs），比如：耐甲氧西林的金黄色葡萄球菌（MRSA）以及表皮葡萄球菌（MRSE），耐万古霉素的肠球菌（VRE），产生超广谱的β内酰胺酶的肠杆菌（ESBL），多重耐药的绿脓假单胞菌。产ESBL的细菌对β内酰胺酶抑制剂一类的抗生素像头孢菌素具有很强的耐药性。绿脓假单胞菌可以产生多种耐药特性，目前几乎对所有的抗生素均产生耐药。药敏试验以及最小抑菌浓度的检测有助于我们根据细菌培养结果来判定哪种抗生素的抗菌活性差。比如，对于产ESBL细菌的治疗，我们常常选择碳青霉烯类抗生素，虽然药敏结果提示其他抗生素可能有效，但是临床上应用非碳青霉烯类抗生素治疗的失败率很高。由于细菌耐药的产生，我们只能有限地选择抗生素，局限于抗生素的副反应以及种类的选择，临床上常常治疗的失败率很高。

抗生素剂型的选择

关于抗生素剂型的对比试验是欠缺的。在体外试验以及回顾性分析中，推荐局部使用抗生素的方法，但是我们还没有得到确切的结论。况且，这些

表98.3	对假体周围感染病原体特异性抗菌疗法	
微生物	一线疗法	替代疗法
葡萄球菌		
甲氧西林敏感	苯唑西林/萘夫西林 2g iv q4h或头孢唑啉2g iv q8h	万古霉素15mg/kg iv q12h或环丙沙星/左氧氟沙星750mg q24h+利福平450mg q12h或联磺甲氧苄啶 5mg/kg iv q8h
甲氧西林耐药	万古霉素15mg/kg iv q12h	利奈唑胺600mg BID或达托霉素6mg/kg iv q24h或环丙沙星/左氧氟沙星750mg q24h +利福平450mg q12h 或联磺甲氧苄啶5mg/kg iv或PO q8h
链球菌		
青霉素敏感	青霉素G 400万U iv q4h或头孢曲松2g iv q24h	万古霉素15mg/kg iv q12h
肠球菌		
氨苄西林敏感	氨苄西林2g iv q4h	万古霉素15mg/kg iv q12h
氨苄西林耐药	万古霉素15mg/kg iv q12h	利奈唑胺600mg BID或达托霉素6mg/kg iv q24h
万古霉素耐药	达托霉素6 ~ 10mg/kg iv q24h	利奈唑胺600mg BID
肠杆菌科	头孢曲松2g iv q24h或环丙沙星/左氧氟沙星500 ~ 750mg q24h	氨曲南1g iv q8h或碳青霉烯
铜绿假单胞菌	头孢吡肟2g iv q8h或头孢他啶2g iv q8h	环丙沙星/左氧氟沙星750mg q24h或哌拉西林–三唑巴坦4.5g iv q8h或选择性卡巴配能类或氨曲南1g iv q8h
厌氧菌	甲硝唑500mg iv q8h	β–内酰胺/β–内酰胺酶抑制剂或克林霉素600mg iv TID或碳青霉烯
痤疮丙酸杆菌	青霉素G 400万单位 iv q4h或头孢曲松2g iv q24h	克林霉素600mg iv TID或万古霉素15mg/kg iv q12h
真菌		
念珠菌属	氟康唑6mg/kg q24h或 两性霉素3 ~ 5mg/kg q24h	棘球白素
曲霉菌属	伏立康唑6mg/kg iv q12h×1天，然后4mg/kg iv q12h	两性霉素3–5mg/kg q24h或泊沙康唑200mg PO q6h，然后400mg PO BID或棘球白素
培养阴性	万古霉素15mg/kg iv q12h	
抗单假胞菌青霉素替代剂	利奈唑胺或达托霉素+抗单假胞菌青霉素	

注：ᵃ治疗的选择应根据体外病原敏感性进行修改。
ᵇ甲氧苄啶–磺胺甲恶唑的剂量是按重量计算的。
ᶜ在第四或第五剂量之前，应监测万古霉素谷值的稳定水平，并将其维持在15 ~ 20μg/mL之间。
ᵈ氨曲安可用于对–内酰胺过敏的患者。
ᵉ为超广谱β–内酰胺酶产生菌。
ᶠ棘球蚴素（一类抗真菌药物）：卡泊芬净，米卡芬净，阿尼芬净。
ᵍ如果局部耐药革兰阴性杆菌率高，考虑经验使用碳青霉烯。

数据主要用来指导治疗性用药。常见的病原菌的推荐使用的抗生素详见表98.3。常见的抗生素的不良反应详见表98.4。

β内酰胺酶类的抗生素如青霉素、头孢菌素以及碳青霉烯类通过抑制细胞壁的合成而破坏细胞的分裂。它们对甲氧西林敏感的葡萄球菌、链球菌和一些革兰阴性菌具有良好的抗菌活性。β内酰胺酶类的耐药产生的机制有多种而且比较复杂，产生抗生素的水解作用以及改变青霉素结合蛋白是最常见

的两种耐药机制。除了ESBLs以及碳青霉烯类抗生素之外，我们可以通过增加克拉维酸和他唑巴坦等β内酰胺酶抑制剂来解决对β内酰胺酶的耐药性。金黄色葡萄球菌能够通过改变青霉素结合蛋白来产生甲氧西林耐药，对甲氧西林敏感的金黄色葡萄球菌（MSSA）感染可以选择半合成的青霉素、萘夫西林和苯唑西林。第一代头孢菌素如头孢唑林对MSSA具有相同抗菌活性，而且具有方便的给药间隔，长期治疗的药物耐受性较好。作为第三代头孢菌素的

表98.4	治疗假体周围感染的抗菌药物制剂的不良反应
抗菌药物制剂	**潜在的不良反应和预防**
β-内酰胺类	过敏，皮疹，顽固性肠炎，中性粒细胞减少症，血小板减少症，肝炎，药物热，中毒（谵妄，癫痫）
卡巴配能类	皮疹，青霉素变态反应（极少有），顽固性肠炎，癫痫
万古霉素	输液反应ᵃ，肾毒性，中性粒细胞减少症，皮疹
达托霉素	肌无力、肌痛，周围神经病（副作用与剂量有关）
利奈唑胺	骨髓抑制，肝细胞毒性，周围及视神经病，血清素综合征（与选择性5-羟色胺再摄取抑制剂或单胺氧化酶抑制剂ᵇ）
喹诺酮类	胃肠道反应，QT期延长（心律失常），与抗酸剂禁止合用
利福平	体内分泌物颜色变橙色，肝细胞毒性，药物相互作用（减少抗凝效果和口服避孕药物ᶜ），皮疹
多西环素/米诺环素	胃肠道反应，光过敏，皮肤颜色变化，眩晕，药物性红斑狼疮，肝细胞毒性，减少口服避孕药效应，与抗酸剂禁止合用
联磺甲氧苄啶	皮疹（包括Steven-Johnson综合征），肌酐升高，骨髓抑制，红细胞酶病（葡萄糖-6-磷酸脱氢酶缺乏症）
克林霉素	胃肠道反应，顽固性肠炎，皮疹
甲硝唑	口中金属味，周围神经病，抑制酒精代谢
氟康唑	胃肠道反应，肝细胞毒性，脱发，QT期延长，药物交叉反应

注：ᵃ对既往有输液反应的患者，通过减慢输液速度和术前应用抗组胺药物，可减少出现潮红和弥漫性红斑的非过敏性反应。选择性5-羟色胺再摄取抑制剂；MAOIs，单胺氧化酶抑制剂。口服避孕药。
ᵇ SSRI，选择性5-羟色胺再摄取抑制剂；MAOIs，单胺氧化酶抑制剂。
ᶜOCP,口服避孕药

头孢曲松钠，每天给药一次，治疗骨关节的MSSA感染在临床上优于苯唑西林，相较于头孢唑林，它具有跟更广的抗菌谱，作为治疗MSSA感染的一线用药，同时，头孢曲松钠也是治疗敏感的肠杆菌的很好的选择。头孢洛林作为一种新型的广谱头孢抗生素对MSSA导致的皮肤软组织以及肺部感染具有良好的抗菌活性，目前仅仅停留在体外的实验基础上，具体的临床数据还是欠缺的。广谱的β内酰胺酶类（如：哌拉西林-他唑巴坦）主要用于多重耐药菌以及假单胞菌感染的治疗。对于革兰阳性菌特别是产生ESBL的细菌，碳青霉烯类抗生素（如：亚胺培南、多利培南及美罗培南等）具有良好的抗菌稳定性。对耐甲氧西林的金黄色葡萄球菌感染此类抗生素并不敏感，而厄他培南对假单胞菌无效。

万古霉素是糖肽类抗生素，能够抑制细菌细胞壁的交联。在临床上，万古霉素广泛应用于骨与关节的感染的治疗，特别是MRSA感染，氨苄西林耐药的肠球菌感染的一线用药，同时，也作为β内酰胺酶类过敏患者的替代用药。万古霉素的耐药最常见于肠球菌，通过基因突变对万古霉素产生耐药。虽然对万古霉素耐药的金黄色葡萄球菌目前很少，但是万古霉素对MRSA的敏感性的降低逐渐引起我们关注。根据临床试验标准化协会提供的数据，万古霉素对耐药的金黄色葡萄球菌的最小抑菌浓度为大于16ug/mL，而对于敏感的细菌小于等于2ug/mL。鉴于此，对严重MRSA引起的肺炎和菌血症的治疗，2ug/mL的最小血药浓度治疗的临床失败率很高，建议使用不同的剂量进行治疗。但是，对于骨与关节的感染，我们并没有发现同样的现象。另外，万古霉素对MSSA的治疗并不占优势，就像抗葡萄球菌的β内酰胺酶类抗生素治疗感染性心内膜炎和菌血症一样。如果需要使用万古霉素，药物的浓度应进行监测，专家推荐的血药浓度在15~20ug/mL之间。

达托霉素作为脂肽类抗生素，能够黏附于细菌的细胞壁上，破坏细胞壁的合成达到抗菌的作用。它对耐药的革兰阳性菌（MRSA）感染以及处于静止期的细菌具有良好的抗菌活性。在治疗骨科相关的感染报道并不多，但是要达到良好的临床抗菌效果推荐的使用剂量为6mg/kg/d。达托霉素极少出现可逆转的肌肉毒性，但是如果使用时间超过7天，建议监测肌酸激酶（CPK）。

利奈唑胺是能够抑制细菌繁殖的恶唑烷酮类抗

生素。它的主要抗菌机制是抑制早期细菌蛋白的合成，在治疗革兰阳性菌包括MRSA导致的假体周围感染具有很好的抗菌活性。口服利奈唑胺可以达到跟静点一样的血药浓度，临床上广泛应用于长期抗感染治疗或者需要长期口服抗生素压制治疗的假体无法拔出的PJI患者。利奈唑胺用于治疗初次感染的假体拔出的PJI患者的成功率可达到90%，而治疗保留假体的PJI成功率在40%~60%之间。当利奈唑胺用于需要长期口服压制治疗的PJI时，69%的患者的临床症状得到控制，炎性因子指标下降，甚至两年随访过程中，患者不需要再次手术治疗了。我们必须要意识到长期使用利奈唑胺的并发症，它主要针对细胞的线粒体而引起的相关的并发症，如贫血、血小板减少症、乳酸酸中毒、周围神经病变和相对罕见的视神经损伤，后两者的神经损害是不可逆的。利奈唑胺也能通过选择性抑制五羟色胺受体（SSRIs）而导致五羟色胺综合征。目前临床上提供的资料建议在密切监测的并发症的基础上长期使用利奈唑胺是安全的。

喹诺酮类通过抑制细胞酯酶、DNA旋转酶以及拓扑异构酶来破坏细胞的DNA结构，阻止细胞DNA的合成而导致细胞快速死亡。相对于其他的抗菌药物，这种药理机制使得此类抗生素相对不容易产生耐药。喹诺酮类的耐药主要通过旋转酶、拓扑异构酶的突变和形成细菌耐药泵造成。它具有较强的骨渗透性，口服利用度高，副反应相对较少，所以，临床上常常应用于骨关节感染的治疗。环丙沙星和左氧氟沙星对肠杆菌、敏感的金黄色葡萄球菌以及假单胞菌具有很好的抗菌活性。许多文献描述了早一代的喹诺酮类抗生素在骨感染方面的应用，但是，治疗中发现对金黄色葡萄球菌的耐药率较高，尤其是MRSA，新一代的药物，像莫西沙星、加替沙星和左氧氟沙星等，提高了对金黄色葡萄球菌的抗菌活性，但是会不会出现像老一代的抗生素一样的问题，目前不得而知。口服喹诺酮类抗生素要避免与铁剂、钙剂和镁剂一起使用，否则会降低药物的吸收率。

利福平作为口服的抗菌药，都能直接抑制细胞

表98.5	假体周围感染和慢性感染患者使用口服抗生素的剂量和抗菌谱	
口服抗生素	**剂量**	**微生物学谱**
利福平	450mg PO TID	葡萄球菌[a]
环丙沙星	750mg PO BID	肠杆菌科
左氧氟沙星	750mg PO QD	铜绿假单胞菌
		葡萄球菌[a]
米诺环素/多西环素	100mg PO BID	葡萄球菌
		链球菌
克林霉素	300mg PO q6h	葡萄球菌，包括MRSA
		链球菌
		厌氧菌
联磺甲氧苄啶	1~2粒 PO BID	葡萄球菌，MRSA
		链球菌
		肠杆菌科
双氯西林	250~500mg PO q6h	葡萄球菌，MSSA
头孢羟氨苄	500mg PO BID	葡萄球菌，MSSA
		青霉素敏感的链球菌
阿莫西林/克拉维酸盐	875mg PO BID	葡萄球菌，MSSA
		青霉素敏感的链球菌
利奈唑胺	600mg PO BID	葡萄球菌，MRSA
		链球菌

注：[a]联合治疗对两种药物敏感的分离株。

RNA的合成，对革兰阳性菌有较强的抗菌活性，尤其是葡萄球菌。它作为PJI治疗的经典用药，自身具有特有的生物学特性。它具有良好的生活利用度，能够提高细胞内的有效血药浓度，这样对生物膜也具有很好杀灭作用。然而，喹诺酮类是细胞色素P450 CYP3A氧化酶代谢系统的潜在诱导剂，能够出现很多或者意想不到的药物之间的反应，这一点作为处方医生在开具处方之前是必须要熟知的。单独使用利福平治疗的耐药率非常高，临床上必须避免单独应用。其他的口服抗生素与利福平联用，能够降低耐药率。最初，它用于治疗清创保留假体的PJI的治疗。虽然对于有骨科内植物的感染，利福平常常作为推荐使用的抗生素，但是，实际的临床研究局限于病例数量，很难能够对不同的抗菌药物组合，手术治疗以及随访时间之间进行比较。Zimmerli等做了环丙沙星+利福平与环丙沙星+安慰剂在治疗保留假体的合并MSSA感染的PJI患者的随机对照研究。病例仅有33例，但是，环丙沙星+利福平治疗组的治愈率在100%，相比安慰剂组只有58%。重要的是，在5例失败的安慰组的患者中有4例患者对环丙沙星产生了耐药。鉴于利福平比较高的药物副反应以及药物之间的相互作用，临床上使用时，需要针对每一个患者进行个体化治疗方案。

怎样选择其他的口服抗生素用于PJI的治疗需要根据每种抗生素的抗菌谱以及它们的副作用而决定，特别是，在慢性的PJI患者需要累积几个月或者几年的长期治疗中，显得尤为重要。口服抗生素主要应用于某些特异的病原菌引起的感染详见表98.5，副作用详见表98.4。四环素，尤其是多四环素和二甲胺四环素，具有良好的耐受性而且价格便宜，它对一些格兰仕阴性菌以及细胞内的细菌有较好的抗菌活性，临床上，用于治疗早期的葡萄球菌感染。克林霉素既可静脉给药也可口服，对合并葡萄球菌和链球菌感染的β内酰胺酶类抗生素过敏的患者是不错的选择。它能对厌氧菌有治疗作用，这样同时在混合感染的患者中发挥了重要的作用。部分孤立的金黄色葡萄球菌能够对克林霉素产生耐药，在治疗过程中耐药性会增加，除了特殊的检测方法，一般的敏感性培养是难以监测这种耐药的。在没有产生耐药的前提下，治疗金黄色葡萄球菌感染可以考虑选择克林霉素。复方新诺明首选用于金黄色葡萄球菌感染，在一项小的病例研究中，PJI清创术后的应用复方新诺明的成功率为66.7%。

治疗的持续时间

合理的治疗时间并不明确，不同的手术方法有不同的治疗时间详见表98.2在根据不同的手术方案、细菌的毒力以及随访的时间联合起来选择合理的治疗时间的问题上，目前没有有力的前瞻性的研究支持选择合理的治疗时间。目前，临床上，在针对清创保留假体（髋关节）或者一期置换的PJI抗生素治疗，大部分选择2~6周的静点抗生素，后续口服抗生素3个月，二期翻修手术之前给予静点抗生素2~6周。复发的风险往往在停用抗生素的4~6个月之间最高，感染监测的有效炎性因子如ESR、CRP，可以同临床出现的症状相结合而发挥监测作用。最后，抗生素选择的治疗时间是有每一个患者的自身的特点所决定的，部分患者虽然治疗缓慢但是临床上还是有效果的，可以适当延长治疗时间，而有些患者因为抗生素带来的严重不良反应不得不终止抗生素治疗。

感染的预防

鉴于假体周围感染所带来的并发症，采取有效的措施预防感染还是很有必要的。在初次的关节置换手术中，围手术期的预防，抗生素骨水泥的使用，层流手术房间的应用都可有效地降低感染的发生率。但是，菌血症或者血源播散导致的感染通过围手术期的预防是很难的。关节置换术的患者一旦发生金黄色葡萄球菌菌血症将有30%的患者出现假体周围的深部感染。一些内科的操作虽然可能是低毒力的细菌，但是也会导致短暂的菌血症的出现，比如：处理牙齿，泌尿系统的检查，内镜的活检组织检查等。因此，在实施这些可能引起菌血症的检查时，可以考虑给予预防性抗生素预防PJI发生，但是，这种处理目前还是一个有争议的话题。在一项病例的对照研究中，分别对339例假体周围感染和339例没有发生假体周围感染的患者分析中发现，在低或者高风险的牙齿操作中，是否预防性使用抗生素没有明显的统计学差异。美国的牙科协会以及骨科医师协会推荐预防性使用抗生素，两个协会的指南略有不同，美国骨科医师协会建议所有的关节置换术后的患者在处理牙齿时都必须要预防性使用抗生素。两个协会组织最后达成共识，在高危险因素下可以预防性使用抗生素，比如：糖尿病、免疫抑制患者和炎性关节炎患者。很少有临床数据都能证明治疗的有效性与预防性使用抗生素可能出现的耐药和毒性问题之间的相互关系，所以，目前决定是否预防性使用抗生素还是要根据每个患者的特点决定。

病例报告的后续

左髋关节的穿刺培养以及术中标本的培养结果均为B组的金黄色葡萄球菌，两次血培养以及尿培养均为阴性。尽管糖尿病患者留置尿管后对假体周围感染是一个潜在的高危险因素，但是，该患者的感染源并不明确。药敏试验的各种抗生素的MIC：青霉素（0.06）——敏感；克林霉素（>0.5）——耐药；红霉素（>0.5）——耐药；左氧氟沙星（1）——敏感；头孢曲松（<0.25）——敏感；万古霉素（0.5）——敏感。该患者通过外周静脉置管的方式每24小时给予头孢曲松2.0g，抗生素的治疗时间为6周。在治疗了32天后，由于患者外周静脉置管脱落，该治疗被迫停止，改用左氧氟沙星每天口服0.75g。治疗6周后，外周血WBC计数5500cells/ul，血沉14mm/hr，CRP2.2mg/L。经过3个月的口服治疗，炎性指标正常后停用抗生素治疗。在5年的随访中，患者假体固定良好没有疼痛、没有复发的迹象。

总结

成功治疗PJI需要多学科的协助治疗，同时，要根据每个患者的临床特点选择合适的手术方案，有目标的选择敏感抗生素治疗PJI。多药耐药菌的增长，以及不断出现新的抗生素，使得抗生素的选择变得很复杂，并不是简单的指南就能解决的。抗生素的选择要根据药敏的培养结果以及每一种细菌的特点来选择，在获取了培养的组织之后，抗生素需要持续治疗。总之，由于各种因素的存在，抗生素的治疗需要根据每个患者进行个体化的治疗。

第8篇

全髋关节翻修术

Mohamed E. Moussa

Hany S. Bedair

99

第99章　全髋关节翻修术术前计划

病例

75岁女性患者，左侧初次全髋关节置换术后15年，6周前出现进展性大腿疼加重和活动障碍，否认发热，寒战，传统手术切口。X线平片（图99.1）显示股骨侧水泥柄明显松动并显著内翻。本章节将概括讨论全髋关节翻修手术的术前计划，该病例的治疗方案会在章节的结论中加以陈述。

翻修手术适应证

尽管全髋关节置换术是一个非常成功的术式，但由于各种原因失败从而导致翻修仍不可避免，包括感染、假体周围骨折、反复脱位、磨损、骨溶解

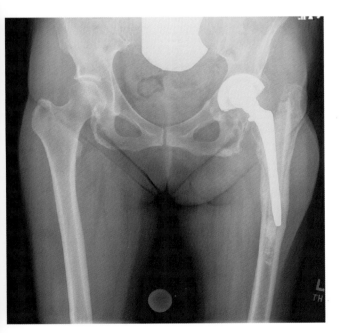

图99.1　75岁女性患者，初次全髋关节置换术后15年，术前X线平片显示股骨侧水泥柄松动

和无菌性松动。翻修的指证一旦确定，须充分进行术前计划以求获得良好的重建结果，如果没有合理的术前计划，失败在所难免。

有必要对患者病史、体格检查、实验室结果、影像学资料、既往手术史以及之前使用的假体进行仔细评估以明确失败原因，需充分了解假体和水泥取出的各种技术，并且准备好各种翻修假体以应对不同的术中情况，此外不能忽略诸如骨缺损、软组织条件和肢体不等长等其他影响因素。通常情况下，此类患者会同时存在其他合并症，需要调整优化以适合手术，比如术前改善营养状况、控制血糖等。有必要了解患者术前的功能状态水平，以利于和患者就术后目标和期待进行清晰的讨论。

病史和体格检查的主要信息
病史

需要很好地了解髋关节既往手术过程、目前在位的假体、术后的任何并发症以及相关的处理等情况。明确目前在位假体的信息非常重要，第一步要查阅患者既往手术记录以确认之前的手术入路并确认假体的生产厂家、类别和型号，但经常会发现手术记录中并未全面记载上述信息，需要采取其他的测量方法。如果手术记录不详细，第二步就是要尽量从接受之前手术时的医院获得假体的标签（图99.2）。如果上述资料均无法获得，通常情况下需要和搭档或同事、厂家代表仔细地阅读患者的影像学资料以寻求假体类型方面的线索，最终综合各方面信息以明确假体类型。

准确知晓在位假体的信息非常重要，譬如对于假体无菌性松动的翻修术，经常可能会保留原假体

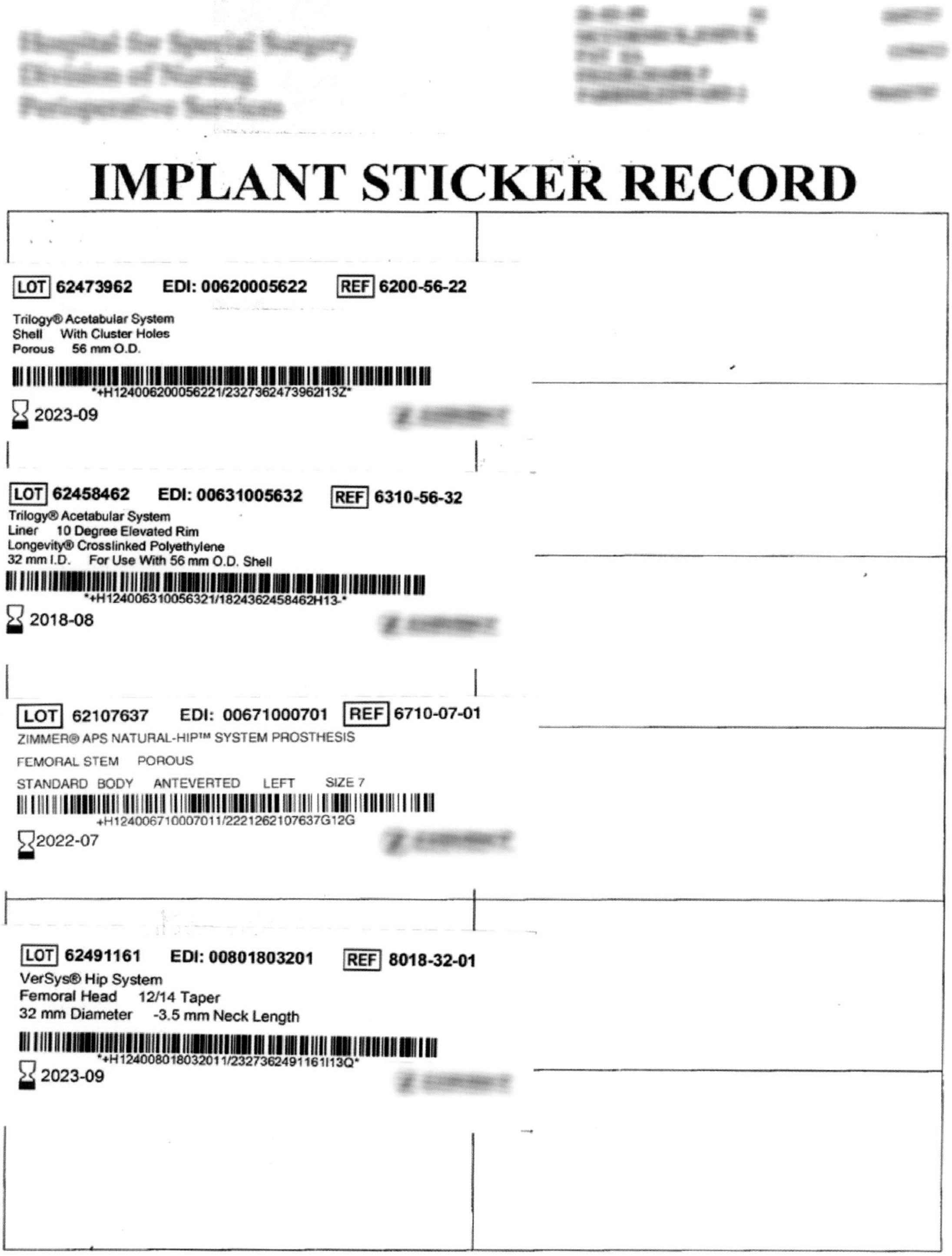

Hospital for Special Surgery
Division of Nursing
Perioperative Services

IMPLANT STICKER RECORD

LOT 62473962   EDI: 00620005622   REF 6200-56-22

Trilogy® Acetabular System
Shell   With Cluster Holes
Porous   56 mm O.D.

+H124006200056221/2327362473962I13Z

2023-09

LOT 62458462   EDI: 00631005632   REF 6310-56-32

Trilogy® Acetabular System
Liner   10 Degree Elevated Rim
Longevity® Crosslinked Polyethylene
32 mm I.D.   For Use With 56 mm O.D. Shell

+H124006310056321/1824362458462H13-

2018-08

LOT 62107637   EDI: 00671000701   REF 6710-07-01

ZIMMER® APS NATURAL-HIP™ SYSTEM PROSTHESIS

FEMORAL STEM   POROUS

STANDARD BODY   ANTEVERTED   LEFT   SIZE 7

+H124006710007011/2221262107637G12G

2022-07

LOT 62491161   EDI: 00801803201   REF 8018-32-01

VerSys® Hip System
Femoral Head   12/14 Taper
32 mm Diameter   -3.5 mm Neck Length

+H124008018032011/2327362491161I13Q

2023-09

图99.2   来自初次关节置换术的植入物贴纸确认了植入物的身份

的部分部件，这就需要准备好与之配套的股骨头假体、内衬和其他部件，并且有些假体需要专门的取出技术或工具。此外，某种特殊假体的历史随访结果不良、无法获得特定的股骨头或内衬等因素亦会影响术者的决策，促使其取出假体而非保留。既然

不稳定是髋关节翻修术后最常见的一种并发症，术前计划如何获得最大稳定性就显得尤为重要。

尽管本章节无意去全面地评估疼痛的全髋关节置换术，但毋庸置疑的是，术前准确的诊断对于翻修的成功至关重要，不建议仅仅因为疼痛或不明原

因而行髋关节翻修术。最后，必须要仔细阅读病史的每个细节，譬如患者术后早期延长了抗生素的使用时间，术后早期即重返手术室，或术后即出现与之前不同性质的疼痛，上述迹象均可能提示假体周围感染。通常情况下因为不了解其重要性患者并不会主动陈述上述病史，需要术者亲自询问。

体格检查

除了病史，体格检查方面的发现同样重要。既要评估患者的全身情况，又要详细进行脊柱、髋关节以及下肢的专科查体。检查对侧髋关节以进行比对，检查脊柱和膝关节以除外关节外因素的干扰。评估先前髋关节切口对愈合的影响。对于多个切口瘢痕的患者，除非必需，否则任何新增切口都不应进一步影响皮瓣的血运。

评估患者步态很重要，外展肌力弱或局部疼痛可出现Trendelenburg步态，原因可能是大转子骨不连、外展肌修复失效、外展肌力弱、臀上神经损伤，或由于偏心距减低或肢体长度因素导致的外展肌张力不足。如上所述，脱位是髋关节翻修术后最常见的并发症，鉴于外展肌功能对于维持髋关节稳定的重要性，术前必须仔细评估外展肌状况。如果外展肌确实存在功能不良，也许单纯大头并不能够提供足够的稳定性，术前还应考虑到使用限制性内衬或活动内衬的可能。

亦要评估腓神经和坐骨神经的功能。延长切口可能会损伤股外侧皮神经的分支，导致大腿前外侧支配区的感觉丧失。分别检测神经的运动和感觉功能以明确具体情况。评估外周脉搏情况，足部营养不良可能提示循环不佳。肢体上存在的感染要加以处理，并确保术前彻底治愈。进行脊柱方面的检查以排除是脊柱疾患所导致的髋关节疼痛，同时检查同侧膝关节的活动度以及有无松弛或畸形。

术后肢体不等长是患者所关注的一个常见问题，所以必须仔细评估，搞清楚畸形来源非常重要。将患者骨盆和双下肢置于合理位置，记录髂前上棘和内踝之间的距离，可以测量下肢真实长度。从肚脐至内踝尖的距离为相对肢体长度，相对肢体不等长提示可能存在骨盆倾斜及其所导致的肢体外

展或内收畸形。另外一种评估肢体不等长的方法，患者站立时将短侧肢体足底垫起至双侧髂嵴相平后加以评估。如果存在髋关节严重畸形、强直、屈曲挛缩、肥胖等情况，或明显肢体不等长大于2cm，临床上难以评估肢体长度，建议行相应的影像学检查。对翻修患者必须反复强调髋关节稳定的重要性，有时为了获得足够的稳定性可能需要延长肢体长度。

接下来评估髋关节活动度。检查Thomas征以评估髋关节有无屈曲畸形，患者平卧，屈曲健侧髋膝关节靠近胸部以消除腰椎代偿性前凸，患髋无法完全伸直提示存在屈曲畸形。同时记录患侧和健侧髋关节的屈曲、伸直、内外旋的活动范围。

实验室和影像学检查方面的评估
实验室检查

除了一般的术前实验室检查，应常规检测ESR和CRP以评估有无感染，在一项涉及202例髋翻修的研究中发现，在诊断感染方面，ESR高于30mm/hr其敏感性为0.82特异性为0.85，CRP高于10mg/L其敏感性为0.96特异性为0.92。并且，所有明确感染的患者至少有两项指标之一是升高的。最近的AAOS指南中建议所有患者常规检查ESR和CRP以进行假体周围感染的评估，对于可能存在感染的患者可选择性行髋关节穿刺检查，如果ESR和CRP均升高，强烈建议行髋关节穿刺。

根据患者临床表现、影像学征象以及实验室检查，如果怀疑感染，建议术前行髋关节穿刺，但并无必要对所有翻修患者均行此项检查。穿刺滑液的检查应包括白细胞计数和分类、微生物和晶体方面。基于穿刺前对可能存在感染的怀疑可以术前进行穿刺检查以明确。术前穿刺培养检测髋关节感染的敏感性为92%特异性为97%，并且可以明确病原菌及敏感抗生素。Barrack及Harris连续穿刺了270个髋翻修术前的患者，发现假阳性率高达13%，但如果仅对怀疑感染的患者行穿刺，该数据会有明显改善。穿刺前要停用抗生素至少两周以降低假阴性率。单纯阴性穿刺并不能排除感染，诊断的最终确立要基于所有围手术期检查的综合及术中的一些检

查包括冰冻切片分析和假体周围组织培养。在手术取得假体周围组织标本之前应该避免使用抗生素。如果髋关节翻修患者穿刺液白细胞计数高于3000个/mL，再结合ESR和CRP升高，提示可能存在假体周围感染。近年来研究表明，滑液的白细胞脂酶比色条带检测对假体周围感染的诊断具有很高的敏感性和特异性。

血清白细胞计数传统上用于感染的检测，但对于诊断髋关节感染的敏感性和特异性不高。许多研究表明白细胞计数仅在15%到26%的髋关节感染病例中有所升高，所以并非一个有用的检测。术前患者的营养状态可参考血清蛋白水平、淋巴细胞计数、转铁蛋白水平进行评估，翻修术前要纠正营养不良状态。

对于金对金的全髋关节置换，术前获得钴和铬离子水平有利于评估髋关节的功能不良，但到目前并无可被广泛接受的离子水平标准提示需要翻修手术，并且，亦无明确证据表明这些离子浓度水平与术中所见到的软组织受损程度相关。

放射学资料及进一步的影像学检查

用于术前计划的常规放射学片子包括4个方位：骨盆的低位前后位片（以耻骨联合为中心）、患髋的前后位片、蛙式侧位片以及患髋的穿透侧位片（图99.3）。为了明确在位假体和股骨其余部分的具体情况，必要时可行股骨全长的前后位片和侧位片。对于骨水泥柄，需要在片子上看清整个骨水泥柱的情况，便于预测术中去除骨水泥过程中可能会遭遇到的任何困难。拍摄前后位片时，需将放射线束于大转子尖的水平在髂前上棘以内2英寸沿垂直于床面的方向投射。平卧位时，下肢的自然体位通常倾向于外旋，考虑到髋关节的解剖前倾，前后位片上会低估了偏心距并且测量的颈干角偏大，为避免此类错误，建议下肢内旋15°~20°以正确评估偏心距和颈干角。

侧位片上应包括在位假体的全貌以及整个骨水泥柱（如果有骨水泥的话），应特别注意发生骨溶解、松动以及皮质变薄的区域，如果计划使用较长的（15cm以上）翻修柄的话，需要在侧位片上评估

股骨前弓情况。

穿透侧位片即Lorenz方法的Danelius-Miller改良，拍摄时患者平卧位，患髋伸直（图99.4），对侧髋膝关节屈曲并且肢体抬高以不影响X线束，X线束平行于床面与身体轴线呈45°，或垂直于股骨颈的轴线，以股骨头为中心进行投照。这是利用平片评估臼杯前倾角度最好的方法，并且还可以提供后柱完整性的有关信息。对于骨盆和髋臼存在广泛骨缺损或有骨盆骨折史的患者，Judet片有助于判断骨盆前后柱的完整性和骨盆骨缺损的严重程度。

如果翻修术前计划中考虑到以下情况则需要拍摄股骨全长的正侧位片：计划使用长柄翻修；由于系统疾病股骨侧存在整体畸形；计划进行股骨远端截骨；或远端股骨存在转移性病变。如果同侧已存在带股骨延长杆的膝关节假体则会影响髋关节股骨侧翻修假体型号和类型的选择，亦会在上下假体之间的股骨节段形成较大的应力集中。

上述X线平片有助于我们了解在位假体的位置、力线和类型，并且可以对假体的松动情况、骨溶解程度、水泥柱质量、应力遮挡情况、骨重塑情况、异位骨化情况、大粗隆愈合情况、宿主骨质量、偏心距、髓腔大小、肢体长度以及任何畸形等做出评估，通常情况下对比当前和既往平片有助于观察假体柄位置和透亮线区域的变化，如果存在任何因处理之前发生的假体周围骨折而使用的内固定物，应当加以重视，可能需要在翻修术中进行取出，如上所述，某些病例中需要对此类内固定物进行确认，也许需要准备专门的螺钉取出工具（如锁定钢板）。

根据影像学表现，将水泥型股骨假体的松动分为3种类型。如果假体柄发生移位，或假体-水泥之间新发现了连续透亮线，或骨水泥鞘出现断裂，则可确定股骨假体松动（图99.5）。如果仅在正位片或侧位片上显示假体-水泥界面存在连续透亮线，则定义为假体很可能松动。如果在正位或/和侧位片上显示50%到100%的假体-水泥界面出现透亮线，则定义为可能松动。假体近端和远端的金属和水泥之间出现分离现象通常是骨水泥型股骨假体松动的最早征象之一。对于抛光无领的水泥柄，有时会出现可以

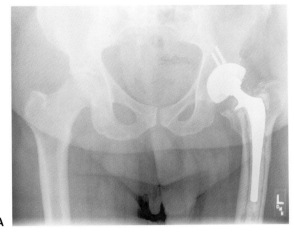

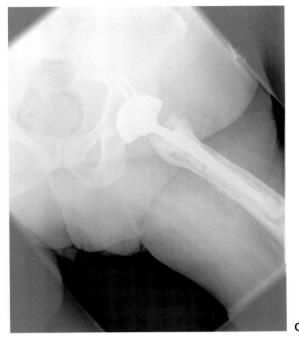

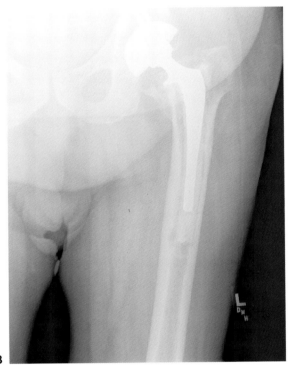

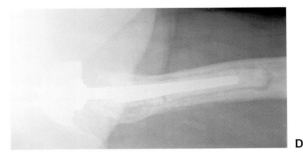

图99.3 术前X线平片：4个用于术前评估的标准方位：骨盆前后位片（A），髋关节前后位片（B），髋关节侧位片（C），以及髋关节穿透侧位片（D）。该系列平片中，穿透侧位片的重要性不言而喻，其显示呈后倾的髋臼假体在前后位片上也许被误认为前倾

预期的些许下沉，这种情况并不足以判断假体的松动。

对于非水泥股骨假体，如果假体微孔涂层附近区域无增生反应线存在并且可以观察到点焊现象，则提示发生了骨整合。如果假体微孔表面和股骨骨内膜之间出现了新骨桥接，同样视为是一种发生骨整合的征象。

系列平片上观察到假体移位提示假体发生了松动（图99.6）。对于近端有涂层远端部分光滑的股骨假体，如果既往平片显示髓腔适配和骨质接触均良好，而之后出现假体尖端部位的髓腔膨大，提示假体松动。假体光滑部分周围出现骨性反应线并不

意味假体松动，相反这种现象常见于近端微孔部分固定良好的病例。假体远端的骨性基座是部分或完全横跨髓腔的骨性支撑结构，一般认为是由于假体全长未形成牢靠的固定而代偿性出现骨小梁重塑以试图提供垂直方向上的稳定性。如果在假体尖端部位金属和骨性基座之间出现了反应性的放射学透亮线，往往提示假体柄发生松动。

髓腔内发生点焊的部位以近如果出现皮质萎缩或应力遮挡现象，是假体固定良好强有力的征象。远端存在应力传导时，近端股骨距部位通常会出现骨质萎缩和形态圆钝化，或者由于股骨柄远端发生骨长入，或者由于锥形假体楔入了髓腔的峡部。如

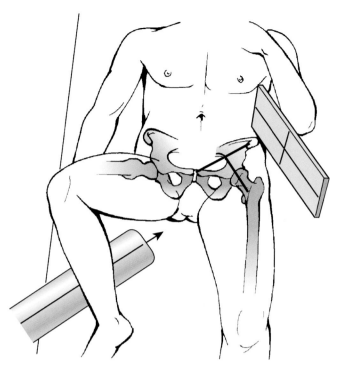

图99.4　穿透侧位的拍摄体位

果X线平片显示假体微孔表面有颗粒脱离，可能由于
股骨柄和宿主骨之间发生相对错动导致，提示假体
松动。

　　骨水泥髋臼假体的松动通常始于假体内侧或下
方的水泥-骨界面。在按DeLee和Charnley所描述的分
区中，存在2mm以上间隙的区域即为臼杯松动的部
位。平片上如果显示臼杯发生了移位亦考虑松动，
臼杯连同水泥鞘向内侧移位即为髋臼内陷（break-

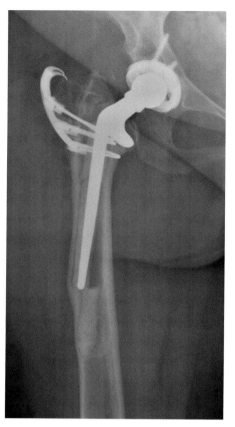

图99.5　前后位X线片上显示骨水泥型股骨假体松动。水泥-
骨界面存在连续的放射学透亮线，股骨柄尖端突破骨水泥鞘
接触到了外侧皮质

in），臼杯相对水泥鞘发生了移位可以导致髋臼不完
整（break-out），这两种现象均提示臼杯假体发生
了松动。

　　相比骨水泥臼杯，非骨水泥臼杯周围出现透亮

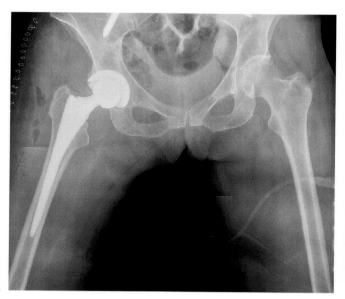

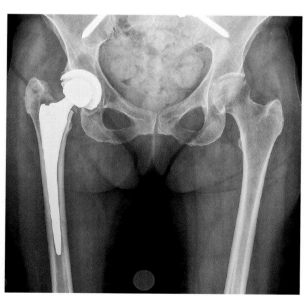

图99.6　术后即刻（A）和随访时（B）的前后位X线片，显示股骨假体发生下沉

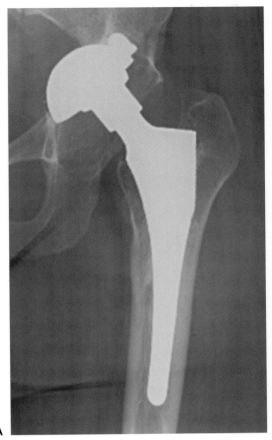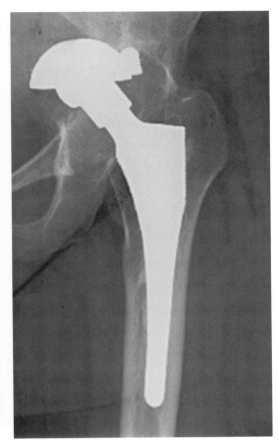

图99.7 A，B.序列的前后位X线片显示非水泥髋臼假体发生松动，出现进行性移位

线提示假体松动的力度并不那么大，提示非骨水泥臼杯发生松动的征象包括连续放射学透亮线、臼杯移位、螺钉折断、金属臼杯碎裂以及微孔表面脱落等（图99.7）。

CT扫描对于完善翻修术前的计划同样有用，是一项用来评估假体位置的极好的检查。需要扫描整个骨盆结构以准确评估臼杯假体的前倾。扫描同侧膝关节，对比股骨假体和膝关节通髁轴的相对位置关系，有助于判断股骨假体的前倾。CT扫描亦能够评估骨盆的骨量，包括骨溶解腔隙、髋臼柱的完整性、髋臼壁和/或骨盆的连续性如何（图99.8）。

同位素骨扫描可以选择性应用于怀疑假体松动的患者，In标记白细胞的骨扫描有助于感染的诊断。由于金属假体的影响，核磁共振整体上作用有限，但对于金对金全髋关节置换的患者，配合专门金属假体减伪影技术，可以利用MRI对局部软组织炎性反应加以评估（图99.9）。

策略和战术

综合病史、体格检查、实验室检查以及影像学评估，一旦确定需要髋关节翻修术，必须充分预想术中可能会遭遇到的问题，熟悉可能会采取的技术至关重要，术前计划应考虑各个环节，包括显露、假体取出、髋臼侧和股骨侧骨缺损的评估、如何确保翻修假体的稳定、肢体等长的恢复、如何保持软组织完整性以及伤口闭合等。

完善翻修策略的第一步是术前要准确评估和确

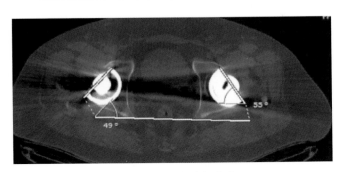

图99.8 CT扫描可以用来测量臼杯前倾角度

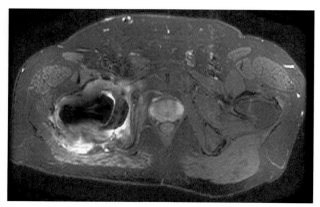

A

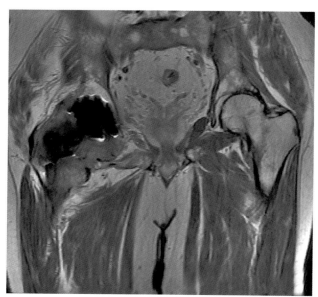

B

图99.9　MRI T2轴位像（A）显示一高信号病损，MRI T1冠状位像（B）显示假瘤包绕假体

定骨缺损类型，因为这直接影响到术者对重建方法的选择。目前已有多个分类系统可用于股骨假体和髋臼假体周围骨缺损的分类以指导如何重建（表99.1和表99.2）。这些分类系统在第108和118章节中有详细阐述。术前明确是否存在骨盆不连续同样重

表99.1	髋臼侧骨缺损的Paprosky分型

Ⅰ型：臼缘环抱尚可，轻度缺损
ⅡA型：半球不规则，上方骨缺损，但髋臼上缘保持完整
ⅡB型：半球不规则（同ⅡA），但骨缺损较大，髋臼上缘不完整
ⅡC型：髋臼内壁破坏，周缘膨大
ⅢA型：骨缺损涉及上缘和内壁，臼杯向上方或外上方移位 >3cm
ⅢB型：内上壁广泛骨缺损，臼杯上移>3cm

表99.2	股骨侧骨缺损的Paprosky分型

Ⅰ型：干骺端松质骨轻度骨缺损，股骨干完整
Ⅱ型：干骺端松质骨广泛骨缺损，股骨干完整
ⅢA型：干骺端破坏严重无支撑作用，股骨干残余可获得远端稳定的节段>4cm
ⅢB型：干骺端破坏严重无支撑作用，股骨干残余可获得远端稳定的节段<4cm
Ⅳ型：干骺端和股骨干广泛骨缺损，股骨髓腔增宽，无支撑作用的峡部

要，这种情况需要使用专门的手术技术和假体，术者可能事先会参考类似的病例。X线平片上显示骨盆不连续的征象包括贯穿髋臼的横行骨折线、Kohler线不连续以及闭孔不对称（图99.10）。另外一个常见的表现是松动假体的旋转中心相对泪滴连线明显上移。

此外，确定能够提供充分显露的手术入路以顺利完成翻修手术是一个完整术前计划中不可或缺的部分。但正如通常所述，术者的习惯和喜好在入路的选择方面扮演了很重要的角色，另包括其他因素诸如：哪一部分的假体部件需要翻修，骨缺损需要如何处理以及之前所采用的切口等。目的是在充分显露以安全微创的取出假体和尽可能保留软组织功能之间获得一种平衡。本书的其他章节有关于手术入路更详尽的讨论。

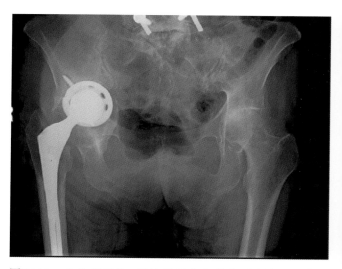

图99.10　骨盆前后位X线片显示存在骨盆不连续。经典征象包括横贯髋臼的骨折线，Kohler氏线不完整，闭孔不对称（如该病例所示）

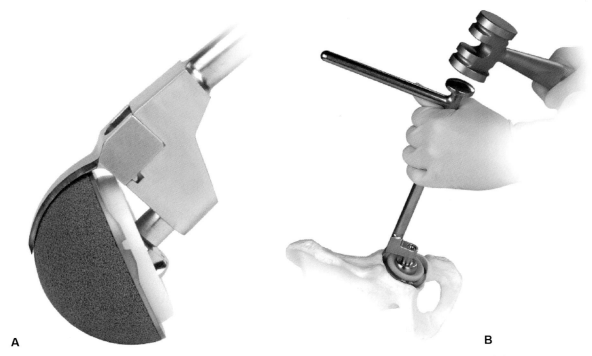

A   **B**

图99.11 市面上的臼杯取出系统（A，B）。该工具系统在臼杯取出时能够尽可能减少髋臼的骨量丢失

假体取出计划

假体取出的主要目标是在取出过程中尽可能减少骨缺损以避免医源性损伤。取出固定良好的假体时如果造成较大的骨缺损可能会显著影响重建措施的选择。预估假体取出的困难时要考虑到诸多因素的影响，如假体固定方式、假体表面涂层（预涂层水泥型股骨假体和抛光水泥型股骨假体的取出策略有所不同）。

如之前所述，有必要了解在位假体的具体情况以方便取出。譬如，对于髋臼假体，清楚其特有的扣锁机制以及备好相适配的螺钉取出工具均会简化假体的取出。要常规准备专门的取出工具系统，通常情况下，对于特定病例会用到这些工具，如弧形骨刀既方便臼杯的取出又可减少骨量丢失（图99.11）。如果计划使用弧形骨刀，要确保准备好相应的内衬，因为对于某些厂家，该系统仅仅包含28或32mm的球头。对于金对金臼杯假体的取出，可以考虑准备上与臼杯内径大小相适应的双动头试模（图99.12）。

对于股骨侧而言，显露至关重要，根据预估情况，可以适当积极一点选择改良大粗隆滑移截骨或

延长截骨，既有利于脱位关节亦可降低术中骨折的风险。如果股骨近端发生内翻塑形使得假体取出更为困难（图99.13），术前计划亦应考虑大粗隆截骨。骨水泥型股骨假体的取出通常比较烦琐，需要使用骨刀或高速魔钻分离假体和水泥间隙。全涂层股骨假体的取出更加烦琐，如果股骨柄固定良好，有必要行大粗隆延长截骨。

如果手术考虑实施大粗隆延长截骨术，术前须

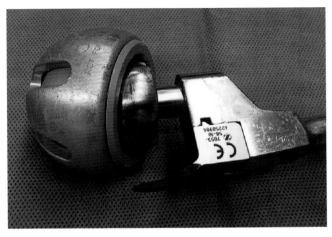

图99.12 对于金对金单体臼杯的取出，可事先准备好与臼杯内径相匹配的双动头以用于臼杯取出系统

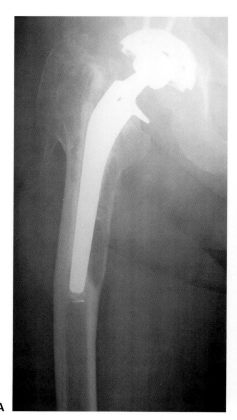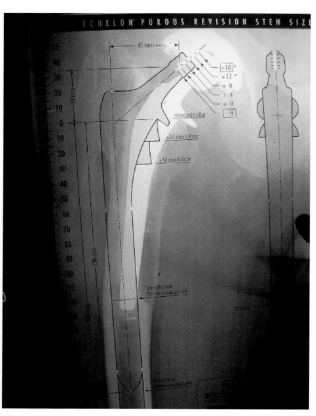

图99.13　A. 股骨假体松动患者的X线片子显示股骨侧存在明显的内翻重塑畸形；B. 术前模板测量，将试模远端置入髓腔，股骨近端的内翻重塑畸形表现得尤为明显。需要行大粗隆延长截骨以利于股骨侧准备和畸形矫正

计划截骨的长度。一般来讲，计划从准备使用什么类型的翻修柄开始，譬如，如果准备使用全涂层骨干部固定的股骨柄，术者应该事先在X线片上标记涂层的深度。通常需要4～6cm完整的骨干部的固定才能获得合适的稳定性，所以从涂层末端往上4～6cm处进行第二处标记，测量大粗隆尖至第二处标记之间的距离就是准备实施ETO的长度（图99.14）。

髋臼侧计划

　　如果翻修病例需要进行臼杯置换，计划重建时要考虑几个因素，髋臼侧骨量的评估决定了重建的方式，关于重建技术的细节会在本书的其他章节介绍，有几个涉及术前计划的方面是非常重要的。如前所述，Paprosky分型（第118章）有助于确定病例的难度，事先备好可能会用到的特异的假体，对于某些可能用到髋臼金属填充块或异体骨植骨的病例往往难度比较大。同样地，事先确定是否存在骨盆不连续非常重要，因为需要用到特殊的方法进行重建，这个内容将在本章节中专门加以讨论。

　　模板测量是术前计划中非常重要的一部分，可以指导术者针对特殊的重建情况选用相应的假体以及确定假体合适的型号和位置，这对于恢复患肢长度优化关节稳定至关重要。通常情况下在标准平片上即可完成模板测量，目前由于软件系统的发展可以使术前设计在数字化影像或CT上进行。将选定假体的模板叠加于数字化影像上以获得假体的三维定位，然后旋转和伸缩至最佳位置。

　　模板测量的第一步是在骨盆的正位X线片上确定存在的任何肢体不等长。通过对称的两点画一水平线，通常选择双侧坐骨结节的最低点，其他可以选择的点如闭孔的上缘或下缘。通过比较双侧小粗隆尖至该水平线的垂直距离即可估计肢体长度差异。需要注意的是这种肢体不等长测量的方法仅适用于髋关节局部和股骨小粗隆以近的范围，因此必须基于以下假设即肢体以远的部位并不存在可以导致肢体长度差异的畸形，方可采用该测量结果作为双下肢肢体长度的差异。查体时仍需要测量肢体的真实长度，并且将之与影像学上的测量结果进行比对。

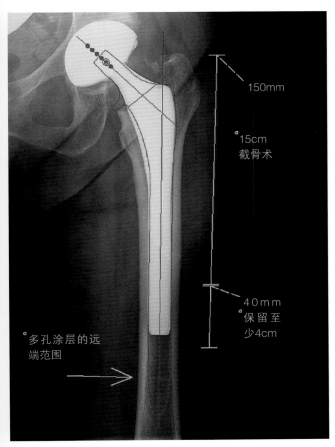

图中标注：150mm、15cm 截骨术、40mm 保留至少4cm、多孔涂层的远端范围

图99.14 大粗隆延长截骨的模板设计，保留至少4cm的完整骨干以确保翻修柄的牢固稳定

接下来确定髋臼翻修假体的位置和对线，而这取决于髋臼的骨性结构和剩余骨量。既往研究表明使用生物型翻修臼杯的效果要优于骨水泥型臼杯，所以强烈建议使用生物型臼杯。手术应该最大限度地获得臼杯微孔表面和宿主骨之间的接触，并且臼杯尽可能包容于髋臼内，其内下缘接近泪滴。在冠状面上，理想的臼杯位置通常是侧倾45°前倾20°，对于翻修手术，臼杯侧倾角度的安全范围为30°~50°，臼杯过立可能会增加边缘磨损和脱位的发生概率。对于没有明显骨缺损或结构畸形的病例，在平片上沿泪滴的外缘至髋臼外上缘的方位进行臼杯模板设计，侧倾角度控制在45°以内。

如之前所述，如果术者计划保留原臼杯假体，术前设计更为重要，对于此类病例，有必要确认原臼杯的具体情况以准备相应的工具和与之相匹配的衬垫。已经讨论过，脱位是髋关节翻修术最常见的并发症，因此手术时优化髋关节稳定性非常重要。

一般来讲，我们建议使用较大的股骨头以利于降低脱位风险，既往有一级证据水平的研究结果支持该结论。术前需要与公司人员讨论并确认能够提供的相应衬垫的大小，进一步来讲，需要明确有无高边衬垫以及灭菌方式；某些病例的臼杯比较陈旧，无法获得与之相匹配的高交联聚乙烯衬垫。对于某些病例，如果理想的高边、既定尺寸或高交联衬垫无法获得的话，术者也可以选择使用骨水泥将新衬固定于生物臼杯内。有的病例需要更加强化的防脱位机制时，术者需要明确限制性衬垫或双动头能否到位。此外，如前所述，无论使用限制性衬垫还是在原臼杯比较大时使用双动头，均可将衬垫使用骨水泥固定于稳定的臼杯内。

最后，即使术前计划保留原臼杯假体而仅仅更换衬垫，术者仍然需要做好翻修臼杯的准备，一般来讲，当使用试模测试稳定性不佳时术者应当考虑到翻修臼杯，既往研究的数据表明连同臼杯一同翻修会降低术后脱位的风险，因此如果手术当中存在稳定性问题的话，术者应该适当积极地去翻修臼杯。

股骨侧计划

一般情况下，在髋关节前后位片上进行股骨假体模板的测量，髋关节前后位片能够显示大部分股骨，并且能够很好地显示在位股骨假体的全貌。大多数情况下，翻修柄的初始稳定性需借助股骨峡部，所以片子上能够显示原股骨假体或水泥鞘远端以远的股骨干部分非常重要。与髋臼侧翻修类似，使用生物型股骨翻修假体相比水泥型翻修假体效果更为理想。股骨侧模板测量的目的：（1）确定股骨假体的大小、长度和形态；（2）假体安放的解剖位置；（3）股骨颈切骨的水平；（4）对肢体长度的影响；（5）优化股骨侧偏心距（图99.15）。

同髋臼侧一样，股骨侧骨缺损的分类和特定的重建技术会在其他章节中阐述（见第118章）。然而，关于术前计划的特定的重要几点值得在此讨论一下。一般来讲，翻修柄的初始稳定性依赖于股骨干尤其是峡部，术前模板测量需要的翻修柄越长，重建就越复杂，因为长柄需要适配股骨的前弓。而

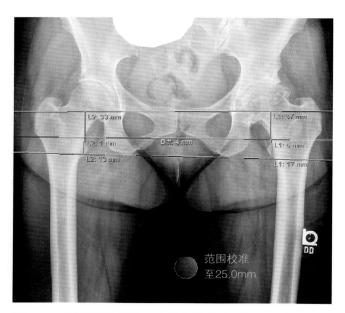

图99.15　模板测量的第一步是在骨盆前后位上确定有无肢体不等长。连接两侧对称的部位画一水平线，通常选用双侧坐骨结节切线的连线，也可选择其他部位如闭孔的上缘或下缘，图上标注的每一条水平线都可作为测量肢体长度差异的标志，对比双侧小粗隆尖至水平线的垂直距离即可估计双侧肢体长度的差异

且，在某些情况下通常要准备好不同长度的翻修柄，以备手术中使用到比开始计划的更长的柄。对于简单的翻修，许多术者可能会使用圆柱形全涂层股骨翻修柄，但如果股骨髓腔的宽度超过了18mm，最好选择钛合金组配型柄，因为圆柱形全涂层的粗柄（>18mm）其骨整合的失效率相对较高。此外，如果术中确定股骨骨重塑存在后倾畸形或测试关节稳定性并不很理想，准备好的组配柄就可以派上用场了。恢复偏心距同样重要，大多数翻修系统可提供加长偏心距柄以达成该目标。在某些情况下，X线片子上显示股骨近端存在重塑的内翻畸形，翻修术中可以考虑行矫正截骨（图99.13）。

病例解决方案

对于在本章节篇首呈献的这个病例，松动的骨水泥型股骨柄很容易取出，联合使用骨凿和超声装置取出残留的骨水泥鞘，然后准备股骨侧，使用长

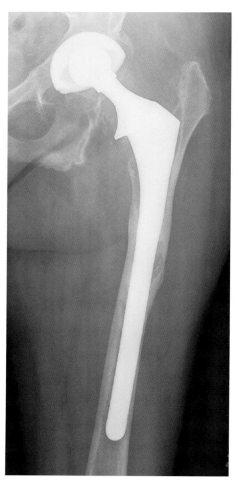

图99.16　之前患者的翻修术后X线平片，使用了股骨干固定的翻修柄，更换了组配型髋臼衬垫

的股骨干固定的翻修柄（图99.16），术中测试原髋臼假体稳定位置良好，因此保留该假体仅仅更换了衬垫。

总结

许多复杂因素影响着全髋关节翻修术的成功与否，要清楚了解翻修术后各种并发症的潜在风险，合理的术前计划对于降低这些风险至关重要，一旦确定存在翻修的适应证，术者必须进行充分的术前计划以获得手术当中充分的显露、假体部件的安全取出，并且娴熟地采用合理的技术和假体来处理骨缺损，最终获得稳定的髋关节重建。

第100章 髋关节翻修术可延展显露的综述

显露充分对于髋关节翻修手术而言是非常重要的步骤，如果术者能够充分显露股骨近端和髋臼，其他的事情包括假体取出和翻修假体植入都会容易很多。同样地，翻修手术通常比较复杂，但如果显露充分并且每一步骤都考虑到位，技术层面就不会有太大难度了。本章节旨在概括陈述髋关节翻修术的外科显露，帮助术者认识到显露过程中最常见的困难，并且呈献给术者关于最常用入路中如何决策的流程框架，这些最常用的入路会在以后的章节中具体陈述。

髋关节翻修手术外科显露的基本原则

皮肤切口

一般来讲，术者最起码应该考虑使用先前的手术切口（图100.1）。这样不仅更有利于美观，也可减少后期的伤口愈合问题。相对于膝关节而言，髋关节周围的软组织在愈合方面具有先天优势，但是对于那些非常瘦、既往多次手术史或皮下存在粘连皮肤活动性不好的患者，其伤口愈合问题仍然比较突出。一般来讲，术者应尽可能避免平行的两切口之间距离过近（<6cm），同样地，如果新切口与原切口有交叉的话，要尽可能避免夹角过小（<60°）。使用原切口抑或选择新切口，取决于术者对手头的翻修术采取何种入路。

深层软组织的分离

一旦确定了手术切口，术者接下来的任务就是明确深部各层软组织，某些情况下这具有一定的难度，但是在手术结束后能够确切地闭合各层深部软

组织至关重要。一般来讲，入路两侧的各层软组织都是相互对应的，层次清楚也有利于各层软组织的闭合。

其次，大多数的显露需要沿肌纤维方向分离臀大肌，此时术者需要仔细操作，因为在翻修术中臀中肌往往和臀大肌之间有所粘连，深层分离臀大肌的时候有可能会损伤到臀中肌，因此在分离臀大肌之前确认两者之间的间隙平面是很有帮助的。

关节周围的显露松解

一旦确认了关节间隙，接着进行滑膜组织的"次全切"，假体周围的滑膜组织往往比较多而且纤维化明显，因此股骨与髋臼之间滑膜组织的切除非常有助于显露，尽管该步骤比较烦冗，但是至关重要，可以极大地方便以后的操作。

即使对于最简单的髋臼侧翻修，亦需要完整地显露髋臼周缘（图100.2）。如果需要更换衬垫，须

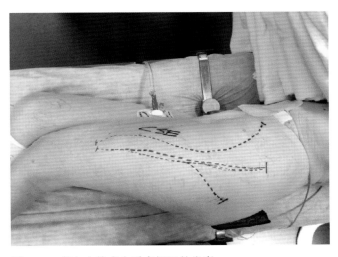

图100.1 存在之前多个手术切口的患者

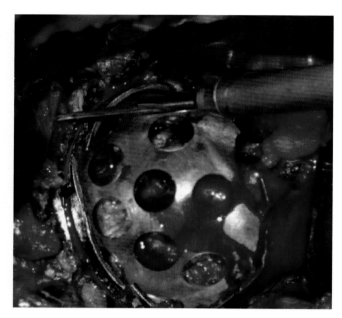

图100.2 髋臼假体周缘的完整显露

完全显露以安全置入新的衬垫，如果术者计划在原臼杯内使用骨水泥衬垫，甚至需要更广泛的显露。同样地，移除固定良好的原臼杯以及植入新的翻修臼杯亦需要完整的周缘显露。

股骨近端的显露通常比较简单，有时会遇到其特有的困难。如果果术者计划取出股骨假体，确保将大粗隆基底悬出的骨质与软组织清理干净非常重要，否则取股骨柄时容易造成大粗隆部位的骨

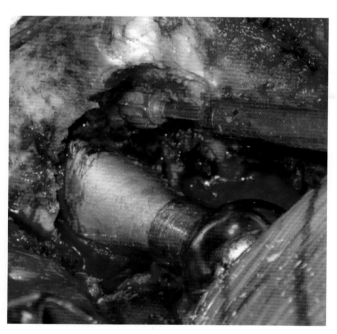

图100.3 取出固定良好的股骨柄之前需要清理大粗隆基底部位的骨质

折（图100.3）。沿近端髓腔向远端髓腔进行显露颇具挑战，这些情况下往往需要行大粗隆延长截骨（ETO，见第104章）或经股骨入路（见第105章）。

显露的绊脚石

髋关节手术显露的最主要的绊脚石可能就是大粗隆–外展肌复合体了。外展肌和大粗隆不仅仅包裹着髋关节，术中亦必须仔细保护以维持髋关节的稳定性（图100.4）。因此，目前存在的所有入路均是以如何处理外展肌进行定义的，多数情况下，与大粗隆相关的各种截骨诸如标准大粗隆截骨、大粗隆滑移截骨（见第103章）或大粗隆延长截骨等对于髋关节的显露是非常有效的。

另一个常见的妨碍显露的绊脚石是异位骨化（HO，图100.5）。如果术前的X线片上显示存在异位骨化，术者应该意识到显露可能会遭遇困难，需要考虑行大粗隆截骨的必要性。异位骨化会减小髋关节活动范围，妨碍股骨旋转，通常情况下旋转股骨可以有利于进行手术显露。异位骨化亦可导致髋关节完全强直，因为腰椎部位的代偿活动，这一点很难在诊室里进行确认，对于此类患者，关节内的分离显露会异常艰难，神经血管的损伤风险亦会大大增加，譬如坐骨神经可能会完全包裹在异位骨化当中。最后，术者当然还要考虑如何去预防异位骨化的复发（见第103章）。

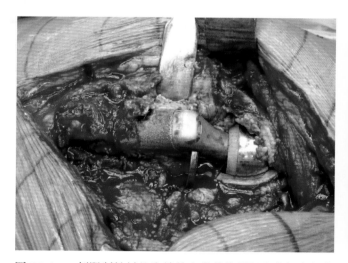

图100.4 一例限制性衬垫失效的患者其外展肌和大粗隆部位缺损

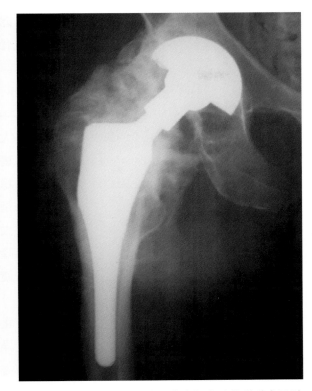

图100.5 图示非常严重的异位骨化会极大地妨碍手术显露

手术显露的选择

对于许多术者来讲，最熟悉的和最舒服的手术显露便是最好的手术显露，然而任何一种常用的手术显露均有其优缺点，这一点将在以后的章节中进行概述，需要意识到的是，如果有些手术显露的需求超出了术者本身的舒适区间（譬如处理骨盆不连续时需要显露后柱），不妨推荐给其他的同事。

一般而言，大多数术者对翻修术会采用后方入路，因其可以向近端或远端进行延长，如果需要的话，可以很好地显露骨盆后柱，亦可很方便地进行大粗隆延长截骨（见第104章）。然而，既往的研究显示，该入路最大的问题在于其相对于前方入路来讲具有更高的脱位率，尽管目前由于大直径股骨头的使用降低了术后的脱位率，脱位仍然是髋关节翻修术后最常见的并发症之一。

因此，对于髋关节深部感染、股骨假体存在问题或术中发现其他无法预料的情况等此类患者，术者应该随时准备延长切口，除此之外的一些特定的"简单"翻修术诸如单独更换负重关节面或单独的

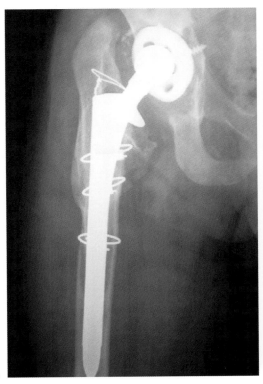 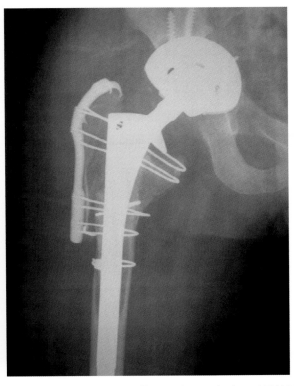

图100.6 A. 术前的前后位X线片显示，非骨水泥型股骨柄固定良好，髋臼假体松动需要翻修；B. 行ETO有助于显露并且紧缩了大粗隆部位的张力

髋臼假体翻修等，前方入路（包括直接前入路［见第106章］）也许更有优势。有些病例，假体的位置也会促使术者考虑前方入路，譬如术者计划保留的固定良好的臼杯其前倾角度较小的情况。同样，之前手术即采用前方入路时，术者会考虑采用相同的入路进行翻修手术。

然而，有些术者发现前方入路尤其是Harding类型的入路（见第102章）能够适用于大多数的翻修术，这些入路同样可以转为行经股骨入路以探查股骨髓腔情况（见第105章）；尽管该类入路联合进行大粗隆延长截骨时，担心其愈合问题，在某些中心已经开展得比较成功。随着对直接前路的经验的不断积累，其应用同样得以扩展。

大粗隆延长截骨和经股骨入路

对于许多术者来讲，大粗隆延长截骨及其灵活应用极大地提高了处理复杂翻修手术的能力，此类操作相对比较简单，不仅有助于假体的取出而且有利于更好地显露。对许多病例，此类截骨还能够使术者可以更好地处理股骨髓腔以利于股骨翻修柄的植入，并且有助于矫正股骨侧的畸形。某些情况下，即使计划保留固定良好的非水泥型股骨柄，仍然可以行此类截骨（图100.6）。对于常做髋关节翻修手术的术者，参考关于ETO（见第104章）和经股骨入路（见第105章）的章节还是很有价值的。

总结

外科显露对于成功的翻修术来讲是非常重要的一个环节。因此，术者应该有一个清晰的关于如何显露的术前计划，并且考虑好如果术中需要的话该如何扩大显露。

David W. Manning

Samer Attar

第101章 髋关节翻修术之后方入路

病例

44岁女性患者，双髋关节分期置换术后右髋关节疼痛两年半，左髋首先置换目前良好，右髋关节置换2个月后即出现腹股沟和后臀部的持续疼痛，活动后加重，并且症状逐渐严重。除疼痛外，另有主诉为双下肢不等长，表现为右下肢更长，双下肢不等长的症状比较严重以致患者在家里只穿一只鞋。

体格检查显示后外侧小切口愈合良好，平卧位检查髋关节活动度不受限，神经和血管方面的检查正常，侧卧位检查显示外展肌力正常，行走时右下肢呈现疼痛步态，身体前屈时可见轻度的脊柱侧弯并在双肩部位得以很好地平衡，但右侧髂嵴和髂后上棘水平有所抬高，借助足底垫块测量显示双下肢相对长度差异1.3cm，右下肢稍长。

骨盆和髋关节平片显示双侧非骨水泥型人工关节置换术后改变，右侧髋臼假体周围于Delee-Charnly3个分区均呈现放射学透亮线（图101.1），骨盆前后位片上测量的肢体长度差异比体格检查的结果要少一些，c-反应蛋白和血沉正常，诊断为右髋臼假体无菌性松动以及肢体明显临床不等长，计划经改良后外侧入路行翻修手术（表101.1）。

综述以及适应证

改良的髋关节后外侧入路是1873年Langenbeck和1887年Kocher最初关于入路描述的一个综合，最初是为了治疗髋关节结核、化脓性关节炎、肿瘤和创伤而提出的关于如何显露髋关节后方以及周围软组织的入路描述，报道中称其优势包括入路简化并保留了臀中肌和臀小肌在大粗隆部位的附丽点，1954

年Marcy和Fletcher报道了应用后外侧入路进行股骨头假体的植入，至此该入路开始被应用于髋关节置换术。之后包括Judet和Harris在内的数位作者相继对该入路进行了改良，但17世纪后期对于该入路的最初描述才使得其应用开来，所以改良的后外侧入路通常被统称为Kocher-Langenbeck入路。实际上，正如最初描述的那样，入路简化、保留外展肌群以及可以任意延长的特点，使得改良后外侧入路在髋关节翻修术中极为常用。

改良后外侧入路可以获得整个骨盆后柱、髂骨翼后方2/3、髋臼后壁、髋臼负重区以及整个股骨的极好的显露。正因为如此，该入路经常被用于髋臼侧或/和股骨侧的翻修手术。使用该入路可以进行复杂的骨盆侧的操作诸如后柱钢板的内固定，髋

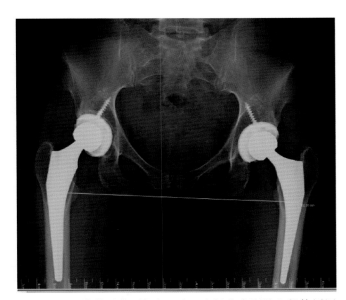

图101.1 骨盆前后位X线片显示，右侧非水泥髋臼假体周围出现完整透亮线，双侧股骨假体以及左侧髋臼假体周围骨整合良好，双侧轻度肢体不等长，右侧稍长

表 101.1	髋关节翻修手术的外科入路		
	显露良好的范围	优点	缺点
改良后外侧入路	髋臼，负重区，后柱以及后壁，远端延长可视整个股骨	外展肌可以免受损伤，可以很好地显露骨盆后方、负重区以及股骨侧	脱位，欲完整的显露髋臼侧需要广泛地分离和牵拉股骨
直接外侧入路	髋臼，远端延长可视整个股骨	低脱位率，可适用于单独髋臼侧翻修	外展肌无力，骨盆和髋臼后方显露不佳
前外侧入路	髋臼，远端延长可视整个股骨	低脱位率	外展肌无力，骨盆和髋臼后方显露不佳
直接前方入路	髋臼前方，于髋关节水平可见髂骨的内外侧面	低脱位率	需要广泛地剥离骨盆侧才能完整的显露髋臼，技术要求高，股骨侧比较难以抬起和处理
大粗隆截骨	以显露髋臼和股骨为目的	广泛显露髋臼侧和股骨侧，保护臀上神经	骨不愈合，内固定刺激可能

臼侧结构性植骨，髋臼侧金属加强块的放置，髋臼侧加强笼的重建，使用臼杯–加强笼进行重建，甚至可以使用定制三翼臼杯或鞍形假体的半骨盆重建等。事实上，诸多如此复杂的骨盆侧的操作都可以通过改良后外侧入路得以完成而并不损伤外展肌在大粗隆上的附丽点，并且可以保留固定良好的股骨侧假体。实施大粗隆截骨将肌肉、肌腱连同大粗隆截骨块向近端和前方掀开可以进一步骨盆侧的显露。对于股骨侧，该入路可以提供极好的自上而下的显露以取出松动的股骨假体、简单的骨水泥鞘以及近端骨长入良好的股骨假体。沿股骨外侧向远端延长切口可以很轻松地显露股骨，需要时可以进行针对性的操作诸如大粗隆延长截骨，股骨侧开窗，以及处理假体周围骨折，股骨侧近端置换，股骨侧近端异体骨假体复合物重建，甚至全股骨置换等。

采用改良后外侧入路，可以大致将肢体近端的解剖划分为3个层次。入路中的浅层包括臀大肌和髂胫束（ITB），典型的后入路皮肤切口经股骨外侧越过大粗隆向近端呈弧形，沿臀大肌前缘近其与阔筋膜张肌移行的部位（图101.2），沿切口的方向切开髂胫束以及臀大肌的浅筋膜，于接近阔筋膜张肌边界的部位向近端线性劈开臀大肌纤维（图101.3），因为臀大肌后方肌束深层由臀下神经血管支配，所以出现肌肉失神经支配的风险很小。

后外侧入路是从臀中肌后缘进入髋关节，这也是入路近端的第二层软组织，很轻松地将臀中肌后缘向前方牵开，可以看到更深层的组织：梨状肌、剩余的短外旋肌以及关节囊，切开这些深层组织在股骨粗隆间线上附丽点即可显露髋关节（图101.4）。

将切口向近端延长，分开臀大肌，向前方和近端牵开臀中肌和臀小肌，可以轻松地显露骨盆后方。臀中肌和臀小肌接受来自臀上神经和血管的支配及血供，臀上神经血管束穿坐骨大切迹走行，所以当为了显露髋臼近端和后方的髂骨而掀起臀中肌和臀小肌时，要小心损伤这些组织的风险。如果需要比较广泛地游离臀中肌和臀小肌时，务必谨慎操作，最好先实施大粗隆截骨以减小对臀上神经血管的牵拉张力。此外，该入路有损伤坐骨神经的风险，但其位于术野的后方，可以术中进行触摸感知以避免损伤。

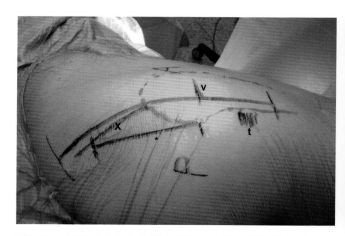

图101.2 图示改良的后外侧入路切口，以大粗隆的中后1/3为中心。A（前方）、P（后方）为定位标志，后方星号标记的为之前的切口，X为臀中肌后缘，v为股外侧肌，t为臀大肌腱

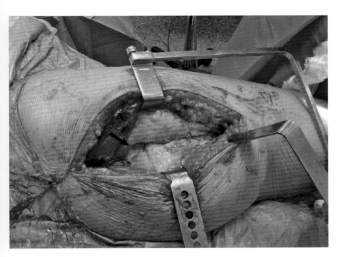

图101.3 沿切口方向劈开髂胫束和臀大肌（A），切开大粗隆滑囊，即可显露瘢痕愈合的短外旋肌和假瘤。于肌肉-筋膜连接的层次放置自动拉钩以提供更好的显露，黑箭头标记的是臀中肌（髋关节第二层软组织）

入路远端的解剖结构也可视为两层，浅层是髂胫束，沿股骨外侧纤维方向将其切开，深层是股外侧肌，通常情况下于后方分离肌间隔后可以将股外侧肌跨过股骨外侧向前牵开，后方肌间隔部位可能有血管穿支进入股外侧肌，事先应该考虑到该情况可以进行缝扎以避免明显出血，切口可以向下一直延长到膝关节外侧，以同样的方式处理这两层结构。对于翻修手术，由于其本身固有的特点，入路的选择会比较困难，譬如之前切口的影响、瘢痕、异位骨化以及骨折等。关于翻修手术采用改良后外

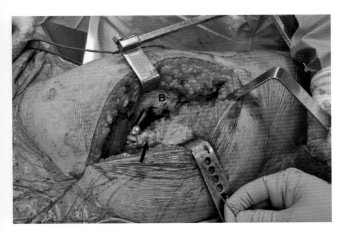

图101.4 将短外旋肌部位瘢痕和假瘤作为整体全层剥离下来。首先于切口上方沿臀中肌后缘和股骨假体颈部（A）切开关节囊，然后沿粗隆间线（B）进行分离。将外旋肌和假瘤部位的软组织瓣进行缝扎标记以便于修复，如黑箭头标记

侧入路的细节、要点和技术方面的内容将会在接下来的部分中加以陈述。

尽管对于髋关节、骨盆和股骨的手术来讲，改良后外侧入路简单易行，并且可以提供很好的显露，但并非没有缺点。髋臼以上水平的骨盆前柱不容易看到，通常需要广泛的软组织剥离牵开股骨后才能更好地显露髋臼。

手术技术

体位

对于翻修手术如果选择改良的后外侧入路，需要将患者侧卧位患侧向上，可以用不同的方式约束住患者，我们更愿意使用42号的沙包，并且用宽胶带以固定患者胸腔、骨盆以及下方的肢体，注意要确保患肢患髋能够自由活动（图101.5A，B）。前方于耻骨联合部位后方于双髂嵴、腰骶部向下至坐骨结节部位仔细地将骨盆牢固固定好，确保患者体位在手术当中不会发生变化，注意后方沙包不能限制切口向近端最大限度地延长，前方的沙包不能妨碍髋关节的屈曲并且可以充当一个支点使得屈曲内收髋关节时近端股骨能够被抬起。

髋臼假体的正确安放对于预防翻修术后髋关节脱位至关重要，所以要仔细摆放患者体位平行于手术床的轴线，并且确保手术床在房间内的位置方正。很重要的一点是，侧卧位时患者腰椎会出现轻度下垂从而导致患侧髋臼向头侧轻度移位开口偏外，固定的脊柱侧突畸形也会影响骨盆的定位。

手术技术、误区以及技巧

采用改良后外侧入路时可以参考一些解剖标志，作者常用臀中肌后缘、大粗隆、臀大肌肌腱以及股骨外侧边界来定位切口（图101.2），切口经过大粗隆中后1/3处，向近端延伸于触及的臀中肌肌腱后缘的前方，位于臀中肌后缘的前方这一点很重要，尤其对于体型较大的患者，只有如此才能轻松地向前牵开臀中肌而不至于连同臀大肌、筋膜、脂肪层以及皮肤等众多组织一起牵开，沿股骨外侧向远端延伸切口，于臀大肌肌腱止点上方纵向显露，

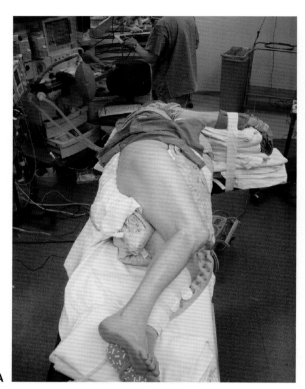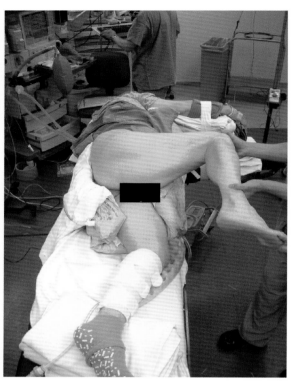

图101.5　A，B. 使用42号的沙包将患者约束于侧卧位。前方于耻骨联合部位后方于双髂嵴、腰骶部向下至坐骨结节部位仔细地将骨盆牢固固定好。注意后方沙包不能限制切口向近端最大限度地延长，前方的沙包不能妨碍髋关节的屈曲

类似于股骨手术的外侧入路。

切开皮肤和皮下脂肪时要避免将其从筋膜上进行前后剥离，以免形成潜在的渗液间隙。接下来遇到的第一层组织近端为臀大肌筋膜远端为阔筋膜张肌，外展髋关节可以降低上述组织张力，沿切口方向切开阔筋膜张肌，以手指将阔筋膜张肌与股外侧肌隔开并触及臀大肌肌腱止点，如果过于偏后切开筋膜可能会损伤到臀大肌肌腱，进而有损伤到肌腱深层的坐骨神经的风险。

一旦方位确定，即可沿皮肤切口方向向近端切开深筋膜，继而沿肌纤维方向劈开臀大肌，注意缝扎臀大肌近端的小血管，直至完全切开臀大肌深层的肌筋膜，然后于大粗隆水平臀大肌肌-腱连接部位放置自动牵开器将入路内的第一层结构牵拉开（图101.3），将髋关节外展、后伸、内旋以显露短外旋肌和假关节囊，后伸髋关节能够减低坐骨神经上的张力并且进一步远离术区。

继而从深层的臀小肌和假关节囊表面游离臀中肌后缘，可以采用锐性或剥离器钝性分离的方法，

向前牵开臀中肌，沿触及的假体股骨颈方向切开假关节囊和外旋肌瘢痕组织，将其从粗隆间线上整体翻起向后牵开（图101.4），可以进行标记以利于后期修补，下方沿Y韧带切开与前方关节囊分离，最好是将一把止血钳置于Y韧带下方，止血钳的尖端越过髋臼横韧带上方进入髋臼内，这样可以在横断Y韧带之前将其准确地与下方关节囊分开，紧贴Y韧带和下方关节囊的下方通常会有数支中等大小的血管，如上操作可以保护好这些血管。

至此，股骨仍然由近端的前关节囊和远侧的臀大肌肌腱所拴系。对于单独的髋臼侧翻修手术，原固定良好的股骨假体保留原位，通常情况下比较难以获得充分的髋臼侧显露以安全取出髋臼假体以及精确地进行接下来的重建。如果需要进一步的显露，可以将臀大肌肌腱沿股骨后方切开1cm左右，但注意要仔细确认和缝扎其深层和表面的血管。如果计划松解前关节囊，可以极度内旋髋关节，放置一把长止血钳于前关节囊前方，然后由关节内层向外切开关节囊（图101.6）。对于多次手术的髋关节，

臀小肌近端通常瘢痕化很重，必要时亦可将其沿前关节囊进行部分松解，股骨神经血管束即位于前关节囊的前方，沿止血钳进行前关节囊的松解有助于避免损伤股骨神经血管束。如果计划从头侧直接松解前关节囊的话，术者亦可采取上述这种松解的方法以避免损伤臀中肌前缘深层的穿支血管。

此时可将髋关节置于中度屈曲旋转位以降低髂腰肌的张力，然后放置一把撬于髋臼前缘三点钟的位置，可以轻松地从骨盆前柱上牵开股骨，向前上方用力牵开保留原位的股骨假体，需要注意的是务必紧贴骨面放置前方的撬而不能将其置于前方软组织内以损伤股骨神经血管束，于坐骨支附近放置第二把撬但应避免其向近端移位进入坐骨切迹可能损伤坐骨神经（图101.7和图101.8）。本人不常规显露坐骨神经但必要时会经常进行触摸感知，术中除了将股骨向前上方牵拉外，不必要常规进行过多的松解。如果计划保留原股骨假体，可中度屈曲内旋髋关节，将股骨假体锥度部位和内侧股骨距沿髋臼前上缘放置，并不会干扰术者的视野。

此时仍可进行几项操作以进一步优化髋臼侧的显露。首先，沿股骨后外侧对股外侧肌和肌间隔进行简单的分离可以更容易将股骨向前牵拉开骨盆前柱，但进行如上松解时必须仔细操作，扩大股骨后

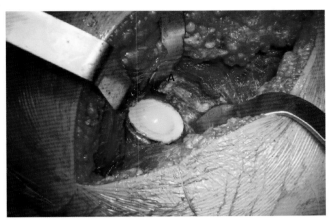

图101.7 本病例中，大粗隆延长截骨的骨块被牵拉至前方而股骨主体被牵拉至后方，可以获得很好的髋臼侧视野。横切的Y韧带和下方关节囊标记为A

外侧切开时要对穿支血管加以确认并注意缝扎以减少出血，臀大肌肌腱附丽点下方开始以远每2.5cm可能随时会遇到血管束。其次，将股骨侧假体去除也可以增加显露。第三，后伸外旋髋关节后将股骨假体向前牵拉开骨盆前柱至前方切开的关节囊内。对于侧卧位前外侧入路时，有时需要将患肢置于台面下的口袋中（见第102章）。最后，可以进行普通或延长的大粗隆截骨，将外展肌复合体向前方和近端牵开以显露髋臼（图101.7）（见第6、第103、第104章）。获得了髋臼侧的充分显露后，清理髋臼周缘以利于取出假体和进行后续的髋臼重建（图101.9）（见第107章）。对于改良的后外侧入路，只需将髋关节屈曲、内收和内旋即可很好地显露股骨侧。后

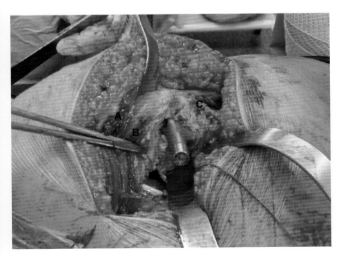

图101.6 从上往下的视角观察股骨近端。图示为股骨假体取出和股骨侧重建的手术。臀大肌（A），臀中肌（B），后方粗隆间线（C）。可见一止血钳位于前关节囊前方间隙，继之可以沿止血钳方向切开前关节囊以放松股骨近端，有利于将股骨近端向前牵拉过骨盆前柱

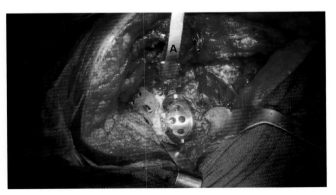

图101.8 另外一个病例，股骨假体已被取出，股骨近端整体被牵拉开骨盆前柱（A），同样可以获得很好的视野以进行髋臼后上方的复杂重建

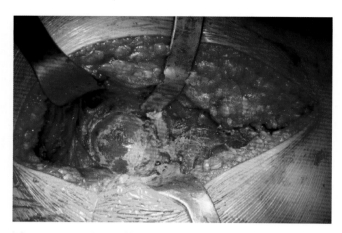

图101.9　一旦髋臼假体取出之后，即可评估骨量情况以及计划实施重建措施。强调的是，良好的髋臼侧视野有助于准确地重建定位以减少翻修术后并发症譬如不稳定

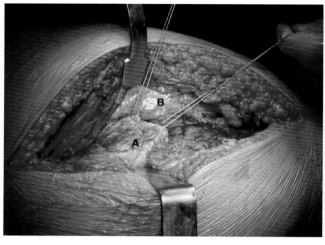

图101.10　后方短外旋肌和假关节囊（A）可以于粗隆间线（B）上钻孔得以修复，对于大多数的病例，再次修复后方的软组织瓣是有可能的，并且可以降低术后脱位发生率

方软组织的松解可以使得臀部和大腿分开，恰当地放置股骨撬能够将股骨近端开口抬离于伤口之外。

假体翻修一旦完成，即可按照类似于初次髋关节置换逐层关闭伤口，常规使用不可吸收缝线将保留的假关节囊和短外旋肌修复于后方粗隆间线的钻孔上（图101.10）。偶尔情况下，因为显露需要切除的原因抑或为了延长肢体，可能无法修复假关节囊和短外旋肌。沿肌腱纤维方向间断修复臀大肌肌腱，注意避免损伤深层的坐骨神经，然后在可能放置的引流管之外连续或间断缝合阔筋膜张肌和臀大肌筋膜。皮肤和皮下脂肪组织以可吸收缝线闭合，之前将严重瘢痕挛缩的皮肤和皮下组织切除非常重要，使得皮缘组织健康以利于伤口愈合。

并发症

应用后外侧入路进行髋关节翻修术其最常见的并发症和最大的问题在于术后脱位风险较高。初次髋关节置换术应用改良后外侧入路其后方脱位率据报道可能高达7%，对于翻修手术，如果单独翻修髋臼侧或单独更换关节界面，据报道脱位率高达25%。使用前外侧入路、直接外侧入路或直接前方入路，无论初次或翻修手术，脱位率都会低很多。在初次髋关节置换术中，仔细修复短外旋肌能够明显降低术后脱位率，可以与其他入路相比，个别学者报道称其

脱位率低至1%。关于翻修术中再次修复短外旋肌的文献很少，少数的几个研究报道称术后脱位率可以神奇地低至0。

Manning等专门研究了后方入路的单独髋臼侧翻修的病例，26例单独髋臼侧翻修，由同一个术者完成，术中进行了后方软组织的无张力修复，随访2年，术后的脱位率为0。作者总结认为，后方软组织的无张力修复能够提高髋翻修术后的髋关节稳定性，因此无论何时均应尽可能地进行修复。然而髋关节稳定性涉及多个因素，后方软组织的修复并不能替代假体位置不良以及外展肌功能不良，此外，需要强调的一点是，脱位这个多因素问题随着近代假体设计的进步而有所改善，譬如现代的负重界面包括大直径股骨头的出现，以及可供选择的水平偏心距增大的股骨假体能够减少撞击的发生。

同样地，Chivas等报道了79例后外侧入路的髋关节翻修术，所有病例均进行了后方关节囊的修复。仅有2例发生了脱位（2.5%），均是前方脱位，其中一例继发于假体位置不良。Suh等调查了96例后入路的髋关节翻修术，40例未进行后方修复的病例中，脱位率10%，56例进行了后方修复的病例中，脱位率仅有1.9%，尽管脱位的原因从本质上讲是多因素的，作者仍强调后方软组织的保留和修复对于获得术后的髋关节稳定性是至关重要的。

其他有助于预防后外侧入路的髋关节翻修术后脱位的措施包括改良负重界面的使用如大直径球头、具有防脱边和高偏距的衬垫、限制性衬垫、三动结构的界面、活动衬垫等，以及大粗隆下移紧缩术。每一项措施均有研究报道可以降低脱位率，但同样也都各自的缺点。大直径球头可能会导致负重界面的磨损增加、衬垫的碎裂以及可能会增加锥度部位的磨损等。限制性衬垫会增加假体界面以及骨-假体界面的牵张力，容易发生机械失败以及髋臼假体的松动，甚至早期即出现灾难性后果。三动关节和活动衬垫均通过极大球头和多负重界面的使用获得髋关节的稳定性，但正是因为多负重界面和较大的表面接触亦会增加负重界面的磨损，而且还有一个独有的并发症即假体内脱位，内部小直径的球头以及带裙边股骨颈假体的使用可以导致假体内脱位的发生率高达7%。

本人通常使用36mm球头与高交联聚乙烯衬垫的普通非限制性界面组合，目的就是寻求脱位风险、球头大小、界面磨损以及机械性失败之间的一种平衡，对于某些存在多个脱位风险因素的患者来讲，仍可选择上述的其他方法（既往存在不稳定的病史，外展肌功能不良，严重的骨盆骨缺损，神经肌肉疾患以及酒精或药物滥用的患者）。

病例总结

鉴于该病例存在臼杯假体松动以及双下肢不等长，遂决定对髋臼侧和股骨侧假体均进行翻修。翻修术拟采用改良后外侧入路，该入路比较灵活，而且如果股骨假体单纯取出比较困难时比较容易实施大粗隆延长截骨（表101.1）。

在此翻修术中，事实上有必要实施大粗隆延长截骨术以取出骨整合良好的股骨假体，髋臼假体被成功取出而且并未造成额外的骨量缺损，使用了非水泥型半球臼杯进行了翻修，并以螺钉辅助固定，使用了36mm球头和高交联聚乙烯衬垫的界面组合，股骨侧使用了非水泥型带棘的锥形柄进行翻修并适当缩短了肢体长度，对大粗隆延长截骨的骨块实施了向远端滑移紧缩以提高髋关节稳定性，使用钢缆捆绑固定，修复了短外旋肌以进一步优化重建术后的髋关节稳定性。术后6周内嘱患者扶拐部分负重，利于截骨块的愈合以及股骨假体的早期骨整合，之后根据耐受情况逐渐增加负重，术后1年随访，患者无任何活动限制，Harris髋关节评分为100（图101.11）。

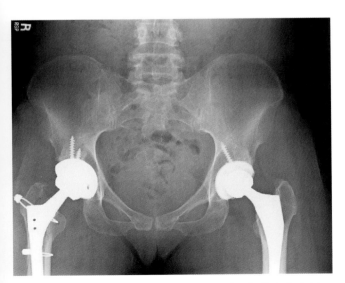

图101.11 完全翻修术。可以看到的是，髋臼假体定位良好，大粗隆延长截骨的重新调整定位，股骨假体位置的调整已解决肢体长度差异。

Timothy E. Ekpo

Adolph V. Lombardi Jr

第102章　直接外侧入路髋关节翻修术

病例

　　84岁老年男性患者，12年前因右髋骨性关节炎接受了经标准直接外侧入路的初次全髋关节置换术，使用了非水泥臼杯和水泥型股骨柄，患者身高1.75m，体重84kg，体重指数27.3kg/m²，此次就诊的主诉为腹股沟及大腿前方中等程度的疼痛，过去数年逐渐进展，行走或站立时疼痛加重，日常生活需要助行器辅助，行走距离仅为两到三个街区，右髋关节的前后位和侧位X线片（图102.1）显示股骨假体松动伴骨溶解发生，髋臼假体周围存在近乎完整透亮线。

简介

　　髋关节翻修术对于任何术者而言都存在挑战，然而，选择合适的入路并且了解其解剖和作用能够有助于避免一些术中可能会遇到的常见问题，入路的选择需要有利于原来假体的取出、骨性畸形或力线的矫正并且显露充分以获得翻修假体的牢靠固定，保留已然缺损的骨量非常重要，这些入路通常是可以扩展的，允许术者安全地显露术野，并且在必要时可以进一步增加近端和远端的显露。

　　根据定义，髋关节直接外侧入路通过分开臀中肌和臀小肌进入髋关节。该入路首先为Barer所描述（图102.2），后于1982年被Hardinge进一步推广，Hardinge早期的描述中需要从大粗隆上切开50%~60%的外展肌，由此衍生出的大多数的改良多在从腱性止点上切开外展肌的多少上有所区别，通过电刀或截骨分开外展肌。我们更愿意按照Frnkak等的改良描述进行初次全髋，按照Head等的描述进行

髋关节翻修术。此改良中，切开外展肌25%~30%不等，因此保留了绝大部分的外展肌功能，减少术后跛行的发生，术后跛行也是直接外侧入路为人诟病的原因之一。

适应证和禁忌证

　　脱位是髋关节翻修术后最常见的并发症之一。譬如，有报道显示，在使用后入路进行内衬更换的病例中术后脱位率很高。直接外侧入路因其保留了后关节囊和短外旋肌，可以提供更好的稳定性。正因为如此，对于单独更换内衬的翻修术，直接外侧入路更具有优势。

　　直接外侧入路可以向远端和近端进行延长，能够很好地显露股骨和髋臼。既然切口的远端部分是沿着股骨轴线，根据显露和视野的需要，可以将切口持续延伸向下直到膝关节。因为延长切口简单，可以使用同一切口进行大粗隆延长截骨以利于假体或骨水泥的取出，甚至能够容易地完成全股骨置换。相比其他入路，直接外侧入路可以很好地显露髋臼，能够看到更多的解剖结构。该入路所提供的显露被认为能够更精确地安置臼杯，因此降低了术后脱位的风险。通过该入路，进行髋臼侧的一些翻修操作诸如颗粒或结构性植骨、微孔金属加强块、大臼杯、偏心衬垫、重建环或三翼臼杯等均无显露上的阻碍。

　　近年来，我们绝大多数的翻修均采用直接外侧入路，包括既往手术经前方或后方入路的患者，选择直接外侧入路的禁忌证很少，但需要注意的是，如果后方组织结构完全缺失，术者应该考虑使用后方入路以利于进行后方结构的重建譬如术前计划使

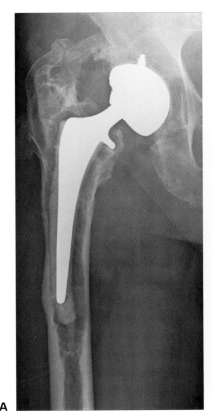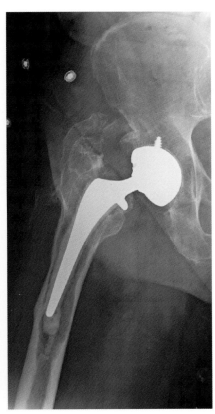

图102.1 该男性患者翻修术前的前后位X线片（A）和侧位X线片（B）显示，混合型全髋关节假体出现无菌性松动

用钢板重建后柱的病例。

手术技术

麻醉后首先将患者平卧，评估肢体长度差异，然后置于侧卧位，患肢冲上，目前有很多装置可以用来固定骨盆，我们更喜欢使用带洞的板子，因其既安全又可以适应于不同块头的患者，重要的一点

是要确认放好的挡柱和患者之间用棉垫隔开，并且骨盆前挡柱不能妨碍髋关节屈曲、内收和内旋等脱位髋关节的动作，消毒铺单后，需要再次评估肢体长度（图102.3），我们使用所谓的well leg down技术，操作简单但比较精确，只需把双足跟放在一起比较双膝关节的相互关系即可。

术者通常站于患者身后，一助在前，消毒之前

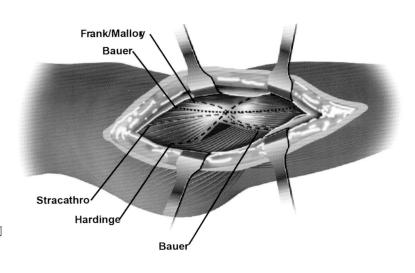

图102.2 图示为直接外侧入路的不同改良，它们之间的区别即是分离外展肌群时的定位不同

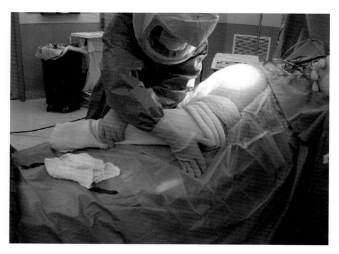

图102.3 术前要再次评估患者的肢体长度

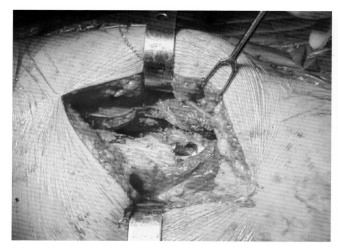

图102.5 劈开外展肌显露假体的股骨头和股骨颈

需要标记出既往的手术切口，我们通常选用偏外的并且尽可能多地包含原来的切口，切口应该位于大粗隆的正外侧（图102.4），切口的长度应该与计划翻修的操作相匹配，依次切开皮肤及皮下至阔筋膜张肌水平，沿切口方向切开阔筋膜张肌，对于既往便是直接外侧入路的翻修手术，需要仔细确认阔筋膜张肌和股外侧肌之间的平面，近端分离时亦要谨慎，因为阔筋膜张肌可能会与其下方的结构包括臀大肌和臀中肌发生粘连。将肌筋膜袖套向前方和后方牵开即可显露股骨外侧，分层切开从切口远端以及股外侧肌的后外侧开始，可以劈开股外侧肌或从肌间隔部位整体将股外侧肌向前方掀开，我们更喜欢前者。

向近端分离至外侧肌结节水平，使用Bennett撬向前方牵开股外侧肌，从外侧肌结节水平向前方和头端延伸，掀起臀中肌、臀小肌以及股骨前内侧的关节囊，切开臀中肌和臀小肌的部位由在位股骨假体的股骨颈决定，通常情况下会保留70%～75%的外展肌功能（图102.5），近端切开外展肌应该限制在3～4cm以内，应注意避免损伤臀上神经以保留与股外侧肌连续的臀中肌和臀小肌前方大部分肌纤维的神经支配。

使用骨钩钩住假体的股骨颈有助于脱位髋关节，术者向远端和向外用力，助手屈曲、内收、外旋患肢，有时脱位髋关节会比较困难，此时松解髋臼后上缘的关节囊可能会有所帮助，并且可以进一步松解股外侧肌或远端后内侧关节囊以及附丽在小粗隆上的髂腰肌，完成脱位后，于大粗隆下方放置一把宽的Hohmann撬将近端股骨抬起以进行显露，沿股骨颈后方放置第二把撬进一步加强显露，最后于梨状窝处放置第三把撬将外展肌复合体牵开以避免损伤（图102.6）。总之，上述操作可以提供近端股骨的彻底显露，允许对骨质和软组织进行清理，有助于假体柄的取出。

如果假体柄仍难以取出，可以取大粗隆延长切骨的前缘切开近端股骨，如果需要的话，此切骨可以随即转化为大粗隆延长切骨（图102.7），切骨后继续尝试取出股骨柄，如果仍不成功，遂由前往后改为大粗隆延长截骨（图102.8）。助手将患肢屈

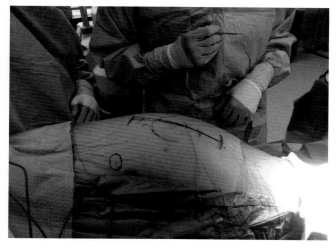

图102.4 于大粗隆外侧标记出左髋切口

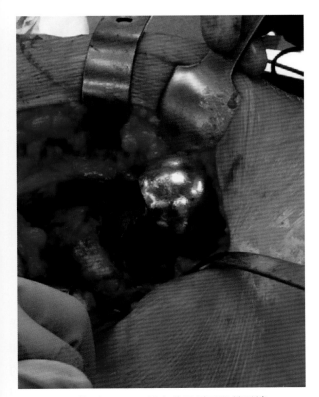

图102.6 图示使用Hohmann撬充分显露了股骨近端

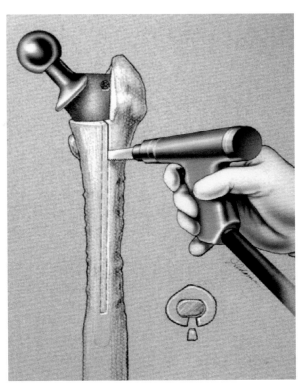

图102.7 如果股骨柄难以取出，可以行近端股骨切开，取大粗隆延长切骨的前缘切开近端股骨，如果需要的话，此切骨可以随即转化为大粗隆延长切骨

曲、内收以及外旋脱位髋关节，此时将铺单时备好的无菌口袋派上用场，或者就像我们常用的那样，事先将多个无菌布袋套在患肢上，每次将患肢移回手术床时便去除一层。

将患肢移回手术床上，轻度屈曲外旋，显露髋臼。使用2把Hohmann撬：一把置于前方，另一把置于坐骨支后方牵开股骨（图102.9）。将臀中肌和臀小肌复合体整体从髂骨翼上沿骨膜下掀起直至充分显露髋臼，避免损伤臀上神经，可以使用Charnly钉或类似Hohmann样的撬将外展肌和软组织牵开。

髋臼和股骨侧翻修假体植入后，确认髋关节稳定性和下肢长度合适，然后集中精力恢复大粗隆和外展肌的完整性，这对于重建髋关节后最终的稳定性和功能恢复至关重要，确切缝合外展肌以尽可能减少术后跛行，使用不可吸收的5-0粗的Ethibond缝线（Ethicon, Inc., Johnson and Johnson, New Brunswick, NJ）将软组织袖套固定在大粗隆近端（图102.10），缝合时助手可以适度屈曲内旋髋关节，然后使用1-0

可吸收缝线继续修复，连续缝合股外侧肌。

术后处理

术后负重多少取决于髋臼和股骨的重建情况，直接外侧入路髋关节翻修术后理疗和康复的目的是保护软组织的修复能够顺利愈合。使用助行器辅助6周，继之进行活动度练习，有助于获得术后的预期疗效。

结果

许多的研究报道了不同外侧入路进行髋关节翻修的效果（表102.1），其中包括我们中心的几项研究。该表明确显示了直接外侧入路被广泛应用于髋关节翻修术，从单纯的更换内衬到复杂的股骨重建，最差的结果来自我们中心的一项研究，研究中使用了早期的一种限制性内衬。逾500例的髋关节翻修术最少10年的随访，18.6%的病例发生反复脱位，因各种原因不需要再次翻修的生存率仅为54.7%，

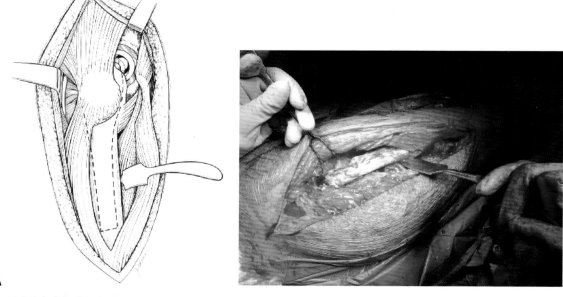

A　　　　　　　　　　　　　　　　　　　B

图102.8　A.图示为大粗隆延长截骨以显露股骨；B.行大粗隆延长截骨的术中照片

我们认为主要原因在于假体的设计不良以及当时的聚乙烯质量较差，与手术入路关系不大。26例患者（27例髋）因聚乙烯磨损和骨溶解经前外侧入路进行了单纯的内衬更换，术后发生脱位的比例仅为3.7%，平均随访3.4年，100%的患者不需要再次翻修。另外的几项研究特别明确了外侧入路在单纯更换内衬翻修术中的优势。

并发症

使用直接外侧入路进行翻修手术最令人担心的术后并发症为外展肌修复的失效，因此必须使用不可吸收的粗线将其于大粗隆上牢固修复，术后循序渐进康复包括保护性负重和有限性理疗。另外一个并发症是继发于外展肌力弱导致的持续性跛行，所以术中劈开臀中肌应限制在大粗隆以近5cm内以避免损伤臀上神经，并且保护大粗隆的完整性，精确地安放股骨和髋臼假体，以及重建肢体长度和偏心距。

直接外侧入路经常会出现异位骨化，我们的临床实践中异位骨化的发生率相对较低，即使出

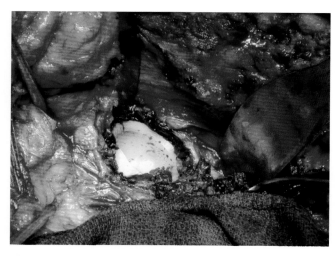

图102.9　术中照片显示撬的放置和髋臼显露

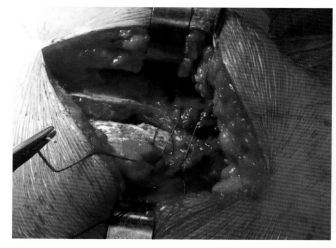

图102.10　翻修完成后修复外展肌

表102.1	发表的全髋关节置换术翻修术中外侧入路结果					
作者和年份	患者数量（髋）（人/例）	描述/特殊情况	随访（年数）（年）	最近的Harris髋部评分（分）	脱位（例）	再翻修，任何部分，任何原因	生存率
Berend等, 2005	501	使用受限的内衬进行翻修	10.7	64.6	93（18.6%）	227（45.3）	54.7%
Drexler等, 2014	34(34)	温哥华B2/B3假体周围骨折的延长转子截骨术	4.8	76.9	1(2.9%)	3(8.8%)	91.2%
Emerson等, 2001	18	滑动截骨术仅用配线固定，股骨距螺钉	9.6(6～13)	NA	NA	4(22.2%)	77.8%
Emerson等, 2001	111	滑动截骨术用螺钉和钢板固定，股骨距螺钉	4.4(0.5～10)	NA	NA	8(7.2%)	92.8%
Frye等, 2013	59(60)	组配式锥形翻修柄，25/60(42%)延长粗隆截骨	1.5	66	2(3.3%)	2(3.3%)	96.7%
Head等, 1987	202	延长暴露	2.1(0.5～4)	NA	8(4.0%)	NA	NA
King等, 2008	25	延长截骨和近端包覆股骨距螺钉	3.9(3～8)	91	5(20%)	1(4%)	96%
Laskstein等, 2010	105	延长滑动转子截骨术	5.4(2～10)	73	4(3.8%)	13(12.4%)	87.6%
Lakstein等, 2011	53	长度(≥18cm)延长滑动转子截骨术	4.8(1～10)	73	2(3.8%)	5(9.4%)	90.6%
MacDonald等, 2003	44(45)	延长转子截骨术	3.8(2～7)	76.2	1(2.2%)	4(8.8%)	91.1%
Mallory等, 2011	47(51)	杯和/或柄翻修治疗髋臼无菌性松动和/或骨溶解	3.4	72	4(7.8%)	6(11.8%)	88.2%
Moskal 和 Mann, 1996	115	后壁、上穹隆和髋臼中央部分的骨量不足	Minimum 2	81	3(2.6%)	1(0.9%)	99.1%
O'Brien等, 2004	23(24)	单独取出内衬更换和骨溶解	3(1～8)	83.4	0	2(8.3%)	91.7%
Park等, 2011	35(36)	单独的髋臼的翻修	4.6(2～13)	87.2	0	2(5.6%)	94.4%
Peters等, 1993	21	延长转子截骨术	1	NA	1(4.8%)	1(4.8%)	95.2%
Shigemura等, 2012	2(2)	单独取出内衬更换为耐磨内衬(1)或交锁内衬(1)	2	NA	0	0	100%
Skeels等, 2009	25(26)	用大头(≥36 mm)治疗复发性不稳定的翻修	1.4	NA	4(15.4%)	0	100%
Smith等, 2005	26(27)	单独取出内衬更换和骨溶解	3.4(2～6)	81	1(3.7%)	0	100%
Wade等, 2004	35	单独取出内衬更换和骨溶解(16)或换成耐磨内衬(19)	2.6(2～4)	85	2(5.7%)	0	100%

NA, 不可用

现通常亦无临床症状，对于比较严重的异位骨化（Brooker Ⅲ 或 Ⅳ）或者存在发生异位骨化风险的患者如强直性脊柱炎，应该于术前或术后72小时内积极放射治疗，也可以考虑使用吲哚美辛，我们的做法是在手术当日的术前给予600~800cGy的放疗。

病例的处理方案

通过直接外侧入路实施了非水泥型全髋翻修术，股骨侧使用了组配式钛合金锥形柄，包括近端的微孔涂层袖套以及远端的18mm×190mm带嵴锥形直柄，髋臼侧使用了超微孔钛合金半球杯，并且使用了数枚螺钉加以辅助固定，高交联聚乙烯内衬，44mm带钛合金转接锥的钴铬金属大头。术后6周的X线正位片显示假体位置满意力线良好（图102.11），术后3年的X线片显示假体固定良好无放射学透亮线（图102.12），患者目前88岁，无痛，Harris评分83.5，UCLA活动评分6。

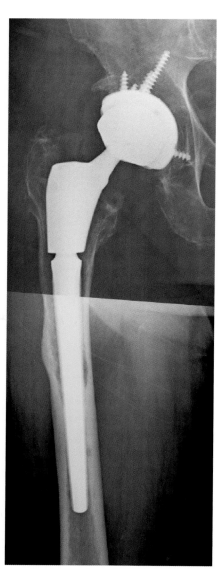

图102.11　直接外侧入路，非水泥型全髋关节翻修术，术后6周的X线正位片显示假体位置满意力线良好

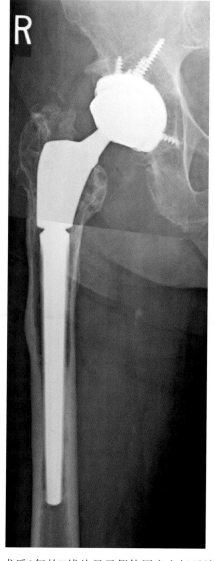

图102.12　术后3年的X线片显示假体固定良好无放射学透亮线

Mansour Abolghasemian

Hesham Abdelbary　　　Oleg Safir

David Backstein　　　Allan E. Gross

103

第103章　髋关节翻修术中大粗隆滑移的显露作用

病例

患者66岁，右侧全髋关节置换术后13年，目前右腹股沟部位出现疼痛并日益加重，体格检查提示疼痛来自右髋关节，排除了感染，X线片显示髋臼假体松动并明显凸入骨盆，骨盆侧存在骨量缺损（图103.1）。计划进行髋臼假体翻修，术中拟采用大粗隆滑移截骨（TSO）以利于显露。

简介

大多数术者会想方设法增加术中显露以获得良好视野有利于髋臼侧和股骨侧的重建，TSO可以增加手术显露。最初，John Charnly在其初次全髋关节置换术中介绍了经大粗隆入路的方法，但该方法并发症发生率较高，尤其是骨愈合不良，其中一个生物力学方面的原因是大粗隆截骨块受到外展肌向前上方的剪切牵张力，为降低骨不愈合的发生风险，许

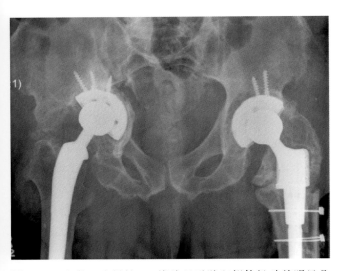

图103.1　患者66岁男性，X线片显示髋臼假体松动并明显凸入骨盆，骨盆侧存在骨量缺损

多经大粗隆入路的改良方法应运而生。

TSO是经大粗隆入路的改良方法之一，可以降低截骨块不愈合和移位的风险。TSO的原则是维持附丽在大粗隆截骨块上外展肌和股外侧肌软组织袖套的连续性（图103.2A）。完成大粗隆截骨后，将整个骨与软组织袖套作为一个整体向前牵开，该操作相对于标准的大粗隆截骨有两个主要优势：（1）保留股外侧肌于大粗隆的附丽可以将剪切力转化为压应力从而提供了截骨块的内源稳定性，有效地限制大粗隆截骨块向近端移位；（2）能够保留髂内动脉近端的分支以及旋股外侧动脉远端的降支，从而保护了截骨块的血运（图103.2B）。

McFarland和Osborne首次描述了髋关节手术的外侧入路中保留臀中肌和股外侧肌连续软组织袖套的技术，但其做法是直接将软组织袖套从大粗隆上剥离。1975年该入路为English进一步改良，将大粗隆上软组织袖套附丽的部位截下。Glassman于1987年将该入路推广至髋关节翻修手术，然而他是将臀小肌保留在骨干部而非大粗隆上，后被证实这种做法并无必要，因其有可能损伤大粗隆截骨块的血运从而有潜在导致发生骨不愈合的风险。

Fulkerson等描述了一种保留后方软组织的技术，松解前方的外展肌附丽点，向后方而不是向前方牵开大粗隆。他认为术中向后牵开大粗隆以及大粗隆的复位会比较容易，但由于切开臀肌前方的止点所带来的机械学和生物学上的缺点使得人们摒弃了该方法。Strachathro使用的是劈开肌肉的入路，将大粗隆切成前后两半，连带近端和远端的肌肉分别向前后方牵开（图103.2C），主要的优势在于容易修复，并且大粗隆滑囊炎的发生率比较低。

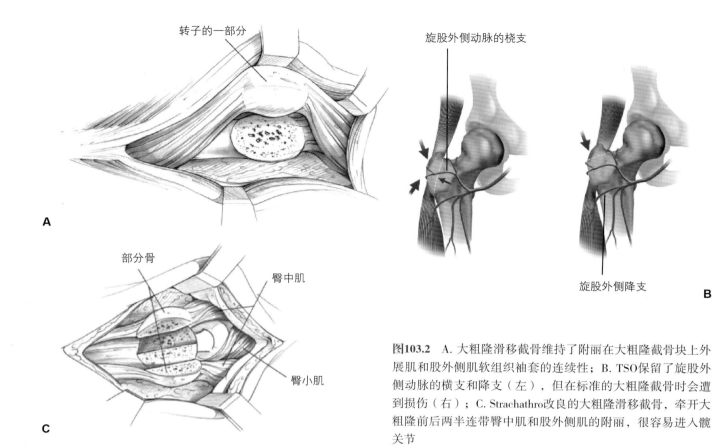

转子的一部分

A

部分骨

臀中肌

臀小肌

C

旋股外侧动脉的桡支

旋股外侧降支

B

图103.2　A. 大粗隆滑移截骨维持了附丽在大粗隆截骨块上外展肌和股外侧肌软组织袖套的连续性；B. TSO保留了旋股外侧动脉的横支和降支（左），但在标准的大粗隆截骨时会遭到损伤（右）；C. Strachathro改良的大粗隆滑移截骨，牵开大粗隆前后两半连带臀中肌和股外侧肌的附丽，很容易进入髋关节

髋关节翻修术中TSO的适应证包括（1）需要充分的显露坐骨和耻骨以方便假体取出、髋臼重建或加强钛笼或杯-钛笼的重建，（2）延长肢体超过3cm，（3）固定良好的近端微孔涂层的股骨假体的取出，（4）需要大粗隆紧缩修复的情况。行TSO的少数相对禁忌证包括（1）之前有大粗隆截骨不愈合史，（2）外展装置功能不良，（3）髋关节区域需要进行放疗，（4）股骨近端骨量不足，截骨块愈合无足够的骨床，该情况下可以行大粗隆延长截骨，（5）骨质疏松严重不利于大粗隆截骨块的固定。

大粗隆滑移截骨的生物力学

相比标准的经大粗隆截骨，TSO主要的生物力学优势是将截骨部位的剪切力转化为压应力，压应力的大小取决于施加于大粗隆截骨块上的两个力矢量：近端外展肌和远端股外侧肌的力量，该两个力矢量之间的角度越大（比如越接近180°），或它们之间越不平衡，施加于截骨部位的压应力越小。因此，内侧偏心距减小会降低截骨部位的压应力，再者，如果髋关节旋转中心上移或股外侧肌分离或力弱，会导致大粗隆受到失衡的偏向臀中肌的牵拉力量，大粗隆截骨块受到的剪切力增加（图103.3）。Plausinis等通过一项在6具尸体上进行的生物力学研究得出，如果股外侧肌于股骨嵴上的附丽有75%是完整的，通过六道经骨缝线固定截骨块，便可以抵抗外展肌的剪切力。

Schoeniger等改良了TSO，5mm台阶截骨阻挡截骨块向近端移位，向前下方呈20°～30°倾斜以抵抗前方移位，Bastian等评估了该技术的临床效果，发现6mm的台阶截骨相比3～4mm的台阶截骨效果更好，截骨块以3.5mm的皮质螺钉进行固定，尽管此改良技术在降低骨不愈合发生率方面的效果比较肯定，但对于髋关节翻修术也许并无技术上的可行性，因为此时大粗隆通常比较薄弱无法进行6mm的台阶截骨。

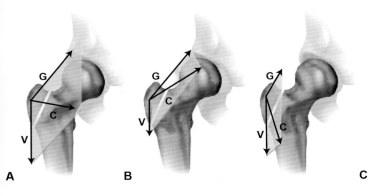

图103.3 臀中肌（G）和股外侧肌（V）施加于截骨部位的合力即为压应力（C），与正常情况（A）相比，任何股外侧肌力量的削弱（相比臀中肌）（B），或髋关节偏心距、臀中肌力量的减小（C）都将会减低截骨部位的压应力，增加了剪切力

手术技术

入路

手术时患者侧位摆放，准备患肢，近端铺单至髂嵴和中线，如此开阔铺单的目的是必要的情况下可以向近端和后方延长切口，无论后外侧入路或直接外侧入路均可进行TSO操作，但我们更喜欢使用侧方入路，相对于后外侧入路而言，在手术结束时侧方入路可以更为解剖地修复。

我们采用标准直接外侧切口，越过大粗隆，并尽可能包含之前的手术切口，于股外侧肌外垂直切开髂胫束，然后轻度弧形向后方和近端切开，垫起小腿，轻度屈髋，内旋髋关节，后方组织结构清楚可见，注意保护这些组织以降低后方不稳定的风险，然后确认梨状肌和臀小肌肌腱之间的间隙，使用直角拉钩将臀小肌和臀中肌后缘向前方牵开（图103.4A），显露TSO部位，于梨状肌银白色肌腱的前方开始截骨，在短外旋肌止点前方1cm左右（图103.4），这是我们对于TSO的改良，可以保护股骨近端后方软组织的附着，沿大粗隆后外侧缘向远端延伸，恰位于股外侧嵴以远（图103.4B）。

截骨之前，需要将股外侧肌自肌间隔部位向远端牵开离股外侧嵴10cm左右，沿肌间隔在股骨粗线的止点部位前方1cm左右切开股外侧肌筋膜，使用Cobb将肌纤维剥离外侧肌间隔，可以看到穿出股方肌的穿支血管，将其仔细电凝以预防其回缩至肌间隔之后导致后方间隙的出血。于梨状肌肌腱内侧和臀肌肌腱外侧之间使用摆锯从后向前截开大粗隆，

向前冲着大粗隆结节的方向即为截骨的方向，臀小肌部分肌腱止于大粗隆结节，沿臀中肌纤维前方部分向深处可很容易触及，截骨线应恰好位于大粗隆结节深层以保护臀小肌位于大粗隆截骨块上的附丽，也有利于保护截骨块的血供。

我们希望大粗隆截骨块的厚度大致1.5cm，然而，对于一个仅翻修臼杯的翻修手术，如果股骨柄为近端微孔涂层假体或骨水泥假体，可计划薄一些的截骨块以保留合适的骨床，并且可以避免损伤股骨柄的固定。内旋髋关节可进一步有利于截骨的操作，保留近端外展肌和远端股外侧肌连续性的前提下向前牵开截骨块，然后外旋髋关节以显露前上方关节囊，将股中间肌从关节囊的前内侧表面剥离，切开前方关节囊，外旋、内收和屈曲髋关节将其向前方脱位（图103.4C）。

后外侧入路同样可以进行TSO操作，将皮肤和筋膜向后方弧形切开，可以很好地显露后方组织，将标准后外侧入路稍加改良，切开皮肤和筋膜向后方弧形的起始位置位于大粗隆尖的前上方而不是其中点，如此有利于将大粗隆向前方牵开，对于后外侧入路，TSO的时机可以有3个不同时间点的选择：（1）髋关节囊切开和脱位之前，（2）脱位之后但在股骨柄取出之前，（3）取出股骨柄之后。因此，该入路的优势之一便是术者可以根据术中情况选择理想的时机进行TSO操作。这一点与外侧入路不同，后者为了后脱位髋关节，需要将短外旋肌从股骨后方松解下来，松解时注意距离肌腱附丽点1cm左右以利于后期的修复。短外旋肌和后关节囊确切地修复能够降低术后脱位的发生率。截骨的技术与之前外

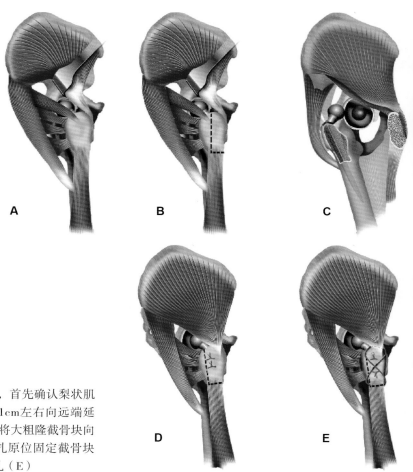

图103.4　图示为右髋关节，阐述计划的截骨平面，首先确认梨状肌和臀小肌的间隙（A），于短外旋肌附丽点前方1cm左右向远端延伸，恰位于股外侧肌起点以远（B），进行截骨，将大粗隆截骨块向前方牵开，脱位髋关节（C），使用两道钢丝环扎原位固定截骨块（D），为加强固定，可辅助经骨固定或8字形环扎（E）

侧入路时描述的相同。唯一的区别是该入路中臀小肌的前方纤维可以保留其在股骨近端的附丽，因其并不影响髋关节的显露。

行TSO可以将臀中肌和臀小肌向前方牵开，能够提供髋臼、髋臼上方的髂骨翼部分以及股骨近端的很好的显露。但由于受臀上神经血管束的影响大粗隆向前方牵开有限，所以对于髂骨翼的前方和耻骨支显露不佳，相对于标准TO来讲，这也许是TSO的一个缺点，即使前柱和前壁不能彻底显露，通常仍可以进行充分的髋臼侧重建。

大粗隆的固定

内旋髋关节可以将截骨块大致复位至其骨床上，对于后外侧入路，可以将后关节囊和短外旋肌在固定大粗隆之前很容易地进行修复，翻修的病例中，大粗隆可能会被臀小肌的瘢痕牵拉在前方，当外旋髋关节至中立位时导致大粗隆截骨块的前方移位，这种情况下，可于截骨块的前方进行有限的臀

小肌松解以解决。对于肢体明显延长的病例，将臀肌从髂骨翼上进行骨膜下剥离要轻柔，以允许行大粗隆截骨块的紧缩或复位而并不损伤臀上神经血管束，如果需要，可以考虑下一步去除截骨块或骨床的一薄层。

之前的生物力学数据表明了牢靠固定大粗隆截骨块以获得坚强初始稳定性的重要性，能够降低骨不愈合和移位的风险。我们常用的固定截骨块的方法是使用2道或3道18号的双股钢丝环扎大粗隆截骨块和股骨距（图103.4D）。尽管尚无研究比较双股钢丝和其他方法之间的临床效果有何不同，但仍有生物力学方面的证据表明双股钢丝的效果要优于单股钢丝。两道钢丝之间相距2～3cm对整个截骨块施加压力，拧紧钢丝后，埋结于股骨近端前方的干骺内，可以降低大粗隆滑囊炎的发生率，钢丝于内侧通过小粗隆以远非常重要，能够避免钢丝向近端移位导致松动，如果小粗隆缺失，可以于股骨距部位制造骨性隧道以供钢丝穿过，对于内侧骨质完全缺

失的病例，我们尽量避免行TSO，因为没有足够的骨床允许截骨块愈合，该情况下，我们更愿意进行大粗隆延长截骨。

为了提高截骨块的愈合概率，可以将磨锉下来的自体松质骨植于股外侧肌下，然后修复股外侧肌筋膜以及臀肌后缘，如果大粗隆截骨块复位比较困难，可以使用两道至三道水平的双股钢丝加上一道或两道后方经骨钢丝进行加强固定，偶尔可能用到8字形环扎技术（图103.4E）。

目前有多种钢丝环扎的技术可以增加固定强度，图103.5显示了使用四道钢丝环扎的Harris改良方法，无论采用何种固定方法，固定完毕后截骨块都不能存在微动。

术后管理

对于TSO患者，术后对于负重的限制不受截骨的影响而是取决于髋臼侧和股骨侧的重建情况，但是嘱患者8～12周内限制主动外展，根据复查的放射片骨愈合的情况而定。如果术中需要明显松解软组织以固定大粗隆截骨块，应该在限制负重的6～12周内辅助使用髋关节内收支具，术后早期进行股四头肌等长收缩以增强股外侧肌力量对抗大粗隆截骨块向近端移位。

结果

髋关节翻修手术中应用TSO的结果在表103.1中有所总结。TSO后大粗隆截骨块的标准固定方法包括了钢丝的使用。English报道了116例髋关节使用两道水平钢丝固定内侧皮质和大粗隆截骨块，术后的不愈合率为4.3%。Lakstein等调查了我们单位83例进行改良TSO的患者，使用两道或三道水平钢丝环扎，骨性愈合率为84.4%，骨不愈合率和纤维愈合率分别为4.8%和10.8%。数位作者使用钛网垫在钢丝和大粗隆之间以分散应力避免钢丝切进大粗隆内，对于某些病例大粗隆截骨块比较薄或骨质疏松明显（如患者服用激素治疗），这种技术是有效的。

为提高截骨部位的固定效果，也曾尝试过其他办法。Dall和Miles发明的线缆抓钩系统比较引人注目，该系统包括一H形状的抓钩，两端各有两个抓

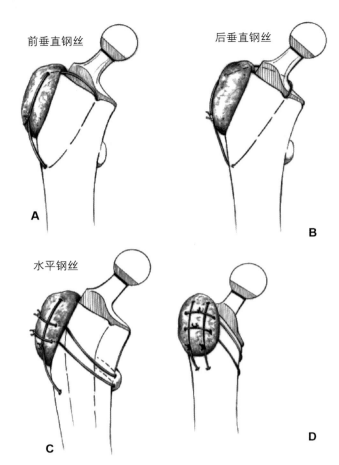

图103.5 图示的固定大粗隆截骨块的四道钢丝技术非常简单易行并具可重复性，愈合率97%（Harris）

钩和上下两个桥接横杆以供穿钢缆用（图103.6），使用两道钴铬合金的钢缆水平穿过横杆中空和股骨髓腔，以专门紧缩工具系统收紧钢缆，设计该系统的基本原理是可以在钢缆和大粗隆之间提供更强的固定能力，增加截骨部位的压应力，减少钢缆失效的概率，他们对130位患者使用了该系统，选用两道1.6mm或2mm的钢缆（对于体重大或复杂病例），报道了1.5%的不愈合率和3.1%的钢缆断裂率。该系统的临床结果并不比传统钢丝环扎方法更为优良。Silverton等使用Dall-Miles钢缆抓钩系统对68例截骨进行了固定，结果显示不愈合率为25%，Ritter等报道的不愈合率高达37.5%，Koyama等报道了30.6%的不愈合率。Teanby等研究提示Dall-Miles系统相比弹性钢丝技术并无优势可言。而且，Liu等通过体外实验比较了18号不锈钢双股钢丝和1.6mm或2mm的钴铬钢缆系统两者施加于截骨部位的压应力，发现

表103.1　转子滑动截骨术临床研究总结

作者	English	Glassman	Lindgren	McCarthy	Romero	Langlais	Goodman	Lakstein
截骨类型	TSO	TSO	TSO	170例TSO in 81例STO	TSO	TSO	30例MTSO 27 TSO	MTSO
入路	后外侧入路	后入路	前外侧入路	未报道	后外侧入路	后外侧入路	侧入路	侧入路
关节成形术类型	初次	初次/翻修	初次翻修	翻修	翻修	翻修	翻修	初次/翻修
初次手术的髋关节数量	222	1	150	251	22	94	57	7
初次未手术的髋关节 翻修的髋关节	0	88	39					76
固定方法	120例钢丝与螺钉固定 103例骨移植固定	2例水平钢丝固定	8字形骨间钢丝	D–M固定	17例D–M固定3例 钢丝固定 2例螺钉固定	钢丝3 垂直1 水平	钢丝2 水平	钢丝2－3 水平
骨性愈合	未报道	未报道	185 (97.8%)	91%	19 (86%)	85 (90.4%)	未报道	70 (84.4%)
纤维愈合	未报道	未报道	4 (2.1%)a	未报道	3 (14%)	5 (5.3%)	未报道	9 (10.8%)
未愈合	4.3% 钢丝固定2.5% 骨移植	9 (10%)	0	19 (9%)	0	4 (4.2%)	未报道	4 (4.8%)
大转子移位	4 (1.8%)	7 (7.7%)	39 (30.7%)	23(10%)	1 (4%)	16 (17%)	未报道	4 (4.8%)
钢丝或螺钉断裂	频繁	7 (7.7%)	未报道	41(18%)	1 钢丝 1 钢缆	未报道	未报道	未报道
钢缆断裂或移位	不适用于本文	不适用于本文	不适用于本文	23(10%)	未报道	不适用于本文	不适用于本文	不适用于本文
转子区疼痛	26% 的钢丝组	6 (6.6%)	37 (19.5%)	23(10%)	未报道	未报道	未报道	10 (12%)
脱位	6 (2.7%)	0	1 (0.5%)	未报道	1 (4%)	2 (2.1%)	MTSO组中3.3% TSO组 中15%	4 (4.8%)
外展倾斜	未报道	28%	未报道	未报道	100% preop 79% postop	2 (2.1%) less than 4/5 abductor strength	未报道	6 (7.2%)

注：BG，骨移植；D–M，Dall-Miles 绳爪系统；GT，大转子；MTSO，改良的转子滑动截骨术；NA，不适用；NR，未报道；STO，标准转子截骨术；TSO，转子滑动截骨术。
a纤维结合的研究由Lindgren进行。

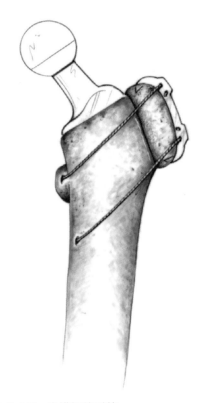

图103.6 Dall-Miles线缆抓钩系统

并无明显区别。

因此，关于何种方法才是TSO术后固定大粗隆的最佳方法并无定论。文献中的数据因截骨技术、固定方式以及固定装置的材料不同而各异。此外，截骨部位的生物力学环境也不尽相同。许多研究中涉及不同患者人群、不同截骨方式和不同固定技术

的各种组合。然而，尽管显示有明显的不愈合率，我们仍继续采用双股钢丝水平环扎大粗隆的固定方式，该方法比较简单迅捷并且合理，大粗隆和股骨后方的经骨钢丝固定能够抵抗向前的剪切力，经臀中肌肌腱附丽至大粗隆尖部的8字形钢丝固定能够抵抗向上的剪切力。

并发症

1. 不愈合
2. 外展肌力弱
3. 大粗隆部位疼痛
4. 钢丝/钢缆断裂
5. 异位骨化

骨不愈合

不愈合是大粗隆截骨最重要的并发症，据报道标准大粗隆截骨的不愈合率可高达38%（图103.7A）。然而，对于TSO其骨性愈合率为84.4%到97.8%。关于TSO骨不愈合率的报道最高即为使用了Dall-Miles固定系统的那组病例。Gottschalk等评估了大粗隆相对于股骨的位置关系与骨愈合概率和时间之间的关系，发现截骨块向近端移位和内上方倾斜会导致愈合延迟或不愈合，因此建议截骨块需解剖复位或向远端与股骨干轻度叠瓦放置。最近一项涉

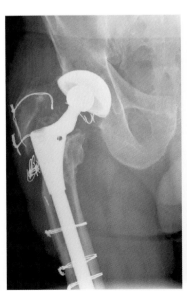
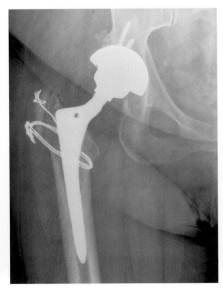
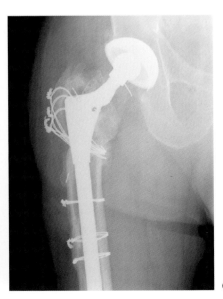

A, B **C**

图103.7 大粗隆不愈合（A）。注意到钢丝发生断裂，截骨块明显向近端移位。由于纤维愈合的存在限制了截骨块向近端的移位（B）。（A）病例通过多道钢丝环扎和植骨获得截骨块的愈合（C）

及298例TO（包括247例TSO）的研究，使用了多种固定技术，发现水泥柄和高龄是不愈合的独立危险因素，但吸烟除外。Lakstein等报道，再次TSO不是不愈合的危险因素，这和其他研究结果类似。

单腿站立期，外展肌对大粗隆向近端的牵拉对于维持骨盆的稳定非常重要。因此可以预料，对于大粗隆不愈合的病例，如果没有软组织的连接，外展肌施加的剪切力会导致大粗隆向近端的移位。然而，许多影像学上显示骨不愈合的病例中，大粗隆截骨块依靠纤维愈合与股骨相连，并未出现向近端的明显移位（图103.7B）。不同的作者将移位距离在0.5cm～1.5cm之间作为区分纤维愈合和不愈合的标准。部分研究报道，发生纤维愈合对于外展肌力的削弱影响甚微。

部分研究探讨了大粗隆不愈合对患者髋关节功能的影响，其中大多数的研究发现，髋关节不稳定的水平取决于截骨块向近端移位的程度而非不愈合。1cm以内的近端移位并不影响髋关节的外展肌力。

大粗隆不愈合的潜在结果为大粗隆部位的疼痛、外展力弱、不稳定以及假体松动等。尽管大粗隆部位的疼痛是截骨术后的一个常见并发症，但疼痛与不愈合之间的直接相关关系并未被证实。同其他研究结果相类似，Ritter等发现愈合和不愈合的病例其疼痛的发生率并无区别。然而，另有一些研究结果显示，其中50%的患者其持续的大粗隆部位的疼痛和局部骨性并发症相关（不愈合，纤维愈合或骨块碎裂）。这些结果的不确定性表明，将大粗隆部位的疼痛归结为不愈合之前仔细分析其原因是非常重要的。客观的征象如局部压痛，或局部封闭后疼痛缓解，有助于做出判断。

不稳定是髋关节翻修术后的一个常见并发症，对于髋关节不稳定的患者要慎用TSO，有可能弄巧成拙，如果发生了骨不愈合大粗隆截骨块向近端移位超过2cm，情况会更糟糕，但对于股外侧肌连续性良好的TSO，这种情况并不常见。为了降低不稳定的风险，我们会在自己的MTSO入路中保留后关节囊和短外旋肌的附丽。我们采用改良技术已有4年时间，之前27例标准TSO有4例出现脱位，而采用MTSO的30例

中仅有1例发生脱位。大多数的报道显示TSO后的脱位率低于5%。

关于大粗隆不愈合的处理目前尚存争议，如果向近端移位小于2cm并且没有明显不良后果，便没有必要处理，然而，如果患者年轻，活动要求高，并且出现不稳定、明显疼痛或明显跛行，建议进行处理。早期我们先进行侵袭性小的治疗如增强外展肌肌力的理疗或局部注射明确疼痛情况，如果上述治疗无效再讨论外科手术处理，大粗隆不愈合的外科治疗通常比较有挑战性，主要原因是外展肌的挛缩以及大粗隆截骨块的骨量比较差，使用钢丝或钢缆将大粗隆的小骨块重新复位固定到股骨上有比较高的失败率，考虑到臀肌施加的剪切力比较大，有必要进行牢靠的固定方式，使用两道水平钢丝进行环扎可能并不充分，将臀肌沿髂骨翼进行骨膜下松解有助于大粗隆截骨块的复位，Chin和Brick建议采用另外切口将臀中肌和臀小肌的起点从髂嵴上剥离以增加截骨块的活动性，报道中的四个病例全都获得了确切愈合，两位患者恢复了正常的外展肌力，该技术比较有效，但应注意的是避免损伤臀上血管而影响肌肉的血运。

既往研究显示Dall-Miles系统处理大粗隆不愈合效果有限，尤其对于大粗隆截骨块比较小而薄的病例。在一个包括了19例大粗隆不愈合的研究中，使用了Dall-Miles固定系统，结果显示高达42%的失败率。另外一项同样使用该技术的研究报道了仅30%的成功率。Hamadouche等在其一项涉及72例大粗隆不愈合病例的研究中阐述了抓板的应用，抓钩钩住大粗隆尖部，钢板部分坐在近端股骨上，并且使用2枚螺钉以及钢缆辅助固定，整体的愈合率为70%（51/72）。

我们对大粗隆不愈合的处理基于患者的症状和功能状态，鉴于外科手术处理所面临的挑战，对于年纪比较大活动需求不高的患者，如果不稳定情况不严重，我们倾向于接受不愈合的状态。对于活跃的患者，术后早期大粗隆即出现移位，应该进行手术处理。对于不愈合的病例，如果大粗隆截骨块移位不超过1.5～2cm，外展肌肌力大于或等于3/5，我们认为此时存在比较稳定的纤维愈合，可以进行外

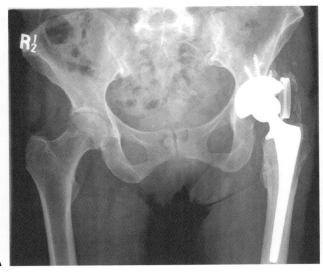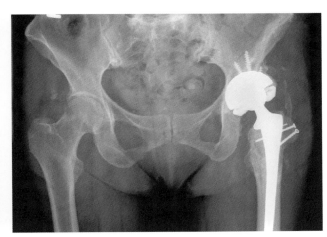

图103.8 该病例外展肌严重功能不良，反复发生脱位。使用限制性内衬仍无法避免脱位（A）。使用膝关节伸膝装置异体复合物移植重建了髋关节的外展肌（B）

展肌肌力的康复。单独的大粗隆部位疼痛是外科处理的相对适应证。如果出现髋关节不稳定，并且排除了其他潜在的脱位因素如假体位置不良等，建议进行手术处理大粗隆不愈合。

手术时，首先要清理纤维组织以获得健康渗血的骨床，然后使用至少两道双股的18号钢丝进行水平环扎，最好辅助一道8字形钢丝加强固定（图103.7C），不愈合部位进行自体骨植骨以增加局部的生物活性提高愈合率。

近年来，对于髋关节不稳定的病例，如果不适合进行大粗隆的重新复位固定，我们采用异体复合物重建外展肌，到目前为止，我们使用包含股四头肌肌腱、髌骨、髌韧带和胫骨结节的连续的异体复合物进行重建，取得了比较好的临床结果，将股四头肌肌腱与残留的自体臀肌相连，将髌骨和/或胫骨结节固定在近端股骨的侧方（图103.8），在11个病例中采用了该方法（其中6例使用了限制性内衬），平均随访了26个月，没有发生再次脱位（该研究尚未发表）。

外展肌力弱

对于某些病例，即使大粗隆愈合良好，由于外展肌本身或臀上神经的损伤，外展肌也可能恢复不了正常的肌力，对大粗隆截骨块以及附着的外展肌过度牵拉可造成上述情况。在一项关于TSO病例的回顾研究中，Glassman等报道了TSO术后有28%的病

例出现外展肌力弱。在一组TSO病例报道中，有6例（7.2%）出现外展肌跛行，其中仅有1例显示为大粗隆不愈合，因此，我们建议术中要谨慎处理外展肌装置，确保大粗隆截骨块固定牢靠以避免出现外展肌力弱。

大粗隆部位疼痛

据报道，TSO术后大粗隆部位疼痛的发生率为

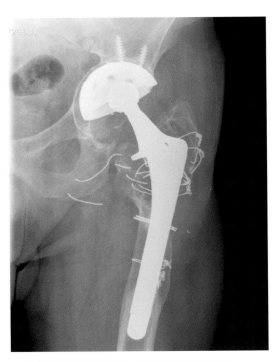

图103.9 图示钢丝发生断裂，经软组织向内移位

6.6%～26%。在一项涉及73例初次THA伴TSO的研究中，有17例因为大粗隆部位的疼痛行再次手术去除钢丝或钢缆。对于没有不愈合的病例，内固定对软组织刺激造成大粗隆部位的滑囊炎是局部疼痛的主要原因。对软组织轻柔操作并使用低容积的内固定物可以降低局部疼痛的发生率，我们感觉使用钢丝比钢缆抓板系统对软组织的刺激更小。术中我们将内固定的锐端如钢丝结节埋在骨内，避免突出于大粗隆外表面。大多数的作者对于取出内固定后的疼痛综合征没有持续性解决方案。在一项研究中，去除内固定后有少于50%的患者感觉疼痛改善。在对局部疼痛患者做出去除内固定物的决定之前，应该进行局部封闭以明确疼痛定位。

钢丝/钢缆断裂

钢丝断裂是TO后的一个常见问题，据报道，标准TO后的钢丝断裂率可高达43%，但TSO术后的发生率并没有如此之高（图103.9），有两个研究专门就此问题进行了总结，其钢丝钢缆的断裂率分别为7.7%和10%，原因可能在于TSO中钢丝或钢缆受到的牵拉力量更低。

钢丝或钢缆断裂的意义尚存争议。如果断裂发生在大粗隆愈合之前，可能会导致不愈合或移位。如果钢丝断裂发生在术后6周以后，可能对大粗隆的愈合影响不大。然而，断裂的钢丝可能会移位至关节内对负重面造成损伤。已经报道有2例患者钢丝发生移位对坐骨神经造成刺激。钢缆可能造成更多的问题，有可能发生腐蚀导致更严重的关节面磨损，假体松动的潜在风险更高。McCarthy等报道了18%的钢缆磨蚀率。另外一项研究发现，160例标准TO使用钴铬钢缆固定的病例中，有56%发生了钢缆的分解，他们发现在这组病例中髋臼假体的松动率相比钢丝固定的病例组更高（16.3% vs 8.1%）。某些研究发现，由于钢缆碎屑作为第三体会导致聚乙烯更快地磨损。Hop等进行了一项研究，涉及709例初次全髋关节置换，最少10年的随访，对比了使用钢丝和钢缆进行大粗隆固定的两组病例，钢缆组磨损、骨溶解和影像学上的臼杯松动更为严重。另外的一个研究结果显示，使用钴铬钢缆固定大粗隆的病例组比

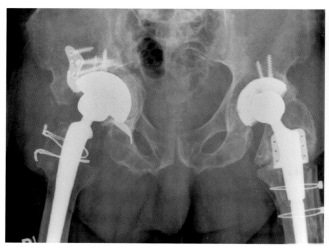

图103.10　图103.1显示的病例的重建结果，术后4个月，TSO提供了髋臼侧极好的显露，X线片子显示截骨部位愈合良好

不锈钢钢丝病例组其水泥臼杯的松动率更高。因此建议在骨愈合后常规去除钢缆可以减少上述并发症的发生。

异位骨化

异位骨化是髋关节翻修手术常见的并发症。软组织的手术损伤、锉磨或截骨产生的骨屑等可以促进结缔组织细胞化生或导致成骨细胞在软组织内的定植，均能够诱发HO的发生。仅有一项关于TSO后发生HO的研究，其结果显示在没有使用任何预防性药物的情况下，HO的发生率为35%，相比未行TO的髋关节置换术来讲发生率更高。

我们建议对于有HO病史、肥大性关节炎、强直性脊柱炎以及颅脑损伤或中风的患者进行预防性治疗以减少HO的发生，塞来昔布200mg，一天2次，使用5～14天。其他的危险因素包括男性患者、高BMI等，亦考虑进行预防性治疗。不建议预防治疗的时间超过6周，因其可能影响非水泥型假体的骨长入以及截骨块的愈合。为避免增加不愈合发生的风险，不建议TO术后进行放疗进行HO的预防。

个案报道

对于篇首的病例，由于要保留固定良好的股骨假体以及髋臼侧比较严重的内陷畸形，显露比较困难，遂进行TSO以获得充分显露，鉴于髋臼侧骨缺损明显，使用了臼杯-钛笼假体进行重建（图

103.10）。

大粗隆滑移截骨在髋关节翻修术中的应用展望

对于髋关节翻修手术，TSO永远是关节外科医生手中一件有力的工具，可以获得充分的显露。相比标准的TO来讲，具有明显的优势，更好地理解导致其失败的危险因素，能够在将来进一步减少并发症的发生。

Brett R. Levine

Darwin Chen

第104章　髋关节翻修术中大粗隆延长截骨的应用

案例学习

　　一名47岁的男性患者因枪伤导致股骨粗隆下骨折，在使用头髓钉进行固定后再次行全髋关节置换术，在术后一年出现严重的左侧大腿痛(图104.1)，使用延长粗隆间截骨术（ETO）从而绕过假体远端的骨性底座对股管进行处理，为翻修柄作准备，而且避免了继发的大转子会悬挂在股骨假体肩部上的问题，阻止了假体脱出的发生。

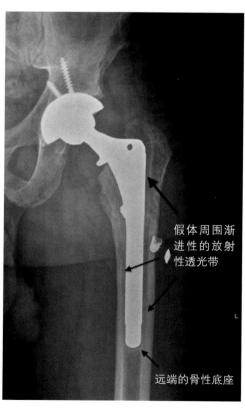

图104.1　左髋关节松动（3箭头所指处为影像学证据），远端硬化基底（下箭头）

假体周围渐进性的放射性透光带

远端的骨性底座

简介

　　由于目前庞大的置换关节的患者群以及逐年增加的初次关节置换，需要接受髋关节翻修手术的患者越来越多。失败的机制各有不同，股骨近端也许存在重塑畸形，股骨侧的翻修手术可能会比较复杂充满挑战。同样地，对于原来股骨近端即存在严重畸形、有内固定需要取出或之前有截骨病史的患者，初次置换也会异常复杂。对于此类病例，ETO可以极大地简化手术，而且能够预防与复杂情况相关的并发症，如比较差的宿主骨条件、骨溶解、严重的重塑畸形以及内固定物或固定良好的非水泥型股骨柄或水泥柄取出后的薄弱宿主骨等情况。

　　当手术需要更广泛地显露时，ETO绝对是髋关节医师手中非常有用的一件工具。该技术最早由Cameron于1991年描述，当时的病例股骨柄已松动大粗隆悬出，对于标准的TO没有合适的骨床进行固定。该技术需要显露股骨后方或前外侧以进行截骨，从大粗隆顶部开始，向远端延伸至可以安全地取出股骨假体、骨水泥、远端基座或足以矫正股骨近端的重塑畸形，但仍然要保留充分的骨量以利于股骨假体的固定。截骨的大小大致占股骨近端直径的1/3，保留股外侧肌和外展肌系统的完整性（图104.2），相对于其他大粗隆截骨（Chevron/Charnley大粗隆截骨、大粗隆前方截骨、大粗隆翻转截骨以及大粗隆滑移截骨等）来讲，ETO能提供最充分的显露，因保留外展肌–股外侧肌的肌骨袖套以及股骨外侧皮质的完整所以能够最大程度减小大粗隆逃逸的风险。该技术相对比较容易操作，并且很好修复，愈合可靠，并发症较低。

目前的截骨方式由Paprosky等加以推广。ETO的优势包括，保留了股骨近端的骨量，可预期的愈合，维持了外展肌的张力，能够提供髋关节很好的显露。潜在的担心包括大粗隆逃逸，截骨不愈合/畸形愈合，顽固性滑囊炎以及截骨块的碎裂。

适应证

实施ETO的适应证包括如下（图104.3）：

1. 移除固定良好的、全微孔涂层或广泛涂层的非骨水泥型股骨柄
2. 移除固定良好的骨水泥型股骨柄
3. 远端骨水泥鞘、骨水泥塞或骨硬化基座的移除
4. 伴有股骨近端畸形的股骨侧翻修（如：重塑的内翻畸形，图104.4）
5. 髋臼侧需要广泛显露的需要
6. 伴有假体周围骨折或感染的以上所有情况

ETO的相对禁忌证包括股骨侧翻修需要打压植骨、股骨近端骨质情况比较差以及使用骨水泥型股骨柄进行翻修。

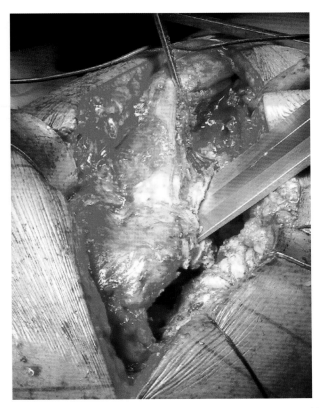

图104.2 行ETO操作时的术中照片，显示外展肌系统和股外侧肌的完整性

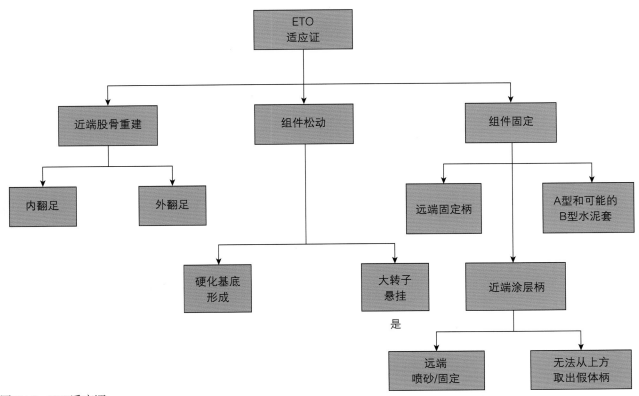

图104.3 ETO适应证

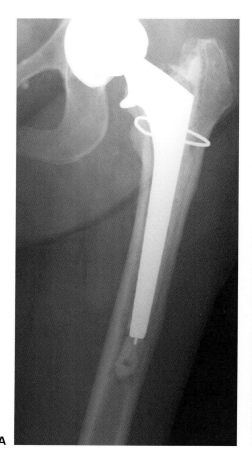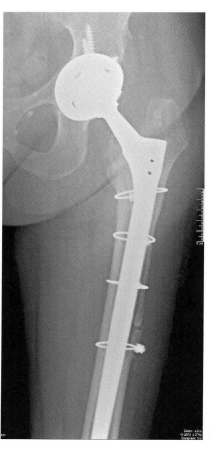

图104.4 A.股骨假体松动，股骨近端重塑内翻畸形；B. ETO后植入长的股骨翻修柄，股骨近端的内翻畸形得以矫正

A B

手术技术

术前计划

制定完整的术前计划对手术结果至关重要，务必遵循确凿的原则。术前应该获得包括骨盆、髋关节和股骨的完整的影像学资料，术者基于以下因素设计截骨的长度，截骨的长度应该足以方便假体或水泥鞘的取出，并且于截骨端以远保留至少4~6cm长度的股骨干以使得翻修柄获得足够的初始稳定性（刮擦适配）（图104.5），另一个有必要考虑实施ETO的情况是当处理髓内骨硬化基座的时候，如果不能进行中心性锉磨有可能会穿出皮质，譬如在我们的病例中，进行ETO不仅可以避免股骨柄取出时有可能造成大粗隆骨折的风险，而且更容易直接对骨硬化基座进行处理。

确认计划取出的股骨柄假体非常重要，了解假体涂层的部位以确定截骨的长度从而方便地取出假体（图104.6）。骨水泥柄的取出类似，对于抛光

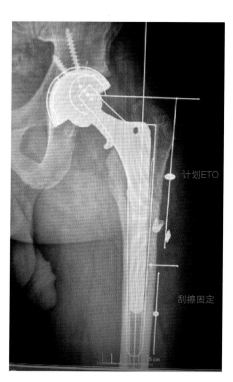

图104.5 设计ETO提供足够的显露以取出假体（远端延伸至接近股骨柄喷砂的水平），但依然能够最大程度地保留骨量确保翻修柄的刮擦固定

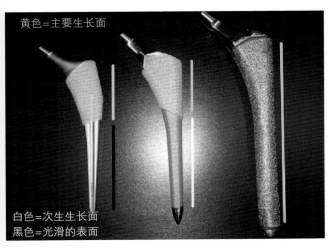

黄色=主要生长面

白色=次生生长面
黑色=光滑的表面

图104.6 近端涂层的股骨柄，远端部分光滑（左）。近端涂层的股骨柄，微孔涂层以下为喷砂处理（中间）。全涂层股骨柄（右）

的水泥柄比较容易从水泥鞘中取出，对于预涂层或粗糙面的水泥柄，需要行ETO以安全地取出假体。然后进行股骨柄的模板测量，在此过程中确定股骨近端有无重塑畸形，将模板远端与髓腔匹配，如果模板近端与股骨近端解剖匹配不良，则说明存在外翻或内翻的重塑畸形，可以行ETO加以矫正（图104.4）如果选择带棘的锥形翻修柄（图Wagner），骨干部适配的长度不是特别重要，但必须加以考虑。通常情况下，从大粗隆顶部开始测量的话，截骨的长度至少需要10cm长，一般在12～15cm左右。

如果选用水泥柄进行股骨侧重建，术前需要计划的是，在植入水泥柄之前要先固定截骨部位。此外，可以采取多种方法封堵截骨部位的缝隙，防止骨水泥溢出，并且可以提供足够的髓内压力。同样地，也可以于ETO部位进行打压植骨，然而，仅有限数据涉及关于这些方法的总体成功率。对于ETO病例应该慎重使用骨水泥，近年来的一项回顾性综述显示，如果使用骨水泥柄，大粗隆截骨块不愈合的比率可以增加3倍。

手术技术

可以在手术过程中的任何阶段实施ETO。如果无法脱位髋关节，可以考虑行ETO，但从技术角度讲比较困难。通常情况下，在髋关节脱位之后行ETO以助于取出固定良好的股骨假体。也许最简单

的情形是，在髋关节脱位以及股骨假体取出之后行ETO，但需要仔细操作，因为没有了假体的阻挡，摆锯有可能穿透前方皮质损伤血管。

多数情况下通过后方显露后实施ETO，当然，也可以经前侧、前外侧或直接外侧入路进行。截骨之前需要充分地显露股骨，并且要显露足够的长度。采用标准的后方入路，切开短外旋肌、关节囊以及瘢痕，向后牵开以保护坐骨神经，髋关节置于后伸内旋位，清理股骨假体肩部的瘢痕组织直至看到大粗隆的内侧面，从大粗隆顶部测量计划截骨的长度，将股外侧肌和股中间肌从股骨粗线上轻柔剥离并牵向前方，显露计划截骨的远端部位，为提高截骨部位的愈合概率，务必谨慎操作避免将肌肉从股骨外侧剥离的过于彻底，过度地软组织剥离会损伤截骨块的血运可能导致大粗隆的不愈合或逃逸。

大粗隆截骨块的宽度应该是股骨周长的1/3左右。对于假体周围骨折的病例，行ETO劈开近端部分，更容易植入股骨假体（图104.7）。如果不重视截骨的厚度，大粗隆截骨块容易发生碎裂。如果截骨块过大，在原假体/水泥取出或重新植入假体的过程中，保留的内侧皮质有较高的碎裂的风险。后方的截骨线起自大粗隆的基底，向远端延伸至计划的水平（图104.8）。非常重要的是，截骨块要包括整个的大粗隆以方便显露。可以使用矢状锯垂直于骨面进行截骨，也可以预先钻多个小孔然后再用锯或骨刀连接。同样地，也可使用铅笔尖样的磨头完成后方的截骨线。

截骨远端部位以钝撬牵开，显露股骨外侧皮质，使用矢状锯或铅笔样磨头完成水平截骨（图104.9）。我们比较愿意使用磨头可以围绕股骨外侧皮质制造出圆钝或斜行的截骨线，前方截骨线的远端部分可以使用骨刀、矢状锯或磨头开始截骨（图104.10）。如果股骨柄已取出，则前方的截骨更容易完成，大部分的前方截骨是用锯从截骨的后方范围内完成。

使用多把宽平的骨刀完成之前处理过的前方截骨，然后将截骨块掀开（图104.11）。骨刀从后方向前进入，逐渐将截骨块掀开，形成在前方的合页。在完成截骨之前，务必清理所有大粗隆前方连接的

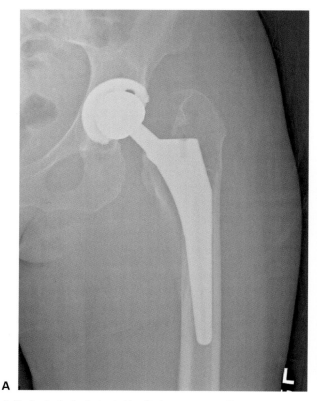
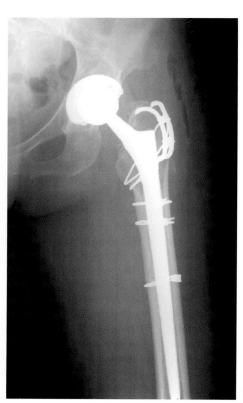

图104.7   术前（A）和术后（B）的X线片显示对于假体周围骨折的患者实施ETO的范例

假关节囊和瘢痕，以预防截骨块的碎裂。保持股外侧肌起点和外展肌的附丽点在大粗隆截骨块上的连续性，沿股骨近端的前方放置Hohmann拉钩将截骨块牵开（图104.12）。

此时，股骨近端已经完全显露，可以进行股骨柄的取出和/或骨水泥的去除。对于固定良好的股骨柄，使用铅笔尖样的磨头沿着柄的前方和后方仔细

地分离骨水泥柄的骨水泥鞘或非骨水泥柄的任何骨整合部位（图104.12）。如果在位的是固定良好的非水泥型柄，可以使用Gigli线锯贴着股骨柄的内侧面以分离内侧的骨整合（图104.13）。股骨柄近端游离后，如果截骨以远的股骨柄仍固定良好，可以使用金属切割磨头切开近端，然后以环钻分离柄的剩余

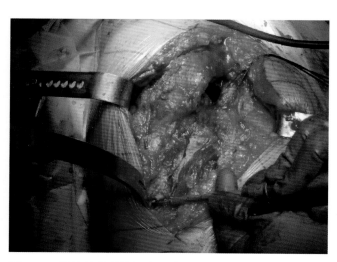

图104.8   设计的截骨的长度是从大粗隆基底开始直至远端计划的部位

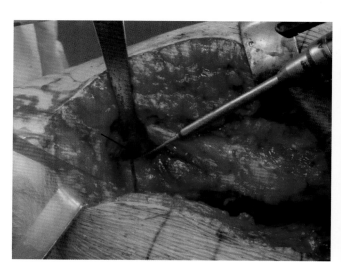

图104.9   截骨远端于股骨前方放置一把钝撬显露股骨外侧皮质，使用铅笔尖样的磨头进行水平截骨，拐角圆钝，截骨从近端开始，本质上就是一个控制下骨折的过程

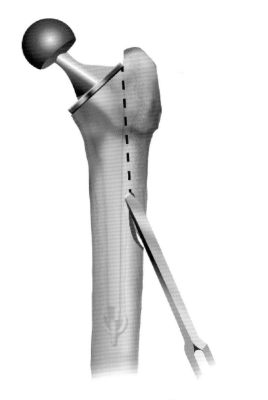

图104.10 ETO远端部位起始操作示意图

部分将其取出。

股骨髓腔打开后，使用磨头、倒钩、薄骨刀或超声设备可以取出任何残留的骨水泥或纤维组织，同样去除截骨块上的骨水泥和纤维组织，注意尽量在手术后期进行以防被撬开的截骨块变的薄弱。

截骨完成后，应该于截骨以远的部位使用钢缆

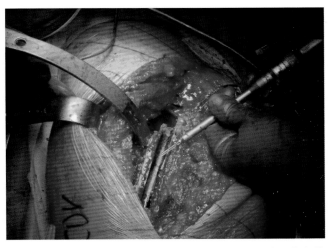

图104.12 Hohmann拉钩置于截骨块内，沿股骨近端的前方将截骨块牵开以显露股骨柄的近端，可以容易地去除髓腔内的骨水泥

或钢丝进行预防性的环扎，可以避免截骨线向远端延伸或髓腔准备过程中的医源性的骨折。植入最终的翻修柄和股骨头复位后，使用两到三道钢缆或钢丝固定截骨块，钢缆或钢丝由后往前穿过肌肉下进行环扎，然后依次收紧，注意不能过度以防截骨块发生碎裂（尤其是在大粗隆基底的部位）。将钢缆或钢丝的线扣沿股骨前方或后方皮质放置，避免刺激损伤股骨外侧的软组织。如果存在外展肌松弛，可将大粗隆截骨块进行短缩向远端收紧以增加外展肌张力。必要时可以使用异体骨板或抓钩系统进行加强固定。如果截骨对合部位存在间隙，可以进行

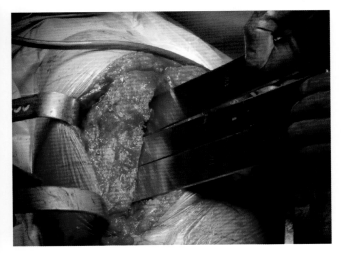

图104.11 使用多把宽平或弧形（根据髓腔内股骨柄形态进行选择）的骨刀完成ETO

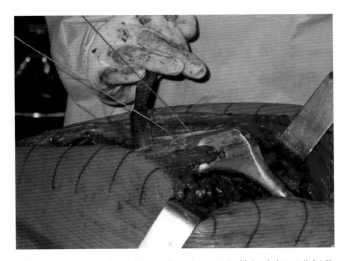

图104.13 将Gigli线锯穿过假体颈部，沿假体柄内侧面进行分离，注意不能损伤内侧皮质骨，也要注意保护周围的软组织不要被线锯损伤

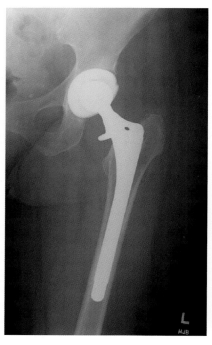
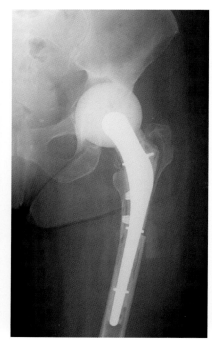
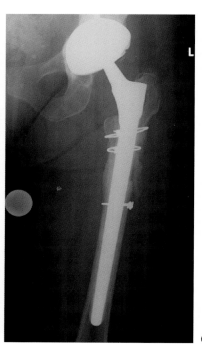

A, B **C**

图104.14 A. 图示为慢性感染的病例，15cm远端固定的股骨柄固定良好；B. 进行ETO，切断股骨柄近端，环钻取出远端部分。C. 重新植入假体，外侧皮质骨缺损部位进行植骨

植骨加以填充，但不作为常规使用。而且，截骨远端1cm以内的间隙是可以接受的，通常情况下可以愈合没有并发症。

术后管理

对于ETO患者建议采用标准的术后12周康复计划，必要时可以针对特殊病例做出适当的调整。通常情况下，术后早期的6周内嘱患者可以触地负重并且避免髋关节外展，然后根据髋关节重建的具体情况和患者本身的条件逐渐增加负重，至12周时达到辅助下完全负重的目标。3个月内禁止抗阻力外展，术后关于髋关节的预防措施维持至少6周以上，建议术后2~3周、6周以及12周时进行临床和影像学方面的复查。

临床结果

对于复杂的初次手术和翻修手术，ETO是一项安全、可靠和可重复性的技术，包括对于深部感染需要二期手术的病例（图104.14）以及VancouverB2型假体周围骨折的病例（表104.1）。结果显示截骨部位的愈合率以及股骨假体的骨整合概率都非常高，

非常重要的一点是，髋关节评分也许不高的原因是跟这些病例本身的复杂程度相关。细致的操作以及严格遵循ETO的原则可以期待较高的成功率并减少并发症的发生率。

并发症

尽管我们认为ETO在髋关节翻修手术中是非常有用的一项技术，但仍然可能会发生一些并发症。不愈合是ETO众所周知的并发症之一，据报道发生率为2%~11%。所以务必谨慎操作避免将截骨块剥离过多，会导致截骨块变得脆弱从而发生不愈合。截骨块向近端移位可以导致不愈合或固定失败，出现外展肌力弱性步态，髋关节生物力学发生改变，甚至可能发生脱位。大粗隆截骨块也有可能会发生碎裂，尤其是在进行固定的时候，最有可能发生碎裂的部位是在外侧肌结节以远，所以在逐根收紧钢缆/钢丝的时候应该加以谨慎。凸起的内固定造成的大粗隆滑囊炎和软组织刺激也是ETO术后常见并发症，主流的治疗方法是保守治疗包括理疗和局部封闭治疗等，偶然遇到难治性滑囊炎上述治疗无效，可以考虑去除内固定物。

表104.1		ETO：临床结果总结		
研究人员	年份（年）	髋关节数量（例）	平均随访时间	结果
Chen等	2000	46例髋关节/45位患者	44个月	1例骨不连(愈合率98%)，2例粉碎性骨折
Miner等	2001	共计192例髋关节手术随访到166例；至少两年的随访	45个月	骨不连2例(愈合率98.8%)，畸形愈合1例，骨块移位2例，截骨块骨折4例，再手术率10.2%
Mardone等	2005	共计75个髋关节手术来自73位患者	2年	骨不连1例(愈合率98.7%)，术中骨折3例，截骨片近端移位<5 mm 5例
Charity等	2013	18位患者	123个月	100%愈合率，良好的临床评分改善，2例大转子骨折，无翻修报告
Morshed等	2005	13例使用ETO的二期人工关节置换	39个月	6个月内100%愈合，3例复发感染(23%)
King等	2008	45例病例/髋关节	3.9年	愈合率98%，无菌性松动无翻修，近端涂层，使用Calcar股骨柄
Wieser等	2012	298例髋关节		骨愈合率为80.5%，与ETO相比，前滑道截骨术的骨不愈合风险高4倍，比无骨水泥翻修的骨不愈合风险高3倍
Della Valle等	2003	6病例使用初级 THA 和 ETO	50个月	截骨愈合5/6例(83.3%)，股骨柄均有骨长入
Lim等	2012	23例感染性病例对46例非感染病例	63个月对68个月	愈合率100%比98%，感染根除率96%，平均愈合时间10.6周，组间无差异
Lakstein等	2010	改良后 ETO 来自侧入路的105例髋关节	65个月	愈合率99%，股骨距部翻修6例，粗隆滑脱1%，脱位4%
Kang等	2009	总的27例 其中19例随访	5.3年	愈合率100%，平均愈合时间16周，1例脱位，无骨折，3例骨干移位稳定，无翻修
Lerch等	2008	28例ETO 对45例手术内骨折	2.8年	患者最终得到了更好的治疗，与发生手术内骨折(13.3%的并发症)相比，ETO的愈合率更高(100%)
Levine 等	2009	23例感染病例	49个月	87%的感染根除率，22/23（95.6%愈合率）截骨术平均愈合11.5周
Levine等	2008	14例假体骨折	44.5个月	愈合率100%，股骨假体稳定

关键内容

- 根据假体的涂层、固定方式和/或水泥鞘的深度确定截骨长度，保留至少4cm的峡部骨量。
- 截骨部位以远预捆钢缆，截骨远端拐角保持圆钝以防止截骨线向远端延伸。
- 注意不能锯穿股骨前方皮质，应该使用锯和/或骨刀慢慢凿透前方皮质，制造一个柔和的人为控制的骨折，穿透前方皮质可能会造成血管的损伤。
- 复位的截骨块不能承受过度的应力，应修理截骨块以适配新的股骨柄假体，使得复位固定时应力最小，截骨块远端小于1cm的间隙是可以耐受的。

病例结果

　　术中确认股骨假体已发生松动，然后由于大粗隆向内悬出的阻挡使得并不容易取出股骨柄，而且

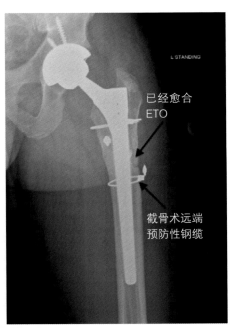

图104.15　左髋翻修术后的前后位X线片。箭头显示已经愈合的截骨端和截骨端以远预捆的钢缆（预捆钢缆以防止截骨线延伸）

由于远端髓腔内基座的存在，感觉如果不实施ETO的话，不方便进行股骨侧的准备。计划截骨的长度至股骨柄中远1/3的部位，可以比较容易地取出假体，并且直视下使用水泥钻处理远端基座。截骨端以远预捆一道钢缆以预防截骨线延伸。两年随访时，该患者已完全恢复活动能力，无明显疼痛或步态异常（图104.15）。

总结

对于复杂的初次手术和翻修手术，ETO是一件非常有用的工具，可以适用于多种临床情况，比如感染、假体周围骨折以及假体下沉/松动/失效。该技术可以提供极好的术中显露以便于取出股骨柄和/或骨水泥，并且仍然保留了适当长度的股骨干部利于股骨翻修柄的固定。该技术可以同样被用来提供髋臼侧的显露，尤其对于困难的、多次翻修术后的、无法脱位的髋关节手术。如果操作恰当，ETO是一项安全、可靠、可重复并且并发症很少的技术。

S. Douglas Werner

Thomas Satterly

William Skakun

David J. Jacofsky

105

第105章　经股骨入路的髋关节翻修术

病例汇报

女性，74岁，9年前行左侧全髋置换，非骨水泥型，近年来出现左侧腹股沟及大腿部位疼痛，加重2个月，开始的片子显示有明显的聚乙烯磨损，股骨近端存在骨溶解，臼杯明显松动，髋关节半脱位（图105.1），术前评估排除了感染。术前计划应用经股骨入路进行髋关节翻修手术。

简介

一直以来，关于髋关节置换术的显露方式有很

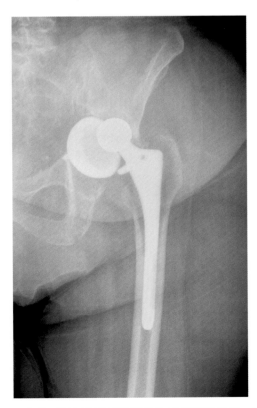

图105.1 术前X线片子显示臼杯发生了无菌性松动，股骨近端存在骨溶解

多种，ETO可以适用于多种手术，能够提供髋关节极好的显露，目前髋关节手术的复杂程度日益增加，需要恰当的方式进行显露以便于取出假体，ETO的适应证包括：取出固定良好的假体，扩大显露，以及矫正翻修手术的股骨近端畸形如内翻或后倾等，ETO同样有利于股骨侧的准备以便于翻修柄的植入。

1995年Younger等描述了标准ETO的操作技术，当时使用了标准的后外侧入路，然而，目前该技术已经可以和多种手术入路联合使用，沿股骨粗线的前方由后外侧向前外侧进行截骨，目的是制造一个垂直于股骨前倾的占股骨周径1/3的外侧截骨块，以类似于青枝骨折的方式刻透前方皮质，将其牵向前方，使用铅笔尖样的磨头将截骨块远端水平切开，保持拐角圆钝，减少局部应力集中。

翻修柄植入以后，复位ETO截骨块，使用钢丝固定。为了适应翻修柄的压配应力，通常于截骨块以远1~2cm处使用一道钢丝预捆环扎。为减小前方撞击的可能性，首先将截骨块向后方复位，然后使用钢丝由远端向近端依次环扎固定，最远端的钢丝通常位于截骨端以近2~3cm处，最近端钢丝位于恰在外侧嵴以远，因为位于股骨干部，所以远端的钢丝可以比较安全的收紧，然而收紧近端钢丝的时候需要谨慎，因为此处的骨质比较脆弱比较容易发生骨折，位于中间的其他钢丝等距环扎。

标准ETO的结果报道不一，如果操作准确，标准ETO的愈合率还是比较令人满意的。2004年，Sporer报道了122例行ETO进行股骨侧翻修的病例，平均随访2.6年，无不愈合的发生，无近端移位超过2cm的病例，25例发生医源性骨折，均采用了钢丝固定，

对于其中骨质非常疏松的病例采用异体骨板进行辅助固定，平均随访3.9年时对改组病例进行了重新评估，有两例不愈合和一例畸形愈合，其余病例均获得了骨性愈合。尽管可以获得良好的临床结果，仍然担心其并发症的发生，包括可以高达15%～20%的不愈合率、医源性骨折、截骨块的移位、外展肌力弱以及髋部外侧疼痛等。

在努力提高标准ETO效果的过程中，冠状面经股骨改良入路应运而生，选用经股骨入路的适应证基本相似，包括固定良好的水泥柄或非水泥柄的取出，存在可能影响水泥去除或直向磨锉远端髓腔的股骨近端的畸形，外展肌力弱或不稳定需要紧缩大粗隆，或者大粗隆向内侧悬出会增加假体取出时的骨折风险。对于复杂重建病例诸如需要取出突入骨盆的假体或使用骨盆钛笼进行重建等，除了能够增加股骨侧显露外，该入路亦能够提供髋臼侧极好的显露。

标准ETO的肌骨瓣包括股骨近端的外侧部分和股骨干周径的1/3，对于经股骨入路，是在冠状面上制造肌骨瓣，包括股骨干周径的1/2，如果股骨近端存在较大内翻畸形而标准ETO不能充分矫正时，也可在矢状面上进行操作。肌骨瓣比较宽，可以更方便假体的取出，更有利于矫正股骨近端的畸形。由于在冠状面上进行操作，经股骨入路可以直接进入到内侧股骨距和干骺端骨-假体界面的部位，而该部位通常骨整合良好，是翻修术中比较难于显露的部位，无论冠状面技术抑或矢状面技术，均能够缩短手术时间，减少医源性股骨骨折以及穿透皮质的发生率，相对于标准ETO来讲截骨端愈合概率较高。经股骨入路的禁忌证是，手术本身并不具备截骨的适应证，因其股骨假体和/或水泥鞘比较容易取出，发生医源性大粗隆骨折的风险较低。

外科技术

该入路的术前计划应包括骨盆前后位、包含完整的股骨假体和骨水泥鞘（如果存在的话）的髋关节前后位X线片和侧位片等系列X线片。这些片子对于测量截骨的长度很有必要，截骨长度的考量主要是为了取出假体，从大粗隆顶部开始测量，或选择易于定位的类似的股骨标志，对于骨水泥柄，向远端测量至假体的尖部，对于非水泥柄，如果远端柄部分不是全微孔涂层或无明显骨长入的话，测量至微孔涂层以远2～3cm，对于全微孔涂层的股骨柄，可以比较容易地延长截骨至假体尖部。计划的截骨块应该足够长以允许至少两道钢丝或钢缆进行固定。该入路需要的其他工具可能包括摆锯、Gigli线锯、薄骨刀、铅笔尖样磨钻、多把宽平骨刀、Moreland骨水泥取出工具、锤子以及手术末期用来固定截骨块的环扎钢丝或钢缆，如果需要切断股骨柄以便于假体取出，还应备好环钻、切割金属的磨钻或切割钻石砂轮等，此外，还包括异体骨板和抓钩系统，但通常用不上。截骨块尽量长一些，如此可以于远端使用钢缆固定而不是必须使用抓钩系统固定，而后者发生大粗隆滑囊炎和刺激软组织出现疼痛的概率较高。

使用直接外侧入路（图105.2），向远端劈开股外侧肌至计划截骨的水平，通常从前缘向后约1/3的位置，使用标记笔或电刀于股骨外侧描记截骨线，

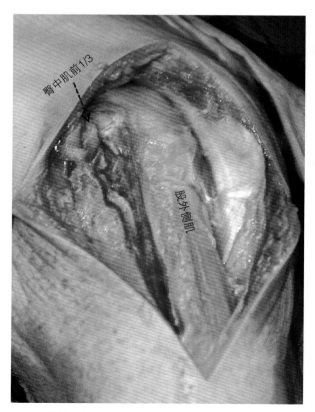

图105.2　直接外侧入路的远端显露

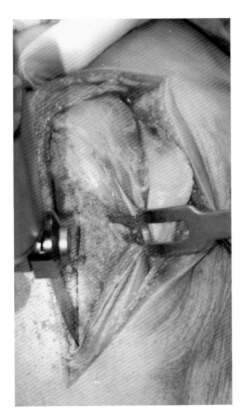

图105.3 冠状面上描记截骨线，由近端开始截骨，将股外侧肌牵向后方

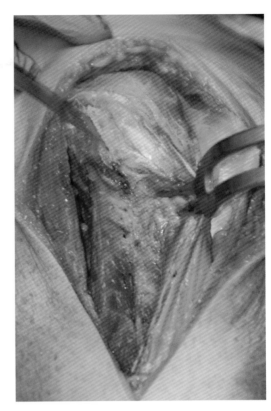

图105.4 截骨向远端延伸，沿股骨腋中线由外向内完成截骨

保持肢体轻度外旋，沿股骨外侧肌由近端开始向前方进行截骨（图105.3）。然后随截骨向远端延伸，将肢体旋回至中立位，于股外侧肌以远沿股骨腋中线完成截骨（图105.4）。将股外侧肌牵向后方显露股骨腋中线，然后注意力转移到股骨内侧面，正如该病例术中所见，取出原股骨柄过程中，摆锯可以贴着股骨柄锯至内侧的骨膜下，或彻底锯透内侧面，对于扁平柄而言这是非常好的显露方法，如果原来是比较宽的圆柱形柄，仍然使用该入路的话，可以外旋肢体，钻透内侧骨质制造合页，然后打开截骨块。无论何种截骨方式，应该注意随时冷却锯片，预防骨板边缘的热损伤。矢状面或冠状面截骨均需截开1/3到1/2的股骨干，如果骨瓣过于细窄，可能会在掀开或固定的过程中造成碎裂。大粗隆以上，使用电刀向上分离臀中肌的腱性部分，然后钝性分离肌纤维，外展肌肌腱本身即是截骨块很好的次要固定结构，大粗隆逃逸或近端移位几无可能。

将股骨像合页一样打开，向前方牵开截骨块，可以看到股骨假体的前方部分，正如标准ETO时看

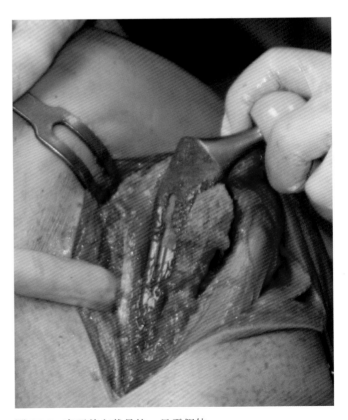

图105.5 牵开前方截骨块，显露假体

到股骨柄的外侧面一样（图105.5）。如果截骨块比较宽，可将数枚骨刀同时置于截骨块后方和侧方用于掀开与软组织交联的骨瓣，几把骨刀同时用力以分散应力，预防截骨块碎裂，于截骨水平以远预捆一道钢缆以预防不小心或医源性的远端劈裂，偶然情况下，股骨近端发生骨折形成两部分游离的骨瓣，但远端股骨干仍然完整，通常问题不大，可以将骨瓣牢靠地捆绑在远端固定的柄上，容易发生愈合，如果股骨近端存在严重畸形，可以有意锯开以矫正畸形，水平截骨部位经常对合不佳，局部植骨有利愈合，至此，骨–假体界面或骨–水泥–假体界面均可以很容易进行分离，继之取出股骨假体（图105.5）。

取出假体并获取培养标本后，彻底清理骨床，然后植入最终的假体，截骨块复位之前，需要使用高速磨钻将截骨块打磨至与假体肩部相匹配的形态。通常情况下，因为没有磨锉截骨块，需要使用磨钻去除部分内膜下骨，以获得截骨块的良好复位并优化骨–假体接触面积（图105.6），此外，还可以在股骨侧最终磨锉之前先临时地捆绑截骨块，复位截骨块时，将下肢置于外展位（图105.7）。对于矢状位截骨，内旋后伸肢体有助于截骨块复位。去除

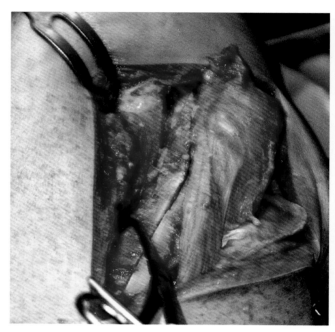

图105.7　截骨块复位

骨瓣远端的部分骨量，将截骨块向远端牵拉，可以适当增加外展肌的张力，对于有不稳定病史的患者特别有用。借助钢缆通过器，使用至少两道钢缆将股骨进行捆绑环扎，避免勒到软组织，不能过度用力收紧钢缆以防骨瓣碎裂，如果明显骨质疏松不能承受钢缆收紧的力量，可以使用异体骨板或抓钩系统以分散钢缆应力增加强度，截骨部位可以进行植骨但不必作为常规。

无论后方入路还是直接外侧入路，按标准方法闭合软组织。

结果

经股骨入路的不愈合率从0～5%。表105.1中列举了目前为止文献中报道的关于经股骨入路的不愈

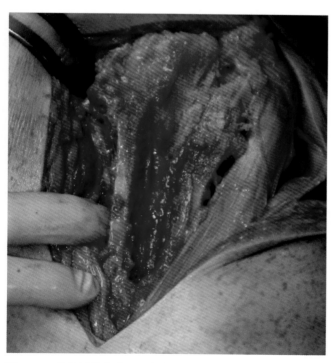

图105.6　将截骨块像合页一样打开，取出假体

表105.1	经股入路愈合率
研究人员	**愈合率**
de Menezes等	95/100（95%）
Fink等	67/68（99%）
Hartwig等	22/23（96%）
Isacson等	41/42（98%）
Kolstad等	30/31（97%）
Nozawa等	12/12（100%）

合率。使用钢缆的数量与愈合时间之间并无明显的相关关系。尸体上的生物力学研究显示，使用两道钢丝和三道钢丝在强度、峰值应力或截骨块移位等诸方面均无显著差异。对于大粗隆滑移截骨，使用异体骨板会显著增加愈合时间，但是对于经股骨入路并不如此。

常见并发症

经股骨入路的主要并发症为截骨不愈合、骨瓣骨折以及截骨线向远端延伸等。使用锯和磨钻截骨时，避免从骨瓣上剥离过多软组织可以减少不愈合的发生，注意对软组织的保护对骨愈合而言至关重要。截骨时随时向锯上浇水可以避免骨质的热损伤增加愈合概率。掀起骨瓣的过程中、操作截骨块时或钢缆固定时均可能会发生骨折。截骨远端部位截成光滑的"U"形而不是矩形可以避免该部位出现骨折，该方法能够避免在拐角处形成应力集中。在植入翻修柄之前需要于截骨端以远预捆钢缆，可以避免截骨线向远端延伸。

病例处理方法

X线片显示，股骨假体远端固定良好，大粗隆周围以及股骨近端存在明显的骨溶解，使用改良的冠状面经股骨入路取出股骨假体，从大粗隆顶部到股骨假体远端即为该手术计划截骨的长度。借助经股骨截骨，轻松取出股骨假体。在打开肌-骨瓣之前，于截骨端以远预捆一道钢丝以防止在准备股骨侧或植入翻修柄时截骨线向远端延伸，复位截骨块使用多道钢缆进行环扎固定。锉磨股骨干，1mm递进，使用组配锥形柄，锉磨股骨近端，将近端袖套装配到远端柄上，选择合适的股骨头和颈长以优化股骨长度和偏心距，闭合后关节囊和各层软组织。

因为术前髋臼侧存在比较大的骨溶解，嘱患者2个月内部分负重，术后16周时拍X线片显示假体位置良好，截骨部位已愈合（图105.8）。

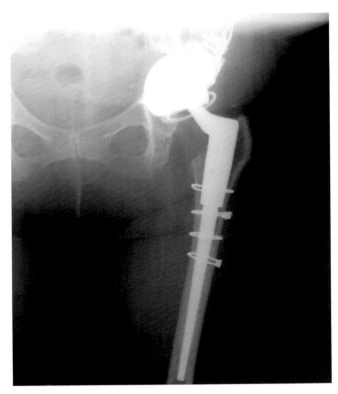

图105.8 术后16周时拍X线片显示假体位置良好，截骨部位已愈合

结论

对于髋关节翻修术而言，经股骨入路是一种可以相对简单安全地取出股骨假体和水泥的技术。如果不进行截骨，潜在的风险是更大的骨质破坏、更长的手术时间以及更多的出血量。其他的非扩展性截骨术诸如标准大粗隆截骨和大粗隆滑移截骨等发生骨不愈合的概率可以高达15%～20%。据某些报道，标准的ETO可能会出现截骨块移位，髋关节外侧疼痛发生概率增多，以及明显的外展肌力弱。同非扩展性截骨术相比，经股骨入路缩短了手术时间，减少了截骨块移位的可能性，以及较少的术中骨折和穿透皮质的发生率，为假体的取出提供了良好的显露，尤其当股骨近端存在明显的重塑内翻畸形或股骨假体于股骨距部位固定良好的时候，经股骨入路是标准ETO之外的另一个好的选择。

Benjamin M. Frye

Keith R. Berend

第106章　直接前入路的全髋关节翻修术

病例

患者女性，64岁，左侧腹股沟部位严重疼痛，并且存在捕获和错动的感觉，该患者3年前接受了左侧髋关节初次置换术，体格检查显示患者呈现疼痛步态，活动时腹股沟部位疼痛，X线片可见左侧为金对金的大股骨头髋关节置换（图106.1），假体的大小、位置以及固定令人满意，实验室检查排除了感染，然而血清中钴铬离子的水平较高，局部超声提示有液性包块，该患者诊断为金对金髋关节假体失效并局部炎性组织反应，拟行全髋关节翻修术。

简介

对于全髋关节翻修术，如何选择最佳手术入路受多个因素影响，假体的取出和植入以及对预期骨缺损的处理均需要充分的显露，因此通常需要可以

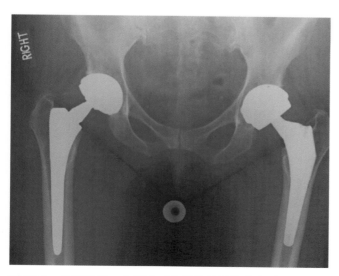

图106.1　如图所示，左侧金对金髋关节置换术失效，拟采用直接前方入路进行翻修

延展的手术入路以顺利显露关节以及骨-假体界面，并且允许术者能够处理一些预料不到的术中并发症包括假体周围骨折。无论选择何种入路，全髋关节翻修手术的初衷是获得假体的早期和长期的稳定，并且假体位置准确以确保髋关节稳定性避免脱位。不稳定是髋关节翻修术后的常见并发症之一，其脱位发生率比初次置换高3～5倍，因此优化翻修术后稳定性至关重要。

直接前方入路是髋关节手术的一种肌间隙和神经间隙入路，可以适用于初次和翻修手术，不损伤软组织的间隙入路应用灵活，对于比较复杂的重建翻修术，可以向近端和远端延伸。直接前方入路可以完整保留髋关节后方结构，增加了术后稳定性，亦可更好地术中评估肢体长度。

适应证

标准的直接前方入路可以用于所有的单独更换股骨头和内衬（因为聚乙烯磨损）的髋关节翻修术，尤其对于那些使用后方入路可能增加脱位率的患者，使用该入路具有特殊优势。几近所有的单独髋臼侧翻修可以使用直接前方入路，对于操作熟练和有经验的术者来讲，显露可以向近端延伸至髂骨以进行复杂的髋臼侧重建，向远端延伸以取出固定良好的股骨柄或水泥鞘，植入翻修长柄，亦可处理假体周围骨折。

禁忌证

全髋关节翻修术采用该入路的禁忌证并无定论，取决于原髋关节假体的失效机制以及术者的经验和对所使用入路延长的熟悉程度。该入路向近端

延伸类似于Smith-Peterson入路，可以显露髋臼前柱、髂骨的内外侧壁，但对髋臼的后者和四边体表面显露有限，对于需要广泛显露髋臼后柱和坐骨支（如骨盆不连续）的病例，选用后入路也许更适合。

该入路向远端延伸可以完全显露股骨干，但需要骨膜下剥离或劈开股外侧肌。对于需要广泛显露股骨的病例，选用后方入路或直接外侧入路也许更适合。前入路时可能会遭遇大粗隆骨折，最常见于显露股骨侧时因为后关节囊和外旋肌的撕裂，大粗隆顶部部位放置尖撬也容易导致大粗隆骨折。对于存在广泛的股骨侧骨溶解的病例会导致大粗隆骨折和不愈合的风险增加，可以选择其他入路。由于该入路对于股骨侧的显露相对有限，因此植入需要股骨干部固定的翻修柄比较困难。对于那些股骨近端明显骨缺损或存在内翻或后倾重塑畸形的病例，由于通常需要进行延长截骨以及选用组配柄，也许采用后方入路或直接外侧入路比较好。

金对金髋关节置换失效与局部炎性组织反应相关，有些情况下与髋关节存在广泛组织坏死和假瘤有关。因此此类病例翻修术前需要在MRI上仔细评估假瘤情况或组织坏死情况，如果存在较大范围的组织坏死，尤其是在外展肌复合体部位时，因需要进行清理和可能的软组织加强修复，适宜选择外侧入路。

手术技术

单独的髋臼侧翻修

可以选择标准手术床或专门骨科牵引床以进行直接前方入路手术，作者常采用的方法是让患者平卧于普通手术床上，耻骨联合位于手术床可折弯部位上方，如果术中需要可以过伸髋关节。将双下肢均进行消毒铺单以利于评估下肢长度，患肢铺单从髂嵴以上至同侧膝关节以允许进行彻底地延长显露（图106.2）。

作者常规的伤口长度大约6~10cm，起点选自髂前上棘（ASIS）以远和以外均两横指的部位，可以避免损伤股外侧皮神经（图106.3）。该切口的定位已被关节镜确认，以股骨颈上方为中心（图106.4）。依次切开皮肤和皮下脂肪，可以见到阔筋膜张肌表面的筋膜，沿方向劈开，将其下方的肌腹与该浅层筋膜以及缝匠肌和阔筋膜张肌的筋膜之间进行钝性分离，股外侧皮神经通常走行于缝匠肌表面，注意于神经的外侧在阔筋膜张肌的鞘膜内进行分离，可以保护皮神经。

分开阔筋膜张肌深层的筋膜显露旋股外侧血管，仔细电凝止血后将其断开，将阔筋膜张肌深层的筋膜向近端和远端进行彻底分离，向外侧牵开阔筋膜张肌，于股骨颈上方和臀小肌之间以及股骨颈

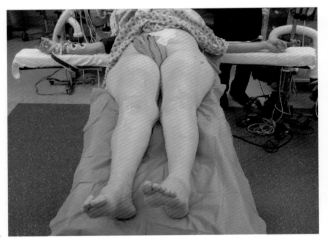
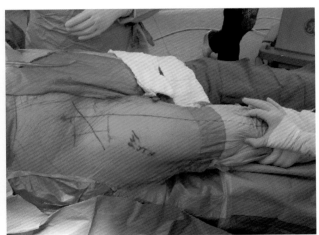

图106.2 A. 患者平卧于普通手术床上；B. 髋关节铺单之后

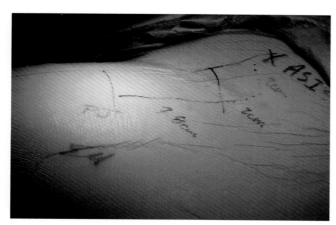

图106.3 切口位置与髂前上棘的关系

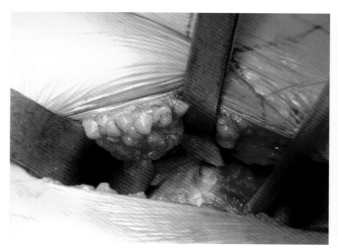

图106.5 髋关节前关节囊的显露

下方和股直肌之间分别放置眼镜蛇样撬，显露关节囊，借助锐利尖撬将股直肌反折头从前关节囊上剥离，将尖撬置于髋臼前缘（图106.5）。

彻底切开前方关节囊显露髋关节假体（图106.6）翻修术中的前关节囊或假关节囊比初次置换中更厚，如果初次手术为前外侧入路更是如此，小心切开关节囊以脱位髋关节显露髋臼，为进一步显露，沿股骨近端向下可以将内下方关节囊一直松解至小粗隆部位，此时可以脱位髋关节，如果为组配型股骨头，将其取出（图106.7）。

将眼镜蛇样撬重置于髋臼前缘牵开股直肌、缝匠肌和皮肤。第二把撬放置于髋臼近端髂骨的外侧面以牵开阔筋膜张肌和外展肌，第三把撬沿坐骨支放置于髋臼的后缘以牵开股骨假体，可以适当外旋并轻度屈曲髋关节有助于松弛股直肌便于将股骨牵向后方，切除残余的假关节囊，完整显露髋臼假体

（图106.8），使用专门工具或其他技术取出聚乙烯内衬或硬质负重面。

去除所有螺钉，使用打器或专门工具敲击髋臼假体边缘以评估髋臼假体的稳定性（图106.9）。如果髋臼假体稳定并且位置良好，可以只更换内衬，否则翻修之。使用弧形骨刀或取出器械取出固定良好的臼杯，然后锉磨髋臼骨床，如果需要可透视辅助，有许多种翻修臼杯可以使用，该入路中拧入螺钉比较方便，透视下确认臼杯角度和螺钉情况。

植入聚乙烯内衬和股骨头试模，评估髋关节稳定性和肢体长度（图106.10），普通手术床相对于牵引床的优势便是能够术中进行肢体长度的评估，透视下参考小粗隆的水平亦可进行肢体长度的评估，

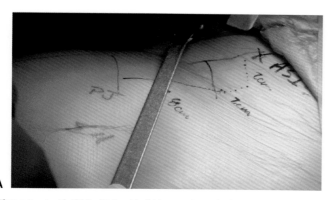

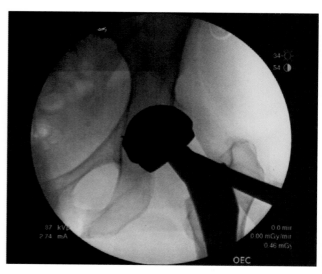

图106.4 A.关节镜对切口的确认；B.切口应该以股骨颈为中心

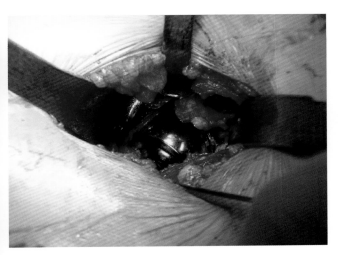

图106.6 切开前关节囊，显露假体

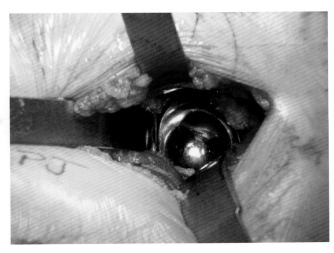

图106.9 评估髋臼假体稳定性

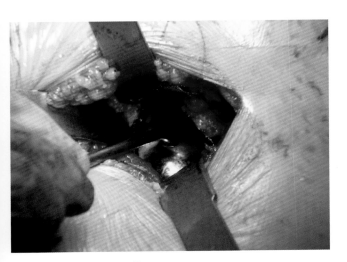

图106.7 取出股骨头假体

如果髋关节稳定并且肢体长度合适，植入最终的假体，复位髋关节（图106.11）。冲洗髋关节，放置引流，关闭阔筋膜张肌表面的筋膜（图106.12）。如果该患者首次接受前入路手术，术者可以很整齐地关闭切口（图106.13）。

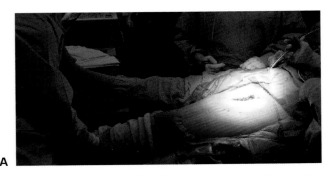

A

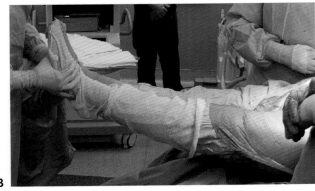

B

图106.10 植入假体试模后评估髋关节稳定性和肢体长度。A. 前方稳定性；B. 肢体长度

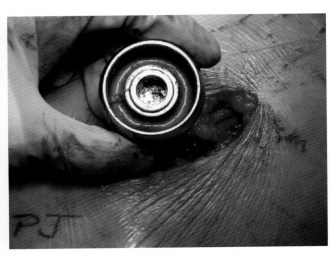

图106.8 显露髋臼假体

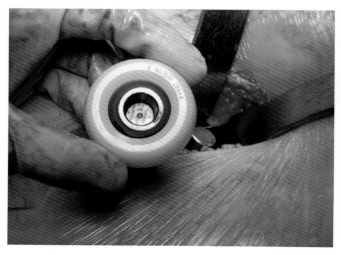
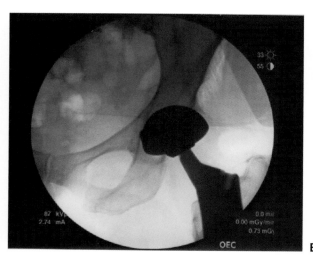

图106.11　最终的翻修假体。A. 大直径的双动关节面；B. 透视影像

近端延伸

向近端延长切口可以采用骨盆内和骨盆外两种方式。如果计划处理前柱或髋臼上缘的骨缺损，或者当需要固定假体髂骨翼的时候，可以向近端延长切口。骨盆外的延伸遵循传统S-P入路的显露。将切口向近端延伸至ASIS水平，然后沿髂嵴向后方延长以获得更大显露，切开阔筋膜张肌的筋膜直至ASIS。单纯牵开肌肉足够完成大多数的翻修手术，而不必分离肌肉的附丽。将臀小肌从髂骨上进行骨膜下剥离，放置牵开工具，进行上方金属加强块或假体髂骨翼的固定（图106.14）。从骨盆上剥离阔筋膜张肌的附丽可以进一步增加后方的显露，既可以从腱性附丽部位分离，亦可以连带ASIS和髂骨嵴的

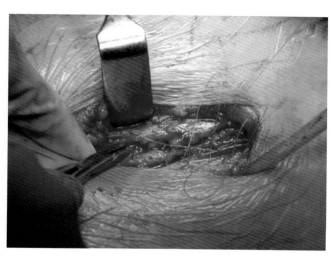

图106.12　缝合筋膜

一部分骨质一起分离。

该入路的骨盆内延伸方式最初由Levine处理髋臼骨折时加以描述。腹外斜肌的腱膜止于髂骨嵴上，使用电刀进行松解，沿骨盆内壁髂肌方向进行骨膜下剥离，将缝匠肌和股直肌的直头分别从ASIS和髂前下嵴（AIIS）上进行松解，然后从骨盆内壁上掀开腰大肌完成前柱和骨盆内壁的显露，此时通常可以触摸到髋臼的四边体结构表面。

远端延伸

将切口向远端延伸有助于取出固定良好的股骨柄、水泥鞘或对假体周围骨折进行固定。Kennon等曾报道过将前入路切口向远端延伸，进行皮质开窗后成功取出了骨水泥。必要时，可以向远端延伸至进一步显露整个股骨，切口的远端部分拐向后方至大腿外侧中线，沿此方向继续向远端延伸至需要的水平，沿切口方向切开阔筋膜张肌筋膜直至其与髂胫束（IT）混合的部位，然后可以继续向远端切开该层筋膜，将股外侧肌从股骨上进行骨膜下剥离，或者根据术者的喜好可以劈开股外侧肌（图106.15）。如此显露有利于进行大粗隆延长截骨、钢丝环扎以及异体骨板植骨，近端对向切开一小的切口可以有助于股骨髓腔的磨锉以使用股骨干部固定的假体柄。

除了向远端延伸切口外，术者可以考虑像传统外侧入路那样选择另外一个外侧中部的切口（图

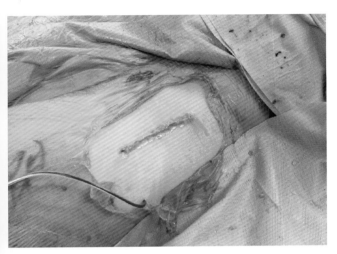

图106.13 美容方式闭合切口

106.16）。该方法同样可以显露大粗隆以及整个股骨，注意保留切口间足够的皮桥以防止发生皮肤坏死，也同样允许进行异体骨板植骨和钢丝环扎。

术后康复

术后康复很大程度上取决于髋关节的重建情况，对于单独更换股骨头和内衬的患者，借助助行器可以允许完全负重，对于髋臼侧和/或股骨侧翻修的患者，术后6周内要进行保护下负重，根据我们的经验，无论后入路还是前入路，没有必要常规采取预防措施。

文献报道的结果

关于直接前方入路进行髋关节翻修术的文献目前并不多，均是个别术者或个别单位的病例关于并发症发生率的报道，而且涉及的病例绝大多数是更换内衬和髋臼假体翻修的病例，大多数研究报道使用前入路的并发症尤其术后脱位率较低，然而其中一篇文献报道术后脱位率为6.6%，影响因素很多包括BMI和既往的手术次数等。关于使用骨科牵引床进行手术时对于肢体长度和髋关节稳定性的评估能力方面，学者们也有所顾虑（表106.1）。

鉴于使用直接前方入路进行髋关节翻修手术的文献并不多，所以比较难于和其他入路进行直接比较。到目前为止，尚无将直接前方入路髋翻修和其他入路进行直接对比的文献报道。另外的一个难点是将直接前方入路在使用标准手术床或骨科牵引床方面进行对比，使用牵引床在评估髋关节稳定性和肢体长度方面无明显优势，据我们所知，到目前为止尚无文献报道关于这两种手术床在初次手术或翻修手术中的对比。

使用前入路的一个理论上的优势是能够增加术后稳定性，因其保留了外旋肌群和后方关节囊，许多研

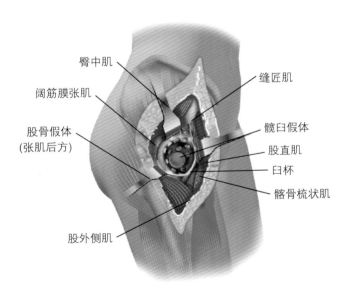

图106.14 将切口向近端延伸以评估使用髂骨部位的加强块或钛笼

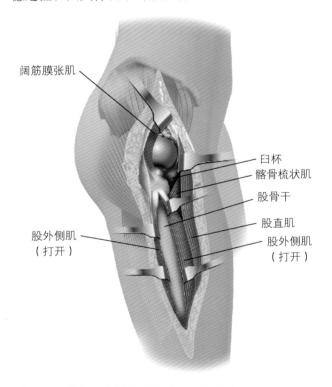

图106.15 将切口向远端延伸以显露股骨干

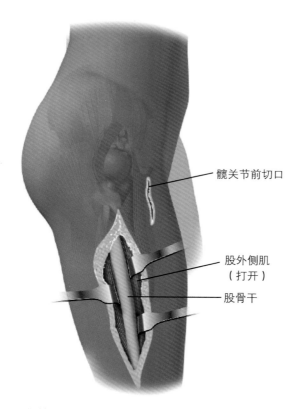

髋关节前切口

股外侧肌
（打开）

股骨干

图106.16 另外的外侧正中切口显露股骨干

究报道了该入路在初次置换术中的上述优势。翻修的病例可能既往的初次置换为后方入路或经历过多次手术，所以不容易觉察到上述优势。上述研究中报道的脱位率从0~6.6%，这和报道的采用直接外侧入路（0~3.7%）或后方入路（0~12%，取决于股骨头大小和后关节囊修复与否）进行髋关节翻修术的术后脱位率差不多。一项研究发现，前外侧入路和后侧入路髋关节翻修术后的脱位率无明显差异，然而该研究未涉及直接前方入路。

相对于直接外侧入路，直接前方入路因保留了外展肌，所以在初次置换术中使用能够更快康复，减少了术后跛行发生率。但是如果患者之前手术为直接外侧入路或既往有多次手术史，采用直接前方入路的优势体现不明显。直接前方入路的极致显露方式需要更长切口，有时需要副切口，需要将肌肉从骨盆上剥离，从股骨上劈开或掀开股外侧肌。如此显露能够为髋臼侧和股骨侧重建提供极好的显露，然而对于此类病例，并无证据显示直接前方入

表106.1	报道的前入路全髋关节置换术翻修术后的并发症			
研究人员	翻修的类型	翻修数量（例）	平均手术时间（分钟）	报道的并发症
Kennon等	股骨和髋臼	468	99	股骨骨折（12%） 脱位（3%） 感染（2.6%） 血肿（1.5%） 髋臼的骨折（1%） 肺栓塞（0.2%） 深静脉血栓形成（0.4%） 股外侧皮神经 损伤（0%）
Cogan等	仅髋臼	61	NA	脱位（6.6%）
Mast等	股骨和髋臼	51	109	髋臼的放松（4%） 异位骨化（2%） Limb-length不等式（2%） 转子骨折（2%） 脱位（0%）
Nogler等	股骨和髋臼	48	108	转子的疼痛综合征（4%） 植入物松动（2%） 伤口愈合障碍（2%） 后期感染（2%） 血肿（2%） 深静脉血栓形成（2%） 股穿孔（2%） 异位骨化（2%）

路相比外侧和后侧入路在术后康复方面更有优势，但其一贯优势是保留了后关节囊和外旋肌从而可以减少脱位，相比其他传统入路，直接前方入路最大的优势在于对单独更换内衬和髋臼假体翻修的患者增加了术后稳定性以及更快的术后康复。

并发症以及如何预防

最常见的并发症包括伤口延迟愈合、大粗隆骨折、股骨穿孔、股外侧皮神经损伤、肢体不等长、出血和血肿等。通过选择合适的患者，除外那些过度肥胖局部皮肤浸渍的不适合前入路的患者，能够一定程度上避免伤口愈合的并发症。一味追求小切口可能会造成皮缘的过度牵拉和坏死。进行恰当的外科显露包括大粗隆内上方的关节囊松解可以避免大粗隆骨折和股骨穿孔。始终在阔筋膜张肌的腱鞘内进行操作能够使术者待在股外侧皮神经的外侧，避免损伤。在标准手术床上进行手术可以即时评估双下肢长度，术中透视也可以比对双侧小粗隆的位置关系，从而可以避免双下肢不等长的发生。术中仔细操作，及时注意对旋股外侧血管止血，可以避免过多出血。

病例处理结果

采用直接前方入路进行左髋关节翻修术，敲松并取出原金属大头，将股骨假体牵向后方，测试股骨假体和髋臼假体稳定，将其保留，股骨头更换为大直径双动关节（图106.17）。术后当天即让患者完全负重，次日晨患者出院。

因为对该病例术前影像学评估确定假体位置良好并且骨整合良好，故选择前方入路。按术前计划将大直径金属股骨头更换为活动界面，使用直接前方入路即可安全有效地完成上述操作。此是该患者首次接受前入路手术，所以跟初次关节置换一样简单易行。这种肌肉间隙入路可以允许患者更快的康复和更早的出院。手术过程未出现任何并发症，术前症状消失。

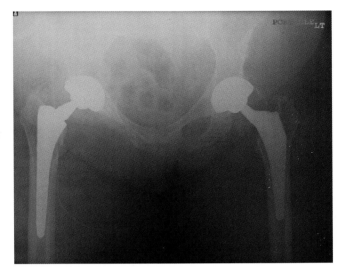

图106.17 手术失败的左侧前入路金对金THA的术后图像

结论

无论对于初次置换还是翻修手术，后方入路和直接外侧入路都是最常用的手术入路。这些入路为大多数术者所熟悉，对于复杂初次和翻修手术均能很好地进行延展。早在1947年Judet首次描述直接前方入路后，该入路在欧洲开始得到应用。20世纪80年代由Light和Keggi在美国开始应用该入路，自2000年后越来越多的术者采用了直接前方入路，随着对前入路的更加熟悉，慢慢开始将其应用到翻修术中。

使用直接前方入路进行髋关节翻修术具有与初次手术同样的优势，因为是神经间隙和肌肉间隙入路，并未劈开或剥离外展肌和外旋肌，所以术后康复更快，术后稳定性更高，更少出现外展肌力弱性跛行。相比初次置换，髋关节翻修术后通常需要较长时间的康复和活动恢复，使用肌肉间隙入路进行翻修手术就像在初次手术中见到的一样，能够加快术后康复。髋关节翻修患者的初次手术通常采用的是外侧或后侧入路，因此采用前方入路遇到的瘢痕较少，几乎同初次置换的解剖结构相同。

越来越多的使用前方入路进行初次置换的术者开始使用该入路进行髋关节翻修术。

Erik N. Hansen

William J. Hozack

Matthew S. Austin

107

第107章　取出固定良好的假体

病例

患者男性，59岁，2年前行左侧金对金初次全髋关节置换术，因活动后大腿疼于门诊就诊，感染方面的检查，包括ESR和CRP分别是12mm/hr（正常<15 mm/hr）和0.6mg/L（正常<0.8 mg/L），髋关节穿刺结果滑液中白细胞计数为1226，中性粒细胞分类44%，进一步检查血清离子的水平，血清钴和铬离子水平分别为4.3ppb和3.3ppb。去伪影MRI显示关节积液，外展肌完整。X线片显示左侧非水泥型金对金全髋置换术（图107.1），股骨假体周围Gruen1、2、6和7区存在放射性透亮线，远端存在一定程度的骨重塑，考虑存在无菌性松动，髋臼假体固定良好，综合患者症状以及检查结果，考虑金属磨削反应，拟行全髋关节翻修术。

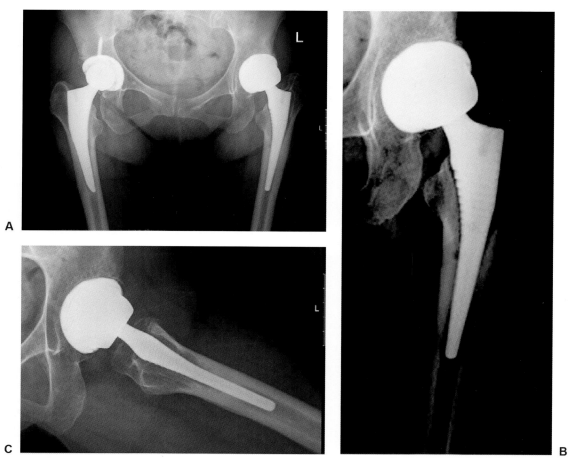

图107.1　左髋金对金大头全髋关节置换术，术前影像学检查，包括（A）骨盆前后位，（B）髋关节前后位，以及（C）蛙式位。股骨假体周围Gruen1、2、6和7区存在放射性透亮线，远端存在一定程度的骨重塑，考虑存在无菌性松动

简介

在髋关节翻修术中安全有效地取出固定良好的假体是手术最终成功的基本要素，而且会直接影响到后续的重建过程，如果不进行仔细的术前计划以取出假体，可能会造成医源性骨缺损，影响假体初始和长期稳定性。在假体取出方面适当多花费一点时间和心思可以使得重建过程事半功倍，因此，建立一套系统性的完善的取出固定良好假体的措施至关重要。

全髋关节翻修术可以总结为5个主要步骤：（1）术前计划，（2）显露，（3）取出假体（和水泥），（4）重建，以及（5）关闭切口。本章节将重点讨论关于如何取出固定良好假体和骨水泥的技术方面的问题。我们首先会定义取出固定良好假体的适应证，并且会阐述临床上哪些情况下可以考虑不取出固定良好的假体而采取另外的方法，然后概述一下取出假体所需要的一些工具，最后，我们将具体介绍关于如何取出固定良好的骨水泥或非水泥的髋臼和股骨侧假体的技术。

适应证/禁忌证

固定良好假体取出的适应证

了解固定良好假体取出的适应证非常重要，因为不必要的假体取出可能会导致严重并发症，进而影响重建的最终效果，以下为固定良好假体取出的适应证：

- 深部的假体周围感染（PJI）——在北美对于慢性的假体周围感染的标准治疗方式是二期手术，包括彻底取出所有假体（如果有骨水泥同样如此），植入含有抗生素的骨水泥间隔物，长时间的使用微生物特异的静脉抗生素。
- 无菌性松动——骨整合失败，或之前的骨整合后期发生了如下界面的机械性松动：骨水泥-骨界面，骨水泥-假体界面或骨-假体界面。某些使用非骨水泥假体但并未发生骨整合的病例中，尽管机械上不稳定，假体可能仍然难以取出，同样地，取出松动的骨水泥假体时也可能会遭遇困难，当取断柄或骨

水泥鞘交错良好且比较长的情况下尤其比较复杂。

- 假体位置不良——对于组配型假体，如果存在轻度的位置不良，偶尔情况下可以选用相应的内衬加以调整（倾斜内衬、边缘抬高内衬、偏心距内衬），或通过调整组配股骨柄的近端部分以矫正前倾角度。然而，大多数的假体位置不良的病例需要进行假体的翻修。
- 假体损毁——在髋臼侧，股骨头假体磨穿聚乙烯内衬后最终会损坏臼杯，即使更换新内衬亦会产生背面磨损。在股骨侧，如果锥度部分存在明显损坏，要考虑翻修股骨假体，否则会产生微动磨损和腐蚀。
- 髋关节不稳定——髋关节不稳定可能归因于假体位置不良，从而需要翻修假体。有些情况下通过改变关节面耦合并不能改善不稳定，即使假体位置良好、固定良好，亦需要进行翻修，通过翻修股骨侧可以获得不同的偏心距和长度。

取出固定良好假体的适应证还包括单体髋臼假体的聚乙烯磨损，临床随访记录不良的假体出现聚乙烯磨损（比如扣锁机制缺陷），偶尔情况下为了获得髋臼侧良好的显露需要取出股骨假体。

取出固定良好假体的替代方法

取出固定良好的假体无绝对禁忌证，然而对于某些特定的临床情况，可以考虑其他变通方法。毕竟取出固定良好的假体比较费时费力，而且也可能造成明显并发症。并发症不仅体现在骨性结构和软组织的损伤程度上，也包括系统性创伤（比如失血量增加，麻醉时间延长等）。所以某些情况下，除了取出固定良好的假体之外也要考虑其他替代方法，尤其对于年纪大的、需求低的患者，需要权衡固定良好假体取出的利弊，以下介绍一些变通的方法。

固定良好假体取出的替代方法
组配型关节面（头-衬）的更换

近20年来使用的假体一个比较明显的特征就是具有组配性。假体生产厂家可以提供多种内衬（标准型、改变对合面型、边缘抬高型、偏心距型以及限制型）以允许更换新的关节面。股骨头假体亦有

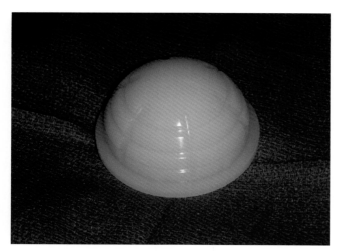

图107.2 图示为骨水泥型聚乙烯内衬。需要注意的是内衬背侧有环形的沟槽以利于骨水泥固定

多种不同尺寸、材料以及颈长。如果患者的原假体固定良好、位置良好，属于组配型假体，并且临床的随访记录良好，锁扣机制完好，可以考虑单独更换股骨头-内衬，亦可将新内衬使用骨水泥固定于固定良好的臼杯内。如果患者仅存在轻度的假体位置不良而且固定良好，无论是关节面磨损抑或不稳定，也可考虑单独更换内衬。此外，后期出现的高交联聚乙烯具有良好的耐磨损性能，可以允许使用更大的股骨头和更薄聚乙烯内衬的配伍，对于改善不稳定很有帮助。进一步来讲，对于某些合适病例，使用边缘抬高、增加偏心距的内衬，和/或增加颈长以及增大股骨头尺寸，可以有效解决髋关节不稳定。

骨水泥固定内衬——某些情况下，更换组配的聚乙烯内衬效果并不理想，可能是由于锁扣机制不合适或损坏、臼杯内面损坏或由于臼杯假体过于陈旧而无法获得与其匹配的内衬，此时可以考虑使用骨水泥固定一个新的内衬，但要确保臼杯内面和聚乙烯内衬外面之间存在至少2mm厚的骨水泥鞘。而且，骨水泥型内衬可以针对臼杯的轻度位置不良进行些微的调整。使用的骨水泥型内衬其背侧面具有环形沟槽能够优化骨水泥-内衬界面之间的固定（图107.2）。如果使用的是普通内衬而不是骨水泥内衬，可以使用磨钻在内衬背面刻出类似蜘蛛网样的沟槽。如果原臼杯没有钉孔，应该使用金属磨钻将臼杯内侧面打磨粗糙。

不取出固定良好的股骨假体的其他替代方法

骨水泥叠加技术——取出固定良好的股骨内骨水泥不仅费时，而且穿出皮质的概率可以高达5%，因此能够使用其他方法而不取出骨水泥是比较吸引

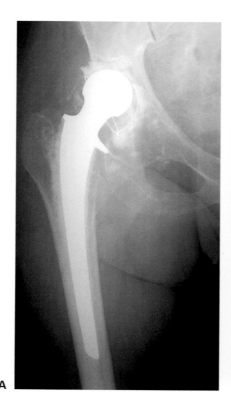
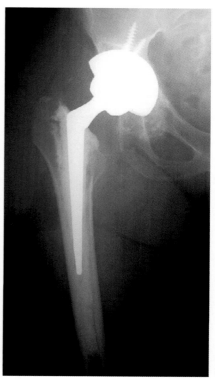

图107.3 X线片显示"敲进敲出"技术。A. 术前X线片显示骨水泥髋臼假体松动，骨水泥股骨假体固定良好，对该病例，拟"敲出"之前的骨水泥柄，保留固定良好的骨水泥鞘，"敲进"或用骨水泥固定植入的小号骨水泥柄；B. 术后的X线片显示使用了小号的骨水泥股骨柄，髋臼侧以非水泥臼杯进行了翻修

A　　　　　　　　　　　　　　　　**B**

人的。如果原来的骨水泥鞘保留完整，骨水泥-骨之间的界面绞索牢固，可以考虑使用骨水泥将一较小的股骨柄假体固定于原骨水泥鞘内（图107.3），该项技术的成功之处在于取出原先假体的同时不能损坏骨水泥鞘，并且使用高速磨钻和/或超声工具打毛原骨水泥鞘以利于植入新的股骨假体。另外一项技术即所谓的"敲进敲出"方法之前已经进行过描述。将抛光的锥形骨水泥柄取出后有助于髋臼侧的显露，随后在原骨水泥鞘内植入新的股骨柄。

翻修工具

如何管理翻修手术所需要的工具，很重要的一点是将其精简化。手术室参与人员和手术团队不仅要准备好假体取出所需要的工具，还要准备手术显露、重建过程以及关闭伤口所需要的工具，不必要的工具和托盘会使手术间显得凌乱不堪，要努力将手术过程尽可能流程化。

标准工具

借助有限的手动工具可以顺利完成大多数的翻修手术，将这些手动工具归置到一个专门的托盘里，包括取出骨水泥假体和非水泥假体所需要的所有工具：股骨侧骨刀、倒钩、髋臼侧弯骨刀以及臼杯取出工具（图107.4）。

动力工具

除了上述标准手动工具，翻修时还需使用高速低扭矩气动的动力工具。多种磨钻头，切割轮需要准备好。此外，带有各种锯片的锯也是必需的。

假体专用工具

翻修手术术前计划的重要一部分就是通过查阅先前手术记录或者假体介绍资料来了解假体，这极有利于假体取出。当只翻修一部分假体时，了解假体生产厂家和即将保留的假体类型（比如正确的柄-颈锥度，大小以及聚乙烯内衬的锁扣机制）非常重要。而且通常厂家也有专用的假体取出工具。当没有厂家提供的专用取出工具时，通用股骨柄取出器、抓取臼杯的工具、通用改锥套件和断钉取出套件等总是很有帮助。

超声工具

髋关节翻修手术中使用超声工具来清除固定良好的骨水泥已经很成功了。它将电能转化为动能（超声感应器的震动）。很重要的是，用超声工具的尖头接触骨水泥与皮质骨时，触感与声音是不一样的。丙烯酸酯骨水泥有高能量吸收能力与低热传导能力，所以超声工具接触骨水泥后骨水泥转变为黏胶样，易于去除。而且超声的这种热效应对患者的骨强度没有损害。超声工具的可拆卸尖头多种多样，适合多种不同的术中情况。相比于标准的金属骨刀，超声工具的骨刀尖头能更可控地分离骨水泥-骨界面。不同大小的盘样刀头可在远端骨水泥塞上钻出隧道，水泥塞拔出器联合滑锤有助于拔出远端

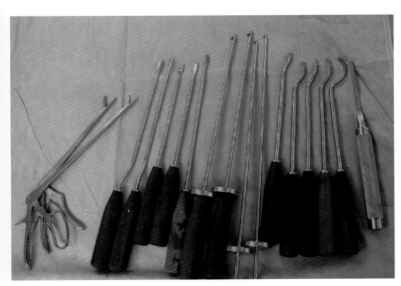

图107.4 标准翻修手动工具中用于取出骨水泥与非骨水泥髋关节假体的工具。从左到右依次是：垂体咬骨钳，不同类型的骨刀（包括"T""V"和"X"形），反向刮匙，髋臼侧凿/骨刀，窄直骨刀

骨水泥塞。

照明工具

一些医生发现额外的光源可以提供更好地手术操作视野。使用手提光源、带灯光的髋臼拉钩与头灯等能在假体/骨水泥取出和随后的重建过程中更好地显露术野。

手术技术

组配股骨头

不论翻修计划如何，显露之后第一步应是取出组配股骨头。分离股骨头–颈时，可将股骨头锤头器置于股骨头下表面，轻敲，过程中注意不损伤莫氏锥度。此外，也有专门的工具用于取组配股骨头（图107.5）。这一步通常比较简单，然而也有极少数很难取出股骨头的情况，如股骨头在限制型内衬中，在这种情况下，有必要在髋关节脱位前就将股骨头从颈部脱出。

组配髋臼内衬

虽然取组配内衬较为直接明了，但仍有一些重点步骤需要解决。首先，充分完全显露髋臼杯周缘至关重要。一般髋臼臼杯周缘都会有软组织与骨赘

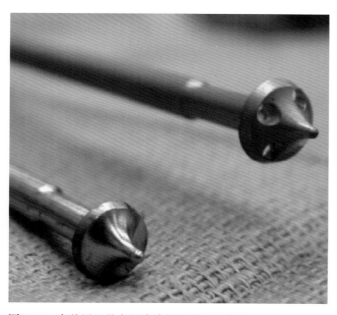

图107.5　多种用于骨水泥清除的超声工具尖头

增生，在取出内衬之前首先要将其取出，确认骨–假体交界表面环周没有隐藏这些组织。这样有助于取出内衬，去除可能导致撞击的源头，精确评估假体位置和臼杯翻修，而且还可以避免锁扣机制损坏，易于新内衬置入。

内衬分为两大类：软体（聚乙烯类）和硬体（骨水泥或金属材料），取出这两类内衬的方法也不同。聚乙烯类内衬的固定是采用专门的锁扣机制，有的是在髋臼臼杯周缘有和聚乙烯内衬锁扣的突起设计，而有的是在臼杯内表面边缘有锁扣环。而硬对硬关节面则是依靠内衬和臼杯的锥度锁定。术者需要非常了解不同公司的内衬的锁扣机制，并且能发现已经失效的锁扣机制。

还有其他取出组配聚乙烯类内衬的技术。很多情况下，在内衬与臼杯交界处楔入一弯骨刀，轻撬内衬就能将其取出，但是这可能会导致锁扣机制的损坏。另外一种有效的办法需要用到螺钉的螺纹来旋转撬动内衬。首先在聚乙烯内衬上用专用的带螺纹取出器钻孔，当螺纹穿出内衬背面并与金属臼杯接触后，带螺纹取出器就能将内衬挤出。此技术的改良法则是使用臼杯固定螺钉在聚乙烯内衬周围钻孔（图107.6）。在某些情况下，有些专门的内衬取出工具更强调术前假体的条件与信息。

取出臼杯金属或陶瓷内衬的重点在于利用振动效应破坏锥度连接的完整性。很多厂家有自己专用工具来分离内衬边缘，但是使用打器在臼杯周缘连续打击直到内衬从臼杯分离也能获得相似的效果。

非骨水泥髋臼假体

取出非骨水泥髋臼假体需要细心、耐心和高超的技术。除了之前存在的骨缺损，医源性骨缺损也能导致重建效果不佳。尽管已经发明各种器械来帮助假体取出，仍然无法替代详细的术前计划与谨慎的手术操作。并且，假体独特的设计差别（如表面置换假体，带突起钉臼杯）需要改良的技术以助假体取出。

取出固定良好的髋臼假体第一步就是获得充分显露。必须获得假体–骨界面的环形显露视野。通常可以使用2mm铅笔头样高速磨钻和骨刀清除软组

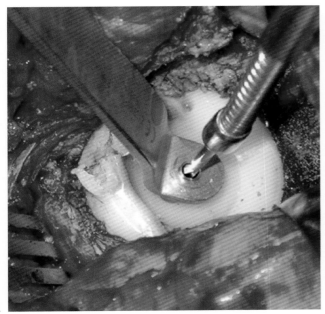
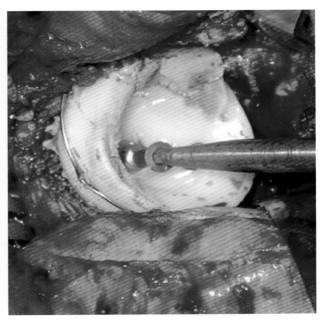

图107.6 从臼杯中无损伤取出组配聚乙烯内衬的照片。与常规使用骨刀在臼杯上撬动内衬相比，这种技术使用（A）软钻头，或者（B）臼杯固定螺钉来取出聚乙烯内衬

织与骨组织以完全显露假体–骨交界面。显露后，移除内衬和任何螺钉。尽管许多公司都使用六角螺钉头的设计，但是也有些公司不是。因此，准备好合适的改锥非常有必要。如果螺钉已经脱扣或者断裂，则需要备好断钉取出套件（图107.7）。另外，可使用金属碳合金磨钻磨掉螺钉头便于在臼杯外表面使用骨刀。接下来，使用一系列窄的弯骨刀（图107.8）或explant取出系统破坏假体–骨表面（图107.9）。

骨刀分离技术指的是在臼杯外周接近髂骨、坐骨和耻骨的厚骨质处使用一系列髋臼弯骨刀。最开始使用的骨刀必须是最短最弯的骨刀，当臼杯–骨交界面逐渐松动，此时使用长的稍直的骨刀。非常重要的是骨刀必须紧贴臼杯的边缘使用，以防疏忽插入髋臼周围骨质。

Explant髋臼杯取出系统是一种用于取出髋臼杯且同时尽量减少骨丢失的有用工具，这是因为该系统针对不同大小的臼杯有相应不同大小的刀片。先

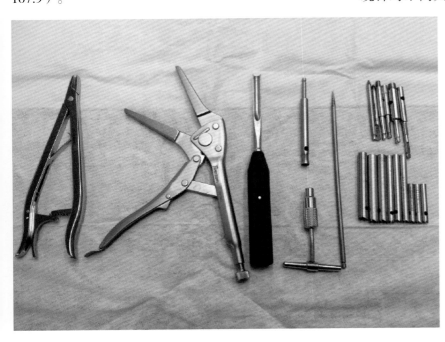

图107.7 作者所使用的断钉取出套件，包括各种抓器、锥子、环钻

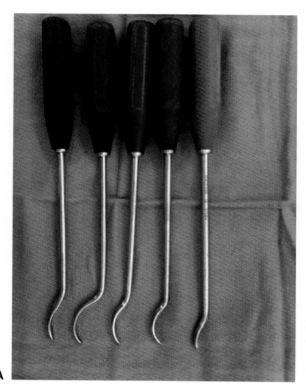

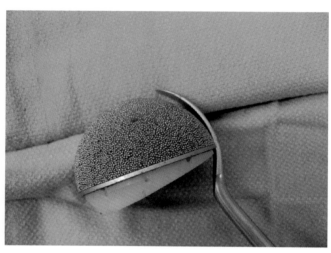

图107.8　用于取出非水泥臼杯的髋臼骨凿/骨刀。A. 各个髋臼骨凿套件中应当包含不同的大小和弧度的骨凿。 开始时，短而锐利的骨凿可被用于确定臼杯与骨质之间的间隙。一旦这个间隙平面被确定以后，长而相对较直的骨刀则用于探及这一臼杯与骨界面的顶点区域；B. 骨凿与臼杯之间需要紧密接触以防插入髋臼骨质

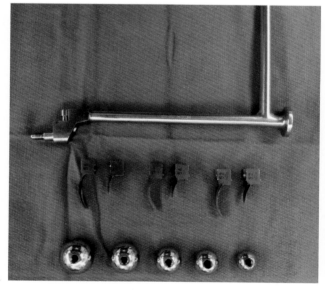

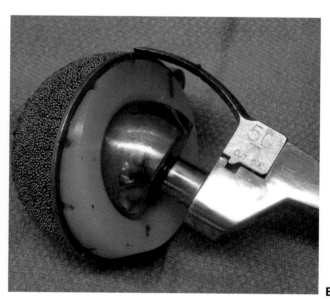

图107.9　髋臼杯取出系统，如所展示的Zimmer Explant髋臼杯取出器即被用于取出非水泥髋臼杯。A. 髋臼杯取出器刀片的长短变化图示；B. Explant髋臼杯取出器及被取出的非水泥臼杯图片。注意髋臼杯表面骨量丢失轻微以及刀片与髋臼假体外杯紧密接触

将一个试模或者刚取出的内衬置于臼杯内，而后根据适配于该衬垫的股骨头及髋臼外径组装该系统。该取出器的球形部分被装入衬垫内。最初，短的刀片通过环形旋转的方式切割分离臼杯周缘的环形骨质，然后换用更长的刀片重复操作。Mitchell等报道了利用该臼杯取出系统的31例连续病例结果，他们发现取下的臼杯与最终所用髋臼锉大小平均差距为4mm，而这4mm代表的是取出器刀片的厚度，说明该系统能够降低医源性骨丢失。

不管使用何种技术，最重要的是术者需要耐心并且按照一定的步骤操作直到臼杯整体松动。在臼杯整体松动之前尝试取下假体可能会导致较大的医源性骨丢失或骨折。当臼杯完全松动时，假体就能够轻松的被取下。

对于那些非标准的多孔半球形臼杯的取出，则需要对前述技术进行是适当的改进以使得假体能够安全取出。

- 外表面带钉的臼杯–Della Valle等展示了一种新颖的用于取出表面带钉多孔臼杯的技术。他们运用一个匹配的模板叠加于钉子底座，再用高速碳合金磨钻，并发现完全取出钉子比较困难而且没有必要。一旦钉子从臼杯上分离开，他们就能够像处理标准的半球形臼杯一样使用窄的弯骨刀来破坏骨质–假体界面，这样的操作并没有显著增加骨丢失。

- 大直径的一体式髋臼杯–髋关节表面置换，金对金假体以及一些双动的髋臼假体有着比标准髋臼假体组件更大的内直径，而同时有的臼杯取出系统最大的股骨头侧直径只有32mm。因此，为了解决这个技术问题，一些学者建议挑选一种能够稳定在髋臼边缘的试模衬，而这个衬垫一般比植入假体外直径大4mm。另外一个技术则是通过将衬垫用骨水泥固定于臼杯中，通过这样的方式就可以使用该取出器，但该技术由于使得手术时间变长，手术费用增加以及衬垫放置位置可能无法处于中心而有明显局限性。最有效的技术是通过运用一个试模双极头来匹配那些大的髋臼杯内直径（图107.10）。需要强调的是，该技术的一个缺点就是由于使用了更大的头，可能会导致切割刀片的长度无法达到臼杯的顶点区域，因此可能需要使用弯骨刀来切

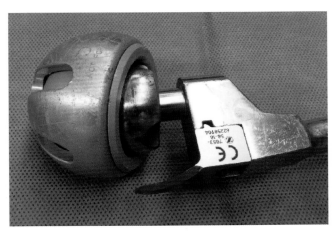

图107.10 大头臼杯取出器的改良方式。将一个更大的双极股骨头放置在原32mm取出器股骨头上，通过这样的方式可以有助于匹配髋关节表面置换假体的内径

割残留的界面。

骨水泥全聚乙烯臼杯

取出固定良好的骨水泥臼杯需要先后破坏骨水泥–假体界面，然后破坏骨水泥–骨质界面，若有必要则最后清理残留在骨盆中的骨水泥。尤其在因感染失败行翻修手术中，清理残留在骨盆中的骨水泥是必要的，但在非感染性翻修手术中不取出残留在骨盆中的骨水泥是最安全的。术前的影像学资料必须仔细检查以确定假体的移位，骨水泥锚定孔位置以及骨盆内的骨水泥，这些因素都可能会增加这一步骤的复杂性。

骨水泥—假体界面

以下几个技术可用于从髋臼假体周边骨水泥壳中取下水泥型臼杯：

- 经典的技术包括显露臼杯的上侧，取出侧方骨水泥，再向骨水泥–假体界面插入弯骨刀。一种使用方式相似的特殊的超声弯骨刀也可使用在这一过程中。当臼杯松动后，臼杯抓取器就能够安全的取出髋臼假体。在此过程中，手法轻柔是很重要的，因为撬动假体可能会导致骨缺失或骨折，故不应去撬动假体。

- 另一个技术则是通过使用小的髋臼锉（如40～48mm）向内侧磨锉聚乙烯臼杯，然后用骨刀将残留变薄的假体取出。De Thomasson等发表了使

用该技术的系列病例报道，他们发现该技术是高效的（平均用时16分钟，最少15分钟，最多20分钟），同时在1/3的患者中术者直接将新的臼杯固定到原骨水泥壳中。

- 另外一个技术则是通过在臼杯钻出多个2.5mm小孔，然后向每个孔中拧入4.5mm全螺纹螺钉以此来破坏臼杯—骨水泥界面，直到臼杯开始从骨水泥上脱离。而且，如果该螺钉更深地旋入骨水泥中，将使骨水泥壳破裂，这可以帮助残留骨水泥的取出。该技术在20名患者中进行了验证并且没有发现任何并发症。

- 如果前述的技术都无法成功，利用铅笔头形的磨钻切割聚乙烯臼杯，然后分片取出假体是可行的，但这是一个更加费时的方法。

骨水泥—骨界面

一旦髋臼假体被取出后，其下层的骨水泥也就暴露出来。在某些情况下，骨性髋臼边缘会干扰臼杯的显露，进而导致骨水泥的边界难以显露，这是由于原髋臼假体的移动导致的。我们发现在最初时候小心地使用高速磨钻和咬骨钳扩大髋臼周缘可以使得后期的取出过程更为顺利。在这些操作步骤中，必须小心地以免破坏髋臼壁和髋臼柱的结构的完整性。

- 松动的骨水泥可以被刮匙和咬骨钳轻松地取出。
- 固定良好的骨水泥最好应使用窄的骨刀和高速磨钻使其"控制性碎裂"，因为这是最不可能导致骨丢失的方法。
- 去除锚定于孔中的骨水泥可能会相当困难且具有挑战性的。可以先用高速磨钻破坏骨水泥栓，随后使用手动工具将残余骨水泥取出。超声拔水泥塞器则可以很好地处理较大的骨水泥栓。但是，在某些因非感染性因素失败的翻修中，去除孔中的骨水泥可能并不是必需的。

骨盆内的骨水泥

- 骨盆内骨水泥指的是任何在影像学上位于髂耻线内侧的骨水泥。考虑到这些骨水泥与主要骨盆结构非常接近，所以首先必须确定的是去除此处的骨水泥是否真的有必要。幸运的是，在大多数情况下，关节囊周围纤维组织包裹这些骨水泥。因此，在这层组织和骨水泥间小心地进行钝性分离常常可以将骨水泥取出。面对那些必须完全取出骨水泥的病例（如感染性病例），但骨水泥又被认为与重要结构非常近甚至黏附于重要结构时，骨盆的腹膜后入路可能就是必要的。在处理这样的病例时，聪明的做法是请求普通外科医师的帮助。但在大多数病例中，这样的骨水泥是可以原位不动的。

非水泥型股骨侧假体

取出非水泥型股骨干假体取决于以下两个变量：假体表面骨内长入或骨长上的程度和分布以及非水泥柄的固定状况。尽管有许多不同的柄设计和表面涂层材料，仍然可以将它们大致分为近端涂层和广泛涂层两大类股骨柄。Engh和Bobyn提出了一种简单而有用的非水泥柄固定分类方法：稳定的骨长入型，稳定的纤维长入型和不稳定型。在去除阻碍假体拔出的股骨大粗隆基底骨性结构后，不稳定的假体柄可以被强力地拔出。而不去除这些阻碍假体柄拔出的骨性结构常常会导致术中骨折，即使已经明显松动的假体柄也会变得拔出困难。

不管是因骨性长入还是纤维性长入，稳定的假体柄都需要特殊的工具才能取出。表面涂层材料的范围也会对取出入路产生影响。对于一个稳定的近端涂层的假体柄，可以尝试逐渐从近端到远端破坏骨质–假体界面的"自上而下"方式来取出假体，这样的方式可以维持近端股骨的完整性。相反，对于一个广泛涂层的稳定假体柄，术者应考虑使用大粗隆延长截骨。这样截骨可使得假体"由内向外"地取出，而"自上而下"的技术对于该类假体则会增加骨皮质穿透和医源性骨折的风险。

不管是近端涂层还是全涂层的股骨柄，取出股骨柄后均应去除因股骨柄松动而形成的反应性骨质基座。这步操作应在为翻修假体柄进行骨床准备之前进行，这样可以减少医源性骨折，骨皮质穿透和偏心磨锉的风险。运用"X"形骨刀并结合倒钩的使用，这一步骤可以最高效地完成。

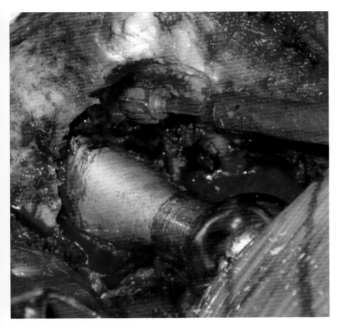

图107.11 术中图像：用高速磨钻锉磨大粗隆的内侧面，这样股骨柄取出时可容纳其外侧肩部，可将医源性大粗隆骨折的可能性降低。

近端涂层的假体柄

假体柄的近端涂层设计是希望获得干骺端的骨整合。然而，这样设计的一些假体柄可能有一个粗糙化的远端部分，这部分可能也获得了生物学固定。因此，在取出这一类假体时，也应当备好处理广泛多孔涂层假体的工具和技术。熟悉待取出假体的设计对于假体的取出非常重要，这样才能准备合适的工具。这类近端涂层型假体的骨长入量可能相当地大，术者不应低估此类假体的取出难度。

- 在术前，应当仔细观察X线片以察觉大转子内侧的

骨性突出。这些骨性突出应在尝试取出假体柄之前去除，否则可能会导致大转子骨折（图 107.11）。此外，术者应当知道假体柄的生产厂家和设计，以此获取合适的假体柄取出工具。

- 2mm的笔头形磨钻可用破坏骨质–假体柄界面。若假体具有颈领设计，可以考虑使用金属切割工具去除假体领以接触到内侧的骨质–假体柄界面。尽管软骨刀在破坏远端界面时非常的有用，但这些工具的使用会导致骨皮质穿透和骨折的风险提高。

- 在切割假体颈部时向更远端（到小转子水平），有助于骨质–假体界面的暴露更加充分，同时也可以使得磨钻能够到达更远的部位。

- 一旦获得骨质–假体柄接触界面环形的分离，则可将专用的取出工具或通用型取出工具固定到股骨柄颈部锥度上（图107.12）。而对于颈部锥度和颈之间没有台阶的假体柄，可利用高速磨钻在颈部内侧部分切割出一个凹槽，以便通用型拔出工具能固定上。接下来使用滑锤或普通锤子向外拔出假体柄。如果假体并没有出现移动的迹象，则可考虑再次使用高速磨钻或大粗隆延长截骨以扩大暴露范围，进而取出假体柄。

- 大粗隆延长截骨是一种有助于取出固定良好的近端

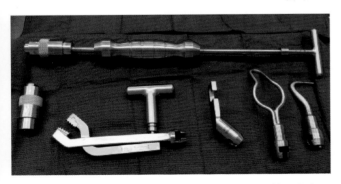

图107.12 通用的股骨取出器。远端部分有螺钉插件固定在股骨柄的颈部周围。如果颈部和莫氏锥度之间很少或没有偏心凸起，偶尔需要在颈部做出一个凹槽或断层以便于取出器有位置抓取。在近端会连接一个较重的拔出打击锤，沿假体方向施加打击的力量以取出股骨柄

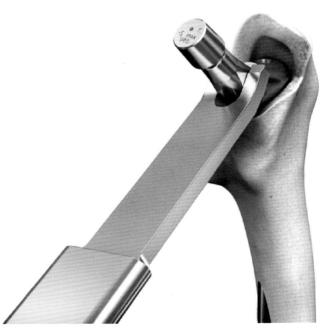

图107.13 从组配式股骨柄中取出组配式颈的方法。将叉子从上到下或从下到上放在股骨颈基底上。锤子打击传递的震动力会松开锥度锁定部分

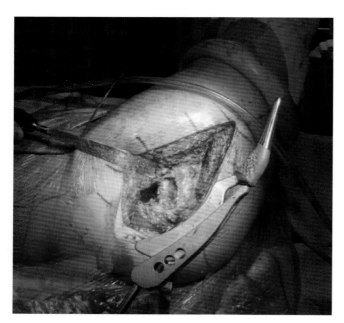

图107.14 专用的组配式股骨柄取出器。因为没有股骨颈，取出器有两个公件：一个插入到股骨颈孔中，另一个置入插入孔中

涂层股骨柄的方法。对于近端骨质较差和使用干骺端填充式柄的患者，行大粗隆延长截骨的门槛应该降低，因为这种方法允许术者在直视下破坏假体-骨界面。

组配式颈部锥度

为了增加术中的灵活性，我们在初次人工髋关节假体上引入组配式颈部锥度。它们特有的失败模式包括假体断裂以及锥度和柄结合处的金属腐蚀，这种腐蚀会导致全身金属离子浓度升高和局部组织的不良反应。取出这些锥度和柄的方法不同于其他近端涂层股骨假体。

取出组配式颈-股骨柄的第一步是取出颈部锥度。尽管不同公司在设计上有微小的差别，但是它们都依赖于股骨柄假体上的锥度固定。为了取出组配式颈部，在颈部锥度底部安装一种餐叉样装置（图107.13），棒槌打击颈取出器产生的震动效应可以让锥度固定松动。之后，采用下文描述的标准方法来破坏骨假体界面。一旦股骨柄环形松动了，需要一种假体专用柄取出器，原因是可以安装标准通用股骨柄取出器的颈已经不存在了（图107.14）。这些"裸柄"取出器通常有两个公件，一个插入股骨

柄的插入孔，另一个插入显露的股骨颈，然后将它们和一个棒槌连接在一起。

广泛涂层股骨柄

安全取出固定良好的广泛涂层柄需要术前计划、耐心、合适的工具以及充分的显露。广泛涂层柄的设计由两个不同部分组成，近端干骺端填充部分和远端圆柱柄。因此，取出良好固定的广泛涂层柄的方法可以分为增加显露和取出近端及远端部分的方法。应该在术前的影像资料上仔细检查：近端股骨重塑、股骨柄的形态、骨长入点和相对骨质疏松区域，这对于术前进行截骨计划和最终翻修柄的重建均有帮助。此外，对股骨柄细节的了解程度对确定远端柄的直径很重要，特别是当需要使用环钻的时候。

增加显露

在取出广泛多孔涂层柄时，要降低实施大粗隆延长截骨的门槛。大粗隆截骨的远端水平代表着股骨柄的显露和对用于翻修股骨柄固定的股骨峡部的保护。理想情况下，我们应该为翻修股骨柄保留4~6cm所谓的"擦配固定"。大粗隆延长截骨是一种有效的技术，但是为了减少并发症的风险，必须仔细地规划和执行。

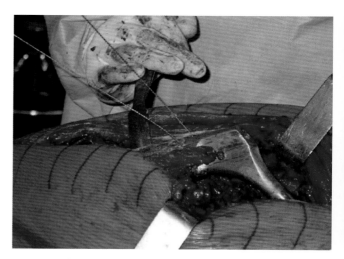

图107.15 使用线锯破坏股骨柄内侧骨长入界面。首先，行大粗隆延长截骨术显露股骨柄外侧。然后，在假体内侧面和骨之间置入线锯，这有助于减少医源性骨丢失。对于有颈领的假体，通常只需要去除一小部分颈领下的骨块就能将线锯置于股骨柄内侧面和骨之间

不是所有的股骨柄都需要标准的大粗隆延长截骨取出。据Bauze等的文献报道，对于有限的骨整合或纤维长入的稳定假体，使用简单的后侧纵向截骨术就可以成功取出股骨假体。术者先用软骨刀破坏股骨和近端皮质之间的骨长入或纤维长入部分，再用摆锯在股骨粗线盘做纵向截骨直至假体尖端，然后用骨刀轻微撑开髓腔后就可以取出假体。报道的12例病例在使用线/缆固定截骨后，采用骨水泥股骨柄，未出现并发症。Taylor 和Rorabeck描述了一种类似的方法：通过直接外侧入路，在股骨前侧行纵向截骨。重要的是，这两种技术都是大粗隆延长截骨的一部分，术中可以在需要的情况下转换为标准的大粗隆延长截骨术。

辅助工具和技术

通常高速磨钻和骨刀就能破坏假体近端骨长入界面。然而，还需要准备很多其他小尺寸的备用工具。要将固定良好的远端圆柱部分和骨的界面通常更具挑战性，使用标准的骨刀是不可行的。鉴于以上原因，一些辅助工具和技术应该用于辅助取出固定良好的广泛涂层股骨柄，其中包括施氏针、线锯、弯曲的微矢状锯和环钻。

近端涂层柄

• 使用光滑施氏针破坏骨假体结合面的潜在优点是，他们比骨刀尺寸更小，利用旋转机制来破坏固定点，而不是用轴向楔形力。Shah等报道了在少数患者中使用2mm光滑施氏针和术中透视来取出固定良好的股骨柄。他们把针从顶端插入到假体骨界面，在假体周围环形旋转一圈。由于假体肩部凹陷的存在，外侧假体骨界面最难进入的。因此，需要清理外侧骨直至锥度水平，才能保证手术的成功。

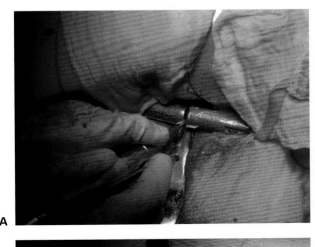

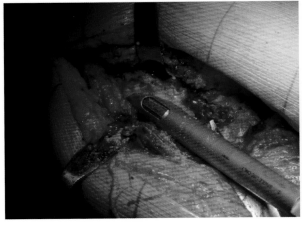

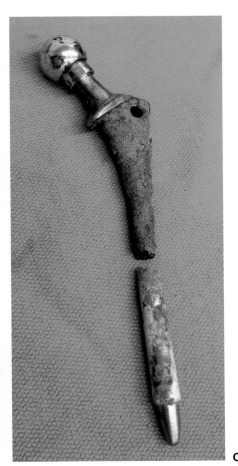

图107.16 使用环钻取出固定良好的广泛涂层柄的术中图像。A. 在大粗隆延长截骨术后，用金属磨钻或者磨轮切开假体，远端圆柱部分暂留在骨床中；B. 之后合适大小的环钻破坏远端圆柱形柄–骨界面。C. 取出切割成两段的股骨柄断端重新对合放在一起，注意术中骨丢失轻微

远端

- 在大粗隆延长截骨之后，线锯是一种破坏固定良好广泛涂层股骨柄内侧骨界面的非常有用的工具（图107.15）。

- Kim等在文献中描述了一种新的方法，在假体无骨长入的远端和多孔涂层的远端之间做纵向开窗，通过这个窗口，将一种被弯曲到1/4圆周的微弧锯插入到骨假体界面，可控的环形破坏股骨柄-骨界面。

- 此外，环钻是一种破坏远端柱形柄和骨界面的有效方法。为了方便使用环钻，大粗隆延长截骨的远端需要在股骨柄锥形部和柱形部移行区以远。之后用金属切割磨钻或碳合金轮切割横断股骨柄，这样比较费时且需要多种新的钻头。股骨柄近端部分的取出方法已经在前文描述，而远端圆柱部分用环钻就可取出（图107.16）。环钻的缺点是仅能用于直柄，因为弯柄远端的弧度无法让环钻通过。一般情况下，需要准备几种直径的环钻，而且术者必须确保在采用该技术之前，这些工具都可以随用随到。

组配式股骨假体

　　组配式股骨假体有一系列不同的假体设计，这些假体至少由两个独立的部分组成。通常远端部分是骨干固定的，近端组配部分可以调整前倾角、高度和偏心距。在某些系统中，干骺端袖套有助于骨整合。因为这些股骨柄的设计类型相当丰富，为了获得专有的取出工具来帮助我们取出组配假体的每一部分，了解这些假体至关重要。组配假体的每一部分都可能是固定良好的，因而大粗隆延长截骨在这些情况下很有帮助。

骨水泥型股骨假体

　　取出固定良好的水泥型股骨柄和取出固定良好的非水泥型股骨柄一样富有挑战性。需要同时破坏两个界面，骨水泥-假体界面和骨水泥-骨界面。取出水泥型股骨柄的始于破坏骨水泥-假体界面，之后取出股骨柄，最后取出残留水泥（骨水泥骨界面）。除了标准的水泥取出工具比如倒钩及各种形状的骨刀等之外，取出水泥还需要用到其他的专业超声工具。

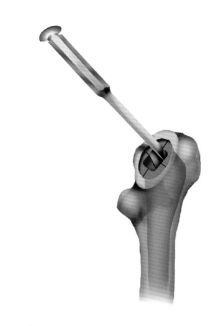

图107.17　安全破坏干骺端骨水泥壳的方法。在明确界定了骨水泥-骨界面后，用骨刀使水泥壳呈放射状劈裂。然后小心地把水泥撬出，因为暴力的扭转可能会导致骨折

骨水泥-假体界面

　　术前辨别植入的水泥柄的类型很重要。水泥柄的有两种不同的设计林，这两种不同的设计理念的水泥柄和周围骨水泥的固定关系完全不同。光滑抛光的锥形柄在骨水泥壳中获得可控的下沉，通过环向箍应力获得稳定性。而带涂层的或粗糙的解剖设计骨水泥柄实际上和周围的水泥形成了紧密的绞锁结合。了解表面涂层的远端范围也很重要，因为干骺端以远的表面涂层都难以触及并处理。在大多数情况下，骨水泥-假体界面可以用标准方法破坏，包括骨刀和笔头型高速磨钻。对于带涂层或粗糙纹理的柄，大粗隆延长截骨可以用来显露股骨柄的远端，有助于加快骨水泥从假体表面脱落。

取出股骨柄

　　一旦骨水泥-假体界面完全破坏，就可取出股骨柄以显露骨水泥-骨界面。抛光的锥形柄可以用骨夯和锤子打击而拔出。然而，为了降低大粗隆骨折的风险，首先清除超出假体肩部外侧面的骨质非常重要，尤其是在假体已经下沉的情况下。对于非水泥柄，专用螺纹拧入式取出器或安装在颈部锥度上面的通用取出器都可取出股骨柄。再次强调，固定良

好的涂层或者粗糙的水泥柄不容易取出，通常需要大粗隆延长截骨来取出。

取出骨水泥壳

Barrack等在文献中描述了骨–骨水泥界面或者骨水泥壳，并将其分为四级：（A）完整的髓腔填充或"白化"，（B）轻微透亮，（C）骨–骨水泥界面50%～99%的部分透亮或者有缺失或不完整的骨水泥壳，（D）如任何方向都100%透亮或髓腔填充失败以至于股骨柄尖端没有覆盖。识别水泥壳或骨–骨水泥界面的质量，可以帮助我们预测手术过程的难度。把取骨水泥分成3个不同的阶段有助于骨水泥的取出：

阶段1：干骺端骨水泥，小粗隆上方

阶段2：骨干骨水泥，小粗隆下方，但是在水泥塞近端

阶段3：水泥塞远端

干骺端骨水泥

一旦去除了股骨柄，应该重新评估完全显露的近端骨–骨水泥界面。通常情况下，残留的干骺骨强度会减弱，皮质相当薄。因此，在取出近端水泥时，高速磨钻提供的准确性非常宝贵。用锋利的骨刀放射状劈裂骨水泥壳，然后用刮匙把碎片从髓腔中取出，这是一种逐渐顺序显露近端股骨的好方法。（图107.17）术者要避免在骨水泥壳暴力扭转骨刀，因为这会增加已经很脆弱的骨质的骨折风险。无论使用何种器械，为了能畅通到达骨干，取出粗隆区域的所有水泥极其重要。

骨干骨水泥

取出骨干骨水泥时要耐心，要逐渐取出。要用"T"或"V"形骨刀打击骨水泥产生放射状裂缝，然后用弯骨刀将骨水泥从皮质骨内面剥离，最后用倒钩和枪钳取出骨水泥碎片。用辅助照明工具如头灯照亮髓腔很有帮助。不断地冲洗髓腔有助于看清术野，区分骨水泥和髓腔皮质骨。

• Schurman和Maloney描述了一种不同的取出骨干端水泥的方法：阶段性骨水泥取出法。该方法避免了

使用高速磨钻、骨刀和普通钻，而是依赖于以下事实：（1）骨水泥容易在张力下失效，（2）新–旧水泥界面的剪切力强于旧水泥–骨界面。该技术需要在旧骨水泥面上装入新的骨水泥，在新水泥硬化时放入带螺纹的杆，然后把拔出杆旋入新骨水泥中的杆的螺纹中，距离为1.5～2.5cm，用锤子逐渐拔出1.5～2.5cm深度的水泥，重复该过程，直到骨干的骨水泥全部成功取出。文献报道了15例成功取出骨水泥的患者，无一例发生骨折或皮质穿孔。

• 此外，在股骨干前皮质开窗是另一种安全取出骨干骨水泥的选择。Zweymuller描述了一种技术，包括向前方掀开股外侧肌，用磨钻和摆锯开一个1cm宽的矩形窗口，该窗口从股骨柄远端3/1延伸到骨水泥塞的末端。该方法能畅通无阻地取出骨干骨水泥。在为翻修股骨柄做髓腔准备期间，钛缆、钢缆或者钢丝捆扎在开窗的近端和远端。一旦最后的假体植入后，皮质开窗用另外一个钛缆、钢缆或者钢丝捆扎以加强固定。在41个患者的系列报道中，有4例下沉但没有影响假体稳定性，没有出现应力骨折，4～9个月后，所有的皮质开窗都有骨整合。Klein和Rubash报道了类似的方法，他们对21位患

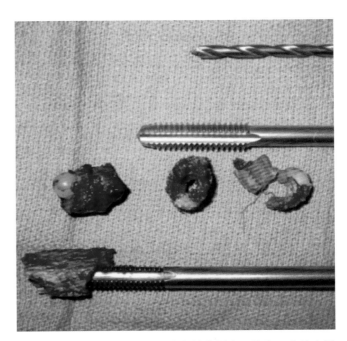

图107.18 钻孔和滑锤拔出法取出骨水泥壳。首先，在骨水泥上钻孔，接着用滑锤打入约1cm。一旦水泥牢固地固定在水泥中，用滑锤向外拔出，取出了如图所示的骨水泥

者用了2cm×5cm的开窗，没有无菌性松动、股骨骨折以及穿孔发生，皮质开窗的平均愈合时间为1周。

• 可控穿孔技术是另一种通过增加股骨腔可视性的取出股骨干骨水泥的方法。在掀开股外侧肌之后，在股外侧嵴以远大约8～10cm股骨干前方，用高速磨钻钻出一个直径为9mm的圆窗。通过该圆窗，术者可以直视下引导高速磨钻从股骨上端插入到骨干髓腔。此外，在取出骨水泥时，该圆窗是提供照明和灌洗的窗口。如有必要，可再做额外的开窗，前提

是开窗之间相隔要大于5cm，这样不至于损伤剩余骨质的强度。Sydney和Mallory报道了200例患者采用该方法的结果，仅有一例在开窗处发生了股骨干骨折。

• 更多传统的股骨干取骨水泥方法包括：使用超声工具融化远端骨水泥或使用渐进式钻和滑锤。

远端骨水泥塞

取出骨水泥壳的最后一步是取出远端骨水泥塞。根据之前术者的水泥固定方法的不同，骨水泥

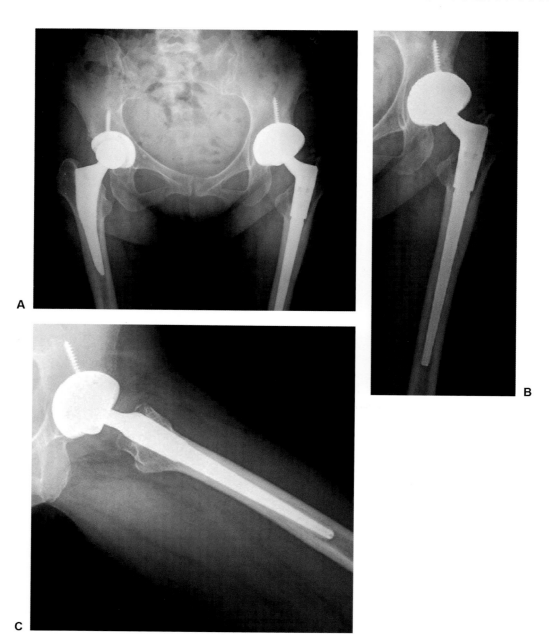

图107.19 术后影像，包括（A）骨盆正位X线片；（B）髋关节正位X线片；（C）蛙式侧位X线片，这是一位使用大头金对金全髋关节置换后股骨假体无菌性松动患者。臼杯翻修成另一半球形臼杯，并用螺钉提供额外固定，股骨柄翻修成组配锥形的翻修柄

塞与股骨柄尖端的距离各不相同。为了确定合适的取出方法，分析术前的影像资料非常重要。取水泥塞时可能存在3种情况，取决于以下变量（1）水泥塞在骨髓腔内的填充情况，（2）骨水泥–骨界面的固定状态。最常见的情况是松动的水泥塞不完全填充骨髓腔，而最有挑战性的情况包括固定良好的水泥塞完全阻塞了髓腔以及延伸到股骨峡部以远。

1. 不完全填充髓腔，松动：该情况下水泥塞和皮质骨之间有间隙，薄的倒钩可以通过骨水泥塞和骨皮质的间隙将骨水泥塞钩出。

2. 完全填塞髓腔，松动：如果髓腔完全阻塞了，但是骨水泥–骨界面相对较弱，超声工具可以用来拔出骨水泥塞，或者使用骨刀打碎骨水泥塞，之后可以用枪钳以碎片的方式取出。

3. 完全填塞髓腔，固定良好：这种情况下，使用标准手持器械常常是不足以取出而且存在皮质骨穿孔的风险。这些情况下的基本目标是在水泥塞中心钻孔，将其变为类似于近端股骨干的骨水泥壳。不同的作者使用不同技术来实现这一步：

   • 股骨的生理前弓使这种情况复杂化了，这促使一些术者采用术中透视引导。

   • Jingushi等使用带中置器的高能钻安全地取出了水泥塞。在使用标准工具的历史对照组中，65%的患者有骨水泥残留，20%的患者发生皮质穿孔，而相比历史对照组，使用该技术没有发生水泥残留或者穿孔。

   • 一旦在骨水泥上钻孔后，接着用滑锤打入约1cm。一旦水泥钻牢固地固定在水泥中，用滑锤向外拔出，理想情况下附着的水泥也会随之带出（图107.18）。

取出水泥塞之后，为了减少医源性骨折，穿孔以及错误锉磨的风险，所有反应性骨基座都必须在准备翻修股骨柄之前取出。使用"X"形骨刀结合倒钩是最有效的。

断裂的股骨柄

取出断裂的股骨柄是一项独特的挑战，断裂是由于股骨柄远端固定良好而近端部分缺乏支撑固定。这种情况在水泥柄和非水泥柄都可发生。在这种情况下，取出近端部分并不难，可用之前描述的方法取出。取出远端部分更具有挑战性，下文描述了多种取出断裂股骨柄的方法。

• 大粗隆延长截骨对于安全可控地取出断裂的股骨柄非常有用。为了无遮挡地显露远端残断端，大粗隆延长截骨的水平截骨部分应该在断裂水平的远端。2mm笔头形高速磨钻、骨刀或者环钻可以用来破坏固定良好的断裂的远端股骨柄–骨界面以方便取出。

• 此外，Moreland描述了一种叫开窗法的取出断裂的水泥柄的方法。具体地说，在股骨柄断端的远端股骨前皮质开窗，通过窗口可用高速磨钻或者碳合金钻在断柄上刻出一个凹痕，将打器插入到凹痕部位，用滑锤打击使断柄向近端移动。这个操作过程可以重复进行，直到股骨柄可从股骨中取出。对于断裂的非水泥柄，最开始时需要用环钻破坏股骨柄–骨界面，之后再用上述方法取出。

病例解决方案

为了翻修失败的全髋关节置换术，我们采用仰卧位，通过直接外侧入路进入髋关节。髋臼杯使用explant臼杯取出系统取出，采用的是臼杯内衬内径相匹配的36mm股骨头。之后我们用多孔涂层的半球形臼杯来重建髋臼，额外用螺钉加强固定。我们注意到股骨柄有纤维长上，我们在股骨柄干骺端周围先后使用了笔头形高速磨钻和软骨刀以破坏股骨柄周围的纤维界面。为了防止假体取出时导致医源性的大粗隆骨折，我们用高速磨钻清理了假体外侧肩部周围的骨质。然后连接上专用的假体取出工具，用滑锤取出股骨柄，最后我们植入了组配式锥形股骨柄（图107.19）。

结论

安全有效地取出固定良好髋关节假体始于充分的术前计划，这些计划包括影像资料的详细检查、原手术记录报告和/或假体介绍资料。原手术记录报告和/或假体介绍资料有助于术者术前备好假体特异性的取出工具，或者只做部分的假体翻修以保留部分原假体。应详细阅读术前影像资料以发现骨长入点、相对的骨质疏松、假体位置/对线以及骨重塑等。术者必须确保在全髋关节翻修术中重要步骤要用到的工具和器械都可随用随到。所有的翻修手术都需要动力工具和基本的翻修手持工具包括刮匙，骨刀和骨凿等。额外的特殊工具，比如超声工具或者髋臼explant取出系统应该备好，以备不时之需。简洁的手术室环境可以减轻翻修医生面临的手术压力，对于其他工作人员也是如此。

Ryan Caufield

Scott M. Sporer   Wayne G. Paprosky

108

第108章 全髋关节置换翻修术中髋臼缺损的分型和手术技术概述

引言

人口老龄化和髋关节退行性病变患者的年轻化，导致了初次全髋关节置换术患者数量的增加。在未来的几年里，由于更高比例的患者做过髋关节置换术，并随着总体预期寿命的延长，翻修手术的负担也会随之增加。髋臼翻修的指征包括：有症状的无菌松动、假体不稳定、假体周围感染、假体周围骨质溶解和承重表面的磨损。无症状的患者合并进展性骨质溶解、严重磨损或者骨缺损，也是翻修手术的适应证，因为这些因素会使未来重建的效果大打折扣。手术中骨缺损的识别和处理是髋臼翻修术最具挑战性的方面之一。大量的骨缺损使假体的固定和稳定复杂化，导致重建的再次失败。

适当的术前计划在翻修手术的准备中是必要的，完整的放射影像学评估是术前计划的一部分。X线片（包括骨盆正位片和显示整个假体的髋关节正侧位片）用来评估假体位置、假体松动的征象、聚乙烯材料的磨损、骨质溶解的位置、程度和伴随的骨丢失。Judet位片也可以帮助医生评估前柱和更为重要的后柱（图108.1A，B），同时侧位片（图108.2）可提供有关髋臼假体前倾和后柱完整性的重要信息。尽管这些检查不是必须的，但先进的影像技术如CT扫描能够帮助外科医师评估骨缺损的严重程度，尤其是三维重建图像。CT扫描能更准确地评估继发于骨质溶解的空间骨缺损（图108.3），也能更精确的评估髋臼假体的位置，尤其对于再发假体不稳定的患者（图108.4）。此外，CT扫描也有助于评估不完全性骨折，能提供横截面图像以制作定制型假体，也能为生产3D模型提供帮助，以协助制定术前计划（图108.5）。

目前为止，MRI的常规使用在翻修手术术前计划中作用有限。MARS序列可能对于观察和定量软组织块、失败的金属对金属全髋置换术相关的积液以及腐蚀反应有所帮助（图108.6）。

髋臼重建的方式最终取决于残余宿主骨的数量和位置、局部生物力学潜力以及达到稳定固定的能力。一个有用的分类系统不仅能够精确的预测骨缺损的严重程度和部位，指导治疗方法的选择，同时也允许医生对比不同患者的治疗效果。此外，一个分类系统不但要非常细致，能够指导医生重建方法和特殊器械的选择（如异体骨、结构性植骨加强固定、Cage等），同时也要足够简单，以保证观察者内外部较高程度的可靠性和一致性。

AAOS髋臼缺损分型

由D'Antonio等提出的AAOS骨缺损分型，确定了骨缺损的模式和位置。这是一个描述性的分类系统，把髋臼缺损分类为：节段性骨缺损（Ⅰ型），腔隙性骨缺损（Ⅱ型），联合型骨缺损（Ⅲ型），骨盆不连续（Ⅳ型），骨盆僵硬（Ⅴ型）。Ⅰ型缺损代表髋臼支撑骨部分的完整性缺失，缺损位置可以在边缘部分（上壁，前壁，后壁）或是中央部分（内侧壁）。Ⅱ型代表的髋臼骨质里的腔隙性骨缺损，位置同样可以在边缘（上壁，前壁，后壁）或在中央（内侧壁）。一个缺损的髋臼可能包含几个缺损类型是这个分类系统的一个特征。此外，这种分类系统没有定量骨缺损的程度。这种分类系统的优点是易于使用。AAOS分类系统主要基于术中发现，不能仅基于术前影像来对缺损分类。因此，在

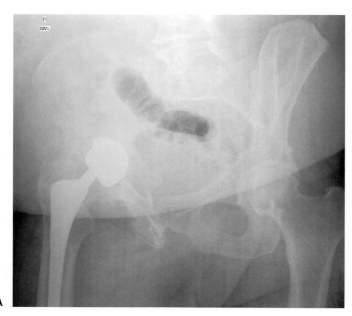
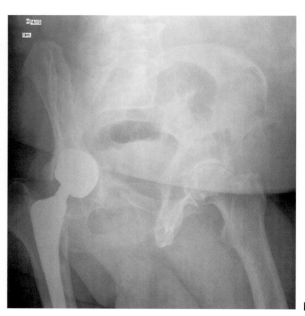

图108.1　A，B. Judet位片

髋臼翻修术的术前计划中这种分类系统应用价值不大。

GROSS髋臼缺损分型

　　由Saleh et al.提出的这种分类系统，基于术前髋关节标准正侧位片中所见骨缺损的程度进行分类，包含了5型。Ⅰ型缺损表示轻度骨缺损，不需要翻修假体。Ⅱ型缺损为包容性缺损，Ⅲ型缺损为非包容性且缺损量小于髋臼的50%。当颗粒性骨移植物不能用来填充缺损时，可考虑为非包容性骨缺损。这些缺损有严重的柱不完整。Ⅳ型缺损表示宿主骨非包容性骨缺损＞50%，这种类型有严重的柱缺损。

不管残留宿主骨的数量多少，当出现骨盆不连续性时，这类缺损就被分类为Ⅴ型缺损。根据术中发现，这种分类系统被证实有高度观察者内和观察者间可靠性和高度有效性。这种分类系统有助于术前计划，但不能描述骨缺损的特定位置。

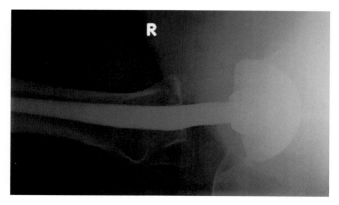

图108.2　髋关节X线侧位片可提供有关髋臼假体位置（此例为一个后倾臼杯）和后柱完整性的重要信息

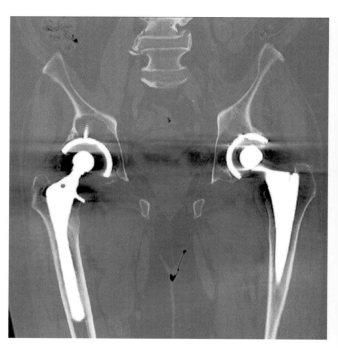

图108.3　CT冠状位图像显示右侧全髋置换术后严重的骨质溶解

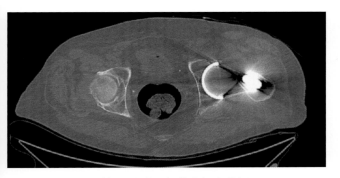

图108.4 骨盆CT平扫显示髋臼假体的轻度前倾

髋臼缺损的PAPROSKY分型

Paprosky髋臼缺损分类系统是根据骨缺损的严重程度，以及用非水泥型髋臼假体获得稳定固定的能力来制定的，它通常被用来帮助制定术前计划。

放射影像学关联

术前的骨盆X线正位片通常用来评估骨缺损的类型，并有助于医生为髋臼重建制定相应计划。Paprosky分型主要通过骨盆X线正位片的如下4个指标来分型：（1）髋臼旋转中心的上移；（2）坐骨支

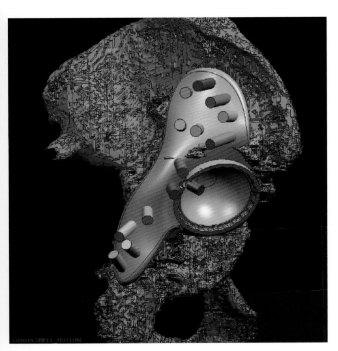

图108.5 CT扫描可以提供三维图像以协助术前规划，以及协助制作定制性假体

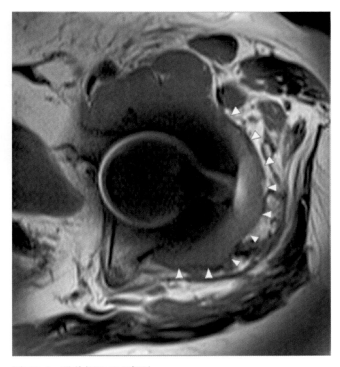

图108.6 磁共振MARS序列

的骨溶解；（3）泪滴骨质溶解的程度；（4）假体相对于Kohler线的位置。

髋臼旋转中心上移意味着髋臼顶的骨缺损累及了前柱和后柱，向上方和内侧移位意味着前柱受累较多，向后方和外侧移位意味着后柱受累较多。可以通过测量髋关节中心相对于闭孔上缘线的距离来确定上移的多少（根据放大率调整），用毫米表示（图108.7）。

坐骨支的骨溶解意味着髋臼后柱下方的骨缺损，包括后壁。坐骨支骨溶解的量可以通过测量骨溶解区域的最下缘到闭孔上缘线之间的距离来确定（图108.8）。

泪滴的骨溶解意味着髋臼下方和内壁的骨丢失，包括前柱的下方、耻骨支的外侧面和内壁。中度骨溶解包括放射学结构的部分破坏，但保留了泪滴的内侧支（图108.9）。严重骨溶解则表现为泪滴的完全消失（图108.10）。

在骨盆前后位X线影像中，Kohler线是指连接骨盆缘最外侧面和闭孔最外侧的线（图108.11）。假体相对于Kohler线的内移代表了前柱的骨缺损。

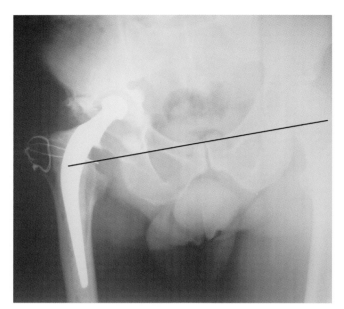

图108.7　闭孔上缘线和髋关节中心的上移

I 度是指假体的内侧面移位到Kohler线的外面（见图108.9）；II 度指假体的内侧面移位到Kohler线水平，或者连续性未中断的髂耻线和髂坐线轻度再塑形（图108.13）；III 度指假体的内侧面移位到kohler线的内面（图108.12）。

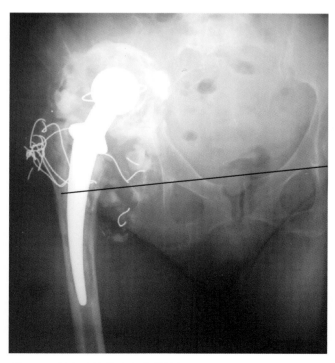

图108.8　闭空上缘线和坐骨骨溶解

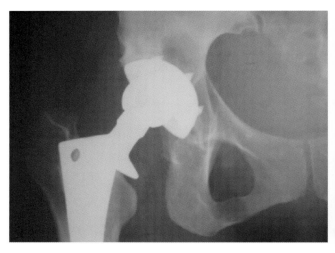

图108.9　伴有髋臼上内方中度骨溶解的 II A型髋臼骨缺损的术前X线片，证实了泪滴的部分破坏。同时有上内侧骨缺损，髋关节中心相对于闭孔上缘线移位小于3cm。另外，坐骨和泪滴没有大量的骨溶解

分类

I 型缺损

在 I 型缺损中，髋臼环完整并且无支持结构形变，可能存在小的点状骨缺损，但前后柱完整。术前影像学资料显示没有假体移位，也没有坐骨和泪滴骨溶解的证据，Kohler线保持完整（假体的最内侧面在Kohler线的外侧）。对于 I 型缺损，使用半球

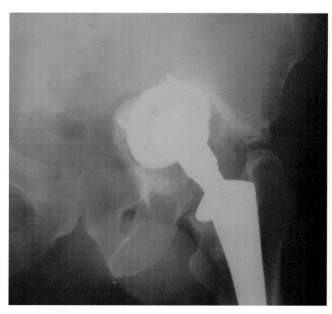

图108.10　更严重的骨溶解和泪滴的完全消失

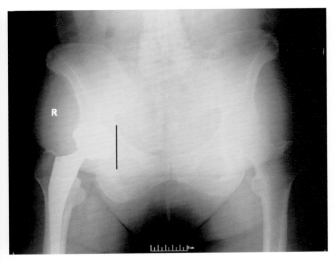

图108.11 骨盆前后位X线片的Kohler线

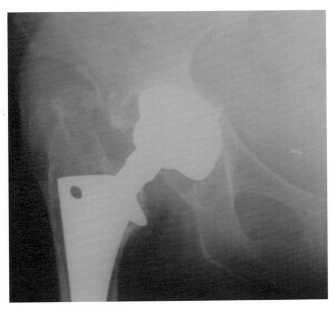

图108.13 假体移位2级

形非骨水泥型假体处理时，宿主骨有足够的支撑性和稳定性。尽管不用螺钉固定也能获得足够的稳定性，但大多数医生建议使用辅助性螺钉固定以帮助获得初始的机械稳定性（图108.14A,B）。

Ⅱ型缺损

在Ⅱ型髋臼骨缺损中，髋臼有形变，但是仍然

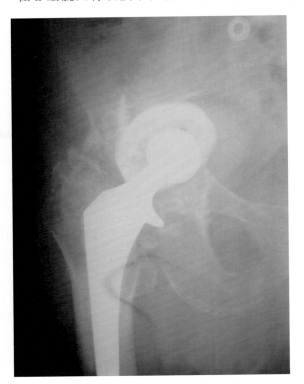

图108.12 假体移位3级

有足够的宿主骨来支撑非骨水泥型半球形髋臼假体。形变的方向可能是向上方和外侧、上方和内侧，或者直接向内侧。尽管有形变，但前后柱仍然保持完整并且有支撑能力。这些允许臼杯试模（和最终植入假体）有完全的内在稳定性。宿主骨与假体表面的接触部分至少应在50%以上，这样可以从宿主骨获得良好的机械支撑并有潜在的骨长入能力。髋关节旋转中心可能会相对于原先的旋转中心上移（小于3cm），但是不用结构性植骨加强固定，仍然有足够的骨质以达到初始的假体稳定性。

Ⅱ型髋臼骨缺损术前X线影像显示，以闭孔上缘线为参考，髋关节旋转中心上移小于3cm，并且坐骨或泪滴没有明显的骨溶解（坐骨的骨溶解在闭孔上缘线下方小于7mm）。在ⅡA型髋臼骨缺损中，骨缺损在上方和内侧，失败的假体向空腔性缺损内侧移位，与上方较薄但完整的边缘接触。此种缺损为包容性骨缺损，用或不用同种异体颗粒骨移植，大部分患者能通过非骨水泥型臼杯来治疗（图108.9）。

ⅡB型髋臼骨缺损为非包容性骨缺损，髋臼上缘缺损的长度小于髋臼环的1/3，缺损为非包容性的。残余的前后缘和前后柱可支撑半球形非骨水泥假体。在这种情况下，多数患者重建时节段性骨缺损部分并不需要颗粒性植骨。如果选择大块同种异体植骨，其目的是恢复骨量而不是对假体提供支撑

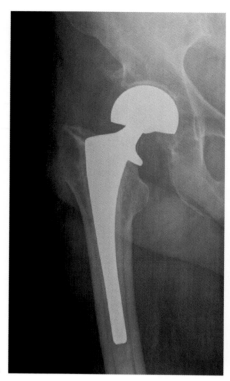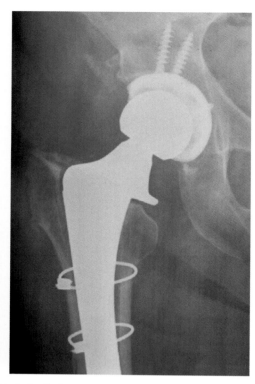

图108.14　A. Ⅰ型髋臼骨缺损的术前X线片；B. Ⅰ型髋臼骨缺损的术后X线片

（图108.15A，B）。

　　ⅡC型髋臼骨缺损有髋臼内壁的缺损，并且臼杯假体移到Kohler线内侧。重建方法与初次全髋关节置换术中处理髋臼内突畸形的方法类似。髋臼缘完整，能够支撑半球形假体，则忽视内壁的缺损，用大的髋臼锉磨锉髋臼到髋臼边缘，将颗粒移植骨自内侧植入，从而将髋关节旋转中心外移，恢复原来的解剖学位置（图108.16A，B）。

Ⅲ型缺损

　　Ⅲ型髋臼骨缺损是所遇到的最复杂的骨缺损模式，并且可能伴随骨盆不连续。在Ⅲ型骨缺损中，残留的髋臼边缘无法为假体提供充分的初始稳定性，以获得可靠的生物型固定，因此，还需要其他补充支持。在Ⅲ型骨缺损的术前X线片上，以闭孔上缘线为参考，髋关节旋转中心上移大于3cm。假体移位的方向或是向外或是向内，这意味着坐骨存在一定量的骨溶解。

　　ⅢA型髋臼骨缺损被描述为"上外"骨缺损，其失败的假体向上和向外移位。术前X线片显示，以闭孔上缘线为参考假体向上外侧移位超过3cm，坐骨骨溶解为轻度到中度，在闭孔线下方延伸小于15mm；泪滴线部分破坏，但泪滴线内侧支一般存在；假体位于Kohler线水平或其外侧，髂坐线和髂耻线完整。术中可见，ⅢA型髋臼骨缺损中后柱下部和前柱上部骨质完整，可以提供支撑。缺损长度大于1/3髋臼缘的周长但小于1/2髋臼缘的周长，通常位于10点到2点的位置。一般情况下，在联合使用补充支持方案（异体骨移植、多孔金属垫块）时，宿主骨与非骨水泥型假体的骨长入界面有充足的接触面积（接触面的40%~60%）以获得持久的生物型固定，虽然部分此类缺损仅用一个大的半球形臼杯就能处理。在ⅢA型髋臼骨缺损中，半球形试模有部分内在机械稳定性。采用多孔金属加强垫块或结构性植骨来支持假体在短时间内对假体提供初始稳定性是非常必要的，这样在假体和宿主骨接触的部位就有可能有骨长入（图108.17A，B）。

　　ⅢB型髋臼骨缺损被描述为"上内"缺损（图108.8A，B），因为失败的假体向上和向内移位。在这种缺损类型中，宿主骨与假体的骨长入界面的接

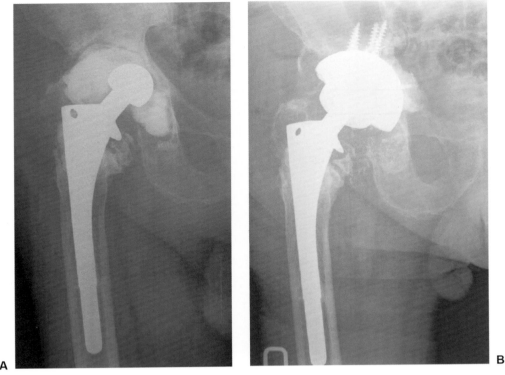

图108.15 A. ⅡB型髋臼骨缺损的术前X线片，注意为非包容性缺损；B. ⅡB型髋臼骨缺损的术后X线片，用一个多孔金属臼杯和颗粒性异体骨移植处理

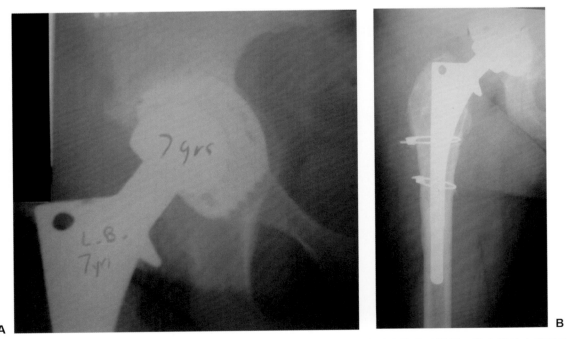

图108.16 A，B. ⅡC型骨缺损。ⅡC型髋臼骨缺损的术前与术后X线片。注意翻修手术前内壁缺损，髋臼假体内移至Kohler线的内侧

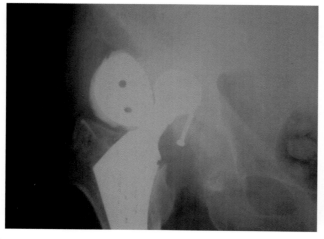
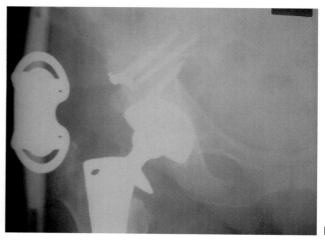

图108.17　A. ⅢA型髋臼骨缺损的术前X线片，注意假体向上外侧的移位和髋臼上顶的缺损；B. ⅢA型髋臼骨缺损翻修后的术后X线片，注意使用了结构性骨移植和半球形非骨水泥型髋臼假体（术后11年）

触面积通常小于40%，髋臼试模没有内在稳定性。髋臼缘的缺损占髋臼周长的1/2以上，通常在9点到5点的位置。ⅢB型髋臼骨缺损的患者发生骨盆不连续的潜在风险非常高，在进行髋臼重建时必须排除这种可能性（见第116章）。通过在残余的宿主坐骨放置一个Cobb剥离器并向尾骨方向施加一个力量，以在术中对骨盆不连续做出判断。上下半骨盆之间的移动将证实骨盆不连续。

　　ⅢB型骨缺损的术前X线片显示广泛的坐骨骨缺损（低于闭孔上缘线15mm以上），泪滴线完全破坏，假体内移到Kohler线内侧，以闭孔上缘线为参照

上移大于3cm。

　　在ⅢB型髋臼骨缺损中使用非骨水泥型半球形髋臼假体不大可能获得生物型固定。一旦排除了骨盆不连续，此类骨缺损治疗方法的选择包括：（1）生物型固定，用多孔金属加强垫块和半球形臼杯，半球形髋臼假体结合结构性植骨，或者定制型三翼假体。（2）非生物型固定，用抗内突笼架支持的压配植骨或结构性植骨（髋臼植骨或远端股骨植骨）。

骨盆不连续BERRY分型

　　骨盆不连续是髋臼骨缺损的独立类型，可能是

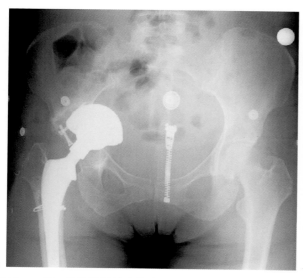
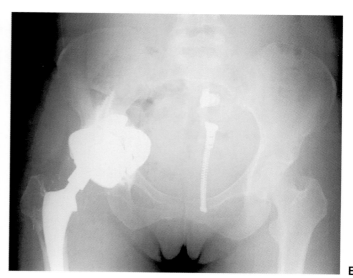

图108.18　ⅢB型骨缺损的术前术后X线片，A. 注意上内侧移位和Kohler线的破坏；B. 在翻修后X线片上，注意骨小梁金属翻修臼杯和垫块的使用

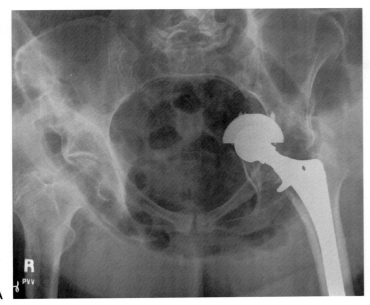
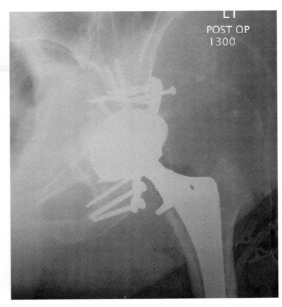

图108.19 A.术前X线片显示：骨盆不连续；B.术后X线片显示：用后柱钢板和半球形假体对骨盆不连续的重建

由于创伤导致的穿过髋臼的骨折，也可能继发于全髋关节翻修术中所见的骨缺损。AAOS和Gross分类系统都在它们的髋臼骨缺损分型中把骨盆不连续单独分类。然而，这两种骨缺损分类系统都没有描述骨缺损的程度或者骨盆不连续的病因学。Berry et al.描述的这种骨盆不连续的分类系统，用AAOS分型细分骨盆不连续患者为3种不同的亚型：ⅣA型骨缺损包含腔隙性骨缺损或轻度的节段性骨缺损；ⅣB型骨缺损包含节段性骨缺损或联合型骨缺损（节段性和腔隙性）；曾经接受过骨盆放射治疗的患者为ⅣC型骨缺损。

骨盆不连续在术前X线影像资料上的征象包括骨盆骨折并伴有移位，或骨盆的下半部分相对于上半骨盆有旋转，或闭孔出现不对称。ⅣA型和部分ⅣB型骨缺损可用一个后柱钢板和一个半球形假体治疗；而前后柱都有骨缺损的ⅣB型骨缺损和ⅣC型骨缺损需要用颗粒异体骨移植和髋臼凸垫块来治疗，要获得髂骨和坐骨的牢固固定，多孔髋臼需要获得垫块和分离的髋臼的共同支撑，或者采用定制假体（图108.19A，B）。

结论

随着接受全髋关节置换患者的年轻化和预期寿命延长，越来越多的患者在面对严重骨缺损时需要行髋臼翻修术。髋臼骨缺损Paprosky分型也得到发展以协助外科医师在术中执行"手术计划"。利用这种分类可以让外科医师在手术室预测术中发现，制定预期骨缺损模式的治疗计划，做出关于重建技术的适当判断，以达到最好的治疗效果。

Christopher E. Pelt

Wes Madsen

Christopher L. Peters

第109章　全髋关节置换翻修术中非骨水泥型假体的应用

病例展示

一个有强直性脊柱炎病史的52岁女性患者，经历了下面第一次翻修手术后，在日常生活活动中有腹股沟和臀部疼痛（图109.1）。这个患者其他方面是健康的，长期使用麻醉药品，已婚并且有工作。她否认吸烟史和非法毒品使用史。在我们诊所所做的传染病检查是阴性。

引言

治疗骨关节炎时，全髋关节置换术仍然是最常用和最成功的外科手术。尽管有很高的手术成功率，但是随着初次全髋置换术的数量持续增加，需要行全髋置换翻修术的患者数量也会增加。假体无

菌性松动、假体不稳定、骨质溶解和感染是手术失败的常见原因，因此也是全髋置换翻修术的适应证。大多数全髋置换翻修术会涉及髋臼假体，并且单纯的髋臼翻修在所有翻修手术中至少占12%的比例。

髋臼假体的翻修对治疗医师来说通常是一个重大挑战，尤其是在有髋臼骨块缺损的情况下。手术的成功取决于稳定的固定和假体的精确放置。由于假体不稳定仍然是全髋置换翻修术失败的常见原因，已经报告的脱位率为9%~21%，因此获得假体稳定固定是必要的，而不能妥协于假体的安放。

由于长效生物型固定的潜在益处、植入技术的相对容易和良好的中期和长期效果，在北美的髋臼翻修术中，使用非骨水泥型髋臼翻修假体是最为常

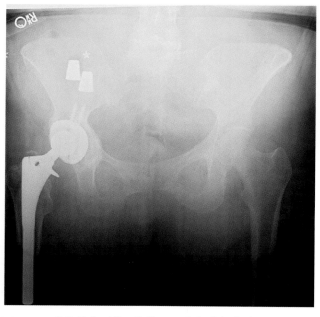

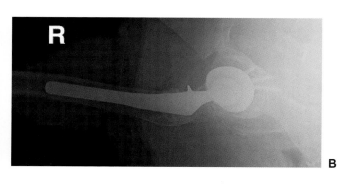

图109.1　A. 术前骨盆正位X线片；B. 腹股沟侧位片，显示一个松动的髋臼假体和固定牢靠的股骨柄，髋臼假体周围可见完整的透亮线

用的一种方法。在大多数的全髋置换翻修病例中，采用一个多孔半球形臼杯（有时是大直径，或一个所谓的"jumbo杯"），常规的联合增补的螺钉固定和颗粒性异体骨移植，对髋臼翻修术是非常合适的。随着宿主骨缺损的增加和能用于固定的骨质减少，治疗方法也会变得更为复杂。

术前计划

必须有术前计划，这样外科医师才能准备最可能需要的假体，以便成功的实施翻修手术。在进入手术室之前合适的手术方法已经着手准备了。一个完整的病史和体格检查，可以提供有关患者原先术后病程的重要信息，以及手术失败的可能原因。此外，由于假体周围感染的治疗从根本上不同于无菌性失败，所以评估所有失败的或有疼痛的全髋置换术假体周围关节感染的可能性也总是非常重要的。

高质量的X线平片至关重要，不仅可以用来识别假体松动，也可以判断假体位置（图109.2）以及评估可用于重建的残留骨块。在一些病例中，先进的成像技术如CT可能有助于进一步判断骨缺损，并且当扫描包括同侧的膝关节时（图109.3），还可以用来客观地评估髋臼和股骨假体的前倾。在实践中，我们发现Paprosky分类系统对术前规划最为有用，因为这种分类不仅可以预测可能遇到的骨缺损，也可以帮助指导选择合适的治疗方法。

适应证和禁忌证

应用非骨水泥型半球形髋臼假体的适应证包括假体与宿主骨之间能够发生骨整合，这依赖于有足够的宿主骨质量和数量以便于获得牢固的固定。就其本身而言，大多数Paprosky I 型和 II 型的患者倾向于使用非骨水泥型半球形髋臼假体来治疗。此外，在许多 III A型和 III B型骨缺损中，髋臼可能适合于单独使用一个jumbo杯，或者联合使用垫块或骨移植物。

当剩余骨质质量很差或不能达到稳定的固定时，非骨水泥型髋臼假体应避免使用，因为剩余骨质质量差时，假体和骨质之间不能发生骨整合。之前的放射剂量超过5000 cGy，或者宿主患有其他疾病，这些可以降低剩余骨质的生物学活性，因此也可以降低非骨水泥型髋臼翻修的效果。骨盆不连续可以为早期的牢固固定增加难度，即使后柱钢板可以帮助获得早期的稳定和骨整合。通过以上各种方法的应用，可以增加或加强宿主骨接触，通过多种方法增加可以发生骨整合的接触面积。随着这些技术的应用（在后面章节有更详细的介绍），大多数翻修术仍然可以使用一个非骨水泥型多孔半球形臼杯。

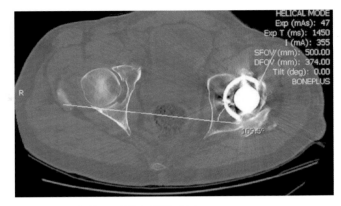

图109.3 CT扫描显示髋臼假体后倾19°

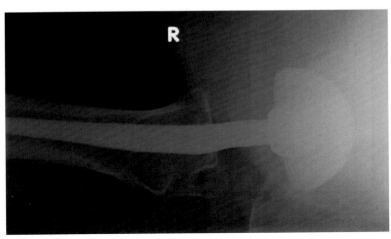

图109.2 X线侧位片显示，对再次不稳定进行翻修后的患者，有一个髋臼假体后倾

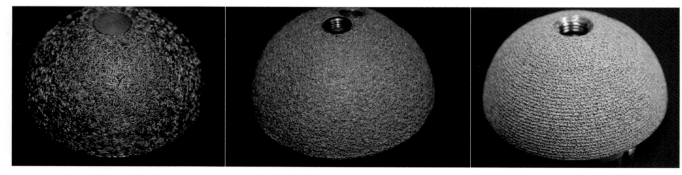

图109.4　各种类型多孔涂层表面的例子。从左向右：纤维金属网（titanium, Zimmer, Warsaw, IN），等离子多孔喷层（titanium, Biomet, Warsaw, IN），三维多孔结构涂层（Tritanium, titanium, Stryker, Mahwah, NJ）

假体设计考虑

假体设计的原则和初次全髋关节置换术所需假体没什么不同之处：合适的孔径（50～300μm）和孔隙度（30%～50%）；重建目标包括最小限度的微动和间隙（小于50μm）；假体和宿主骨之间良好的接触表面积。高度多孔金属具有更高的孔隙度（75%～85%），是生物相容性材料，弹性模量更接近于骨质，具有更高的表面粗糙度和摩擦系数以利于早期稳定。在全髋关节置换翻修术中，由于令人满意的早期和中期效果，高度多孔金属（图109.4）的使用已经大量地取代了更为传统的臼杯设计。

为获得牢靠的初始固定，通常需要使用增补的螺钉固定，推荐使用多孔臼杯，以增加辅助固定可用螺钉的数量和位置。一些高度多孔翻修臼杯足够柔软，外科医生可以钻孔打穿它们，进一步增加螺钉放置的选择。当前设计的大多数多孔臼杯可以选择模块化垫片固定，而其他的需要一个垫片，而先前的设计常常需要在髋臼中应用骨水泥固定。放入臼杯的垫片选择包括平坦的，隆起的，而不断变化的，和有唇的限制性垫片，或者甚至是陶瓷垫片。然而，在实践中，我们通常使用高度交联聚乙烯，因为它有利于大直径股骨头的使用，这已经被证实可以减少发生不稳定的风险，而这是全髋关节置换术后最常见的并发症。现在更有双动头的设计（图109.5），这可以提供额外的稳定，并减少由于使用大直径股骨头导致的撞击。

手术技术

不管采用何种手术入路，保护周围邻近组织的

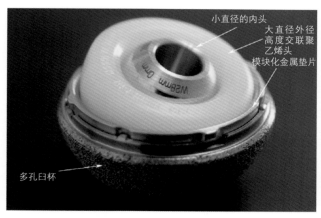

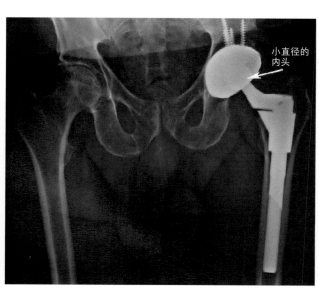

图109.5　A. 双极头、大直径多孔臼杯和模块化金属垫片的图片，股骨头由一个大的聚乙烯外头和一个小直径的内头（金属或陶瓷）组成；B. 翻修术中使用双极头的X线片，小直径的内头和大直径外杯可见

同时充分暴露，对成功实施全髋置换翻修术是必要的。笔者喜欢应用后方入路，这种入路能够轻易地向近端扩展到外展肌群下方，以及沿着股骨后外侧向远端扩展，如果有指征时还可以扩大切口并行大转子截骨。对于曾经手术的患者，如果合适的话我们常常采用和以前相同的入路。

对于牢固固定的股骨柄假体而言，我们更倾向于保留股骨柄假体。然而，只有当有合适的股骨头组合，并且股骨柄在适当位置时，才可以保留股骨假体，以避免术后假体不稳定的风险。我们尤其注重臼杯和股骨柄的组合形式，因此一定要选择合适的股骨假体以将脱位的风险降到最低。如果需要保留股骨假体，必须将股骨假体向前上牵开（后方入路）或向后上牵开（前方入路）放入上方的软组织中（图109.6），这样才能更好地暴露髋臼。对于后方入路，臀肌松解可以帮助髋臼暴露。

当需要取出固定牢靠的髋臼假体时，笔者更倾向于使用特殊型号的髋臼外杯切除刀，如Explant Acetabular Cup Removal System (Zimmer, Warsaw,

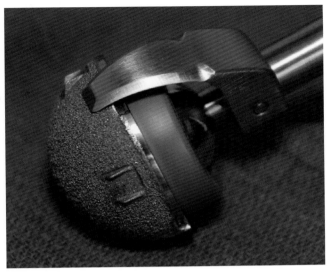

图109.7 特殊型号的臼杯切除刀用适当大小的刀片和模块化塑料头放置在臼杯上，对切除大直径臼杯有帮助。也可用垫片取代模块化塑料头

IN) 或 CupX Acetabular Extraction System (Innomed, Savannah, GA)，以帮助减少由此引起的骨缺损（图109.7）。在使用这些系统切除时通常需要放置一个髋臼内衬以使切除系统处于中心位置。然而，在尝试臼杯摘除之前必须要先取出髋臼固定螺钉。在这一系统中有更大直径的切除刀可以使用，以利于金属对金属髋臼杯的整体取出。一旦取出髋臼外杯，所有的纤维组织、骨水泥或坏死组织都需要完全清除，以便于显露髋臼内健康骨质，这也是新假体固定的地方。同时也使外科医师完全分清髋臼缺损的情况。在手术过程中，必须直观地看到髂骨、坐骨和耻骨，并且需要不断地评估各骨支可能存在的节段性或包容性骨缺损。

磨锉髋臼应按即将放置臼杯的位置、倾斜角度和修正情况来磨锉。可以通过直视和触诊残余的骨质以及和术前计划进行比较来帮助放置假体（图109.8）。通常，我们尽力恢复臼杯的旋转中心到其原始位置，避免磨锉位置过高，因此我们在真臼的基础上开始磨锉，可以通过辨别髋臼横韧带或闭孔来帮助定位真臼。磨锉过程要小心，要不断地评估髋臼前后壁的状态。很多髋臼骨缺损在形状上是椭圆形的，如果外科医生需要牺牲髋臼的前壁或后壁以便从顶部到底部获得骨缺损的填充，应该考虑其他可选的技术（例如加强固定或结构性植骨）以避

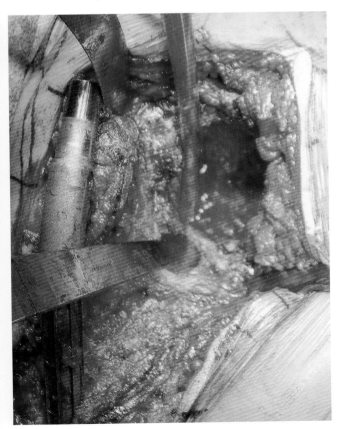

图109.6 全髋关节置换翻修术后方入路，保留的股骨假体被牵向前上方以暴露髋臼

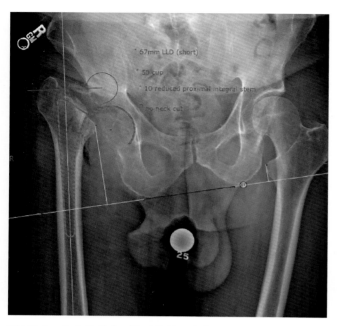

图109.8　在术前骨盆X线正位片上规划的电脑生成模板，估计下肢不等长、臼杯型号和预计放置位置

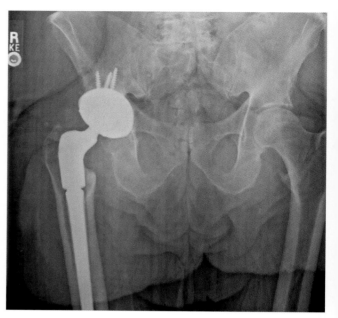

图109.9　骨盆X线正位片显示，在二期全髋关节翻修术中使用Jumbo臼杯维持了原始髋关节中心

免破坏前后壁。尤其需要注意避免破坏髋臼后柱，因为后柱会是翻修假体的主要支撑结构。

　　Jumbo臼杯没有一个普遍公认的定义，目前对它的描述是直径比最初的假体大6～10mm，或者在女性患者直径大于62mm以及男性患者直径大于66mm。这个观念是要尽量增加较大的髋臼假体与宿主骨的接触面积以获得生物型固定。当髋臼边缘存在缺损时，在髂前下棘附近，用一个Jumbo臼杯填充在完整的后下方坐骨和前上方髂骨之间，通常可以获得足够稳定的夹持固定（图109.9和图109.10）。使用Jumbo臼杯的优点包括：增加了宿主骨接触面积，维持了原始的髋关节旋转中心，以及通过一个大的接触面把应力转移向骨盆。缺点包括牺牲部分宿主骨和软组织撞击的潜在风险。

　　高位髋关节旋转中心位置，依靠在完整的上方髂骨，为非骨水泥型半球形假体的放置提供了额外的选择（图109.11）。Dearborn和Harris定义高位髋关节中心为旋转中心定位至少在闭孔间线35mm以上，但这一定义显然有些武断。高位髋关节中心的放置能够提高宿主骨的接触面积以利于骨整合，但可能需要更长的股骨颈头，骨撞击的风险也会增加，还会有更高的假体不稳定的风险（Harris系列11%的脱位率）。因为这些原因，当情况允许时，

我们更愿意使用一个半球形臼杯来恢复原始的髋关节中心，或者当需要时先使用金属垫块或骨移植。

　　磨锉应该磨出半球形空间以便髋臼杯的恰当放置，臼杯要保持35°～40°的外展和20°～30°的

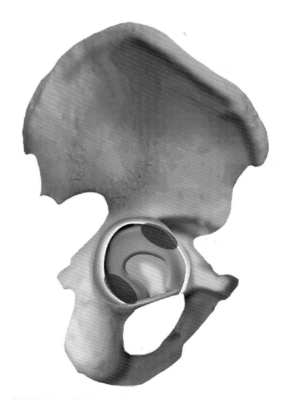

图109.10　插图显示，沿着后下方坐骨和前上方髂骨的完整骨质（标为红色），在这之间可以放置一个臼杯（虎钳夹口）

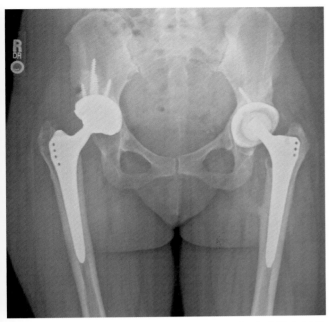

图109.11 术后骨盆X线正位片显示一个右侧全髋关节置换术，臼杯放置在高位髋关节中心

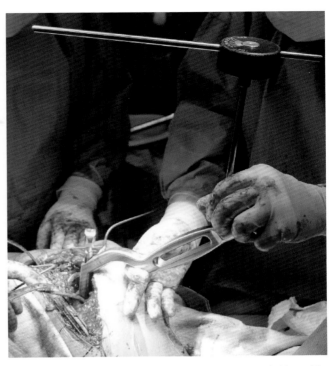

图109.12 术中图片显示外部定位向导器连接在臼杯植入手柄上，可以帮助以适当的外展角和前倾角放置臼杯

前倾。用型号递增的髋臼锉依次磨锉髋臼，直到髋臼缺损的前后方都被磨到，注意重建原始的髋关节中心。通常情况下最后一个髋臼锉的直径要比计划植入的臼杯小1mm，即使更少的磨锉也能容纳稍大型号的臼杯。然后可以用试模来检查假体的稳定性和位置，然而，一般不对试模进行强有力的压配，以避免髋臼骨折或扩大，这可能会降低初始的压配效果。

在翻修术中所看到的许多缺损是腔隙性或包容性骨缺损，并不影响对翻修假体的结构支撑，并且可以填充颗粒性骨移植物来修补。手工填充所有的骨缺损后，再将最后那个髋臼锉放入髋臼，反向磨锉2~3圈，可以将异体骨完全压入包容性骨缺损中。一定要注意避免异体移植骨材料进入到宿主骨表面和翻修假体之间，以便使可以产生骨整合的宿主骨表面达到最大化。其他的结构植骨和加强固定方法，对宿主骨接触或支撑不足的病例有效，将在后面的章节中叙述。

最后的假体植入可以在外部定位导向器的帮助下完成（图109.12）。术中拍片可以进一步确认恰当的假体位置（图109.13）。几乎所有的翻修术都用到了增补的螺钉固定，以获得更大的假体稳定性并促进骨长入。所用螺钉的数量取决于初始假体稳定的

程度和可提供支撑的宿主骨骨量。在伴有骨盆不连续、前后柱骨折或宿主骨接触面不足的病例中，螺钉要固定到下段，经常固定到坐骨，偶尔也固定到耻骨，把臼杯作为内固定装置，如果需要还可以添加一个钢板（图109.14）。尽管一般考虑把螺钉固定在髋臼安全区域，我们偶然发现需要固定在髋臼更

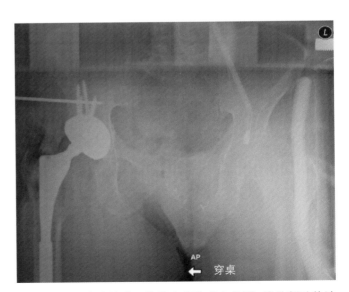

图109.13 在全髋关节置换髋臼翻修术中使用X线片帮助估计假体的位置。在这个片子中可见一个Steinmann针被放入髂骨以协助参考下肢长度

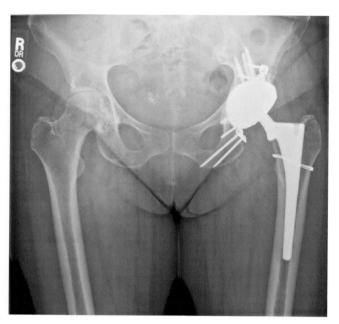

图109.14　骨盆X线正位片显示使用后柱钢板和螺钉重建骨盆不连续。臼杯里放置螺钉被当成内固定装置使用，螺钉拧入上段和下段

靠内侧或者前上象限位置，我们主张精确地控制钻孔的长度不能大于钻孔测量的深度。

结果

非骨水泥型髋臼翻修假体的应用取得了不错的临床结果。我们所看到的对初次全髋置换术早期效果产生负面影响的这些因素，同样的影响全髋置换翻修术中非骨水泥型髋臼假体的早期治疗结果。这些因素包括：较小型号股骨头的脱位、较差的锁定机制、可能增加早期磨损的传统聚乙烯衬垫（非交联型）以及第一代多孔长入涂层表面。即使有这些局限性，但全髋置换翻修术中非骨水泥型髋臼假体的使用在中期和长期疗效随访中获得了优秀的结果，在相关文章中已经证实（表109.1）。总体上，这些研究展示了较高的初次成功率，获得了良好的长期固定。再次发生假体无菌性松动并不是翻修失败的主要原因，感染才是需要重复翻修的最常见原因。

使用非骨水泥型假体取得良好结果的趋势并不仅仅限于北美。例如，根据挪威登记数据回顾，在全髋置换翻修术后，使用非骨水泥型髋臼假体与骨水泥型假体相比，有更低的再次翻修率。在一个对

Harris-Galante（HG-Ⅰ）假体至少随访20年的研究中，他们报告了22.9%的翻修率，但是由于无菌性松动而进行翻修的成功率为100%，97.7%的无菌松动都有影像学征象。对相同的假体同样最低随访20年，另外一组研究显示15%的患者经历了髋臼翻修，只有一个是因为无菌性松动。随着假体设计的现代化，包括改良的锁定机制，高交联型聚乙烯和更大型号股骨头的使用，解决了在这些翻修术中涉及的其他的导致失败的机制，并且很可能进一步提高非骨水泥型髋臼翻修术的长期治疗结果。

并发症

假体不稳定是全髋置换翻修术后最常见的并发症。如果认为必要，通过术中X线片细心的检查假体的位置，对降低脱位的风险是非常重要的。通常地，外科医师不能以放偏臼杯位置来获得更多的宿主骨接触面。此外，重建股骨偏心距并使下肢长度获得恢复，结合外展肌和软组织张力的最优化处理，可以进一步降低术后假体不稳定的风险。我们

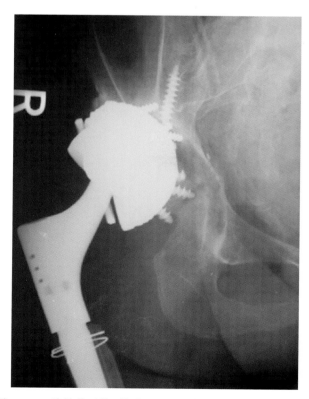

图109.15　髋关节正位X线片显示，当使用限制性垫片时，一个复杂髋臼翻修术出现早期灾难性失败

表109.1				非骨水泥型髋臼翻修结果的总结			
作者	年限（年）	例数（例）	随访时间（年）	结果	注释	证据等级	组件
Chareancholvanich等	1999	40髋	5~11年	由于无菌松动2例进行翻修	所有翻修的臼杯都是水泥型的	IV	Harris-Galante
Templeton等 Trumm等	2001, 2012	61髋	最低20年（32髋）	无臼杯因无菌松动需要翻修，2例臼杯影像学松动，19例翻修均无松动	—	IV	Harris-Galante
Jamali等	2004	95髋	63髋随访超过60个月	4例因无菌松动翻修，存活率：任何原因进行髋臼翻修10年存活90.5%，有关4例翻修出现再次脱位	所有的髋臼翻修	IV	Harris-Galante
Hallstrom等	2004	122髋	最少10年	5例因无菌松动翻修，所有原因进行翻修的共18例，总无菌松动，总无菌松动率13/122（11%）	—	IV	Harris-Galante
Jones和Lachiewicz	2004	131髋	最少5年	因无菌松动3例进行翻修，1例出现影像学松动，共进行7例翻修	—	II	Harris-Galante and Trilogy
Park等	2009	138例	最少20年	因无菌松动1例进行翻修，总共翻修21例，20年臼杯生存率：因任何原因进行翻修的为82%，因无菌松动进行翻修的存活率为95%	—	IV	Harris-Galante
Kremers等	2012	3448髋	5~29年	任何重新翻修的15年存活率为69%，珠状的臼杯设计更容易因无菌松动需要翻修	—	III	10种不同设计

常规的进行后关节囊的修补，仔细地检查以确保在自由活动范围内没有撞击也是非常重要的。我们常规使用36mm或更大的股骨头，并且这许多病例中，我们使用双动头，这即治疗疾病又可预防假体不稳定。由于宿主骨和假体接触面的应力会增加并且随之能增加早期失败的风险，限制性垫片很少使用，尤其是在臼杯翻修术中（图109.15）。它可以用于高风险的患者，如那些有外展肌缺损的患者。

尽管不是太常见，但也会出现骨整合的失败，尤其在Paprosky III型骨缺损或者伴有骨盆不连续的病例中。最大化宿主骨接触面是非常必要的，通过反向磨锉移植骨进入到缺损部位，避免宿主骨和假体接触面之间出现骨移植物是非常重要的。在无菌性松动或扩大翻修髋关节的情况下，宿主骨通常会硬化，理想的磨锉不仅仅要清除骨质表面而且要尽可能的暴露健康的出血骨质。然而，必须小心避免切除过多的宿主骨质。在最合适的前后径基础上获得最大的接触面积是我们的目标。如果宿主骨的后下方和前上方骨质完整，这个时候就可以放置一个髋臼杯，前上方和后下方的骨质就像一个虎钳夹口一样固定髋臼杯。通常地，一些螺钉应该被应用以获得最大的初始结构稳定性。

处理特殊缺损的策略如下：

• Paprosky II A和B型骨缺损——用髋臼锉磨锉直到获得在前柱和后柱之间两个可支撑的接触点。轻度上移臼杯放置位置是可以接受的（通常小于1cm），并且当构造稳定时经常采用此种方法。要记住臼杯的上外侧大部分未被骨质覆盖，这样可以获得恰当的前倾和外展（图109.16）。

• Paprosky II C型——处理这类缺损的关键是在缺损的入口处获得一个"边缘支撑"，而先不处理内侧的缺损。对内侧壁仅仅需要轻微的磨锉，准备移植

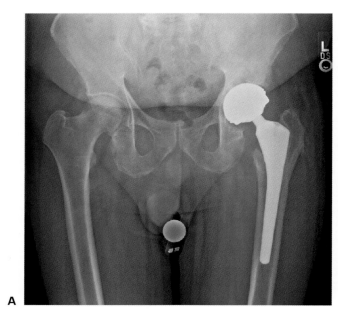
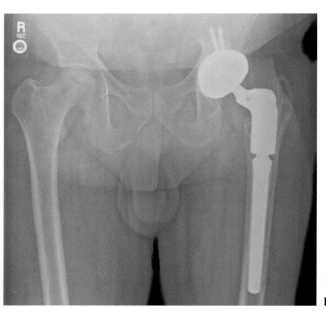

图109.16　A. ⅡA型缺损出现假体松动的术前X线正位片；B. 术后X线正位片展示，一个大的臼杯，填充了缺损，髋关节中心稍有提高。注意臼杯的上外侧未被覆盖经常可见，是由于臼杯以合适的外展角和前倾角放置

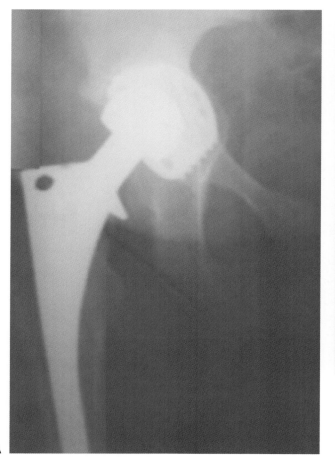
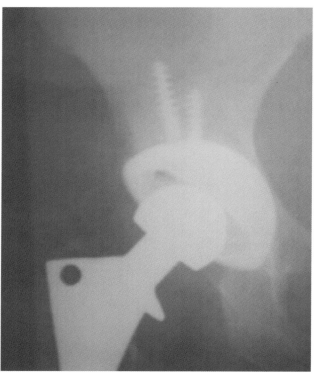

图109.17　A. 术前X线正位片显示髋臼假体的内移，与ⅡC型骨缺损相符；B. 术后X线正位片显示外移恢复的髋关节中心，颗粒性骨移植物从内侧放入重建了内侧骨块

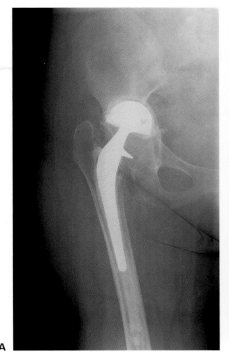
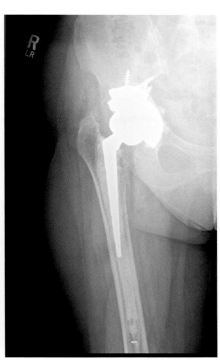

图109.18 A. 术前X线正位片显示ⅢB型"上和内"骨缺损。术后X线片显示在解剖学髋关节中心的稍下方放置翻修型臼杯，同时上方放置一个顶部多孔金属加强钢板

骨接触的骨质界面。一旦确定翻修假体的型号，大量的颗粒性移植骨将用来填充内侧的缺损，反向磨锉将牢固的压紧移植骨和移除宿主骨的边缘骨质，这将有利于骨整合的发生（图109.17）。

- Paprosky Ⅲ型骨缺损——这类缺损有时可以容纳一个髋臼杯；然而，在大多数病例中，我们优先选择

使用高度多孔臼杯，如果需要再联合垫块。通常地，磨锉位置在解剖性髋关节中心，以获得前柱和后柱之间的稳定固定。然而，如果我们已经用尽了前后径的空间而仍然无法填充上下部的骨缺损时，这时就应该停止磨锉，这意味着需要垫块支撑（图109.18）。

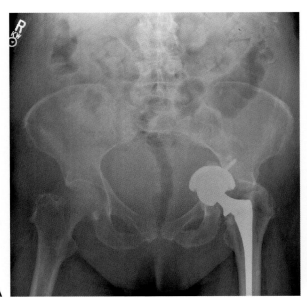
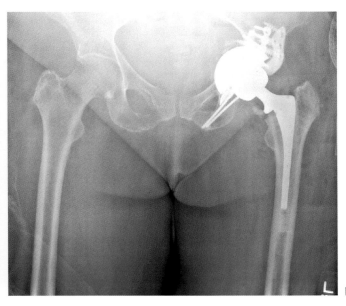

图109.19 A. 术前X线正位片显示，由于骨盆不连续引起的髋臼假体失败；B. 术后X线片显示，沿着臼杯笼架结构放置一个后柱钢板。在这个病例中，大的高度多孔臼杯放置在稍内侧，桥接在上下方骨盆上。髋臼垫片用骨水泥以适当的外展和前倾角固定在假体中

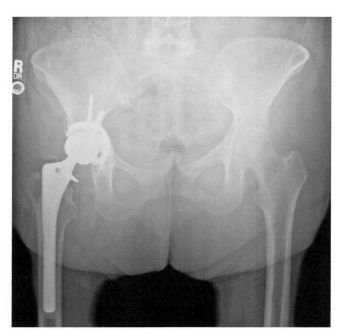

图109.20　最后的随访X线片显示在THA翻修中令人满意的非水泥髋臼杯位置

- 骨盆不连续——如这章所描述的标准技术，当单独使用时是不充分的，认识到这一点非常重要。然而，多孔涂层臼杯联合后柱加强钢板可以用来解决这类缺损（图109.19）。

示例病例的结局

这位患者经历了一个髋臼假体翻修术，使用比原先松动假体大几个型号的多孔涂层髋臼杯来修复，并且使用了螺钉加强固定。患者在术后短期内感觉明显变好并且在超过10年的随访过程中不再需要止痛药品（图109.20）。

David Licini

R. Michael Meneghini

110

第110章 髋臼翻修术中多孔金属垫块的应用

引言

严重的骨缺损是在翻修手术中重建髋臼的一个具有挑战性的问题。迄今为止，用非骨水泥型多孔涂层臼杯在大多数（90%~95%）髋臼骨缺损的髋臼重建中已经取得了很大的成功。已经证实，当有活力的宿主骨与多孔涂层假体接触面积大于50%，并且获得了初始的机械稳定时，可靠的骨长入就能发生。已经有大量的研究报道了优良的存活率，10年或更长时间的随访发生无菌性松动的失败率小于5%。

当骨缺损非常严重，以至于标准的半球形髋臼假体不能解决问题时，目前还没有确定的理想重建方法。传统上，大块结构性植骨、抗内突笼架和定制型假体一直是严重髋臼缺损的主要重建方法。这些复杂重建病例的中期结果还是令人满意的。

Lee等报告了他们对于非包容型骨缺损进行结构性植骨的经验，这种非包容性骨缺损涉及髋臼的30%~50%。以无菌性松动为终点，术后15年和20年存活率分别为67%和61%，移植骨再吸收从而使臼杯发生移位导致失败的发生率为19%。抗内突笼架用于复杂的髋臼骨缺损时取得了合理的结果，然而中期结果显示失败率将近15%，同时伴有很高的并发症，包括坐骨神经损伤、固定缺失和笼架的翼部断裂。最后，定制型假体在髋臼重建时也显示了其有用性，但是也伴随着一些问题，如并发症发生率高、过度花费、制作定制型假体需要时间会对手术造成延迟等。

未来翻修负担的增加和前面所述技术相关的问题推动了新型假体的发展，这些新型假体要有更强的生物学和机械性能，以便于帮助外科医师处理复杂的髋臼骨缺损。在20世纪90年代后期，新一代的具有较大摩擦系数和最佳骨长入潜能的多孔钽金属臼杯得到了发展。随后出现的补充加强系统可以在大块异体骨、定制型假体和抗内突笼架传统使用的地方上提供辅助的固定和支撑。这个章节的目的是回顾这些新生代的高度多孔金属垫块，分析它们的生物材料特征和假体设计、使用的适应证、手术技术、常见并发症以及讨论早期临床结果。

病例展示

一个有长期左髋疼痛史的70岁男性患者，5天前突然左髋疼痛加重。患者医疗史很复杂，有肾移植史但失败，需要长期透析。20年前曾行初次全髋关节置换术，7年前因为髋臼假体无菌性松动而接受髋臼假体翻修术。就诊时，患者的体格检查为左下肢不能承受任何重量，髋关节呈屈曲内收缩短状态，活动时伴有剧烈疼痛。X线片显示全髋置换翻修术后脱位，非骨水泥型股骨假体固定牢靠（图110.1A）。髋臼假体是一个翻修型多孔金属钽臼杯，后上方组合一个楔形垫块。髋臼假体位置垂直且偏向外侧，3个区域可见透亮间隙，与假体松动相符合。血沉和c-反应蛋白显著增高，髋关节穿刺显示毛糙的化脓液体伴有白细胞计数增加，与深部假体周围感染相符合。患者被带到手术室，实施了全髋关节假体取出翻修术，同时植入了一个抗生素型关节骨水泥间隔器（图110.1B）。在术中，发现髋臼后上方有严重的骨缺损，尚且有一个可包容假体的周围皮质支撑边缘。前后柱是完整的，髋臼基本成半球状外形，因为髂骨后方和后柱上方的骨缺损，半球的上方将近有40%无骨质覆盖。

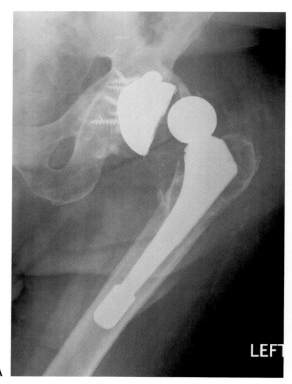
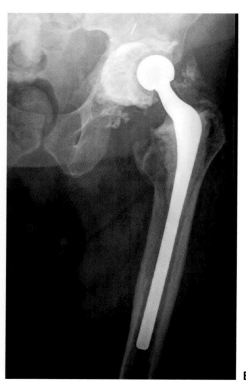

图110.1 A. X线正位片显示失败的左侧全髋置换术，继发于慢性假体周围感染和不稳定；B. 术后X线正位片显示高剂量抗生素型关节骨水泥垫片

生物材料特性和假体设计

对新一代的高度多孔金属假体的临床结果产生本质影响的因素是孔隙率。大多数商业可获假体的孔隙率为75%～85%，超过了先前的第一代和第二代多孔涂层假体。这种特性使假体具有更高的骨长入的体积分数，使接触面的抗剪强度得到更快发展。在第4周时的组织学分析研究显示，多孔钽假体相比于原先孔隙率较小的多孔涂层材料，有更优越的骨长入发生（40%～50%）和接触面固定强度。

楔形的垫块是多孔金属髋臼翻修系统的支撑结构，无论是多孔钽材料还是多孔钛材料。这些垫块有各种形状和尺寸，可以协助外科医生处理各种类型的骨缺损。使用垫块的目的不仅要为臼杯提供初始的机械稳定，还要为骨长入的发生提供一个支架。这些垫块可以在认为合适的髋臼任何位置使用，避免结构性植骨的需要。这些垫块具有楔形外观，并且具有用于固定于宿主骨上的螺钉孔洞。此外，一些垫块系统还配备有小的克氏针孔，用于试模垫块的临时固定，这样在固定螺钉于宿主骨时有利于最终垫块的准确放置（图110.2A～C）。

适应证和术前规划

对于多数的髋臼翻修病例，传统的多孔涂层非骨水泥型髋臼假体具有非常高的成功率。在髋臼重建中使用模块化垫块的适应证相似于那些需要使用传统大块植骨、双极假体和三翼假体的病例。一个被普遍接受的观点认为，当有活力的宿主骨缺失40%～50%时，有活力的宿主骨接触面不足，就不能提供充分的机械稳定性和利于骨长入的合适的生物学环境，单独使用多孔涂层臼杯也不能取得临床长期的成功，但是这种观点还没有研究证实。模块化垫块用于普通病例的适应证包括：严重的不规则的髋臼缺损和/或髋臼前后径小，使得采用半球形髋臼时不稳定；后柱或臼顶的严重节段性缺损；以及骨盆不连续。

缺损分型和垫块重建策略

准确的解读X线片和术中发现，对帮助选择恰当的治疗方法是至关重要的。笔者更倾向于使用Paprosky分型系统（见第118章）。这种分型系统是基于在骨盆X线正位片上评估骨缺损的数量来分型，

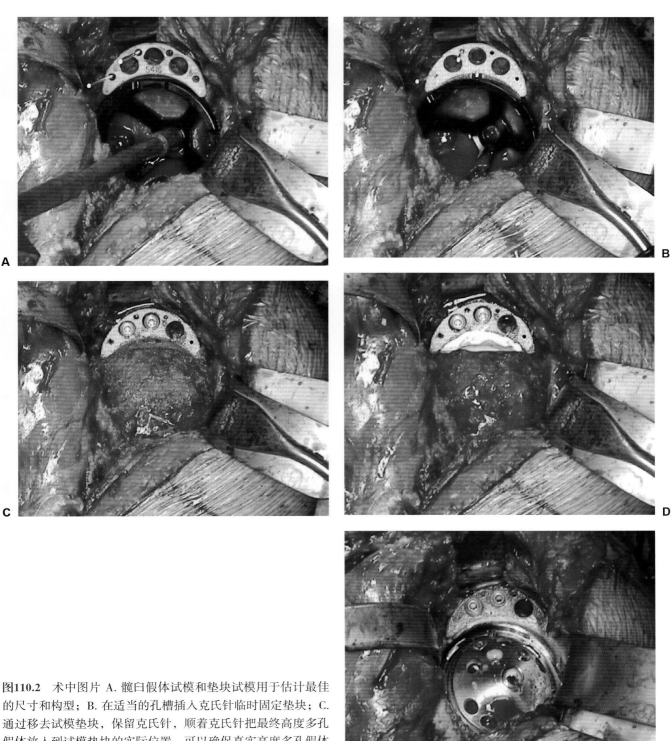

图110.2 术中图片 A. 髋臼假体试模和垫块试模用于估计最佳的尺寸和构型；B. 在适当的孔槽插入克氏针临时固定垫块；C. 通过移去试模垫块，保留克氏针，顺着克氏针把最终高度多孔假体放入到试模垫块的实际位置，可以确保真实高度多孔假体的精确放置；D：把骨水泥放在垫块的下面，使垫块与臼杯一体化；E：术中最终的构造

并且可为使用非骨水泥型假体进行的髋臼重建提供指导。Paprosky分型可以帮助确定重建中可利用的宿主骨，也可以帮助选择重建方式，以获得初始的机械性固定和假体界面骨长入。

大多数简单的髋臼翻修手术可以用任何一种高度多孔金属臼杯来处理，并能达到初始的机械性固定。当残余的宿主骨没有足够的覆盖时，或不能获得机械性稳定时，可以使用多孔金属垫块来获得必要的机械性支撑和稳定，这也是臼杯获得可靠的骨长入所需要的。伴有髋臼外上方骨缺损的Paprosky ⅡB型缺损，是使用髋臼楔形垫块的一个潜在适应证。在骨盆X线正位片上，髋臼上缘缺损并且假体移位小于3cm。在这种情况下，缺损是非包容性的并且可能高达1/3的支撑边缘已被破坏。前后壁和前后柱是完整的，通常可以为一个非骨水泥型多孔涂层半球形臼杯提供充足的支持。普遍认为臼杯上外侧部分无骨质覆盖区域可以高达30%，而不会影响臼杯的固定效果。当使用现代的高度多孔金属髋臼假体时，有更高比例的未覆盖区应该也是可以接受的，尤其是在坐骨上运用辅助性固定时。偶尔在术中遇到试模不稳时，加用一个垫块可能会有益处。一个有用的方法就是髋臼试模窗试验（图110.2A），或者放置髋臼锉到半球形髋臼腔内，评估未覆盖区域的面积和内在假体稳定性。在向坐骨切迹施加轴向压力下，如果髋臼假体移位至骨缺损处，那么使用髋臼垫块就被认为是需要的。

Paprosky ⅢA和ⅢB型骨缺损具有内在不稳定性，单独使用半球形髋臼假体时没有足够的骨质以获得成功固定。在ⅢA型骨缺损中，在髋臼的上外方有一个扩大的骨缺损，本质上把半球形的髋臼转变成了椭圆形畸形。这类缺损通常采用"双叶形"臼杯处理，或在高位髋关节中心放置假体，以获得充足的骨质用于固定。在骨盆X线正位片上，臼杯已经向"上和外"移位，髋臼的上外侧边缘常常有30%到50%的缺损，并且髋臼假体向上外侧移位大于或等于3cm。

对于ⅢA型骨缺损，依据髋臼上外侧缺损的范围有两种治疗方法可选。对于较轻的患者骨缺损的地方实质上是椭圆形的缺损，可以选择不同大小型号的楔形垫块植入到上外侧的缺损区域，相似于前面所讨论的ⅡB型骨缺损，只是垫块型号更大而已。这在本质上是把髋臼从缺损的椭圆形转变为半球形，以放置多孔涂层半球形臼杯，同时也能降低髋关节旋转中心。对于严重骨缺损病例，其伴有广泛的上外侧节段性骨缺损，特殊的支撑垫块可能是合适的，或者一些外科医师主张在恰当的支撑位置放置一个楔形垫块，而不用填充整个缺损区域，只要垫块能够充分的固定在上方骨质上。

Paprosky ⅢB型骨缺损是"上和内"骨缺损，髋臼边缘（大于髋臼周缘的50%）和上内侧骨质有广泛的缺损，假体向上方移位大于等于3cm，Kohler线也被破坏。这些缺损很可能会导致骨盆不连续，坐骨和泪滴线常常表现为大量的骨溶解。在术中用试模假体无法获得机械性固定。在这种情况下，可使用楔形垫块或限制性垫块作为"底座"来填充上方和上内侧的缺损（图110.3）。这可以为半球形非水泥型臼杯提供足够的机械稳定性，以允许重建有充足的骨长入。

手术技术

手术入路和显露方式通常根据手术医生的偏好来选择。然而，重建髋臼时，当需要时能够扩大手术入路以及对整个髋臼有一个自由视野是非常必要的。此外，必须要清晰地显露髋臼的前后柱、髂骨、坐骨和耻骨。笔者通常倾向于选择后方入路，是因为熟悉和易于扩大入路切口。偶尔会使用前外侧入路，主要取决于先前的入路和/或松动假体和骨缺损的位置。如果充分显露了髋臼，那么取出松动的髋臼假体通常是非常简单的。当髋臼假体已经松动一段时间且向上内侧移位至髂血管时，一定要小心谨慎。假体周围可能形成了致密的纤维组织，如果在去除假体时不够谨慎，可能会损伤到大血管。通过应用Explant系统工具可以很方便地取出固定牢固的髋臼假体。这套系统由位于中心的一个股骨头和连接在上面的各种大小的弧形骨刀组成。用这种骨刀可以在取出固定良好的髋臼假体时使损失的骨量最少。

一旦安全的取出髋臼假体，应该对髋臼进行认真仔细的清创，清除所有的纤维组织膜和嵌入的软组织。这个过程要细致和系统，以便于正确评估残余宿主骨的质量和骨缺损的位置。此时，评估前柱和后柱的完整性和髋臼边缘，寻找任何的腔隙性骨缺损或节段性骨缺损是非常重要的，因为这些会影响随后假体的稳定性。应该对髋臼内侧壁进行仔细的触诊以探查是否有相应的骨缺损。术中和术前的X线影像资料应该关联起来以更好的确认骨缺损。只

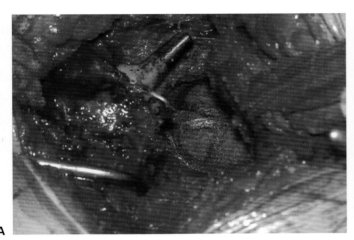
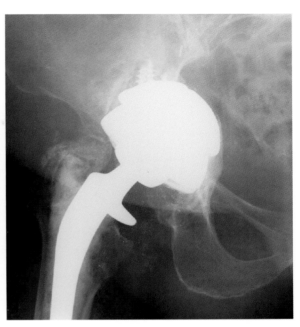

图110.3 A. 多孔金属钽垫块作为结构性"底座"植入髋臼上内侧骨缺损，然后网状移植骨填入垫块窗和髋臼空隙，用一个半球形髋臼锉反转压配，这有利于有结构支撑性的半球形空腔的准备，以容纳髋臼假体；B. 术后X线片展示多孔金属钽垫块作为"底座"，髋关节旋转中心恢复到接近正常位置

要是有任何的担忧，在磨锉前都应对髋臼做一个术中拍片以确认缺损位置。

首先用逐渐增大的髋臼锉依次磨锉髋臼，直至有活性的出血骨床出现，要对骨缺损保持敏锐的意识和观察，因为这有可能适合使用垫块。当磨锉髋臼时，医生必须格外小心，避免磨锉偏离至前柱或后柱。在每次磨锉后都对前后柱进行评估并且不"追赶"上外方缺损是非常重要的。在确定髋臼的合适大小后，试模假体就可以被放置以判断覆盖和稳定情况。当认为需要一个垫块时，骨缺损被分析，垫块的形状和大小可以通过放置的髋臼假体试模来判断（图110.2A）。将接受垫块的骨缺损可以通过比计划垫块稍小一号的髋臼锉来准备。应当小心处理，尽可能少的去除骨质。完成这些之后，可以放置髋臼试模假体和垫块试模以检验最终的位置，做出必要的判断，在有些系统里，垫块试模可以通过克氏针孔获得临时的固定（图110.2A）。

至于先放置髋臼假体还是垫块这点上，仍然有争议。在细心的术前计划下，两种手术技术都能获得成功。手术的关键点是不能由垫块引导髋臼假体的最终位置。髋臼假体应该放置在最好的骨质区域，以提供良好的机械稳定。虽然恢复髋关节旋转中心非常重要，但仍然属于次要的目标。在这个病例中，垫块将先被放置，而后放置臼杯。最终的垫块顺着保留的克氏针放置在宿主骨上，与髋臼假体试模相邻（图110.2B）。然后用预估长度的标准髋臼螺钉把垫块固定在其位置上（图110.2C）。在最终的重建工作完成前我们倾向于先不拧紧螺钉。接着在垫块上放置少量的骨水泥（图110.2D），然后再把最终的髋臼假体打压到其位置上（图.110.2E）。

为确保髋臼假体的稳定，应该放置一些螺钉。要注意的是，螺钉固定位置的术前计划十分重要，以避免在骨质中螺钉相互碰撞，也可起到限制臼杯移动的作用。一旦臼杯固定后，要在水泥凝固前把垫块上的螺钉完全拧紧，以创建一个整体的高度多孔金属组件。当骨水泥凝固后，就可以放置内衬试模以评估假体位置和髋关节稳定性。最终理想的内衬可以用骨水泥内衬或锁定内衬，这取决于假体系统和手术医师的偏好。

临床结果

多孔垫块已经取得了良好的早期效果。在2012年的一项研究中，作者报告了他们在Paprosky ⅢA型骨缺损中使用多孔金属钽垫块的经验。在平均时间

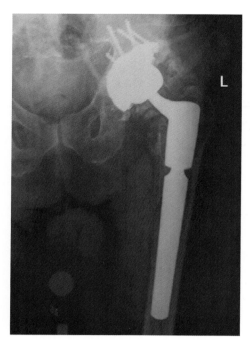

图110.4　随访1年术后X线片，髋臼假体和上方的垫块位置良好，没有无菌性松动的征象

为5年的随访中（26个月～106个月），37人中只有1人因为假体无菌性松动行翻修术，并且平均Harris髋关节评分由术前的33.0分提升至术后的81.5分。值得

注意的是总体并发症发生率还相对较高，有21%，但多孔金属钽构件的并发症表现率与先前的复杂髋臼翻修病例的报告结果相似。另外一个最近的研究报告了34例髋臼翻修术（18例较小柱缺损，14例较大柱缺损，2例骨盆不连续）的5年随访结果，其中有3例是因为假体无菌性松动而失败。Oxford髋关节评分由术前的平均15.4分上升到了术后的37.7分。至于这3个失败病例，2个是伴有骨盆不连续的患者。因此我们可以得出结论，使用多孔金属钽臼杯的患者在中期随访中可以获得良好的临床和影像学结果，但是在骨盆不连续病例中，这个结果不一定可靠。

例证总结

在这个病例翻修术中，按照图110.2A～E中所介绍和描绘的手术技术，放置了一个楔形垫块。一个大直径股骨头联合翻修型锥形股骨假体用于重建。术后1年X线片，显示了良好的对线，也显示了多孔髋臼假体和垫块组件发生骨长入的证据（图110.4）。

Mansour Abolghasemian

David Backstein

Oleg Safir

Allan E. Gross

111

第111章　结构性同种异体骨移植髋臼翻修中的应用

病例展示

30岁的患者因软骨肉瘤行全髋关节置换，术后疼痛10年。X线片（图111.1）显示臼杯顶部环状松动，伴有严重骨质丢失和髋臼内陷。拟行翻修术，由于患者较为年轻，考虑行同种异体骨移植以恢复骨量。

术前评估

在决定行翻修术后，需要估计骨缺损的严重程度。对于不太熟悉复杂翻修手术的医生来说，确定该病例的难易程度有助于判断该病例是否需要转移至翻修中心进行手术。对于翻修医生来说，骨缺损类型的理解也十分重要，这有助于器械、假体和异体骨的准备。我们采用髋臼骨缺损分型已有19年。这种分型基于影像学和术中所见。表111.1显示了

这种分型。这种分型较为容易记忆并且其有效性得到了肯定。它同时提供了治疗指南尤其是术中的指导。

影像学评估

影像学研究主要基于正侧位X线片。为了更好地评估髋臼前柱和后柱，可以考虑行髂斜位片和闭孔斜位X线片。我们在正位X线片采用标准线检查内壁的完整性和是否存在髋臼内陷（提示内侧空洞样骨缺损）。总的说来，松动的假体倾向于向髋臼缺损的部分移位。由于髋臼存在前倾，在正位X线片上观察，后柱缺损可导致假体向外侧移动，前柱缺损可导致假体向内侧移动。假体的内移提示内壁的缺损（Ⅱ型），且如果越过了Kohler线，通常伴有前壁缺损。如果臼杯前缘（泪滴的底部）保持完整，有限的前壁缺损通常不会干扰生物型髋臼杯的稳定性，因为臼杯周围3/4的结合仍然有良好的支持性。这种可以被考虑为Ⅱ型缺损。

髋臼的顶部也需要检查。臼杯向髋臼顶部的上或内上移位，且上缘完整，则提示包容的上方缺损

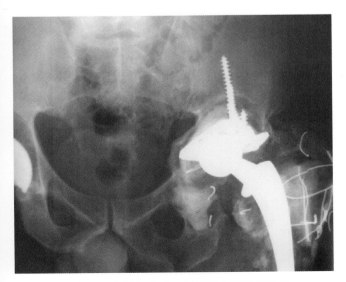

图111.1　顶部环和水泥杯重建10年后巨大髋臼骨缺损

表111.1	髋臼骨缺损的Gross分型
类型	**缺损**
Ⅰ	没有明显的骨质缺损
Ⅱ	包容性骨质缺损（空腔）（图111.2）
Ⅲ	非包容性骨质缺损，小于髋臼50%（小节段性缺损）（图111.3）
Ⅳ	非包容性骨质缺损，大于髋臼50%（大节段性缺损）（图111.4A）
Ⅴ	骨盆不连续伴非包容性骨质缺损（图111.4B）

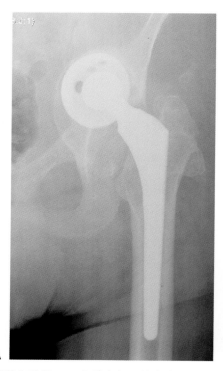
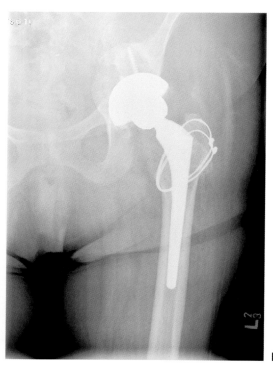

图111.2　Ⅱ型髋臼缺损：A. 左髋有标记的内陷，髋臼边缘完整；B. 术中未见明显的节段性缺损，使用多孔杯配合打压颗粒植骨获得周围匹配

（Ⅱ型）（图111.2）。任何臼杯的上外方移位均提示髋臼壁的上方缺损，通常伴有一些后壁的缺损（Ⅲ或Ⅳ型）（图111.3）。Ⅳ型缺损则是指巨大的上方缺损使髋臼失去支持，导致臼杯向缺损除移位（图111.4A）。坐骨骨质溶解表明了骨盆的不连续性，是Ⅴ型缺损（图111.4B）。记住这些标准，外科医生可以术前预测骨缺损的严重度。但是，真正的骨缺损往往大于术前影像学的提示。

CT扫描对精确评估剩余的骨质是很有优势的，尤其是前后壁的完整性和内壁的厚度。这可以辅助医生进行良好术前准备。术前影像学研究经常低估了骨缺损的程度，最终的分型应当于术中移除旧的假体并清理髋臼肉芽组织和磨削后进行。假体内移至骨盆内与重要血管相邻时，血管造影（传统或CT片）很有帮助（尤其是当这种内移是畸形发生或伴有深处感染）。

Ⅰ型缺损通过标准的骨水泥型或较好的生物型臼杯可以修复。Ⅱ型包容性缺损通常通过颗粒植骨填充配合水泥型或生物型臼杯进行重建。巨大的无法支持臼杯的Ⅱ型缺损则可能需要更复杂的重建。

Ⅲ或Ⅳ型部分缺损需要进行重建以使新的臼杯有足够结构支持。

有两种重建部分缺损的主要方法，生物性和非生物性。任何时候重建的长期的稳定性决定于假体和骨通过骨长入和骨长上的直接结合，这种结合被认为是生物性结合。这包括多孔涂层假体和多孔补

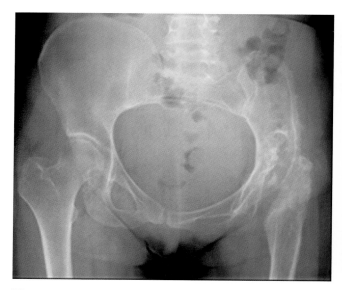

图111.3　Ⅲ型髋臼缺损。THA感染关节切除后20年

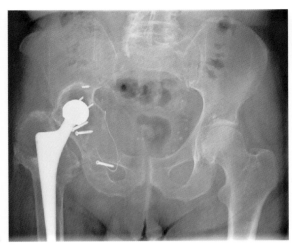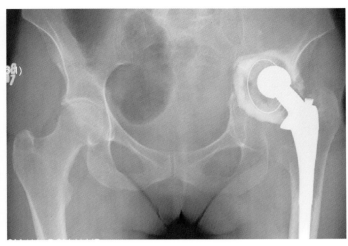

图111.4 A. Ⅳ型髋臼缺损。注意髋臼上方的严重节段性缺损。后柱的连续性得到了保留；B. Ⅴ型髋臼缺损。大节段性缺损伴骨盆不连

块的使用。相反的，如果结构的完整性与宿主骨生物功能不相关，例如当假体通过骨水泥或螺钉固定于骨组织，这种重建就是非生物性的。一些技术例如加压植骨配合水泥型臼杯或使用穹顶加强环或融合器，是依赖螺钉固定的，这些也归为非生物性方法。

获得假体的稳定性的一种方法是使用结构性同种异体植骨，即本文所述的方式。它曾经成为治疗部分缺损的标准方法，但是如今却使用率较低。这种技术除了需要特殊的机构准备同种异体骨并确保其无菌性和机械性能，还在一些中心受到应用的限制。由于异体骨组织的吸收是很常见的，长期的寿命是一个需要考虑的问题。多孔材料的出现，例如金属骨小梁，带来了具有理论优势和良好短期结果的简单的技术。

采用结构性同种异体骨移植的主要优势是在提供髋臼假体结构支撑的同时提供了恢复骨量的潜力。取得这些优势的一个先决条件是异体骨与宿主骨的融合。任何阻碍这种融合的条件，例如辐射，都应当被考虑为使用同种异体骨的相对禁忌证。活动性感染是另一个禁忌证。考虑到同种异体骨技术的复杂性，手术时间较长的严重的疾病也被考虑为相对禁忌证。

手术技术

手术采用侧卧位。确保患者处于标准的侧卧位

对于髋臼杯的定位尤为重要。

我们倾向于采用外侧入路，虽然后路也具有同样的优势。当需要植入臼杯以外的物体时，我们进行转子截骨（见第103章）。切开筋膜后，我们确认臀中肌的后缘。将臀中肌和臀小肌前翻，暴露梨状肌肌腱。于臀肌和梨状肌的间隙开始截骨。最近10年我们采用改良转子截骨，在大转子后内侧留下1cm的与股骨柄相接触的区域。通过这种方式，全部的后方软组织包括关节囊和外旋短肌可以保持连接。大大减少了脱位率。

截骨的长度取决于是否股骨柄也需要翻修。无论选取多长的大转子截骨长度，必须保证股外侧肌在大转子上的远端止点不被剥离。无论是计划取出水泥型还是固定良好的生物型柄，均要进行改良延长转子截骨（ETO）。但是如果只翻修臼杯，或者翻修柄时暴露股骨髓腔并不完全必要，采用改良转子滑移截骨便可。在这两种情况下，一旦发生了骨不连，这种对臀肌和股外侧肌的持续悬吊减少了转子的前移（图111.5）。截骨部分和相连的肌肉前移，切除关节假包膜。在移除原先假体后，清理髋臼，暴露整个髋臼的边缘。通常要磨至骨质出血。在打磨内壁时需要十分小心，不要磨穿骨壁，侵犯到盆腔内脏。每当有疑问时，我们进行钻孔和测深以了解内壁的厚度，需要保证3～4mm的厚度。这时可以进行最终的髋臼骨缺损分级。将试模放入髋臼，髋臼从视觉上分为4个部分（图111.6A）。分别

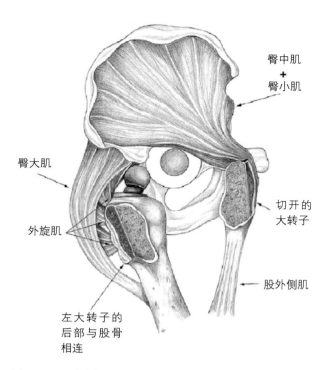

臀中肌
+
臀小肌

臀大肌

切开的
大转子

外旋肌

股外侧肌

左大转子的
后部与股骨
相连

图111.5　图解转子滑移截骨。转子骨块用臀肌上方和股外侧肌下方构成的软组织袖包裹

分析4个部分无覆盖区域的大小，并计算总的未覆盖率。如果有一个部分的缺损超过50%的髋臼边缘，则考虑为大节段骨缺损。更小的缺损被考虑为小节段骨缺损。要仔细地检查是否存在骨盆不连续。柱的完整性并不能排除骨盆不连续的可能。使用Cobb剥离器，对髋臼前半部分施加轻微的压力。如果前部包括坐骨独立于上部发生运动，便可诊断为骨盆不连续。

低于30%的缺损不需要结构支撑，可以采用异体骨对缺损处的骨量进行修复。但是，超过30%的缺损则需要结构性补块（例如30%～50%的小节段缺损，超过50%的大节段缺损）。

髋臼节段性缺损小于50%（Ⅲ型，小节段性缺损）

缺损通常发生在上方，无论是前上还是后上。这种缺损可能发生于髋臼发育不良，并有应力遮挡效应和骨质溶解，松动和外展导致髋臼边缘负重。

在Ⅲ型缺损中，试模应当保持部分的稳定性。

但是，有数项研究表明低于60%～70%的骨覆盖不利于生物型臼杯的长期稳定性。因此，超过30%的缺损建议采用支撑结构进行填补。结构植骨是传统的方法。其他的方法将在本章后部分讨论。

小节段异体植骨（结构性植骨）可以填充骨缺损，为后期翻修做准备。因为大部分生物型臼杯的表面与骨组织相接触，负荷大部分转移到宿主骨组织，所以不需要采用笼架保护异体骨。

我们倾向于采用年轻男性的股骨头进行小节段植骨，但是在一个大的髋臼中，可能需要同种异体骨。在准备髋臼的过程中，将异体骨浸泡在络合碘（碘伏）中。对于股骨头的异体骨，要用女性铰刀去除软骨，保留软骨下骨，切成适合缺损区的形状。移植骨和宿主骨要紧密结合。我们倾向于避免使异体骨的多孔区暴露于宿主的软组织，因为这从理论上会提高异体骨的吸收和塌陷的发生率。

异体骨用2～3枚4.5号踝螺钉或4号松质骨螺钉配合垫片固定于髋臼上方骨质。螺钉的方向应当平行于关节受力方向，即一个冠状位斜面，朝向内上方。然后打磨髋臼，从最小号开始，最终达到所选臼杯的大小，这样可以使移植骨与宿主骨齐平（图111.6B）。因为移植骨硬度要大于患者自身的骨质，在打磨过程中很容易发生偏心，这是需要避免的。通常情况下在这个阶段不要再进行重要的打磨。直接放入臼杯（图111.6C,D）。我们在翻修方案中的假体选择是一个金属骨小梁杯（图111.7）。当翻修一个Ⅲ型的髋臼时，通常能够将臼杯放在理想的前倾外展位置。这样就可以使用一个标准的（TM）钽杯。尽管如此，钛金属翻修杯也具有一些优势。内衬通过水泥固定于外杯，这样就可以独立于外杯放置，弥补外杯的放置不当。可以透过钛金属材料向各个方向固定螺钉，水泥层可以弥补螺钉头部的突起，使得内衬可以平稳放置。一些铰刀取下的自体骨可放置于异体骨和髂骨之间(扶壁植骨)以促进融合（图111.6D）。翻修假体结束后，转子部用至少两层钢丝捆扎于股骨。

术后护理

患者术后第一天脚趾点地负重，根据影像学的

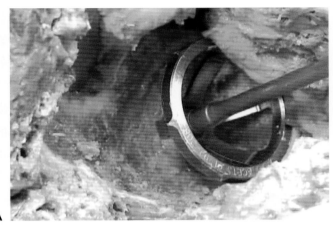
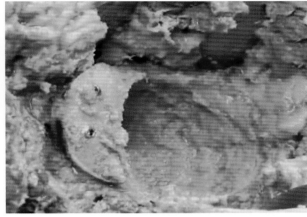
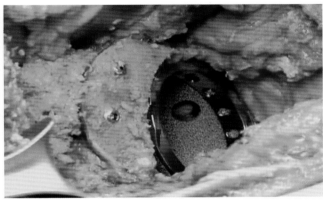
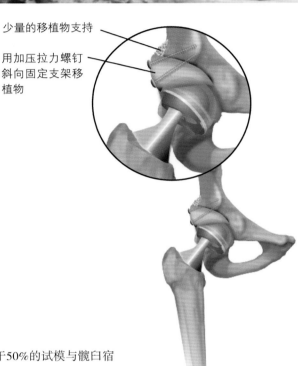

少量的移植物支持

用加压拉力螺钉斜向固定支架移植物

图111.6 A. 测量骨缺损的数量，将试模放入髋臼正确的水平。大于50%的试模与髋臼宿主骨组织相接触代表小节段性缺损；B. 异体股骨头放入缺损区用2枚螺钉固定；C. 放入多孔金属杯；D. 图解重建

融合情况，在3个月内逐渐过渡至全负重。6~8周开始主动外展训练。术后5天静脉使用抗生素，其后5天口服抗生素。抗凝（一般使用低分子肝素）连续运用至术后21天，除非需要根据临床情况进行其他调整。

髋臼节段性缺损大于50%（Ⅳ型，大节段性缺损）

如之前所述，如果缺损大于50%，需要进行大节段异体骨移植。我们通常首先运用全髋臼移植骨修复主要的缺损。但是，在一些比较小的髋臼中，

一个男性股骨头可能已经足够。异体骨的准备可以在另外一个台面上与髋臼准备同时进行。去除表面的软骨，但保留软骨下骨。修剪髋臼的外形使之与缺损相匹配。用高能锉刀修剪异体骨的外形使之匹配。用2~3颗6.5号松质骨螺钉将其固定于髋臼，方向与之前所述的小节段性缺损相同。接下来进行包括异体骨在内的整个髋臼的打磨，使内表面平整以放置笼架。为了避免干扰笼架，任何突起部位都要修剪。小的包容性缺损应当用颗粒骨填充。自体骨和异体骨之间的界面用铰刀打磨。

大节段性缺损应当使用笼架保护，减轻移植骨

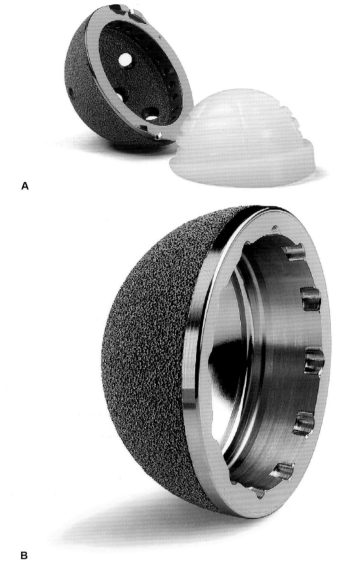

A

B

图111.7　A.翻修多孔金属杯和聚乙烯内衬，通过水泥固定；
B.模块化多孔金属杯，内表面抛光

的负荷，将负荷转移至髂骨和坐骨。这非常重要，因为异体骨弥补了髋臼50%的缺损，如果使用一般的水泥杯或生物杯，将会承受最多的机械应力。这将会导致重建的早期失败。

笼架的植入首先要在坐骨开槽。我们发现将坐骨凸缘放置在坐骨上方会使髋臼旋转中心外移，可能损伤坐骨神经。其他的将坐骨凸缘放置在坐骨的优势包括需要较少靠近坐骨神经处的软组织分离，笼架受到更好的保护，垂直方向受力时可以避免外展。

确定坐骨并钻孔测深，凸缘需要被骨组织包绕

2cm。用特制骨刀开槽（图111.8A），最终用笼架的凸缘扩大槽以防止骨刀不小心穿透坐骨并损伤坐骨神经。如果坐骨由于骨溶解而骨量不足，我们在放入骨刀前打压入一些颗粒骨（高龄需求较低者可用骨水泥）。

一种很有帮助的方法是使用一个可弯曲的试模作为模板在植入前来调节上下凸缘。这避免了强行将笼架植入往往骨量较差的坐骨的需要。通常上缘需要下弯至髂骨，下缘需要沿着坐骨向上弯曲。植入笼架前的最后操作是准备外侧髂骨。轻柔地将外展肌从髂骨游离适当长度。这需要十分小心，避免损伤臀上神经血管束，可导致严重外展倾斜。

首先将笼架下凸缘全部插入槽中（图111.8B）。然后将其打压如髋臼使得上凸缘与坐骨相吻合，轻度向后。笼架通常放置在更垂直和后倾的位置，这使得臼杯植入更理想，但是当放入聚乙烯衬垫时，需要调节倒转和外展。固定主要依赖于坐骨内的远端凸缘和上凸缘内打入髂骨的螺钉。最少使用3枚双侧皮质骨螺钉固定凸缘于髂骨，但在这之前建议在顶端打入几枚螺钉，其后的几枚螺钉将把笼架进一步推入髋臼窝，减少间隙，因此缺少直接支持是笼架失败的一个诱因。同样根据与螺钉相垂直的方向，可以产生一个更强的结构支持。从生物力学角度来看，在下凸缘内侧向坐骨打一枚螺钉很有帮助，但是据我们的经验来看很少有好的效果。

覆有骨水泥的聚乙烯内衬30°~40°外展，20°~30°前倾（两者之和为60°）置入笼架内，不考虑笼架的位置。通常我们采用抬高上缘的内衬以获得更好的后外侧稳定性。这很重要因为笼架是垂直后倾放置的，使得内衬后外侧无覆盖。持续加压直到水泥固化，使得水泥穿过笼架的空洞，避免内衬和笼架的相对运动。许多Ⅳ型缺损的患者有过翻修史，外展肌缺陷是很常见的。我们常使用限制性内衬，有时运用异体伸膝装置重建外展肌。

术后护理与小节段性缺损的护理相似。但是，根据重建的程度，负重的增加速度会减慢一些。

骨盆不连续（Ⅴ型）

慢性骨盆不连续通常与Ⅲ型和Ⅳ型缺损相关，

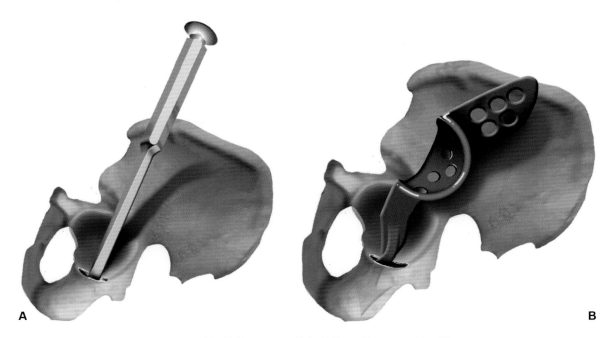

图111.8 A: 为笼架下凸缘植入而用于坐骨开槽的特制骨刀；B. 笼架的植入从插入下凸缘开始

可以用笼架和大小柱状异体骨来治疗。不连续的区域应当清理并且用颗粒骨填充（最好是自体骨）。但是结构植骨失败率较高。其他成功的方法会在本章讨论。

结果

使用小节段异体骨和生物杯治疗Ⅲ型缺损得到了较好的长期疗效（图111.9）。Ⅳ型和Ⅴ型缺损采用大节段异体骨配合笼架治疗，结果却不满意。

髋关节翻修使用同种异体骨的主要顾虑是融合率、再吸收、崩塌和假体松动。达到融合主要依赖于宿主骨的生物能力、移植物的固定稳定性和移植物的压力大小。移植骨的再吸收可能是应力遮挡（非负重区）、再血管化或者免疫反应导致的。移植物崩塌可能是后两种机制导致的严重再吸收的后果，并最终导致假体松动。

小节段植骨治疗Ⅲ型缺损

我们在英文文献中发现了4项着重于用异体骨植骨治疗小节段性缺损的研究。有几项其他的研究，但并没有区分缺损的大小，因此没有纳入。表111.2总结了这四项研究的数据。

几项研究一致认为有较高的移植骨-宿主融合率（定义为宿主移植物界面有骨小梁桥接）。有报道较高的再吸收率，但是再吸收比较温和，与临床相关较小。移植物再吸收根据正位片与术后片相比透亮程度的百分比进行分级，大于50%定义为严重再吸收。这是一个相对不准确的分型方式，因为从二维的X线片上很难确定再吸收的量。在所有的研究中，严重的移植骨吸收与非感染性臼杯松动相关。

Lee等报道了我们小节段异体骨重建用于Ⅲ型骨缺损的结果。这是文献中最大规模的长期随访。平均随访16年（5.3～25年），85例臼杯中32%因无菌性松动翻修，23例（27%）臼杯置换失败。以臼杯松动再次翻修为观察终点，Kaplan-Meier15年和20年生存率分别为67%和61%。

移植失败定义为二次翻修中出现Ⅲ型或Ⅳ型缺损需要再进行结构重建或骨小梁金属补块以实现生物杯的初始稳定。15例植骨（18%）失败（11例无菌性松动，2例感染）。以臼杯松动再次翻修为观察终点，Kaplan-Meier15年和20年生存率为81%。

植骨对恢复骨量的高成功率得到了其他文献的认同。Woodgate研究中生存94%，在Sporer研究中生存95%。后一个研究报道称在5个失败病例中的二次

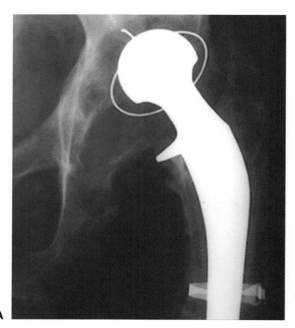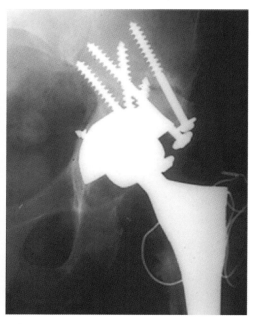

图111.9　小节段性缺损：术前（A）用小节段植骨和生物杯重建术后11年（B）

翻修中不需要其他的骨移植或补块。表111.2总结了小节段性缺损翻修中异体骨移植的结果。

最近我们比较了水泥型和生物型臼杯在小节段股骨头异体骨植骨的结合情况。平均随访126个月，45例髋的队列中42%失败。10年和20年生存率，生物型分别为88%和76%，水泥型分别为67%和36%。这个差异显示了生物型杯的优势。我们最近使用了金属骨小梁臼杯，可以预期更好的效果。在一项未发表的研究中，我们评估了9例使用钽杯和小节段异体骨的结果。在平均随访6年中，没有无菌性松动，但有1例可能发生松动，目前状况良好。

大节段植骨治疗Ⅳ型缺损

有许多针对严重髋臼缺损的报道。但是，大多数要么没有对缺损进行分类，要么将Ⅱ、Ⅲ、Ⅳ型的结果混合讨论。大量证据显示水泥型和生物型杯安装在大节段异体骨上若干年后有较高的失败率。因为大部分关节的负重由填充髋臼50%以上的异体骨承担，我们认为应当用笼罩进行保护。表111.3总结了一些大节段缺损的研究。大多数是采用大节段异体骨移植配合笼罩。

大节段性缺损的重建效果不如小节段性缺损

表111.2	运用异体骨移植重建小节段性缺损			
类型	**Morsi**	**Woodgate**	**Sporer**	**Lee**
髋	29	51	23	85
缺损类型	Ⅲ（Gross）	Ⅲ（Gross）	ⅢA（Paprosky）	Ⅲ（Gross）
异体骨类型	冰冻股骨头	冰冻股骨头	股骨远端	冰冻股骨头
假体类型	水泥型和生物型	水泥型和生物型	生物型	水泥型和生物型
随访	7.1年	9.9年	10.3年	16年
非感染性松动	10.3%	19.6%	26%	27%
移植物再吸收				
轻微	58.6%	62.7%	8.6%	33%
适中	10.3%	17.6%	17.3%	3.5%
严重	0	9.8%	8.6%	2.3%

表111.3	结构性同种异体植骨重建大节段性缺损					
类型	Garbuz	Gill	Kwong	Pollock	Bradford	Saleh
髋	33	37	30	23	17	13
缺损	IV	IV	III和IV	IV	IIIB（Paprosky）	IV
异体骨	髋臼	股骨头	股骨头	股骨头	髋臼	髋臼
假体	混合	顶部环或者笼架	水泥杯	生物杯	水泥杯	顶部环或者笼架
随访	7年	7.1年	10年	最少2年	31月	10.5年
非感染性松动	39%	2.7%肯定 5.4很有可能 10.8%可能	47%	69.5%	5.8%	15.3%
移植骨融合	94%	97.3%	100%	未报道	100%	100%
移植骨再吸收						
轻微	9%	未报道	63.3%	86.9%恢复骨量，用生物杯翻修	大部分	7.7%
适中	24.2%	23.35%	6.6%			
严重						
结论	顶部环有较高的失败率。建议使用笼架	Major column缺损或者中央缺损建议使用笼架	建议使用大块异体骨移植和水泥杯	建议以骨量恢复为评价标准	比关节切除成形有更好的短期效果	用结构性同种异体骨植骨和笼架治疗IV型缺损结果较好

好。这反映了骨质丢失的严重性和翻修的复杂性。Jasty, Kwong和Pollock分别警告了大块移植骨无支持下的高失败风险。Garbuz也报道了我们研究所的经验，大节段移植骨采用顶环支持时失败率较高，建议使用笼架。这个结论得到之后Saleh的研究的支持。

除了对髋臼的持续重构，使用异体骨–笼架重建的期待是为以后翻修保留骨量。许多研究证实了异体骨移植对于骨量恢复的能力。Pollock FH和Whiteside LA反对使用生存结果作为评价异体骨在髋臼缺损中效果的唯一标准。他们认为如果可以采用传统臼杯而没有使用补块，失败的笼架也可以部分认为是一种成功。采用这种标准，笼架–异体骨植骨重建的失败率更低（例，Garbuz等的研究中的24%相比39%）。

与IV型缺损翻修复杂度相一致的高并发症率也有报道。特别是坐骨神经的损伤、深处感染和脱位。Goodman等研究了我们使用髂骨坐骨笼架重建髋臼伴有严重骨缺失的61例的并发症发生率。除了11例并发症与笼架松动有关，16例出现与重建相关的主要的并发症。6例部分或全部坐骨神经病变，7例脱位（11%），3例（5%）深处感染并导致2例行切除关节成形。

高的并发症发生率部分与扭曲的解剖结构相关，许多大节段性缺损的病例已经经历过若干次手术（最多的有8次）。大量的瘢痕组织可能导致患者坐骨神经损伤。技术因素也会影响。我们现在常规坐骨开槽植入笼架，因为全部6例坐骨神经损伤发生于将下凸缘置于坐骨外表面的病例中。后一种技术需要分离更多的软组织并牵拉神经。另外，凸缘放置在神经周围可能刺激神经尤其是在松动时凸缘外移。

数次手术后缺乏外展肌可能导致脱位。我们对于使用限制性内衬有一个相对较低的阈值，只要遇到外展肌不足，我们都会使用。最近，我们使用了异体伸膝装置重建外展缺损，降低了脱位率（未发表）。

我们报道了多次翻修的患者深处感染和不稳的概率显著升高。流程的复杂性和同种异体骨的使用具有潜在感染的风险。我们用5%络合碘，1/3的过氧化氢和2/3的生理盐水混合液体，杆菌肽（30000u加入1000mL生理盐水）一次洗涤异体骨来降低感染率。伤口同样用这些溶液洗数次。这是我们倾向使用的洗涤流程，但并没有数据支持。在进行了异体骨移植的翻修病例中，我们继续术后静脉使用抗生素5天，接着口服5天。

大节段骨移植和松质骨移植治疗髋臼不连续（V型）

髋臼不连续中使用笼架和异体骨的效果很差。我们报道了7年随访的10例患者，有50%的失败率和8例并发症（凸缘折断，脱位，深处感染）。Paprosky等报道了类似的16例患者5年随访结果，31%二次翻修，另外19%影像学显示松动。6例出现并发症，其中4例神经损伤。

结构性同种异体骨植骨在髋臼翻修中的前景

结构性异体骨植骨有两个主要功能：提供假体的结构支持和恢复骨量。在血管化的过程中移植骨的完整性会受到破坏，因为它可以诱导骨再吸收和新骨形成。如果异体骨发生崩塌，这个过程同样可以阻止骨量重塑。尽管许多研究报道了在二次翻修中所见的骨量的恢复，却没有数据证明新生骨能够提供二次翻修长期支撑的性能。

治疗小节段性缺损的方法有高关节中心、打压植骨、加强环、小节段异体骨移植、椭圆杯和钽块。提高髋关节中心并不好，因为并不能恢复骨量和下肢等长，生物力学上有劣势，并且有较高的脱位和松动的风险。打压植骨和加强环提供了较好的结果。但是这种技术较难并且重建并不是生物型。椭圆杯的结果不一致。金属骨小梁补块配合钽杯可以作为一个模块化椭圆杯，提供了骨生长的良好环境，减少了椭圆杯的使用。

我们报道了Ⅲ型髋臼缺损小节段植骨的良好结果。但是，再吸收的可能和不能诱导骨组织长入臼杯是需要考虑的问题。固定移植骨也比较费时。对于不想进行再次翻修的患者，我们使用钽杯和补块治疗Ⅲ型缺损。18例患者采用了这种方法，平均随访5.5年，只有1例由于感染性松动重建失败（图111.10）。

补块可以提供很好的结构支持，纠正髋关节旋转中心，且不受吸收的影响。由于其多孔结构而有较高的骨长入。尽管如此，异体骨植骨的一个主要优势在于恢复骨量。当遇到年轻的患者，骨量的恢复很重要，且可能会经历多次翻修，我们现在使用小节段植骨。

对于大节段性缺损有很多种选择。异体骨植骨–笼架，大杯，三凸缘杯，钽杯和补块，杯–笼架重建。大杯显示出很好的效果，但是处理巨大和几何形状不规则的缺损。三凸缘杯是一种个性化的多孔涂层的抗内陷笼架，短期效果较好。生物力学上强于传统的笼架，可以获得骨长入。但是，价格高昂，需要个性定制，且缺少长期结果，这些限制了它的使用。

我们使用钽杯和大的金属垫块治疗大节段性缺损。我们报道了使用低于50%骨接触钽杯的结果，我们的印象是只要钽杯结构性植入，传统的超过50%缺损就要使用笼架的规则就不再有效。然而，结构性缺损需要用钽块填充，并且与新鲜流血的骨质结合，杯要在正确的解剖位置保持足够坚固。连续14例患者5年后只有1例发生了非感染性松动。与笼架相比，这是一个非常好的结果。所以钽杯和补块是我们目前针对Ⅳ型缺损的治疗方法，只要我们能获得假体很好的压配。如果能够获得压配但感觉假体解剖位置不理想，我们使用杯–笼架技术。在钽杯上放置一个特制的笼架防止其在骨长入时极端受力。当骨长入能够提供臼杯的生物固定，笼架的负

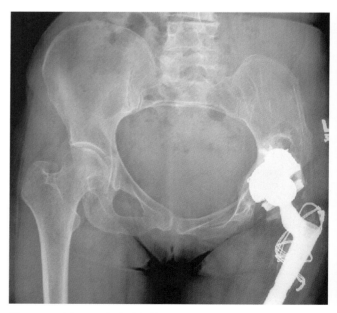

图111.10　图111.3中髋关节使用钽杯和补块重建术后4年

荷会被减轻，理论上不会出现松动或者破裂。放入聚乙烯的笼架确定了旋转中心的正确水平。

杯-笼架技术是我们治疗骨盆不连续的选择。一些作者建议使用1～2块金属板固定骨盆以获得融合，然后放入生物杯。就我们的经验，在慢性骨盆不连续中这种方法很少有足够的骨和愈合的潜力。其余的报道使用钽杯连接不连续部位并分散受力，以获得近端髂骨和远端髋臼后段的骨长入，理由是不连部位没有愈合的潜力。但是，这不是我们的经验，我们想通过骨长入来获得融合。我们基于26例骨盆不连的采用杯-笼架技术和异体骨移植的技术报道很振奋人心。82个月随访后，4例失败，所有的成功病例中影像学显示不连区域愈合显著。我们现在倾向于使用杯-笼架技术治疗骨盆不连（图111.11）。

我们仍然保留了一些使用传统笼架配合结构或者颗粒植骨的指征。缺少足够骨量以实现杯-笼罩的压配就是其中一种情况。缺少骨长入的潜力（例如放疗）以及预期寿命低（转移性髋关节损害，高龄患者）是其他的指征。在一些笼架植骨失败而进行二次翻修的手术中，我们有时会惊讶于骨量的恢复。在一项对比50例二次翻修且上一次翻修使用的是笼架和异体骨植骨的病例的研究中，在翻修的时间点对比骨量，我们发现结构性植骨相比颗粒植骨能够恢复骨量。因此，我们在一些有不正常的骨丢失的年轻患者中仍然使用这项技术，以期待恢复骨量为未来翻修做准备。

病例解决方案

根据上述信息，图111.1所示的患者归为Ⅳ型缺损，伴有严重限制性缺损。考虑到患者较为年轻，需要恢复骨量以防未来再次翻修，我们使用了大节段骨移植，并用笼架保护。包容性内壁缺损用颗粒骨填充。图111.12显示了10年后的结果。

结论

处理髋关节翻修中骨流失的新方法的引入减少了结构性同种异体骨植骨的使用。但是当恢复骨量对未来翻修很重要时，这种方法是一种可靠的选择。

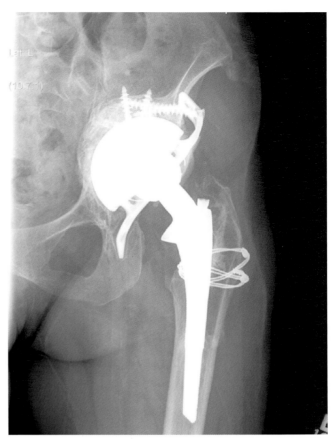

图111.11 图111.4B中的髋关节采用颗粒植骨和杯-笼架重建术后7年。注意影像学上移植骨的融合以及不连续性的愈合

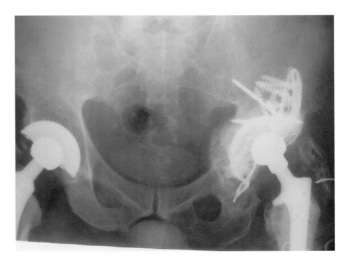

图111.12 图111.1中髋关节采用结构性髋臼异体骨植骨和笼架保护的颗粒植骨重建术后10年。臼杯采用水泥固定于笼架。注意异体骨的整合和骨量的恢复

B. Willem Schreurs

Wim H.C. Rijnen   Nico Verdonschot

Pieter Buma   Jean W.M. Gardeniers

112

第112章　髋臼打压植骨

许多水泥型或者生物型的髋关节置换因感染发生假体松动。这常常会导致骨量的丢失。翻修手术的一大难题就是如何处理假体周围骨量的丢失。尽管对于骨质确实的最佳治疗方法一直存在争论，这一章节提供了一种极具吸引力的生物方法，即打压植骨配合水泥固定。

病例

45岁女性，水泥型翻修术后11年疼痛。19年前由于关节感染行初次置换。患者诉疼痛逐渐增加，左腿短缩。体格检查显示防痛步态，左髋活动受限，左下肢短缩4cm。左侧臀肌萎缩明显。髋关节X线正位片显示双侧髋臼和股骨感染性松动和骨质丢失（图112.1A）。实验室检查和核素扫描无感染证据。

历史

翻修手术是一门古老的艺术。在希波克拉底时期就已经采用动物骨组织作为移植物。根据Mankin，"黑色下肢的奇迹"是基于第一个已知的人体异体骨移植。1668年，荷兰外科医生Job van Meek报道了第一个植骨流程，荷兰科学家Anthony van Leeuwenhoek首先描述了骨组织的显微结构。自体骨和异体骨的临床应用几度兴衰。在19世纪的后半叶和20世纪初，著名的外科医生如法国的Ollier，苏格兰的Macewen，美国的Curtis，德国的Barth，Axhausen，Lexer促进了这些技术的流行。在这段时期，骨移植一直是试验性的，结果并不可测。临床需求刺激之成为外科的方法。在1947—1950年间，Bush和Wlison发展出了保存技术，使异体骨可以保

存在-20℃。这项突破使得异体骨可以在临床大量使用，尤其是创伤和肿瘤相关的骨缺损。在20世纪50年代，Herndon和Chase，Burwell和Gowland，Campell和Urist进行了广泛的实验室和动物实验以提供临床骨移植应用的科学支持。大部分研究注重于结合，吸收，骨诱导和免疫原性反应的过程。在20世纪70年代，临床医生开始使用骨移植来修复髋关节初次置换和翻修过程中的骨缺损。移植骨的大小各异。有的医生坚持使用小块骨组织，其余的医生提倡使用大块或结构骨移植，可配合或不配合骨水泥，用于髋关节翻修。

我们从1979年开始，基于临床上髋关节初次置换颗粒骨移植的报道，我们开始在髋关节翻修中使用打压植骨技术配合骨水泥固定（1cm×1cm×1cm的小块骨组织）。在1975年，Hastings和Parker描述了在髋臼中央型脱位中使用水泥型髋臼配合自体松质颗粒骨移植的方法。但是，并没有对移植骨进行打压，最终使用了窄边粗孔杯。在1978年，McCollum等首次报道了25例髋关节置换失败髋关节内陷的患者中采用自体皮松质骨圆片回复髋臼骨量的经验。他们使用了明胶海绵避免了水泥和移植物的直接接触，从而避免水泥渗透入移植骨内。他们最终在髋臼中加入了一个钴铬钼合金网套固定空隙，分散受力。如果内壁缺失，则使用水泥杯配合Eichler环。在1983年，Roffman等运用髋臼内陷的动物模型研究了聚甲基丙烯酸甲酯骨水泥上自体骨片的寿命。他们的模型有一个片段缺损。组织学评估显示从髋臼壁向移植骨有骨形成。这种移植显示出可行性，在与水泥相邻的界面有新骨形成。基于这些在狗身上的实验结果，Mendes等发表了髋臼内陷中初次水泥

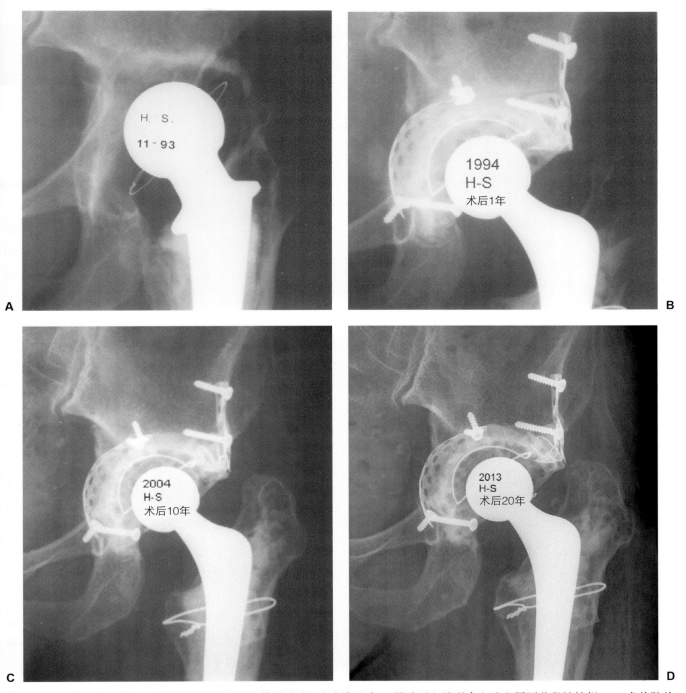

图112.1 一名患者失败的水泥型髋关节置换的影像学随访，包括杯和柄，导致了左髋联合空腔和周围节段性缺损。A. 术前髋关节X线片；B. 内壁缺损和边缘缺损使用金属网结合打压植骨重建后1年X线片；C. 重建术后10年；D. 重建术后20年。没有透亮线或再吸收。髋臼周围的同种异体骨组织正常

型置换结合自体骨片金属网支撑临床研究。他们进行了6年的随访，所有的患者中均获得成功。在1984年，Sloof等发表了1979年开始的运用尸体同种异体骨移植的新技术原始经验。髋臼缺损通过皮质松质骨片或者可弯曲的金属网来填充。髋臼通过异体骨片紧密包裹（1cm³）。将水泥直接加压于移植骨后，直接放入臼杯。髋关节的解剖重建是通过塞入尽可能多的移植骨片使臼杯处于横韧带的水平。

髋臼打压植骨的生物学

动物研究

在20世纪80年代中期，拉德伯德大学奈梅亨医学中心进行了髋臼侧和股骨侧的动物实验以提供这种重建方式的进一步科学支持。一项研究基于山羊模型从组织学评估移植骨整合的过程。手术方式是采用与人相似的方式。这项研究显示了使用这种方法后，移植骨与宿主骨很快的融合。24周后，原始的移植骨残留很少，新的未成熟骨小梁开始形成（图112.2）。经过一定的时间，重建未出现吸收或塌陷。这项研究的结果促进了这种生物重建方式在临床的进一步使用。

人体尸检

只有人体的数据才能够证明临床的应用。Van der Donk报道了初次置换和翻修中打压植骨配合骨水泥进行髋臼重建后的组织学分析结果。在1983年到1998年间，20名接受打压植骨的患者因不同原因进行了再次手术。翻修术后3个月至15年里，在髋臼再次翻修或其他侵入性的不会影响髋臼稳定的操作中，进行组织芯活检和大块骨碎片的收集。人体组织芯活检显示了一系列与动物实验相仿的现象。在移植骨再血管化的过程中，破骨细胞移去了大部分的移植骨。编织骨在移植骨和残留的纤维组织上以及新生肉芽组织内形成。混合了移植骨以后，新骨和纤维快速改造成为新的小梁结构。在一些样品中，发现在未整合移植骨的区域被纤维和软骨组织包围。偶尔有移植骨出现继发坏死的现象。根据这些研究结果，我们得出了运用同种异体骨打压植骨重建确实可以带来新骨的形成的结论。

适应证

翻修中髋臼打压植骨的主要指征是假体周围骨量的进行性丢失，导致疼痛和生理功能障碍。影像学上的松动现象往往先于临床症状。从20世纪70年代开始，全髋关节置换标准的术后流程中涵盖了规律的随访，以预防骨质的进一步流失（图112.3）。

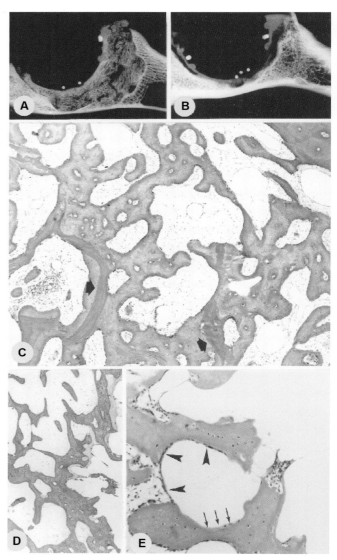

图112.2　山羊髋臼颗粒骨打压植骨后移植骨整合的组织学分析。A. 术后髋臼厚切片的X线片显示大量的移植骨和宿主骨的明显过渡区；B. 术后12周移植骨与宿主骨完全结合并整合；C. 12周后新生骨小梁结构，只有少量的移植骨残留（箭头）（40*）；D. 水泥和新生骨的界面（C，组织处理时被除去）；E. 骨–水泥界面的细节，显示直接骨水泥（C），接触点（箭头）和薄层软组织界面的位置（箭头）

在进行翻修的规划时，需要注意评估松动的诊断和证实松动的原因。在进行了全面的体格检查后，需要进行实验室检查和高质量的3个方向的摄片：正位、轴位和外展位。这些X线片可以用于评估解剖形变，溶骨的区域和程度，水泥的分布和髋臼股骨的缺损。可以对比以往的X线片以检查假体、水泥和骨质随时间发生的位置而改变。在要求较高的

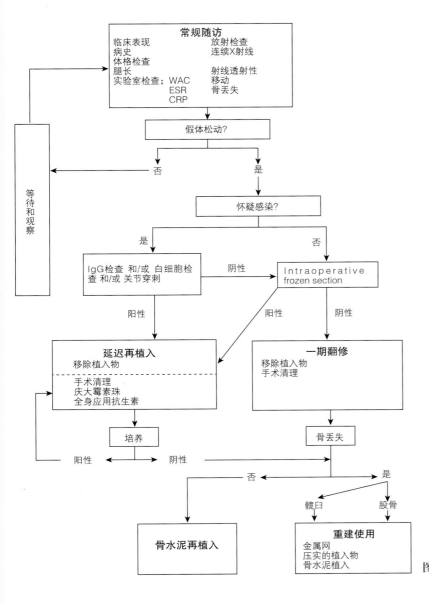

图112.3 我们的标注初次全髋置换术后随访流程

病例中，CT对于评估假体周围骨质流失很有帮助。如果发现了感染性松动，翻修前应当进行丙种球蛋白闪烁扫描或者白细胞扫描以排除感染。同样可以进行术前关节穿刺进行细菌培养。对于感染性髋关节假体松动，我们进行二期翻修。

禁忌证

无法弥补的大段缺损，包括周围和中央

未愈合的髋臼骨折

存在未控制的感染

术侧进行过放疗

手术技术

运用打压植骨治疗髋臼结构缺损和假体力学支持受损，其治疗的策略基于以下原则（图112.4）：

1. 将臼杯放置在髋臼解剖水平以修复髋关节力学

2. 运用金属网闭合节段缺损以取得包容性;留下缺损区域

3. 使用同种异体骨片填充缺损空腔

4. 通过打压植骨和骨水泥恢复稳定性

X-Change髋臼翻修设备系统（Stryker

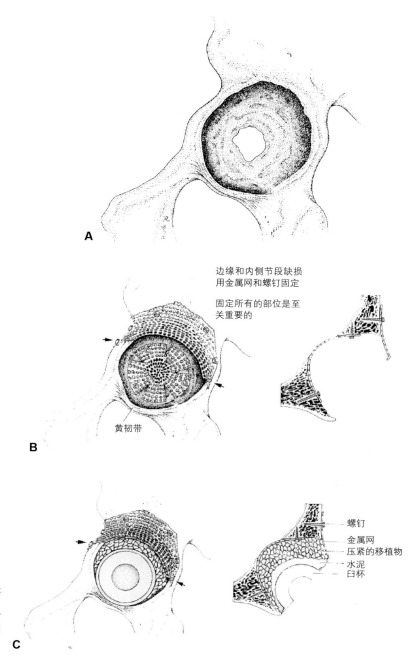

边缘和内侧节段缺损用金属网和螺钉固定

固定所有的部位是至关重要的

黄韧带

螺钉
金属网
压紧的移植物
水泥
臼杯

图112.4 A. 图解边缘和中央联合节段性空腔缺损；B. 用金属网和螺钉固定闭合节段性缺损。注意平等地固定金属网的前后角很重要（见箭头所指）；C. 采用新鲜冻存的颗粒异体骨打压植骨修复空腔缺损（左）。水泥杯重建的横截面（右）

Howmedica, Newbury,England）的发明就是为了达成这些目标。后外侧入路是我们的标准入路。这种入路可以扩大髋臼和股骨上端的暴露。很少需要转子截骨。如果解剖受到疤痕和变形的影响，确定主要标志对于定位很有帮助。这些解剖标志包括大转子尖端，臀大肌肌腱部，臀中肌和臀小肌的下缘，坐骨神经。这个阶段进行髋关节的穿刺，关节液进行培养。在脱位髋关节前暴露和牵引股骨近端。通过移除所有的疤痕组织，环形切开关节囊完全暴露关节腔，如果有必要分离髂尾肌或者松解臀大肌股骨

止点。

移除臼杯之后，如果可能，使用刮匙完全移除髋臼内壁的水泥和纤维界面。仔细定位髋臼下方的横韧带。臼杯要在此水平以上重建（图112.5A）。至少在结合面的纤维膜性组织取样3处进行细菌培养，如果有可能可以再送一个样品进行快速冷冻切片。再采集完这些样本之后，可以进行系统的抗生素治疗。

仔细检查髋臼底和壁，防止有隐藏的中央或周围缺损。髋骨外缘放置外围筛网（图112.4A,B，图

112.5B）。覆盖的肌肉（外展肌）可以从髋骨表面剥离，并且有很低的神经血管损伤的风险。用剪刀修剪可弯曲的不锈钢网使其适合缺损。用螺钉将金属网固定到髂骨（图112.5C）。至少要使用3枚螺钉。如果需要可以用更多的螺钉将金属网固定于骨质。要注意金属网的前后缘固定的足够牢固。这是这项技术中的一个重要因素，也是重建的稳定的一

个重要因素。推荐使用自攻螺钉，因为他们更加方便使用。为了达到金属网的准确定位，在这个阶段可以将试模放置在相应位置（图112.5D）。螺钉的位置应当垂直于髂骨使结合更优化。

在较大的缺损中，我们调整了技术，使用了一个弯曲的圆盘作为金属网的支撑。这个圆盘固定在坐骨结节区域的上外侧缘（图112.6）。任何节段性

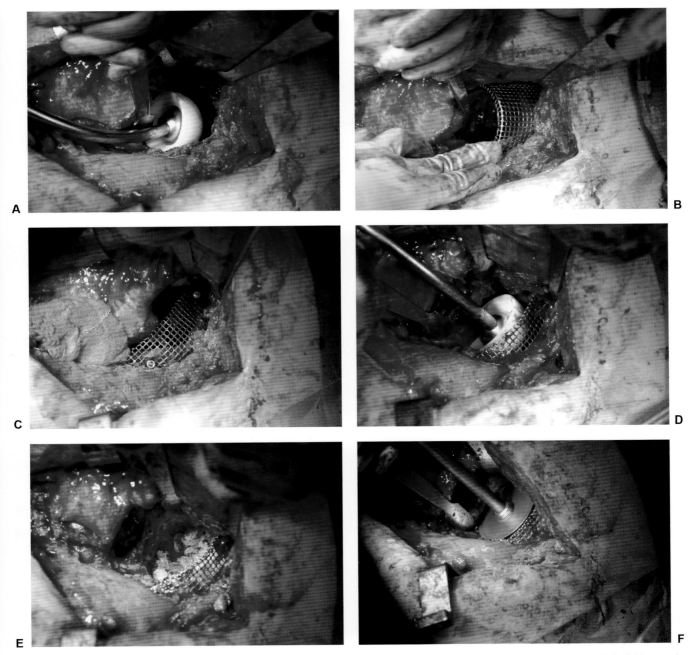

图112.5 A. 髋臼重建的程度根据试模来估计；B. 外周边缘金属网放置在盆骨外缘。覆盖的肌肉（外展肌）可以抬离盆骨；C. 金属网通过螺钉固定于髂骨，至少使用3枚螺钉；D. 放入试模检查金属网的方向；E. 整个球窝用松质骨块逐层填充；F. 用金属臼杯打压器打压骨片

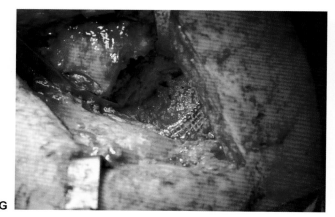

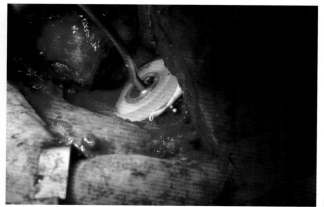

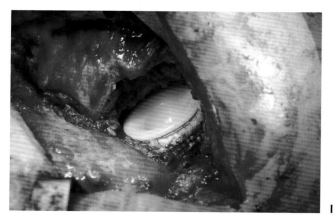

图112.5（续）　G. 整个髋臼的半球被一层打压的异体骨块覆盖；H. 骨水泥加压；I. 放入新的臼杯

缺损都采用金属网用类似的方式闭合。如果内壁完整但是很薄弱，在打压过程中可能发生骨折，那么建议在内壁放置金属网以预防骨折。术者不应当因为担心内壁骨折而减少打压的力度，而应当注重内壁的增强。并如果金属网固定得很完美和稳定，不一定需要螺钉固定。通过这种方式，髋臼得到了限制并转变为一个空腔缺损。在硬化的髋臼壁上钻孔以增强表面接触，促进血管长入。

从医院骨库中取出深低温冷冻的股骨头，平均切成4份。用咬骨钳和剪刀剪出大量的松质骨片。建议做成尺寸7~10mm的大骨片。清理髋臼后，任何小的空腔都要用骨片紧密填充。然后逐层填满整个球窝（图112.5E）。用金属打压器进行打压（图112.5F）。试模直径至少要大于最终假体直径2mm，为骨水泥留下空间。不需要进行反向打磨。重建髋臼时应十分注意，直到球窝达到了横韧带的水平。

最终，整个髋臼的半球形结构被一层异体骨片结构覆盖（图112.5G）。显然打压后的层厚并不一致，取决于重建的缺损。打压后，先前扩大的髋臼恢复到了正常的半径（图112.4C）。以前我们在顶部使用金属网限制水泥和移植骨的接触（图112.7）。15年来我们意识到了钛网并没有必要，便放弃了钛网的使用。

在抗生素骨水泥的准备期间，用试模或打压器对移植骨进行持续加压。放入和加压骨水泥后（图112.5H），放入臼杯保持其位置，直到骨水泥固化（图112.5I）。术后的处理包括低分子肝素抗凝6周。抗生素使用24小时。吲哚美辛使用7日防止异位骨化。术后的活动根据翻修的情况因人而异。在过去，所有患者卧床6周。如今大部分患者术后两天可部分负重活动。只有进行了非常大的重建的患者才卧床3~6周。拐杖辅助时间6~12周。

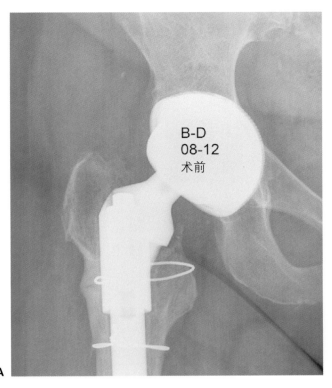

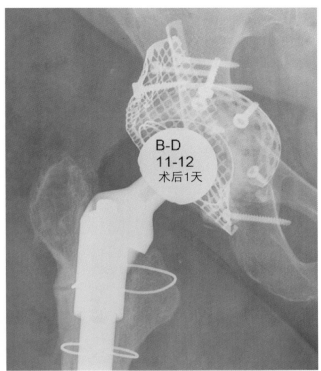

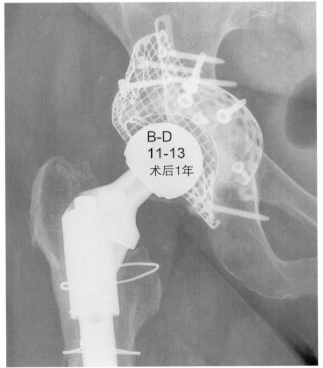

图112.6 多次翻修后的患者的X线片。患者诉严重疼痛，采用金对金关节，怀疑假瘤形成，以及偏心距减小导致的力学问题。A. 术前X线片；B. 术后X线片，采用打压植骨，内侧和上外侧采用了金属网和片以支撑大号金属网；C. 术后1年X线片显示稳定

打压植骨技术及骨块大小和准备的影响

髋臼打压植骨理想的骨块是纯净的松质新鲜冰冻骨，直径7～10mm。我们的长期临床经验基于手工用咬骨钳制备的新鲜冰冻小梁骨。但是，这种方法费时费力。因此，使用骨研磨器很有吸引力。虽然有很多商业化的骨研磨器可以使用，但是大多数研磨出的骨块不适合髋臼（2～6mm）。现在有一

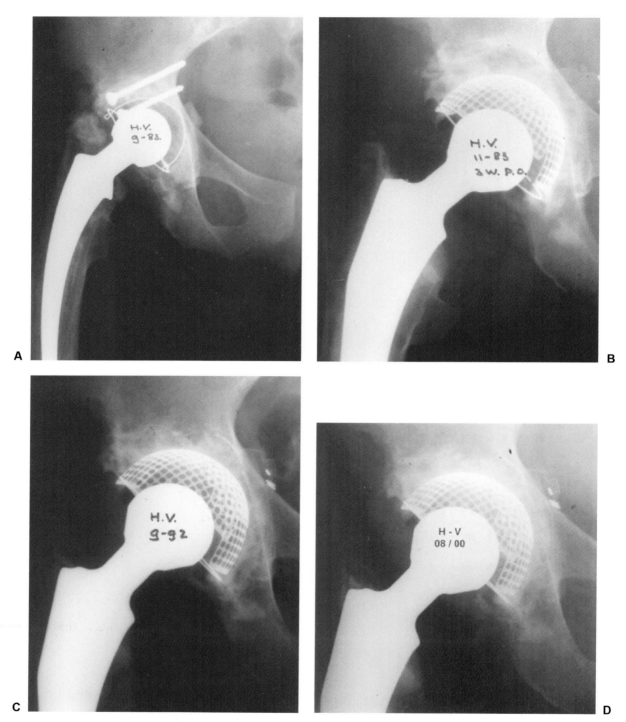

图112.7　一名水泥型全髋置换失败的患者的X线片，显示右髋空腔缺损合并周围水泥缺损。A. 术前X线片；B. 重建术后3周X线片，采用植骨和水泥固定。这个重建显示在移植骨顶部骨水泥–移植骨界面采用了金属网。我们不再在移植骨顶端使用金属网，我们通常直接放入水泥；C. 重建术后9年的X线片。没有透亮带或者再吸收。髋臼周围异体骨结构正常；D. 术后15年X线片。长期以来保持了稳定

种特制的能够生产7～10mm的骨研磨器，甚至达到8～12mm（Noviomagus Bone Mill, Spierings Medical Technique, Nijmegen, The Netherlands）。但是在研磨前必须把软组织和软骨去除，因为这些组织会降低重建的稳定和打压效果。

骨块的尺寸显然影响打压植骨后臼杯的稳定性。生物力学测试下，7～10mm的骨块带来的稳定性大于2～4mm的。但是，打压的技术也十分重要。一些术者使用改良打压技术，即使用髋臼铰刀反转配合手动加压。在测试中这种反转的方法会带来更多的臼杯移位。有时候，术者使用铰刀反转，并且铰刀预先在股骨头铰入尺寸较小的骨泥。这种方法带来的稳定性不足。可以在打压前清洗骨块。清洗似乎能够增加稳定性和整合能力。

临床随访流程

根据我们的流程，患者6周，3个月，6个月，1年后分别门诊随访，其后每年随访一次。术前和术后进行HHS评分和OHs评分。髋臼缺损分型依据AAOS分型方法。运用影像学评估结合程度，测量移植骨整合移位程度，研究X射线下透光性。结合定义为出现跨越移植物-宿主界面的骨小梁轮廓。移植物整合通过Conn等的标准评估，当影像学有密度可见的连续性骨小梁穿过现有的移植骨和宿主骨可认为有骨整合。臼杯的移位是基于标准正位X线片，以泪滴线为参照。移植物水泥界面的透光性通过DeLee和Charnley的标准评价。臼杯3个部分出现连续的厚度大于2mm的透光线被认为是松动。

结果

髋臼翻修打压植骨重建的近期研究结果列于表112.1。我们机构中这种技术的结果进行了10～15年随访，15～20年随访和20～25年随访。1979年到1986年间，连续对58例初次置换失败的患者进行了62个髋臼重建，4名外科医生参与了手术。56名患者是非感染性松动，4名是感染性松动。男性13人，女性43人，平均年龄59岁（23～82岁）。分型显示37名为空腔缺损，23名空腔阶段复合缺损（10名中央型缺损，13名周围髋臼壁缺损）。没有失访。20年

翻修后Kaplan-Meier髋臼杯生存率是75%（95%CI，62%～88%）。除去两个分别初次置换3年和6年发生感染松动而翻修的患者，非感染性松动翻修的20年生存率在79%（95% CI, 67%～93%）。大多数髋关节影像学较为稳定（图112.6，图112.7）。感染松动翻修的病例术后显示了透亮线。在审查中，一个没有进行翻修的病例影像学显示松动。但是，在随访过程中有4名影像学显示松动的患者死亡。他们没有进行翻修因为主诉不严重。我们的结论是根据长期的随访，在初次置换失败进行翻修的髋臼中，打压植骨技术是一种安全的技术，并且能够处理各种缺损的重建。

另外一组可能从此方法受益的患者是需要髋关节翻修的类风湿性关节炎患者。RA患者置换失败后臼杯的再次固定十分困难，因为其骨质很差。中期随访显示生物型杯在RA患者翻修中失败率很高。到目前为止，文献报道的最佳结果是使用水泥杯配合一般的水泥再胶结或打压植骨。我们在连续28例RA患者35例髋臼翻修中使用打压植骨。术后8～19年进行随访。没有患者失访，但是有8例患者（10例髋）死亡。但是他们的结局也被涵盖。髋臼骨量缺损分型根据AAOS方法，11例空腔缺损，24例节段-空腔复合缺损。在最少8年的随访后，8例髋关节再次进行了翻修。出现感染性松动，Kaplan-Meier分析显示12年随访非感染性松动生存率85%（95% CI, 71%～99%）。空腔缺损和单纯节段缺损中运用打压植骨的效果非常满意，并被多处报道。但是，它的局限性还不明确。我们显示这种技术在Paprosky IIB，IIIA，和IIIB型缺损中翻修后10年生存率88%（95% CI, 74%～100%）。这些数据得到了Garcia-Cimbrelo等报道的确认。然而，我们建议在较大的缺损中有经验丰富的外科医生操作，因为这项技术很需要操作。

未来的新方法可能是髋臼打压植骨和金属骨小梁补块的结合，尤其是在大段骨缺损中。可能这些补块可有助于提升大段缺损重建后的初始稳定性。

并发症

• 重建过程中依赖大面积的金属网作为初始支撑可能

表112.1　结构性同种异体植骨重建大节段性缺损

研究人员	数量髋关节/患者（例/人）	性别	术前骨量	植骨类型	年龄（岁）	平均随访时间（年）	二次翻修	自杯生存时间（%）	术后并发症
Comba (2006)	149/137（6名失访，最终纳入142/131）	90女 41男	AAOSI 12 AAOSII 61 AAOSIII 69	新鲜冰冻	66（31~90）	4.3年（2~13）	6例：3例深处感染，3例无菌性松动	各种原因导致二次翻修为终点95.8%（95% CI 92.3~99.1%）。除去感染为97.9%	9例脱位，3例深处感染，2例深处感染
Van Haaren (2007)	76/73（71例髋最终分析）	无	AAOS I 13 AAOS II 17 AAOS III 35 AAOS IV 6	新鲜冰冻	69.1（32.8~91.4）	7.24年（1.6~9.7）	25例二次翻修：5例深处感染，18例无菌性松动，2例外伤	无菌性松动为终点72%（95% CI 54.4~80.5）	无脱位 5例深处感染
Emms (2009)	123/110（86/74临床和影像学分析，28例死亡，5例失访）	55女 55男	AAOS I 27 AAOS II 63 AAOS III 28 AAOS IV 5	辐照	64.3（26~97）	10.3年（5~16.4）	19例二次翻修：9例深处感染，7例无菌性松动，3例脱位	二次翻修为终点10年生存率83.3%（95% CI 68~89），15年生存率71.3%（95%CI 59~84）	3例脱位 9例深处感染
Schreurs (2009)	62/58（30例死亡，无失访）	45女 13男	AAOS II 39 AAOS III 23	新鲜冰冻	59.2（23~82）	22.2年（20~25）	13例二次翻修：2例深处感染，8例无菌性松动，2例磨损，1例头臼不合	任何原因二次翻修为终点93%（95% CI 86~100）无菌性松动10年生存率96%（95% CI91~100）20年生存率分别为75%（95%CI 62~88）和79%（95% CI 67~93）	2例脱位 2例深处感染
Garcia-Cimbrelo (2010)	208/181（27例髋因为各种原因排除（9例死亡，13例失访）最终纳入181/165	120女 61男	Paprosky IIIB 83 Paprosky IIIA 98	新鲜冰冻 Paprosky IIIA 67.5（28~89）Paprosky IIIB 64.3（31~86）		7.5年（0.3~17.7）	12例二次翻修：11例无菌性松动，1例深处感染	二次翻修为终点8年生存率 Paprosky IIIA 84%（95% CI 61~100），Paprosky IIIB 82%（95% CI 68~100）for	4例脱位，1例深处感染
Gilbody (2014)	304/292（136例死亡，2例失访）	185女 107男	Paprosky I 7 Paprosky IIA 82（144），巴氏消毒 Paprosky IIB 93（57），辐照 Paprosky IIC 49（29），混合 Paprosky IIIA 49（48），无记录 Paprosky IIIB 24（26）	新鲜冰冻	70.3（34~95）	12.4年（10.0~16.0）	37例二次翻修：33例无菌性松动，1例深处感染，3例脱位	无菌性松动二次翻修为终点，85.9%（95% CI 81.0~90.8）	10例脱位 1例深处感染

注：F，女性；M，男性；NS，不详

导致金属网材料的疲劳和受损。为了避免这种现象，在严重的病例中，我们使用骨盆重建钢板（图112.6），或者金属骨小梁补块。

- 因为对骨块的打压需要较大的力度，因此打压过程中可能发生内壁的骨折。一旦发现，可以通过另外的金属网或者金属片修补。根据我们的经验，游离的内壁骨折会愈合，且不会导致重建失败。

病例解决方案

髋臼内外侧壁的节段缺损通过金属网和螺钉配合本章所述的打压植骨及水泥型全聚乙烯杯进行重建（图112.1B）。在股骨侧运用打压植骨和水泥柄进行重建。术后20年影像学证据显示移植骨整合，假体稳定。患者现在64岁，HSS评分95分（图112.1D）。

讨论和结论

髋臼翻修骨缺损的治疗策略被报道了很多种。根据我们的经验，最有效的治疗方法是直接替换骨缺损的生物性技术，修复正常髋关节力学，并获得重建稳定。所有这些需求可以通过打压植骨，建立移植骨空间和使用骨水泥来实现。显然如果只是用骨水泥将会残留缺损，无法实现完美的微观绞索。另一种选择是添加金属支撑，通常配合移植骨使用。

移植骨的合理使用需要移植骨整合基本过程的知识。尽管松质移植骨的整合总体来说显示出较快的血管长入，在现存的骨小梁上方会继而出现骨质的生成。最终实现更加完全的整合。必须强调的是移植骨的密闭度只有当内壁的缺损和髋臼边缘用金属网填充后才能达到。这些可弯曲的金属网使得移植骨下方的血管化得以实现。紧密固定移植骨使其稳定也十分重要。大的骨块（1cm×1cm）是首要的，打压后可以获得稳定而粗糙的表面，提高水泥骨结合的力学，使骨块更容易适应骨床的不规则表面。这可以减少宿主和移植骨之间的间隙，防止融合的延迟。小于建议的7～10mm的骨块可能损害臼杯的初始稳定性。尤其对于大块缺损的重建，这个因素更加重要。在大段缺损需要使用外上方的金属网的情况下，我们建议使用可弯曲金属板（图112.6）。通过水泥加压重建的稳定性可以进一步提升。

尽管对于此项技术的各项报道结果一致，这项技术也被改进，并且THA失败生物学和力学的机制也得到了更好的理解，但是这项技术的操作对手艺要求很高。最近其他团队的数据支持了我们的临床经验。Ornstein等对髋臼打压植骨进行了很好的RSA研究，结果显示打压植骨翻修随访4年后的结果与初次置换4年后相同。这种打压植骨技术也被应用于股骨侧，股骨侧的技术在第122章讨论。我们的临床和影像学结果很有前景，鼓励我们在骨科领域推广此项技术的运用。如治疗策略中所述，必须将此技术的基本要求牢记于心才能获得较好的效果。

第113章　笼架和加强环在髋臼翻修中的运用

病例

64岁男性，左髋置换后30年。患者经历了多次翻修，最近一次的翻修使用了大杯和后柱补块填充巨大的髋臼缺损。翻修一年后失败，臼杯进行性移位。术前评估患者否认静脉血栓史，感染史和神经损伤。实验室检查血清感染指标无升高。

体格检查显示左下肢显著异常，较右侧缩短4cm。放射性评估显示巨大骨缺损，内侧严重缺损，髋臼中心向上内方移动（图113.1）。这种特定的骨缺损形式可归为Paprosky分型ⅢB型，并侵犯了Kohler线，骨溶解影响了坐骨，泪滴的缺失。翻修的设计包括使用笼架进行重建。

引言

全髋关节置换术（THA）在过去50年里是骨科最成功的重建手术之一。根据预计2005—2030年的人口数据，THA预计每年的置换量将增加174%。2026年的髋关节翻修数量将会翻倍。髋关节翻修不仅数量会增加，其复杂程度也会增加，THA已逐渐扩大到年轻人群，更多的积极患者将在一生中需要多次翻修。

对髋关节翻修的长期有效地解决方案的需求导致了多孔生物型假体的更新换代。翻修中的生物杯整体有极满意的成功率，90%的假体寿命在10年以上。尽管生物型臼杯在翻修中整体上获得了较大成功，在髋臼有严重骨缺失的患者中结果却不一致。由于缺乏骨质支持，杯的稳定性受到影响，导致了机械固定失败。人们使用了多种外科技术来处理髋臼大量骨缺损。这些方法包括：（1）高髋臼中心放

置水泥型或生物型杯，（2）大生物杯，（3）椭圆形杯，（4）附加金属多孔补块，（5）自定义三翼组件，（6）骨盆增强太晚。另外，在许多病例中需要结构性异体骨植骨，以为臼杯的持久固定提供必要支撑。外科方式的排列组合显示了这些髋臼翻修的巨大挑战。这章将着重于讨论髋臼翻修中笼架的使用

指征

髋关节翻修的原则包括：（1）稳定的假体固定，（2）正常髋臼中心和生物力学的恢复，（3）下肢等长，（4）保留和尽可能地恢复骨量。髋臼严重缺损的患者给翻修医生带来巨大的挑战。生物杯被证实是翻修的可靠选择，其可以通过假体骨整合

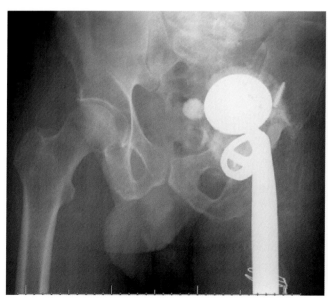

图113.1　64岁男性，THA翻修失败的骨盆X线平片，采用大杯和后侧补块

提供较好的远期稳定固定。钛环和笼架使用的主要指征是严重髋臼结构性骨缺失，或者骨盆结构不连续，不能承受生物假体。

抗内陷的笼架于30年前发明，其目的是用于处理巨大的髋臼缺损。临床和实验室研究的显示低于50%的宿主骨支撑是使用骨盆增强设备的主要适应证。人们发展了数项分级系统以评估髋臼缺损并指导临床决策。最常用的3种分级方式是AAOS系统，Gross系统和Paprosky系统。

AAOS系统提供了一种基于缺损形式为空腔/节段的分型方式。局限性空腔缺损是指骨质缺失但是外缘完整。非局限性节段性缺损是指缺损累及髋臼的支撑性结构。由于缺少定量的信息，使得AAOS评分在制定方案时用途不大。Gross系统同样定义了局限性和非局限性的缺损。这个系统以是否缺损达到髋臼的50%为界，进一步定义了缺损的程度。Paprosky分型是基于影像学的另一种更加复杂的分型方式，可用于预测术中骨质缺损的位置和程度。泪滴线骨溶解，坐骨溶解，髋臼中心上移，位移超过Kohler线都代表了髋臼骨缺损的特定区域，可以用于术前评估。影像学的评估可用作术前规划的指导，但是决定性评价需要在术中切开纤维膜、残留的骨水泥和其他髋臼窝中的硬组织后决定。原先的臼杯稳定性也应当在术中运用试模确定。Paprosky II型缺损由于缺少外缘和宿主骨的支撑，缺少可预计的臼杯稳定性。

基于Gross分型，局限性缺损（II型）和非局限性缺损小于50%髋臼（III型）可以使用生物杯和螺钉固定。在Paprosky分型中，I，II，IIIA型缺损具有生物固定的潜力。Gross IV型，Paprosky IIIB型和骨盆不连续的类型，其骨缺损使得髋臼不能够提供生物杯的长期结构支持。需要在这些严重的髋臼缺损中使用金属网，个性化假体，补块，结构植骨和其他重建方法。

重建笼架使用与经历过盆腔放疗的患者也很理想。大剂量的放射导致髋臼的坏死，生物型骨长入将难以发生，在这些病例中无论是水泥型还是生物型臼杯重建预后都较差。因此强大力学重建可以由重建笼架获得。

在处理大块骨缺损中，有若干种骨盆增强笼架的设计方式。如图113.2，用于Paprosky IIIB型缺损的重建，笼架提供了跨越缺损从坐骨到髂骨的稳定基础。它紧密固定于骨质尤其是髋臼柱。笼架设计提供了一个金属后柱可以补充或替代缺损的后柱。当需要植骨以提供额外结构支持时，笼架能够在移植骨分散受力，提供整合所需的保护。这种保护促进了骨量的恢复，如果需要其余手术，可以进行标准的非水泥型置换。另外，髋臼的受力可以以理想的外展和前倾角分散到笼架，降低脱位的风险（不依赖于笼架的位置，有时可以垂直后倾）。有不同直径的假体可用于称重。进一步的，限制性和非限制性关节可以水泥固定于笼架，必要时可以使用双动头。

尽管这种重建在最复杂的翻修中很有优势，目前设计的笼架并没有生物性骨整合的能力。这种设计的限制增加了疲劳失效的风险，导致很多并发症，失败率将在本章后段讨论。较差的长期效果使外科医生寻找其他替代方法。高孔隙率的金属表面结构使生物型杯超越了一般的使用范围（>50%的覆盖）。对于最严重的病例，包含骨盆不连续和Paprosky III型缺损，个性化三翼式固定杯和模块化金属补块是其他可以考虑的选择。

手术技术

暴露

髋关节的暴露由之前的切口，骨缺损的形式，所选择的假体大小和外形，术者的偏好和经验来决定。应当尽可能使用陈旧的切口，并向远端和近端延长，获得更大的暴露。大多数手术可采用标准的后外侧入路。一些医生会选择使用转子间入路以获得髋臼各柱最好的暴露。获得足够的暴露很重要，可以提供髋臼缺损和准确评估，合适的准备以及加强笼架的植入。髋臼缺损评估不准可能导致使得植入的笼架没有足够的结构支持和固定。能够直视整个髋臼边缘很重要，这可以确定剩下的髂骨、前壁前柱、后壁后柱、闭孔后缘、坐骨大小切迹和坐骨。

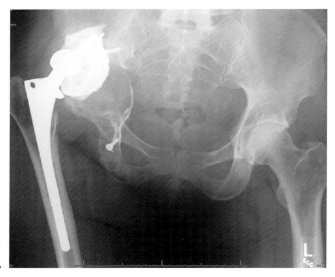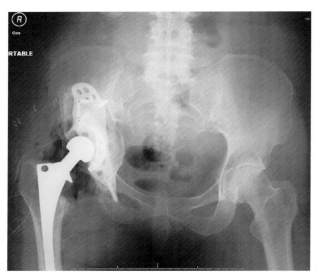

图113.2 A. Paprosky ⅢB型缺损THA失败；B. 使用笼架翻修术后2年随访

准备

术前规划需要确定有拔出的牵引工具以移除现有的假体、螺钉和水泥。外置式环形骨刀（Zimmer. Warsaw, IN）在取出生物杯时很有效。取出假体时最重要的是要保留原先的骨质。软组织和破坏的骨片应当用铰刀从髋臼骨床清除。健康的流血的骨质很有必要，其具有最理想的移植骨整合的界面，可以为所选择的假体提供最好的匹配。

骨移植对于建立笼架的良好支撑和长期的机械稳定十分重要。准确的评估髋臼骨的缺失对于指导假体的选择十分必要。用颗粒异体骨/自体骨填充缺损。打压颗粒植骨建立机械强度。反转铰刀打磨植骨床使之与笼架达到最大限度地接触。在大的非局限性缺损中，需要使用结构性异体骨移植或金属补块以达到必要的机械支持，可与笼架结合使用。

笼架放置

许多假体系统提供了笼架试模以确定理想的型号。笼架设计具有近端和远端凸缘，允许跨越髂骨和坐骨的固定（图113.3）。近端在髂骨和远端在坐骨用足够的螺钉固定是很有必要的（使用螺钉，坐骨远端可将凸缘插入坐骨），可以达到近期和远期

的稳定性。另外，与骨质相接触的合适的凸缘轮廓也很重要，可以减少压力，避免螺钉或者凸缘的断裂。

近端凸缘应当轮廓适合髂骨。远端凸缘可以放入坐骨小切迹覆盖在坐骨上或者开槽插入坐骨内（图113.4）。将此凸缘放在坐骨上用螺钉固定较为简单，但是开槽插入坐骨内优势更多，包括较低的损伤坐骨神经的风险，更加稳定的固定，笼架放置

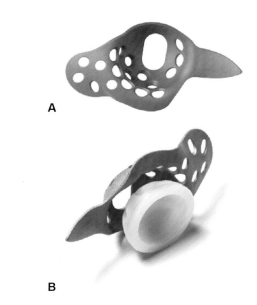

图113.3 A，B. Zimmer髋臼增强笼架

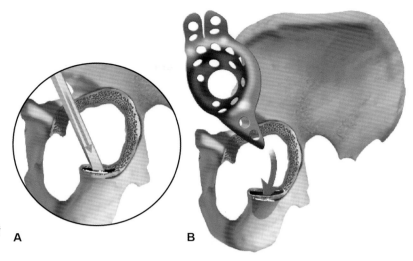

图113.4 A. 将笼架下凸缘插入坐骨开槽；B. 旋转插入髋臼顶部和上凸缘

得更加平行。用骨刀在大多数坐骨的外侧与髋臼相邻的位置开槽。时常检查下凸缘的轮廓，向术者侧弯曲从而插入。一旦笼架放置且打压后，它的底部必须有尽可能多的支撑，无论是结构植骨、打压颗粒骨还是残留的宿主骨。将全透松质骨螺钉从笼罩顶部穿过固定于髂骨（图113.5）。如果没有开槽上下凸缘使用贯通螺钉。应当使用颗粒异体骨和/或自体骨填充笼罩下和周围的残留缺损。

内衬放置

　　用试模确定负重面的位置。笼架的一大优势就是能够将其放置在与宿主骨最大接触的位置而负重是独立的，以获得稳定性（图113.6）。在试模过程中，需要仔细检查是否存在柄和笼架的撞击。总的来说，内衬的外径应当小于笼架内径2~3mm，以留下骨水泥的空间。内衬用水泥固定在大约外展45°，15°~25°前倾的位置。如果聚乙烯内衬不适用与水泥接合，则用锉将外表面做出纹理以提高与水泥的结合。在一些病例中，一些医生会选择用水泥固定一些模块化金属杯。这可带来非常紧固的水泥结合，因为其表面多空金属结构。另外，模块化提供了更多球头大小、限制性内衬、偏心距和加高边缘内衬的选择，试模时更加容易，也易于更换。

术后护理

　　3~6个月指导患者脚尖点地或者脚掌着地负重。使用外展支架减少脱位风险。

结果

　　文献中对骨盆加强笼架的结果的研究较少。这

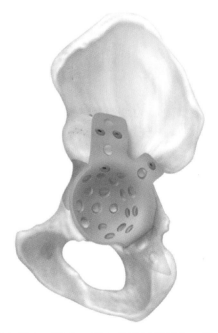

图113.5 笼架固定于髋臼，下方凸缘开槽插入，其余螺钉固定

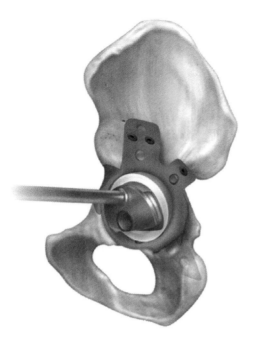

图113.6 用水泥固定聚乙烯内衬，其方向不依赖于笼架的方向

量研究表明使用笼架治疗严重髋臼缺损有较好的效果。不幸的是，许多研究有无法接受的失败和并发症发生率，限制了它的使用。最常见的失败形式包括笼架凸缘处的破裂和再发的不稳定。

并发症

复杂翻修最常见的并发症总的来说包括深处感染、神经损伤、不稳和机械性松动。骨盆加强笼架也有同样的风险，取决于设计的特征。对于医生来说，理解这些风险并预防并发症十分重要。

严重骨缺失患者THA翻修需要骨面足够的暴露以评估缺损并合理安放假体。臀上神经和坐骨神经是最易受损的神经。大的上凸缘需要暴露髂骨，可能损害臀上神经。仔细牵开避免周围软组织的过度牵拉可以限制神经损伤。一些外科医生倡导转子截骨以进一步暴露髂骨并保护神经。下凸缘放在坐骨上方可能导致坐骨神经的损伤。如果可能，下凸缘应当插入坐骨以保护坐骨神经。通常下凸缘可以向术者弯曲以更好的放置。如果一定要将下凸缘用螺钉固定于坐骨，需要有足够的暴露且直视神经，以防止损伤。

脱位可以通过合理地分配假体的受力来避免。再一次的，笼架允许不依赖其方向的负重物的放置。另外，不稳定可能来源于多次手术导致的软组

种严重的骨缺损发生率较低，大部分研究都是回顾性小样本量的研究，所以从这些结果很难得出确定的结论。当在研究中比较患者时需要十分注意患者的种类、使用笼架的指征、骨缺失的程度、手术技术、假体设计和随访时长。

在过去10年里结果不一，翻修率从0～31%不等，总体的松动率从0～44%不等（表113.1）。大

表113.1	THA翻修使用笼架的结果			
作者（年）	髋关节数量（例）	评价随访年数（区间）（年）	翻修失败率（%）	评价
Regis等(2012)	18	13.5（10.5～16.6）	17	全部为骨盆不连续，最少10年随访
Hansen等(2010)	35	4.9（2.0～7.7）	17	无不连续的有9%失败率。存在不连续的有31%失败率
Khoury 等(2010)	16	2.3（2.0～4.8）	23	笼架结合限制性内衬有23%失败率
Symeonides等(2009)	57	11.5（5.0～21.0）	11	10.5%失败率
Sembrano和Cheng(2008)	72	5.1（1.2～10.7）	12	19%松动
Paprosky等(2006)	16	4.5（2.0～8.0）	31	44%松动
Bostrom 等(2006)	31	2.5（2.0～4.8）	7	22%松动 16%脱位
Goodman等(2004)	61	4.6（<2.0～4.8）	7	56%并发症
Udomkia等(2001)	62	4.6（2.0～6.7）	17	23%脱位
Winter等(2001)	41	7.3（4.2～9.4）	0	100%骨整合
Wacht等(2000)	38	12.0（8.0～21.0）	8	22%并发症

织包绕不全和外展肌力不足。建议使用髋外展支具若干月以减少脱位风险。限制性内衬需要谨慎使用，因为它可以增加透过笼架的压力，导致较高的松动和失败的概率。总的来说大头可以减少脱位风险，在患者中广泛使用。双动头在这些病例中显示出了良好的早期效果但还需要进一步的研究。

如之前所述，一个最重要的局限性就是缺少长期的生物固定。如果宿主骨或移植骨不足不能承受笼架，这种重建最终会随着时间疲劳破坏，导致再发松动。初始稳定性对于假体的寿命很重要，依赖于宿主骨和移植骨的紧密结合以及宿主骨和笼架的紧密固定。早起负重可损害初始稳定性，笼架过度负重导致移植失败和笼架破裂。大多数外科医生建议保护性负重3～6个月以允许骨整合。如果固定不良或支撑不足，典型的移位和笼架失败发生在术后2年内。如果有足够的初始笼架固定和足够的移植骨的保护，使得髋臼骨量得以重建，如果需要再次翻修，多孔生物杯是一个可靠的选择。

病例解决方案

使用试模测试直到选出一个尺寸合适且接触良好的笼架。患者有足够的骨量以提供试模所需的稳定性，不需要其余的补块或者植骨。在评估了缺损后，用铰刀反转打压植入颗粒骨，修整骨床。使用本章的可避免并发症的方法植入笼架。患者规律每年随访，最近一次是术后5年。他经历了简单的术后流程，最后一次随访显示笼架稳定，异体骨整合（图113.7）。

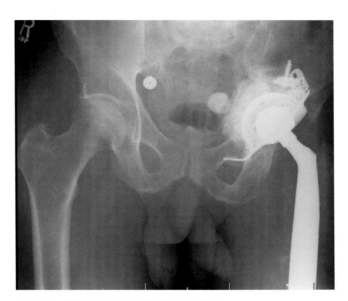

图113.7 病例展示术后5年随访的X线片

Louis S. Stryker

David G. Lewallen

114

第114章　髋臼翻修的加强杯——环结构

前言

尽管全髋关节置换术在手术技术、假体设计和承重界面等方面取得很大的进步，但是全髋关节置换术的翻修率还是在逐步上升。预计从2005年到2030年，髋关节置换翻修量将增长137%。究其原因，首先是老龄化社会使初次髋关节置换的数量逐步增加，其次是髋关节置换术的适应证扩大，导致许多活动量较大的年轻患者接受了手术。翻修的原因复杂多样，且往往由多因素导致。由ICD-9-CM诊断的最常见的3种原因是不稳/脱位（22.5%），机械性松动（19.7%）和感染（14.8%）。该研究还指出，53.8%的髋关节翻修术涉及髋臼假体的翻修，其中12.7%为单独的髋臼假体翻修，41.1%为全假体翻修。因此，在髋关节翻修术时我们需要统一且临床效果持久的髋臼重建方法。因需进行多次翻修的患者感染和不稳等并发症发病率显著增加，他们更加迫切需要这样的方法。

由于病因不同（常见的病因有：初次置换时为放置假体而去除的骨质，植入物相关骨溶解和假体松动引起的骨丢失），翻修术中髋臼骨量丢失的部位和程度也不尽相同。

对于不同的骨缺损，可以应用不同的方法来解决。对于采用了骨水泥型翻修假体后临床效果相当较差的患者，可以选择半球形单髋臼生物型假体作为早期解决方案。但是，宿主骨的良好的骨质和完整的结构可以提供坚强的初始固定强度和足够的骨长入面积是非骨水泥型翻修假体的成功的基础。当残余的髋臼骨量不能满足这些条件时，翻修的失败率就会大大增高。同时，人们开始报道传统的加强

环的中期临床随访结果，而其在髋翻修手术中的应用也正在逐步增加。在文献中也报道了其他治疗髋臼大面积骨缺损的技术和方法，包括定制型假体、双极假体和双叶假体。后来由于临床效果不佳，双极假体和双叶假体逐步被淘汰，而定制型假体随着技术的发展继续在临床应用。

加强环结构的优势包括可以恢复髋关节的解剖中心、为假体提供坚强的支撑，填充连接大的骨缺损，为大面积的松质骨和大块的结构性移植骨提供支撑，并且可将应力分布到比较大的范围。由于适应证选择和手术技术的差异，传统的加强环的成功率在文献报道中差异很大。短期和中期的成功率为63%～100%，Garbuz, Morsi et al. 1996。长期的临床随访结果同样差异较大，尽管术后14年时的Kaplan - Meier 曲线显示的生存率仅为61.75%，然而术后平均随访时间为10年时并未发现因无菌性松动而翻修的报道。

加强环结构的缺点包括需要较大的术中显露和在置入过程中较高的技术要求。最令人担忧的是由于缺乏骨长入的界面，从而导致这些结构易出现迟发疲劳性失败。

随着骨小梁金属假体和加强块的发展和长期生物固定技术的进步，它们已经部分取代加强环用以处理部分骨缺损。文献报道其短期临床结果极好，而且在一些既往需要加强环结构治疗的骨缺损可以采用这些假体、加强块及生物固定治疗。

但上文提及的这些结构同样存在一些问题，它们缺乏骨长入必要的初始支撑力且无法提供远期的生物学固定。Cup-Cage组合结构是处理巨大骨缺损的方案之一，其由促进骨长入的多孔髋臼假体和放

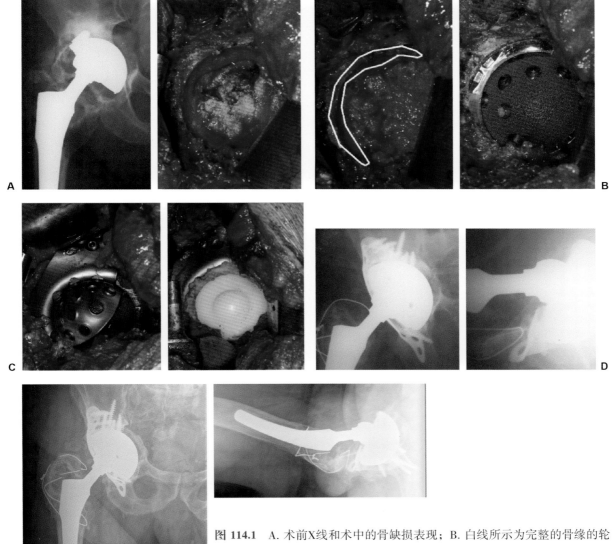

图 114.1 A. 术前X线和术中的骨缺损表现；B. 白线所示为完整的骨缘的轮廓，多孔钽金属髋臼杯植入并应用4枚螺钉固定；C. 在金属杯的上方放置加强环，其坐骨翼突插入下方的坐骨槽中，而下方的髂骨翼突和髋臼顶区应用螺钉固定，然后植入高交联聚乙烯衬垫；D. 术后最初的X线片；E. 术后10年的X线，患者没有疼痛且髋关节功能良好

于其顶部的加强环组成（图114.1）。采用这种协同联合方式，每种技术之间可以实现优势互补。加强环早期坚强的固定可以保证后期多孔金属髋臼的生物学固定，从而可以逐步减小加强环螺钉和翼缘的应力分布。

适应证

不管与否应用加强块，对于应用多孔半球形臼杯不能获得坚强的初始固定和持久的稳定性的骨缺损，即为应用Cup-Cage组合结构的适应证。这些骨缺损包括大的混合型骨缺损和骨盆不连续。目前有许多分类系统用来描述骨缺损并在一定程度上指导治疗方法的选择。当坐骨存在明显的骨溶解时，也应该考虑应用Cup-Cage组合结构。标准的半球形髋臼翻修杯因坐骨区域缺乏足够的固定，会在髋臼上外侧发生微动，进而导致早期的失败。以前，非常棘手的或者形态不规则的骨缺损也是Cup-Cage组合结构应用的适应证。但是，目前随着形态和功能多样的加强块的应用，越来越少的考虑应用Cup-Cage组合结构。加强块也可与Cup-Cage组合结构联合应用，来恢复髋关节的解剖中心，从而提高远期的生存率。

Cup-Cage组合结构应用的适应证还包括髋臼假体的支撑中超过50%～60%为同种异体骨，或者与宿主骨接触的髋臼假体骨长入界面少于50%。需要与宿主骨接触的髋臼假体骨长入界面的精确数值目前尚无定论。随着越来越多的多孔金属及特殊的大型号假体应用于上述类型的关节重建，该数值可能小于先前所设定的标准。而且，应用当前技术，金属加强块和髋臼假体联合应用可以增加与宿主骨接触的有效面积。

手术技术

我们采用侧卧位前外侧入路或者后外侧入路来暴露髋臼。采用这种方式的优势有：（1）方便移除即使是固定良好的股骨假体；（2）方便进行髋臼的暴露；（3）可通过控制股骨假体来获得髋关节的稳定；（4）通过大转子截骨或滑移调整外展肌力时，可减小臀上神经的张力并降低其损伤的风险。

在髋臼获得良好显露和初次置换假体完整取出后，清理覆盖在骨表面的纤维组织膜，观察骨缺损评估骨缺损的程度和位置，以及可为假体和螺钉提供支撑的剩余骨量的位置和质量。需要特别注意假体有可能安装到骨边缘的位置。另外，也要对髋臼不连续性进行评估。贯穿髋臼的微小裂隙只能通过下压髋臼下缘查看有无微动检查出来。

评估完骨缺损和剩余的骨量，在术中利用试模假体来确定应用何种结构来完成髋臼的重建。我们可以应用髋臼加强块来重建髋臼的前缘、后缘和上缘，进而恢复髋关节的解剖中心。必要时用传统磨锉来对骨缺损进行塑性，改变其形状来适应所需加强块植入。理想的结果是获得一个良好髋臼腔来为非水泥型髋臼假体提供必要的支撑。髋臼加强块也要根据需要应用螺旋钻和咬骨钳来进行修整，使其更好地匹配宿主骨和髋臼假体之间的间隙。修整好的加强块可以通过螺钉固定在髋臼上。在加强块和加强杯之间涂一层丙烯酸骨水泥使得二者成为一体，将髋臼假体植入其合适的位置后，用骨螺钉把加强环固定在骨盆骨上。这些螺钉的位置是取决于剩余宿主骨的位置和质量。由于宿主骨不同位置骨量不同，我们可以用螺旋钻来调整螺钉孔使加强杯

更好地固定在骨盆上。如条件允许，螺钉应该尽量放置在髋臼的下后方以利于加强杯的稳定。很多时候，尽管存在骨溶解，但髋臼后方骨量保存相对较好，将螺钉植入髂骨嵴的方向会获得良好的固定。

对中央型骨缺损应用松质骨填充植骨，可以获得很好的骨融合还可以增加骨量。异体股骨头结构性植骨，或者少数情况下应用的大块异体骨移植（如整个髋臼骨）也可作为一种治疗选择在临床应用。但是，随着各种形状和功能的钽金属加强块的出现，目前这种临床应用正在逐步减少。值得注意的是单独应用传统Cup-Cage组合结构治疗髋臼后柱大块骨缺损会增加无菌性松动的概率，而大块骨移植结合Cup-Cage组合结构治疗髋臼后柱大块骨缺损可以获得良好的临床效果。

当加强杯和加强块结构固定在骨盆骨上后，术中仍需额外的固定支撑时，可考虑应用加强环，以期达到坚强的早期固定和足够的远期骨长入。充足的显露可以保证加强环能够放置在合适的位置，并且能调整加强环的位置来确保最优的长期稳定性。在显露髂骨翼的外侧面时需要小心保护臀上神经。坐骨的近端也需同期显露。可以通过加强环的试模来估计合适假体的大小和形状。加强环的外面直径应该和髋臼假体的内面直径相匹配。而且，任何影响手术的骨性突起都需去除，以保证加强环的翼缘和宿主骨得到良好的匹配。通常，加强环的上翼需下弯来适应髂骨，而下翼要上弯来适应坐骨的形态。

加强环的坐骨翼缘要嵌入在坐骨内（优先考虑）或者放置在坐骨的外表面（次要考虑）。嵌入技术可以避免刺激邻近的坐骨神经，提供很好的固定，而且在某些情况下这样植入更接近原解剖结构。如要应用嵌入技术，需要制作一坐骨槽。这个坐骨槽应该适合假体的大小，并且通常要远离坐骨的外侧面。选择合适的位置首先应用3.2 mm的电钻打开髓内面，然后应用骨凿或骨膜剥离器逐步制作成骨槽（图114.2）。

带钩的加强环是临床治疗的另一种选择，其更适合放置在泪滴的下方。但是，它们依赖于泪滴区域的骨量。而这个区域的骨量常常十分有限，因此，不作为常规推荐。

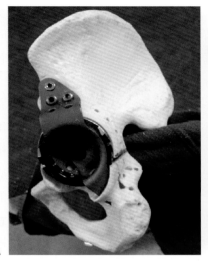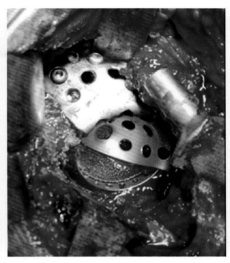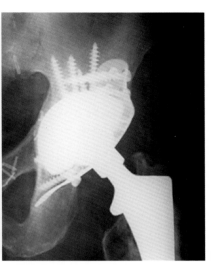

图114.2 在假骨模型上显示多孔髋臼杯和其上方的加强环（A），临床病例：加强环的坐骨翼缘放置在坐骨下方的坐骨槽中。相比放置在坐骨的外表面，骨嵌入技术能够减少坐骨神经的刺激，通过类似接骨板效应来增强固定力。术中的照片显示（B）加强环放置在非骨水泥髋臼杯上面，术后的放射学检查显示穿过加强环和多孔杯的许多螺钉

如果坐骨上方有充足的骨支撑和螺钉固定，且髋臼后柱下方完整，则加强环的坐骨翼可以去掉，而只应用部分的加强杯-环结构。

这项技术要求简单并且创伤较小。它只要求有限的暴露，减少了不必要的软组织剥离，可以简化在髂骨和髋臼假体表面应用加强环的匹配和放置过程（图114.3）。

在选定最后的加强环结构后，依据残余骨和髋臼调整到合适的形状和位置后完成植入。如果要应用嵌入技术，首先完成加强环坐骨翼的植入，然后将其旋转至合适的位置。用骨螺钉将加强环固定至髂骨上方，然后用螺旋钻在髋臼假体上钻孔后固定到同样位置。需再次强调的是，螺钉的位置要在髋臼准备的过程中根据整体可用骨量设计好。

另外，金属加强块、髋臼假体和加强环可以同时进行试模，这对体型小的患者尤其重要，因为有时为适配加强环需对髋臼假体进行调整。具体操作为用螺旋钻和咬骨钳去除髋臼假体的周缘的插入环

在固定好加强环后，用髋臼内衬试模来选择最终的髋臼假体型号，并且应用骨水泥进行固定。尽管应用骨水泥来固定聚乙烯内衬可能微小地改变髋臼的外展和前倾角，但是明显的加强环移位会导致患者出现撞击和复发性不稳。因此，在Cup-Cage组合结构植入的过程中，我们要注意确保正确的力线。

术后6～12周，患者要进行部分负重。要根据临床和放射学的定期随访和评估结果，患者负重要逐渐增加。

结果

Cup-Cage组合结构非常适合于治疗骨缺损合并骨盆不连续的治疗。随着金属骨小梁髋臼杯、多种型号的加强块髋臼加强环的发展，大面积骨缺损亦可获得良好的临床效果。尽管关于这些结构的临床随访结果相对缺乏，但是短期的结果报道令人鼓舞。Kosashvili等回顾了26例应用Cup-Cage组合结构治疗骨盆不连续的患者，在平均44.6个月随访后，88.5%的病例没有显示松动的征象。但是，缺乏长期的临床结果。

定制假体也被用来治疗这些大的骨缺损合并骨盆不连续。相比Cup-Cage组合结构，定制假体并没有显示出更有优势的结果，反而有其独特的缺点。文献报道术后不稳率高达30%，再次手术率高达7%，神经损伤和感染等联合并发症发生率高达22%。

定制假体独特的缺点与其相对复杂的假体准备过程有关。首先，需要额外的影像学资料，这不但使患者承受额外的辐射，还增加了医疗费用。其次，从开始准备到手术通常需要4～6周的时间。这延长了患者的等待时间，而且，在这期间，骨盆可能会发生变化，比如骨盆不连续可能会发生愈合。其

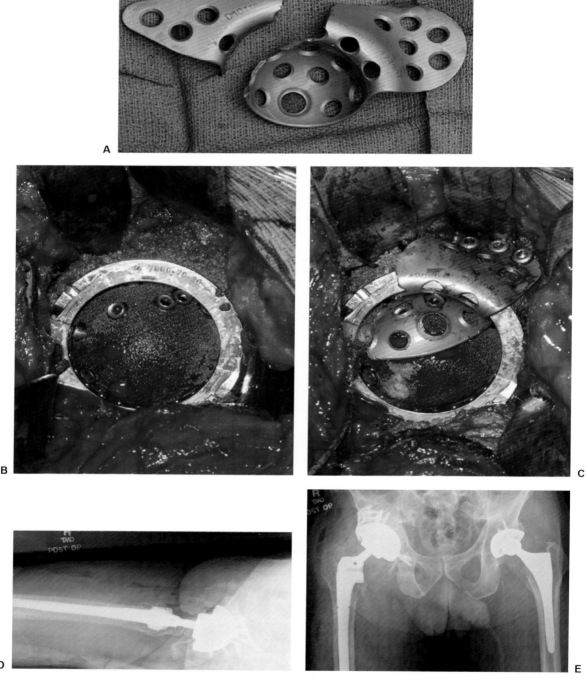

图114.3 部分加强环的应用，加强环的坐骨翼被剪断去除，只有髂骨翼用来加强上方的固定，其更容易植入，并且可以预防连续但存在骨缺损的髋臼骨折（A，B，C）。如X线片所示，这种方法很好的应用于临床，当螺钉穿过髋臼杯后在髋臼下后柱和坐骨上获得了良好固定时，如图所示（D，E）

他问题还有，在制备过程中可能存在瑕疵或失败，而这些结构在手术中不能够再次改变。最后，在当前控制医疗成本的趋势下，必须要考虑植入物的成本。定制假体的费用高达12 500美元，并且所有的定制假体并不能像其他的量产的设备一样拥有相关折扣。由于适当的折扣，在我们机构目前Cup-Cage组合结构（比如：小梁金属臼杯、加强环和高交联的聚乙烯衬垫）的成本要低于定制假体的一半。即使应用两个骨小梁金属加强块，费用仍然低于单独的定制假体的2/3，还不需考虑附加影像学检查、术前设计、模型制作和延迟手术的成本。

并发症

　　由于复杂髋臼重建患者的骨科情况和一般情况十分复杂，因此与其相关的并发症并不少见。传统加强环重建常常出现术后不稳等并发症，脱位率高达50%，因此，一些学者提出常规应用限制性内衬。其他的并发症包括伤口并发症，深部感染，神经损伤，假体移位/松动，臼杯的松动，移植骨的吸收和加强环翼的折断。相关手术技术的应用可降低并发症的发生，比如手术入路的选择、软组织的处理、限制性内衬的应用等，但是这些并不能完全消除并发症。而且，新型的Cup-Cage组合结构可以带来长期稳定的生物学固定，像假体移位、松动和机械性失败等并发症将大大减少。

第115章　髋臼翻修的定制型假体

病案示例

LT，63岁，女性，创伤性髋脱位后继发创伤性髋关节炎在1977年进行了初次水泥型全髋关节置换术。由于聚乙烯内衬磨损和骨溶解，股骨和髋臼假体松动，在20世纪80年代中期和90年代早期相继进行了股骨假体和髋臼假体的翻修手术。术后左侧的髋关节功能良好，2001年，由于假体周围感染，进行了二期关节翻修术。在术中发现大量的髋臼骨缺损，术中应用了颗粒骨移植和特大号的髋臼假体。翻修术后的髋关节功能良好，直到2007年，她出现了2个月内进行

性的左侧髋关节不适。放射学检查显示髋臼假体出现明显内上方移位，并且出现骨盆不连续（图115.1）。实验室检查和穿刺培养的结果阴性。CT薄层平扫检查明确骨盆不连续诊断和评估髋臼周围骨缺损的程度。考虑髋臼周围大量的骨溶解，合并骨盆不连续，缺乏足够的宿主骨来支撑传统的髋臼翻修假体，我们制定了应用定制型髋臼假体（CTAC）的治疗计划。

前言

对于在髋关节翻修术中遇到的髋臼大量骨缺损，当前的治疗方法很多，但是其临床结果和并发

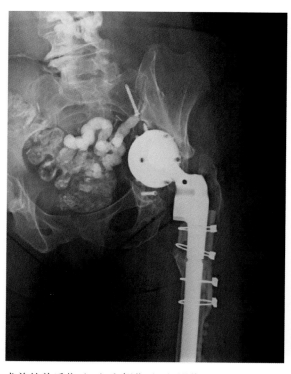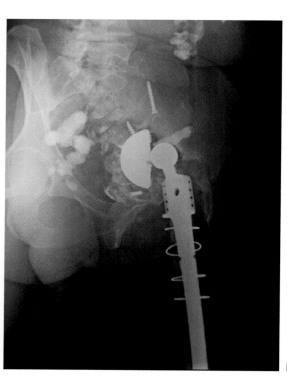

图115.1　术前的前后位（A）和侧位（B）影像显示失败的髋关节置换术后，髋臼假体松动和内移，髋臼周围大量的骨缺损，出现骨盆不连续

症各不相同。方法包括：Jumbo臼杯，双极头半髋关节置换，髋臼侧打压植骨技术，大的结构植骨，Oblong椭圆形假体，模块化的骨小梁金属臼杯和加强块，非定制髋臼重建加强环。手术重建髋臼周围大量骨缺损的技术困难包括无法进行合适的固定，假体骨折，髋关节不稳，未能恢复髋关节生物力学而导致的步态改变。另外一种可以用来减少失败的假体选择是定制型髋臼假体。这章节主要描述应用定制型髋臼假体来治疗髋臼周围大量骨缺损的适应证、设计方法、手术技术、临床结果和并发症。

适应证和禁忌证

许多原因可以引起髋臼周围大量骨缺损，合并或者不合并骨盆不连续。最常见的原因是验证的聚乙烯内衬磨损，引起大量的骨溶解和假体松动和移位。髋臼周围骨缺损的分型系统有Paprosky 分型（表 115.1）和AAOS分型（表 115.2）。这些分型都以骨缺损的严重程度和能够为植入物提供固定的能力为基础。通常，传统的髋臼重建的方法适合于髋臼骨缺损Paprosky 分型的I–IIIA型和AAOS分型的I和II型。当存在髋臼周围大量的骨缺损时 (Paprosky 3B 和 AAOS III & IV)，应用半球形单髋臼生物型假体无法获得坚强的髋臼重建，这是应用定制型髋臼假体的首要的适应证。在一些临床随访显示在这些病例中应用大块骨移植或者打压植骨结合传统的髋臼假体的失败率高达36%。这些移植的骨的融合能力和承受生理应力的能力并不确定，可能是引起如此高失败率的原因之一。

薄层螺旋CT扫描技术和多层影像重建技术的发展大大推进了定制型关节置换假体的应用。结合三维的影像，手术医师可以和植入物制造商一起合作，可以制作出定制型假体。利用定制型假体可以填充髋臼周围的骨缺损，在髋臼骨缺损区域远端获得坚强的初始固定，恢复髋关节的生物力学。尽管在应用定制型假体时可以联合应用各种骨移植技术，但是这些假体并不是依赖骨移植来获得初始的稳定性以及远期的稳定性。髋臼远端的骨盆剩余骨量没有足够的骨量来支撑螺钉的固定或者存在持续性感染，为定制髋臼假体应用的禁忌证。另一个定

表115.1	髋臼骨缺损的Paprosky分型
类型	描述
1	• 前后柱完整 • 髋臼缘完整 • 70%的假体与宿主骨接触
2A	• 前后柱完整 • 骨缺损在臼顶区以下 • 头移位<2 cm • 没有坐骨和泪滴的骨溶解 • Kohler线完整
2B	• 前后柱完整 • 上外侧移位，伴臼顶区骨缺损 • 头移位<2 cm • 轻度坐骨骨溶解 • Kohler线完整
2C	• 前后柱完整 • 内侧壁缺损 • 股骨头内移伴轻度上移
3A	• 前后柱完整 • 严重的上外侧移位，臼顶区>50%骨缺损 • 股骨头移位>2 cm • Kohler线完整
3B	• 后柱缺失 • 严重的上内侧移位 • 严重的坐骨骨溶解 • Kohler线破坏 • 骨盆可能不连续

制型髋臼假体应用的相对的禁忌证是骨溶解导致的相对骨面之间的间隙大于1cm的骨盆不连续。尽管作者联合应用骨移植技术和定制型髋臼假体成功地治疗这类患者，但是临床上具有较高的失败率。

术前计划

就像每一个关节置换的术前评估一样，首先进行详细的病史询问和体格检查。病史应该包括初始

表115.2	髋臼骨缺损的AAOS分型
类型	描述
I	• 没有明显的骨缺失
II	• 髋臼柱和环完整 • 包容性腔隙性骨缺损
III	• 髋臼柱可能骨缺损 • 非包容性骨缺损，涉及<50%的髋臼
IV	• 髋臼柱骨缺损 • 非包容性骨缺损，涉及>50%的髋臼 • 骨盆不连续可能存在

关节置换的原因，以及每一次翻修手术的原因。对于感染检查必须更加详细（包括血沉和c-反应蛋白）。因为接受定制型假体的患者都经历过多次的手术病史，必须对其进行髋关节穿刺培养和细胞分类计数检查。先前的手术记录要详细回顾，明确先前手术应用的手术入路、运用的非普通的手术技术和任何遇到的并发症、明确当前假体的类型、大小和固定方式。对局部的皮肤进行详细检查，包括检查局部皮肤有无波动感、皮肤温度、颜色，以及先前的手术切口的位置和目前状态。还要对下肢的神经血管状态和双下肢的长度进行评估。最后，还须对下肢的运动功能进行评估，尤其是髋关节的外展功能，因为外展功能不佳往往会引起术后髋关节不稳。如外展肌力存在问题，手术医生应该准备限制性内衬或者双动关节，这是因为在外展肌力不全时，只有大的股骨头不足以预防术后脱位

普通放射影像应该包括骨盆前后位，包含髋关节和股骨的前后位和侧位片（应该包括整个假体）。髂骨斜位和闭孔斜位有助于确定骨缺损的分型，评估骨盆的前后柱，明确骨盆不连续的存在。CT检查可以让手术医师更加精确地评估骨缺损和骨盆不连续的存在，而且可为定制型髋臼假体设计提供必要的参考。定制型假体设计必需的特殊CT检查包括薄扫和金属去除技术，这些技术可以避免患者进行多次CT扫描。对于明显的双下肢不等长的患者，术前须行双下肢全长X线片评估下肢长度。如髋臼假体的内突上移导致下肢明显短缩，而手术医师又计划保留股骨假体时，我们建议在对患肢行牵引的情况下行骨盆前后位X线片，以评估股骨头可以向远端牵引的距离。这对定位定制型假体的髋关节中心的位置非常有用。就笔者的经验而言，对固定很好的股骨假体也必须进行翻修，因为仅通过定制的髋臼假体无法恢复髋关节的中心。

对于严重的髋臼假体内突的情况，在CT扫描的同时必须行血管造影。这有帮于确定骨盆内的血管或者其他血管结构是否接近失败的髋臼假体。对可预见的潜在血管损伤需在术前请血管术者会诊，必要时考虑腹膜后显露来游离重要的骨盆内血管结构，然后再取出髋臼假体（图115.2）。

植入物

在完成薄层CT扫描检查并行金属去除后，制造商可以重建出三维的影像以及在计算机辅助设计下制造出1：1的丙烯酸的半骨盆模型（图115.3）。利

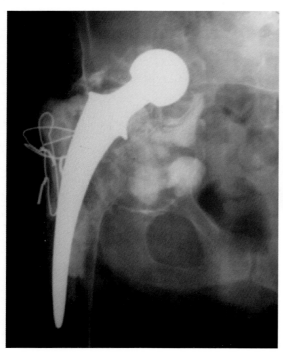

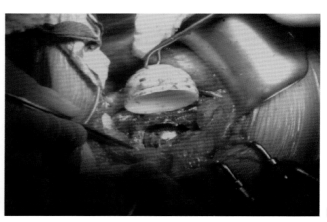

图115.2　前后位X线片（A）显示失败的全髋关节置换术，髋臼周围大量的骨缺损，髋臼内突。术中的照片（B）示髋臼假体通过腹部、腹膜后的入路取出

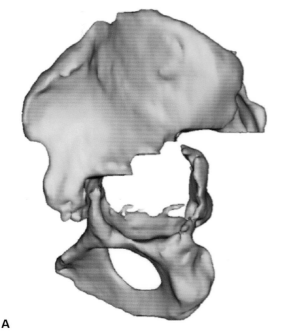

A

图115.3 左侧半骨盆的三维重建的影像显示髋臼周围大量骨溶解（A）。照片示根据CT制作的丙烯酸的半骨盆模型和丙烯酸的定制髋臼假体的模型（B）。照片示定制髋臼假体的试模放置在半骨盆的模型上（C）

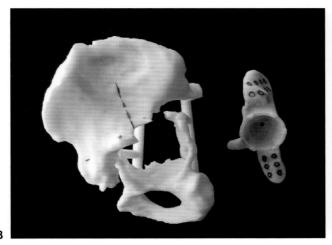

B

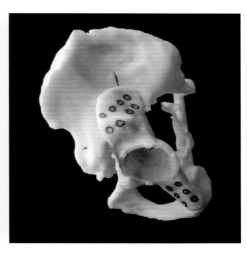

C

用这个半骨盆的三维模型，可以精确评估骨缺损和剩余的骨盆的骨量。利用CAD软件，术者和设计工程师可以合作制造出定制的髋臼假体。利用这些三维影像和模型，术者可以推荐给设计工程师，髋臼的角度，髋关节中心的位置，和假体的翼轮的数量和位置以及固定的螺钉的位置和数量。除了在术前计划中应用，这些模型术前消毒后，还可在术中作为试模来评估其位置和合适性。

特殊的患者还考虑：双下肢是否等长、股骨假体是保留还是翻修，当前的髋臼假体的大小，以上这些情况决定髋关节中心的位置。可以首先在冠状面上重建股骨头中心的位置，以闭孔上面作为参考，作为近似的解剖中心的位置，剩余的前后柱的

骨量决定着冠状面的股骨头中心的位置，而假体翼的形态和髋臼面的直径可以指导矢状面的股骨头的中心。对侧的髋关节中心，如果没有因畸形解剖或者先前的关节置换而变形，可以帮助确定真正的髋关节中心。从生物力学的角度讲，我们希望重建髋关节的解剖中心，但这不可能在所有的患者中都实现。如前所述，如果髋关节中心向上移位的时间较长且术中又要保留股骨假体，那么我们将肢体向远端牵拉足够的距离来恢复髋关节的解剖中心。在这种情况下，可能需要将髋臼中心适当的上移，以减少神经血管损伤的风险。

建立髋臼杯的外展和前倾角对于髋臼组件的朝向是必须的。以闭孔平面作为参考，髋臼的外展角

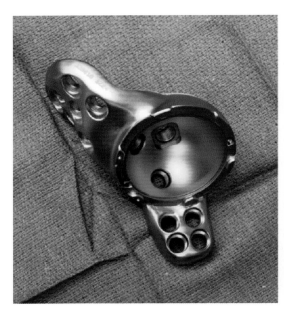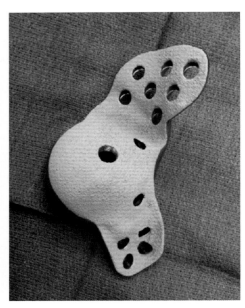

图115.4 羟基磷灰石表面的定制型髋臼假体的前面观和后面观，显示髂骨、坐骨和臼顶区的螺钉孔

度为相对于水平面约30°～40°。以髂骨翼平面和闭孔作为参考，前倾角为25°～30°。

完成植入物的设计后，浇铸钛合金假体表面。假体的髂骨和坐骨翼缘一般包含许多排直径约6.5mm的钉孔。当前定制假体的设计已经可以将部分或全部的螺纹孔制备成容纳锁定螺钉置入的螺纹孔。在坐骨翼缘处设计4～6个螺钉孔，因为这些部位最常发生固定失效。在髂骨翼缘处设计两排（共3～4枚螺钉）即可提供足够的固定。耻骨翼缘可做相对小且没有螺钉孔的设计。髋臼顶区的螺钉数量根据髂骨的骨量决定，常以髂骨翼缘的螺钉进行锁定固定。其内表面的几何结构带有标准的锁定机制，可以容纳能匹配标准髋臼的所有的内衬（图115.4）。

包含翼缘的定制髋臼假体的骨界面为能够促进骨整合的多孔骨长入界面，表面的羟基磷灰石喷涂也能促进骨长入。回收的假体的组织学分析并没有证实明显的骨整合，但是相比普通的加强环结构，定制的髋臼假体的骨长入的界面理论上能够提供更好的固定。一些研究认为，如患者（大部分随访超过10年）术后随访的X线片中假体无移位即认为存在一定程度的骨长入，但我们对这一观点持怀疑态度。目前定制髋臼假体的设计使其在手术时置入更容易，同时能在假体提供一定间隙进行植骨。设计的关键是使假体的中央顶区的上缘能够与宿主的髂骨紧密的接触，从而减少3个假体翼缘的剪切应力。

在伴有髋臼大量骨缺损或者骨盆不连续时，残余的髂骨起到了类似屏障的作用，能够阻止假体的进一步向上移动。

在定制假体的研发过程中，术者和设计工程师之间需要进行广泛的沟通，需要多次的修改。因为手术在很大程度上依赖与这单一假体，因此，精确的假体设计与准备是必需的，也是至关重要的。由于需要详细的术前计划和精确的假体制作，应该告知患者这一术前过程可能需要2个月的时间。另外，定制髋臼假体可能要比其他的如髋臼加强环等的植入物要昂贵很多。因此，许多医院和保险公司要求在使用这类假体之前需要审批，否则可能要阻止其使用。在最近的一项研究中，定制髋臼假体的复合成本为83872元人民币，跟髋臼加强杯-环结构和髋臼杯-钽金属垫块结构的成本相当（分别为75485元人民币美元和97292元人民币）。

手术技术

手术可采用延长的前外侧、后外侧手术入路，或者转子间入路来显露髋臼进而完成定制型髋臼假体的植入。笔者偏好的入路是延长的后外侧手术入路，结合转子间滑移截骨或者传统的大转子截骨技术。大转子截骨便于显露髋臼和完成髋关节脱位，尤其适合于严重髋臼内陷的患者。另外，为了植入髋臼加强环和定制假体时，我们需额外显露髂骨，大转子截骨还能防止臀上神经损伤。

在术前的X线片以及手术中，股骨假体需要详细的检查以评估其固定的程度。尽管我们不鼓励去除固定良好的股骨假体，但是股骨假体的去除可以大大便于髋臼的显露。

如果选择要保留股骨假体，必须对前关节囊松解，要在前方松解关节囊成囊袋状，这样有利于股骨的移动和术中髋臼和耻骨的显露。广泛松解股骨近端的前方和内侧至小转子水平，这对于股骨的活动是必要的。有时候，必须要对髂腰肌和臀大肌腱进行松解并把前方关节囊广泛切除，以便于充分地移开股骨和髋臼的显露和操作。

为了定制髋臼假体的植入，必须要向近端行约3~5cm的骨膜下髂骨暴露。从髂骨翼上分离移动臀中肌和臀小肌时要小心避免损伤臀上神经血管束。当臀上神经血管束的张力过大时，我们应该实施转子间滑移截骨或者标准的大转子截骨术。

在开始后侧的解剖分离之前，必须要分离出坐骨神经。伴有髋臼周围大量骨缺损的患者往往都经历过多次的髋关节手术，坐骨神经很有可能远离其正常的解剖位置。可以在坐骨大切记的水平到坐骨的下缘之间触摸坐骨神经。如果坐骨神经存在大量的瘢痕组织，必须要仔细地松解，要让神经安全地移动到坐骨的后面。在坐骨腘绳肌起始部清理软组织时，保持伸髋屈膝的体位，并且采用骨膜下剥离的方式，这可以进一步保护坐骨神经。在某些情况下，需要松解腘绳肌的止点来放置较长一些的坐骨翼缘和行相应的螺钉置入。所有的这些技术都是用来降低坐骨神经的张力，使神经回到坐骨的后方。在术者暴露坐骨的时候，扶着下肢的助手感到足部抽动时，应该提醒手术医师要警惕接近坐骨神经。神经监测系统可以辅助监测坐骨神经，但是，笔者认为即使没有神经监测系统，上述的技术已经足够在术中确保坐骨神经的安全。

在充分的显露髋臼后，彻底清理髋臼假体、骨水泥和周围的滑膜等软组织。避免对髋臼的剩余骨量进一步不必要的损伤。髋臼假体去除后，要评估髋臼的剩余骨量并对放置定制髋臼假体的区域的充分暴露。在这个时候，必须评估骨盆的不连续，尤

其是易漏诊的微小的裂隙。在髋臼的上缘或者下缘实施牵引或者施加旋转的力有助于诊断轻微的髋臼不连续。

在定制型髋臼假体设计过程中制作的丙烯酸半骨盆模型可以采用气体消毒，在术中可作为试模假体用来评估植入物合适的放置位置。如果术前计划需要去除一部分可能妨碍假体植入的骨组织，使骨盆能够容纳定制的髋臼假体，去除骨组织的时候要十分小心。去除的骨组织往往是剩余髋臼一部分比较薄的骨缘。去除骨组织要根据术前计划，不要去除过多的骨组织，否则会进一步加重骨盆的不稳定。剩余的腔隙性骨缺损可以用颗粒状的松质骨进行填补。

定制髋臼假体的植入可以从髂骨翼缘或者坐骨翼缘开始，根据周围软组织的张力和随后的假体植入的难易程度决定。但是，往往首先植入髂骨翼缘，因为植入髂骨翼缘可以减少臀上神经血管束的张力。首先植入丙烯酸试模有助于评估最佳的最后植入方法，整体的匹配度，以及是否需要额外修整宿主骨以获得最大的匹配度和位置。髂骨翼缘的初始植入可以通过平移下肢的近端，屈曲外展髋关节以放松外展肌力来完成。然后，将髂骨翼缘安全地放置在髂骨翼上的外展肌附着处的下方。

再次强调，要避免过度牵拉臀中肌和臀小肌，因为这会引起臀上神经血管束的过度牵拉。在完成髂骨翼缘的植入后，屈膝伸髋可放松髋关节后方的软组织。随后可以通过旋转耻骨翼缘和坐骨翼缘来完成整个植入过程。在整个定制髋臼假体的植入过程中，要注意避免将坐骨神经嵌压在坐骨翼缘的下方。再次参考骨盆模型，以确保植入物的位置与术前的计划一致。如果定制髋臼假体放置在了合适的位置，那么其基本没有可移动的空间。

固定定制髋臼假体首先确定要确定坐骨螺钉植入的位置，一般是从骨溶解最严重和骨量最差的部位开始。如前所述，笔者倾向在骨质差的坐骨上植入4~6枚螺钉。如果有必要，对骨溶解后的坐骨进行骨水泥加强可以提供更好的固定。应用锁定螺钉技术也可以提升坐骨的固定强度。在坐骨置入2枚螺钉后，可以在髂骨植入1枚或2枚螺钉进行临时的固定。对于骨盆不连续的情况，术者应该意识到骨盆

的模型不可能精确地复制体内髂骨和坐骨的相对位置，但要想精确地置入定制型髋臼假体，必须进行不连续骨盆的精确复位。在确认植入物的位置合适后，植入剩余的螺钉。在植入髂骨螺钉前完成坐骨螺钉的植入，可以避免假体的垂直移位。如果臼顶区的螺钉和定制髋臼假体设计在一起，接下来植入臼顶区螺钉。此时先前置入的髂骨翼缘螺钉经常会限制臼顶区螺钉的植入。如存在严重的骨溶解，可以通过互相锁定的结构来提高固定的强度。

如前所述，骨盆不连续会使得手术更加复杂。当在骨盆不连续的情况下应用定制髋臼假体时，如果骨盆的条件允许，一些学者有时会在髋臼的后柱辅助置入一块接骨板。如果选择这样做的话，术者要在设计定制髋臼假体的时候，考虑接骨板的位置，以防两者的螺钉互相影响。一些学者应用定制髋臼假体失败仅发生在合并骨盆不连续的患者。在骨盆不连续的情况下置入定制型髋臼假体，有两种选择。第一种选择是在骨盆不连续复位的基础上，原位置入定制型假体。如果复位骨盆不连续能够提高定制型假体的骨性支撑，能够使不连续的骨盆两端互相靠近，增加骨盆的不连续愈合的可能性，则应该选择对不连续的骨盆结构进行复位。这样做的问题是由于骨盆长期的不连续，可能很难做到完全复

位。而定制髋臼假体是基于完全复位后骨盆结构设计的，它与未完全复位的骨盆很难精确的匹配。

当采用"原位植入技术"的时候，定制髋臼假体的设计和植入过程如前所述。当计划将骨盆不连续复位时，定制型假体的设计要求必须精确植入到骨盆的解剖位置上。在术中，必须做评估，确保髂骨和坐骨的相对位置恢复到解剖位置。首先，定制髋臼假体通过螺钉固定在髂骨上，这样可以保证假体与髂骨面以及髋臼髂骨缘紧密的贴合。在复位的过程中，引起下半部分骨盆结构依据定制髋臼假体的形状旋转至合适的位置，从而达到骨盆不连续的复位。

在定制髋臼假体的植入和初步的骨盆不连续的复位完成后，要行术中的骨盆前后位X线检查要确保植入物和螺钉的位置正确。要检查坐骨神经确保无嵌压，假体或者螺钉之间无撞击，同时神经没有过度的张力。评估髋关节的稳定性和下肢的长度，必要时行适当的调整。如前所述，定制髋臼假体可以匹配任何传统的半球形髋臼的聚乙烯内衬。常规的方式关闭伤口。要尽量闭合残留的后关节囊。如果进行了转子截骨，则转子间骨块应该应用钛缆、转子间钩板或钩爪进行固定修复。作者推荐放置引流管，缝合关闭筋膜，以最大化地减少深部血肿和继

表115.3			选择的临床定制型假体应用的结果		
作者	年份（年）	髋数目（例）	平均年龄（岁）	平均随访时间（年）	结果
Taunton等	2012	57	61	5	• 1.8%机械性失败 • 21%的脱位率 • 17.4%的不稳翻修率
DeBoear等	2007	20	56	10	• 0机械性失败 • 30%的脱位率 • 25%的不稳翻修率 • 5%的翻修率因坐骨神经痛和坐骨螺钉松动
Holt and Dennis等	2004	26	68	4.5	• 3%机械性失败 • 6%的影像学松动而没有翻修 • 7.8%的脱位率
Joshi等	2002	27	68	5	• 0机械性失败 • 3%的不稳翻修率 • 3%的翻修因为坐骨神经麻痹
Christie等	2001	67	59	4.5	• 0机械性失败 • 15%的脱位率 • 8%的不稳翻修率

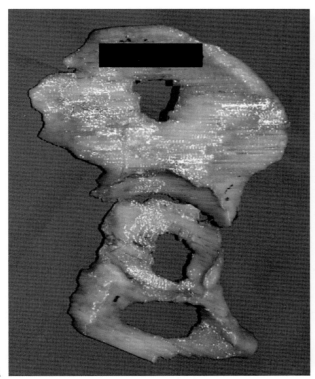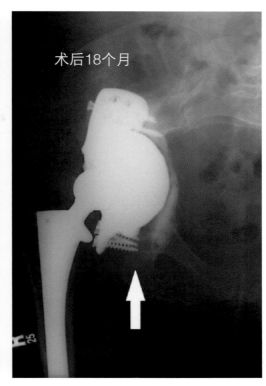

图115.5 A. 基于CT影像学建成制作的半骨盆模型的照片显示髋臼周围大量的骨缺损和骨盆不连续；B. 前后位的X线片显示由于坐骨螺钉松动，继发坐骨翼分离导致定制髋臼假体重建失败

发感染的发生。

术后护理

作者特别建议术后3个月之内要在助行器辅助下部分负重。对于骨盆不连续的患者，限制负重可能需要更长的时间，直到术者确信髋臼后柱已经完成重建。在术后的急性期，髋关节外展支具可以防止髋关节的脱位和保护转子接骨部位。在术后的急性期内，必须要仔细监测血凝情况，以避免血栓事件的发生和血肿的形成。

结果

在文献中有5项研究报道了定制髋臼假体的临床结果（表115.3）。这些研究的短期和中期结果令人满意，临床成功率从70%～100%。影像学显示骨盆不连续的愈合率为81%～97%。有4例患者发生了机械性失败，无菌性松动总计的发生率为2%。在这些病例中，3例存在骨盆不连续，且这些患者没有应用髋臼后柱接骨板的支撑。失败是由于坐骨螺钉早期松动，继发坐骨翼缘分离（图115.5）。翻修手术最

常见的原因是复发性髋关节不稳，需要应用限制性内衬。

并发症

由于翻修手术十分复杂，坐骨神经损伤虽然很少，但是确实偶有发生。这可能发生在手术解剖过程，但最常见的原因是神经的牵拉损伤而非直接的切割损伤。在手术解剖分离和坐骨翼植入的过程中，要注意保持屈膝伸髋位。要避免用力向后方牵拉软组织，以免造成神经张力过大。如在放置假体的坐骨翼或者植入后柱接骨板时超过了坐骨缘，坐骨神经刺激的风险将会增加。另外，必须注意避免肢体延长。在慢性髋关节置换失败的病例中，失败的髋臼假体经常发生内上方移位和关节周围软组织挛缩。在这些病例中，一旦完成定制髋臼假体植入后，下肢可能被延长，以至于髋关节在没有大力的下肢牵引的情况下无法复位。而过力的下肢牵引有可能引起神经损伤。因此，术者要有翻修股骨假体的准备，即使股骨假体固定良好，只有翻修股骨假体才能恢复肢体的长度同时避免神经张力过大。正

如之前所述，想要避免这个问题，就需要充分的术前计划以及精确定位理想的髋关节中心。术中在尝试髋关节复位后，应进行直腿抬高试验，缓慢屈髋伸膝，触诊确保坐骨神经没有过度的张力。

这类手术另一种失败的方式是机械性失败。最常见的原因是由于在初始的手术过程中定制髋臼假体未能获得足够的机械稳定性，或者是未能够解决骨盆不连续。如果在定制假体植入过程中存在微动，往往很快就会发生术后失败。增加螺钉的数量，应用骨水泥加强溶解的骨质对螺钉的固定强度，或在解剖如条件允许，应用髋臼后柱接骨板来治疗骨盆不连续有助于增强术后的稳定性。应用锁定螺钉可以增强定制型假体的固定，可以增加骨盆不连续的固定强度。最近我们联合应用定制髋臼假体和锁定螺钉，而没有应用后柱接骨板，成功治疗了2例骨盆不连续的患者。

术后髋关节不稳是最常见的并发症，发生率从3%～30%。对于复发性不稳最常见的翻修手术是更换成高限制性的内衬。目前有许多原因会增加术后脱位的风险，包括多次手术导致的外展肌力下降，关节囊功能缺失，转子截骨处不愈合，假体的位置不良，以及臀上神经损伤。对于这些原因，应用一些新型的假体或者限制性内衬，结合术后髋关节外展支具可以获得良好的稳定。

病案示例结果

在2007年11月上旬，LT进行了薄层CT平扫。两个星期之后，三维图像重建成功和丙烯酸的半骨

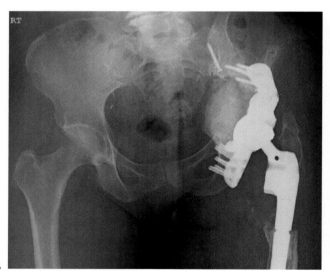

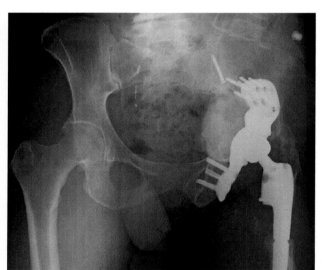

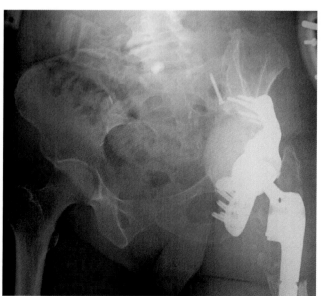

图115.6　应用定制髋臼假体重建髋臼术后早期的X线片，前后位（A），髂骨斜位（B），闭孔斜位（C）

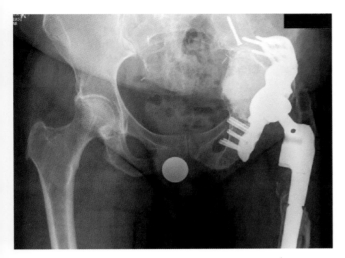

图115.7 应用定制髋臼假体重建髋臼术后5年的骨盆前后位X线片显示假体稳定的固定，提示骨盆不连续已经愈合

盆模型制作完成。一位资深的学者和设计工程师合作，花费了大量的时间对假体进行了许多改进，包括羟基磷灰石喷涂和锁定螺钉的应用。在2008年1月，LT接受了翻修手术，术中应用定制髋臼假体结合髋臼周围大量植骨完成了髋臼的重建。手术简单，患者耐受良好。她的术后X线片显示定制假体位置良好和固定牢靠（图115.6）。术后2周，伤口持续渗出。细菌培养阴性，未发现感染，在进行了伤口冲洗和清理术后，伤口最终愈合。术后最初的2个月内，患者应用髋外展支具，并且允许足尖点地

的部分负重锻炼。在随后的2个月内，允许患者约30磅的负重量，在术后的4个月后允许完全负重。在术后6个月的X线片显示定制型假体固定良好，稳定性良好。2012年9月，患者在最后一次随访左髋关节没有明显的疼痛。尽管由于外展肌力的减弱，她走路时需要一拐杖，但日常行走可超过1.6km。X线显示定制型假体固定稳定，位置良好，没有松动的征象（图115.7）。鉴于良好的固定，我们推测骨盆不连续已经获得很好的愈合，在髋臼周围的移植骨中，未发现之前的间隙存在。

总结

鉴于其他重建方法的困难，应用定制髋臼假体是治疗髋关节置换失败后合并严重髋臼周围骨缺损的一种很有价值的治疗方法。定制髋臼假体精确的设计至关重要。作者倾向于应用锁定螺钉和羟基磷灰石喷涂来促进骨整合，应用4~6枚螺钉进行坐骨固定。采用延长手术切口和谨慎的植入可以避免臀上神经血管束的损伤。最常见的并发症是复发性髋关节不稳，处理方法为更换成限制性内衬。中短期的临床随访显示应用定制型髋臼假体重建髋臼的结果令人满意。

第116章　骨盆不连续的治疗

病例报告

75岁女性患者，8年前行初次全髋关节置换术，9个月前行髋臼翻修术，2个月前出现右髋关节疼痛。告知患者其之前使用的髋臼假体出现松动，可采用具有多孔表面的新型假体进行重建以弥补缺陷。此外，术中术者发现大量骨缺损且骨盆上柱和下柱不连续。结果，术者在骨盆后柱采用了接骨板。患者术后复查时不能负重，只能依靠轮椅，影像学资料如图116.1所示。实验室检查感染性指标（红细胞沉降率[ESR]和c-反应蛋白[CRP]）正常。

前言

对失败的THA患者的评估和治疗需要一个仔细系统化方法。为了确保诊断准确，术前设计适宜以

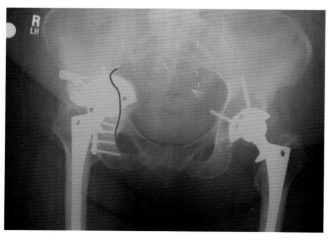

图116.1　前后位X线片显示骨盆后柱钢板固定失败。髋臼假体内上方移位，Kohler线被破坏；坐骨骨量丢失和泪滴区骨质溶解。该X线片提示我们在做治疗选择时应充分考虑骨盆不连续的存在

及重建方案选择最佳以期获得最佳的临床效果，采用逐步处理的方式至关重要。骨盆不连续是髋臼翻修术中最大的挑战之一，本章将重点介绍其诊断和治疗。Berry等将骨盆不连续描述为"全髋关节置换术中一种不常见的状况，即由宿主骨缺损或贯穿髋臼柱的骨折引起的骨盆上下部分离"。

髋关节置换翻修术的流行病学

美国每年初次THA的手术量约为30万个，然而随着人口的老龄化以及手术适应证的放宽，这一数字预计还将会增加。因此，预计THA的负担将呈指数增长。多项研究表明，随着初次THA手术量的大幅度增加，其翻修率也将上升。尽管我们不断的改进假体设计和重建技术，但髋关节翻修的发病率却并没有下降。仅在美国，2004年就进行了46000例髋关节翻修术，预计到2030年这个数字将翻一番。随着非骨水泥髋臼假体的广泛使用，越来越多的患者在翻修时必然会因无症状性骨质溶解和应力遮挡而出现大量骨质丢失。

如上所述，骨盆不连续在临床上十分罕见，因此很难确定其准确的患病率。Tanzer等报道了140例髋臼翻修的结果，其中只有3例髋关节存在骨盆不连续。Moreland和Bernstein报道，175例髋臼翻修中仅有2例存在骨盆不连续。Berry等从其机构公布的数据中发现在全部实施髋关节翻修术的患者中只有0.9%被诊断为骨盆不连续。其中，类风湿关节炎，女性，早期骨盆放射史和严重骨量丢失被认为是骨盆不连续的危险因素。

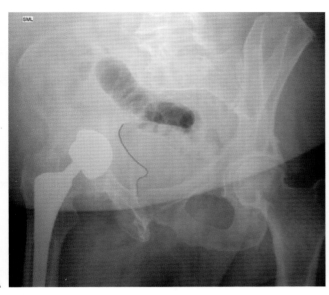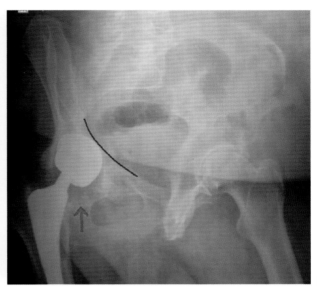

图116.2 骨盆不连续的 Judet 位X线片。A.绿线显示的是后柱；B.红色箭头显示坐骨溶解，蓝线代表前柱

患者评估

彻底的术前患者评估对于需要髋臼假体翻修的患者而言至关重要。如存在感染性因素则绝不能行一期重建，所以应通过基础血清学检查（ESR/CRP）除外感染性因素。血清炎性标志物的升高提示需要行术前髋关节抽吸。骨盆不连续的患者常诉负重时疼痛，并伴减痛步态及双下肢不等长。

X线评估

如上所述，除了详细的病史询问和体格检查之外，X线平片和其他先进的成像技术可以确定骨量丢失的程度和位置。骨盆前后（AP）位，髋关节AP位和蛙式位可以和Judet位相结合评估髋臼柱（图116.2A，B）。侧位片不仅可以用来评估髋臼假体的前倾角，还可以用来评估髋臼后柱的完整性（图116.3）。这些图像通常足以为失败的原因提供线索。三维计算机断层扫描（CT）可有助于量化骨溶解和骨量丢失的位置和严重程度（图116.4A，B）。通过这些分析可以对髋臼的骨缺损进行分类，进而指导手术治疗。

骨盆不连续经常可以在术前X线平片上诊断。骨盆不连续的标志包括贯穿两侧髋臼柱的骨折线，以及下半骨盆相对于上半骨盆的旋转和内移（图116.5）。我们经常观察到下半骨盆旋转时患侧与对侧的闭孔不对称。

髋臼缺损的分型

Paprosky髋臼缺损分类系统基于4个指标制定出来的，而它们都可以从骨盆AP位X线片中获得：髋关节旋转中心的上移，坐骨骨溶解，假体相对于Kohler线的位置（图116.1），以及泪滴区的骨溶解。ⅡC型或ⅢB型髋臼缺损的患者存在骨盆不连续的风险最大。ⅡC型缺损是髋臼上缘存在缺损，髋臼中心向上外侧移位小于3cm，向内侧移位超过Kohler线（图116.6）。ⅢB型缺损即向上移位超过3cm，严重的坐骨骨溶解和Kohler线严重破坏（图116.7）。

Berry等将AAOS Ⅳ型缺损再分为三类：Ⅳa型（骨盆不连续，具有空洞性或中度节段性骨量丢

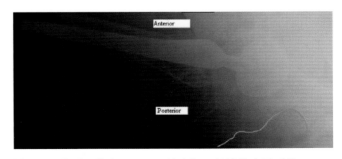

图116.3 侧位X线片显示了坐骨溶解。绿线代表了后柱

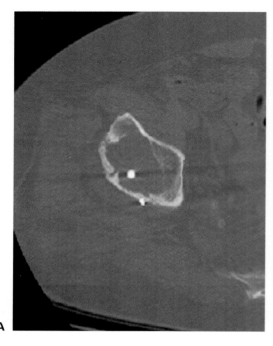

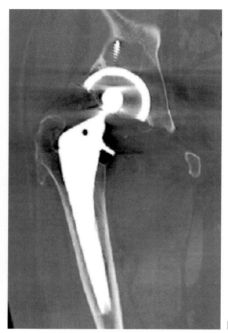

图116.4 CT 显示了严重的骨质溶解 A. 轴位；B. 冠状位

失），Ⅳb型（严重节段性损失或组合节段性和巨大空洞性骨量丢失）和Ⅳc型（髋臼既往接受过放射治疗伴有或不伴有空洞性或节段性骨量丢失）。

术中评估

如上所述，在确定将进行的翻修术后，阅X线平片时应该高度警惕。但是，在任何髋臼翻修手术时

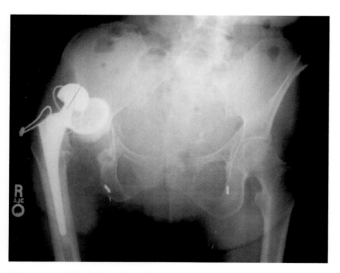

图116.5 髋关节前后位X线片显示骨盆不连续的特点，贯穿双柱的骨折线，下半骨盆相对于上半骨盆旋转移位。该缺损为Paprosky ⅢA型，即外上侧移位>3cm，Kohler线完整。我们还需注意髋关节的旋转中心向上移位，坐骨和泪滴区骨质溶解

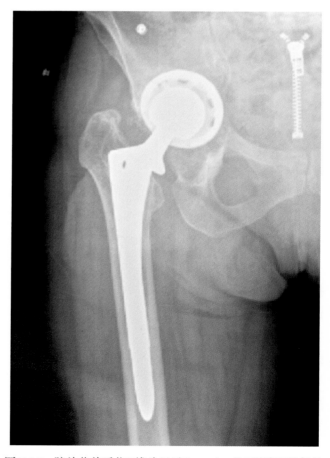

图116.6 髋关节前后位X线片显示Paprosky ⅡC型髋臼缺损的特点包括小的边缘缺损，<3cm上移，假体内移伴Kohler线破坏

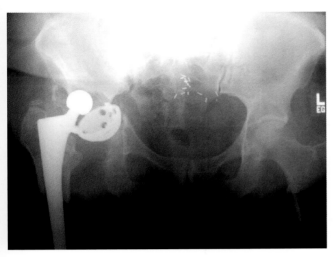

图116.7 Paprosky ⅢB型骨盆缺损，内上方移位>3cm伴Kohler线破坏。还应注意坐骨和泪滴区域骨质溶解

也必须要除外骨盆不连续。如不鉴别和处理骨盆不连续将导致假体初始稳定性不佳并随后出现骨长入不足。在术中，可以观察上下半骨盆之间的相互运动来鉴别骨盆不连续。在髋臼假体去除后，可以用Cobb剥离器对下半骨盆进行压力测试。如果存在骨盆不连续，下半骨盆将独立于上半骨盆肌肉移动。

手术注意事项

骨盆不连续的治疗原则与所有髋关节翻修手术相同。术者需逐步进行翻修：（1）确定问题，（2）用多孔金属垫块或同种异体骨植骨充分恢复骨丢失，（3）稳定骨盆不连续，（4）恢复髋部生物力学，（5）最后将髋臼假体牢固固定于骨盆。多种手术技术被提出来实现这些目标，主要包括髋臼柱接骨板，同种异体骨结构性植骨，重建用Cage，定制假体和牵引技术等。笔者倾向的髋臼翻修的方法（包括骨盆不连续的治疗）列于流程图中，仅供参考。

髋臼后柱接骨板联合半骨盆假体

采用髋臼后柱接骨板治疗骨盆分离仍然是许多外科医生的优先选择的治疗方案，尤其是在非骨水泥型髋臼假体置入期间发生的骨盆不连续。采用髋臼后柱接骨板的目的是加压固定髋臼后柱不连续的

骨质以达到骨愈合目的。在放置非骨水泥髋臼假体前行髋臼后柱接骨板的置入，并在其近端和远端分别固定至少3枚螺钉。髋臼后柱接骨板的目的是为骨折愈合提供足够的骨盆强度，并且为髋臼假体提供足够的稳定性促进其在上下两个半骨盆上的骨生长。髋臼后方的手术入路通常为延长的后方入路，但需注意避免对臀上神经血管束以及坐骨神经的损伤。髋臼后柱接骨板的优势在于大多数外科医生都熟悉这种手术技术，且骨盆不连续愈合后可以恢复骨盆正常的解剖结构。

这种技术的缺点是需要进行广泛的剥离以显露髋臼后柱和坐骨，而显露坐骨很可能会损伤坐骨神经。此外，如果翻修手术时骨缺损严重不能获得直接的固定，则应放弃该术式。如果骨盆不连续未能达到骨愈合，这种固定结构最终将会失败。有时，为了提高骨盆不连续固定后的稳定性，可以应用沿后柱第二块接骨板或穿过前柱的接骨板。为了避免额外的手术切口，可以在影像引导下置入前柱经皮螺钉。相比于单独使用髋臼后柱接骨板或cup-cage组合结构，双柱固定可以使骨盆不连续获得最牢靠的固定。

髋臼后柱接骨板固定联合同种异体植骨

在翻修手术中遇到严重的节段性骨缺损时，可考虑同种异体骨结构性植骨。结构性植骨可用于治疗骨缺损，如果需要的话，还可以为前柱和/或后柱以及髋臼顶提供支撑。新鲜冷冻的同种异体骨（股骨头，股骨远端或整个髋臼）骨缺损修补的常用材料。然后采用骨盆重建钢板将移植物固定于髂骨翼及坐骨。由于缺乏生物性的骨长入，为使移植骨在愈合时获得足够的支撑，很可能需要使用骨水泥型髋臼假体，或优先使用横跨髂骨到坐骨的加强环。这种固定方法可为以后的翻修术提供骨量。但在骨盆不连续的情况下，获得宿主骨和移植骨之间的骨愈合是十分困难的。现已证实在不联合使用重建加强环的情况下采用这种固定方法，其失败率非常高。这种重建方法的其他问题包括难以获得移植物，疾病传播和迟发性生物骨吸收。

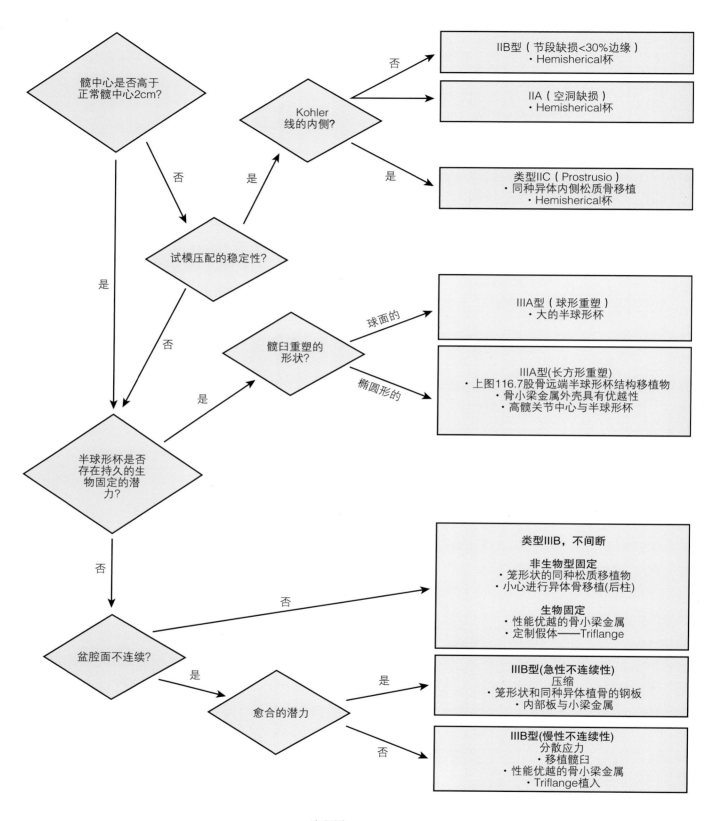

流程图

加强环与颗粒性植骨或结构性植骨

在应用颗粒性植骨或结构性植骨时，骨盆重建加强环长久以来都是治疗慢性骨盆不连续和严重骨盆骨缺损的一种手术选择（见第113章）。使用骨盆重建加强环的目的是在髂骨翼和坐骨上获得良好固定，其方法为采用多个螺钉和/或跨越相关骨盆不连续的翼固定。髋臼加强环可以用来固定移植骨，并为髋臼固定提供一个平台。有多种髋臼加强环可供选择，它们都可以使作用于骨盆的压力分布最大化。

使用加强环的潜在优点包括可以通过广泛移植恢复骨量，成本较低，容易获得以及可以恢复髋部生物力学。虽然这种重建方法在单纯严重骨缺损的患者中获得了良好的临床结果，但是对骨盆不连续的患者采用重建加强环的临床结果仍存在一定争议。采用这种方法治疗骨盆不连续最常见的并发症是由不连续部位愈合不良而导致的固定失效和/或加强环固定失败。当前的加强环不能在加强环内形成骨长入，其长期稳定性依赖于骨盆不连续处的愈合情况。在置入加强环之前放置髋臼后柱骨盆重建钢板可以达到对髋臼后柱加压促进其愈合的目的。但是，严重的后柱骨缺损时使用钢板也很难在术中恢复后柱的稳定性。使用加强环的其他缺点还包括它们的既定形状限制了其与宿主骨直接接触面积的大小，另外由于加强环上并不能形成生物学骨长入，其需要与细的具有延展性的翼合用。

Cup-Cage组合结构

在没有骨盆不连续的髋臼翻修手术中，加强的多孔髋臼表面显示出了良好的中期随访结果（见第111章）。基于这些令人鼓舞的结果，一些骨科医师在面对骨盆不连续时处理严重骨缺损倾向于用骨盆重建加强环将多孔的髋臼假体固定于宿主骨上。如前所述，人们已经认识到迟发性加强环失败是由于缺乏生物性骨长入。这种"Cup-Cage组合"结构中髋臼加强环提供了良好的初始机械稳定性，而这为骨盆不连续部位和多孔髋臼部件的骨长入赢得了时间。这种治疗方法的优点包括：良好的生物固定；

独立地骨水泥固定衬垫于最佳位置的能力；以及加强移植骨在重建中的作用。这种重建方法的缺点包括成本较高，很难确定适宜的假体定位及缺乏中期随访结果。

定制型假体

基于患者特异性的定制假体可用于治疗严重的骨盆骨缺损，包括骨盆不连续（见第115章）。CT扫描以评估患者的解剖结构和相关的骨缺损情况。使用该数据，制作三维模型，并且可以确定最佳定制型假体的几何形状。这种重建方法可以使定制型假体与患者解剖结构更加匹配，并且还可以与具有骨整合作用的多孔表面联合应用。与现有的加强环相比，定制型假体提供了更大的构造刚度和强度，可以放置锁定螺钉以及更多的关节选项。这种重建方法的缺点包括制造假体需要额外时间，并没有回复骨量，无法在手术中调整假体及其制造相关的成本和时间。

牵引技术（作者首选的手术技术）

人们发现使用钢板和加强环治疗骨盆不连续有较高的无菌性失败率，目前认为这是由于上下半骨盆之间骨不愈合造成的。很难获得骨性愈合可能是由于骨量丢失严重（尤其是特殊情况或慢性骨盆不连续时）以及缺乏生物学愈合能力造成的。因此，骨盆不连续重建采用牵引技术是基于慢性骨盆不连续在加压状态下不能愈合的事实，骨盆应该被牵引以获得牢靠的固定。

移除髋臼假体后，可用Cobb骨膜起子对坐骨的下部施加应力，以确定骨盆不连续的存在。彻底清除上下半骨盆之间的纤维组织和肉芽组织。然后将半球形髋臼锉放置在髋臼中心的髋臼缺损处，以确定骨盆缺损的前后尺寸。然后用更大的髋臼锉将其处理至髋臼的前上缘和后下缘。在遇到节段性骨缺损或大的空洞型骨缺陷时，可以使用多孔金属垫块重建骨盆的解剖结构。垫块通常可以为前柱上部和后柱下部提供额外的支撑（图116.8）。

在放置髋臼假体之前，用螺钉将这些垫块固定在宿主骨上。然后通过放置一个比最后使用的髋臼

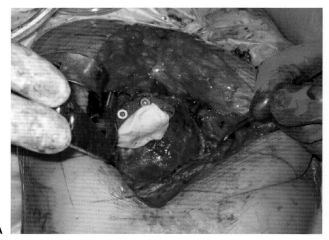

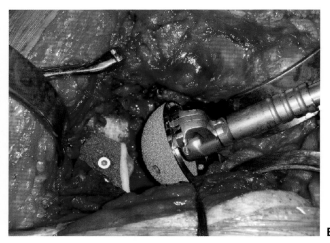

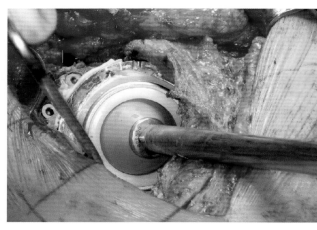

图116.8　术中照片显示高多孔隙度金属垫块为前柱骨缺损提供支撑。A. 应用螺钉和骨水泥将垫块固定到宿主骨上；B. 多孔金属髋臼假体；C. 衬垫应用骨水泥固定

锉大6~8mm的髋臼假体对半骨盆的上方和下方在不连续处进行牵引。通过首先将多孔髋臼假体下放置于残余的坐骨上，然后将假体置于理想的位置上，同时向下施加持续的作用力的方法来实现骨盆的牵引。骨盆的这种牵引力产生压配为加强杯提供初始机械稳定性。

将多个松质骨螺钉放置在剩余的髂骨和坐骨中，然后将聚甲基丙烯酸甲酯水泥放置在所有垫块和多孔髋臼假体之间，使它们固化成一个整体。应尽可能多地使用螺丝，在不连续处的近端和远端至少应固定2枚螺钉。之后将与股骨头尺寸匹配的聚乙烯衬垫用骨水泥固定到加强杯中，从而使髋臼螺钉达到定角结构的作用。髋臼衬垫位置取决于髋臼假体的位置，以期获得最大的髋关节稳定性（图116.9）。对慢性骨盆不连续采用牵引治疗与急性骨盆不连续不同，因为急性骨不连通常可以获得良好的骨沉积。

结果

因为样本量较小，骨量丢失严重程度不一，骨盆不连续的患病时间不同，植骨的类型和数量不同，对成功的定义不同，术后X线片理解困难等，各种手术治疗骨盆不连续后的临床效果系统回顾和比较十分困难。此外，大多数病例系列报告将骨盆不连续作为其随访患者的一个子集，并未具体随访骨盆不连续患者的髋臼翻修手术的临床结果。如果翻修髋臼假体，许多研究也仅报告临床失败。然而，在解释文献中评估患者功能结果时，还应考虑其他围手术期并发症，如脱位，感染，神经和血管损伤等。Berry等将骨盆不连续的愈合分为：未愈合（植

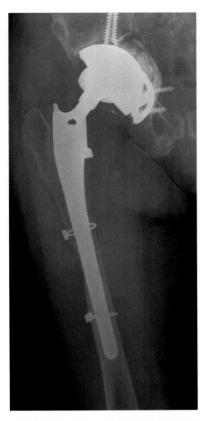

图116.9 术后髋关节前后位X线片显示定制的聚氯乙烯衬髋臼垫固定于髋臼假体之外，使髋关节获得更大的稳定性。这种技术极大地帮助了骨科医师，其通过螺钉将假体固定到剩余宿主骨上获得了牢靠的初始固定，增大骨长入的概率

入物松动或骨折线持续存在），可能愈合（假体位置稳定，没有明显的桥接骨痂）和愈合（桥接骨痂存在）。使用各种固定方法的几个系列研究结果如表116.1所示。

由于前文提到的原因，对这些文献的解读仍然是非常困难的。但是，显然骨盆不连续髋臼翻修的临床结果比常规髋臼翻修手术差，而许多髋臼翻修术后并发症与假体固定无关。

常见并发症

虽然骨盆不连续患者的髋臼翻修手术无菌性松动的发病率较高，但围手术期并发症，如感染，不稳定和神经血管损伤等，更加常见。这些复杂骨盆重建术后脱位率可高达50%。这种并发症的病因可能是多因素的，包括继发于组织损伤、瘢痕或神经损伤的外展肌肌力不足，由于相关骨缺损造成的假体定位不佳，以及后方软组织修复不良。在这些患者中还常观察到股骨近端骨量丢失以及转子处愈合不良。对于这些患者不建议常规使用限制性衬垫，因为这会增大本已十分脆弱的髋臼假体固定物上的应力。大多数外科医生建议在翻修手术时选择最大

表116.1		展示了11个系列关于骨盆不连续性的各种治疗策略，以及结果测量、翻修率和并发症，供参考					
作者	不连续的数量	治疗	随访	临床结果	无菌翻修	XR松动	总并发症（%）
Sporer	20—慢性	脱位	4.5年	MD6.6（avg.）	1	4 早期	15
Regis	18—慢性	BS笼 ± 大块异体移植物	13.5年	HH77.0（avg.）	2	4	28
Rogers	9—急性	平板和多孔金属杯 ± 自体块状移植物	34个月	n/a	0	1	26
Rogers	62—慢性	20—ilioischial笼；42—杯笼	35个月	n/a	30%ilioischial笼；9.5%杯笼	5	30
Taunton	57—慢性	定制triflange	65个月	HH74.8（avg.）	1	10	51
Ballester	5—慢性	杯–笼 构造	26个月	MD9.1（avg.）	0	0	20
Kosashvili	26—慢性	杯–笼 构造	44.6个月	HH76.6（avg.）	0	3	27
DeBoer	20	定制 triflange	10年	HH 80（avg.）	0	0	35
Paprosky	16	BS笼	5年	MD6.8（avg.）	4	3	50
Eggli	7	骨刀修整移植物	96个月	HH73.1（avg.）	1	0	57
Berry	27	13BS笼,14平板与杯	3年	n/a	4	3	33

MD, Merle d'Aubigne - Postel 评分；BS, Burch-Schneider笼假体；HH, Harris Hip 评分。

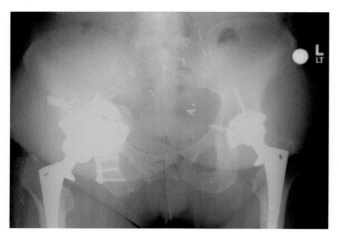

图116.10　术后前后位显示由于伴随骨缺损多孔金属垫块放置在前柱附近重建前方支撑.第二个垫块放置在空洞型骨缺损内侧重建髋臼。随后用骨水泥将衬垫固定到结合前倾角综合考量后的最佳位置

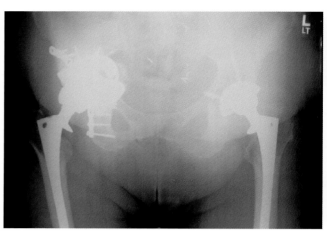

图116.11　术后5年X线片显示骨盆不连续愈合，无假体失败或移位

型号的股骨头，以优化头颈比。也可考虑用双动轴承最大化稳定性。

　　术后神经损伤在髋臼翻修手术后也十分常见，特别是在暴露髂骨翼和坐骨时。幸运的是，这些损伤大多数是由于手术暴露所导致神经麻痹。保持伸髋屈膝位可最小化对坐骨神经的伤害。此外还建议外科医生与他们的麻醉同事沟通，避免在手术暴露时麻醉过深。为避免术者损伤神经，使用电烙器时不要使用麻痹剂。

病例解决方案

　　最初患者放射学检查提示无菌性髋臼松动以及骨盆不连续。虽然最初术者施行的手术严格意义上讲非常成功，尽管有后柱钢板，但骨盆不连续很可能也没有愈合。结果，上下半骨盆之间残留微动，未能形成骨长入。在这种情况下，决定使用牵引技术重建髋臼。保留钢板不仅可以最小化手术暴露，还可以在牵引骨盆后，提供压缩力。由于伴有骨缺损，将多孔金属垫块放置于前柱附近再建前方支撑，从而传导上下半骨盆的力（图116.10）。在这种特殊情况下，第二个垫块放置在空洞行骨缺陷内侧以重建髋臼。随后用骨水泥将衬垫固定到结合前倾角综合考量后的最佳位置。术后5年X线片显示骨盆不连续愈合，无假体故障或假体移动迹象（图116.11）。

Anders Troelsen

Craig J. Della Valle　　Young-Min Kwon

Nanna H. Sillesen　　Harry E. Rubash

Matthew J. Dietz　　Henrik Malchau

第117章　模块化衬垫替换治疗骨溶解

病例

一位73岁的男性患者，18年前曾因骨关节炎行初次全髋关节置换术（THA）；假体承重面采用聚乙烯（非高交联）。患者活动积极，每天行走超过3.2km，并定期进行网球和滑雪活动。原本临床效果很好，但是在去年开始他感到腹股沟疼痛。因术后的效果好，所以他在十多年的时间内并未造访过术者。X线片显示骨水泥牢固的固定髋臼假体，但是后髋臼出现严重的骨溶解和近端股骨轻度骨溶解（图

117.1）。感染检测显示ESR和CRP正常。CT扫描证实了广泛的骨溶解，但股骨假体位置和髋臼假体的前倾角正常（图117.2）。

介绍

股骨和髋臼假体的骨溶解和松动是THA晚期翻修的主要原因。髋臼衬垫的磨损形成的颗粒和对这种碎屑的生物反应已经被认为是导致了骨溶解的原因。在髋臼假体翻修期间，如果术前影像学显示有骨溶解迹象，那么有两种潜在的治疗策略：（1）取出髋臼杯，使用移植骨修复骨缺损。（2）使用模块化衬垫替换。这两种策略在临床效果，并发症，发生率和THA存活率方面在理论上具有独特的优缺点。本章将重点介绍用于治疗骨质溶解的模块化衬

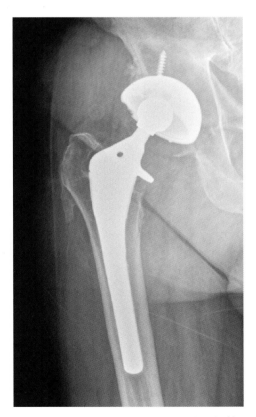

图117.1　术前X线片显示非骨水泥股骨和髋臼假体固定良好伴随髋臼周围骨质溶解

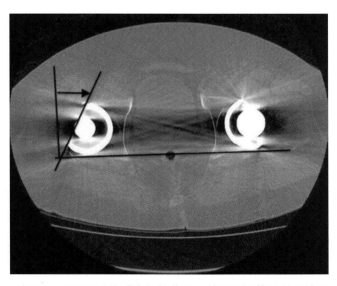

图117.2　CT 显示骨质溶解的范围，并可以评估股骨和髋臼假体的前倾角。为了获得准确的股骨前倾角，需要做同侧膝关节上髁轴线的切线。箭头所示髋臼前倾角为21°

垫替换方法。

从过去到现在，聚乙烯内衬一直是THA中最常用的接触界面。尽管聚乙烯磨损碎屑与溶骨的发生有关，但是聚乙烯支撑界面起到了重要的作用，并且在交联聚乙烯中加入维生素E可以提高其高耐磨性，从而将可能降低骨溶解的风险。

全关节置换后，各种类型的磨损产生聚乙烯颗粒。磨损导致两个表面相互作用并导致材料的颗粒化脱落。髋关节的插入方式与患者使用人工髋关节的方式相结合，都将决定聚乙烯内衬在体内的机械运动。

人工髋关节假体的聚乙烯圆顶内的假体头和衬垫之间也是潜在的关节（图117.3）。然而，清晰度也可在预期的铰接表面和非预期的表面之间，例如，边缘加载/偏心磨损之间的头和边缘的班轮（图117.4），头部抵靠金属后壳（图117.3）或颈部撞击边缘，如冲击所见（图117.5）。通常让髋关节具有更加极端的活动（如跑步），或者如果第三体残留物插入在两个主要关节表面之间，这可能导致聚乙烯衬垫和金属头的磨损和划伤，可能会发生加速磨损（图117.6）。Orishimo等报道了每年线性磨损率每增加0.1mm时骨质溶解的可能性增加了4倍。该研

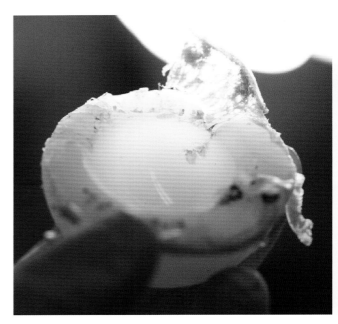

图117.4　轴向负荷/边缘负荷

究还发现，每年0.2mm的磨损率是骨质溶解发展的关键阈值。

Charnley在1975年描述了假体周围骨质溶解。他发现股骨骨折假体周围骨骼中存在囊性病变且与大量巨噬细胞相关。研究后来证实了，翻修手术和尸体解剖的各种组织样本中存在微粒碎片，并且磨损颗粒参与了炎症过程。骨质疏松的细胞机制部分是由于假体周围组织中颗粒的单核细胞活化所造成。

激活的巨噬细胞释放一系列细胞因子，其再次激活其他炎性因子，从而进一步释放能够募集破骨细胞并激活骨吸收的细胞因子和趋化因子。骨溶解

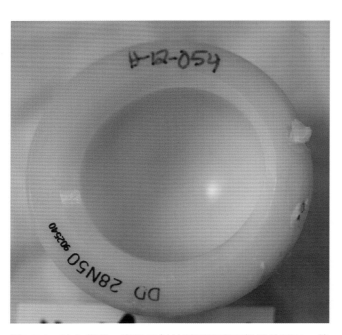

图117.3　轴向载荷。磨损10年的圆顶痕迹和轻微的开口。传统的聚乙烯

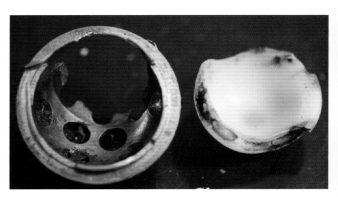

图117.5　植入体内10年的传统聚乙烯衬垫，后壳接触区严重磨损

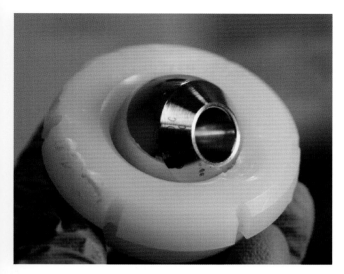

图117.6 假体颈撞击

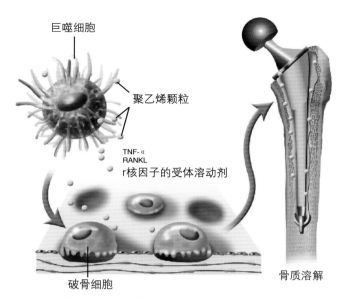

图117.7 溶骨过程的示意图。颗粒引起巨噬细胞反应并激活破骨细胞引起骨质溶解

区具有大量的破骨细胞和成骨细胞，它们一起参与骨重塑和骨转换。但是细胞因子的存在抑制成骨细胞的功能，导致骨溶解大于骨形成。在炎症刺激下，一旦溶骨区域形成，就会被纤维组织，淋巴细胞，巨噬细胞和纤维组织细胞所取代。成纤维细胞是兼性吞噬细胞，其活化后通过释放降解骨骼的有机成分的酶来促进骨质溶解过程。在翻修手术中获得的组织进行组织化学免疫分析发现，含有聚乙烯颗粒的多核细胞大量表达肿瘤坏死因子-α（TNF-α），核因子κ配体（RANKL）的受体激活剂和核因子κ（RANK）的受体激活剂（图117.7）。TNF-α可以增强RANKL活性，RANKL/RANK-配体受体复合物刺激破骨细胞的分化和活性。

骨质溶解区域发生在髋臼金属后壳周围，其在骨水泥和非骨水泥髋臼杯中都是明显的。然而，溶骨情况根据假体是否含有骨水泥而不同。在骨水泥髋臼杯中，放射照片通常显示出线性图案，主要在DeLee-Charnley III或 I 区域之间的骨水泥界面之有一明显区域。非骨水泥的髋臼杯显示出不同的放射性模式，主要在DeLee-Charnley II 和 III区域中，并且从金属髋臼杯-骨界面开始出现为松质骨内囊状结构。然而，髋臼杯可能仍然很好地固定在骨头上，因为骨头向内长入到假体的非溶解区域的金属壳体上。尸检组织学样品中发现在植入6年后碎片肉芽肿从髋臼杯螺钉孔延伸到骨样球囊中。这些病变在X射线上都不可见，所有的髋臼杯都是稳定的。

骨溶解的放射学诊断

THA后常规随访或评估髋关节疼痛的患者首选常规放射照片作为评估。通常会记录骨盆前后位和侧位片。溶骨性病变表现为射线可透过（放射线照片为黑色）基于假体的圆形区域并扩展到髋臼骨内。定期拍摄放射照片可用于监测这些溶骨性病变的发展。应注意，使用相同的放射照相标准拍摄重复的X线片，因为视野差异将干扰X线片的比较。此外，与CT扫描或术中发现的结果相比，常规放射照相术低估了溶骨病变的大小。CT扫描还允许术者精确地确定杯和柄的前倾，这对控制脱位的高发生率是至关重要的，尤其是对于一般的翻修和单独的衬垫替换来说。识别不正确或过于前倾的假体可以帮助术前规划和决定保留或翻修髋臼杯或假体柄。

适应证和禁忌证

面对髋臼骨溶解的诊断，评估髋臼杯的稳定性对治疗策略的选择至关重要。如果髋臼杯松动，那就必须翻修。在非骨水泥髋臼杯出现骨质溶解但无临床症状情况下，做手术决策往往很困难。无临床症状可能表明髋臼杯仍然稳定。然而，鉴于非骨水

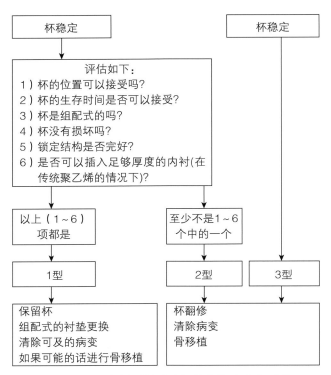

图117.8 非骨水泥杯周围骨质溶解的分类及治疗原则

泥髋臼杯中骨质溶解的扩张模式，即可能会进展到髋臼杯松动，进而导致持续的髋关节疼痛和潜在的严重骨质流失。在稳定的髋臼杯的情况下处理髋臼骨溶解的治疗策略包括保留或翻修髋臼杯。在这个决定中，必须考虑以下几点：（1）髋臼杯如何定位？（2）髋臼杯是否可接受假体植入？（3）是模块化假体吗？（4）髋臼杯是否损坏？（5）内衬锁定机构是否完好无损？（6）可以插入一个厚度足够的新型聚乙烯衬里吗？基于这些标准，Rubash等提出了一种处理THA骨盆骨溶解的分类方案和治疗方法（图117.8）。高度交联的聚乙烯和含有维生素E的高度交联的聚乙烯提高了耐磨性，并且传统思维中增加厚度的方法可能不适用于这些新的情况。此外，新的衬垫通常可以通过骨水泥固定到翻新好的外壳中，因此损坏的锁定机构或外壳可能不是保留髋臼杯的禁忌证。

该算法表明，在稳定的1型髋臼杯中，通过更换衬垫保留髋臼杯，以及如果可以的话，可通过骨移植来治疗骨溶解产生的缺损。稳定的2型和不稳定的3型髋臼杯是通过髋臼杯翻修和骨移植来治疗的。2型髋臼杯的替代治疗策略是将新的聚乙烯衬垫粘结

到稳定的髋臼杯中。这避免了在移除髋臼杯时有明显的骨质丢失的可能性，并且如果锁定机构被破坏或者由于磨损坏的螺丝槽而不能去除螺钉时则可以指示对髋臼杯有轻微损坏。

保留髋臼杯治疗1型杯的根本原因是避免杯翻修相关的骨丢失。此外，研究支持当进行衬垫替换联合清创时，无论是否进行骨移植，溶骨问题都将被解决或减小。

在灾难性失败之前需要有干预措施。Naudie和Engh建议在完全磨损发生之前，髋臼壳损伤，非模块性股骨头损坏之前进行翻修。作者报道，当衬垫厚度仅剩为1.5mm或患者出现症状时，衬垫替换是合适的。然而，在骨质溶解进展，亦或患者有症状，则表示需要早期翻修。然而，最困难的情况是尽管骨质溶解持续进展，或存在较大的病变，但是患者仅有最小或并无症状。在这种情况下，患者和术者可能犹豫是否选择手术干预。一般来说，年龄较大或更活跃的患者应早期进行干预，较少的活动性和老年患者可以用连续平片或CT扫描进行监测。

术前准备

在进行髋臼内衬替换之前，术者必须通过彻底的病史，身体检查，血清实验室分析和关节抽液排除感染过程。如果早期（10年内）发现骨质溶解，术者应特别警惕感染过程，特别是如果使用具有更多耐磨轴承表面的现代假体。另一个罕见的因素是腐蚀，其可以呈现与磨损引起的骨质溶解相似的临床和放射学外观（图117.9）。

在进行任何衬垫替换之前，应对先前的手术记录（包括假体标签或贴纸）进行审查，以确定所有植入假体的制造，型号和尺寸，以确保可以试验和植入，以及应用特殊工具来破坏髋臼杯的锁定机构（图117.10）。当股骨头部假体就位并且稳定时，应考虑颈部长度的延长而选择更大者。术者也可以考虑陶瓷头，如果在术中的锥形处发现腐蚀，因为模块接头的腐蚀与轴承表面磨损（图117.11）可能一致。如果选择陶瓷头，则应使用钛锥套来降低股骨头骨折的风险（图117.12）。

如果稳定性难以实现，衬垫选择应包括具有约

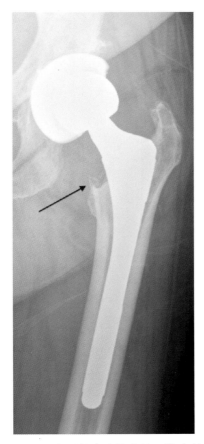

图117.9 X线片显示头颈结合处的腐蚀；箭头所示股骨近端骨质溶解

束性衬垫和唇形衬垫。此外，在一些情况下，双动轴承可以是增加稳定性的选择。每当考虑替换衬垫时，如果发现髋臼杯严重松动（3型），定位错位，或固定适当尺寸的衬垫不可选择的话，术者必须随时准备外植物和翻修髋臼杯。如果柄限制暴露，发

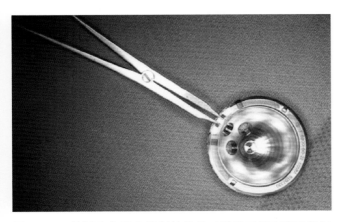

图117.10 使用专业锁定机制的特殊工具用于锁定聚乙烯衬垫。将带螺钉的衬垫从臼杯中移除

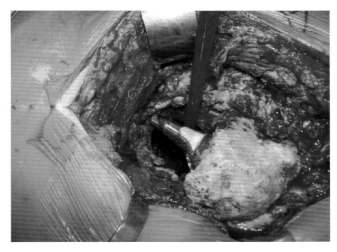

图117.11 股骨假体锥部的腐蚀及严重软组织损伤

现松动，或者位置不正确，术者还应准备股骨干翻修。

手术技术

翻修THA 的术式，术者需保持患者舒适并尽量增加切口暴露。延长暴露非常重要的，因为在术中可能需要翻修髋臼杯和股骨干，因此我们通常更倾向于髋关节后入路。再考虑手术风险后，一些术者更倾向于使用髋关节的前路（见第106章－直接前方和直接侧向）。当髋关节显露，进行小切口切除术

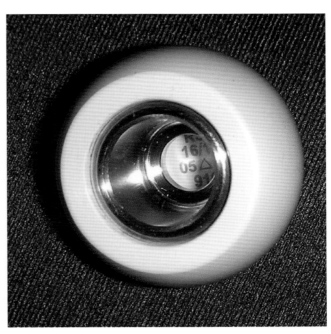

图 117.12 在可能损伤之处，陶瓷股骨头内部植入钛体以减小骨折的风险

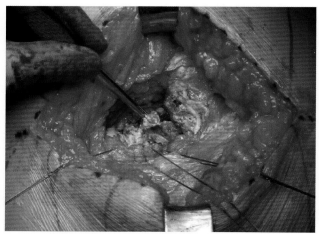
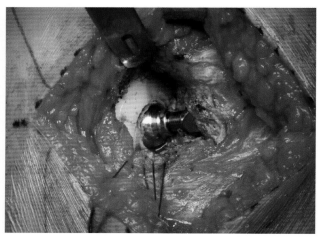

图117.13 A. 典型的肉芽组织在暴露过程中被去除；B. 为了暴露假体表面实行次全切除。注意在负重面的磨损并用缝线标记后关节囊以便后期修复

便于暴露并从有效关节空间去除碎屑，然而，保存关节囊以便进行后续翻修来降低未来不稳定风险仍有争议（图117.13）。

接下来使髋关节脱位，使用专用工具去除股骨头，避免损伤股骨干（图117.14;另见第107章关于假体拆卸）；这个工具就像一个楔子，使头部不受锥度影响，我们的经验是安全地移除头部。检查股骨假体稳定性，合适的前倾，然后清除近端股骨溶骨性病变（图117.15）。检查股骨假体连接股骨头部分是否有腐蚀，这可能会使术者考虑陶瓷头。术者现在必须再建一个空间，股内部假体能放在其中，然后股骨假体在臼杯前缩回以可以完全显露（图117.16）。

完全暴露髋臼假体才能更换衬垫或取出髋臼杯（图117.17）。在充分暴露后，应拆除衬垫，在使髋臼杯损伤最小的情况下，可以使用原来的锁定机构（图117.18）。许多髋关节置换系统具有辅助移除模块衬垫的装置（图117.12）。如果衬垫是聚乙烯，则可采用几种其他方法来去除衬里。可以使用适当尺寸的钻头在髋臼圆顶中创建一个孔，然后使用髋臼螺钉用于拔出锁定机构（图117.19）。如果仍然无法移除衬垫，可以使用骨凿或毛刺来切割和移除衬垫件金属；然而，在使用这种技术时，术者有可能损害髋臼杯。使用金属模块衬垫的某些髋关节系统需要通过敲击假体边缘，通过的振动来破坏锥形连接。

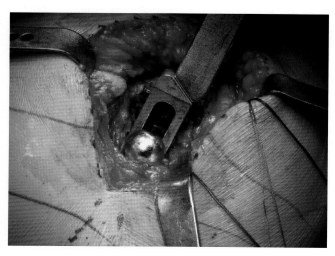

图117.14 移除股骨头的专业工具（见第107章）

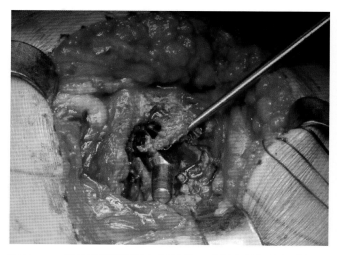

图117.15 股骨近端骨质溶解被清除。确保股骨假体的前倾和稳定性。注意锥部的轻微腐蚀。在本病例中，股骨假体有特殊的锥部，所以需要特殊的假体

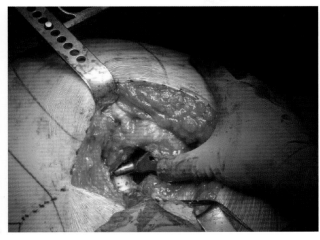
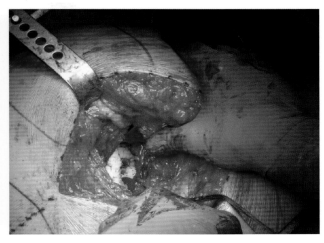

图117.16 制作一个前方的袋状空间以允许股骨柄能够（A）从前方拔出并（B）暴露臼杯

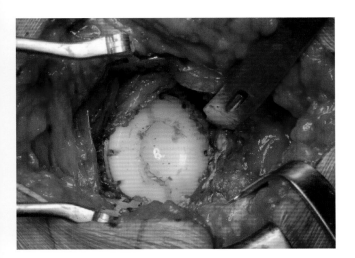

图117.17 充分暴露臼杯以进行衬垫替换，如果需要也可以行移植或去除以及翻修

取下衬垫后，如果螺丝存在于杯内，则需测试，如果松动则取出，稳定则保留。目视检查髋臼杯和锁定机构是否损坏。然后可以确认髋臼壳的稳定性。如果发现髋臼杯稳定（1型），那么术者可以通过存在的螺钉或髋臼杯插入孔来进行任何溶骨性病变和骨移植的清创。为了便于骨移植，可以扩大或连接螺钉孔（图117.20），或者可以在髂骨翼中开窗口。

类似喇叭状的装置和金属柱塞的使用也可以用于有效地包裹骨移植物。

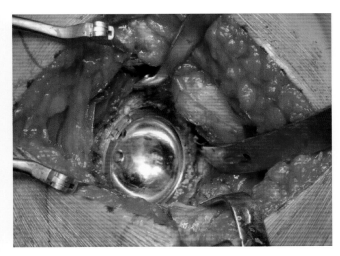

图117.18 移除衬垫

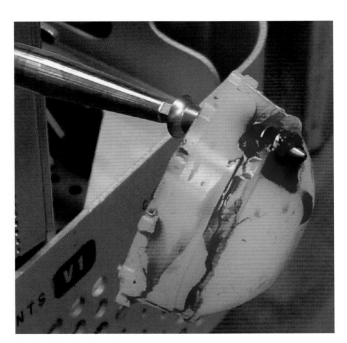

图117.19 应用钻破坏螺钉将聚乙烯衬垫取出

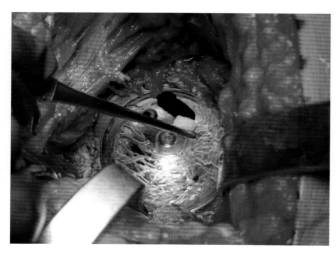

图117.20　通过将2个顶孔打通形成大的窗口用以骨移植。壳的内面经过抛光处理，因此需要在表面刻痕增加摩擦以利于骨长入。手动测试螺钉是否稳定

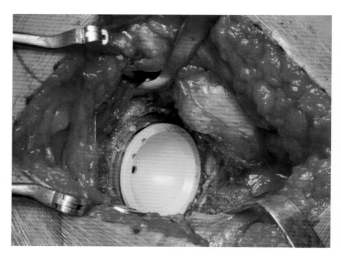

图117.21　试模衬垫检测稳定性

关于是否需要移植或者是否简单地清除溶骨性病变内的炎性组织中的脓液来阻止病程发展，目前尚未达成共识。前柱和联合的溶骨性病变很难到达残留的髋臼假体，并且在手术时可能无法探及。同样，没有关于最佳骨移植材料的确凿证据。皮髓质同种异体移植片是一种很好的选择，具有低发病率，提供良好的填充并被这些作者使用。其他研究发现，可注射的骨替代物填充效果更好。

一旦清创和移植完成，可以更换从髋臼外壳中取出的螺钉，然后选择一个新的衬垫（图117.21）。衬垫应是高度交联，具有更大的头部尺寸和偏移量，提供最佳组合以提供术后髋关节稳定性。如果锁定机构损坏并且不能更换衬垫，那么髋臼杯就不符合6个评判标准，因此成为2型。当处理2型时，衬套可以用骨水泥粘到壳体中。衬垫应该被换小以允许围绕衬里的2mm水泥罩，并且壳体的内部通常用金属切割毛刺进行刻痕，以产生更好的胶结表面，特别是在内表面经过抛光的当代假体中（图117.20）。已经发现，与标准的锁定机构相比，这种方法增加了结构的强度。几项研究建议使用毛刺或锯片对聚乙烯进行纹理或粗糙化，以提高水泥结构强度，一些制造商现在生产背面有凹槽的商业衬垫，以便于黏结（图117.22）。然而，其他研究表明，这可能不是必需的，因为它可能没有改善构造强度并产生碎片。一旦所有假体都准备就绪，并且

已经发现试验的稳定性是足够的，将抗生素与骨水泥混合，并且杯的内表面填充有水泥（图117.23）。然后将衬垫冲击到位，并且术者应该准备好，因为水泥的高背压抵靠金属后壳，可能需要显著的力来将衬垫完全安置在适当位置。一旦水泥完全硬化并去除多余水泥，髋关节再次被小心地试验，直到获得可接受的稳定性。然后对关节囊进行精心修复（图117.24）。术后护理通常包括承受重力和严格的

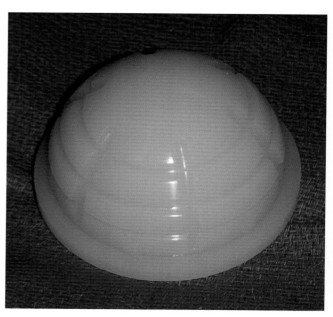

图117.22　将带有凹槽的聚乙烯沉淀通过骨水泥固定于臼杯内。这些凹槽增加了衬垫与骨水泥的黏合

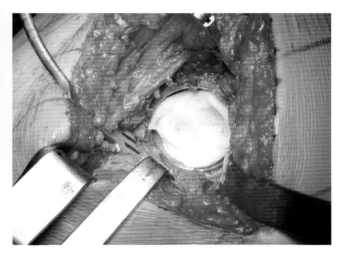

图117.23 将骨水泥置于臼杯内面，再将衬垫放置其中

全髋关节预防措施与外展强化练习相结合。

结果

一般来说，模块化轴承替换报告的结果很好，少有进展性骨溶解或假体松动的报告，但是脱位是常见的并发症。Talmo等报道，12余年来，57髋进行了替换聚乙烯衬垫，保持臼杯位置稳定，平均随访时间为5.8年（最少2年）。8例（14%）出于衬垫的移动而需要翻修。其他6例需要翻修手术：3例聚乙烯磨损和骨质溶解（5%），2例复发脱位（3.5%），1例无菌松动（2%）。在一系列类似植入假体的综述中，Blom等在经过模块化聚乙烯内衬替换的髋关节，5年时间的生存率为92.1%。在本系列中，只有2/38（5%）需要翻修复发性脱位，但另

有9名患者经历一次性脱位，但不需进一步手术。在关节置换术后平均12.4年经历了单独翻修聚乙烯衬垫的36例髋关节置换中，无因脱位进行翻修，3例由于髋臼假体松动而翻修。

Malone等报告了2个单独的成功模块化衬垫替换系列研究中，1/3髋部表现出溶骨性病变的吸收，2/3髋部有减少或不变。据报道，更高的脱位率高达25%，其中只有2/24需要翻修手术，原因为模块化聚乙烯衬垫替换后的不稳定。在同样的回顾中，大多数（13/24）恢复得更快，但是主观上觉得他们的髋关节功能不好，也不如原髋关节一样稳定。

在一项研究中，给模块化轴承替换前后评估磨损，平均随访时间为6.2年，平均磨损率每年下降到0.17mm，而每年的预设率为0.36mm。

骨水泥内衬替换的报道较少。23例髋关节置换10例（43%）骨质疏松症患者出现并发症，最常见于脱位（40例）。其他人脱位率较低，但系列病例数较小。一个系列仅报告了17例中的一例失败（5.9%），并认为最重要的是做好骨水泥界面的制备工作。

常见并发症

最大的问题是患者术后（髋关节）稳定性。因此，术后髋关节预防措施可能需要在术后6～12周内加强。此外，我们建议使用在翻修时可能的最大的头部尺寸，在某些情况下，可能需要限制衬里或双移动轴承来优化稳定性。在术中要仔细的试验，然后接触任何可能的冲击，仔细地关节囊修复。如前报

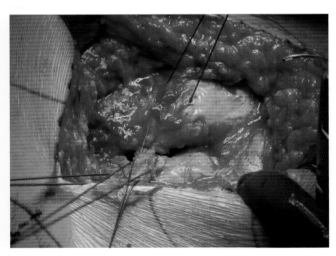

图117.24 后关节囊修复

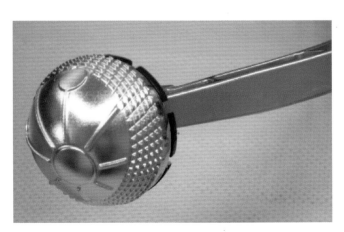

图117.25 便于骨水泥黏合固定设计的双动臼杯

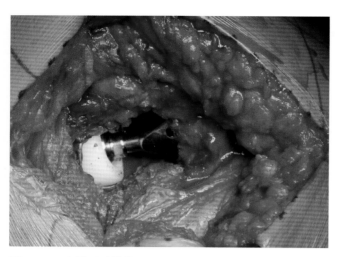

图117.26　末端双动关节

道的，在发现位置不够且需要保持稳定性时，术者必须准备翻修组件的准备。

病例解决方案

　　鉴于严重的骨质溶解和需要固定满意的臼杯和假体茎，方案是单独的轴承替换。取髋关节后路，因为术前CT扫描显示假体足够的前倾，并且已知假体柄本身就具有前倾的解剖学结构。在术中，这些假体被固定得很好，并保持适当地前倾。2枚螺丝中第一个保持松动，在第二个螺钉固定好并良好保持下移除。剩下的2枚螺钉孔与金属切割毛刺接上以便于骨移植（图117.20），并且使用90mL的新鲜冷冻松质骨同种异体移植物。

　　大尺寸股骨头试验用以纠正股骨干稳定性的

不足。考虑到植入杯（64mm）的大尺寸，决定将53mm双重移动性外壳（其设计用于骨水泥黏合植入；图117.25）黏合到固定杯中。这允许47mm的头部植入，稳定髋关节（图117.26）。术后X线片表现良好但有不完全的骨移植骨溶解性病变（图117.27）。

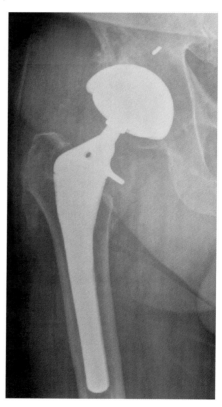

图117.27　术后X线显示良好，移植骨有不全溶解

Craig J. Della Valle
Nicholas M. Brown

118

第118章　股骨侧翻修：股骨骨缺损分型及手术策略综述

　　全髋关节置换术后失败股骨侧翻修极具挑战性，不仅手术操作过程复杂，而且需根据具体情况权衡选择合适重建方法。本章主要简述股骨侧翻修手术策略的选择，后续章节将会分别详叙各类重建方法。并进一步采用Paprosky分型方法对股骨侧骨缺损进行分型。Paprosky分型不仅具有简单及可重复性的特点，同时还能指导外科治疗、评价骨缺损严重程度及评估预后，是股骨侧骨缺损应用最为广泛的一种分型方式。

　　翻修术前必须仔细进行术前计划。首先，高质量的骨盆平片及患侧股骨正侧位片（含假体远端、骨水泥及股骨干）有利于股骨侧骨缺损分型及指导重建方案。其次，在确定重建方案的同时应想到备用方案以应对术中可能出现的各种困难。文献报道全髋关节翻修术中假体周围骨折的发生率较高，即使是简单的翻修手术中也应准备长柄假体。

　　一般来说，外科医生倾向选择短柄假体进行翻修。股骨前弓的存在使得长柄假体的置入相对困难，而短柄假体能避开这一解剖区域。同时短柄假体能保留更多骨量以备再次翻修。尽管有研究者认为股骨翻修柄应"足够长"，但我们认为不加长的全涂层假体柄能解决许多股骨翻修。

Paprosky分型

　　Paprosky分型依据是股骨干骺端及股骨干的宿主骨量多少，并可根据残余骨量决定翻修假体的选择，具体分为Ⅰ、Ⅱ、Ⅲ（ⅢA、ⅢB）、Ⅳ四型。

Paprosky Ⅰ型

　　Ⅰ型骨缺损为股骨干骺端及骨干区皮质完整，

类似于初次髋关节置换的股骨侧。大多数情况下原股骨假体的取出会导致干骺端松质骨的丢失，因此单纯Ⅰ型骨缺损临床上少见。这种情况仅见于涂层表面无明显骨长入，或者缺乏生物学固定表面的生物型股骨柄假体（如Austin Moore型股骨柄）（图118.1）。

　　如前所述，Ⅰ型股骨侧骨缺损类似于初次置换的股骨侧，因此术者可考虑用于初次髋关节置换的假体。同时，干骺端松质骨结构的完整性容许使用初次水泥型假体。但是在使用水泥型假体时需特别注意彻底清除股骨假体周围可能存在的界膜组织，并确保足够厚度的骨水泥套，从而得到预期结果。

Paprosky Ⅱ型

　　Ⅱ型骨缺损为股骨干骺端存在骨缺损，而骨干区皮质完整，此型临床上最为常见（图118.2）。存在缺损的股骨干骺端仍能够为翻修柄提供初始稳定性。然而，松质骨骨量的丢失使得生物型固定更为合适。因此，临床上可选择近端固定的生物型假体柄，这种假体在初次生物型髋关节置换中应用较多。

　　然而，有些术前X线片提示Ⅱ型骨缺损的病例，术中检查却可能考虑为ⅢA型。这些病例假体选择相对困难，适用于Ⅱ型骨缺损的短柄假体可能不一定合适。临床上也可应用骨水泥型假体柄结合打压植骨，但总的来说，前面提及的生物型假体可能更加简单经济。

Paprosky Ⅲ型

　　Ⅲ型骨缺损为股骨干骺端存在严重骨缺损不

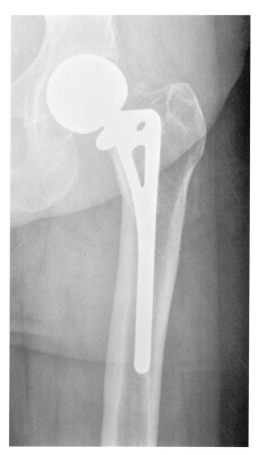

图118.1 Ⅰ型缺损伴完整的干骺端和骨干骨。在本例中，用于初次重建的股骨假体表面没有涂层来进行生物固定

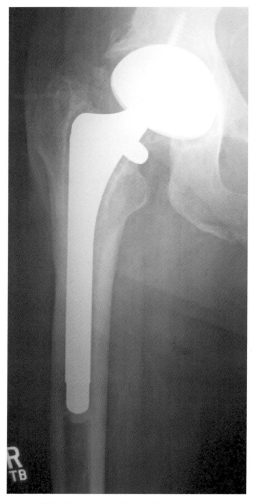

图118.2 Ⅱ型缺损伴干骺端受损，但仍可用翻修股骨柄进行初次固定，骨干完好无损

能提供有效支撑，骨干区骨皮质存在一定程度缺损，但仍能为假体柄的远端固定提供有效支撑。Ⅲ型进一步分为ⅢA型（股骨峡部皮质范围>4cm，图118.3）及ⅢB型（股骨峡部皮质范围<4cm，图118.4）。这两种亚型的区分有其临床意义，当用于压配固定的股骨峡部长度少于4cm时，全涂层股骨假体柄的骨整合率更低。

　　由于干骺端不能提供有效支撑，Ⅲ型骨缺损可选用在骨干皮质骨区域提供初始稳定性的生物型假体。在欧洲某些地区打压植骨仍应用于此型缺损。远端固定股骨翻修柄远端形态有两种，圆柱形和锥形。我们更倾向于采用全涂层锥形柄治疗ⅢA型缺损，假体柄需获得至少4cm峡部骨皮质的压配固定。这些通常是一体式钴铬合金假体柄，具有假体植入方便，早期骨整合性能优良，长期留存率高等优点。然而前人研究指出当所需柄直径超过18mm

时，这种假体柄的骨长入失败率随着所需直径增加而上升。这可能是由于假体柄直径与其弹性模量呈正相关，特别是这种常用的钴铬合金股骨柄。因此，当股骨髓腔直径超过18mm时，我们更倾向选择远端解剖设计钛合金锥形翻修柄。

　　有研究直接对比圆柱形和锥形远端解剖设计假体柄治疗ⅢB型骨缺损疗效差异，结果显示锥形柄的临床疗效更佳。股骨远端可固定范围少于4cm将明显降低全涂层假体柄的骨长入，因此我们推荐ⅢB型骨缺损时选择组配式锥形柄。锥形柄与股骨峡部相适应提供轴向稳定性，同时柄上沟槽设计提供旋转稳定性。一般来说，在股骨翻修时锥形柄提供轴向稳定性的同时假体下沉发生率也较高。因此，大多数新型锥形股骨翻修柄都是组配式的，首先利用远端组件与骨皮质紧密压配来提供轴向稳定性，然后通

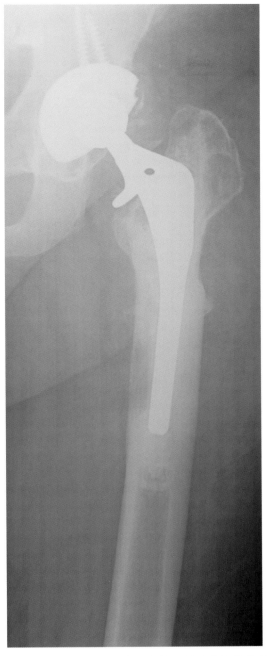

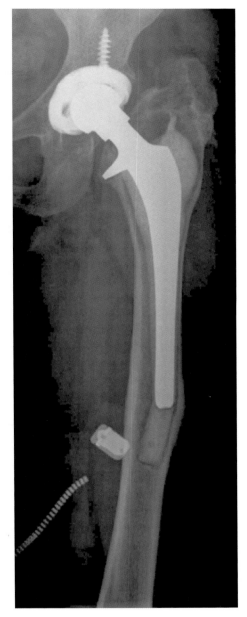

图118.4 ⅢB型股骨缺损，干骺端不支持，骨干受损，完整的股骨峡部不足4cm，可用于固定翻修股骨假体

图118.3 ⅢA型缺损伴干骺端无支持，因此在翻修股骨假体时必须依赖初次远端固定。有超过4cm的完整峡部可用于远端固定

过模块连接安装近端组件，近端组件可调节下肢长度、股骨偏心距和前倾角。此类假体缺点包括假体腐蚀、断裂、手术时间长、操作相对复杂、假体费用昂贵。

Paprosky Ⅳ型

Ⅳ型骨缺损为干骺端严重破坏不能提供有效支

撑，股骨峡部亦不能提供股骨远端骨性支撑，是临床上极具挑战的骨缺损类型（图118.5）。如果股骨近端管状结构形态完整，Ⅳ型骨缺损可选用打压植骨，尽管南美地区报道这种方法并发症发生率高（特别是假体周围骨折和股骨假体下沉），且这种方法技术要求高，植骨材料需求量高。如果股骨近端管状结构形态不完整，翻修时可选用肿瘤髋关节假体和异体骨人工关节复合假体。这些假体应用的主要问题是外展肌重建困难，因而增大假体不稳定的风险。因此在应用这些假体时术者应考虑使用限制性髋臼内衬或双动头。目前临床实践认为异体骨人工关节复合假体操作复杂，股骨近端置换术应用相对更广泛。

Ⅳ型骨缺损股骨重建最后可选择模块化钽金属涂层锥形翻修柄。尽管没有股骨峡部供远端固定，我们及前人研究指出此类假体能提供有效固定。一般来说，这种假体翻修技术要求高，并需更大直径的假体柄（直径一般大于20mm），最终获得完整股骨管腔内三点固定，为骨整合提供足够初始稳定性。

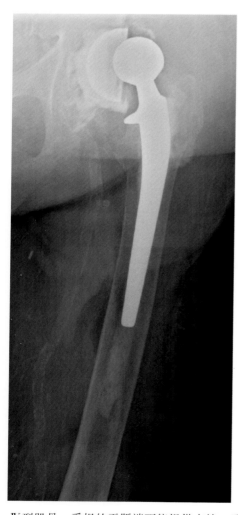

图118.5　Ⅳ型股骨，受损的干骺端不能提供支持，受损的骨干没有峡部可供远端固定

股骨重塑

我们发现松动的股骨近端存在重塑现象，且会影响手术入路及重建方式的选择。当进行站立或爬楼梯等活动时股骨近端存在扭转力，松动的假体逐渐重塑为内翻及后倾状态。内翻重塑在术前X线片上容易辨别，后倾重塑则相对较小，但大多术中能够辨别（图118.6）。

这种重塑变形在临床上具有双重影响。首先，股骨在冠状面上重塑为内翻（或外翻）明显影响直柄假体的置入，特别是当新植入的假体长度长于原假体时。具体来说，这种形变阻碍股骨髓腔中心性磨钻，增大骨皮质穿孔、偏心性磨钻、假体周围骨折及翻修假体选择过小等的风险。在这种情况下，我们推荐采用大转子延长截骨来避开股骨重塑区域，能在直视下进行中心性磨钻，从而纠正股骨变形。

股骨后倾重塑（图118.6C）会使翻修时股骨假体前倾不足，但近端组件为锥形形态的组配式假体能自主调节股骨近干骺端的位置（图118.7），因而能有效避免这一问题。由于髋关节翻修术后不稳的发生率较高，在选择股骨翻修假体时应特别注意这一问题。

我们的研究表明股骨翻修时其近端明显重塑的发生率约为20%。尽管内翻重塑更常见，但外翻重塑仍有发生。这些变形重塑发生率随着Paprosky分型严重程度的增大而增加。

总结

股骨侧翻修非常困难，如何挑选合适的重建方式是临床医生的重要挑战。尽管很多时候依靠外科医生的熟练程度及培训方式来选择重建方式，我们认为Paprosky分型对于指导假体选择具有重要意义。了解股骨近端重塑非常重要，它同样能指导假体选择。

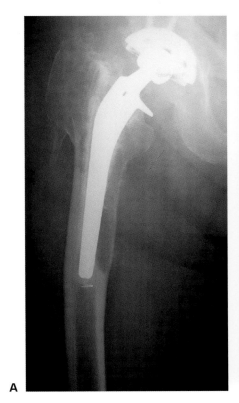

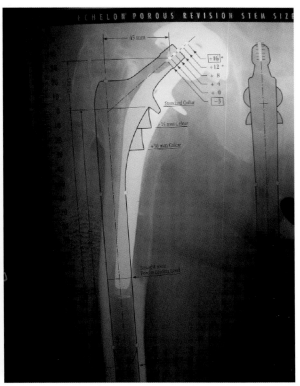

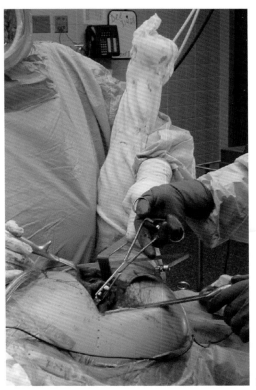

图118.6 （A）股骨内翻重构在3A型股骨中明显，股骨近端严重骨溶解。（B）使用直柄的模板进行模拟发现内翻明显；注意柄的近端部分位于股管的外面。（C）术中照片显示已出现严重后倾

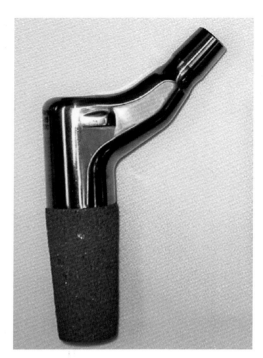

图118.7 组配式翻修假体的锥形近端部分。近端纤细的外形允许外科医生将翻修假体调成需要的前倾角，而不依赖于股骨近端解剖结构

William Hamilton

Jon C. Uggen

119

第119章 股骨侧翻修：广泛多孔涂层假体柄

案例汇报

一位49岁男性患者，左侧髋关节置换术后5年左髋活动后疼痛明显。X线片示股骨假体松动，髋臼侧假体未见明显松动（图119.1）。ESR、CRP炎性指标结果正常，最终采用广泛多孔涂层的圆柱形股骨柄进行单独股骨侧翻修治疗。

简介

全髋关节置换术后股骨假体失败翻修的假体选择较多，包括广泛多孔涂层的圆柱形柄、Wagner型翻修柄、近端涂层组配式或非组配式假体柄、第二代骨水泥型假体柄、结构植骨与骨水泥柄联合使用、同种异体修复材料、组配式肿瘤型假体柄。目

前翻修手术量在逐年提升，这些极具挑战性的翻修病例需要提供可重复式的手术技术来获得假体植入物长期的稳定性。已有较多文献报道广泛多孔涂层的圆柱形股骨柄应用于股骨侧翻修。这种假体柄的设计目的是绕过股骨近端的骨缺损处来获得骨干的固定和骨整合。从以往的经验来看，如果涂层超过柄长度的2/3，那么则认为这种柄是广泛多孔涂层柄。

在这章节里，我们将利用病例来说明广泛多孔涂层股骨柄在全髋翻修术中应用的策略。包括适应证、禁忌证、手术规划、手术策略、手术重点和误区的这些内容将会讨论，力争避免手术的潜在并发症。目前文献报道的相关临床研究也将进行综述。

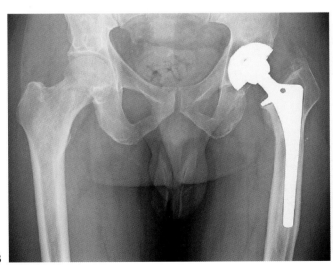
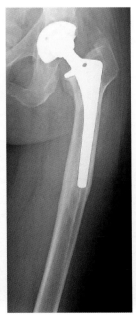
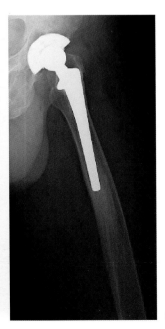

A,B   C

图119.1 翻修患者的术前骨盆片（A），左髋正位（B），左髋侧位（C），注意病灶周围的柄，股骨内翻，和底座上部

适应证和禁忌证

股骨假体翻修的适应证包括无菌性松动，假体位置不良引起的复发性关节不稳，假体周围骨折、假体周围感染、假体周围严重骨溶解、严重大腿疼痛，和改善髋臼外露。仔细评估股骨宿主骨量情况对于选择是否采用广泛多孔涂层的股骨柄假体是至关重要的。

髋关节置换术后股骨侧骨缺损的分类方法较多。分类基本原则依赖于外科医生在影像学上和术中评估及定量股骨干骺端及可支撑宿主骨干骨量的能力。剩余的宿主骨量需能提供足够的旋转和轴向支撑能力，从而为假体的长期生存提供足够骨整合。Paprosky分型应用最为广泛（表119.1）。

Ⅰ型骨缺损股骨近端骨缺损较小，类似于初次髋关节置换的股骨侧。Ⅱ型骨缺损股骨干骺端存在较大骨缺损，而骨干区皮质缺损较小。Ⅲ型骨缺损为股骨干骺端存在严重骨缺损不能提供有效支撑，骨干区骨皮质存在一定程度缺损，但仍能为假体柄的远端固定提供有效支撑。Ⅲ型进一步分为ⅢA型（股骨峡部皮质范围>4cm）及ⅢB型（股骨峡部皮质范围<4cm）。Ⅳ型骨缺损为干骺端严重破坏不能提供有效支撑，股骨峡部亦不能提供股骨远端骨性支撑。文献报道广泛多孔涂层假体柄适用于Ⅰ、Ⅱ及ⅢA型股骨骨缺损翻修病例（表119.2）。

广泛多孔涂层假体柄在全髋关节翻修术中的应用存在一些限制，如股骨干的骨质和直径应该要考虑。Sporer和Paprosky在一个平均4.2年的病例随访中，股骨干直径小于19mm的ⅢA型骨缺损使用此类假体柄，机械性失败的发生为0。当股骨干直径超过19mm时，机械性失败的发生率为18%。而Ⅳ型骨缺损使用此类假体柄，机械性失败的发生率为37.5%。此外，当股骨干直径小于13.5mm时，假体周围骨折的发生率较高。

术前影像学检查用于评估原假体、骨水泥及骨水泥塞取出的难易程度，并评估是否存在髓内翻塑形改变。同时，通过影像学可以估计所需翻修柄的尺寸大小。广泛涂层的股骨柄翻修获得牢靠固定所需股骨干长度至少4cm，如能到达6cm效果更佳。

术前股骨全长侧位片在评估选择弯柄或直柄方面是必要的。如果直柄可能会穿透股骨前方皮质，应考虑使用弯柄。除了术前影像学评估，手术器械的准备也是非常重要的。常用的器械包括尖锉、金属切削毛刺、环锯、环扎固定、摆动锯、适当的提取、钩反向刮匙，和颗粒支撑移植。

术前模板测量不仅可评估翻修柄的尺寸及位置，也可预估是否需行延长转子下截骨术（ETO）。当股骨近端内翻塑形改变及远端骨水泥塞难易取出时ETO就非常必要（图119.1）。在这种情况下如不进行截骨，直柄可能会损伤大转子及外展肌群。文献报道翻修手术中将ETO与广泛涂层翻修柄联合使用可取得较好的临床效果。

外科技术

髋关节翻修手术应采用可延长的手术入路。我们首选后外侧入路，其能充分暴露髋臼及股骨，且股骨侧可随需要进行延长。采用后外侧入路的ETO技术已非常成熟，同时后外侧入路方便暴露坐骨神经。另外，直接外侧入路及直接前入路也可用于翻修手术。

在取出假体时，要注意清除假体肩部的骨赘或骨水泥（图119.2）。这不仅能避免大转子劈裂骨折，还将有利于植入新的翻修柄。取出原股骨侧假体时，注意阀杆和大转子肩之间的接触，并去除额外的股骨粗隆部骨以避免转子骨折。

原假体柄被取出后，需确保髓腔内骨水泥塞完整取出（图119.3）。硬化的骨质将引起新植入假体柄的偏心性扩孔甚至股骨穿孔。使用弯曲的反向刮

表119.1	Paprosky股骨缺损分型
分型	描述
Ⅰ	最小的骨量丢失
Ⅱ	广泛干骺端孔状骨量丢失，骨干完整
ⅢA	广泛的非支撑干骺端骨丢失，至少4cm完整骨干
ⅢB	广泛的非支撑干骺端骨丢失，小于4cm完整骨干
Ⅳ	广泛的非支撑干骺端和骨干的骨量丢失

表119.2			广泛涂层圆柱状柄在股骨侧翻修术后的结果			
作者	时间（年）	髋关节数量（例）	随访时间（年）	变量	结果	结论
JaYakumar等	2011	56	6年		100%假体无翻修	广泛全涂层柄支持在临床上使用
GarciaCimbrelo等	2010	95	10.2年		随访第12年96.9%的假体无翻修	广泛全涂层柄可为困难的翻修提供选择
Moon等	2009	35	6.4年		假体100%无翻修	使用广泛全涂层柄在全髋置换术后能取得良好的临床和影像学上效果
Hamilton等	2008	13	9.8年	广泛多孔涂层柄与另一种广泛多孔涂层柄的翻修	100%假体无翻修且有12例出现骨长入	广泛全涂层柄可用于股骨侧翻修
Hamilton等	2007	905	5~10年		功能完好时间：5年97.5%，10年96.9%，15年95.8%	广泛全涂层柄用于股骨侧翻修具有良好的效果
Nadaud等	2005	46	6.4年（2~12年）	近端延长	43例功能完好	
Engh等	2004	777	20年		完好率：5年97.7%；10年95.8%	广泛全涂层柄用于股骨侧翻修具有良好的效果
Ng等	2004	24	5.1年		20例骨长入。3例稳定纤维结合。1例感染2股前穿孔	在中国人群使用超过200mm全层涂层柄应小心
Sporer 和 Paprosky	2003	51	6年	ⅢB或Ⅳ型缺损用9或10号柄；ⅢB型细分为管直径大于和小于19mm	ⅢA和ⅢB型腔直径<19mm无翻修；ⅢB型腔直径>19mm有18%翻修率；Ⅳ型有37.5%翻修率	ⅢA and ⅢB型髓腔<19mm应用广泛涂层柄有可靠的固定；ⅢB型髓腔大于19mm和Ⅳ型骨缺损可考虑选择
Weeden 和 Paprosky	2002	170	14.2年（11~16年）		总体4.1%翻修率；Ⅱ型和Ⅲ型5%翻修率；21%ⅢB型翻修率	应用于Ⅰ、Ⅱ、ⅢA型骨缺损有良好可靠性
Moreland 和 Moreno	2001	137	9.3年（5~16）		4%翻修率；83%骨长入	
Krishnamurthy等	1997	297	8.3年（5~14）		1.7%翻修率；2.4力学失败率	骨干固定术应用于股骨翻修在近侧干骺端避免骨丢失
Moreland 和 Bernstein	1995	175	5年（2~10）		96%假体正常使用；83%骨长入	广泛涂层柄耐用
Lawrence等	1994	83	9年（5~13）		10%股骨侧翻修；11%股骨假体力学失败率	
Engh等	2002	26	13.3年	转子下骨缺损＞10cm	10年假体正常使用率89%，15%无菌性松动	广泛涂层的柄可用于绕过严重的近端骨丢失

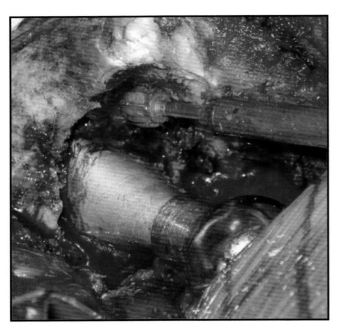

图119.2　在适当曝光后，利用高速毛刺清除骨或水泥的侧肩，避免大转子断裂

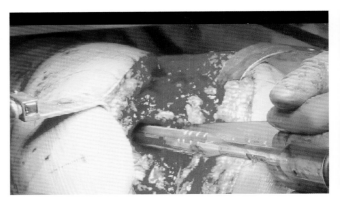

图119.4　标准铰刀用于扩髓至设计好的大小

刀来确保所有的骨水泥塞被取出。

髓腔清理干净后，首先使用圆形铰刀磨挫（图119.4）。当行截骨术后，可用直铰刀磨挫并置入直柄假体。通常磨锉后选择的假体直径比最终铰刀大0.5mm。如果术前模板测量提示需使用曲柄，推荐使用柔韧性的铰刀，同时最终磨锉铰刀与假体同号甚至超过0.5mm。对假体的熟悉是必须的，因为每个假体可能有自己的特点。

骨性标志，如大粗隆尖端、截骨水平、股骨距，可以用于确定铰刀插入的深度。通过使用相同参考点，如对转子上的标志，每个后续的铰刀可插入与标志点深度一致。如果出现问题，你可以用可得到的铰刀与插入在股骨里铰刀相比较长度，从而能够看到铰刀需要插入多深和它需要固定的位置。一般来说，为了避免直铰刀穿孔股骨皮质，这些只有5～10mm范围以外的翻修柄型号应该不予考虑。应至少获得4～6cm才能达到良好的皮质接触。为了知道你获得多少的骨皮质接触，用手插入的铰刀直到在股骨干里不能前进，然后测量暴露的铰刀与

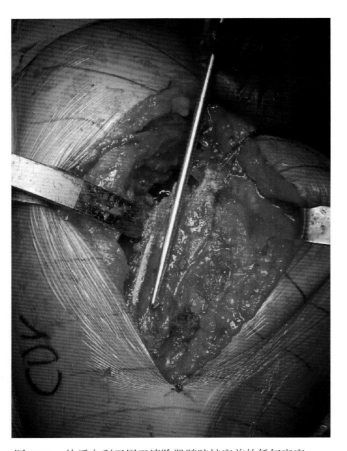

图119.3　钩反向刮刀用于清除股髓腔扩底前的任何底座

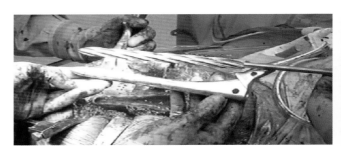

图119.5　铰刀与试杆长度的比较。测量时，可以采取当铰刀是在股骨管确认合适的铰刀深度

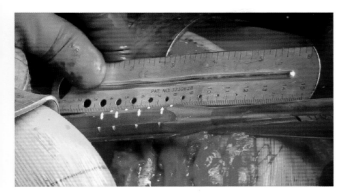

图119.6 铰刀可用于确定在股骨峡部的压配量，在这种情况下，有6cm的远端压配，这是理想的

你的参考点的相关性。这项技术可以告诉你，你插入阀杆时会获得多少的皮质接触（图119.5和图119.6）。 如对扩孔深度、铰刀位置或试验范围、或与铰刀或试验的骨接触程度有任何疑问，应采取术中摄片。 如果铰刀似乎过于紧或者固定量过度，其余的管端部可扩线避免术中骨折。

试用期应在现有试验中进行（图119.7）。 在试验期间的主要信息是股骨柄的前倾角需要最大限度地提高髋关节稳定性，以及偏心距的选择。试验中做标记，以确定柄的插入深度。

髓腔应清理干净，以便于最终翻修柄的插入。如果转子下截骨被应用，我们经常把远端水平的截骨平面应用环扎线以防止骨折远端传播。此外，重要的是要了解，与一个完全多孔涂层柄，标记大小的植入物可能不匹配实际插入的直径。一旦假体被打开，用洞来测量柄的直径，和确保髓腔已经被扩了0.5mm（图119.8）。有时实际测量柄的尺寸比标

记的尺寸大，并且调整需要使用铰刀。例如，如果想要干的尺寸是15mm， 我们会扩到14.5mm然后打开柄的包装再测量。如果柄的测量是15mm，尝试插入。如果柄测量是15.5mm，那么髓腔用铰刀扩到15mm再尝试插入。

柄应该尽可能手动前进，然后稳定的打紧。一般来说，当用手前进时，柄坐进4～6cm是理想的位置（图119.9）。如果杆坐高于6cm，外科医生应考虑用铰刀再次确保阀杆完全就位。 柄的前进应随着连续性的每一个打击槌，建立柄接触狭窄处的早期旋转稳定性的最终柄植入位置。 当柄不再前进时，柄可以被移除或者进行另外的扩孔。当撞击柄开始时出现推进速度增加，术中则应注意是否发生骨

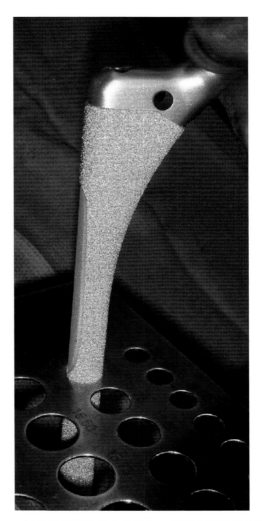

图119.8 柄的直径用孔的大小确定，从而确保股管扩髓没超过0.5mm

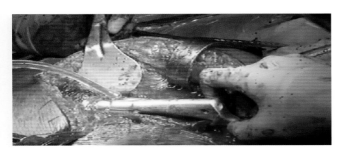

图119.7 演示插入。关键在于尝试插入注意倾角、深度。最大限度地提高髋关节的稳定性和保持适当的腿长度

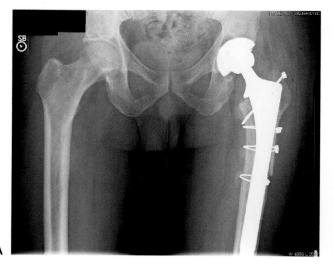

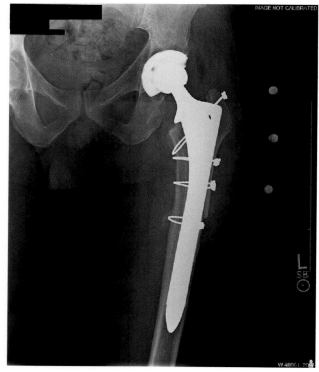

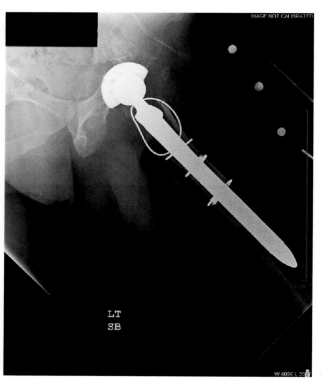

图119.9　翻修术后患者的骨盆片（A），左髋正位（B），左髋侧位（C）

折，用X线投射可获知。如果不清楚柄推进多远，试验可以在任何时间开展以及下肢长度及假体稳定性测试。

如果使用转子下延长截骨术，截骨片段通常需要重塑来适应周围新的骨干。

当柄被放在所需的水平时，截骨可放于干的四周用钢丝捆扎。我们通常用两至三个钢丝捆扎。如

有必要，在这种情况下，骨移植可以防止在任何截骨与股骨之间的缺损处。术后，我们通常教导患者患肢免负重3个月。更保守的方法取决于骨质与假体的固定。获得骨长入是最重要的缓解疼痛和长期的成功，因此，在术后X线片显示稳定的假体位置时，应采用更为保守的延长保护性负重方法。

结果

使用这些原则，广泛多孔涂层股骨柄的可靠的骨长入率获得在中期和长期随访。这些结果总结在表119.2中。这些研究一致表现出低机械故障率没有报告和没有报告发生无菌性松动的病例。之前的研究也表明了Paprosky Ⅰ型、Ⅱ、ⅢA缺损获得最理想的结果，ⅢB期和Ⅳ型骨缺损有较高的植入失败率。

手术并发症及其防治

脱位仍然是全髋翻修术最常见的并发症，翻修柄小心的插入可以减少脱位的发生。首先，柄必须以合适的前倾角来推进放置，典型的术中标志可能找不到，这会给翻修带来困难。其次恢复适当的股骨长度和偏心距是关键，这些目标可以通过精心的术前模板、必要时术中试验及拍摄X线片。最后，鉴于脱位的风险增加，最后，鉴于脱位的风险增加，应考虑改善使用假体的稳定性，如大直径股骨头，双动头，或限制衬垫。为了知道这一决策过程，术中的稳定和运动范围以及外展肌完整性，应在翻修时进行仔细评估。

深部感染是翻修术的另一个常见并发症，所有患者术前需要彻底的感染评估。这包括一个彻底的历史体检及血清学检测。如果血清标志物异常和/或如果临床怀疑感染率高，应进行髋关节穿刺。

虽然近端应力遮挡在用于远端固定的广泛多孔涂层柄仍然是一个关注，与这一现象相关的并发症尚未得到承认。Garcia Cimbrelo等已报告类似的应力遮挡检查结果没有临床相关性和96.9%的病例使用年限为12年。

术中骨折是使用全多孔涂层翻修术的另一常见并发症。避免关键包括先前讨论的技术要点如小心扩髓，预防性使用钢丝，在尝试插入之前测量柄的直径。外科医生应避免用直杆扩孔太远从而防止弯曲的股管穿孔。铰孔只能前进不超过翻修柄预期长度的1cm。此外，手术助手必须小心处理肢体时避免股骨过度扭转。

虽然我们曾使用广泛涂层柄用于股骨侧的翻修，以前的报告已经表现出较低假体使用年限的患者的皮质骨损伤扩展在小粗隆以下超过10cm。其他报告显示较高的失败率和Paprosky type ⅢB、Ⅳ型股骨缺损。威登和Paprosky在平均随访14.2年中显示了ⅢB型骨缺损21%的失败率，相比Ⅱ型和Ⅲ骨缺损，失败率为5%。Sporer 和Paprosky在一平均4.2年的随访中，ⅢA、ⅢB型骨缺损直径小于19mm，失败率为0。type ⅢB型骨缺损直径超过19mm时，失败率为18%。Ⅳ型骨缺损的失败率则为37.5%。这些非常严重的骨缺损，如果不充足的股骨干骨阻止骨前进4~6cm，那么可能要用到其他的方法。建议的替代方案包括模块化锥形柄，肿瘤极端股骨置换术和定制设计的柄，旨在优化近侧干骺端填充和支撑的同时保证柄远端骨干固定术。其他技术如打压植骨和股骨近端结构同种异体骨移植结合翻修假体结合植骨技术。尽管在一些系列的并发症发生率很高，这些技术似乎是骨存量的恢复有希望的替代治疗选择，特别是在年轻患者。更多的临床经验和更长期的随访将会对这些治疗手段进行更彻底的评估。

病例解决方案

采用ETO技术打开股管，取出松掉的移植物和为股骨侧翻修假体植入做准备。髋臼假体的固定和保留得很好与交换的模块化聚乙烯衬里。髋臼假体的固定和保留随着聚乙烯内衬的改变。ETO技术可以让我们直接看到远端底座和股管的扩孔，它也可以让我们校正股骨的内翻畸形。一个使用18mm直径的8号股骨假体，患者术后无并发症发生。

结论

使用广泛多孔涂层圆柱形柄，基于一系列优秀的长期结果和可重复操作的外科技术，我们认为这些临床上经过验证的假体在所有而且最严重的骨缺损中的股骨假体翻修是金标准。

Jacob T. Munro

Bassam A. Masri

Donald S. Garbuz

Clive P. Duncan

120

第120章 组配式锥形柄在股骨侧翻修中的应用

病例

急诊室中有一名91岁的老年女性因不慎被地毯绊倒后致左大腿疼痛。患者伤后左下肢不能负重，10年前曾行左髋关节水泥型关节假体置换。患者独自居住并一直驾驶汽车，既往有高血压病史，口服降压药物控制血压。查体见左下肢任何活动都引起疼痛，不伴下肢短缩或旋转畸形。正侧位X线片显示假体周围温哥华B2型骨折（图120.1）。

介绍

全髋关节置换术（THA）是最成功的骨科手术之一。初次置换关节假体的改进扩大了手术适应证，随着人口老龄化，在未来几十年内会有更多的关节置换手术进行。不幸的是，无论是技术和材料的改进，关节假体植入失效仍然发生。目前，美国每年进行50000次髋关节翻修手术，其中有一半是翻修股骨侧。

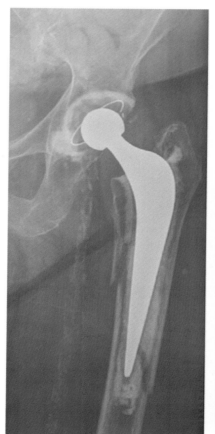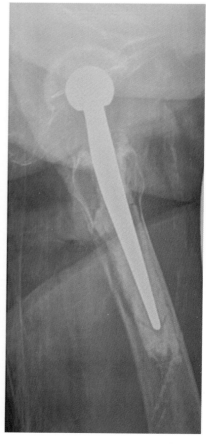

图120.1 A. 正位及（B）侧位X线片，显示患者发生股骨假体周围温哥华B3型骨折

A

B

髋关节翻修和初次髋关节置换的手术技术一样
成熟。外科医生依据患者的骨缺损情况、年龄、合
并症以及自己的经验来进行抉择。特别是这样的技
术可以有效地用于治疗严重的股骨骨质流失。在理
想情况下，这些技术应该有效，能保存或恢复骨
量。如果可能，长期固定可以恢复腿部长度和稳定
性。

非组配式柱状钴铬合金生物型股骨假体在多中
心临床研究中表现出色。生物型假体需要股骨髓腔
钻孔直径与股骨假体的直径匹配才能实现好的压
配。假体与骨的摩擦力以及骨长入保持柄的稳定。
当骨与假体接触面不足以提供足够的摩擦防止股骨
假体下沉时，该方法常常失败。Weeden和Paprosky的
研究显示在轻、中度骨缺损中圆柱形股骨假体表现出
色，但用于严重骨缺损时失败率为21%。

1987年，Wagner发表了喷砂带槽锥形钛股骨柄
研究结果。这种方法的关键点是将远端股骨插入进
一锥形的楔形锥体中，锥形股骨柄。这提高了轴向
稳定性，而纵向的槽提高了旋转稳定性。这些类型
的股骨柄因其在严重骨缺损翻修术中可靠而被广泛
地使用。细致的手术计划是至关重要的，必须准确
执行一些关键步骤以优化结果。

Wagner提出的概念即圆形横截面，在现今的
锥形股骨柄中被保留下来。并且股骨柄及纵向槽的
远端部分逐渐变细。为克服股骨柄初始设计中的潜
在缺点，现今的概念在股骨柄的初始设计中增加偏
心距，组配式的股骨头和近端柄，以及更大的锥角
（图120.2）。

使用钛金属制造的股骨假体具有一些优点。具
有比铬钴低的弹性模量，对骨的应力转移更接近生
理条件。这或许可以减少大腿疼痛以及多孔涂层铬
钴股骨柄应力遮挡的发生率。磨砂的钛表面具有出
色的可信的表面生长记录。

最初的Wagner柄是限制性的偏心距，容易发
生沉降以及脱位的非组配柄，并且在学习曲线中，
易发生安装股骨柄型号过小。经验不足的术者可能
会将假体置于一个以纠正下肢长度的水平上，而不
是在股骨髓腔中获得轴向稳定性的点。通过将假体
改进为具有不同长度的独立的柄和体部件的组配式

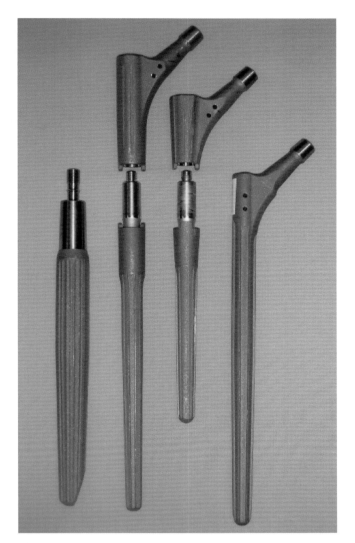

图120.2 图左为一个3.5°锥形、前斜角的组配式锥形柄，以
减少前皮质骨折或穿孔的风险。图中间为两个2°锥度的组
配式假体。术者通过假体近端调节下肢的长度，偏心距和型
号。该系统具有扁平的前后方和后方横截面，以减少骨干中
相应的股骨接触。图右是第三代非组配式Wagner SL 股骨柄
（Zimmer，Warsaw，IN）。在圆形横截面股骨柄上有2°锥
度及8个槽

装置，在通过选择适当的股骨体来建立整个股骨假
体长度和偏心距之前，将合适的柄牢靠地装入股骨
中。大多数组配式系统还能够变化version，根据人体
的旋转进行微调使得更易接合和锁定。

锥形柄对假体的成功至关重要。采用直的圆柱
形设计，在骨表面长入之前，柄只由假体表面和骨
之间的摩擦固定。压配到锥形股骨中的远端锥形柄
具有随着假体轴向载荷而压紧的优点。与圆柱形柄
相比，轴向载荷使锥形柄表现出更佳的初始稳定
性。初代Wagner柄有2°锥度，现今大多数柄已经

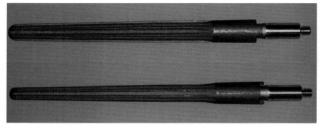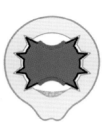

图 120.3 左上：锥形柄前视图，扁形的前后横截面。 左下方：柄的侧视图。 右：柄的横截面。柄的前部和后部为扁状，减少与股骨皮质的相应区域的接触，理论上可以降低大腿疼痛的风险。纵向槽纹提供旋转稳定性

增加到3°或3°以上，以降低早期系列产品中所报告的沉降风险。锥度改变了柄长与直径的关系。例如，2°锥度的柄，每57mm的长度，柄的直径增加1mm。对于3.5°锥度的柄，每46mm的长度，柄的直径增加1mm。如果柄发生下沉，较大的锥度将在较短的距离上啮合。多篇报道研究了所需骨与假体接触面的长度。最初，Wagner提出接触长度最少7cm，最好有10cm。有学者在接触长度小于4cm的情况下使用锥形柄，但在这种情况下，成功与否取决于骨骼的质量以及接触的长度。

纵向槽纹具有相当大的旋转稳定性，并增加了柄与皮质骨之间的摩擦力。不同的设计可能会改变槽纹的数量和分布，但通常为三角形，骨穿透范围为0.1~0.5mm（图120.3）。圆形横截面对于非组配式锥形柄的设计是必要的，所以无论柄的型号如何，在初始固定的骨接触区域保持不变。组配式系统可以改变柄几何形状，因为体件能够调控型号。在柄末端的前斜面（图120.2）通过股骨前皮质减少了柄穿孔的机会。圆形横截面前方和后方可能变扁平，减少相应股骨干的接触，并可能降低旋转稳定性。最近介绍了一些设计具有前弓或角度以匹配股骨的生理矢状弓，并进一步降低穿孔的风险。

指征及手术适应证

用于股骨骨缺损的Paprosky分型或许可用于指导手术治疗（图120.4）。

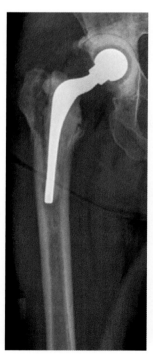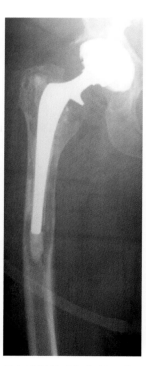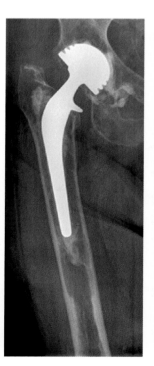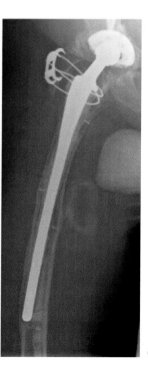

A, B **C, D**

图120.4 A. Paprosky Ⅱ型骨缺损表现为干骺端破坏但骨干完整；B. ⅢA型骨缺损存在骨干缺损，但有>4cm的骨干用于远端固定；C. ⅢB型骨缺损，只有<4cm的骨干用于远端固定；D. Ⅳ型骨缺损，广泛的骨干损失和扩大的骨皮质。在本病例中，按照最小程度的移位骨折将其分为温哥华B3型假体周围骨折

Ⅰ型缺损股骨干骺端松质骨缺损最小，通常见于生物型初次柄，表现为纤维内生长。Ⅱ型骨缺损表现为干骺端缺损，但骨干完整。Ⅲ型骨缺损特点为干骺端重度骨缺损伴随骨干骨缺损。其中存在大于4cm的可用于远端固定的完整骨干为ⅢA型，骨干小于4cm时为ⅢB型。Ⅳ型骨缺损的股骨具有广泛的骨干损伤，包括宽大的骨道和非支撑性峡部。类似地，股骨假体周围骨折的分型可以参考温哥华分型。发生在假体周围的B型骨折中，B1型假体稳定；B2型存在假体松动但骨量尚可；B3型则假体松动并且骨量差。

当近端干骺端骨缺损时，锥形柄可用于翻修初次置换失败的骨水泥型和非骨水泥型柄，包括Paprosky Ⅱ型，ⅢA型，ⅢB型和大多数Ⅳ型股骨缺损。并非常适用于行扩大的转子截骨术（ETO）病例，且在Vancouver B2型和B3型假体周围骨折中有指征使用。

我们的做法是根据患者股骨大小和骨缺损情况，使用3种锥形组配式假体中的一种（图120.2）。在2000年，编者的研究中心设计出了带槽纹的锥形钛合金股骨柄。从此，对股骨柄选择的偏好有所改变。编者最开始选择的是3.5°的组配式假体，但是在近端骨质缺损的情况下，10%的强壮或肥胖患者发生连接性疲劳性骨折。后来编者设计了2°的组配式假体，其横截面变扁，预计其连接疲劳强度会更大。但是在少数患者中遇到假体下沉的问题，我们认为是由于锥角减小造成的。目前，无论是否存在假体周围骨折，我们在大多数情况下选择具有圆形横截面的2°非组配式柄。我们使用重新设计的3.5°组配式柄用于重度肥胖和/或近端骨质重度缺损的患者。这种柄加强了连接疲劳强度（比如ZMR XL，Zimmer，Warsaw，IN），骨髓腔的大小与假体柄的直径相符。虽然3.5°锥形组配式柄在编者的研究中心已经证明是非常出色的，特别适用于ⅢB型和Ⅳ型骨缺损患者。但是需要更长随访时间来确定2°锥形非组配式柄是否可以获得等效的结果。

Ⅳ型股骨缺损的患者使用锥形柄时应特别注意，尤其是在股骨远端剩余骨量很少时。在这种情况下应该使用三点固定的柄，避免在股骨远端使用

cone。为使假体表面骨长入，应选择大直径和大的锥角（＞3°）的柄，并且需限制术后负重。通常使用最大的钻孔器没有稳定性的情况下，不能实现牢靠的固定，应该使用其他的固定系统。对于老年人以及需求不高的患者昂贵但应急选择是使用骨水泥型分段假体。这些患者在此组患者中有良好的疗效。年轻的患者或许更适合打压植骨或同种异体骨移植假体复合重建。这些患者并不常见，但强调需要完善的术前准备。

手术技术

完善的术前准备结合细致、有效的手术技术对减少并发症至关重要。应进行完善的医学检查，特别是尽量降低手术风险，排除潜在感染。包括对前次手术切口、外展肌功能和双下肢长度差异的评估。通过如上所述可以确定手术方法和关节假体的尺寸。如果想要保留髋臼侧假体，合适的衬垫是十分重要的。如下所述是对组配式柄的概述，叙述其使用方法与非组配式柄的主要区别。

术前准备

应拍摄高质量的股骨全长正侧位X线片。虽然可以使用数字成像，但通常仅通过两个底片盒使股骨完全成像。可以将硬拷贝胶带粘贴在一起，以便更好地显示所需的股骨柄的长度。在假体周围骨折移位的情况下，可以拼接影像，以获得更准确的股骨长度。对侧肢体股骨的影像也是有用的。标准的正位片的要求如下（图120.5）：

1. 测量患肢短缩并将其与下肢长度差异相关联。
2. 画出股骨髓腔的纵轴，柄的纵轴与此线吻合。正侧位X线片上所示过大的弯度（图120.4B）表明如果在ETO术中使用直柄，则不能与股骨弓匹配并会穿透股骨前皮质。
3. 评价骨缺损以及骨干的完整性。
4. 股骨柄沿着骨髓腔的纵轴定位。柄的锥形远端与股骨面接触长度至少有4cm，最好与良好的骨皮质相压配。锥形啮合区域是主要的固定区域。在主要固定区域的近端有一段锥形区域。如果纵向载荷使股骨柄下沉，taper reserve能够啮合股骨。使用更

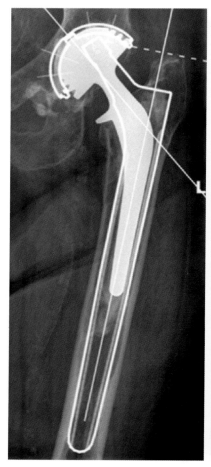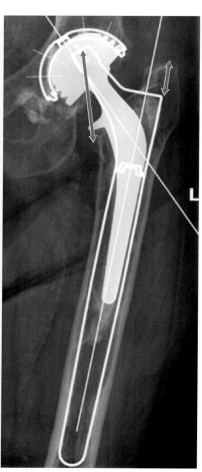

图120.5 ⅢB型股骨缺损的82岁老年女性正位X线片。左图：Wagner SL非组配式柄的模板。假体柄主要固定区域为股骨骨干，并具有合适的锥度。为了恢复下肢长度，旋转中心需要与大转子的尖端相邻（虚线）。需要一个长度为265mm以及直径19mm的柄以与骨皮质压配。右图：Revitan 组配式柄的模板。柄放置在相同的位置。为恢复下肢长度选择长度为200mm，体件65mm的柄。此假体系统股骨柄型号从55mm到105mm，每10mm增大一号。如果未达到柄预期植入的位置，则可以65 mm的体件尺寸缩小或增大。同时术中可通过调整从头部的中心（左图的虚线），股骨柄肩部到大转子（短红色箭头）或小转子到旋转中心（长红色箭头）来矫正假体位置。旋转中心的参照标记在圆锥形铰刀上以及柄植入器手柄，以便与大、小转子对齐（参看图120.6）。在这两种情况下，使用组配式股骨头来实现长度和偏心距的微调

长的股骨柄固定没有优势，因为会跨过主要固定区域。一般来说，长度更短、直径更大的柄好于更长、更细的柄。如果需要长度>200mm的柄，则应考虑行ETO以避免骨皮质破裂和无效的三点固定。只要建立了远端接合区域，则可以估计近端情况。

5. 所得到的旋转中心以恒定的解剖结构为参考，使植入的假体能够恢复下肢长度。当使用组配式体件时，应该计划一个能够利用中等型号体件的。

如果柄的位置低于预定位置，则使用长度更长的体件；如果柄的位置高于预定位置，则使用长度更短的体件，即允许误差幅度更大。而软组织的张力与组配式假体的头件配合。

6. 估计柄的直径以能够与骨皮质贴合。如果使用最大直径的柄不能与骨皮质贴合，则需考虑行重建。术者应该熟悉柄的型号大小（表120.1）。如果在手术时没有达到模板柄的直径，则可能是柄定位错误，通常见于内翻放置，或骨皮质穿孔、

表120.1	具有相应锥度和最大直径的可用锥形股骨柄示例		
柄	生产商	锥形柄（角度°）	最大直径（mm）
Revitan	Zimmer	2.0	24
ZMR-XL	Zimmer	3.5	25.5
MP Reconstruction prosthesis	Link	3.0	25
Restoration	Stryker	3.0	28
Arcos	Biomet	3.0	30
Reclaim	DePuy Synthes	2.5	31

骨折。

7. 在模板上标记一些与术中柄定位相关的测量值。例如从大转子的顶部到假体的肩部的距离或大转子与髋关节旋转中心的距离。如果行ETO术，则这些测量值会不准确，或者发生大转子撕裂。从小转子到预估旋转中心的距离与模板更为一致，此距离取决于患者体型大小，通常为40～70mm。术前应测量健侧肢体X射线的数值，以便更好地术中参考。此外也可参考螺丝孔道或者环扎线的标志。类似的，例如存在严重的异位骨形成的情况下，如果大、小转子均不是最佳的标志，细致测量的ETO远端范围可以是一个有意义的标志。

8. 当拟行ETO术时，需测量从一个可识别的骨参考点到假体远端顶部或者骨水泥塞。然而，如果需要考量与股骨柄压配的骨峡部的长度，或许长度可以进行调整。在这种情况下，截短预先存在的结构末端以及峡部的截骨是可取的。

9. 如果在不使用ETO的情况下进行手术，则需注意到假体的侧向入口点。股骨柄能够插入髓腔且不能有柄内翻不正或三点固定。如果出现明显的内翻或股骨前后重建则需行ETO术。

侧位X线片的评估如下（图120.6）：

1. 在评估股骨孔道时可参考现有的柄和骨水泥塞的方向。

2. 注意股骨前后弓的角度以及最大柄长度，以避免发生前骨皮质破裂。在正位片上，如果拟安放的股骨柄的长度超出侧位片上前皮质，则需行ETO术。

手术技术

后入路同样适用于全髋关节翻修术，能够充分伸展暴露整个股骨，同时保护外展肌群，使得髋臼和后柱清晰可见。通过抬高股肌，可从梨状窝开始ETO截骨，并向远端延伸至股骨远端。ETO最初由Wagner描述为经股动脉入路，后续经过多次修改，ETO已经变得越来越受欢迎。使用ETO的适应证：1. 存在近端股骨成角畸形；2. 在难以脱位的情况下暴露髋臼；3. 取出牢靠固定的骨水泥型柄以及广泛涂层的非骨水泥型柄；4. 需要将大转子向远端滑移增强外展肌群张力；5. 使用长柄（>200mm）时，可能

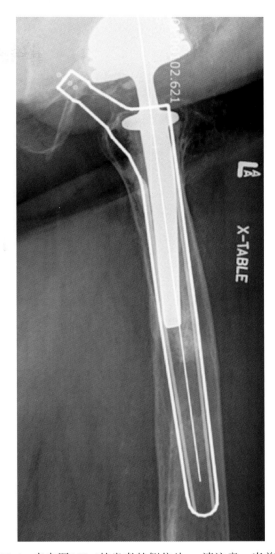

图120.6 来自图120.4的患者的侧位片。请注意，当前失效的柄位于骨水泥的后方。清除骨水泥时，需要将器械向前引导，以避免穿透后骨皮质。265mm的柄试模表明，尽管容错度很低，如果在没有ETO的情况下重建股骨，前皮质仍将是安全的

会因为股骨前弓的存在，股骨柄会穿透前骨皮质。

通常，髋臼重建在股骨重建之前完成。如果计划将ETO作为暴露髋臼的手段，则将股骨外侧部分向前缩回并移除，从而暴露髋臼。如果有骨水泥，应尽可能保留时间长一点，以减少松质骨失血。如果希望在髋臼重建之前保持股骨完整，则移除模型股骨头并且颈部向前缩回到通过释放前囊而产生的软组织袋中。

在移除股骨组件和所有骨水泥之后，在完整骨干的近端用环扎线缠绕预定的主要固定区域。这可以保护股骨免受可能导致骨折的环向应力。然后小

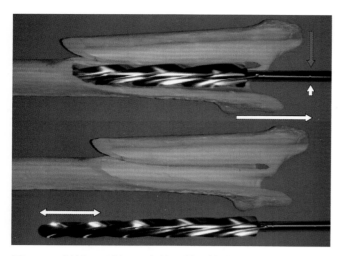

图120.7　顶部：已行ETO术的股骨。扩髓器插入髓腔与皮质接触。 植入物的旋转中心需要刚好接近大转子的尖端（长红色箭头）。 这与股骨上的标记相关，表明需要265mm的柄（短垂直箭头）。 另一种方法是从小转子（长水平箭头）测量。 这是扩孔器插入的极限，超出此范围将产生一个管形而不是锥形来容纳锥形物。 底部：扩孔器的咬合部分将形成50mm的初始固定区域（双头箭头）。 扩孔器直径增加，直到建立适当的皮质联系（见文本）。 通过将骨干制备成锥形以容纳锥形柄来实现固定

心地将所有碎屑从管道中取出以准备扩孔。

最小直径的锥形扩孔器插入管道中。大多数扩孔器带有一个标记，该标记将股骨头的旋转中心与所需的杆长度相关联（图120.7）。通常以大转子为参考；然而，小转子或ETO的远端也可用作扩孔的参考。

扩孔器应接近模型杆的长度并确认（1）以实现足够的远端固定（理想地为4～8cm）和（2）合并使用中等大小的体件时可以恢复下肢长度。可使用手动或电动的扩髓器。扩孔器直径逐渐增加，直到能与皮质接触。需要注意的是不能将扩髓器通过初始固定区域向远端扩髓，这会形成圆形髓腔而不是锥形髓腔，从而导致假体下沉。随着扩髓器增大将于骨皮质相贴合。通常，扩髓器的直径需要在初始接触的基础上再增加2～3mm，才能产生足够的锥度以实现稳定。使用锥度为3°的锥形柄，每毫米的扩髓提供19mm的额外的纵向骨接触。使用2°的锥形柄，每毫米增加29mm的额外接触。通过检查扩髓器是否在轴向应力下向远侧移动以及扩髓器冠状和矢

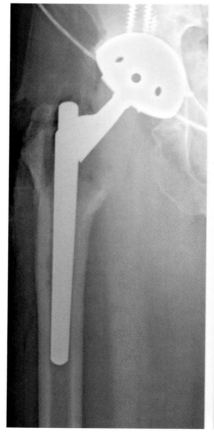
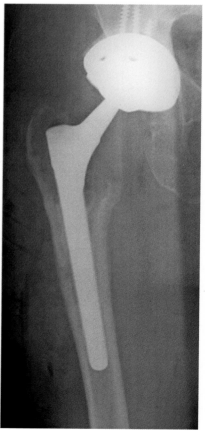

图120.8　术中AP X射线（左）用于检查股骨柄位置及匹配度。 在这种情况下，扩孔器增加了一个型号，并且在植入最终柄之前校正了轻微的内翻位置（右）以确保最佳的锥度接合。 选择接近大转子的髋关节旋转中心的参考点以补偿骨盆侧（高髋中心）的缩短

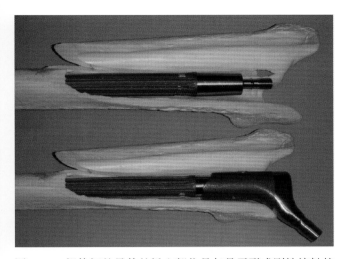

图120.9 假体柄的最佳的插入部位是与骨干形成刚性接触的区域。其达到的深度应该与试模相等。下图：可以用试模来确认合适的长度，偏心距，前倾角。假体的直径比假体柄要大。可能需要去除部分骨质使其能在正确的组配模块之前安放

状最小运动来测量其旋转稳定性。

接下来，以轻微的轴向力插入试验柄以确认孔的大小和深度。建议将试模的柄取下单独插入髓腔，这可提供远端固定和稳定性的真实参考。如果将试模远、近端部件组合在一起插入髓腔，试模近端可能会接触股骨近端，使得试模不能完全插入髓腔远端，会错误的判断稳定性。标记试模肩部的位置，以给假体的安装提供参考。然后再安装股骨柄的体件。术中行X线确定假体位置是否合适（图120.8）。

接下来，模型柄的远端部分嵌入到股骨中。如果股骨柄具有斜面或扁平的横截面，则其与股骨的前弓对齐（图120.9）。然后用试模来调整长度，偏心距和前倾以优化稳定性和下肢长度。

通常，近端主体段的直径略大于远端主干。必须注意避免在装配近端体件时发生大转子骨折，特别是如果不使用ETO。如果使用ETO，在许多情况下可以使用高速骨钻来塑性大转子完成ETO。

可用钢丝或缆绳缠绕近端股骨以完成ETO。根据截骨长度一般需要2～3个钢丝或缆绳捆扎。解剖复位并不是截骨处愈合的必备条件。在某些情况下，可能需要补充的内侧截骨来使内侧股骨皮质与柄接触并关闭ETO。常见于在股骨近端内翻畸形的情况

下使用直柄时。如果骨骼严重缺损且可塑，则通过捆紧缆绳来实现。对于更坚固的骨骼，内侧皮质可以用骨钻打磨、钻孔或用线锯截断。后者是我们首选的技术，在柄安装到位且缆绳捆扎牢靠后再使用线锯。然后可以使用夹钳将股骨固定在假体上，随后用缆绳依次捆紧。将内侧截骨近端置于ETO的外侧远端出口很重要，以在不同水平上创建一个分段切口而不是双（内侧和外侧）圆周截骨。如果有明显的骨丢失且股骨柄的近端无法提供足够支撑，推荐使用同种异体移植支架来支撑假体并恢复骨量。建议在发生转子骨折时使用内固定骨折，否则可能会导致外展肌无力及脱位风险（图120.10）。

术中误区

在翻修过程中，有几个关键步骤需要特别注意。在去除之前的假体时，确保所有的骨水泥都能从股骨中清除。如果骨水泥清除不干净会使扩髓器不能对准，并使股骨柄的支撑区域无法骨长入。此外，在行ETO时，近端骨段上的任何骨水泥应该清除干净，以便为关节假体留出空间。当需要绕开缺损部位时需要考虑到清除骨水泥会进一步减少骨量。在手术过程中需确保假体在髓道内，术中可通过X线片来确定。

当植入假体的轴向等距线相对于股骨干的髓轴不对齐时，就会出现三点固定(图120.11)。通常这种错误发生在假体处于内翻状态。如果在完整的股骨近端进行重建，则开口点必须适当地向侧方偏移。通常在行ETO术时较少可能发生三点固定。在放入人工关节假体之前，通常术中利用X线来确定扩髓或试模的位置（图120.8）。通过校正扩髓器的方向和增加直径可以调整定位。

有报告显示术中骨折的变化率（表120.1）。最常见的情况是：（1）假体远端接触骨的前皮质，尤其是在没有ETO的情况下进行重建；（2）在转子底部，假体的肩部可产生应力；（3）在扩髓或装试柄时，初次固定区域的纵向方向。在我们的经验中，当使用圆柱形钴铬柄时，术中骨折明显较高。我们发现114例使用圆柱形柄的骨折率为25%，而在109例锥形钛柄中的骨折率为8%。

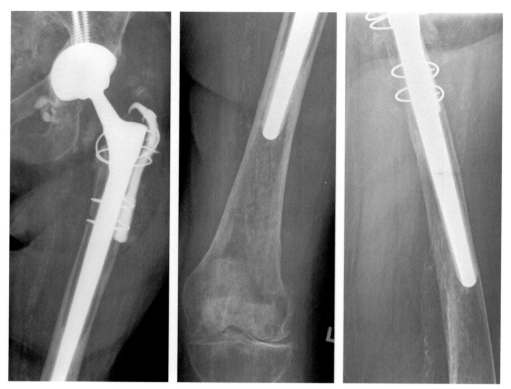

图120.10   在图120.4中使用的WagnerSL非组配柄术后3个月的X线片。近端干（左）、远端干（中）和侧位X射线（右）的X线片显示楔形柄与残余骨干皮质骨相接触。在翻修时，大转子断裂，并固定了钢丝及钢板

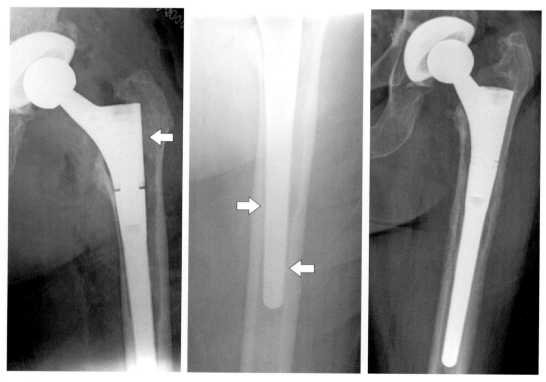

图120.11   术后图像（左和中心）的远端锥形柄三点固定（箭头）。股骨柄下沉（右），导致大腿疼痛和不可接受的缩短。随后对其进行了翻修

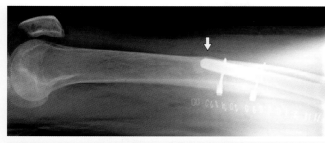

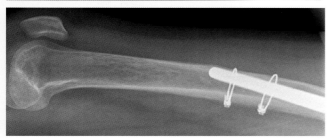

图120.12 术后X线（上）显示在柄的远端所接触骨皮质裂开（箭头）。这些钢线是作为预防措施而放置的。患者经部分负重保护6周，3个月后恢复至完全负重。在8个月的X线显示前皮质（底部）重塑，没有迹象表明下陷

谨慎的手术可以有效预防骨折，建议合理的预防性使用缆绳或钢丝，并更积极地使用ETO。应使用平板和缆绳系统来固定转子的骨折（图120.10）。如果术中确定发生皮质破裂，应该根据骨的质量来做决定。同种异体骨移植适合于骨量差的患者。如

果骨质量足够，建议使用环扎缆绳以防止术后负重限制缺损的纵向传导（图120.12）。Park和McInnis等分别报道了12%、24%术中骨折率。没有报道骨折与假体下沉或者植入失败的关联。

术后护理

术后的负重状态将取决于术中的情况。骨质良好、股骨柄压配接触良好的患者，开始部分负重并用拐杖或助行器保护6周。骨质疏松、远端固定不稳或严重近端骨缺损的患者，可以限定脚趾负重的重量。早期柄下沉可能需要长时间的限制负重，尽管限制负重超过3个月也不太可能改变结果。如果外展装置薄弱，可以限制外展。如果存在脱位的高风险或后部修复薄弱或过紧状态，屈曲可能会被限制在70°。

临床结果

多个中心的多位作者报告了钛锥形固定柄在股骨翻修中无菌松动和感染后二期重建的具有良好中期和远期疗效。当考虑柄的松动或下沉时，假体存活率从95%到100%不等（表120.2）。锥形柄在治疗

表120.2	报告了超过50例患者使用钛槽锥形柄至少2年随访结果的研究							
研究人员	髋关节数（例）	假体类型	随访中期数月份（范围）	假体柄松动翻修率	假体柄全翻修率	术中骨折发生率	已知脱位率	下沉长度mm（范围）
Böhm和Bischel	129	非组配式	58 (2 ~ 133)	2.3	4.6	1.5	5.4	5.9(0 ~ 45) 54%发生
Kwong等	143	组配式	40 (24 ~ 72)	2	2.8	2.1	2.1	2.1(0 ~ 11.3)
McInnis等	70	组配式	47 (24 ~ 63)	2.9[a]	2.9	24.2	10	9.9(0 ~ 52) 84%发生
Gutierrez del Alamo等	79	非组配式	101 (60 ~ 144)	1.3	7.7	10	13.9	19%>10mm
Park等	62	组配式	50 (24 ~ 94)	0	1.6	12	12.9	1.1 (0 ~ 25) 11%发生
Ovesen等	125	组配式	50 (24 ~ 86)	1	3.2	3	6.4	2 (0 ~ 20)
Rodriguez等	64	组配式	74 (37 ~ 135)	3.1	4.7	未报道	4.7	2例<5 2例5~10
Weiss等	90	组配式 组配式	50 (60 ~ 132)	2	5.5	1	19	2.8(0 ~ 30)
Regis等	68	非组配式	167 (125 ~ 190)	2.9	12.2	10.3	9.7	19.5% >10
Neumann等	55[b]	弧形柄	67 (60 ~ 144)	4	4	0	3.6	2例>5
Van Houwelingen等	49	组配式	84 (60 ~ 120)	0	11	16	10	6例12.3(5 ~ 20)
Munro等	54	组配式	54 (24 ~ 143)	2.1	4.3	0	4.3	5例<3mm, 4例>3 mm

注： [a] 由于下沉和松动的进一步破坏，以及合并症没有手术
[b] Vancouver B2和B3型假体周围骨折

假体周围骨折方面也显示了可接受的短期效果。

对于严重的股骨缺损患者（ⅢB和Ⅳ型），Van Houwelingen等已报告为锥形柄设计的可接受结果，其中有42例ⅢB型骨缺损以及7例Ⅳ型骨缺损。有发生假体下沉但术后1年仍然稳定，没有一例因为松动再次翻修。这归因于3.5°锥度设计，获得牢靠的股骨固定。该系列中的5种柄在锥形接合处断裂，这可以被认为是近端同种异体骨移植提供股骨柄更长期的辅助支持。

很少有研究报告了翻修手术后的功能比较结果。Garbuz等和Richards等。用锥形钛柄与圆柱形、钴铬柄进行详细比较。Richards的锥形股骨柄组中包括更多的ⅢB和Ⅳ型骨缺损的患者（P<0.0001）。患者完成了有效的生活质量（QOL），所有数据均支持锥形柄组。两组功能结局的差异不是通过年龄、性别或合并症来解释，这些因素在两组相当。作者认为，降低钛柄的刚度，以及改善模块化系统恢复长度和偏心距，是圆锥杆设计取得较好结果的原因。

锥形柄非常适合通过ETO术植入股骨。这可以直观显示主要固定区域，没有证据显示出折中的结果。从股骨近端进行重建，不能直接观察到骨干，这明显增加股骨柄下沉风险以及股骨前皮质穿孔。ETO与并发症风险的上升没有直接相关，且有报道显示ETO的高愈合率。

有几位作者报道了钛锥柄翻修后良好的骨重塑和骨整合，与柱状钴铬柄常见的近端骨丢失形成对照（图120.13）。几位作者使用系列X线片来确定骨量的变化，据报告，在中短期，70%~80%的病例保持或增加了骨密度。然而，有关骨重塑的报道必须慎重地解释，因为X线片对骨密度变化的显示并不十分敏感。

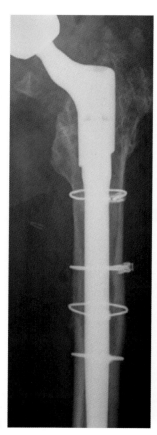
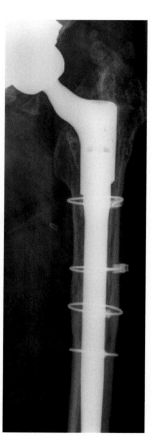
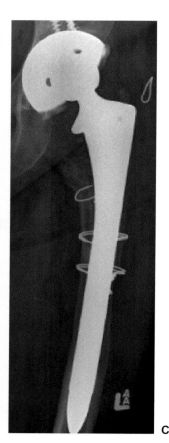

A, B　**C**

图 120.13　A. 一位Vancouver B2型骨折的62岁男性术后前后位X线片，使用了组配式的锥形柄；B. 5年随访时的前后位X线片显示，下沉>10mm，但是有足够的骨量和骨长入。患者功能评分和疼痛评分优；C. 前后位X线片显示，锥形非组配式股骨柄存在明显应力遮挡进而影响股骨近端骨量

目前有几个关于锥形柄用于治疗假体周围骨折的结果的报告。不愈合不常见（<5%），和为无菌松动所做的翻修所类似。VancouverB2型骨折与B3型骨折的疗效无差异。Munro等报告了采用锥形柄治疗的假体周围骨折患者的生活质量评分，与无菌性松动或B2和B3型骨折的无菌性骨折相比，无菌性骨折的疗效无差异。由于对股骨骨折的担忧，推荐使用同种异体骨移植支架来恢复B3型骨折中的近端骨缺损，特别是沿着内侧股骨距。尽管需要进一步的研究，我们认为假体周围骨折与无菌性松动翻修的结果应相似。

术后并发症

非骨水泥型股骨柄下沉是公认的并发症。报道关于锥形柄下沉的发生率从1%～84%不等（表120.2）。在稳定之前，大多数锥形柄会发生数毫米的下沉。下沉多发生在术后6个月内。Regis等在对非组配式Wagner柄进行长期随访研究中，报道了股骨柄下沉大于10mm，最多达30mm者占19.5%。有6例患者术后一年内的稳定性如前，其中2例需要翻修。McInnes等报道了下沉的高发生率。在70例患者的队列中，不发生下沉的占16%，下沉1mm到5mm占29%，下沉6mm～10mm占20%，还有35%的患者股骨柄下沉大于10mm。所有患者中仅有一例股骨柄下沉在1年内停止了。股骨柄下沉不一定与功能不良结果相关，但是建立牢靠的初始压配可以防止后期下沉导致下肢长度差异。

众所周知，脱位是任何翻修术后的常见风险，但使用锥形柄与其相关（表120.2）。Weiss等报告了19%的脱位率，尽管这些都与使用22mm股骨头相关。Richards等比较使用圆柱形柄与锥形柄的翻修结果。在114例圆柱形柄中的12例患者和103个锥形柄中的8例患者中，术后脱位并无差异。虽然恢复下肢长度，偏心距和软组织张力是至关重要的，但我们推荐常规使用36mm和40mm的股骨头，会将THA翻修的脱位率显著降低到接近1%。

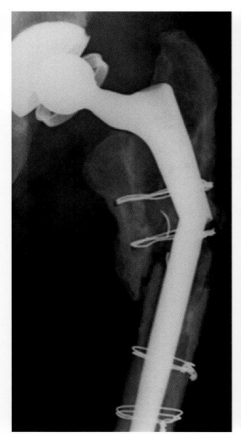
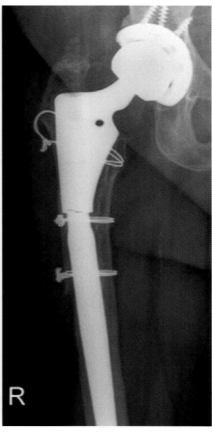

图120.14 截骨区域的不愈合导致应力传导到植入物上（左图），宿主骨量的丢失会使股骨柄在下肢做弯曲动作时引起微动磨损，进而导致植入物的断裂（右图）

已经有报道锥形钛合金股骨柄在组配连接处发生断裂（图120.14）。至少有一家公司发布了关于人工关节假体与骨折相关因素的警告。Lakstein等发表了对股骨柄交界处6例骨折患者的综合评价。将患者特征与来自不支持骨折的同一数据库的165名患者进行比较。显微镜检查显示骨折表面的磨损和疲劳与弯曲时传播的微动疲劳一致。放射线片显示在柄的交界处存在骨支撑不足。其他危险因素包括体重超重、术后骨量不佳、骨质疏松以及假体尺寸偏小。作者建议对这些患者使用具有加强交界处的假体。Van Houwelingen等报道在49例重度股骨骨缺损的患者中有5例发生了假体断裂。所有假体断裂都发生在原始标准ZMR设计的股骨柄中，没有一例加强的ZMR-XL股骨柄发生断裂。我们还主张在严重骨缺损的情况下使用最小直径为19mm的加强组配式设计股骨柄。此外，非组配式锥形柄或许能减少假体断裂的风险。在我们的实践中已经使用同种异体骨移植支架来加强近端骨缺损的区域，特别是在组配交接处没有支撑。Murphy和Rodriquez得出结论，根据他们对非组配式锥形柄的经验，不需要同种异体骨移植物。然而基于专家意见，一般建议当股骨近端骨缺损时应使用同种异体骨移植物。

总结

带槽纹钛合金锥形柄是复杂股骨翻修的一个很好的选择，非常适合于干骺端和骨干缺损的情况。包括无菌松动，感染后的二期重建和假体周围骨折的患者。需要细致的术前准备和手术技术，以避免并发症和优化结果。外科医生应该熟练的准备和操作ETO术，并掌握其适应证。虽然组配式柄提高了准确恢复腿长度的能力，但在模块连接处发生断裂是一个需要考虑的问题。从使用组配式假体系统中学到的技术可以应用于非组配式锥形股骨柄。我们目前更推荐使用非组配式、圆形、2°锥度的锥形柄来进行大部分翻修术。对于高BMI和/或严重股骨近端骨缺损的患者，我们使用强化组件连接处的组配式3.5°锥形柄，使得股骨髓腔的直径与股骨柄相吻合。对于股骨近端骨量严重缺损的患者还使用同种异体骨移植。

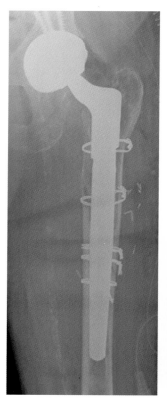
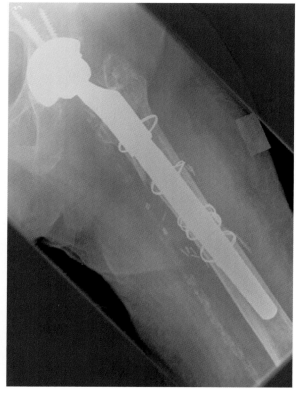

图 120.15　A. 已为91岁女性重建术后的前后位与（B）侧位X线片（术前图片在图120.1）

案例解决方案

应用骨折后入路进行翻修手术，去除先前的内植物。骨水泥套很容易从股骨上取下。一根环扎钢丝定位在骨折的远端，远端股骨扩髓以在股骨远端植入一个21mm的锥形柄（图120.15）。肢体长度以及偏心距通过近端模块组件已经恢复。将骨水泥型聚乙烯髋臼内植物取出并植入一个36mm关节面的非骨水泥型髋臼假体，以减少脱位的风险。术后鼓励患者下肢负重，通过助行器行走6周。患者已经能够回家，但是在家中行走时需要手杖，外出时需要助行器。

第121章 整体锥形钛合金假体柄在股骨翻修术中的应用

案例研究

一名65岁的妇女因爬楼梯滑倒并摔落，致左髋关节疼痛进入急救室。患者的左下肢在摔倒后不能承受重量，在他人辅助下进入急救室。患者于两年前行左髋关节全置换术。在摔倒前，患者述其可以经常骑车、游泳及登山。体格检查中发现，患者的血管及神经完好，左下肢变短并外旋。影像学检查发现，股骨近端Vancouver B2型骨折并移位（图121.1）。患者选择对左侧近端股骨骨折的部位进行切开复位以及内固定的翻修手术。

关键词 *pearls*和*pitfalls*

- 手术前拟定假体柄的锚定点以及翻修时需要合适的长度。
- 在手术过程中，早期对试用部件进行影像学分析，确保其尺寸合适，对线齐以及其与肢体长度的关系。
- 对试用假体柄的突破深度进行标记，确保最后植入的假体柄与试用假体柄在同一水平（最后植入的假体柄有8条刻线VS试用假体柄有4条刻线）。
- 手术开始时用手操作锥形铰刀，在低功率下形成完整的铰孔，但钻孔时要注意不能停止铰刀使其远端镶嵌在骨头上，因其容易造成螺旋形股骨骨折。

介绍

因为人群中髋关节置换术后的患者年龄增大以及只进行过初次手术的年轻患者对于生活质量较高的要求，每年全髋关节置换术的翻修持续增加。股骨假体故障的发生有可能是以下几个病因导致，包括败血症，无菌性松动，假体断裂，反复性不稳定，耳轴侵蚀，假体破损。在美国，一篇关于全髋关节翻修术的综述表明，在2005—2006年间，不稳定性（22.5%），无菌性松动（19.7%）以及感染（14.8%）是迫使重复手术的最常见病因。尽管没有量化的数据，但是最近二次手术的病因中，腐蚀，关节面碎片以及局部组织的不良反应有所增加。除去假体故障的病因学，股骨骨质疏松在全髋关节翻修术中也是一亟待解决难题，如果不予以重视，其有可能对患者的长期生存率有所影响。

一些可能影响到股骨储备的因素包括诱导微粒的骨质溶解，应力遮挡，植入假体周围的股骨重

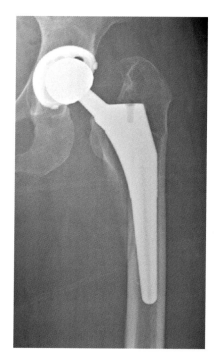

图121.1 左股骨的正位X线片显示受伤后的Vancouver B2型骨折

塑，局部组织的不良反应以及取出假体/水泥时对剩余骨头的损害。对于在全髋关节翻修术中股骨骨质疏松的管理有很多选择，但是仍然没有一种能成为绝对的金标准。假体的选择经常基于骨头损失的部位以及数量，还有患者骨头的解剖结构和骨质。总的来说，手术的目的是实现假体尽可能地接近股骨进行固定，以防止更大面积的应力遮挡及保护未来的骨头储备。然而，在个别病例中，固定需要在远侧面积被减少的区域进行从而保证长期的成功。此外，尽管末端的固定很重要，股骨假体柄近端支持的重点却在于假体摩擦侵蚀的面以及植入物的断裂。在这样的病例中，假体柄近端的无支持的部分比远端有支持的部分需要承受更大的压力，使其发生疲劳骨折的可能性增加。

设计基本原理

在全髋关节翻修术的过程中，经常需要绕开股骨近端，确保固定点在股骨远端即股骨峡部或更远的水平。这种远端假体柄固定的概念是由Wagner提出并普及的。Wagner SL的股骨翻修组件(Zimmber GmbH, Winterthur, Switzerland)主张使用含有长笛状的锥形设计并且其有多种可供利用的长度（图 121.2A,B）。这种植入物由钛合金及Ti6-

Al7-Nb制成并且其全表面经过喷砂处理。标准（34mm）及大偏距（44mm）的假体均能分别在长度（185～385mm，尽管225,265及305mm被用得更广泛）及直径（14～25mm）上进行选择。植入物有一个2°的椎体并且其圆形的横截面周围均匀地分布着8个纵脊。假体的近端有两个用来贴合大转子的的洞。考虑到组件型号的简易平差，假体上圆形类的设计可以使其更稳定并降低脱位的风险。然而，手术者应该注意的是，最近一篇有限元分析发现，当身体前倾4～14A度时，标准和大偏距假体承受的压力增加5%～15%。当使用前倾的方法安装大偏距假体柄时，可能需要考虑到这一点。假体柄上锥形的设计可以提供轴向的稳定性，而纵脊的设计可以防止其滚动。假体柄及使用铰刀产生的圆锥外形给患者股骨与假体之间提供了较大的接触面积。这种紧密接触转化成为假体与周围骨质之间的负荷传递及均一的应力分布。使用这类长锥形假体柄的最终目的是为了在必要的远端固定的基础上，尽可能实现近端的固定。

适应证

随着椎体假体柄成为初次髋关节置换术的现代趋势，翻修术在程序上使用相同类型的假体柄并不

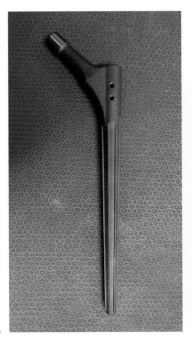
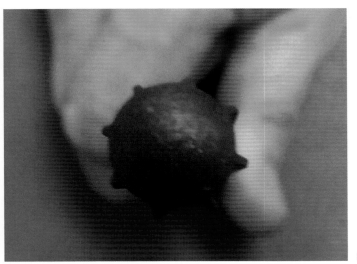

图121.2 Wagner SL翻修假体柄的全貌（A）近摄图（B），其假体的圆锥外形以及外展的8个纵脊

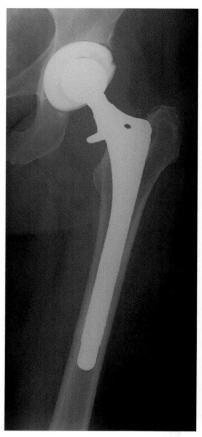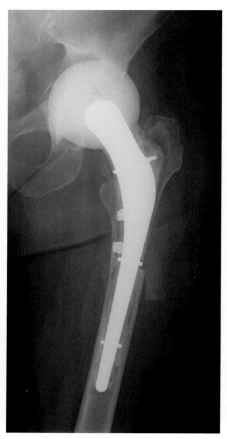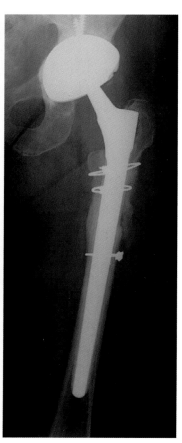

A,B　　**C**

图121.3　感染后全髋关节置换术的案例（A）伴两级的交换。假体和垫片移动后（B），股骨峡有4cm的剩余，将此分级为3A型股骨缺损，因为外侧股骨缺损以及需要大的假体，使用了19mm直径，长265mm的Wagner SL组件，最后成功重建了患者的髋部（C）

是不合理的。因此，尽管其最初的适应证是针对严重的近端骨质缺失，归功于锥形假体柄的熟练应用，Wagner的技术已经拓展到可以治疗单纯的低等级近端股骨缺损。使用Paprosky分级系统为股骨缺损分级是作为全髋关节翻修术术前常规评估的一部分。当为了更好地适用于治疗更严重的股骨缺损时，Wagner SL假体柄可应用于Paprosky1型和2型股骨缺损。这种圆锥形翻修假体柄更常用于3A和3B型的股骨缺损，或者隧道直径大于18mm的患者（图121.3A~C）。只要股骨峡内还有足够的皮质骨，Wagner SL翻修假体柄依然是这类困难股骨缺损翻修的有效选择。圆柱形末端固定假体柄一般需要4cm的股骨峡才能完成，而作者表明在最小2cm的股骨峡的情况下使用Wagner SL翻修假体柄依然可以实现理想效果。此外，这种假体柄对于伴随良好负荷转移及型号调节选择的严重近端股骨缺损患者的再建管

理，是一个不错的选择。在我们的案例中，一开始的影像学提示一个相对良好的假体断裂伴松动。然而，在手术暴露过程中，骨折线呈螺旋形朝着远端的股骨峡出现，形成了相当于Paprosky3B型的骨折，并且末端固定处的股骨峡长度不足4cm。基于股骨缺损的在手术中所见的分级，需要使用更长的Wagner SL假体柄来修复损伤。

外科技术

术前准备

为了应对术中可能遇到的各种情况，翻修术前有必要进行彻底的计划。一份详细的计划首先要按照上述方法对骨折进行分级并且预见在取出原有假体柄后可能发生的损伤。应该查看原始的手术报告来明确之前使用的手术路径以及植入假体的型号及

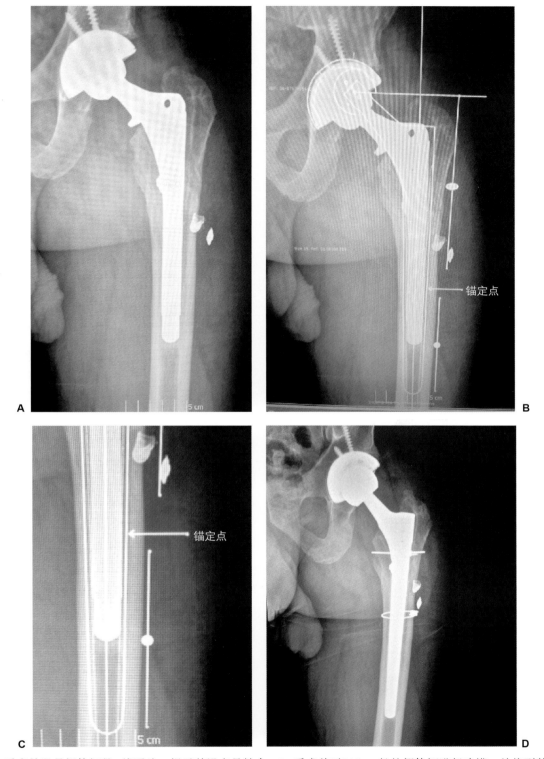

图121.4 A. 手术前股骨假体柄的X线平片，提示其没有骨结合；B. 手术前对225mm长的假体柄进行建模，并找到其锚定点。对此案例的原始方案是不通过截骨术移除假体柄，然而为了防止术中无法从大转子处取出假体，术前还做了ETO建模来评估，近摄图示锚定点远侧的ETO位点，确保了我们使用的是合适的长度；D. 翻修术2年后随访，需要进行ETO来移除假体柄以及从松动的股骨组件处移除远端的基座

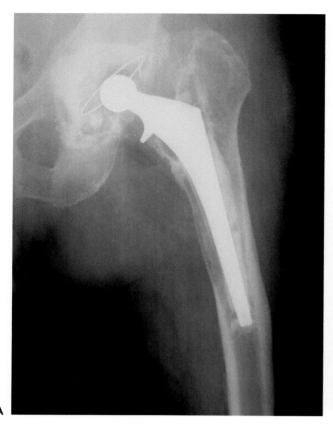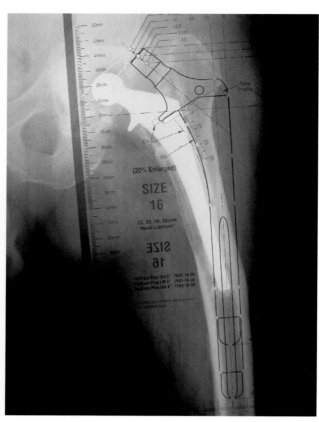

图121.5　A. 左髋关节正位X线片显示因松动的水泥股骨组件所致的股骨内翻重构；B. 在合适的部分为直柱形翻修假体柄进行丙烯酸制模，内翻畸形更加明显，其结果提示如果使用合适尺寸的假体柄进行远端固定，那么翻修假体柄会滞留在股骨隧道外

厂商。圆锥形假体柄可以通过前或后侧路径植入而我们的建议是与之前的入路一致避免进一步损伤臀部周围的组织。为了避免皮肤的坏死以及脆弱的皮桥，在可能的情况下，应重视及利用先前的手术切口。计划的第二步需要使用醋酸纤维或数字化模型对病例进行制模以评估预期假体柄的尺寸，长度以及锚定点（图121.4A~D）。此外，建立的模型可以通过输入数据评估延长截骨术的长度，以尽可能地提供为新假体柄锚定所需的剩余股骨峡长度（目标是最小4cm的Scratch-Fit）。有必要在翻修手术的术前进行充分的影像学检查，其包括，骨盆正侧位X线片，至少15cm远端至松动假体处的臀部正侧位X线片，以及一张评估股弓的侧位片。通过模板得出的假体柄高度所使用的参考物应该与术中使用的相一致，这套体系使用大转子作为参照物。为了使股骨的偏转与腿的长度相吻合，如果对侧腿的解剖结构正常，那么其也应该进行模板化。此外，患侧的近端股骨应该通过重塑来评估其为外翻或内翻，股骨的改变可能需要通过广泛的转子截骨术来纠正（图

121.5A,B）。在某些案例中，经股的路径需要慎重考虑，如大于225mm的直柱形假体柄通过标准的生理前弓植入股骨。在这种情况下，通过截骨术才可能保证安全植入，而圆锥形假体柄可以保留远处固定点7~10cm的长度。尽管术前计划很重要，但是如果手术过程中出现了不可预知的情况，那么"plan B"就显得很关键。电缆系统，同种异体移植物和可用的合成移植物（结构性的和颗粒骨）以及万一实行了延长的截骨术或术中潜在骨折的发生时可以用更长的假体柄都是很重要的。

手术技巧

患者体位取决于所选择的手术方式，对于大多数后入路和直接侧方入路的患者通常取侧卧位。取侧卧位有很多优点，包括：实现手术所需的任意暴露，血液在重力作用下向深层组织聚集以及使软组织脱离手术窗口，提供良好的视野。我们大多数病例都是选择标准后入路，因为这是最开始的术式，并且可在需要时轻松转为扩张性转弓截骨术。为确

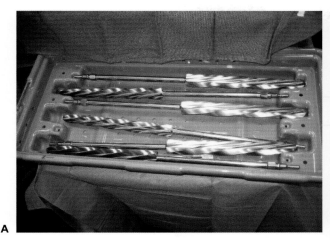

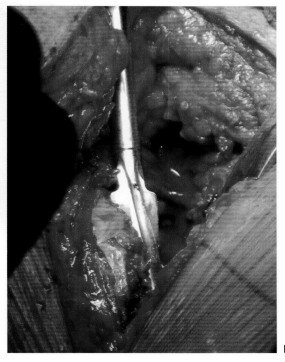

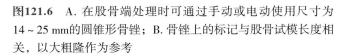

图121.6 A.在股骨端处理时可通过手动或电动使用尺寸为14~25 mm的圆锥形骨锉；B.骨锉上的标记与股骨试模长度相关，以大粗隆作为参考

保安全固定到远端部位，一般通过骨折部位的经股入路（这个已经有很明确的说明并成功应用于温哥华B2型骨折）。

一旦获得合适的手术暴露，取出以前的植入物，注意保留尽可能多的骨库存。如果要完成一个经股入路或者有假体周围骨折，在准备股骨隧道前从放置远端连接线到骨折部位开始要谨慎。起初，用管道、小弹性铰刀以及可能需要的钻孔器来彻底清除股骨隧道。接着继续手工使用圆锥形、锥形铰刀直到遇到摩擦阻力即找到隧道（图121.6A）。铰刀具有蚀刻标记，表明使用特定长度杆所需的穿透水平（图121.6B）。激光标记参照股骨头的中心并且基于受影响的髋关节的模板以及对侧髋关节，如果是先天的，可以帮助引导四肢长度，以大转子为参考。根据假体的必须高度，如果假体植入位置低必须有较大的直径，如果假体的组件需要渗透到更深的组织则必须要较小的直径。另外，为了改变锚定点的深度，使用长或短干假体优化组件固定。一旦通过手动铰刀获得足够的深度，触觉就会显示出一些阻力；接下来，我们建议使用电动铰刀完成隧道准备。注意扩孔力量，因为如果在隧道内停止，扩孔器可能会被钳闭，或者如果尝试在尝试内深度重新启动，可能造成选择性股骨断裂（在这一

步很可能造成遗憾没能放置连接线至骨折或截骨部位）。

然后将适当的试验假体干装配并插入10°~15°的前倾（图121.7A）。可以通过旋转部件来调节假体干前倾，以实现与杯的组合形式的35°~50°，或者针对具体情况指示。这个试验应该缓慢地进行以便评估划痕量以及进度停止时的情况（如图121.7B）。通常，如果仔细聆听音调变化，可听到锤击撞击器的声音，对应于试验的最终位置。假体干在获得远端固定以及假体颈没有碰撞先天的股骨颈以防进一步下沉的检查至关重要。用假体股骨头检测术中稳定性。如果股骨颈长度接近正在使用系统的最大值，则建议将植入物大型化以将其置于较高位置，并在试验最终的假体干植入期间提供更大的灵活性。如果有关于体位和固定的任何问题或者在使用假体干试验早期，建议术中查X线片来确定组件的位置和尺寸。如果使用植入物治疗骨折或进行截骨术，则建议用试验评估片段的减少，以观察是否需要修改截骨段以获得良好的拟合。试验在可重现点/解剖学标记处用标记标记，并在最终植入物上放置类似标记，以确保等同定位（图121.8）。然后根据试验中先前的运动范围，将最终部件放置在适当的前倾位置。标记的最终植入物应该到达试验

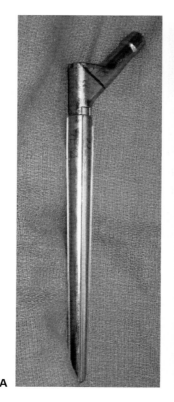

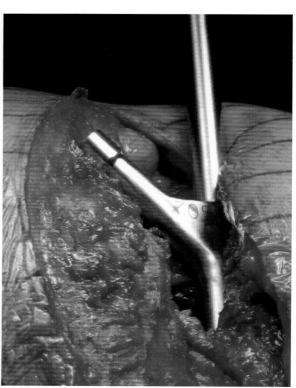

图121.7 A. 试模柄在植入前先提前组装好；B. 插入了手柄以及试模打入髓腔。注意：所有试模的近端部分都是一样的直径，且都比最终假体小。试模通过手推入髓腔评估压配程度，然后用锤打器使其到达最终位置

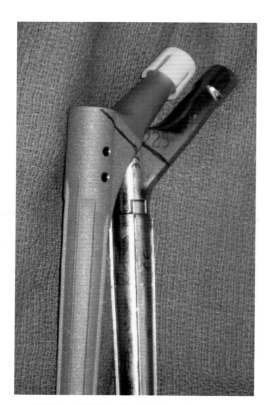

图121.8 试模在于骨性标志重合的地方有标记。然后在植入之前将该标记与最终假体比对

的相似位置的静止点，然后基于试验股骨头来确定最终股骨颈长度以获得最佳稳定性和腿部长度（图121.9A,B）。然后可以使用连接线固定术在最后一次髋关节缩小后关闭截骨或骨折片段（经常关闭比使用体积较大的模块化组件更好）。另外，如果转子是一个小碎片，可用弹性的不可吸收线通过植入物肩部的孔缝合到组件上。

术后管理

根据修正的病因，放置标准伤口闭合和敷料，然后进行物理治疗制动。所有病例在术后6周内禁止承重。允许患者将脚放在地上，但不要放在受影响的肢体。如果进行截骨术或骨折治疗6周，抵抗外展12周，禁止主动外展。在可能关注体重合规的少数情况下，可能需要一段时间的卧床休息。建议进行临床和影像学随访在术后2～3周，6周，3个月，此后每年复查。在这里提出的情况下，患者被限制为站在平地负重6周而没有主动外展。在接下来的6周内，她进行了负重评估，并允许主动外展，最后在术后3个月抵抗外展并且独立行走。

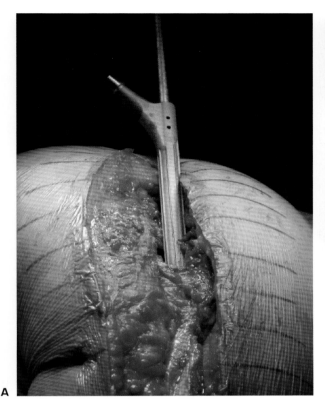

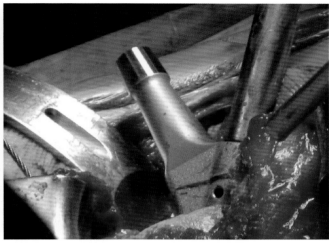

图121.9 轻轻撞击假体（A），使用标记作为最终假体要放大概位置的向导（B）

结果和并发症

有限的数据可以在同行评议的文献中找到，使用瓦格纳修订版的结果（表121.1）。在全髋关节置换术后翻修，使用长的、锥形的假体干的远端固定提供稳定的生物力学重建，良好的功能和临床结果以及随着时间的推移恢复近端骨库存的潜力。在早期经验中的单块钛锥形假体干关于股骨组件沉降导致肢体缩短和不稳定性进而导致模块化翻修假体干的发展，利用Wagner原理远端耦合通过模块连接附接的近端体。虽然模块化允许外科医生能够轻松地调整偏移，前倾和股骨头中心，而与远端杆尺寸无关，但是这导致了一些新的问题。当使用一些具有庞大的锥形接头的部件时，近端的过度填充可能是一个问题，因为近端体不能被良好地支撑的情况下可能是微动，腐蚀和疲劳骨折（图121.10）。此外，使用模块化植入体完成翻修THA需要大量的仪器和步骤。在制造商方面，这显著增加了管理翻修THA案件所需的库存。此时，模块化假体干没有比单件假体干产生更好的结果，长期随访可以使这种比较得到更好的评估。

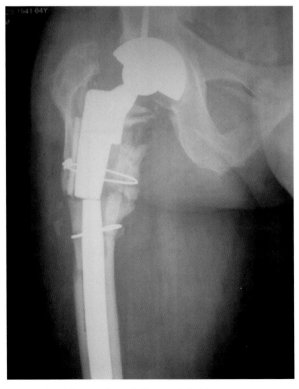

图121.10 断裂的双组分组成的组配式假体

表121.1		一体式锥形股骨假体在全髋关节翻修术中的临床效果			
作者	髋关节数（例）	随访时间	并发症	影像学结果	翻修
Stoffelen和Broos（1995）	23	19（12~38）个月	3例膝关节穿孔；复发性脱位；迟发性感染	16例有骨结合的X线征象	无翻修报道
Kolstad等(1996)	31	34（17~55）个月	6~5例脱位以及1例再感染	骨再生30例，假体下沉6例（10~31mm，平均3.2mm）	5例翻修（3例下沉或脱位，2例臼杯不稳定）
Grunig等(1997)	40	47个月	2例感染和脱位	20例假体下沉（2~35mm，平均6.1mm）	4例翻修（3例假体下沉，1例后期感染）
Cech等(2001)	35	无	7~2例无菌性松动，髋臼松动，感染，3例脱位	无	4例翻修（2例无菌性松动，臼杯松动，感染）
Bircher等(2001)	99	无	无菌性松动16~6例，血肿7例，皮下淤块3例	15例有骨再生，8例有下沉	16例翻修（6例下沉或松动，7例血肿，3例皮下淤肿）；假体柄10年生存率92%）
Weber等(2002)	40	65（29~108）个月	7~5例脱位和2例感染	15例有骨再生，8例有下沉	2例翻修（下沉和无菌松动）
Lyu(2003)	22	85（77~96）个月	1例脱位	21例有骨再生，2例有下沉	2例翻修（下沉）
Bohm和Bischel(2004)	129	97（61~169）个月	16~7例脱位，感染1例，再感染2例，骨折6例	88%骨修复良好至优良；平均下沉5.9mm	6次翻修（下沉、反复脱位、骨折和3次深部感染）
Gutierrez Del Alamo等(2007)	92（11例失访，2例5年内严重感染；79例随访最少5年）	100（60~144）个月	21~11例脱位；骨折5例，粗隆骨不连3例，骨干穿孔2例，双下肢不等长>1cm者占19%	11例髋出现透亮线；15例髋非进行性下沉大于1cm；66例髋X线片稳定；63.3%确定近端骨再生	8例翻修（5例反复脱位，2例感染，1例松动）
Mantelos等(2008)	95	108（84~180）个月	术中骨折24~15例，脱位5例，深静脉血栓2例，坐骨神经麻痹2例	无透亮带或松动；97%有明显的骨再生	1例翻修-9年存活率为98.5%
Bischel和Bohm (2010)	30	25.6（0.6~130）个月	29~27人死于转移瘤，2人感染	130mo存活率为80%，以取出假体柄或失访作为终点	2例翻修（感染）
Regis等(2011)	68	166（124~189）个月	感染16例，无菌性松动2例，脱位4例，下沉>1cm8例	以假体柄失败为终点，15.8年存活率为96.6%；8例进展性下沉>1~2cm	5例翻修（2例下沉，复发性脱位，2例感染）

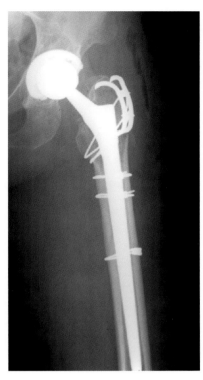

图121.11 术后1年随访X线片显示植入物稳定，骨折愈合良好

避免部件沉降的技巧如下：

1. 避免用电力进行积极的扩孔，因为这将导致热坏死，可能导致部件沉降。

2. 使用手动钻孔技术测量植入体的尺寸；最后的1~2个钻孔器用合适的灌洗以冷却仪器。

3. 当第一次使用这种组件如果时刻担心可以术中取X

线片评估隧道填充情况。

4. 模拟您的案例，因为这通常会使您在1~2个尺寸的计划中进行最终植入。

5. 随着这些凹槽已经嵌入到骨骼中，跟随钻孔的路径更为理想。 您的末端假体干的大幅翻修需要植入体在隧道中创造新的路径。

6. 与最终植入体一样，允许环箍应力与试验一起消退，以便您准确评估试验高度。

7. 注意有最终组件的近端体比试验中的更大（真实的假体直径），这可能导致难以闭合截骨术或最终的植入物稍微隆起。

8. 最后，确定试验和最后的植入体在近端骨是活动的。 这通常不足以支持组件，如果在这样的位置上静止，它将会下降到更适合的远端位置。

病例解决方案

术中发现大转子是一个单独的碎片，骨折的远端延伸比想象中更远。在远离没有骨折移位的螺旋形骨折的股骨和一个长的（15mm×265mm)、非模块化的、锥形钛合金干之间放置一连接线，用于股骨组件翻修。将假体干插入骨折碎片中，这本质上已经创造了一个天然的扩张转子截骨术，然后利用连接线和转子爪来减少植入体的近端骨碎片（图121.11）。在骨折愈合，组分骨整合和正常功能恢复的1年随访中实现了成功的放射照相结果。

Donald W. Howie

Margaret A. McGee

Lucian B. Solomon

122

第122章　股骨打压植骨

案例介绍

一名43岁的男性为治疗右全髋关节置换术后感染接受了二期翻修。 在一期手术修复时，经股动脉入路移除股骨假体和骨水泥，之后暂时植入涂有高剂量抗生素水泥的长柄假体，用3根钢缆稳定（图122.1A，B）。在二期手术时使用打压植骨重建股骨。

适应证和禁忌证

在人类和动物研究中，打压植骨已被证明可以重建骨骼。骨移植物发生融合之前会出现血管侵入和部分破骨细胞再吸收移植物。在现有骨表面上形成的新生骨和附着骨形成了一个新的骨骼框架，可以重塑成熟的骨小梁（图122.2）。

股骨打压植骨目的在于保留和恢复骨骼，以便在股骨翻修时股骨柄有足够的骨量固定。在许多情况下提到了使用打压植骨和骨水泥无领抛光锥形柄。它适用于患有空洞性骨质流失并且在其一生中可能需要接受翻修手术的年轻和中年患者。

股骨打压植骨的优点在于它允许在许多情况下使用标准长度的假体柄，从而避免在年轻和中年患者中需要长柄。如果将来需要进行全膝关节置换或进一步翻修手术时，其还有保留骨干骨的额外好处。此外，股骨打压植骨是修复骨水泥型柄的简单解决方案，因为这时候可不移除假体柄远端存在的大量骨水泥，远端骨水泥可以被保留作为用于打压

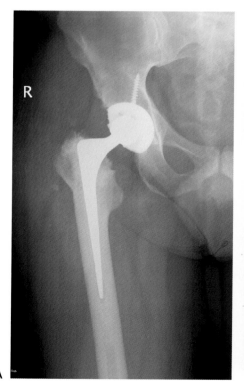
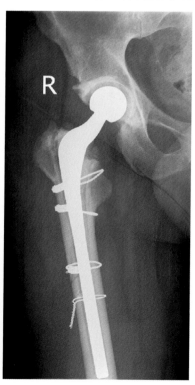

图122.1 前后位X线片显示（A）右侧THA，5年前植入，（B）临时髋关节植入第一阶段修复感染。

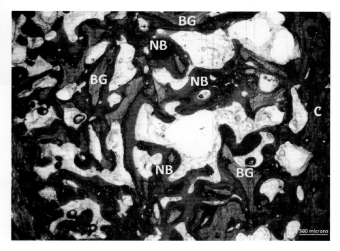

图122.2 在股骨打压植骨14周前植入骨水泥柄的远端水平的羊股骨横截面的显微照片。骨移植物（BG）已经被整合到新骨（NB）中，与皮质（C）连续并且处于重塑成熟小梁骨构造的早期阶段。染色：甲苯胺蓝，放大20倍

植骨的髓腔塞。

股骨打压植骨也用于特殊情况，包括存在非常硬化的股骨管的时候，因此我们经常翻修的二期手术中使用打压植骨来治疗感染的髋关节置换术。股骨打压植骨可以在近端节段缺损的情况下使用，在打压植骨之前需用网来重建缺损。

然而，出现周围严重的股骨近端皮质缺损，而不能靠骨的支撑边缘使用网来容纳骨移植物时，则建议使用组配式非骨水泥假体固定。在粉碎性或复杂的假体周围骨折伴骨缺损时，非骨水泥远端固定是有用的选择，但是当不能实现远端固定时，使用长柄假体、骨板以及网配合打压植骨则是另一种选择。由于手术时间和打压植骨成本的增高，这种手术方式通常不会用于对活动需求较低的老年患者，这类患者我们使用骨水泥长柄而不进行打压植骨，而据报道，14年来，70岁以上采用无领抛光水泥锥形长柄的患者存活至研究终点时，假体松动率为100%。

在骨水泥股骨柄翻修时股骨打压植骨的早期经验经常发生改变，包括报道的不可接受的高并发症率，特别是严重下沉，导致再次修复和周围骨折。然而，我们和其他人最近报道了使用改进技术和适当的柄设计后的良好中长期结果。

刚刚提到的股骨打压植骨技术已经发展超过15年，目的是改善早期假体稳定性和骨移植物融合。这种演变包括通过模块化的设计提供更好的仪器，

这提供了一种更容易使用且有效的方法来向远端和近端填充同种异体移植物。如果需要的话，模块化系统允许外科医生首先集中精力重建股骨远端，然后建立腿长，最后分别解决近端打压和网状重建。

在初次置换和骨水泥单独翻修方案中使用无领骨水泥抛光锥形柄的基本原理也适用于当稳定的打压骨床可支撑骨水泥柄时的股骨打压植骨的情况。这些柄在初次THA中应用超过30年，因此成为使用打压植骨技术翻修的外科医生的首选。无领的假体与高度抛光的表面和双锥形楔的组合允许假体在水泥外套内略微下沉，以实现牢靠的自锁结构。自限性下沉还用于将压缩载荷传递到植入床，据称这有助于骨重建和固定。

多年来，给无领抛光锥形长柄的选项也得到了扩展，并提供了用于打压植骨的仪器。还改进了移植物的制备方法以改善其性质，包括通过洗涤除去脂肪，了解骨颗粒的尺寸分布和使用未经辐射的骨移植物。

股骨嵌入骨移植的外科技术

临床和放射学评估
术前计划

临床检查与评估。术前检查需要彻底，特别包括测量真实的腿长差异，Trendelenburg测试，髋关节外展力量的评估，屈曲度和臀肌的触诊，以确保肌肉功能正常。术前对来自患者和医生的疼痛和功能评估对于测量治疗效果非常重要。

放射学检查。手术前进行骨盆X线正位片，髋关节X线正位片和显示到股骨髁上区域长度的侧/斜位X线片，以进行股骨的术前放射学评估。对于髋臼骨缺损患者，闭孔和髂骨斜视图可能有帮助。

制作模型。必须准备股骨术前模型，以了解骨骼解剖和皮质骨和松质骨缺损情况（图122.3）。这将对重建的计划有所帮助，例如使用骨网来容纳近端或远端皮质缺损，需要支撑同种异体移植物并估计骨移植的程度，并因此估计可能需要的供体骨的量。这些要求可能必须在术中进行修改，特别是如果在准备时发生股骨穿孔或分裂的时候，但术前的

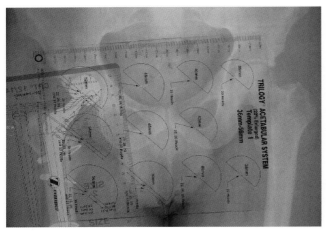

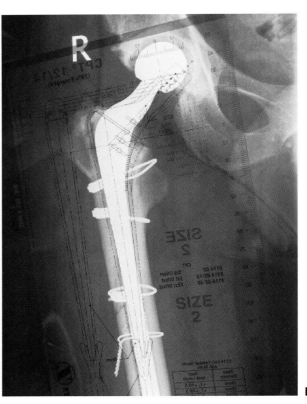

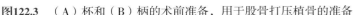

图122.3 （A）杯和（B）柄的术前准备，用于股骨打压植骨的准备

准备将为规划提供基础。

　　需要模型制作以计划柄的尺寸，长度和偏移以及保持腿长的最佳插入的深度。可以确定远端髓腔塞的放置位置，并且可以确认使用现有骨基或保留的远端骨水泥作为髓腔塞的可能性。模型也可以用来确定重建的可能旋转中心以及基于髋关节中心，股骨距高度和小转子的高度，结合临床测量和术前放射线照相评估来预测肢体长度。模型用于确定转子尖端或另一外侧骨性标志高度跟股骨头中心之间的关系。

　　X线片上的重点包括（ⅰ）失败的髋关节置换术的现有旋转中心，（ⅱ）基于对侧髋关节，失败的髋关节的术前视图或使用泪滴和科勒线进行参考，而得出的髋关节的解剖旋转中心位置，（ⅲ）失败的髋关节置换术的偏移，（ⅳ）正常的偏移，（ⅴ）股骨距的水平，以及（ⅵ）大转子尖端或其他外侧骨性标志的高度与股骨头中心的关系。此外，还需评估任何髋臼和股骨缺损，股骨的角度或旋转畸形，以及与植入失败相关的所有其他因素。

　　首先准备髋臼模型以确定髋关节的可能旋转中

心。然后准备股骨模型，首先确定最佳的股骨柄大小和长度，以及柄的位置。描绘主要发生骨溶解，应力上升，股骨穿孔以及角度或旋转不良的区域，所有这些都影响所需假体柄的大小和长度。然后，选择最适合股骨近端的模型，留出骨移植和骨水泥的空间。假体的轮廓由实线表示，而由锉刀产生的水泥外壳的轮廓在模型用虚线表示。对准股骨模型，使其在骨干中心，然后移动模型，使股骨头中心和截骨线适当的定位，以恢复计划的腿长度。在将股骨模型对准股管时，AP或侧位片中不协调或过度弯曲或角度将变得明显。

　　在放射线图上指示出计划的旋转中心和股骨的适当位置之后，确定最佳的头位置和股骨柄偏移。长柄可以在颈高和髋关节中心上有多种选择。模型的制作目的是在不使用有裙的长股骨头假体的情况下实现腿长。

股骨假体的取出和移除

　　患者摆常规髋关节手术体位。建议充分暴露，特别是在难以翻修的情况下。我们经常使用后入路。在打压植骨之前不建议使用转子截骨术，因为它移除了骨移植物和内侧网的侧向支撑。如果需要更广泛地暴露股管以移除股骨假体，我们会选择延长的经股动脉入路。在这种情况下，我们通常使用长柄并减少截骨，在打压植骨前用钢缆固定。

在暴露关节之后和髋关节脱臼之前测量基线腿长。虽然有多种方法可以测量腿长，但我们首选的方法是在髂骨翼中放置针，在大转子中放置针或做出烧灼标记。当腿处于中立位置时，测量两个参考点之间的距离。重要的是，在腿处于中立位置的情况下进行测量，这样子在放入假体后可以容易且准确地再现位置。将近端的钉留在原位，但如果需要使用的话可以取下大转子处的钉，并用电烙器标记钉的部位，以便重新测量。小心地使髋关节脱臼并移除股骨假体，骨水泥和残留的膜并清洁股骨管。植入髋臼组件，注意新的髋关节旋转中心。

骨移植的准备

需要新鲜冷冻，未经辐照的股骨头，从中制备出骨碎片。我们通常至少有3个股骨头备用，但在严重骨质流失的情况下可能需要更多。同种异体移植骨只能从经过验证的骨库中获得，如果供应是本地的，则对手术中的需要更有帮助。如果在术前尚未准备好，则使用无菌骨磨机在术中从股骨头制取骨碎片。我们使用Noviomagus骨磨机（Spierings Medische，Nijmegen，荷兰）（图122.4）。

首先从股骨头移除软组织。在保留软骨下骨的同时谨慎地移除关节软骨。对于髓内打压植骨，骨碎片的理想尺寸范围是小于1mm到最大4mm直径。大约一半的股骨头应该用锯子分成5mm×5mm×5mm和5mm×5mm×10mm的松质骨块，以便在截骨术水平最终能压紧到股骨近端（图122.4）。

为了去除脂肪骨髓，该技术是在加热至45℃的盐水中洗涤骨碎片数次，然后在200μm过滤器或包装上过滤。如果有指征，则可加入抗生素粉末。如果在术中需要，建议使用额外的同种异体移植物材料。

股骨打压植骨移植器械

我们经常使用水泥无领抛光锥形柄进行股骨打压植骨，并且会使用到初次髋关节，翻修髋关节和打压植骨的器械套件。

打压植骨装置包括以下内容：
- 远端股骨打紧器，此装置是较大直径的桶状杆，用于打紧远端同种异体移植区域（图122.5A）。
- 取核器，设计用于移除7cm长的过多移植物或圆柱

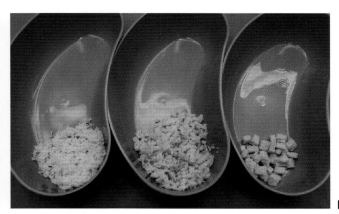

图122.4 A. 骨移植用骨磨机；B. 采用2~3mm（左碟）、粗片3~4mm（中盘）、松质立方体5mm×5mm×5mm、5mm×5mm×10mm（右盘）

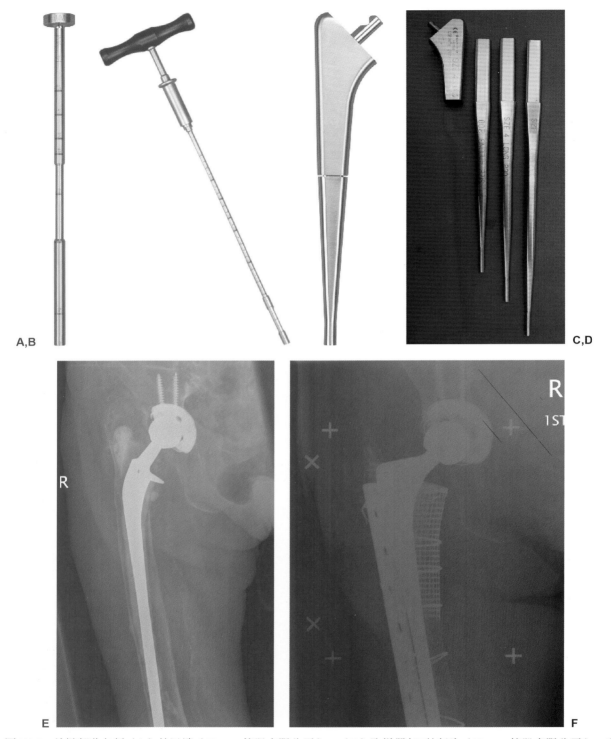

图122.5 关键部分包括（A）的远端（Zimmer控股有限公司）；（B）取样器与T的行为（Zimmer控股有限公司）；和（C）一个模块化打压器（Zimmer控股有限公司），为增强试模的技术。一个长的打压器模具（D）是用以示例打压（E）允许一个长杆假体的植入（F）

形骨移植物。用于复杂的情况并需要长柄假体时（图122.5B）。

- 组配式的标准柄和长柄和加长柄（图122.5C）。每个装置由近端、远端（图122.5D）和锁定螺钉或锁定柄组成。近端通过锁定螺钉或锁定柄固定到远端上。组件组装后当作整体使用。虽然锁定螺钉和锁定柄执行相同的功能，但是当难以接近近端时，锁定柄因为更长所以更便于其应用和紧固。

这套仪器还包括以下内容:

- 合适尺寸的假体
- 髓腔塞
- 标准骨水泥配件
- 锥形骨水泥中置器
- 提供重建网,钢丝和钢缆

用于打压植骨的技术总结

使用无领抛光锥形CPT柄的首字母缩写词;本章将详细描述作为股骨打压植骨的术中指导的3Cs,3Ps和3Ts技术。

3Cs

C1. 钢丝近端环扎。

C2. 封闭远端皮质缺陷。

C3. 使用最大的锉刀作为试模选择柄长和腿长,并在于试锉肩部相对的地方标记骨参考点。

3Ps

P1. 在股管内放入导引钢丝或将导引钢丝伸入骨水泥内

P2. 通过导引钢丝往股骨内放入试模假体。

P3. 往远端加入同种异体骨。

3Ts

T1. 使用整体打压器打压。如有必要,可在邻近部位植入网状物。拆卸导丝。

T2. 试模以检查长度,偏移和稳定性。

T3. 用组配式的打压器最大程度打压股骨远端。

细碎骨移植技术
C1. 钢丝捆绑近端

为了在假体移除期间和打压期间保护近端股骨免于破裂,通常应用钢丝环扎。在近端邻近关节的区域,选择钢丝优于钢缆。在移除近端股骨内容物后,如果远端足够远,固定良好,下方有超过2cm的显著皮质骨损伤,并且不存在感染,则留在远端管中的骨水泥可用作髓腔塞。

C2. 包含远端皮层缺陷

检查股骨的皮质缺损。远端的缺损必须用网和钢丝或钢缆进行封闭。

C3. 选择柄长并确定腿长

选择柄长度,确保柄能延伸到的深度能超过缺损区域达2倍股骨直径。使用最大锉刀确定腿长。并在于试锉肩部相对的地方标记骨参考点。

最佳柄长的确定基于术前X线片和术中评估的骨丢失程度。在没有远端缺陷的情况下,可配合或不配合网使用标准柄。当存在严重的远端皮质缺损时,建议使用长柄。作为指导,柄应延伸超过最远端的皮质缺损达2倍股骨直径的距离。柄的深度应该超过钢丝或钢缆捆绑皮质的区域,因为其作为应力的集中处,除非能使用骨板。如果需要大转子滑移或截骨术,那么打压植骨的旋转稳定性会稍微减小,那么则需要使用比标准柄更长的柄。当近端存在严重缺陷时,建议使用长柄。

骨锉用于股管的准备并移除侧向的骨质。转子区域去除足够的骨质以保证柄的轴线。使用圆凿,咬骨钳,骨锉或电动骨钻,以及主要或长柄锉来横向锉磨。在此之后,根据需要小心地从股骨上移除骨骼以部分或完全固定锉刀。锉刀用于试验获得要实现的腿长度的估计,柄长度和最终打压器的插入深度。

建议使用骨参考点来标记柄的插入深度,以及髓腔塞,远端股骨封闭器和打压器。为此,使用最大的锉刀,标记锉刀的肩部与大转子的内侧相交水平的位置。

P1. 在股管内放入导引钢丝或将导引钢丝伸入骨水泥内

在股管内放入导引钢丝或将导引钢丝伸入骨水泥内。将导丝旋到髓腔塞上,然后将起动封隔器滑过导丝。将髓腔塞插入封隔器上相应的骨塞深度标记。如果使用远端骨基座或保留的水泥作为塞子,则使用封隔器以集中导丝。

假设存在显著的皮质骨损伤,则不需要更远端地放置髓腔塞,髓腔塞的深度应该在远端打压器尖

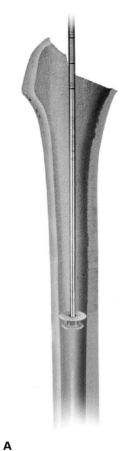

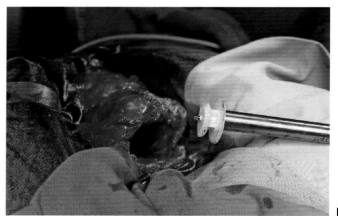

图122.6 用导丝连接髓腔塞（A）（由Zimer控股有限公司提供）；使用远端封隔器引导插入（B）

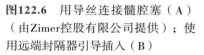

端下方2cm处。远端打压器具比相应的长约2cm。髓管尺寸确定器用于确定在适当髓腔塞深度处稳定时髓腔塞的尺寸。

为了植入髓腔塞，将导丝放在髓腔塞上，并将起动封隔器滑过导丝（图122.6）。轻轻敲打远端股骨封隔器及髓腔塞使其到选定的远端部位并检查以确保髓腔塞的稳定。

如果柄的尖端将位于股骨峡下方，则有许多选择。轻轻地将髓腔塞敲打到位或添加第二个较大的髓腔塞，这么做通常可提供稳定的髓腔塞。在第一个髓腔塞过小但第二个核心直径可能过大不适配的罕见情况下，可使用咬骨钳修整其边缘使其凸缘移除，以使其更容易穿过峡部，但仍是通过远端固定在股骨峡部。

可以在股骨管上插入一根临时的K线，在手术结束时通过拔出线以拔出髓腔塞（如第124章所示）。通过将水泥枪喷嘴引入并将髓腔塞置于聚合水泥的顶部，也可使用少量水泥来帮助稳定塞子。

如果在其上方的皮质没有严重变薄，则可使用

远端骨作为髓腔塞，但其可能易于破裂。在这些情况下，需移除远端骨基并用柄绕过薄的皮质。类似地，可以保留先前植入的远端水泥塞。

如果在其上方没有严重的骨质溶解，相邻的皮质没有严重变薄，并且髓部未被感染那么可以使用之前保留的远端骨水泥塞。如果使用远端骨或水泥基座作为髓腔塞，并且基座的中心位于股管的中心，则使用起动封隔器将导丝集中并将导线钻入基座。如果基座偏离中心，请使用较窄的封隔器将远端导线定位在髓腔塞中的适当位置。

P2. 计划打压器尺寸和封隔器尺寸

计划打压器尺寸和封隔器尺寸以适合股骨选择最大的打压器组件，以获得正确的侧倾，内翻/外翻位置，并在打压器和骨骼之间留出至少2mm，以便进行骨移植，并使用适当的水泥工具厚度。

股骨打压植骨套件包括组配式打压器。要组装组配式股骨打压器，请使用锁定螺钉或锁定杆。两者都可用六角头螺丝刀稍微拧紧。打压器组件的尺

寸与加上相对较厚的水泥外壳的相同型号假体相当。考虑到计划的插入深度和柄的长度以及任何骨缺陷，确定可以侧倾和内翻/外翻位置插入股骨中的最大打压器组件。打压器应该很好地权衡。

P3. 远端使用同种异体移植物封闭

确定启动封隔器。使用插入导丝上的起动封隔器进行加压。在两次加压之间依次添加骨移植物。继续对远端骨移植物加压，直到股骨远端封隔器上的"远侧加压"标记与骨参考点齐平。

确定每个远端股骨封隔器的安全插入深度。首先将10mm远端股骨封隔器插入导丝上。然后依次增加封隔器尺寸并记录最大的远端股骨封隔器尺寸，该尺寸可插入骨塞的深度而不会撞击股管。这被称为"起动封隔器"，并且将是用于打压植骨的第一个远端股骨封隔器。如果因为增加了同种异体移植物，股骨管明显高于预期的髓腔塞部位，则可以使用顺序较大直径的股骨封隔器。加压植骨达到计划水平之前，不要使用这些远端股骨封隔器。应根据以下考虑选择植骨的范围和远端骨塞部位：

最初加压10mL移植物以增强骨塞固定。然后继续将5mL的同种骨移植物引入导丝周围的股管中（图122.7）。一次添加过多的移植物可能导致移植物中的空隙。将起动封隔器穿过导丝并用手将骨移植物

向远侧牢固包装。不要用锤子。取下起始封隔器并再引入5mL移植物。然后重新引入起动封隔器并再次加压移植物。

对于长柄，使用长柄远端股骨封隔器。然后在导丝上使用移植物取核器以移除嵌入远端移植物的中心核心。移植物取核器可以移除直径为10mm或12mm，长达7cm的圆柱形塞子。取核器可以以两种不同的方式使用，用于在打压器标准长度的柄期间可能移除无意中被困在远端管中的骨移植物，或者常规地在长柄移植物移植期间移除远端移植物。将取核器插入移植物的水平，并在施加压力时，转动T形手柄以穿透嵌入移植物。然后，在不扭转T形手柄的情况下，取出取芯器以移除移植物的芯。

T1. 非组配式打压器进行打压

取下导丝。手动对打压器进行打压移植物。使用封隔器向远端引入移植物。交替地添加移植物和打压，直到整个股管与受冲击的移植物填满。每次打压后检查前倾角。打压到起动器的肩部与骨参考点齐平。继续移植物插入和打压，直到移植物填充股骨，打压至具稳定，并达到所需的最终打压尺寸。将填塞物保留在适当的位置并在必要时应用网以封闭近端缺陷。添加骨骼和打压以填充股骨近端。

最开始能适合在正确位置适合股骨的最大打压器是起动打压器。使用锁定螺钉组装该预定的起动打压器。将起动打压器连接到锉刀手柄。使用封隔器，将5mL同种异体移植物引入股管。将打压器插入导丝（图122.8）。

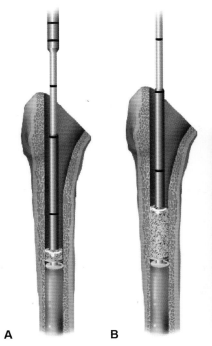

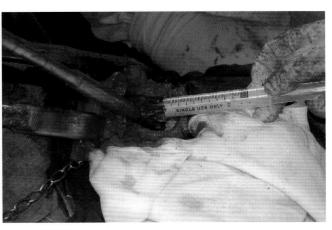

图122.7 A、B. 颗粒化同种异体骨移植入股骨管内；C. 移植物是在加载远端切断后的注射器中输送的

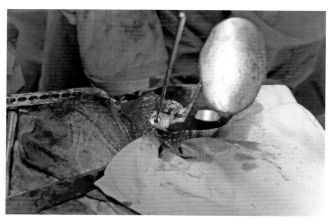

图122.8　在导丝上引入打压器，打压植骨

使用锤子将打压器推入同种异体移植物，小心确保正确的方向和前倾，始终趋向于外翻位置（图122.9）。应该注意的是，无论是使用标准柄还是长柄，如果任何打压器没有充分前进或未能到达适当的深度，在必要时请取下打压器组件并使用10mm和12mm移植物取核器去除远端骨。

取下打压器组件，再插入5mL同种异体移植物。使用圆柱形封隔器向远端推动移植物。然后重新插入打压器并再次进行打压。重复该过程数次，直到整个股管被同种异体移植物填满。每次插入时检查打压器的方向，以确保假体的正确对齐。继续打压骨骼，直到起始打压器肩部与骨骼参考点齐平并且骨移植物已到达股骨的近端方面。最终，股骨管牢固且均匀地填充同种异体移植物，并且打压组件具

有初始稳定性。

如果需要近端骨重建，例如使用网状物在近端封闭移植物，则将打压器留在适当位置以充当引导物。应用内侧网，使移植物封闭在股骨颈部切割标记处。如果已经进行了转子滑移或截骨术，则可以通过使用侧向网在其远端部分恢复侧向缺陷，并且在骨骼被黏合之后重新连接。在任何残留的小转子周围模制网或用锯修剪小转子。为了锚定网状物，优先在邻近关节的近端使用钢缆。

T2. 试模以检查长度，偏移和稳定性

在此阶段，使用圆锥和股骨头试模以检查腿长度和假体偏移和稳定性。为了减少试验，首先取下打压器手柄和导丝。将适当的锥形临时固定在打压器的耳轴和股骨头。进行试模以检查腿长和偏移。

T3. 用组配式打压器进行打压，最大限度地影响股骨近端

使用组配式打压器进行近端移植物的打压。拆开最后的打压器。将导杆延伸部穿过近端打压器并进入远端打压器。连接打压器手柄并部分地取出近端打压器并在近端封隔器用手将5mL同种异体移植物压塞在近端打压器周围。通过打压植骨近端打压器到达远端打压器，用锤打压植骨。取出近端打压器约1cm。使用近端封隔器冲击松质骨架和较小的同种异体移植物。重新安装近端打压器。继续改变移植物插入和近端打压器冲击，直到近端管均匀且牢固地填充同种异体移植物。

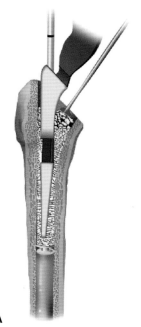

图122.9　在用小手持式封隔器（A）固定移植物时，用锤子将组配式打压器压入同种异体骨中以嵌入骨（B）

A

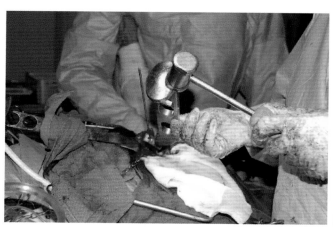

B

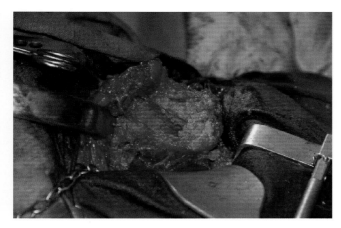

图122.10 重建股骨采用打压植骨

当打压器稳定后，取下导杆延伸部分，并使用锁定杆重新连接近端和远端打压器。将打压器组件取出1cm并轻轻地重新安装打压器，以便以后拆卸。

在打压器原位的情况下，取下锁定螺钉，将导杆延伸部穿过近端打压器孔拧入远端打压器轴，并用螺丝刀轻轻拧紧。重新缝合锉刀手柄并向近侧敲击近端打压器，直到引导杆延伸部上的近侧标记近似地与近侧打压器的肩部相对。随着近端打压器部分撤回，近端打压器仍将接合在远端打压器上并且远端打压器在打压期间充当引导。在近端打压器处附近加入5mL移植物，并用较小的近端封隔器向远端填压。打压近端打压器，直到近端封隔器的肩部与导杆延伸部上的远端双重标记大致相对。然后，近端打压器到达远端打压器则停止打压。取出近端打压器约1cm，并使用近端封隔器冲击松质骨块（5mm×5mm×5mm和/或5mm×5mm×10mm）和较小的同种异体移植物片。这将在截骨术水平上产生稳定的，重建的骨质。继续交替移植物插入和近端打压器打压，直到近端管均匀且牢固地填充同种异体移植物（图122.10）。

可以使用扭矩测试，通过沿向后方向旋转打压器来检查打压器的旋转稳定性。足够的压力指示是至少50英寸/磅的扭矩。

然后重新接合原位的近端和远端打压器。这是通过移除导杆延伸部并将锁定杆插入近端打压器，然后用螺丝刀将其拧紧到远端打压器中来完成的。打压器应处于试模确定的适当深度。然后将打压器组件轻敲约1cm并用手轻轻地重新密封，以便在接合

前立即取出。

按照3C，3P和3T所阐述的步骤，下一阶段是水泥放入和柄放入。

水泥放入

在第124章中详细描述了骨水泥柄技术。在黏合之前，向下插入一个薄的吸管。打压器中的导丝孔可以去除血液。对于标准柄和长柄，使用带有特殊锥形喷嘴的水泥枪进行切割，直到柄的长度可以放入。这有利于将水泥注入狭窄的远端柄区域。对于较大的长柄或任何在远端使用过12mm取核器的柄，可使用标准水泥喷嘴将水泥输送到股管。在水泥插入之前，小心地从股管内取下打压器。如果股骨颈处的骨移植物厚度不超过几毫米并且由骨骼很好地支撑，则计划使用加压器密封件，类似于初级骨水泥柄中的用法。如果骨移植物较厚并且需要网状物用于支撑，则可能会受到加压器密封的干扰，因此在水泥的顶部应用倒置的水泥限制板，通过其注入水泥。用水泥以逆行的方式填充股管，而不会干扰打压的骨移植物。当股管充满时，打开水泥喷嘴，将压力机密封件施加到水泥枪上，使用的时候将倒置板留在水泥顶部并注入额外的水泥，迫使水泥进入同种异体移植物并保持压力直至水泥达到略低于主干黏合的状态（图122.11）。

柄插入

对于使用骨水泥无领口双锥柄进行股骨打压植骨，应使用无翼翻修远端扶正器（图122.12）。这种无翼扶正器不与柄一起包装，但可作为单独的无菌包装提供。如果只有一个带翼的远端扶正器，可以用骨头切片器去除翅膀，以防止在插入柄时移植物被破坏。通过扭转运动将扶正器连接到股骨柄上。将拇指或手指放在内侧股骨颈上，同时插入柄以保持水泥压力并确保柄不会内翻（如第124章所述）。在柄的内侧应该有大约5mm的水泥。按照我们建议将阀柄插入的3个连续阶段。首先，将柄推入骨水泥中间一半，并用它来判断水泥的稠度和插入的容易程度。继续以正常，更快或更慢的速率插入，具体取决于此初始插入时的情况。柄插入器沿其中部具

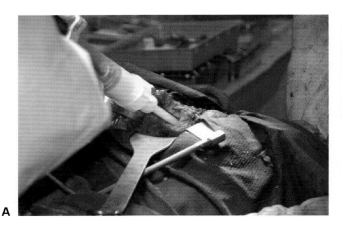

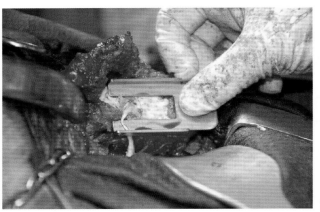

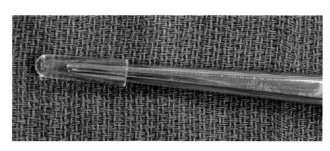

图122.11　A. 骨水泥以逆行的方式被引入同种异体骨重建股骨近端；B，C. 为了保护受影响的同种异体骨，在倒置水泥限流板后进行水泥加压

有标记中心线以对准柄。接下来，检查前倾，同时将柄推进到最终位置的1cm内，该最终位置由骨头上的标记和颈部切口以及柄上的标记确定。最后，在等待水泥黏度增加的同时缓慢地将阀柄固定，使其在最终插入时旋转稳定。用一只手稳固柄，同时用另一只手移开插入器。

轻轻地将少量水泥推到柄的侧肩上。建议这样做是为了防止在术后脱位需要减少的情况下，柄会无意中退出的可能性很小。少量水泥也可留在近端骨移植物上，以便封闭骨移植物，并且不受手术的最后末端髋部灌洗的影响（图122.13）。通常会去除多余的水泥。如果尚未施加，则将聚合物近端限流

器放置在柄的近端周围以施加压力并在聚合过程中包含水泥（图122.14）。一旦水泥硬化，股骨头临时用于确认最终的股骨颈长度以优化稳定性。对腿长，运动范围，稳定性和外展肌张力进行最终评估。

临床结果

重要的是，我们的临床结果与其他最近发表的系列一致。迄今为止，在20世纪80年代后期引入该技术的临床组中，Lamberton等的最大系列。

图122.12　一个无翼翻修远端扶正器应用于柄尖

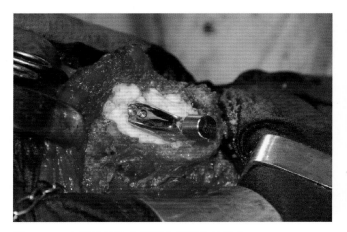

图122.13　水泥被放置在侧干和近端移植物上

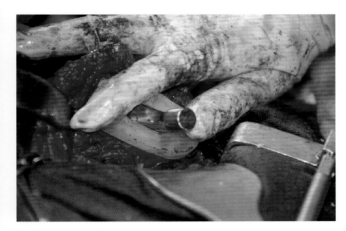

图122.14 在假体的近端周围放置马蹄形聚合物以施加压力并封闭水泥

报告540例髋，平均随访7年（范围2～15年）。在这一系列中，包括早期经验和技术的改变，股骨假体存活到无菌松动的翻修终点是98%（95%CI 96%～100%）。对于终点，由于任何原因（包括感染）进行翻修，存活率为84.2%（79%～90%）。手术年龄，性别，先前翻修数量和移植物类型不是翻修的风险因素。

其他研究，在股骨打压植骨的先进中心之外的地区，也报告了与最新一代技术相当的结果，包括根据需要的补充股骨加固和使用水泥抛光锥形柄（表122.1）。重要的是，基于学期曲线的关系，使用组配式打压器试模意味着外科医生可以在低风险出现较差结果的情况下采用这种方法。

避免它们的常见并发症和策略

我们在股骨打压移植中有20年的临床经验。早期系列中最重要的并发症是骨折和偶尔的主体下沉。随着时间的推移，我们已经看到骨折和下沉的减少，这是由于许多相互关联的因素，并且为了解释这些，我们将我们的经验分为3个连续系列，这些系列由外科技术的变化定义。我们最初的经验，系列1，使用新鲜冰冻的同种异体移植骨在25kGy伽马照射下照射;这种照射量和早期骨磨设计的使用产生了直径为1～3mm的相当小的骨片。我们使用组配式打压器进行打压。

在系列2中，基于Dunlop等的研究，引入了骨片尺寸的梯度。表明改善了移植骨的强度和撞击性能。还使用经洗涤的未照射的同种异体移植骨，因为其具有潜在优越的机械和生物学特性。这两个因素可能有助于减少下沉和改善初始固定，这可能反过来降低了骨折的风险。此外，在系列2中引入了calcar网，其由具有解剖学形状的近端或近端牢固的预成形网构成。使用这种网状物可以将骨移植物容纳在股骨柄颈部1cm以内，这可能提供更好的旋转稳定性，同样可以减少下沉和骨折风险。根据我们的经验，如果有必要绕过远端骨干皮质缺损以减少假体周围骨折的风险，则使用长度为200mm的柄。此外，在系列2中，在低于估计的原始颈部切除水平或当使用延长的转子截骨术去除原位股骨假体时，如果存在严重的骨内骨损伤或涉及超过两个股骨壁的皮质缺损超过5cm，则开始出现增加使用中长180mm柄而不是标准130mm柄的趋势。

在系列3中，我们目前的技术，组配式打压器被引入，以取代整体打压器，以提高技术的效率和最大限度地影响近端骨移植的能力。在系列1与系列2和系列3之间，与假体－水泥和水泥－骨界面的沉降减少相关的柄下沉明显减少（图122.15），由Ein Bild Rontgen分析确定（EBRA）。在2和3系列中，没有发生严重或逐渐下沉的病例，也没有2～10年无菌性松动的翻修。最小的下沉证实，当前的股骨打压植骨在THA翻修时的骨移植与使用相同的柄设计的原发性THA相当。

关于股骨骨折，在系列1中有3个假体周围股骨

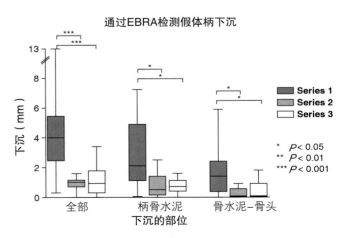

图122.15 通过移植预备和手术技术确定了用EBRA确定的杆沉降

表122.1	最近(10年)发表的股骨使用打压植骨以及骨水泥无领抛光锥形柄进行翻修髋关节置换术的结果								
作者，年份（引用）	髋关节数（例）	随访时间（年）	失访率%	主要植骨技术	松动（例）	感染（例）	假体周围骨折（例）	其他	术后假体周围骨折(假体柄未翻修)（例）
Edwards等，2003	43	3 (2~5)	0	未受辐射处理的骨	0	1	0	0	1
Cabanela等，2003	57	6 (3~9)	0	采用未辐照的骨头，4~6mm	0	1	0	0	6
Ornstein等，2004	22	5	0	采用未辐照的骨头，3mm，脱脂移植物	0	0	0	0	2
Mahoney等，2005	43	5 (2~8)	0	未经辐照、未清洗的植骨，后续需要的更长的假体柄	1	0	0	0	1
Mahoney等，2005	33	10 (8~13)	0	未经辐照，2~5mm，使用定制的限制模块	0	0	0	0	3
Yime等，2007	56	4 (3~6)	0	亚洲人（小型）髋关节，未经辐照	0	0	0	0	0
Leone，2008	43	5 (2~8)	2	辐射、洗涤后2~6mm移植物，强力的打压植骨	0	1	0	0	2（1髋部与感染修正后的相同）
Wraighte和Howard，2008	75	10.5 (6~14)	无	在73例髋关节中使用未洗涤，未辐照2~5mm的骨头	0	0	0	1	2
Howie等2010	33	5 (2~10)	0	洗涤，未受照射的骨头，2~10mm植骨，采用模块夯实，采用长柄	0	1	0	0	0
Padgett和Kinkel 2011	30	(2~6)	0	根据需要加长假体柄，用模块夯实植骨，未受照射的骨头	1	1	0	0	0

骨折。在第2和第3系列中，没有任何案例。我们将其归因于以下内容：（1）即使在移除原位股骨柄之前常规应用近端环扎线，（2）增加使用颅骨网支撑近端骨移植物，（3）更好质量的骨移植物，（4）通过使用组配式打压技术改善近端打压器，（5）更长时间地使用中长度到更长的柄用于近端缺损，同时总是绕过具有足够长的柄的远端皮质缺损。

重要的是，股骨打压植骨实际上是唯一一种允许在受损严重的股骨翻修手术中，使用标准长度为130 mm柄的技术，这是年轻患者的主要优势，我们在年轻和中年患者中大力提倡这种技术。

案例解决方案

3个月后进行二期手术，截骨术愈合。在移除临时股骨部件后，存在空腔松质骨缺损，其延伸至较小转子下方13cm处。使用Paprosky射线照相分类对骨缺损程度进行分类，类型II表示干骺端松质骨的大量丢失和完整的骨干。通过与来自两个未经辐射的新鲜冷冻股骨头的颗粒化同种异体移植骨的嵌入来重建该缺陷。移植物延伸到小转子远端15cm处（图122.16）。股骨打压植骨3年后，患者无髋关节疼痛，无支撑行走，无跛行。

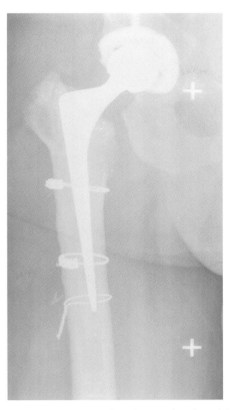

图122.16 术后X线片表现为第二阶段重建，使用水泥无领抛光锥形柄3年后的二期手术髋关节翻修股骨打压植骨

致谢

作者感谢美国华沙的Zimmer Pty有限公司使用图像5a、5b、5c、6a、7a、7b和9a以及Doug Padgett博士和Clive Duncan教授协助编写技术文本。和Roumen Stamenkov博士以及Stuart Callary先生在编写本章时的协助。

Rajit Chakravarty

Mohammad R. Rasouli

Javad Parvizi

第123章　近端股骨置换

案例

一个体重指数在38.3kg/m²的46岁男性，29岁时因Perthes病行双侧全髋关节置换术(HTA)。由于大肠埃希菌感染导致THA术后慢性感染和近端大量骨溶解，经历过多次翻修（图123.1a）。患者进行了假体取出术并且置入一个水泥占位作为翻修中的第一步（图123.1b）。假体取出术后2个月，其ESR和CRP水平升高（分别为42mm/hr和69.5mm/dl），更换骨水泥并且进行再次清创（图123.1c）。当时术中培养显示念珠菌的生长，抗生素方案中增加使用抗真菌药物进行抗感染治疗。

介绍

全髋关节置换术（THA）被认为是骨科手术中最成功、最可靠的手术方法之一。随着进行THA的患者数量不断增加，需要进行髋关节翻修的患者数量也在增加。股骨骨缺损增加了髋关节翻修术的复杂性和对外科医生的技术挑战。手术医师不仅要准确评估股骨近端骨质流失的程度，还要选择合适的假体。导致股骨骨量丢失的因素包括应力遮挡导致适应性骨重建，颗粒碎片继发骨溶解，既往感染、假体周围骨折、自然老化的过程，和以往行多次髋关节置换继发骨量减少。

虽然在技术上治疗很困难，在全髋关节翻修中有几个骨量重建的方法解决严重的股骨骨量丢失。这些选择包括长水泥或压合柄、打压植骨、切除成形术、同种异体关节置换和模块化近端股骨置换。

从历史上看，肿瘤切除后最初采用近端股骨置换术进行重建。第一代单片巨型假体包括被固定于股骨干的可变节段柄（图123.2）。新一代的巨型假体通过模块设计用于各种切除长度和促进骨长入多孔涂层和过皮质外骨桥（图123.3）。此外，具有近端孔的第二代模块化假体组件能提供更好的软组织再附着和达到保留宿主骨的好处。

适应证

在巨型假体治疗肿瘤初步成功后，它很快成为外科医生在解决近端股骨大量骨缺损中重建髋关节的医疗设备。股骨近端髋关节置换术适用于老年人和有大量股骨近端骨缺损的久坐患者的翻修、关节周围假体感染、假体周围骨折、骨折不愈合，人工关节置换术失败后的髋关节挽救。使用股骨近端置换术的一个重要前提是有足够的远端股骨长度以确保股骨柄远端的固定。

禁忌证

虽然前面提到了一些适应证，但在一些情况下，存在使用股骨近端置换的禁忌证。髋关节表面或深部感染被认为是绝对禁忌。此外，有显著的内科合并症，严重的血管功能不全导致伤口愈合风险或股骨远端假体插入不足也可作为禁忌证。

术前规划

股骨近端置换技术要求高，需要细致的细节来获得成功。因此术前规划的非常重要。影像学研究和血清检验是任何THA翻修前所需要检查的。如果存在怀疑深部感染的高指标或血清标志物升高，就可能存在髋关节翻修的必要。

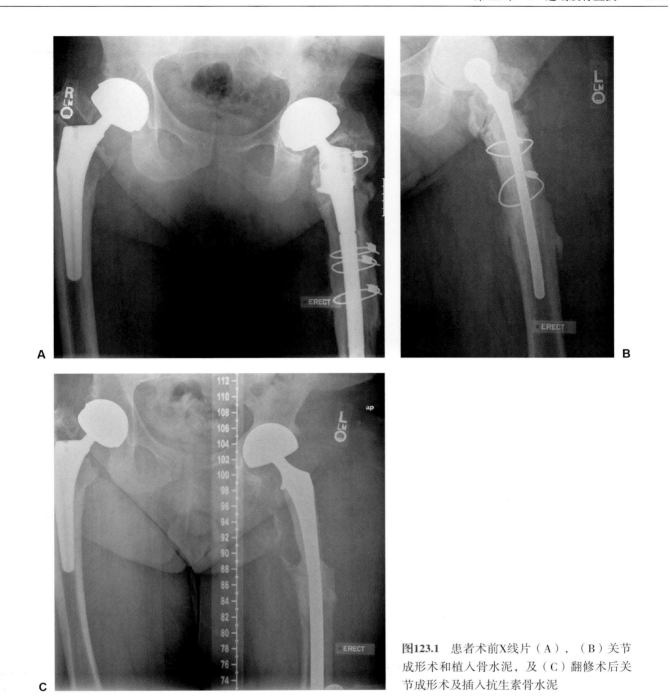

图123.1 患者术前X线片（A），（B）关节成形术和植入骨水泥，及（C）翻修术后关节成形术及插入抗生素骨水泥

股骨近端关节置换术植入物的选择是基于术前X线的全面评估。骨股干骺端损伤至小粗隆下方，造成广泛的破坏，需股骨近端重建但远端股骨干至少留有3cm用于骨股柄的安全固定。一些人提倡用Paprosky骨缺损分型和计算方法进行髋关节翻修。Della Valle和Paprosky推荐在Ⅳ型老年人并伴有干骺端和股骨干的广泛损伤时股骨近端置换与扩大髓腔结合使用。

近端股骨置换术也在解决温哥华B3型假体周围骨折并伴有股骨柄松动和股骨近段骨质疏松的活动较少的患者中发挥作用。此外，在排除使用长柄或钙质支持型植入物，股骨近端关节置换成形术已被证明，它是THA失败或者感染导致股骨近端骨质严重缺损的患者髋关节挽救中的一种可行性方法。

为了配套现有的硬件和方便取出工具的使用，术前选择合适的股骨柄长度和直径是必不可少。外

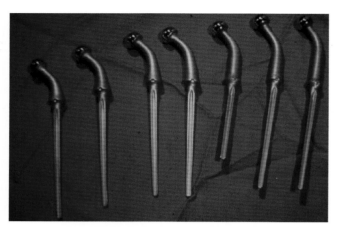

图123.2 第一代各种尺寸单侧股骨近端置换假体（转载自 Sim FH, Chao EYS。近端股骨置换。中国骨与关节外科杂志。1981；63:1228－1239。）

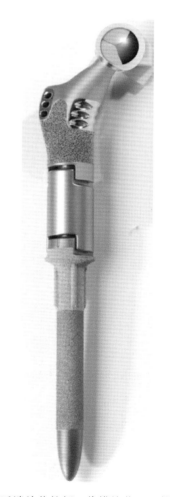

图123.3 股骨近端关节的新一代模块化——软组织复位部位修复成形术

科医生还必须成为髋臼重建方面的行家和限制性衬垫的潜在需求与股骨近端置换的不稳定性风险由于外展肌无力和股骨近端骨缺损。

需要经验丰富的手术室人员以及熟练掌握老年患者多种并发症的麻醉队伍也是必要的。麻醉人员也必须做好术中可能大量出血的准备。此外，内植物公司的器械代表必须在手术室，来指导器械使用的技术细节。

手术技术

暴露

直接外侧入路（Harding）或后外侧入路与转子滑动截骨术进入髋关节（图123.4）。为了获得足够的暴露，低阈值延长切口是必要的。此外，也可能需要大范围的滑动截骨术。Head等描述了这个过程。动员一致前外展肌，股外侧和股中间肌前方暴露股骨外侧和前方。使肢体外展，前后间隔也是如此。他们通过切除腱鞘附着物和使其收缩来暴露髋关节和髋臼。股外侧肌从它的起点向远端走向和后穿支血管结扎。由于其在假体中的软组织覆盖作用，必须保留股外侧肌。暴露过程中细致操作保留软组织，促进组织愈合的同时尽量减少术后并发症。彻底清除髋关节，去除股骨周围的金属碎片和组件是至关重要的，同时提取深部组织标本进行冰冻切片和培养。

髋臼重建

首先显露髋臼并仔细检查。如果前一个髋臼组件就位，则检查部件的稳定性和定位。髋臼组件位置合适和稳定则只需要更换衬垫，并保持原位。如果发现先前的髋臼假体是松动的，在这些情况下，使用新的假体翻修时要注意选择优化的位置固定，避免脱位的风险。如前所述，对于软组织张力差和不稳定发生概率高的患者，限制性衬垫可能是必要的。根据植入的髋臼部件的类型，限制性衬垫可以卡扣或者骨水泥固定到臼杯中。在我们的经验中，接受大型假体的患者中，大约一半的患者需要限制性衬垫。使用限制性衬垫的绝对指征软组织缺损继

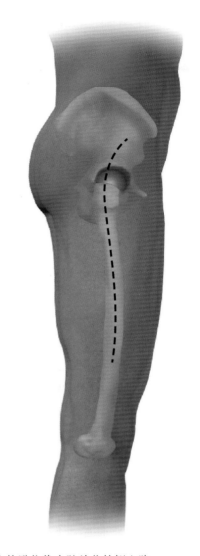

图123.4 在仰卧位代表髋关节外侧入路

发术中不稳定且具有相等或近似相等腿长度的可以适合定位假体组件的患者。

股骨近端重建

如果股骨是完整的，可能需要截骨劈开股骨近端，使以前的假体或硬件能够取出。Malkani等认为在股骨圆周骨质量好的患者中，首先在股骨最近端进行一次横向截骨。股骨近端置换的结果直接受剩余股骨长度的影响。因此，需要尽最大能力保留剩余的股骨长度。如果骨质量差，然后进行Wagner型冠状面截骨术，以分开近端股骨，在尽可能保留骨长度的同时有助于取出先前的植入物。附着于股骨近端的软组织，特别是外展的作用，必须保留以

增加稳定性。

一旦显露股骨，通过连续拉削远端髓腔，同时保留松质骨以便骨水泥更好地契合（图123.5a）。完成股骨准备和确定翻修适当的植入长度修正后和远端直径，插入试验部件，并检查髋关节的稳定性。

如果水泥构件是被利用，远端骨水泥限制器是尽可能地使用。这往往是一个挑战，使用这种类型的重建，往往需要较大的髓腔。此外，限制器往往是放置于峡部远端，使它与限制器贴合的压力更好。在这种情况下，克斯针可以横向放置，以便在骨水泥变硬期间暂时将限流器保持在适当位置，然后在伤口闭合之前将其去除。

限流器置入后向远端推进以允许尖端处至少覆盖2cm的骨水泥，水泥加压并且植入最终部件，注意确保适当的前倾，并且将柄的多孔涂覆部分直接且牢固地放置在没有插入水泥的骨干骨上（图123.5b）。安装假体，然后远端骨水泥固定，或者骨水泥固定杆，然后将主体组装到上面。必须特别注意，防止旋转错位固定。为了标记正确的前倾角度，一旦被适当定位，可以用骨刀刮股骨远端皮质。一旦远端杆固定就位，就不能选装改变组件角度。

肢体长度的测定

通过仔细的术前计划和术中评估，确定股骨假体的长度。两种方法可用于腿的长度测定。第一种方法是将牵引力应用于肢体，测量臼杯到截骨部位。第二种方法也是更好的方法，脱位前在髂嵴上放置一个Steinmann针来测量。随着模具长柄假体安装到位，适当的腿长度可以恢复准确。假体的长度通常等于被截掉的骨的长度。最终，股骨假体长度取决于髋关节周围的软组织张力。平衡张力，恢复肢体长度，避免坐骨神经过度紧张对避免并发症至关重要。

关闭

尽管股骨近端的骨质差，但是需要保留，在手术后，将其包绕在股骨近端假体周围。肌肉腱附件尽可能保留。柔软的组织，特别是外展肌，被精心

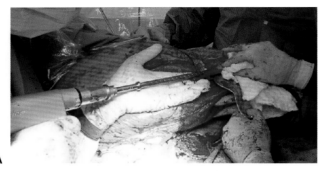

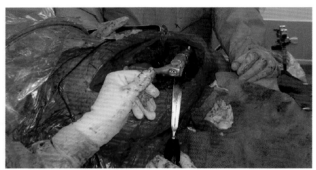

图123.5　A. 远端股骨髓腔连续扩髓；B. 完成股骨准备和牵引后，适当的旋转装入最后的组件

的固定在假体周围。非吸收性缝线多次缠绕过转子残余软组织。将腿部外展，通过将缝合线穿过植入物中的再附着孔，并将转子牢固地固定在假体近端部分上。偶尔将外展肌手术缝合到大腿外侧，阔筋膜张肌或转子上也是可行的。在伤口闭合前放置两个外科引流管。细致的皮肤闭合，必要时切除肥大的先天性瘢痕，以尽量减少术后伤口引流。

术后的护理

静脉注射预防性抗生素24小时和预防血栓栓塞治疗6周。术后第1天患者可开始负重。推荐使用外展矫形器对所有患者保护性负重12周，直到足够的软组织愈合。

临床结果

以前报道的股骨关节置换THA翻修术结果见表123.1。一般来说，文献提示这些复杂患者的结果有改善，但是并发症风险很高，特别是术后不稳定。1981年首次报道非股骨近端股骨替代治疗的结果。Sim和Chao报道了21例因为多次股骨近端翻修、髋关节置换失败、髋关节翻修导致股骨近端大量骨质缺损而使用巨型假体的短期疗效结果。所有患者的髋关节疼痛明显缓解和髋关节评分明显改善，有2例失败。一名患者需要髋臼部件翻修，另一名因为股骨假体不稳定需要再次翻修。

类似地，梅奥诊所另一个研究报告了在非恶性肿瘤患者中进行假体股骨置换的回顾性经验。Malkani等发表了50例翻修手术的长期随访结果（平均随访11年）。所有患者在其他重建手术多次失败后，均出现大量近端股骨缺损。髋关节评分从术前的43 ± 13至术后1年的80 ± 10，最后随访时为76 ± 16。疼痛，步态和行走能力也有显著改善。影像学分析显示，影像学分析显示，37%患者髋臼出现透亮线，30%股骨假体出现。以需要翻修为截止

表123.1		近端股骨关节成形术近期疗效报告			
作者	时间（年）	关节数量（例）	随访时间	生存率	并发症
Chao和Sim	1981	21	21年	90%	—
Malkani等	1995	50	11.1年	64%	22%脱位
Heantjens等	1996	19	5年	—	37%脱位，16%感染
Johnsson等	1983	4	未知	—	50%脱位，50LLD
Klein等	2005	21	3.2年	—	10%脱位，10%感染 5%骨折，5%髋臼失败
Pvixi等	2007	43	3年	75%（5年）	14%脱位，9%髋臼失败 2%感染

注：LLD,肢体长度差异

时间，64%的假体总体生存率为12年。脱位是最常见的并发症，并以22%的发展速度被关注。

Haentjens等报道的脱位发病率也很高。在他们对近期股骨假体置换术后的老年患者的研究中。19例髋关节平均随访5年，脱位的发病率为37%，感染率为16%。然而，9例髋关节评分良好，5例髋评分为合格，只有2例髋关节被认为很差。

Klein等报道股骨置换治疗老年人Vancouver B3型假体周围骨折的治疗结果。平均随访时间为3.2年，所有21名患者中只有一名患者无痛，并恢复了髋关节功能。2个髋关节发生脱位和1名患者的髋臼重建失败。

Parvizi等报道了43例老年患者和继发于非肿瘤性的久坐的股骨骨质疏松的患者的股骨置换术的结果。模块化大型假体放置的适应证包括：温哥华B3型假体周围骨折、以前髋关节置换失败继发的假体周围感染和多次翻修的患者。在平均随访36.5个月后，所有患者的Harris评分均有显著改善。并发症的发生率为30%，松动为髋臼假体失败的最常见原因。8例松动患者中，6例因为复发需要再次手术。在他们系列的生存，以翻修为最后期限，1年使用率

为87%和5年使用率为73%。

Johnsson等比较了4例近端股骨置换患者的功能与10例常规THA患者的结果。两组的肌肉力量，行走能力和日常生活活动能力相当

难题

文献中报道的关于近端股骨置换中发生的主要并发症是早期脱位和无菌性松动。松动的病因被认为是多因素的。以前的多次手术重建使围绕髋关节的外展结构受损。此外，无法通过适当的软组织张力来实现适当的腿部长度，并且金属假体的位置安装不合适会加剧不稳定性。

然而，假体设计的最新改进和近端股骨置换的经验增加使并发症减少并且结果更好。近端置换导致减少并发症和更好的结果。第二代模块化近端股骨假体有助于恢复正确的腿部长度并实现最佳的软组织张力。此外，新一代的巨型假体可以使用更好的手段来确保软组织重新附着，将残留的股骨近端重新于贴附于假体。此外，限制性髋臼衬垫和术后外展支架的使用也显示出减少的前景。双动透关节假体可能是降低患者群体脱位风险的另一种解决方

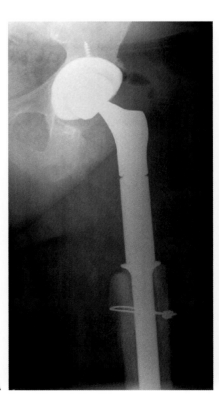
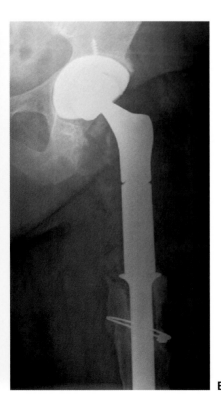

A **B**

图123.6 A和B代表术后X线片和置换3年后的X线片

案。

　　股骨近端置换的另一个主要并发症是当前研究报道的股骨松动发生率高。骨水泥固定使骨水泥假体易于产生剪切力和压缩应力，导致发生早期植入物松动的高风险。已知的骨水泥长柄翻修假体成功有限，因此目前只推荐老人和久坐的患者。非常精心的远端管道准备和技术使用，以方便使用骨水泥限制器可能会使远端骨水泥覆盖或假体固定更好。与近端股骨置换相比，近端加压涂层或全涂层股骨柄的射线通透性发生率明显降低。

案例的解决方案

　　鉴于股骨近端的大量缺损，选择股骨近端替代股骨重建（图123.6A）。在术后3年的随访中，患者仍然有慢性感染并进行抗生素慢性抑制性治疗。他左侧疼痛，内收肌无力，有明显的跛行。尽管在髋臼部件周围存在部分放射透亮带（图123.6B），但连续放射学检查没有显示松动的迹象。

总结

　　尽管有无菌松动和脱位的潜在并发症，但近端股骨置换术作为THA翻修中治疗广泛的股骨近端骨缺损的重建发挥了重要作用。虽然不太适合年轻患者，但近端股骨置换术已被证明在老年人和较低功能需求患者人群中是成功的手术。

Lucian B. Solomon

Margaret A. McGee

Donald W. Howie

124

第124章　骨水泥股骨翻修

病例展示

患者IL，66岁女性，因全髋关节置换术后左侧腹股沟区进行性疼痛4年，于2011年入院（图124.1）。髋部影像学检查示股骨和髋臼假体均松动。术前X线片显示中度畸形股骨伴IIIa型骨质缺损。

适应证及禁忌证

对于髋关节翻修，股骨重建的选择包括骨水泥和非骨水泥型固定。水泥固定可以连接长柄而不使用打压植骨，即所谓的骨水泥单独翻修（cement alone revision）；也可以使用具有修复股骨并增强骨水泥固定功能的打压植骨。骨水泥长柄翻修的最常见适应证是无菌松动，复发性脱位，老年患者感染的第二阶段修复和B型假体周围骨折，后者通过用钢缆，偶尔也可是钢板固定可以容易地减少发生率。

影响我们是否使用骨水泥单独翻修的因素包括年龄，预期寿命和患者的活动程度以及近端节段性骨丢失和皮质丢失的程度（图124.2）。对70岁及以上患者，除了多次柄翻修后的严重近端皮层骨缺损或广泛股骨皮质损失外，使用无骨水泥远端固定，少数情况下使用骨水泥的巨型假体。

在70岁以下的患者中，我们使用骨水泥标准长度或中长柄的股骨打压植骨，除非患者的预期寿命小于10年，在这种情况下，使用骨水泥单独长柄或重度近端骨缺损时使用无骨水泥远端固定。当选择远端无骨水泥固定，但股骨远端的直径太大时，较年轻者可使用具有长骨水泥柄的股骨打压植骨，较年长者使用骨水泥巨型假体（见第122章）。

骨水泥单独翻修的柄长应为200mm或更长。骨水泥长柄可用于皮质缺损，其涉及少于两条延伸至小转子以下2.5cm处的管壁，老年低需求患者可长达5cm，其中丝网和骨水泥用于重建皮层缺损。180mm但没有缩短的柄只能用于在股骨相对较小而内侧股骨在小转子下方完整或与股骨打压植骨联用时的罕见情况下的骨水泥单独翻修（见第122章）。

抛光的相对窄的锥形柄的优点是当与骨水泥组合时，这些柄适合于受损的股骨，而不需要去截骨，还可以在不需要股骨截骨的情况下治疗中度的股骨畸形。此外，通过将柄稍稍垫翘或稍凹，可以轻松实现腿部长度调节。其他优点包括刚性固定，它允许立即充分承重和早期康复；对不能轻易地负荷部分重量的老年患者是一个特别的优点。无轴环，抛光的锥形柄的另一个优点是它实际上是水泥套内的模块化柄。这允许在对不稳定或其他原因的髋臼再翻修的情况下从骨水泥中拔出柄，然后进行骨水泥—骨水泥内翻修，我们和其他人已经报道了该技术的优异结果。

使用骨水泥或无骨水泥的股骨柄的髋关节置换后翻修术的早期报道结果通常很差。这个结果通过更好的柄设计和手术技术的进步，以及惯于使用更长的柄得到改善。在骨水泥柄的案例中，更好的水泥黏合技术和使用锥形柄可能也导致结果的改善。我们使用无凹槽的抛光双锥形股骨柄（图124.1D），其被设计为在骨水泥内限制自身沉降。这增强了稳定性，并将压缩载荷通过骨水泥传递到骨骼，由此保护了骨水泥—骨界面。这种锥滑原理在初次髋关节置换术中已被证明是成功的，并且根据我们和其他人的经验，现在在股骨翻修中也报道

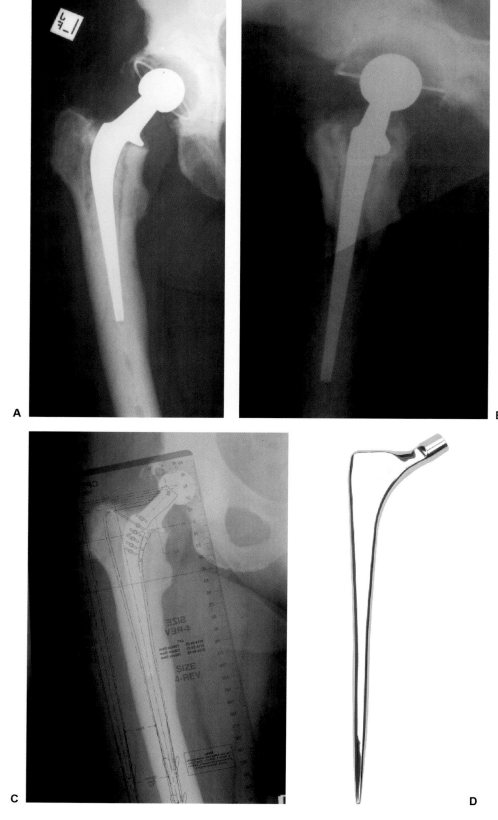

图124.1 术前（A）前后位（AP）和（B）侧位所述病例的髋X线片。C. AP髋关节放射线片模板为骨水泥抛光锥形长柄（D）

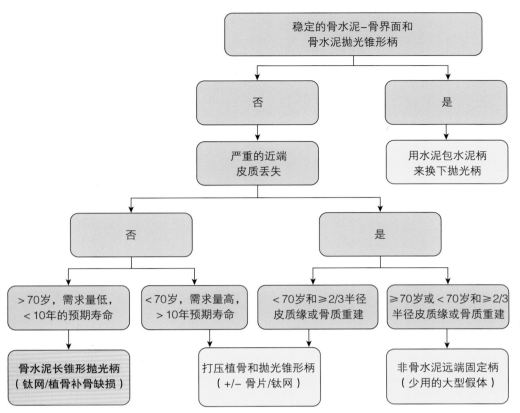

图124.2 流程图总结了我们用骨水泥抛光双锥柄翻修骨水泥长锥柄的指标。该图排除了假体周围骨折和感染柄的翻修

了良好的结果。相对薄的远端柄也优化了水泥套的厚度。

虽然我们早期的经验包括使用标准柄，但一般来说，如果进行水泥单独翻修，我们通常优选使用骨水泥长柄。在我们以前对206例股骨翻修术进行标准柄或无颈抛光锥形长柄的研究中，经过长期随访发现，整体上由于松动引起的临床和放射学失败的发生率非常低，而长柄与标准长度柄相比具有松动发生率较低的趋势。此外，即使超过70%的股骨被分类为Paprosky IIIa型或更差以表明中度至重度骨量丢失，骨水泥长柄与许多无骨水泥柄相比，它们的中长期结果也毫不逊色，甚至更好。骨水泥翻修后发生严重的应力屏蔽和骨质溶解是罕见的。为了使应力阶梯提升和假体周围骨折的可能性最小，我们通过两个管直径绕开皮质缺损，并将股骨柄延伸超过主要皮质损伤区域5cm。

术前评估

检查和评估

术前检查是彻底的，特别是测量实际腿长差异、Trendelenburg试验（又名单腿站立试验、臀中肌试验）、评估髋关节外展和屈曲力量，以及臀部触诊以确保肌肉正常运作。术前患者和医生对疼痛和功能的评估对结果报道很重要。

放射影像学

股骨柄和股骨的术前放射学评估是使用以耻骨为中心的前后位盆骨射线照片和正侧斜位髋关节带下肢拼接全长（图124.1C），显示整个股骨向下到髁上区域。

骨水泥长柄翻修

术前规划

仔细的术前规划对于髋关节翻修的成功至关重要。一般原则是为个体患者需求制定最合适的重建方案，但在手术中有其他方案可以选择。

应首先对髋臼假体进行模板（Template）选择，然后进行股骨柄。股骨的导板用以规划柄长度，大小，偏移，插入深度，插塞部位，植骨范围以及近端重建的需要。这些可能需要根据术中发现进行修改，但在术前为规划提供依据。外科医生应明确界定大块骨质溶解，应力阶梯，股骨穿孔和异常弯曲或扭转不良可能发生的区域，这些都会影响所需柄的尺寸和长度。

选择的模板应是最适合近端股骨的模板，为骨水泥留下空间。不需要模板来使水泥套均匀。允许使用近端相对较大的柄。在小股骨的患者中，可以插入比适合股骨近端的最大锉刀更大的植入物。对于这种情况，没有必要完全安置更长时间的翻修锉，在这种情况下，可以尝试不同的柄来确保其与水泥套合适。因为长的抛光柄相对宽松，当将柄安装到有些变形的股骨时，可以容纳进不均匀且有时相当薄的水泥套。

股骨模板对齐，使其在骨干中心，然后移动模板，使得股骨头的中心和柄的肩部被适当对位以预留计划的腿部长度。在对准骨水泥套中的股骨模板时，在正侧位平面中存在不协调或过度的弓形或角度会变得明显。在X线片上显示规划的旋转中心和股骨柄的适当位置后，就确定了最佳头部位置和柄偏移。结合临床测量和术前放射照片，根据髋关节中心以及距和小转子的高度预测肢体长度。应确定转子尖端或其他侧位标记的高度与股骨头旋转中心之间的适当关系以及植入物移除和插入的潜在困难。如有必要，可以规划股骨或转子截骨术和重新连接的位置的水平和类型。还应确定近端重建的需要和所需的植骨范围。这些可能需要在术中进行修改，但在术前将为规划提供依据。

无轴环柄的一个重要优点是可以向近端和远端调节所需的腿部长度。当确定模板及术中，为实现腿部长度，不使用具有垂边的较长头部。保留这些用于计划外需要增加腿部长度的情况，因为垂边可能导致撞击衬垫导致错位。

手术技术
定位、铺单及手术室组织管理的具体情况

硬膜外麻醉常规用于翻修手术，并经常以全身镇静辅助。患者侧卧位，前后有骨盆夹以固定骨盆。骨盆垂直于手术台，背部平行于手术台，对侧髋部弯曲。将泡沫垫放置在膝盖之间并贴在适当位置以允许膝盖和脚踝触及腿部长度确定。小泡沫垫在腓骨头和外踝起缓冲作用。

消毒和铺单是沿着酒精氯己定标记的标准线的，要消毒整条腿从踝部到乳头线和横过中线，腹股沟最后被涂。腹侧上方有一条大单置于对侧腿部，另一条在髂骨上方的躯干上。U形单用于隔离会阴，但允许最大的后路进入，并使髂嵴暴露。患腿用绉纱绷带装在膝盖上方。大的纸或塑料一次性臀单放置过腿。碘化的3M膜在大腿下方折叠双倍，另有一块大膜铺在腿上。应从髂嵴进入，包括近端2/3的股骨。在开始切皮之前，更换外层手套。随着脚踝并拢，弯曲膝盖的位置将被作为腿部长度的指示。

入路

使用您的入路方式选择以暴露髋关节。翻修手术通常需要更广泛的暴露。建议广泛暴露，特别是对难于翻修的病例。强烈推荐使用后入路。我们通常不使用大转子延长截骨，但可以使用，如果做了，截骨会简化而钢丝优于骨水泥。以大转子为中心的直线远端皮肤切口并向近侧向后向1/3的髂嵴弯曲，髋关节弯曲20°，并穿过对侧大腿。

在暴露过程中有我们特别关注的一些关键点。首先，保持良好的外展功能对于成功的翻修手术是非常重要的，需要时间来确认臀中肌及肌腱。最简单的方法是通过沿着臀大肌前缘进行筋膜切开术（图124.3A），确定臀大肌的前缘，并在臀中肌与臀大肌之间从前到后展开平面（图124.3B），最终确定识别臀中肌肌腱和梨形肌腱之间的平面（图124.3C，D）。通过这种方式，外展肌将始终得到保护，而简单地将臀大肌沿纤维线划分可能会在通常的翻修中对臀中肌造成毁灭性和不可修复的损伤，使臀中肌与臀大肌以疤痕组织相连。我们总是建议在修复手术期间将股骨上的臀大肌腱插入分开，以方便接触，同时在分开短的外旋集群同时，将脚放在一个垫着的铺着单的Mayo台上，使股骨处于内旋以允许坐骨神经从解剖区域脱落。坐骨神经几乎在所有手术中都被识别出来，并被看到，检查确认其走行，以确保其清晰于解剖区域中。这不需要完全

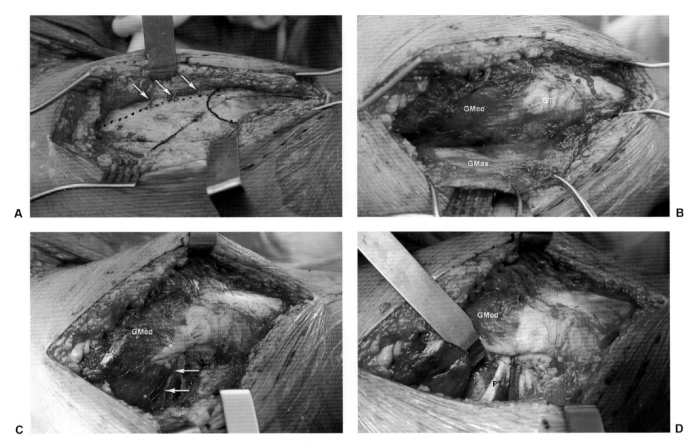

图124.3 A. 术中图像说明后入路时暴露的臀肌筋膜。连续线标记了用于臀大肌纤维分离的筋膜切口。虚线标记了沿臀大肌前缘的筋膜切开术的筋膜切口。注意指示臀大肌前缘的血管穿支（箭头）；B. 沿着臀大肌前缘进行筋膜切开术后，臀大肌（GMax）反射性向后而暴露臀中肌（GMed）。GT，大转子；C. 臀中肌的下缘—箭头；D. 通过臀中肌的下缘的近端收缩使梨形肌（PT）的肌腱暴露

暴露，但至少触诊神经走行。一般来说，使其在解剖操作期间留在骨头上。为了控制出血，在整个手术过程中经常使用电切技术。

判断腿长

在髋关节脱位之前，使用您的方法获取腿部长度的测量基线。我们推荐从髂骨的一根针测量到股脊的透热标记。

取出股骨柄

谨慎脱位髋关节并取出股骨柄。我们现在在这个阶段常规地将一根环扎钢丝用于股骨近端，以保护股骨以免常发生的骨折。我们的术中股骨骨折发生率低于许多同行，我们力争尽可能减少取出以及重新插入过程中的这个概率。为了在植入髋臼假体期间保护近端股骨，残留的水泥会留在股骨中并且在重建髋臼后移除。

理想情况下，股骨柄不用截骨就可以移除，因为这样就不必要地将空洞转化为皮质缺损，增加并发症的风险，并且如果联合不成功，则会出现重大问题。通过积极清除大转子上的任何突出的内侧骨来简化移除。有时需要进一步的暴露以去除现有的柄，特别是如果这是具有向远端延伸的固定表面的无骨水泥柄的话。当有必要时，我们更倾向于使用大转子延长截骨或经股入路。在这种情况下，通过截骨简化和稳定截骨术，然后为骨水泥长的长柄准备股骨。

翻修髋臼假体

拔除现有植入物后，插入新的髋臼假体。注意髋关节新的旋转中心。

股骨髓腔准备

如果剩余的水泥留在股骨内，则应使用手动工

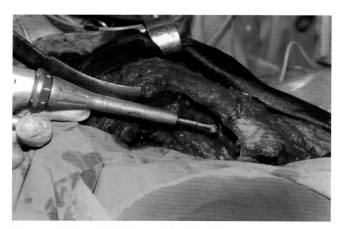

图124.4　使用毛刷去除转子骨允许直接轴向进入股骨髓腔

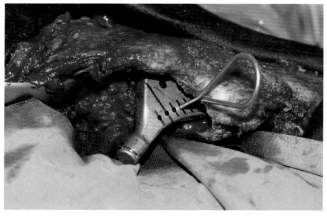

图124.6　当相当尺寸的锉刀因为它对水泥套而言要大得多而不合适时，长柄试验植入物可用于确定腿部长度和髋部稳定性

具，远程控制的钻头或毛刷以及超声波工具进行移除（图124.4）。

　　使用锉刀和试验技术来准备股骨髓腔，确保在大转子处有足够的骨移除以允许轴向锉磨。锉刀和临时假体用于获得柄的最佳配合位置。在锉磨之前，请确保骨头通过使用凿子，护腿，锉刀或电动毛刷从转子中全部移除。这将增强轴向对齐，防止内翻畸形，并且是股骨准备的关键部分。

　　首选手动锉磨。如果使用锤，锉刀应该随着槌的每一个适度的敲打而前进。根据患者股骨颈的自然前倾和术中计划，将锉前倾约10°～20°是很重要的。轻轻将锉刀固定到适当的深度标记指示器

（图124.5B中的箭头）。

　　当最终的锉刀固定到适当的水平位时，将锉刀放在适当位置进行试用，或者移除最终的锉刀，并使用适当的临时假体进行试用。理想的目的是将锉刀固定在颈部截骨水平上，从而在整个水泥套厚度上达到最少2～3mm，尽管在翻修中，这可能会因受损的股骨的形状而受到一些影响。 如果与所使用的植入物相对应的锉刀（即尺寸为4200mm的柄）不适合并且不能就位，则使用较薄的长柄试验（图124.6），用于腿部长度和稳定性测试。抛光表面和

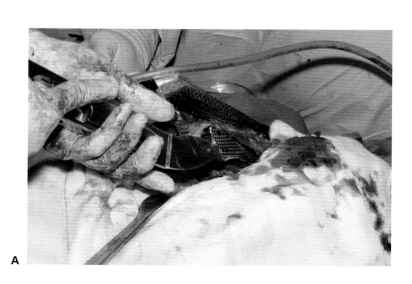

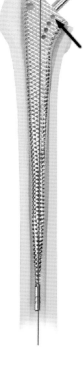

图124.5　A.最终锉刀的定位，以获得柄的最佳配合位置，并用标记指示器标记，如（B）中的箭头所示

A

B

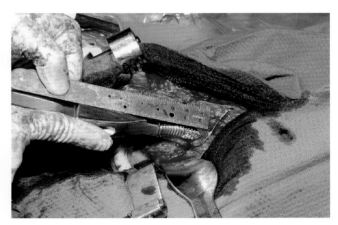

图124.7 在这个病例中，没有股骨距伴有5cm的内侧缺陷使得锉刀不稳定。这通过将试验定位销穿过适当的指示器孔来解决，如图124.8所示

锥形杆的宽松性质非常适合这些情况，因为不需要具有均匀的水泥套，并且这些长柄可以接受薄的水泥区域。

试用

在试用时调整腿部长度和偏移量的能力是该无凹凸抛光锥度系统在尝试还原时的独特特征。使用锉刀到位，使用锥体浮动并进行试用。如果锉刀或临时刀片不稳定（图124.7），请将试杆定位销插入锉刀或临时榫颈上的深度指示器孔（图124.8），并根据需要使用搭接垫或海绵来稳定锉刀或浮在股骨髓腔内，防止旋转。

深度指示器孔对应于最终植入物上的深度指示

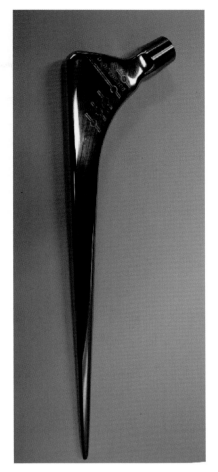

图124.9 植入物上深度指示标记的图示

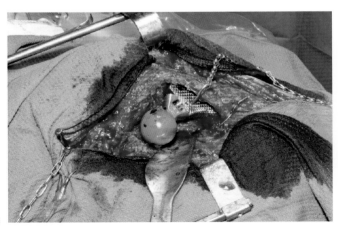

A

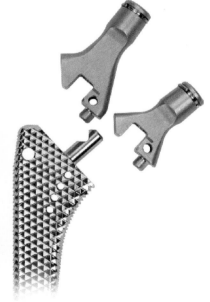

B

图124.8 A. 使用锉刀和锥体临时组合，连接股骨头用于试验；B. 为了获得最佳的稳定性和腿部长度，可以使用多个偏移和外翻角锥形临时组合

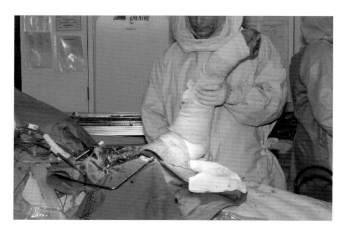

图124.10　试验减少以确定髋关节运动范围并确定潜在不稳定的位置

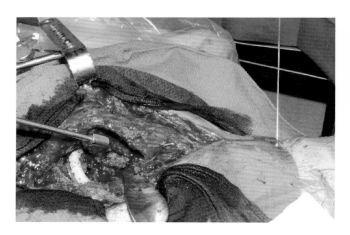

图124.11　使用髓质分流器确定髓质骨塞的直径

符标记（图124.9）。在截骨线下方的深度标记指示表示在圆周水泥套和近端骨支撑的理想情况下的柄座的安全水平。如果需要将柄稍微抬起，将试验定位销插入适当的孔中，以便在试用期间保持翘起的位置。注意插入深度。远端蚀刻痕迹可用于在插入过程中保持柄体对准。

进行试用，如有必要，调整临时假体以优化关节稳定性，腿长度和运动范围（图124.10）。理想时，使用短头以避免使用裙边头。观察股骨头中心与大转子顶部的关系，以确定术前计划。

检查坐骨神经张力和运动范围，并确定潜在不稳定的位置。此外，通过使用偏好的测量方法来确认腿部长度的术前目标已经实现。执行试用后，请卸下锉刀和临时假体。

股骨管通常主要是硬化骨和一些残留的松质骨的混合物。然而，有时，可能会有一个内部的新皮质，可以用毛刺或羊皮或刮匙去除以暴露下面的松质骨。此外，较小和较大的转子通常具有可以去除的新皮质，以帮助骨水泥交叉缠结。为了帮助骨水泥交错，请使用毛刺在内皮质厚的区域做出水平沟槽。远端皮质缺损应暴露，并且固定后，缺损是用骨支撑骨移植。一种技术是将临时丝网施加在由手套包裹的拭子制成的坝上，并在水泥固定后移植该区域，然后施加确定的网格。

水泥注入前远端髓腔堵塞和准备

在整个股骨准备过程中，插入之前和之后反复

洗涤髓腔，以尽量减少栓塞的风险。使用髓质通道筛分器来确定髓质骨塞的适当的芯尺寸，其应该在杆的尖端下方约2.5cm处（图124.11）。

如果插头的位置在峡部下方，则如果初始塞子不稳定，则将K线以期望的长度插入到股骨轴中以将水泥塞远离或/和第二个塞子插入初始塞子上。为了做到这一点，插入了一个较大的塞子，其中一些核心已经用咬骨钳去除。否则使用少量的水泥或插入临时K线通过塞子下方现场的股骨支撑塞子（图124.12）。

将骨插入插入器上的标记上，该标记对应于杆的尖端下方2.5cm（图124.13）。插入器以与杆的中线相同的方向横向定位在股骨中，并且与通常在初次髋关节置换中进行的颈部切割部位平齐。用温和的锤击引入插头。

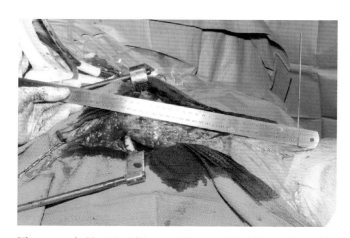

图124.12　如果通过峡部，可以使用临时K线通过位于所需塞子下方的部位的股骨，以便在骨水泥注入时支撑插塞

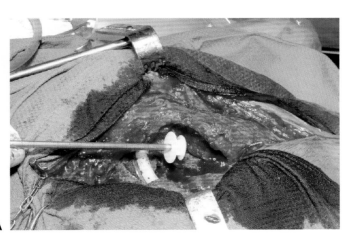

A

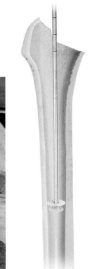

B

图124.13 （A）使用远端塞子插入器，其具有指示用于不同杆的插头的插入深度的标记，以将塞子插入所需的深度（B）

一旦制成髓腔，就可以使用脉冲灌洗来去除任何松散的骨并控制出血。一种技术是使用股骨刷，然后使用脉冲灌洗（图124.14），插入薄塑料吸管和股骨填料（图124.15）。包装可以预先浸入各种液体中以最小化出血。我们使用过氧化氢。

注入水泥

四包抗生素PMMA骨水泥（含有妥布霉素），并向其中加入0.5g万古霉素粉末用于每40g水泥包装。使用一个大两个较小的水泥筒。在混合后约2~3分钟将骨黏固剂引入相对低黏度的状态。将水泥以逆行方式注入管道（图124.16），并且使用股骨加压密封件密封水泥，同时将水泥加压几分钟（图124.17）。

植入

将柄组装到其插入器上，然后连接远端扶正器（图124.18A）。柄慢慢地进入水泥套，同时保持适当的前倾并瞄准解剖轴向对准（图124.18B）。在插入柄时，一种有价值的技术是外科医生将其拇指置于入口点，以防止内翻矫正（图124.19）。外科医生应瞄准至少4mm的水泥在柄的内侧，但应该有所准备妥协的位置，使阀杆大致在髓腔的中部附近。

在将柄插入到最终位置之后，用一只手稳定

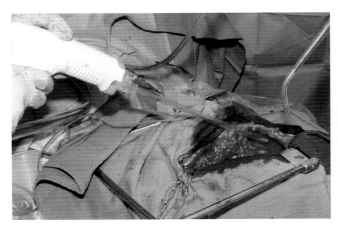

图124.14 用于在水泥引入之前最后清洗股骨髓腔的脉冲灌洗

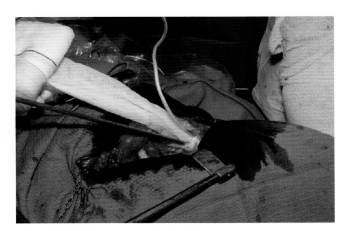

图124.15 使用过氧化氢浸泡包装和吸管清洗灌洗液

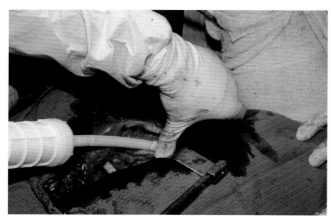

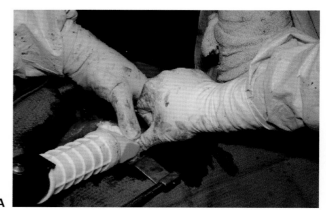

图124.16 使用水泥枪将远端水泥以逆行方式注入管道

柄，同时用另一只手去除插入器。建议在柄的侧肩上缓缓推出少量水泥，以便在平片上评估水泥沉降中的柄。如果术后脱位需要还原复位，这也有助于防止梗阻的远期可能性。因为骨水泥变得相当黏稠，要使骨水泥柄达到最终位置，从而保持水泥的压力。应用马蹄形水泥密封件以保持加压和柄位置，直到水泥硬化（图124.20）。

一旦水泥硬化，就进行最终的试验，并确定适当的头部尺寸（图124.21）。确保颈部锥体清洁干燥。将股骨头试验假体置换为股骨头假体。将其放在锥形上，扭转运动，直到其锁定在锥形上。将一包拭子放在股骨头上，以保护股骨头，然后用股骨

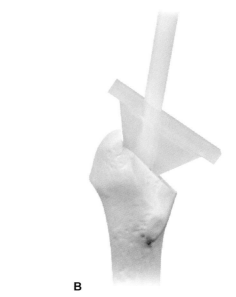

图124.17 A.水泥加压；B.水泥加压图示

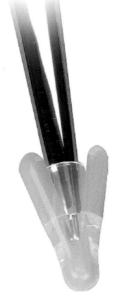

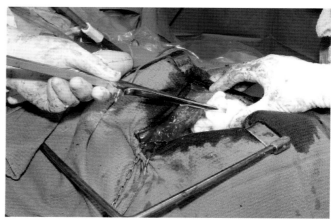

图124.18 A.远端扶正器；B.在远端扶正器安装之后，将杆推进到水泥套中

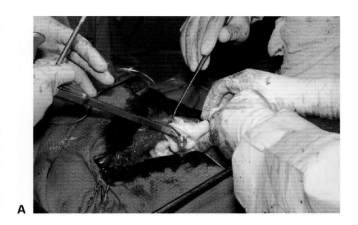

A

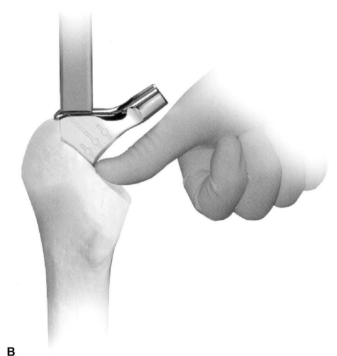

B

图124.19 A. 内插拇指以防止插入过程中的内翻对齐。当插入长柄时，一种技术是使用双手来确保最佳的植入物插入。在这种情况下，助手可以帮助这一步；B. 图示

头冲击器和锤击打一个尖锐的打击位置。

用纱布包保护股骨头，并将其从髋臼上移开以避免无意中的撞击。然后在使用外科医生的手指保持包含坐骨神经的后部结构时，清洁髋臼并缩短关节。当头部减少时，从股骨头上取下纱布。

闭合伤口

满意止血后，如果需要，插入伤口引流装置。然后分层关闭伤口。

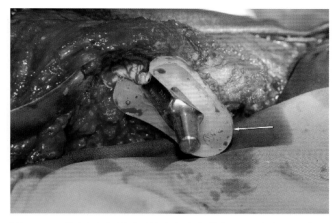

图124.20 使用马蹄形圈（箭头）来保持加压，并防止在水泥硬化之前发生水泥挤压

术后处理

除外具有结构承重移植物的病例，患者在24小时内动员充分负重。如果有股骨距裂缝或其他稳定的骨折，建议使用6周的部分负重。如果大脑定位，患者将在第二天坐下床，然后高坐位仅推荐6个星期。静脉注射抗生素24小时内每8小时一次，如果感染风险低，术中革兰染色和第1天培养呈阴性，口服抗生素直至手术后第5天。根据5天的培养结果，适当改变治疗措施。

结果报告

我们最近报道了137位股骨的13年生存率，再翻修和放射影像结果，平均年龄为74岁（30~90岁），长柄翻修。在这个队列中，绝大多数髋关节被归类为Paprosky IIIA级或更差的骨缺损，至少显

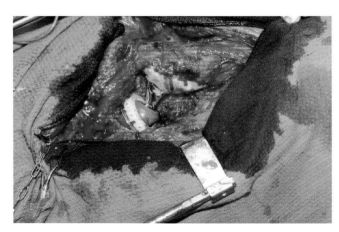

图124.21 股骨头假体放置前的最终试验

示干骺端骨质疏松或损伤。对于70岁以上的患者，终点无菌松动的生存率为100%。体内两柄无菌松动翻修患者70例，其中无菌性松动14年总体生存率为97%（95%CI = 91% ~ 100%）。一个良好固定的柄被翻修以防止由于巨细胞瘤引起的近端支撑骨缺损导致的灾难性衰竭。两个柄因感染而翻修。5例股骨经假体骨折开放复位和内固定术再次手术。后两种并发症（感染和假体周围骨折）是骨水泥无凹凸抛光锥形柄的再次手术的主要适应证，但不是本设计的一个特征，而是所有翻修柄的并发症。有3个小的再翻修柄，这些是骨水泥内骨水泥柄交换治疗2个髋复发性脱位和一个髋关节感染。在每3个月的随访期间，Harris疼痛评分中位数为40 ~ 44，表明没有疼痛或轻微或偶然的疼痛。在平均随访9年（5 ~ 19年）的71例长期影像学检查中，术后14年内，75岁以上患有Paprosky ⅢA股骨缺损的患者在初次修订时有一位有绝对松动的柄。这名患者在翻修之前死亡。应该注意的是，在这些情况下，近端的射线可透性线在术后X线片上并不罕见，但重要的是发现它们不会随时间推移。这些线被解释为在硬化近端股骨中的骨水泥化的放射学特征，没有临床意义。另外，在5年以上的影像学检查中，没有大的股骨应力屏蔽。

虽然文献支持使用抛光双锥形股骨柄与髋关节翻修术和骨水泥内固定修复中的股骨打压植骨，但是使用该杆设计几乎没有公布的单独骨水泥柄翻修版本。除了我们自己的结果，还有另外一系列由Randhawa等发表的Exeter长柄的远期结果，报道了可比较的结果，尽管后续失访了11例髋。在长达7年的随访期间或直至死亡，79例髋关节中只有1例（1.3%）发生了股骨柄松动。在Charnley和Spectron的7 ~ 13年研究中，首次巩固了股骨干翻修，Hultmark等证实了我们的研究结果，标准长度的骨水泥柄（29% ~ 33%，n = 21例髋）比长柄（1%，n = 87例髋）更易发生机械性故障包括无菌性松动或柄断裂。然而，抛光双锥柄的这些良好结果不一定能被推广到所有长骨水泥柄。在Gramkow等的研究中，在初次翻修84例髋期间使用了Lubinus长翻修柄。平均11年（8 ~ 15年），10例髋关节因无菌松动而翻修，导致10年生存率仅为87.2%。

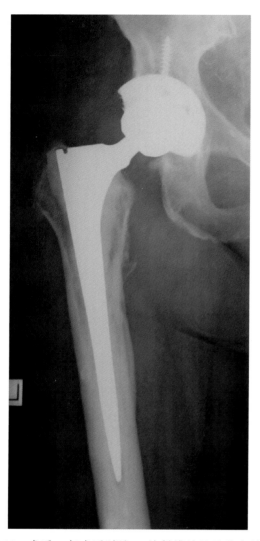

图124.22　术后11年术后随访AP放射线片显示稳定的植入物，无骨溶解和松动迹象

因此，由于长期成功结果，即使存在显著的内皮股骨骨质流失的情况下，也可预期在老年患者中髋关节翻修术中，骨水泥无颈抛光锥形长柄成功的长期结果。重要的是，这些骨水泥柄相对便宜，因为只需要一个小的库存，所以它们可以用于计划外的翻修。

并发症

这种技术引起的并发症在性质和频率方面与其他股骨柄翻修的技术相似。据报道，一般的翻修手术具有比初次置换更高的并发症发生率。注册管理机构报道松动、感染、假体周围骨折和脱位是髋关节翻修术后再翻修的主要原因。关于松动，我们的低发生率被认为归功于使用无颈抛光锥形长杆，并遵守第二代骨水泥原则。对于翻修髋关节置换我们的感染率为2.1%，相对较低，我们认为使用抗生素骨水泥对于避免这种并发症是很重要的。通过常规使用长柄，并且总是通过至少两个皮质直径绕过骨干的皮质缺损来最小化假体周围骨折的风险。未包含的远端皮质缺损使用橡胶坝进行固定期间包含，然后对于缺损使用丝网来包裹松质骨同种异体移植物。为了尽量减少术后脱位的风险，我们特别注意在试验和假体插入过程中外展肌的保存以及谨慎的假体取向和腿部长度。根据我们最近的随机对照试验的结果，我们通常在翻修手术时使用36mm的头，而不是更大。我们保留在高度不稳定风险的情况下使用三极和约束系统，特别是缺乏外展转子机制或痴呆的存在。

病例解决方案

在髋关节翻修手术中，两假体均被确认为松动，并进行了翻修。鉴于患者的活动要求低，预期寿命不到15年，股骨柄被修改为骨水泥抛光锥形长柄。柄长200mm，并被选择以确保其延伸至通过远端皮层缺陷的股骨宽度的至少2.5倍的距离。狭窄的长柄不仅绕过股骨近端缺陷，而且也适应于变形的股骨骨干，而不需要进行截骨术（图124.22）。现在，股骨柄翻修后11年，患者反馈髋关节无痛、X线片显示稳定的固定柄，无骨溶解。在Gruen区域1中注意到近端的放射透亮，但是在用骨水泥抛光的双锥形柄翻修后，这是一个并不罕见的放射学特征，并且这种现象在术后不会进展。

鸣谢

感谢Zimmer Ltd. Warsaw供图。

Shaun E. Chandran

Hany S. Bedair

Joseph McCarthy

125

第125章 用于股骨翻修的模块干骺端袖套柄

病例

一名82岁的女性在开始体重活动后出现了9个月的进行性右大腿疼痛。既往手术史包括十多年前进行的双侧复合全髋关节置换术。左髋3年前因无菌性松动进行翻修。X线片（图125.1）显示了不对称聚乙烯磨损和右侧股骨假体松动，患者选择进行修复全髋关节置换术。这种重建的挑战包括优化不成比例的干骺端和骨干骨折解剖结构的适应性和固定性，同时获得适当的股骨前倾、腿长度和偏移量，以恢复髋部生物力学，并尽可能减少未来脱位的风险。在本章中，我们将在翻修背景下探讨股骨近端模块化的实用性。

历史

髋关节置换中的股骨组件模块化开始于20世纪70年代初。1970年，法国人皮埃尔·布丁（Pierre Boutin）首次将非模块全陶瓷股骨柄植入。这种设计由德国外科医生彼得·格里斯斯（Peter Griss）进行了调整：他使用莫尔斯锥形来形成一种金属柄——陶瓷头套，称为曼纳海默陶瓷——金属复合髋关节假体。头部模块化在20世纪80年代初在美国引入了Richards Autophor髋关节系统，以Mittelmeier为模型。虽然这些早期的柄中有几个由于不相关的问题而失败，例如骨长入失败，尽管模块化在颈部长度和头部尺寸方面的明显优点，对微动、腐蚀和金属碎屑的存在的担忧，使整体柄被废弃。

股骨柄模块化由俄罗斯籍的苏维埃·康斯坦丁·西瓦什（Sivash）引进。他原来的1956年柄设计在1967年被更换为混合材料假体。1971年，美国

Surgical公司在美国授权Sivash柄，工程师Doug Noiles和Fred DeCarlo在1974年修改了设计方案，增加了3° Morse锥度，远端凹槽和远端冠状狭槽，将其重命名为SRN（Sivash Russian Noiles）。1982年，联合医疗产品公司通过购得美国Surgical骨科手术设备的权利而成立，并更名该柄为S-ROM（Sivash-Range of Motion）。1982—1985年期间，采用模块化头部，加

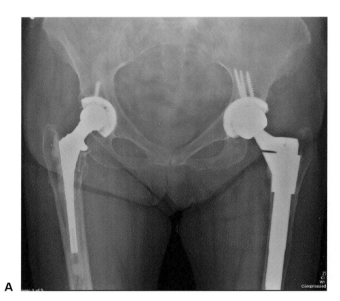

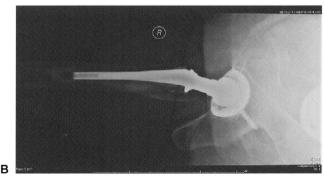

图125.1 A和B. 一名82岁女性的前后位骨盆和透射侧面X线片，股骨假体松动，髋臼周围和股骨近端骨质溶解

入近端口和多孔向内生长步骤，并将柄的远端部分抛光。自1985年以来，该柄基本没有变化。在本章中，我们将对该柄使用的长期结果进行验证。

Midstem模块化从单片无骨水泥柄的失败演变而来，它同时提供干骺端和骨干填充，这对于初始植入物的稳定性和最终的骨整合至关重要。引入钛模块柄以减少在全多孔涂层钴铬柄中发生的应力屏蔽。钛的弹性模量降低有助于近端骨屏蔽和大腿疼痛的减少。Stryker Howmedica和Zimmer分别在1999年推出了Stryker Restoration T3和ZMR的midstem模块化柄，后来2003年更新为Stryker Restoration 模块化柄和ZMR XL，因为这两个系统都受到断柄的困扰。

基本原理

模块化设计旨在满足挑战性股骨翻修的复杂性和变异性。最初，股骨翻修是使用更长的柄对骨水泥技术的延伸。由于剩余松质骨的合理强度要求，经典骨水泥翻修术有不可预测的效果，除非有优良的剩余松质骨和皮质骨库存。没有远端填充的近端多孔涂层的柄也显示出良好的结果，尽管具有额外的股骨距支持和远端管道填充的柄具有足够好的结果。相比之下，设计用于绕过近端缺损骨的广泛多孔涂层的柄在修订设置中显示出良好的效果。然而，在翻修过程中使用广泛涂层柄仍然存在三个问题：不正确前倾导致脱位、继发于模量错配的大腿疼痛以及应力屏蔽导致的正在恶化的近端骨丢失可能。

模块化允许外科医生在近端和远端独立地适应股骨髓腔。通过远端稳定性和近端宿主骨接触的结合，最大向内生长可以在近端发生。多个长度、大小和偏移选项允许在试用后进行精确的定制和重新调整。柄的近端和远端的独立旋转还允许微调矫正股骨前倾，这降低了不稳定的风险，这是翻修的医生永远关注的问题。当在逆行中存在近端重塑时，特别有用的是需要较长的柄，其中倾侧控制可能更具挑战性。多个头颈高度组合还允许在神经和软组织耐受的限度内对腿部长度的精确调节使其与其他肢体相等。

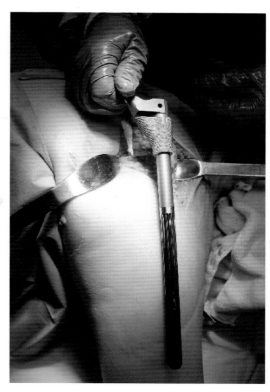

图125.2 长弓形的S–ROM翻修柄与远端，干骺接合开槽和一个模块化的近端锥形柄，利于骨向内生长

柄模块化的类型

S–ROM是近端柄模块化的一个例子（图125.2）。它由近端锥形/喷口套管（各种尺寸）组成，可以放置在任何方向以适合于干骺端骨。该柄与套管以锥形结合，其中远端开槽被设计成吻合骨干，赋予其旋转稳定性。直柄具有无限的旋转能力；更长的弓形颈具有15°的前倾预先构建成配置（图125.3）。

在20世纪80年代引入了远端柄模块化，以增加设计用于最大限度地适应和填充骨干髓腔系统的灵活性。Omniflex和Richards模块是远端模块化的柄。例如Richards模块化髋关节系统被设计为近端的补片多孔涂层，现在已知其允许颗粒碎片进入并有助于远端骨质溶解，因此导致无菌松动和骨库存损失。虽然更新的版本将被修改，但是Omniflex最初被引入作为压力配合柄而没有多孔表面。

由于能准确地恢复关节运动学的能力，中部模块化的翻修柄逐渐获得普及。在20世纪90年代初，首先引入的是欧洲（MRP Titan，Peter Brehm，Germany）和美国（Mallory / Headmodular Calcar

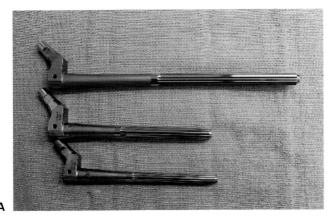
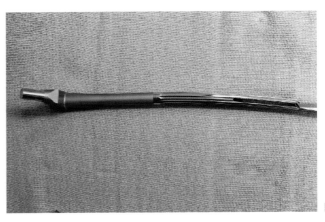

图125.3　A. S-ROM长度不一；B. 较长的翻修柄弯曲以适应股骨的正常解剖弓

Replacement，Biomet，Warsaw，IN），许多公司现在提供中部模块化（ZMR，Zimmer; Link MP，Link America; Restoration Modular，Stryker; Arcos，Biomet; Reclaim，DePuy）。利用这些装置和可变的近端远端选择，可以解决近端 – 远端错配，并且可以使用各种固定方法。通常，近端体具有三种类型的设计：壶嘴，锥体和距状代替。壶嘴体具有内侧曲线以补偿轻度近端骨质流失。锥体允许对股骨前倾进行广泛的调整，并且距状体构造物负荷近端股骨以抵抗下沉并辅助保存近端骨。

　　壶嘴和开槽可以组合以允许具有远端旋转稳定性的近端向内生长，类似于S-ROM或Multi-Lock方法。距状开槽或距状多孔组合最大化近端负荷。近端多孔的锥体远端使用远端固定，使倾侧调整优势增加超过单块柄。模块化锥形组合适应于严重的骨质流失或温哥华3C骨折时应用，如Berry所述。

适应证和禁忌证

　　近端涂覆的模块化股骨柄可以在初次和翻修中使用。在Paprosky分型Ⅰ型和Ⅱ型股骨中，必须进行干骺骨的放射照相术和术中评估，以确定是否可以实现近端套管的稳定的初始固定。

　　在翻修中实施近端涂覆的模块化股骨柄有局限性。具体来说，近年来的多孔涂层套管在Paprosky Ⅲ型和Ⅳ型股骨中的固定不足被认为是禁忌证，会使无菌性失败率增加。此外，套筒的轴向对准引导柄的远端位置，而颈部取向影响柄旋转。具体来说，如果壶嘴插入内翻，则远端柄将邻接外侧皮质。

手术技术

　　所有良好的翻修技术始于术前全面评估，包括手术史和记录；疼痛史和疼痛源；腿长评估；步

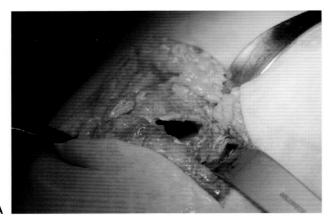
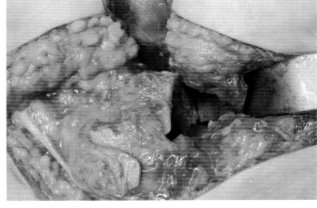

图125.4　意外的近端股骨骨质丢失

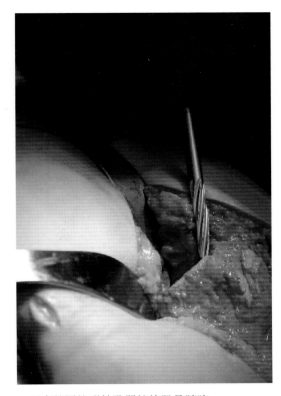

图125.5 用直的圆柱形钻孔器铰接股骨髓腔

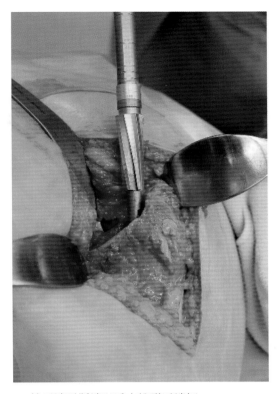

图125.6 钻近端干骺端以适应锥形近端柄

态、运动和全放射影像评估；和股骨骨缺损分类。这项评估必须遵循术前规划，其中包括医疗评估，模板和获得所有适当的仪器，如果要留下无骨水泥的外壳，还包括髋臼衬垫的试验用品。

手术暴露和假体取出取决于翻修的复杂性、外科医生的偏好和前次手术，并应计划给予足够的暴露，同时最大化剩余的宿主骨和血供。假体取出后，应重新评估股骨完整的峡部皮层骨的长度，剩余皮质的质量和剩余的干骺端支持，因为这些可能与术前预期显著不同（图125.4）。因此，必须创建周密的术前计划，包括多个选项以解决大于预期的骨质流失。在手术过程中，外科医生必须达到两个主要目标：（a）股骨假体合适并稳定剩余宿主骨，（b）通过适当的长度和偏移在整个功能运动范围内的髋关节稳定性。

手术最初进行手动远端扩孔，直至造成稳定皮质接触5cm以上。对于直柄，使用直的钻孔（图125.5）。对于较长的弓形柄，采用柔性钻孔器。过量或过小的程度将根据剩余骨质量和柄类型而有所不同。对于直柄和优质骨，可以使用小直径（柄的

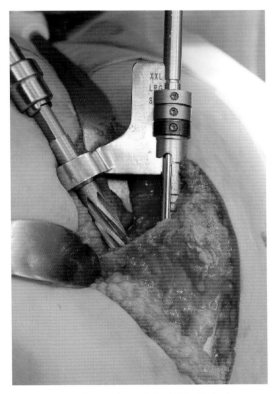

图125.7 近端干骺端的研磨以适应近端柄的壶嘴

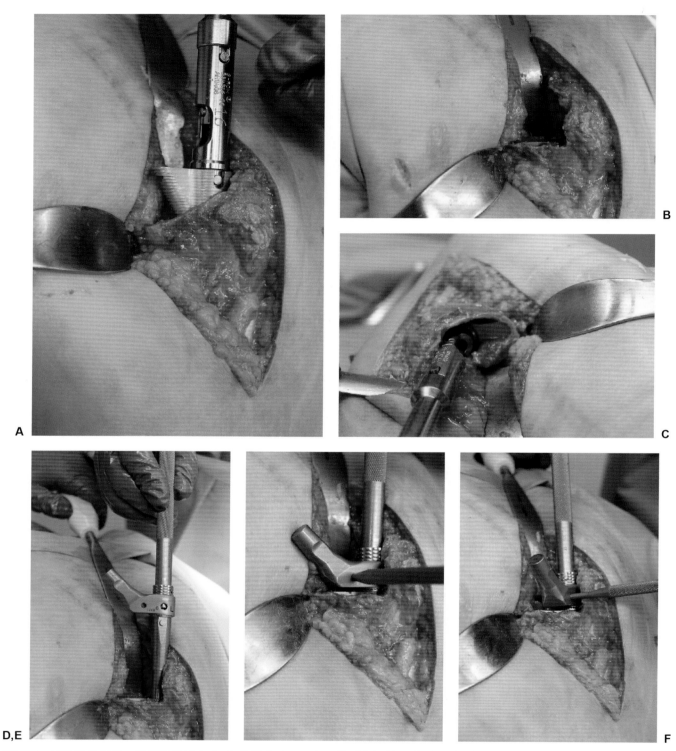

图125.8 试验股骨假体。近端套筒插入（A）并就座（B，C）。然后将柄插入（D）。在该步骤（E，F）期间确定股骨假体的倾侧。对短直柄，倾侧选择是无限的。对弓形柄，它受到弓形柄与患者股骨弓的啮合的限制

凹槽为1.2mm），例如，如果外科医生确定期望的柄尺寸为14，则最终的钻孔器直径为14mm。骨质差的骨骼应用同种异体移植支架进行扩张，并用环扎钢线保护。较长的弓形柄应该被挤压1～2mm，以减轻

骨折的风险。

然后使用圆锥形钻孔器进行近端铰孔，远端导管将钻孔器保持在髓腔中心，直到遇到皮质骨（图125.6）。然后用侧切割钻孔器研磨剩余的距，尽管

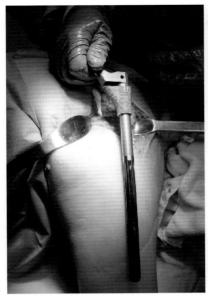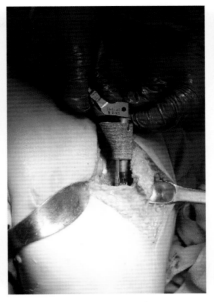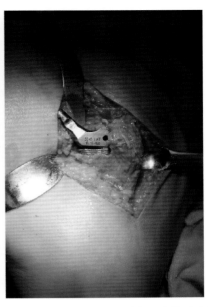

A,B **C**

图125.9 在插入之前，长弓形柄和袖套松散组装（A）。套筒接合并撞击近端干骺端（B）。然后随着柄插入并穿过套筒确定股骨倾侧（C）

在翻修中通常不需要这样的方法（图125.7）。

进行尝试以评估套筒尺寸、柄长度、颈部长度、偏移量和倾侧的适合性。这些与植入物—骨接触和一系列运动后的稳定性与这两个主要目标有关（图125.8）。

最终的柄放置从最终的骨骼准备开始，包括任何骨移植物或环扎的放置和收紧。对于S-ROM型直柄，可以首先插入套筒，并将柄插入套筒中，然后回复原位以锁定莫氏锥形柄。对于较长的弓形柄，近端柄的位置将根据远端柄相对于股骨弓的位置而

变化。因此，柄和套筒松散地组装，然后柄被推到股骨中，套筒保持在大转子内（图125.9）。在最终座位之前，套筒被定向成几厘米范围内最终倾侧，然后可以牢固地固定柄套复合体。在最终头部放置之前，可以再次使用颈部试验来检查长度和稳定性。

结果报道

S-ROM首先在需要股骨截骨或同种异体移植重建的复杂初次和翻修中获得普及。良好的早期成功通过向下生长导致一些调查人员更广泛地将其用于

表125.1		股骨端使用近端组配式柄翻修结果				
作者	假体（例）	髋关节数（例）	随访时间（年）	翻修率	机械性导致的失败	其他
Chandler等	S-ROM	52 (22 structural allograft)	3	25%	9.6%(如果没有同种异体移植，则为2%)	25%骨折，23%脱位，10%大腿疼痛
Smith等	S-ROM	75	3.4	3%	8%	39%应力遮挡，27%骨折，8%位错
Bono等	S-ROM	63	5.9	14%	6%	12%的下沉，8%的感染
Christie等	S-ROM	129	6.2	0.8%	2.9%	23%的骨折，0远端骨溶解
Cameron等	S-ROM	320	7	3.4%	1.3%	5%的骨折，5%脱位，0远端骨溶解
Bolognesi等	S-ROM	53	4	5%	5%	21%骨折，0感染，0远端骨溶解
McCarthy等	S-ROM	92	14	40%	0	10%感染

a 因无菌性松动或放射学提示不稳定纤维固定而进行的翻修

股骨翻修。有相当大的一系列研究均一致报道良好的中期成果（表125.1），机械故障率在平均3年和7年以上随访时为1%和9%。

Chandler报道了一组52个复杂翻修：这些患者平均有3次先前的同侧髋关节手术。因此，并发症发生率高，特别是术中骨折和术后脱位。但3年的机械故障率仅为9.6%，而不需要结构性异体移植的患者仅为3%。大腿疼痛与柄大小大于17mm有关。

两个最大的组来自Christie等和Cameron。两者均表现出优异的生存率，平均随访7年时机械故障率小于3%。最近，McCarthy和Lee指出了他的组中，包括Paprosky IV缺陷，平均随访14年的无菌失败率为9%。在同一组中，Paprosky II和III股骨的无菌松动率仅为6%。值得注意的是，这些组中没有一个病例有远端骨质溶解的情况，归因于Cameron等人描述为的"垫片效应"，通过近端填充套筒密封股骨干。虽然近端固定维持骨密度的理论优势有待辩论，但对骨干骨质疏松的保护是明确的。

保持骨密度是近端固定术的另一个理想的优点。Rosenthall等使用DEXA扫描，定期间隔2年，发现一般的骨丢失，少于现在的完全多孔涂层柄发生。最近，一项随机前瞻性研究发现，尽管在4年的平均随访中，两次表面光洁度相似，使用HA包被的多孔向内生长袖套在Paprosky III缺陷中改善了骨固定情况。

并发症

这种类型的模块化柄已经被注意到了几个问题。最重要的早期关注是关于模块化界面。所有金属—金属接头在负载下具有一定程度的微动作（微动磨损），导致碎屑的释放。Cook等阐明，在袖–柄界面处的微动可能产生足够的颗粒导致骨溶解。然而，Bobyn等已经阐明，从S-ROM模块化连接产生的碎片的大小与股骨头颈部连接处的碎屑相似，比标准金属——聚乙烯关节产生的小1000倍。

Huot Carlson等回顾了一组由于微动和腐蚀回收的78个S-ROM器件，发现在头颈部和柄–套管接头处有显著的腐蚀和微动。股骨干疲劳骨折的7个回收组件具有较高的腐蚀水平，较小的直径和较未骨折的股骨相应部位较大的股骨柄移动。

在中期随访研究中发现骨质疏松症很多，但少见远离干骺端套管。基于最近对颗粒产生和骨质溶解的理解，这有两个现象支持：传统聚乙烯的高磨损率和套筒提供的保护性垫片或密封件。

大腿疼痛是通过减少近端模块化柄的刚度来解决的。其发生率在2%～10%范围内，大多数大腿痛

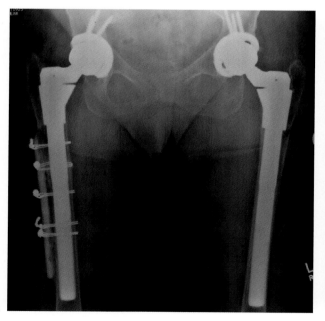
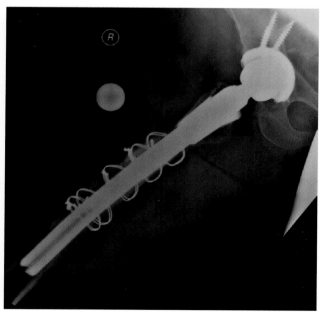

图125.10 术后7年X线片证实了S-ROM翻修杆的骨结合。A. 前后位骨盆；B. 侧位股骨

患者仅报告轻度疼痛。这可以被看作比现在的大直径广泛多孔涂层的翻修部件更好，尽管没有达到骨水泥型或近端固定柄所见的低水平。

翻修插入时的骨折是这一类柄的最严重的并发症，其中一些组达40%。新型内固定，外科医生的经验和使用环扎术已被推广为改善因素。

脱位是翻修手术后一直存在的问题。这些类型的模块化柄允许外科医生在匹配患者的原生解剖结构方面很通用。通过采用术前模板，我们可以通过我们选择的柄试验来调整倾侧、颈部长度、腿部长度和前倾，以及颈部相对于套管的位置。在术中，我们可以测试试验假体的稳定性，并调整每个参数以促使稳定性最佳。

病例解决方案

在翻修手术时，发现股骨和髋臼假体松动。髋臼假体用半球形无骨水泥杯代替。在移除留下的骨水泥套时，产生了前外侧股骨髓腔的小穿孔。发现明显的干骺端和骨干骨折。在穿孔的正下方插入一根环扎钢丝，并且使用同种异体移植股骨支撑移植物来填充重建。髓腔通过柔性钻孔器被扩充到19mm，以容纳17mm的弓形杆。测量近端干骺端的尺寸并碾磨到22D尺寸。将最终部件组装在后台上，并作为单个单元插入优化股骨假体的旋转和前倾并容纳近端套筒的旋转，以便以最大量的骨—骨接触的方式坐在股骨近端。到第7年，患者假体固定，并且表现良好（图125.10）。

总结

已经证明近似涂覆的模块化股骨假体在各种复杂的初次和翻修时是有用的。一般来说，颗粒产生、骨质溶解、大腿疼痛和骨折的问题已经被良好的中期结果和潜在的优点所掩盖，而脱位和避免应力屏蔽的风险较低。

第126章 股骨翻修的同种异体骨——假体套件

病例

患者50岁，是一位社区康复患者（Community Ambulator），因明显髋关节疼痛就诊。影像学资料如下（图126.1）。初次手术为15年前的骨水泥固定全髋置换（a Cemented THR），然后患者发生假体周围骨折。骨折后采取非手术治疗，患者发生畸形愈合，有严重外翻畸形，反屈（Procurvatum），短缩3cm。如X线片所示，患者股骨近端由于骨溶解有严重骨缺损，假体松动。由于畸形愈合与广泛骨溶解，股骨狭部已不可见（Femoral Isthmus is Obliterated）。标准的翻修技术需要完整的股骨狭部进行远端固定，对此患者并不适用。

简介

髋关节翻修手术面临的一大难题就是股骨近端大量节段性骨缺损，伴有股骨狭部的破坏。如果股骨狭部完整，可以压合（Press-Fit Distal Fixation）进行假体远端固定，大量骨缺损时仍可考虑使用标准翻修方式。导致如此大量的骨缺损的原因很多，包括应力遮挡，磨损碎屑导致大量骨溶解，机械松动，感染导致的多次翻修，以及假体周围骨折，尤其是Vancouver B3型。

对于这种股骨近端大量骨缺损，累及到远端股骨狭部的情况，主要有4种手术处理方式：（1）模块化内置假体（Modular Endoprosthesis）；（2）同种异体骨–假体套件（Allograft-Prosthetic Composite）；（3）嵌塞移植（Impaction Grafting）；

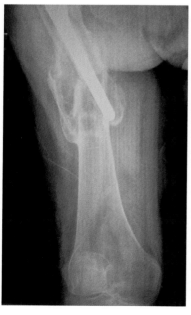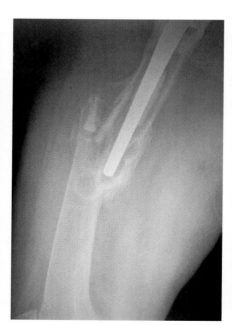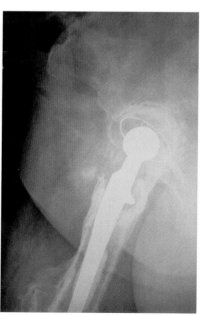

A,B   **C**

图126.1   A，B.骨水泥固定全髋关节置换失败，伴有假体周围骨折后畸形愈合，股骨狭部闭塞

（4）切除人工关节（Resection Arthroplasty）。由于切除人工关节后的关节功能极差，这种方式仅作为多次翻修手术失败后为缓解疼痛进行的姑息疗法。对比同种异体骨移植重建，模块化假体的设计对术者的技术要求较低，这也是该方法得到推广和流行的重要原因。但是，内置假体并不能修复股骨近端的骨缺损。而修复骨缺损是髋关节翻修手术的重要目的，对于年轻患者尤其重要。当股骨峡部缺损的情况下，内置假体固定的只能通过剩余股骨灌注骨水泥的方法实现，或者进行同侧的膝关节置换。但这两种方法都不理想，发生假体不稳定或机械故障的风险很高，同时会造成进一步的骨量损失。所以，对于股骨近端大量骨缺损的情况，使用同种异体骨移植是很有意义的一种重建方式。

同种异体骨移植重建可以保留甚至提高患者骨量，为以后可能进行的再次翻修手术留有余地。这种方法同时可以保留股骨近端重要的肌肉肌腱，术后功能更好。虽然嵌塞移植（Impaction Grafting）在治疗股骨缺损上取得一定成功，但他主要用于累及股骨距与小转子的有限的周围骨缺损（Contained or Limited Circumferential Bone Loss），不累及股骨干，除非股骨近端皮质管完整。使用嵌塞移植处理大量骨缺损的情况时，假体沉降、松动、假体周围骨折的风险都会升高。

作者的团队自1984年开始使用APC（Allograft Prosthetic Composites）重建方式处理髋关节翻修。APC重建的定义指，使用长柄的股骨假体，股骨近端使用同种异体骨（Proximal Femoral Allograft，PFA）牢固固定，并用骨水泥加压包裹。使用斜切截骨或台阶截骨，将同种异体骨固定在宿主股骨远端，可使用钢板或钢丝固定以达到初始稳定的效果，有助于移植物与宿主骨的愈合。

适应证与禁忌证

股骨缺损有很多分类系统。有些分类系统对于假体重建的分型有指导意义，他们指出骨能够支撑假体，股骨近端的重建需要同种异体骨移植。两个常用的分类方式为Paprosky与Gross系统。基于这两个分类系统，主要有两种适应证，可以考虑使用APC进行股骨近端缺损的重建：（1）Paprosky Ⅲ型B型Ⅳ，区段性骨缺损累及股骨干，股骨狭部受损，影响假体远端的固定；（2）Gross type Ⅳ，全周非包含性的缺损，长度大于5cm，累及股骨干。APC重建术的适应证可以扩展到Vancouver B3型假体周围骨折，伴有Paprosky type Ⅲ B或Ⅳ型骨缺损，或Gross type Ⅳ型股骨缺损。APC的相对适应证包括股骨近端恶性肿瘤切除。

APC的禁忌证包括不适合或不能耐受长时间手术的患者，使用内置假体进行股骨近端置换是较快手术的替代选择。不能服从术后康复训练要求的患者也不适于APC方式。术后康复训练包括长时间的保护下负重训练（Protected Weight Bearing），这有助于与移植物与宿主股骨的融合，也有助于软组织黏附于移植物上。活动性感染也是APC的绝对禁忌证。但作者团队证明，髋关节置换后感染的二期翻修存在股骨近端大量骨缺损，在根治感染后使用APC方式是安全的，10年存活率为93%。对于处理股骨近端大量骨缺损，没有一种重建方式是完美无风险的。所以，最重要的是熟悉每种手术方式的局限性，并根据患者情况制定最合适的手术方案。本章将重点讨论APC重建术的手术技巧，并强调潜在的难点以及并发症。

手术技巧

此术式可以分为5个主要步骤：

Ⅰ. 手术入路（Surgical Approach）

Ⅱ. 初步准备股骨近端同种异体骨（Proximal Femoral Allograft，PFA）

Ⅲ. 将假体固定在PFA之前，修剪调整

Ⅳ. 将假体固定在PFA，最终完成APC准备

Ⅴ. 将APC固定到宿主股骨

I. 手术入路

我们倾向的入路是改良大转子滑块（Modified Trochanteric Slide），在转子截骨，迁移向前，同时还有附着的外展肌近端、骨外侧肌远端形成的软组织袖（图126.2A,B）。改良大转子滑块在第103章已有介绍。这是一种可以很好扩展的方式，能够充

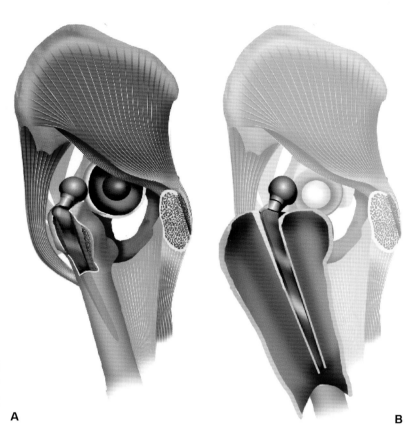

图126.2 A，B. 改良型转子滑块入路。将转子截下，向前牵引，同时还有附着的外展肌近端、骨外侧肌远端形成的连续软组织袖，附着的后侧软组织结构应保留

A

B

分暴露股骨与髋臼，转子上连续的软组织袖可以提供充足血运，有助于转自的愈合。股外侧肌通过中和近端剪切力控制转子的移动。使用此方法，需将1 mm GT保留在股骨上，以保留短外旋转器和后关节囊的附件，这能提高关节稳定性，降低后脱位风险。当大转子骨溶解或因多次翻修已经很薄弱的情况，滑块仍能携带连续的股外侧肌与外展肌软组织袖，以相似的方式向前活动，因为他仍具有后方软组织结构附着于股骨近端的功能。

下一步需要进一步暴露股骨近端，以便可以术中直接观察到宿主正常骨与缺损骨的连接部位，这将是股骨截骨的解剖位置。仔细的术前规划，需要考虑几个重要因素，如骨缺损的长度，畸形的位置，股骨假体或水泥带的远端范围，这些应有助于确定截骨术的水平。暴露剩余股骨，可以从后外侧将骨外侧肌从外侧肌间隔剥离，小心不要损伤骨深支血管。需要特别小心，避免肌间隔后血管损伤后回缩，造成后室不可控的出血。股骨近端缺损在冠状面分裂轴向向下达到宿主的健康骨骼，健康骨

骼不需要移植物更换（图126.2B）。在健康股骨水平，前后向横切，围绕股骨切1/4圈，保留内侧皮质完整，以备下一步台阶切割或斜向截骨。尽管台阶截骨术可能会提供更多的旋转稳定性，倾斜截骨术更容易调整，不需要对截骨术做出重大修改。斜向截骨术应尽可能长，不小于2cm，而台阶截骨用为2cm×2cm。有时候宿主骨髓腔大小与同种异体移植骨尺寸不匹配，移植骨会缩进宿主髓腔。这种套叠情况不需要台阶或斜向截骨，由于压合固定，移植物与宿主骨也能实现稳定。

股骨近端像一本书一样打开，同时每个片段保留所有软组织附着以维持它们血供。这些片段最终会包裹APC结构，然后血管化覆盖在移植物上，可以促进移植物与宿主的融合。然后进行前方关节囊切除，以便去除股骨头与旧的股骨假体。在肉眼下清除旧的骨水泥与纤维组织。用导丝引导股骨远端的扩髓，打开一条通道，足以轻松放置股骨柄。过程中获得所有自体骨均应保存，可以在最后放在同种异体骨与宿主骨的连接处。

II. PFA的初步准备

作者建议这一部分操作在另一个单独的无菌台进行，由另一组人员进行操作，可以提高手术效率。完整的PFA应该从骨库订购，PFA应足够长，可以覆盖股骨近端缺损，大约需要5cm，以便进行移植物的调整或肢体延长。作者倾向使用深度冻冷的同种异体骨，储存在−80℃，用2.5Mrad射线照射，以降低免疫原性和感染风险。这种照射剂量不会影响移植物强度。也有其他文献报道，使用非照射的新鲜同种异体骨，储存在0℃以上，有助于保护骨细胞活力和生物力学性质。

同种异体移植物应在手术开始时带进手术室，在医生消毒以后才能打开。术中有任何感染的迹象，翻修手术都应暂时停止。先擦拭移植物进行需氧菌与厌氧菌培养，然后将其浸入温热的50%Betadine溶液。解冻以后，在LT底部切下股骨头，以便插入股骨假体，并留有调整空间。请注意，延长肢体是通过调整LT以下部分的长，而不是通过调整

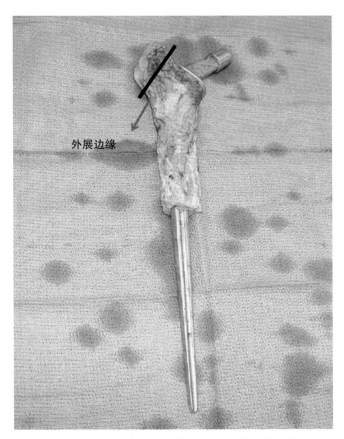

图126.3 黑线处为推荐同种异体移植骨的转子截骨位置。两处标志为外展肌边缘远端与梨状窝近端

外展边缘

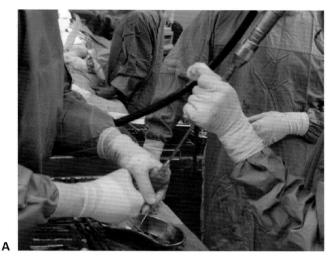

A

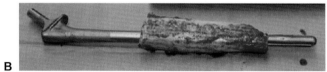

B

图126.4 300mm长的抛光锥形股骨柄，直径13～14mm，最常用于骨水泥固定嵌入同种异体移植骨

股骨颈切口位置。然后切除移植物的GT，但是保留骨松质床，以便将宿主转子重新黏附在上面。请看图126.3。将切下的股骨头与GT研碎，手术后面的过程可以使用。

然后将PFA固定在另一个夹子上，扩髓，以适于放置股骨假体与2mm以上的骨水泥。为了降低移植物吸收或应力遮挡的风险，应避免将异体骨过度扩髓。我们最常用长度为300mm的假体，直径为13～14mm，通常不提供远端压合。股骨柄也平滑呈锥形，以便骨水泥放入同种异体骨中（图126.4A，B），然后尝试将假体放入PFA中，制成临时的APC。

III. 将假体固定在PFA之前，修剪APC套件

这是手术的关键步骤，因为在实行最后步骤之前，这一步指导同种异体骨–假体结构重要的修改和调整。在尝试期间，评估以下因素很重要：（1）髋关节的稳定性，（2）恢复下肢长度和软组织张力，（3）适当的角度与位置，（4）APC–宿主股骨连接处的稳定性，以及同种异体骨的截骨。

在这个阶段，如果髋臼需要重建，应先做好髋臼，这样同种异体骨的长度才能准确地确定。我们

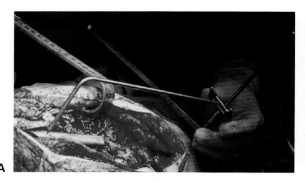

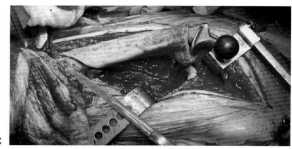

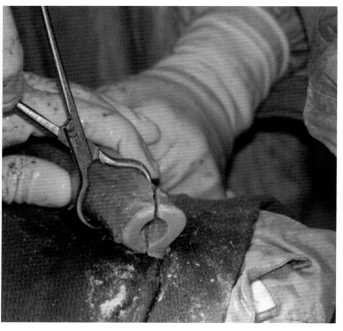

图126.5 在将假体固定于PFA之前，修剪APC套件。使用由Steinmann针脚组成外伸支架装置，他可以插入髂嵴做为参照点，然后用金属臂测量针脚距股骨标记点的距离。此装置在手术开始时进行固定校准，在髋关节脱位前可以用来测量腿长与偏移量（A）。PFA远端截骨的形状和水平适合匹配宿主股骨的截骨术（B）。假体与PFA的角度与移植骨旋转对准宿主骨，两者均需仔细尝试，对准髋关节标志能提供做好的稳定性

倾向使用由Steinmann针脚组成外伸支架装置，他可以插入髂嵴作为参照点，然后用金属臂测量针脚距股骨标记点的距离。此装置在手术开始时进行固定校准，在髋关节脱位前可以用来测量腿长与偏移量（图126.5A）。为确定同种异体骨的适当长度，开始尝试将假体放入宿主股骨时可以不带移植骨段，股骨柄需要通过移植物–宿主骨连接处至少5 cm。测量出所需PFA的长度后，将截骨的形状与位置在移植骨上标出，以便最终调整。用摆锯切割移植骨，使其末端形状与宿主股骨干吻合（图126.5 B）。这些调整最好在之前的无菌台上进行。防止移植物切割过短，以致移植物宿主不吻合，这可能导致肢体缩短1~2cm。

将假体固定到PFA上之前，尝试将最终调整完成的临时APC放置好，确保膝关节还原完好。这一步中，触摸评估坐骨神经张力很重要，这也是评价移植骨长度的一种方法。除了恢复下肢长度与适当的软组织张力，确定合适的角度也很重要。假体与PFA的角度与移植骨旋转对准宿主骨，都会影响关节稳定性（图126.5C）。因此，在测试时将两者稳定的

对齐位置标注清楚非常重要。

IV. 最终准备APC，并将假体固定在PFA

我们倾向用骨水泥将假体固定在PFA上。我们的理由是，假体与移植骨的接触表面没有任何生物前体细胞，不会期望在此发生表面生长或长入生长。只有Zmolek与Dorr报道了11例病例，不用骨水泥固定假体与移植骨的手术成功率与其他方法一致。然而，在他们的方法使用非照射的新鲜同种异体骨，保存在0°以上，以保持生物固定所需的骨细胞活力。

应采用第三代骨水泥技术将股骨干固定在PFA上。彻底洗涤和干燥同种异体骨的髓腔，在封闭的真空系统中制备骨水泥。我们推荐使用预混抗生素骨水泥，作为预防方法降低感染的风险。用骨水泥枪将骨水泥注入PFA，通过拇指加压封闭移植骨远端。将大小合适的抛光锥形股骨柄插入移植骨髓腔，并放到正确的位置与角度。将移植骨远端多余的骨水泥清除，防止骨水泥嵌入移植骨与宿主骨之间，防止骨不融合。小心持握假体，使其保持在正

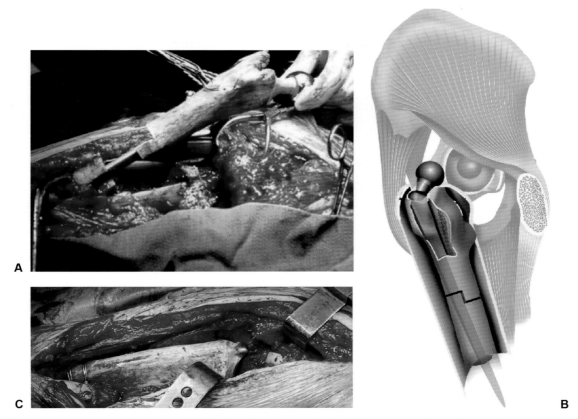

图126.6 将APC套件固定在宿主股骨上。同种异体移植物−宿主骨交界处可以通过台阶截骨术，并用18号钢丝固定实现初始旋转和轴向稳定性

确位置，直到骨水泥固化。最后将APC拿到手术台上，准备最后的装配。

V. 将APC固定到宿主股骨

实现同种异体移植物－宿主骨交界处的初始旋转稳定和轴向稳定性是这一步的主要目标。可以通过台阶切割截骨术实现稳定性，并用18号钢丝固定（图126.6A，B，C）。在大小不匹配的情况下切割截骨术不可行，可以将同种异体骨的套叠嵌入宿主股骨髓腔。我们倾向使用非固定技术将APC进行远端固定到宿主股骨。不使用骨水泥，可以降低移植骨与宿主骨之间骨不连的风险。我们需要使移植骨−假体组合套件发挥负载分担功能，而不是负载承重功能，这样能降低机械故障率，进而可以促进移植骨与宿主骨的融合。有研究显示，对比不使用骨水泥固定，在远端使用骨水泥固定有较高的无菌松动率，应力遮挡，移植物吸收率。远端骨水泥固定还有另一个好处，当需要再次翻修时，从宿主骨移除

植入物时造成的骨量损失较小。

如前所述，假体必须通过移植物－宿主连接处至少5cm。如果置入APC后，仍担心移植物−宿主连接处的机械稳定性，可以继续使用髓外同种异体支架或钢板链接移植骨与宿主骨的连接处。移植支架或钢板每边可以用3条双股钢丝进行固定。然后将膝关节消减到合适的尺寸，合适的股骨头长度，进行一定范围的活动评估稳定性，排除碰撞。如果剩余PFA大转子发生碰撞，应进行适当消减，可以提高膝关节稳定性。

当假体最终放置完成，对髋关节调整修剪，将宿主近端附着有软组织的骨片覆盖在移植物周围，并用钢丝固定（图126.7A,B）。最后，将转子块修剪尺寸合适后，用两圈钢丝固定在移植骨转子上（图126.7C）。请参阅第103章，查看有关钢丝固定的细节。如果有自体碎骨片，放到移植骨与宿主骨连接处以及转子截骨处。如果没有自体碎骨，可以将截下的PFA股骨头敲碎使用。股外侧肌重新连接到肌间隔。

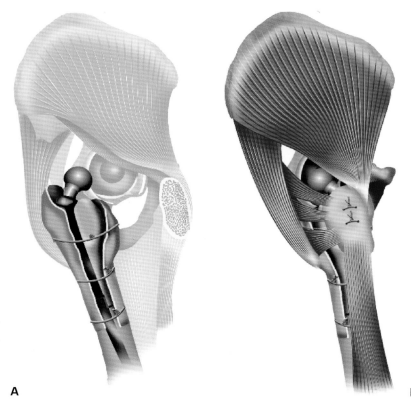

图126.7 假体最终放置完成，对髋关节调整修剪，将宿主近端附着有软组织的骨片覆盖在移植物周围，并用钢丝固定(A)。最后，将转子块修剪尺寸合适后，用两圈钢丝固定在移植骨转子上(B)

术后管理

1. 手术侧无负重2~3个月，然后PWB 2个月
2. 避免髋关节外展活动3个月
3. 可以使用髋关节外展支架来保护GT附着到同种异体移骨上

转归与并发症

在许多文献中都可发现APC重建股骨近端的详细记载，这一技术已被广泛应用于多种且大量的髋关节修复手术中。这些文献分析了患者人群的显著异质性，治疗适应证，手术技术以及并发症发生率。我们小组通过查阅过去10年发表的文章，使用meta回顾分析了关于重建股骨骨质疏松的修复手术中APC重建的案例，其中最短随访期限为2年（表126.1）。这个回顾性分析总共包含16项研究，共有498名患者。这项手术方式整体成功率为81%，从66%~95%不等，这与假体置换重建术的15年生存率75%相当。15年来，我们团队的APC重建成功率为82%。成功的APC定义是一种稳定的植入物，在最后一次随访中不需要修复。在功能方面，Donati等根据肌肉骨骼肿瘤学会标准，认为73%的患者有非常显著的疗效，良好的18%，一般的9%。我们团队的平均Harris髋关节评分从术前的30分改善到术后的66分。这些数据表明，当在有适当的设施的机构中，有经验的外科医生进行APC重建具有有效性和耐久性。但就像任何复杂的修复手术一样，APC也有出现并发症的可能，外科医生应尽快诊断并妥善治疗。以下是与APC手术相关的主要并发症列表：

1. APC-宿主股骨交界处不融合
2. 转子不融合
3. 结构性失败（同种异体移植物和/或假体骨折，无菌松动）
4. 脱位
5. 深层感染

移植物宿主结合处的不融合是APC重建常见并发症和最重要的机械性故障的原因之一。影像学愈合的预计时间为3~6个月，其间患者应保持不负重状态。我们的团队报告6%的术后患者出现不融合，而其他报告的不融合率则高达28%。这反映了每个团队在交界处截骨采用的不同手术技术，以及固定APC于远端股骨的不同方法对结果造成的差异。为

表126.1　使用PFA进行股骨翻修的文献综述

研究人员	数量（例）	随访平均年数（年）	同种异体骨的固定方式	假体-假体 APC-宿主骨头固定方式	股骨端截骨（例）	成功率（%）	感染率（%）	脱位率（%）	不连率（植骨/宿主）（%）	无菌性松动造成的失败（%）
Ch和ller等 (1994)	30	2	骨水泥	非骨水泥	阶梯截骨横截	90	3.3	16.7	13.6	13.3
Langlais等 (2003)	21	6	骨水泥	骨水泥	阶梯截骨横截	82	0	0	28.6	28.6
Haddad等 (2000)	55	8.8	骨水泥	骨水泥	横截阶梯截骨	85	3.6	7.3	8	9.1
Zehr等 (1996)	14	10	骨水泥，非骨水泥	骨水泥，非骨水泥，+骨片	无数据	78	21.4	无数据	5.6	7.1
Zmolek和Dorr (1993)	15	2	非骨水泥	非骨水泥+骨片	斜形截骨	73	6.7	40	18	13.3
Safir等 (2009)	50	16.2	骨水泥	非骨水泥	阶梯截骨	84	4	8	6	14.0
Vastel等 (2007)	44	7.1	骨水泥	骨水泥	横截	91	2.3	13.6	无数据	6.8
Babis等 (2010)	72	12	骨水泥	非骨水泥，骨水泥	阶梯截骨缩短截骨	66	6.9	11.1	7	12.5
Lee等 (2011)	15	4.2	骨水泥	非骨水泥，骨片	横截阶梯截骨	87	6.7	6.7	13.3	6.7
Roque等 (2010)	73	6.7	无数据	无数据	无数据	82	10.9	0	无数据	15.1
Biau等 (2010)	32	5.6	骨水泥	骨水泥	横截	72	12.5	无数据	9	15.6
Donati等 (2002)	22	4.8	骨水泥	非骨水泥	横截	91	4.5	无数据	4.5	4.6
Farid等 (2006)	20	6.3	骨水泥	混合型	无数据	95	5.0	10	5	0
Graham和Stockley (2004)	25	4.5	骨水泥	非骨水泥	阶梯截骨	92	4.0	无数据	20	8.0
Muscolo等 (2010)	37	7.5	骨水泥	非骨水泥+骨片	横截	73	8.1	无数据	13.5	18.9
Wang和Wang (2004)	15	7.6	骨水泥	非骨水泥，骨水泥，+骨片	横截	67	20	6.7	13	20.7
Maclachlan和Reis (2007)	11	0.6	骨水泥	非骨水泥+支撑型同种异体骨	缩短截骨	73	0.1	27	0	无数据

了提高截骨连接处的融合率，生物和初始机械稳定性至关重要。移植物－宿主结合处的压迫是融合的必要条件，这需避免移植的股骨干远端压迫宿主的股骨。总之，这种技术允许移植假体复合物作为负荷共担而不是负荷承载结构。

使用骨水泥或压配合固定团队记录更高的不愈合和移植物吸收率。如前所述，我们选择的获得初始机械稳定性的方法是阶梯式截骨或斜面截骨，并使用髓外支架或钢板加强固定，防止移位。保障生物稳定性的方法则包括：包裹连接处附近的来自钻孔的颗粒状自体移植物以及包裹股骨近端的残余物为血管套，这些都对后续的融合至关重要。如果术后怀疑不融合，特别是具有明显症状的患者，应考虑紧密随访和早期手术干预，以避免机械性失效和假体周围骨折。治疗不融合，应先排除活动性感染可能，然后行髂嵴自体移植加强治疗，并使用支架或钢板支撑。

运用改良后的大转子滑移术，我们团队报告转子不融合率为25%，并伴1cm的移位。使用转子间截骨方法的团队则报告显著高于57%的不融合率。这种差异反映了改良的转子滑移术在其保证大转子血供方面，及防止近端移位方面的重要性。与宿主－移植物接合处的不愈合不同，不是每个大转子不融合都需要外科手术。其中一些转子的纤维性固定可以帮助愈合，并限制其移位。修复转子的适应证包括关节不稳定，继发于外展缩短和疼痛的显著的Trendelenburg步态。参阅第110章有关转子不愈合手术治疗的详细内容。

文献中继发于骨折的结构性破坏（同种异体移植物和/或假体）和无菌性松动综合估计为15%。如前所述，APC构建体的结构性失效主要是由于移植物－宿主结合处的不融合引起的，但也可能是同种异体移植物重吸收和应力屏蔽的结果。在移植物连接处实现压迫允许APC作为负荷共担结构起作用，可以防止应力屏蔽。这就是为什么我们建议避免压合远端股骨或使用骨水泥将股骨干固定于宿主的股骨中。在同种异体移植物的制备过程中，我们希望保持其皮质完整性，这就需尽少的钻孔以适应较大的假体。为了减少吸收的发生率，我们还尝试保持PFA的长度长于7~8cm。移植物吸收是由宿主肉芽组织和血管化造成的生物学现象。Gross和Hutchinson开发了一个分类系统来量化股骨移植物吸收的程度。他们将同种异体移植物划分为Gruen所述的区域，但不包括区域1（缺少同种异体移植转子的部位）和区域4（同种异体移植物宿主联合部位）。Gruen所述其他区域按照吸收程度分级为"温和"，即部分厚度损失长度小于1cm，"中等"：部分厚度损失长度小于1cm，"严重"：全厚度损失任意长度。我们在58%的病例中观察到"轻度"到"中度"吸收，但只有1%的患者出现继发于"严重"吸收的机械性失效。

脱位是APC重建术后另一重要并发症。我们的团队报告了8%的术后患者脱臼率，而文献中综合概率为12.8%。这一结果仍然明显优于组配式假体报告的22%~37%的脱位率。文献报道的大多数脱位仅需闭合复位术治疗，无须进一步手术治疗。为了治疗复发性不稳定脱位，应采取系统的方法来确定不稳定的原因;例如组件版本，冲击，软组织张力和外展肌机构的完整性。通过以下方式可以大大减少APC重建术后的脱位的总体风险：

1. 在手术过程中保留宿主后囊结构。

2. 良好的生物力学性，包括假体－移植物复合材料的版本，偏移，长度和软组织张力等方面。

3. 保持骨－软组织附着到近端宿主股骨，以获得机械稳定性和血供。

4. 尽管所有APC重建术都不需要使用限制性的髋臼衬垫，但在外展肌功能缺陷时应考虑使用。

深层感染的潜在风险始终是任何同种异体移植重建的主要问题。文献报道APC重建的总体感染率为8%，比内假体置换术的16%显著降低。当APC用于修复非感染性髋关节置换术时，我们团队报告感染率为4.8%，当用于具有大规模骨损失的感染性髋关节的第二阶段修复时，发生再感染率为3.7%。为了降低感染率，我们常规地在诱导期预防性静脉注射头孢唑啉，并在术后以每6小时1g的静脉用量继续维持5天，然后改用口服头孢氨苄（每6小时500mg）5天。我们还使用预混了抗生素的骨水泥将假体固定在PFA中。根除感染后，所有的深层感染都以分期

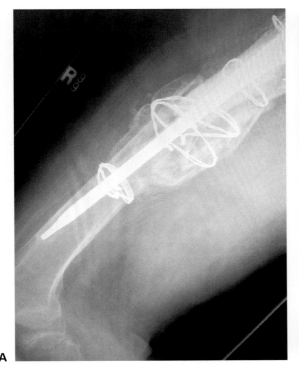
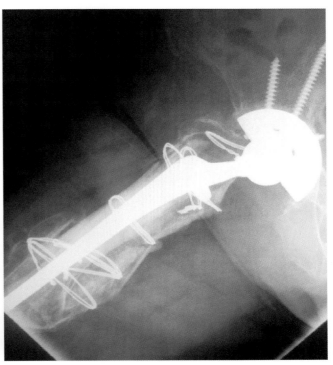

图126.8 近端股骨APC重建术后6个月，同种异体移植骨与宿主骨融合良好

的方式翻修为另一种结构性APC。一部分具有合并症不能耐受修复手术的患者，在咨询感染疾病专家后，他们接受了慢性抑制性抗生素治疗。

病例解决方案

鉴于严重的骨丢失，重建股骨有两种选择即内假体置换或使用APC。针对本临床情况，考虑到增加宿主股骨近端骨库存以及恢复其初始机械稳定性的综合优势，我们选择APC进行修复（图126.8）。

使用转子滑移术截骨术暴露损伤部位，然后在畸形融合的顶点行斜股骨截骨术。远端宿主股骨和移植物之间存在尺寸不匹配，这就允许APC适当的

缩入以提供良好的轴向稳定性。另外需要结构支架同种异体移植以获得旋转稳定性。我们修复了术前诊断的3cm腿长的差异。髋臼假体在术中发生松动，因此未被使用。髋关节在术中达到了适当倾度，偏移和软组织张力，我们对它的稳定性非常满意，因此未使用限制性的髋臼衬垫。患者需保持非负重状态4个月，同时限制活动性外展，直到有证据显示APC-宿主交界处和转子截骨术处已经融合。一旦影像学证据支持融合，患者则逐渐负重，并开始针对外展功能积极的辅助强化康复训练。目前患者无疼痛症状，可独自一人借助手杖平衡。

第127章 股骨支架移植

临床案例

患者女性，21岁，患多关节的关节炎，于1981年行双侧全髋关节置换术。股骨端使用骨水泥黏合，使用HD－2设计的非模块化股骨，髋臼侧全聚乙烯材料。该患者又于1983年行双侧全膝关节置换。在2000年，患者40岁时，右侧髋臼因聚乙烯磨损及无菌性松动行翻修手术，使用半球骨长入髋臼杯。当时股骨固定良好，患者无疼痛，但在股骨距突区域有溶骨。股骨水泥柱下降到远端峡部，远远超出股骨柄尖端，这需要实行复杂的股骨翻修手术。鉴于患者无症状，当时的治疗方案为将柄留在原位，并暂行观察。在2003年，该患者出现负重后右大腿疼痛。X线片显示股骨柄周围有完全透亮线，柄外侧与骨水泥不粘连（图127.1）。在2003年10月，该患者行股骨翻修术。方法为在股骨转子间的远端前方开窗，以清除骨水泥。

简介

同种异体骨移植为大量骨缺损的骨重建提供了很好的解决方法，这在髋关节骨折或关节置换失败后很常用。骨丢失量与该关节处先前手术次数呈正相关。恢复股骨的骨量是翻修手术的重要内容。经验表明，成功的同种异体骨移植手术，除了需要一般的骨科手术技术，还需要其他的特殊手术知识和技能。本章旨在介绍同种异体骨覆盖支架的现状，该支架用于全髋置换术后的翻修或假体周围骨折股骨重建。

早在20世纪80年代初，人们就开始使用同种异体骨修复关节置换失败后的股骨骨量。Head教授在1987年第一次发表了14例患者的初步经验，使用全段同种异体骨，并随访15～30个月。他们使用了多种固定方法，目的是移除近段受损的股骨，并用解剖相似的全段同种异体骨代替。这一方法得到追踪与推广，随着随访时间延长，并发症也有所增加，但由于技术的改进，整体临床效果也得到提高。最常见的严重并发症包括不愈合，脱位和深部感染。Tomford教授认为全髋置换翻修后的感染与手术本身的复杂性相关，而与同种异体骨的使用无关。为了实现良好的骨重建、减少手术暴露、最少量的去除宿主骨，根据解剖或结构需要将移植物放置在股骨

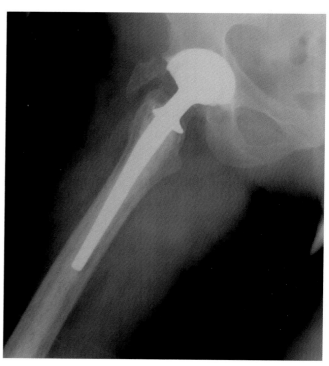

图127.1 术前侧位片显示骨水泥固定的股骨柄松动，并可见较长的骨水泥套

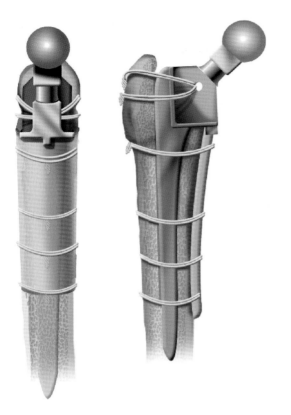

图127.2 示意图：内侧放置皮质支架可以增加对股骨柄距突与领部的支持

皮质上，最好使用同种异体骨片段，而非全段骨移植。这些骨片可以很容易用钢丝或结扎线固定。这被称为皮质覆盖支架移植物，由于其移植技术简单易行，该方法使用率越来越高（图127.2）。同种异体骨支架特别适用于同种异体移植物愈合的生物学特点，该支架可以与宿主骨牢固固定，并且与宿主骨接触面积广泛，有助于促进骨的愈合和重建。

背景

　　骨科学有几个关键突破促进了同种异体骨移植技术的发展，包括骨的愈合与修复，以及同种异体骨免疫原性等相关知识。同种异体移植是正常骨愈合和骨重建的一种特殊类型的，这一过程有新的因素发挥作用，特别是免疫机制，免疫炎症反应会减少成骨。1955年Chase与Herndon、Bonfiglio，以及1959年的Curtis等发现冷冻骨的免疫原性降低，现代同种异体骨移植从此开始发展。同种异体骨移植成功要求宿主与移植物紧密结合，并有一定程度的嵌

入。如果二者连接不紧密，移植物嵌入不会发生。骨的嵌入也称为"爬行替代"，由破骨细胞诱导发生，会导致移植物空隙率增加，进而降低骨的强度，如果植入物主要受力，可能会导致明显的临床症状。所以，初期皮质骨移植强度最高，但随着血管重建修复过程，其强度也会降低。在狗的自体骨移植试验中，移植6周至6个月，强度下降40%。

　　Malinin使用狗的桡骨支架模型发现移植24周后，虽然影像学可以区分移植物，但肉眼观察移植物已与宿主混合，并且组织学上移植物已重建为新骨。不仅移植物发生重建，支架下的宿主骨也发生相似的重建。Emerson教授从影像学角度研究了支架在人体内的变化过程，他发现移植物发生的变化与狗的模型一致，移植后27个月移植物与宿主融合。有些支架周围有明显的再吸收，表现为环状松弛，通常发生在骨板边缘。另外也可以观察到支架周围骨质增生，新生骨覆盖在移植物的近端或远端。进一步观察这些支架发现，支架将呈现宿主骨相同的外观，对与宿主骨相同的机械和代谢环境作出反应。

　　同种异体骨在机械强度的性能得到肯定。Parrish指出移植物的融合需要内固定。Goldberg教授指出，同种异体移植骨的炎症反应，尤其是新鲜骨，可以通过破坏或置换祖细胞减少成骨，进而抑制初始阶段骨痂的形成。牢固的内固定可以降低对成骨的要求，有助于移植物与宿主的整合。

　　近期研究明确了储存骨的免疫原性降低，更进一步指出，不同的保存方法诱发的免疫反应程度也不同。免疫反应的程度和类型也取决于测定方法以及所用的动物模型。Freidlaender比较了深度冷冻和冷冻干燥两种方法，在兔模型中使用微型细胞毒性测定法测定体液免疫和细胞免疫，发现新鲜的皮质骨与皮髓质同种异体骨诱发的细胞免疫水平显著不同。深度冷冻的皮髓质骨免疫水平降低。冷冻干燥的皮质骨无免疫反应，而5例冷冻干燥的皮髓质骨中，有2例产生一些细胞免疫反应。因此，在预先处理的移植物中，冷冻干燥的皮质骨有最小的抗原性，但是对比新鲜骨，深度冷冻和冷冻干燥的移植物抗原性均显著降低。

适应证

　　提高骨量并不会直接提高翻修成功率，但缺乏足够的骨量与术后临床效果不佳相关。如果没有足够的宿主骨修复股骨，或者担心股骨不足以支持翻修假体，可以考虑使用同种异体骨移植。股骨假体可以使用或不使用骨水泥固定。由于支架放置在股骨的骨膜表面，有利于促进骨长入移植物—宿主骨界面。该支架的重建功能很适于区段骨缺失。最常见的区段骨缺失是由骨溶解与应力遮挡导致的内侧股骨距突区域，可能导致内翻塌陷甚至手术失败（图127.3A－E）。股骨距替代假体＋支架的组合为

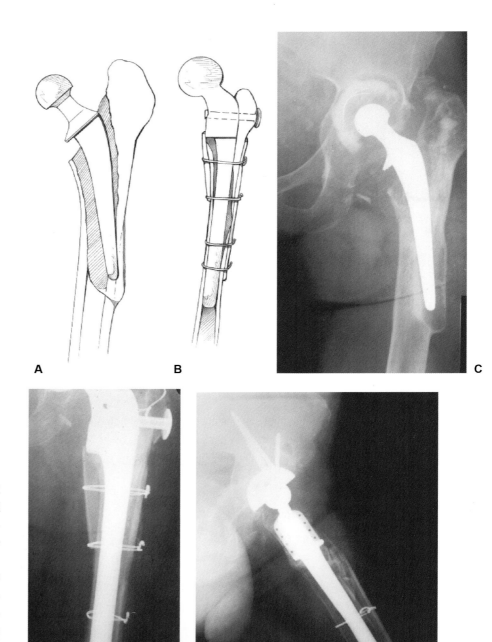

图127.3　A.示意图：由于内翻移位的失败股骨假体，伴有内侧股骨距缺失；B.示意图：使用内侧支架－股骨距替代假体结构，用于内侧骨溶解、内翻导致的股骨假体松动；C.正位片：股骨假体失败，如A所述。股骨距和外侧皮质破坏会减少宿主骨对翻修假体的支持，减少宿主骨长入，导致假体微位移，进而导致翻修失败；D.正位片：新的股骨假体与同种异体皮质骨支架，增加内侧股骨距与外侧骨皮质的强度；E.侧位片：股骨皮质前方的支架

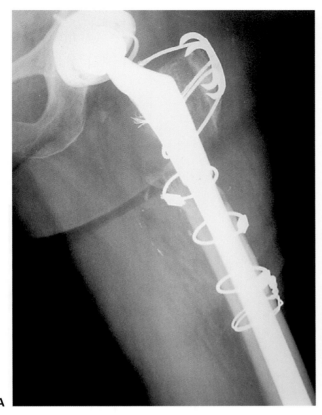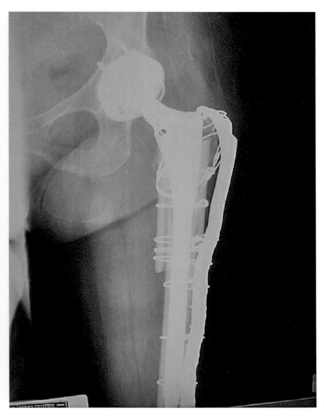

图127.4 A. 侧位片：翻修股骨柄远端固定，近端缺少骨支持，伴有转子骨不连；B. 术后正位片：翻修股骨柄8个月，在假体与骨交接处使用内侧与外侧支架，同时用钢板固定大转子

这种骨丢失模式提供了非常强大的结构，因为这种假体设计将轴向负载放在支架的顶部，并且支架又可以为假体提供一定支撑。但是支架不能提供假体轴向的全部支撑力。

用于清除水泥的窗口明显削弱股骨，尤其是当其位于翻修柄尖端附近时。这时使用一个长支架，覆盖该窗口，可以很好地保护股骨，减少骨折风险。即使假体柄留在原位，支架也可用于修复骨骼。例如应力遮挡，尽管移植物由于机械环境，可能最终也与宿主骨发生相同改变，但是可以提供一定程度骨强度。

新型股骨假体具有模块化节段，允许术中调整植入物，以匹配近端与远端股骨髓腔的填充。然而，任何股骨假体设计的远端刚性固定，且近端没有支撑，都可能导致模块结合处的高弯曲应力，使植入物破裂风险升高。因此，放置股骨柄的近端骨支撑减少且远端牢固的情况，是使用该同种异体骨支架很好的指征（图127.4A–B）。

股骨的假体周围骨折是使用覆盖支架的指征，尤其对于期望假体使用更长时间的年轻患者更重要。影响决策的关键在于股骨柄本身是否稳定。若假体本身稳定则可以考虑，若假体由于骨折已发生松动，则处理骨折时可以同时进行假体的翻修。影像学检查可以辅助判断假体的状态，但最终情况需要术中评估。如果股骨柄稳定，则可以减少柄周围的骨折片，添加支架作为补充支撑。假体周围骨折使用支架后，支架的初始机械支持对治疗有好处，移植物的骨传导性质对治疗效果也有好处，以及骨量储备的增加和对股骨假体的支持增强都有益处。作者倾向的结构是在内侧放置支架，外侧也放置支架或者钢丝钢板（图127.5A～C）。

支架植入也用于治疗全髋置换术后的持续性大腿疼痛。如果疼痛是由于股骨干的病理性应激损伤，该方法有效，但其他原因导致的疼痛，如假体松动，不适于此方法（图127.6）。

尽管大多数术者习惯在股骨外侧使用支架，并

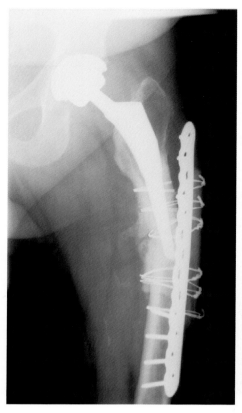
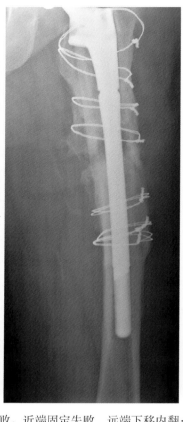
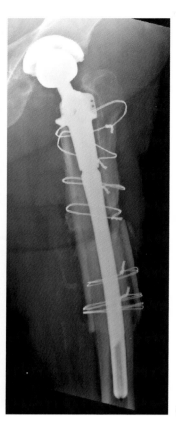

图127.5　A. 使用常规长度的柄，固定假体周围骨折失败。近端固定失败，远端下移内翻；B. 正位片：使用加长柄翻修，前方与后方皮质上使用支架；C. 侧位片：前方与后方皮质上支架的放置

用结扎线或钢丝固定，Konrath与Bahler描述了一种新的方法，将同种异体骨支架通过骨折部位插入髓腔，以此增加骨质疏松的皮质骨量，同时避免阻断股骨血供，提高固定螺钉的稳定性。

技术

处理髋关节置换修复或假体周围骨折时，作者倾向于将支架放置在股骨的内侧，压缩侧，以避免刺激髂胫束或股四头肌（图127.2）。这也能得到最好的软组织覆盖。当然，支架也可放置在外侧，张力侧，此处只需剥离较少软组织，同时闭合伤口也将更困难。

有些情况需要使用多个支架。例如，使用远端外侧支架或者前方支架，以覆盖用于移除假体的手术窗口，同时使用内侧支架为内侧股骨距提供支撑。

支架应该足够长以跨越缺损区域，并为邻近股骨提供足够的机械支撑。简单环扎钢丝固定（通常是双钢丝）是作者的首选固定方法，但线缆的固定效果也很好。使用钢丝的好处是，可以紧密连续放置多组线，将移植物紧压在宿主骨上。后续系紧的线会使先前系紧的线变松，所以需要一系列逐步系紧的步骤。使钢丝或线缆扭转，不要损伤局部软组织。

移植物应放置在处理好的宿主骨上，尽量减少中间组织。可以留下一些骨膜提供多能干细胞，有助于移植物的整合与修复。不需要留有骨移植间隙，因为动物实验表明这些间隙很快会被填充。牢固的移植物固定是最重要的因素。

作者不推荐使用移植骨作为唯一或者主要的支撑物。理想的结构是将宿主骨与假体紧密接触，并使用移植骨作为补充骨。支架不对假体有任何生物固定作用，作者使用混合技术，使支架与骨紧密接触，并且在支架与假体之间使用骨水泥连接。

需要注意支架的轮廓以避免碰撞情况，例如髋关节或膝关节运动范围。足够的软组织覆盖有助于

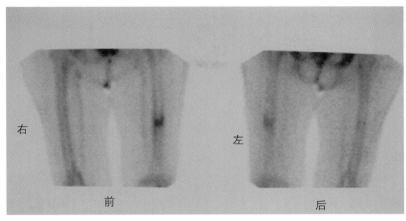

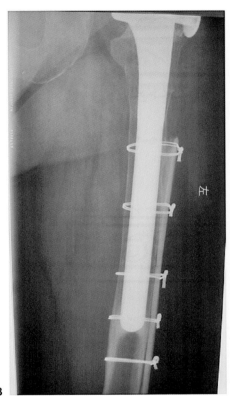

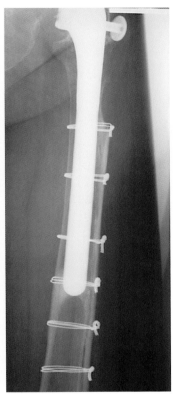

图127.6 A. 锝骨扫描：长柄无骨水泥假体放置7年后，伴大腿疼痛。柄尖端有应力反应；B. 同种异体骨支架放置在外侧皮质，大腿疼痛缓解；C. 支架术后3年，支架与股骨干融合

表 127.1	同种异体骨支架用于假体周围骨质	
作者	研究类型	结论
Wilson等	实验室	钢板与支架组合比单独使用钢板更牢固
Talbot等	实验室	锁定钢板与支架组合比单独锁定钢板更稳定
Haddad等	40例骨折病例	19例单独支架，21例支架＋钢板，39例愈合，4例成角
Logel等	10例骨折病例	平均每例使用3个支架，9例愈合

表 127.2	同种异体骨支架的临床研究		
作者	支架数量（例）	随访年限（年）	愈合／融合（%）
Logel等	33例髋翻修	4	90.1
Pak等	113例髋翻修	4.75	91.5
Emerson等	115例髋翻修	2.8	96.6
Barden等	17例髋翻修	4.7	100
Gross等	52例髋翻修	4.8	96.1

支架的愈合，最好将其放置在健康肌肉层下。支架会增加肢体体积，使手术切口张力增高。某些情况下的软组织重建需要使用皮瓣或组织扩张器。

结果

同种异体骨支架可以与宿主骨融合，增强股骨结构。实验室与临床关于支架用于假体周围骨折的研究表明钢板结合支架是特别好的组合（表127.1）。移植支架与宿主骨的融合很稳定，超过90%的病例都有发生融合（表127.2）。最方便使用的支架材料是冷冻干燥的骨皮质区段，可以从商业骨库购得。冷冻干燥过程会降低骨的抗原性，实际上这些是无细胞材料，但保留了骨传导特性。这些骨均为密封包装，也不需要特殊储存设备。

并发症

同种异体骨支架的并发症极为罕见。可能发生骨不连或移植物吸收，但即使存在也不是临床结果。骨结合不紧密时移植物可能不融合。骨结合紧密的绝对要求是宿主骨存活和稳定固定。固定可以使用结扎线或者钢丝。随着时间的推移，支架将呈现宿主骨的外观，对与宿主骨的相同的机械和代谢环境作出反应。支架边缘存在吸收，会导致结扎线的松动，称为环状松动。这是正常的重塑。移植物的体积将保留。不用取出结扎线。已知活动性感染时不应放置支架，感染治愈之后可用支架重建。由于移植物占位，手术切口软组织张力可能过高，有可能继发感染。有时可能需要使用高速锉打磨移植物的厚度。仔细术前规划可防止这种情况发生。大量疤痕以及收缩的软组织不适于移植物的愈合，这种情况可以考虑提前进行软组织扩展。

病例解决方案

股骨翻修使用250mm钛模块股骨距代替（图127.7），内侧股骨距使用短的冷冻干燥的皮质覆盖支架。假体的情况为远端固定和近端缺少支持，

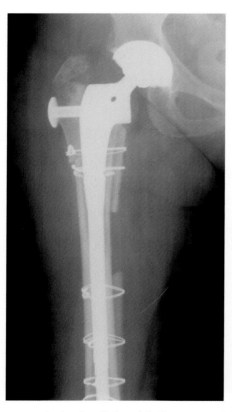
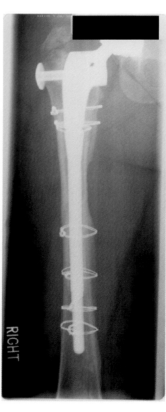
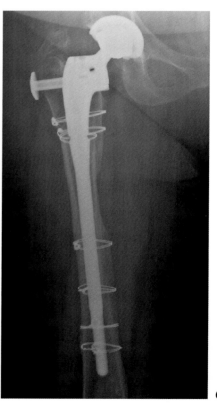

图127.7　A. 术后正位X线片：支架位于股骨距内侧。另一支架位于股骨远端前方，紧邻柄的尖端；B. 术后3年正位X线片显示骨完全融合；C. 术后11年正位X线片显示移植物的重塑

使用支架的目的是为了保护假体的稳定连接，同时加强受损的股骨距。支架对着股骨领口。远端窗口靠近颈尖，为了防止股骨通过窗口断裂，使用第二个冷冻干燥的支架穿过窗口并用钢丝固定。继续随访患者，现已术后11年，右髋功能仍然良好。股骨柄固定稳定，支架与宿主骨融合，并显示典型的重塑，有环状松动，并且与宿主骨有相同的外观。支架保持与假体的领部接触。移植物通过增加股骨的骨量明显地加强股骨对假体的支撑。

结论

同种异体皮质骨覆盖支架在股骨需要增加骨量的重建中具有重要作用。假体周围骨折是目前使用这些移植物最常见的临床情况。冷冻干燥或新鲜冷冻的移植物均可使用，因为通过这些保存技术可以降低免疫原性。移植物需要使用环扎钢丝或钢索牢固固定，并紧贴宿主骨以便两者融合。小心处理软组织可以促进伤口愈合，有助于移植物的融合，术后保持稳定性以及关节功能。